Archiv für
Klinische und Experimentelle Dermatologie

Kongreßorgan der Deutschen Dermatologischen Gesellschaft

Redigiert von

O. Braun-Falco
O. Gans
J. Kimmig
G. W. Korting
W. Schönfeld

Herausgegeben von

H. G. Bode, Göttingen
H. Gottron, Mainz
S. Hellerström, Stockholm
F. Herrmann, Frankfurt/M.
K. W. Kalkoff, Freiburg
G. A. Rost, Berlin
H. W. Siemens, Leiden
H. W. Spier, Berlin
A. Wiedmann, Wien

Beirat

E. Bizzozero, Turin
R. M. Bohnstedt, Gießen
W. Burckhardt, Zürich
N. Danbolt, Oslo
J. Felke, Wiesbaden
F. Flarer, Padua
C. F. Funk, Regensburg
J. Gay Prieto, Madrid
H. Götz, Essen-Münster
A. Greither, Düsseldorf
Th. Grüneberg, Halle
J. Hämel, Heidelberg
G. Hopf, Hamburg
W. Jadassohn, Genf
H. Jäger, Lausanne
M. Jessner, New York
E. Keining, Mainz
Ph. Keller, Aachen
H.-E. Kleine-Natrop, Dresden

Fr. Kogoj, Zagreb
J. Konrad, Innsbruck
W. Leipold, Baden-Baden
A. M. Memmesheimer, Essen
M. Monacelli, Rom
A. Musger, Graz
E. Nathan, New York
F. Nödl, Homburg/Saar
A. Proppe, Kiel
G. Riehl, Wien
H. Röckl, Würzburg
Fr. Schmidt-La Baume, Baden-Baden
W. Schneider, Tübingen
U. W. Schnyder, Heidelberg
H. Th. Schreus, Düsseldorf
G. K. Steigleder, Köln
H. Storck, Zürich
M. B. Sulzberger, Washington
J. Tappeiner, Wien
P. Zierz, Ludwigshafen

Band 227 · Heft 1 · 1966

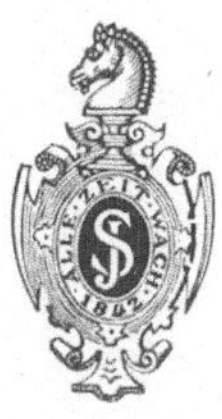

Springer-Verlag Berlin Heidelberg GmbH

Verhandlungen der Deutschen Dermatologischen Gesellschaft

Siebenundzwanzigste Tagung

gehalten in Freiburg im Breisgau

vom 29. 9.—3. 10. 1965

Im Auftrag der Gesellschaft herausgegeben von

K. W. Kalkoff, Freiburg (Tagungsleiter)

unter Mitarbeit von

H.-J. Heite, L. Illig,

H. Berger und M. Hundeiker

redigiert mit den Symposionsleitern

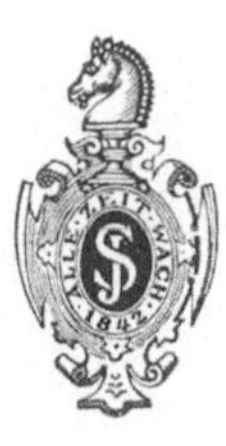

Springer-Verlag Berlin Heidelberg GmbH

ISBN 978-3-662-30559-1   ISBN 978-3-662-30558-4 (eBook)

DOI 10.1007/978-3-662-30558-4

Softcover reprint of the hardcover 1st edition 1966

Inhaltsverzeichnis

Eröffnung des Kongresses

Mittwoch, den 29. September 1965
Vormittags

Ansprachen

Erste wissenschaftliche Sitzung

Mittwoch, den 29. September 1965
Vormittags

I. Thema: Sarkoidose

Referate

Kurze wissenschaftliche Mitteilungen zum I. Thema
Podiumgespräch mit Diskussion und Referate und Kurzvorträge

Mittwoch, den 29. September 1965
Nachmittags

Zweite wissenschaftliche Sitzung

Donnerstag, den 30. September 1965
Vormittags

II. Thema: Psoriasis vulgaris

Referate

Kurze wissenschaftliche Mitteilungen zum II. Thema
Podiumgespräch mit Diskussion der Referate und Kurzvorträge

Donnerstag, den 30. September 1965
Nachmittags

Dritte wissenschaftliche Sitzung

Freitag, den 1. Oktober 1965
Vormittags

Freie Vorträge

Vierte wissenschaftliche Sitzung

Samstag, den 2. Oktober 1965
Vormittags

III. Thema: Haarausfall

Kurze wissenschaftliche Mitteilungen zum III. Thema
Podiumgespräch mit Diskussion der Referate und Kurzvorträge

Samstag, den 2. Oktober 1965
Nachmittags

Symposion I: Mykologie

Freitag, den 1. Oktober 1965

Thema: Die Fußmykose als Volksseuche

Inhaltsverzeichnis 11

Symposion V: Gefäßabhängige Hautkrankheiten der Unterschenkel

Freitag, den 1. Oktober 1965

Thema: Vasculitiden

Symposion VI: Stomatologie

Freitag, den 1. Oktober 1965

Thema: Die präcancerösen Zustände der Mundschleimhaut

Symposion VII: Psoriasis vulgaris
Freitag, den 1. Oktober 1965
Thema: Biochemische und histochemische Ergebnisse

Krankendemonstrationen

Eröffnung des Kongresses

A. MEMMESHEIMER, Essen, Präsident der Deutschen Dermatologischen Gesellschaft: **Begrüßungsansprache**

Der Vorsitzende der Vereinigung Deutschsprachiger Dermatologen hat traditionsgemäß die große Ehre, die Tagung zu eröffnen und Sie alle herzlich willkommen zu heißen. Wir sind mit großer Freude in die alte Hauptstadt der vorderösterreichischen Lande gekommen, die jetzige Metropole des Oberrheins, die große Blütezeiten durchlebt hat und eine der alten deutschen Universitäten besitzt. Manchen von uns war unbekannt, daß die Gründung der Universität schon 1457 durch Erzherzog Albrecht von Österreich erfolgte und daß, nachdem die Stadt nach dem Wiener Kongreß zum Großherzogtum Baden gekommen war, dem Namen der Universität der des Regenten Ludwig hinzugefügt wurde. Berühmte Namen zierten die Hochschule, von denen ich unter vielen anderen die mir schon in jungen Jahren wohlbekannten Zoologen WEISMANN und SPEMANN nenne, die die Vererbungsforschung befruchteten. In hohem Ansehen steht die philosophische Fakultät. Namen wie Edmund HUSSERL, Martin HEIDEGGER, Martin HONECKER sind jedem Gebildeten geläufig. Ihre medizinische Fakultät war vor dem ersten Weltkrieg eine der bedeutendsten Europas, sie ist es trotz der Zerstörungen des letzten Krieges geblieben. Werk und Schulen von Ludwig ASCHOFF und Paul UHLENHUT sind nicht nur uns Älteren gegenwärtig. Zur Zeit des sogenannten dritten Reiches leuchtete die Freiburger Hochschule durch ihre mannhafte Haltung in dunkle Stunden und gab Kraft und Mut diesem Schicksal zu widerstehen, wie es der Pathologe Franz BÜCHNER in seinen lesenswerten „Pläne und Fügungen" so schön ausgedrückt hat. Diese Zeichen ihres unabhängigen rechtlichen Denkens werden Freiburg und seiner Hochschule nie vergessen werden.

Als Vertreter der Regierung begrüße ich Herrn Ministerialdirektor Dr. WUBENA, als Vertreter der Stadt Herrn Oberbürgermeister Dr. KEITEL. Ferner habe ich die Ehre, für seine Magnifizenz Herrn Prorektor Professor Dr. PANZRAM und den Dekan der Med. Fakultät s. Spektabilität den Herrn Tagungsleiter zu begrüßen. Gleichfalls heiße ich willkommen den Vertreter der Landesärztekammer Dr. OLIVIER. Mit großer Freude möchte ich die aus vielen Ländern gekommenen Vorstände dermatologischer wissenschaftlicher Vereinigungen und Fachkollegen willkommen heißen. Sie sind aus Argentinien, Australien, Belgien,

Canada, Czechoslowakei, Dänemark, Finnland, Frankreich, Griechenland, Großbritannien, Israel, Italien, Japan, Jugoslavien, Niederlande, Österreich, Schweden, Schweiz, Ungarn und USA zu uns geeilt. Besonders freuen wir uns, daß diesmal eine wenn auch kleine Delegation von Fachkollegen aus den deutschsprachigen Gebieten östlich der Elbe ihren Weg zu uns gefunden hat. Leider konnte der Vorsitzende der Sektion Dermatologie der Deutschen Gesellschaft für klinische Medizin, Herr Kollege GERTLER, Berlin, aus gesundheitlichen Gründen nicht kommen. Dafür möchte ich Herrn Kollegen BRAUN, Leipzig, bitten, er möge unseren Wunsch an die entsprechenden Stellen seiner Regierung mit nach Hause nehmen, einer größeren Zahl von Mitgliedern unserer Gesellschaft die Teilnahme an Kongressen und Ausschußsitzungen zu erlauben, damit ihre Ansichten und Wünsche noch mehr berücksichtigt werden können. Ich begrüße ferner Vorstände und Mitglieder unserer regionalen Vereinigungen, der Nordwestdeutschen Dermatologen, der Rheinisch-Westfälischen und der Süddeutschen Dermatologischen Vereinigungen und die der Wirtschaftsvereinigung Deutscher Dermatologen. Ganz besonders freue ich mich, daß auch der neue Präsident des 13. internationalen Kongresses, Herr Werner JADASSOHN, unter uns weilt.

Vor genau 50 Jahren starb Eduard JACOBI, der Begründer und erster Direktor der Freiburger Hautklinik. Als Assistent von NEISSER ging er mit 27 Jahren 1889 nach Freiburg an die chirurgische Klinik, um sich dort für Dermatologie zu habilitieren, d.h., um unser Spezialfach als Lehrgebiet zu begründen. Wie er selbst erzählte, bestand sein ganzes Instrumentarium damals aus einem einzigen Katheter. Die erste Poliklinik mußte er hinter einem Vorhang eines kleinen allgemeinen Hörsaals abhalten. Im ersten Semester hatte er ganze drei Hörer. Mit zähem Fleiß brachte JACOBI Lehr- und Behandlungsmaterial auf die Höhe. Insbesondere legte er eine ausgezeichnete Moulagensammlung an. Das Hauptwerk seines Lebens war ein Atlas der Hautkrankheiten und eine Ikonographie, die er im Verein mit NEISSER herausgab. Der Atlas, der zahlreiche Auflagen erlebte, war das Vorbild für alle späteren Neuerscheinungen ähnlicher Art. JACOBI war künstlerisch sehr begabt, ausübender Musiker, großer Reisender und Junggeselle.

Nach seinem Tode übernahm Alexander ROST, in der Marine und an der Kieler Hautklinik groß geworden, als Oberarzt von Erich HOFFMANN in Bonn habilitiert, am 1. 10. 1915 die Klinik. Es gelang ihm, nach Beendigung des ersten Weltkrieges das frühere Garnisonlazarett zu einer modernen Hautklinik auszubauen und sie Ende November 1922 zu eröffnen. ROST verband eine bedeutende organisatorische Begabung mit einem klaren Blick für die Ziele der modernen Dermatologie. Er verstand zu führen und damit eine große Zahl kluger, befähigter, junger Wissenschaftler um sich zu sammeln. So seinen ersten Oberarzt und späteren

Nachfolger Stühmer, Philipp Keller, Alfred Marchionini, Wilhelm Sevin, Berta Ottenstein und eine große Reihe anderer bekannter Namen. Infolge der politischen Entwicklung mit ihren verbrecherischen Machenschaften mußte Rost viel zu früh seine Stellung aufgeben. Aber den Ruf der Klinik hatte er fest begründet. Ihr Ruhm wurde nicht nur durch seine und seiner Schüler wissenschaftliche Leistungen, sondern auch durch die Ausbildung zahlreicher Fachärzte der Kriegsmarine, die an die Klinik kommandiert wurden, tatsächlich in alle Welt getragen. Rost ist heute trotz seiner 88 Jahre geistig noch sehr rege. Wie er mir schrieb, beendet er gerade die Niederschrift seiner „Erinnerungen eines Marinearztes aus 4 Weltteilen". Allerdings ist seine Hörfähigkeit beschränkt. Er läßt alle Kongreßteilnehmer herzlich grüßen.

Der weitere Ausbau seiner Klinik erfolgte durch Alfred Stühmer, der als Ordinarius in Münster eine neue Hautklinik gegründet hatte. In fachlicher, aber auch in sozialer Hinsicht hat er Großartiges geleistet. Seine Fortbildungskurse waren beliebt und berühmt. Auch er hat bedeutende Schüler herangebildet, ich nenne nur den zu früh verstorbenen Kieler Ordinarius Paul Wilhelm Schmidt und Werner Schulze. Was sein Nachfolger, unser heutiger Tagungsleiter, aus der Klinik gemacht hat, werden alle bewundernd sehen, die die Klinik im Laufe des Kongresses besuchen werden.

Unsere Gesellschaft hat also aus guten Gründen Freiburg zu ihrem Tagungsort gewählt, und wir danken Herrn Kalkoff und seinen Mitarbeitern schon jetzt für die große Arbeit, die für die Ausrichtung zu leisten war.

In den seit der Züricher Tagung verflossenen $2^1/_2$ Jahren hat die Dermatologie große Verluste erlitten. Gingen doch Poul Vedel Marcussen-Kopenhagen, der Leiter der dermatologischen Abteilung des Finsen-Instituts, der feinsinnige André Nanta aus Toulouse, der berühmte Syphilidologe und Gründer einer großen Schule Mario Truffi, Padua, Frédéric Woringer, Straßburg, der als zweisprachiger Elsässer die alte Kulturlandschaft, die Freiburg, Basel, Straßburg umschließen, von französischer Seite vertrat, Rudolf Leopold Mayer, Breslau-Washington, der die experimentelle Ekzemforschung förderte, und Karl Lennhoff, Magdeburg-Stockholm, einer der ersten Salvarsantherapeuten, von uns. Wir verloren ferner von unseren Mitgliedern in hohem Alter Paul Linser, meinen alten verehrten Chef, der die Therapie auf vielen Gebieten wesentlich bereicherte, den auch menschlich so sympathischen Nobelpreisträger Gerhard Domagk, Elberfeld, Hans Meyer, Bremen-Marburg, einer der Klügsten und Begabtesten, der Gründer der Strahlentherapie, Träger der Karl-Herxheimer-Medaille, Franz Blumenthal, Berlin-Ann Arbor, den bedeutenden Strahlentherapeuten Fritz Callomon, Dessau-Berkeley, der uns bis zuletzt durch vorzügliche Berichte im Hautarzt erfreute, den liebenswürdigen Giani Battista Cottini, Catania, Stephan Rothmann, Gießen-Chicago, der sich durch sein bekanntes Buch ein Denkmal gesetzt hat, den langjährigen Schriftführer unserer Vereinigung und gleichfalls Träger der Herxheimer Medaille, Otto Grütz, Bonn, Sigwald Bommer, Greifswald, das Mitglied unseres Ausschusses, Sergio Serefis, Athen, in Deutschland ausgebildet und in seiner griechischen Heimat sehr anerkannt. Ein besonders schwerer Verlust, der die deutsche Dermatologie traf, war der unerwartete Tod von Alfred Marchionini, München, unseres Altpräsidenten, der nach dem furchtbaren Kriegsende unsere Gesellschaft neu gründete und zu großer Blüte und wieder in das internationale Zusammenspiel führte. Wir verloren ferner den vielversprechenden und hier als Referenten vorgesehenen Heinz Langhof, Jena, Emil Zurhelle, Aachen, den klugen und stillen Wissenschaftler, Ferdinand Hagen, Dortmund, Georg Eisel, Mainz, Alfred Kowallek, Berlin, Richard Erichson, Itzehoe, Paul Karst, Freiburg, Paul Siegfried Meyer, Mannheim-Haifa, der seine alte Heimat mehrmals nach dem Kriege besuchte und unsere Sitzungen bereicherte, Günther Müller, Bochum, Wolfgang Söchting, Recklinghausen, August Mackauer, Neuwied, Friedrich Maerz, Esslingen, und den sprachgewaltigen Josef Vonkennel, Köln.

Wieder sind Lücken in unsere Reihen gerissen. Die Namen der Verstorbenen jedoch und ihr Werk werden in unserem Denken und in unserer Arbeit weiterleben. Ich bitte Sie, zu Ehren unserer verstorbenen Kollegen sich von Ihren Plätzen zu erheben.

Über den Stand unserer Gesellschaft ist in Zahlen folgendes zu sagen. Frühjahr 1963, am Ende des Züricher Kongresses, betrug die Zahl unserer Mitglieder 630. Davon starben 23, ausgetreten oder unbekannt verzogen sind 4, Neuaufnahmen hatten wir 93, dazu kommen zwei neue Ehrenmitglieder, so daß unsere Vereinigung heute 698 Mitglieder zählt.

Es ist mir eine besondere Freude und Ehre, den Beschluß der Komitees über die Verleihung der Karl-Herxheimer-Medaille und der Schaudinn-Erich-Hoffmann-Plakette bekannt zu geben. Erstere wurde als bleibende Erinnerung an den großen unvergessenen Frankfurter Lehrer der Dermatologie gestiftet und als Mahnung an die kommende Generation, die Bedeutung dieses Mannes wachzuhalten. Das Komitee hat beschlossen, die Medaille unserem Ehrenmitglied Hermann Pinkus, Detroit, zu überreichen. Seine zahlreichen, zum großen Teil grundlegenden Beiträge auf morphologischem und klinischem Gebiet machten ihn zu einem international maßgebenden Dermatologen. Außerdem sind ihm zahlreiche Fortschritte auf therapeutischem Gebiet zu verdanken. Wir gedenken dabei auch seines auf hautanatomischem Gebiet weltbekannten Vaters, Felix Pinkus, früher Berlin, in dessen Fußstapfen der Geehrte erfolgreich getreten ist.

Als weitere Ehrung unserer Gesellschaft wurde durch den Beschluß der Kommission die Schaudinn-Erich-Hoffmann-Plakette an den bekannten Syphilidologen, den großen alten Mann der japanischen Dermatologie, Shinichi MATSUMOTO, Kyoto, gleichfalls unser Ehrenmitglied, verliehen. MATSUMOTO hat durch wichtige Beiträge Krankheitsbild, Verlauf und Behandlung der Lues geklärt. Er beschäftigt sich noch heute trotz seines hohen Alters mit dermatologischen Problemen, wie ausgezeichnete Veröffentlichungen der letzten Jahre zeigen. Als ehrenamtlicher Direktor des Japanisch-Deutschen-Kulturinstituts in Kyoto hält er die Beziehungen zu uns aufrecht. Shinichi MATSUMOTO konnte wegen seines Alters nicht selbst hierher kommen. Er hat eine längere Begrüßungsadresse an diese Versammlung gerichtet. Im Frühjahr 1931 habe er die Freiburger Klinik und Professor ROST besucht und in bester Erinnerung behalten. Er beauftrage Professor ASADA-Osaka, seinen dermatologischen Enkel, die Plakette entgegenzunehmen. Ich überreiche sie hiermit Herrn ASADA, der an unserem Kongreß teilnimmt, mit der Bitte, Professor MATSUMOTO herzliche Grüße und Wünsche unserer Gesellschaft zu übermitteln.

Die Aufgaben unserer Gesellschaft in den verflossenen $2^1/_2$ Jahren waren mannigfache. Beratungen der gesetzgebenden Körperschaften zu einschlägigen Fragen und Gesetzentwürfen (soziale Fürsorge für Haut- und Geschlechtskranke, Ausbildung im Strahlenschutz, Bekämpfung der Lepra, freiwillige Unfruchtbarmachung, Facharztausbildung, Gebührenordnung), Verhandlungen in der Arzneimittelkommission, Beratungen der Deutschen Krankenhausgesellschaft über Notwendigkeit und Zahl der Betten für Hautkranke in Fachkliniken und allgemeinen Krankenhäusern, Teilnahme an der Arbeit für medizinische Dokumentation wurden von Vorstand und Ausschußmitgliedern durchgeführt.

Große Bedeutung für die deutsche Dermatologie hat der Sommer 1967, also vor unserer nächsten Tagung, stattfindende 13. internationale Dermatologenkongreß. Die durch den Tod seines Präsidenten Alfred MARCHIONINI entstandene Unsicherheit wurde durch die Wahl von Werner JADASSOHN, Genf, unter Belassung von Karl SCHIRREN als Generalsekretär und von München als Tagungsort beseitigt. Wir haben dem internationalen Komitee für Dermatologie, an dessen Spitze Robert DEGOS, Paris, steht, für dieses Entgegenkommen zu danken und wollen von unserer Seite alles tun, um das Ereignis zu einem würdigen, der Bedeutung unserer Wissenschaft entsprechenden zu gestalten. Opfer dafür sind notwendig. Diesem Zwecke diente auch eine Reise einer größeren Zahl unserer Kollegen nach Polen und Rußland, die gemeinsam mit dem Verband niedergelassener Dermatologen veranstaltet wurde und die den Teilnehmern neben dem Kontakt mit den Fachkollegen Osteuropas tiefere Einblicke in das wissenschaftliche, künstlerische und soziale Leben dieser Länder schenkte. Sie war also nicht nur eine Konzession an den Zeitgeist.

Wie Sie der Einführung in das Tagungsprogramm entnehmen können, werden wir uns mit, wie wir glauben, drei aktuellen Themen beschäftigen. Bei der Sarkoidose wird die Frage eines infektiösen Agens zur Sprache kommen und, sofern sie gesichert wird, vielleicht uns der Lösung der Rätsel, die uns dieser Prozeß aufgibt, näherbringen. Solange bei den bösartigen Geschwülsten der große Durchbruch zur Klärung der Entstehung noch nicht gelungen ist, müssen wir Schritt für Schritt weiterzu kommen suchen.

Auch die Schuppenflechte hat das Geheimnis ihrer Entstehung noch nicht preisgegeben. Neue Gesichtspunkte in der Behandlung werden eingehende Besprechungen finden. Für die Therapie ist gerade bei dieser weitverbreiteten Erkrankung das Erkennen der Zusammenhänge wichtiger als die Kenntnis eines guten Rezeptes. Wissen ist besser als Wähnen.

Besonderes Interesse werden die Referate über die Krankheiten der Haare und des Haarbodens finden. Ihnen allen ist aus der Tagespresse bekannt, wie viele nichtärztliche Erfinder, Scharlatane und Laieninstitute sich mit der Behandlung des Haarausfalles und der Glatze beschäftigen und mit Hilfe einer großen Reklame gewaltige Beträge umsetzen. Vielleicht bringt das neue Heilmittelwerbegesetz eine gewisse Besserung. Unsere Besprechungen werden zeigen, was als fundiertes Wissen hier vorhanden ist und welche neuen Erkenntnisse gewonnen wurden.

Zahlreiche Probleme unseres Faches werden in Symposien behandelt werden, so daß alle Interessierten zu ihrem Recht kommen. Wir sind in der glücklichen Lage, daß hervorragende Forscher als Referenten sich zur Verfügung stellten und eine Reihe junger Wissenschaftler und Kliniker, wie schon auf früheren Kongressen, wieder vortragen werden. Allen schon jetzt herzlicher Dank. Wie Sie aus dem Programm erfuhren, kann das Symposium III über ein wichtiges Thema der Dermatoradiologie infolge Verkettung widriger Umstände nicht abgehalten werden. Es wird aber später stattfinden und dann zeigen, welche Beiträge unser Fachgebiet nach wie vor für die Radiologie leistet; es wird damit seine Bedeutung für die Fachröntgenologie erneut dokumentieren.

Begrüßung durch den Herrn Prorektor der Albert-Ludwigs-Universität Freiburg i. Br., Prof. Dr. B. Panzram im Auftrage des auf der Rektorenkonferenz in Tokio weilenden Rektors, Prof. Dr. H.-H. Jeschek.

K. W. Kalkoff, Freiburg i. Br., Tagungsleiter: **Begrüßungsansprache**

Zunächst möchte ich Ihnen, Herr Präsident, den Herren des Vorstandes und des Beirates, besonders aber auch den Mitgliedern unserer Gesellschaft für das Vertrauen danken, das Sie meinen Mitarbeitern und mir mit der Wahl von Freiburg als Tagungsort für den 27. Kongreß der Deutschen Dermatologischen Gesellschaft bewiesen haben. In der langen Geschichte dieser Gesellschaft hat bisher nur einmal eine Tagung im Südwesten Deutschlands stattgefunden, und zwar als erste Nachkriegstagung in Heidelberg.

Danken möchte ich auch Ihnen, meine Damen und Herren, die Sie aus aller Welt zu uns hier nach Freiburg gekommen sind. Unser Dank gilt auch den zahlreichen Damen und Herren der pharmazeutischen Industrie, deren Hilfe für diese Tagung uns von großem Wert war.

Wenn ich Sie alle in Freiburg herzlich willkommen heiße, so geschieht das auch im Namen meiner Mitarbeiter, die sich dieser Tagung durch ihren persönlichen Einsatz stark verbunden fühlen, sowie als derzeitiger Dekan auch im Namen der Medizinischen Fakultät Freiburg.

Wir haben einige Sorgen, ob wir das uns entgegengebrachte Vertrauen rechtfertigen können und ob wir Ihre Erwartungen, mit denen Sie hier nach Freiburg gekommen sind, erfüllen können. Meine Mitarbeiter und ich fühlen uns in der bedrückenden Lage eines Kongreßredners, der an das Rednerpult tritt, wenn gerade einige hervorragende Vorträge gehalten worden sind. Die so vorzüglich organisierten Tagungen bei Herrn Kimmig und bei Herrn Storck und Herrn Wiedmann in den so glanzvollen Weltstädten Hamburg, Zürich und Wien haben Maßstäbe gesetzt, die in dieser Art in Freiburg nicht zu erreichen sind. Wir haben deshalb in mancher Hinsicht auch gar nicht den Versuch gemacht, um nur ein Beispiel herauszugreifen, etwa mit dem gesellschaftlichen Ereignis wie dem Abend im Dolder in Zürich zu konkurrieren. Ich hoffe aber, daß es meinen Mitarbeitern gelungen ist, Ihnen und vor allen auch Ihren Damen, ein Rahmenprogramm zu bieten, das die Schönheit dieser Landschaft diesseits und jenseits des Oberrheines, seine Kulturgeschichte und seine Gegenwart offenbart. Leider sind einige Veranstaltungen räumlich erheblich beschränkt. Das gilt für das Barock-Konzert in dem stimmungsvollen Saal des Alten Kaufhauses neben dem Münster, das gilt aber auch für die vom Badischen Weinverband vorgesehene und von Herrn Fünfgeld zu zelebrierende Weinprobe, auf der mit dem südbadischen Wein die in den Trauben eingefangene, in den meisten Jahren so reich gespendete Sonne dieses gesegneten Landes dargeboten werden soll.

Für die Veranstaltung mit der Münchener Lach- und Schießgesellschaft in der Mensa werden wir die Teilnehmerzahl nicht limitieren, und wir hoffen, daß die zu erwartende Enge der Stimmung an diesem Abend keinen Abbruch tun kann.

Was das wissenschaftliche Programm anbelangt, so haben wir uns — wenn ich zuerst vom Organisatorischen sprechen darf — bemüht, die Thematik unserer Tagung möglichst übersichtlich zu gestalten. Die drei Hauptthemen werden jeweils an Vormittagen in Referaten ohne Diskussion abgehandelt, die Nachmittage sind dann jeweils für Kurzmitteilungen zu den Hauptthemen und für die Diskussion bestimmt, die in gelockerter Form im Rahmen eines Podiumgespräches durchgeführt werden soll. Auf das Podium werden die jeweiligen Referenten gebeten, und vielleicht auch der eine oder andere besonders gute Kenner des jeweiligen Themas. Es besteht die Möglichkeit, Fragen beim jeweiligen Leiter des Podiumgespräches auch schriftlich und auch ohne Namenangabe — dann am besten in den jeweiligen Pausen — zu stellen, die von den Referenten beantwortet werden, soweit das die Zeit zuläßt.

Ein Tag unseres Kongresses ist freien wissenschaftlichen Mitteilungen und Symposien gewidmet. Freie wissenschaftliche Mitteilungen sind im Rahmen eines Kongresses notwendig, damit vor allem auch jüngeren Kollegen die Möglichkeit gegeben ist, über in der Zwischenzeit erarbeitete Ergebnisse berichten zu können. Der Sinn von Symposien ist meines Erachtens in erster Linie, einen Erfahrungsaustausch zwischen Spezialisten des betreffenden Interessengebietes zu ermöglichen. Gewinn von einem solchen Symposion soll in erster Linie der Spezialist, d. h. der *aktive* Teilnehmer haben. Aus dieser Sicht ist es nicht die Zahl der Zuhörer, die über den Erfolg oder Nichterfolg eines Symposions entscheidet, und es besteht kein Anlaß für einen Symposionleiter, mit der von ihm durchgeführten Veranstaltung dann unzufrieden zu sein, wenn die Zahl der Zuhörer nur klein sein sollte. Aus diesem Grunde ist es auch kein entscheidender Nachteil, wenn die Symposien gleichzeitig stattfinden. Wollte man für jeden Kongreßteilnehmer jedes Symposion zugänglich machen, brauchte man eine über Gebühr lange Zeit. Für die an besonderen Interessengebieten speziell Interessierten ist das Sichüberschneiden in der Regel deshalb kein wesentlicher Verlust, da Spezialisten eben doch nur auf *einem* Gebiet echte Spezialisten sein können.

Auf die Gesichtspunkte, die zur Wahl der Hauptthemen führten, wurde in allgemeiner Form im Vorwort unseres Programmes eingegangen. Ich will mit Rücksicht auf die fortschreitende Zeit Wiederholungen vermeiden. Herausstellen möchte ich aber zum Abschluß eines:

In diesem Bundesland ist die Konzeption einer medizinisch-naturwissenschaftlichen Hochschule entstanden, in welcher die Naturwissenschaften auf das engste mit der klinischen Forschung in einer neuen Struktur verflochten werden sollen. Den Vorstellungen eines der Väter dieser Konzeption entsprechend, soll die dermatologische Klinik, ebenso wie die Strahlenklinik und die pädiatrische Klinik, an das Zentrum Innere Medizin aggregiert werden. Ich stehe einer solchen Konzeption durchaus positiv gegenüber, zumal ich mich aufgrund der von mir vertretenen Freiburger Bauplanung in unserer Fakultät geradezu als Vorkämpfer für ein nicht nur räumliches Näherrücken der Dermatologie an die Innere Medizin fühle. Es ist aber unerläßlich, daß sich die für diese neue, möglicherweise doch richtungsweisende Ulmer Konzeption verantwortlichen Männer der ganzen Breite unseres Faches, aber auch der spezialistischen Spitzen unseres Faches bewußt werden. Die — um die Nomenklatur der Väter der Ulmer Konzeption zu benutzen — in Deutschland zurückgebliebene klinische Forschung kann in den von unserem Fach bearbeiteten Fragen nur dann den internationalen Standard erreichen, wenn die aus klinischen Anregungen gespeiste experimentelle Dermatologie in eigenen Forschungslaboratorien arbeiten kann. Aggregation — und damit glaube ich mich mit Herrn HEILMEYER einig — darf nur bedeuten, daß zusätzlich zu den bisherigen und weiter zu entwickelnden Möglichkeiten der Forschung im eigenen Bereich die zentralen Einrichtungen des Zentrums für Innere Medizin benutzt werden können und die Möglichkeit vervollkommnet wird, durch engeren Kontakt voneinander zu lernen.

Meine sehr verehrten Damen und Herren, fassen Sie bitte das Programm unserer Tagung auch als Rechenschaftsbericht eines Faches auf, dessen Aufgaben und Interessengebiet von Herrn GREITHER unter dem Titel „Die Dermatologie als moderne Wissenschaft" in der Deutschen Medizinischen Wochenschrift kürzlich meisterhaft dargestellt wurde. Dieses Fach, das infolge seiner vielen Verknüpfungen mit anderen Disziplinen ein Querschnittfach ist, woraus sich gewisse existenzbedrohende Ansprüche von Nachbarfächern herleiten lassen, ist andererseits ein Fach, das eine außerordentliche Spezialisierung seiner Angehörigen verlangt, wodurch es die Tiefen gewinnt, die ihm bei einer Neuordnung der Klinischen Medizin den diesem Fach für Lehre, Forschung und Praxis gebührenden Raum beanspruchen lassen. Das ist der Anspruch unseres Faches, mit dessen Hervorheben ich meine Ansprache als Tagungsleiter beschließen möchte.

Erste wissenschaftliche Sitzung

Mittwoch, den 29. September 1965

Vormittags

Vorsitzender: K. W. KALKOFF, Freiburg

Ehrenvorsitzende: C. FUNK, Regensburg, H. GOTTRON, Mainz,
W. JADASSOHN, Genf, J. KIMMIG, Hamburg, A. MEMMESHEIMER, Essen,
A. WIEDMANN, Wien

I. Thema

Sarkoidose

Referate

K. W. KALKOFF, Freiburg i. Br.: Einführung, Geschichte und Definition der Sarkoidose

Die Sarkoidose ist im Laufe ihrer etwa 75 jährigen Geschichte aus der Dermatologie und damit aus *dem* Fach herausgewachsen, in dem sie viele Jahrzehnte lang beinahe ausschließlich bearbeitet worden ist. Trotzdem ergibt sich für den Dermatologen die Aufgabe, sich — nicht etwa aus historischen Gründen, sondern schon der Diagnose und der Differentialdiagnose wegen — weiterhin mit dieser eigenartigen Krankheit auseinanderzusetzen.

Die Sarkoidoseforschung, um die wir uns selbst seit Jahrzehnten und nun auch seit geraumer Zeit hier in Freiburg bemühen, hat in dieser Stadt auf internistischem Gebiet durch Herrn HEILMEYER und seinen Arbeitskreis starke Impulse erhalten. Ich nenne aus diesem Arbeitskreis den in so jugendlichem Alter, Anfang dieses Jahres, verstorbenen Walter SCHIESSLE, ich nenne Herrn REINDELL und seinen Mitarbeiter DOLDT, den früheren Oberarzt von Herrn BÜCHNER, Herrn KÖNN und vor allem Herrn WURM, dem das in Europa wohl zahlenmäßig bei weitem größte Krankengut an Sarkoidose in den Kuranstalten Höchenschwand einzigartige Forschungsmöglichkeiten bietet. Uns verbindet mit diesem Arbeitskreis eine harmonische Zusammenarbeit. Die hier in Freiburg vorhandenen und genutzten Möglichkeiten der Sarkoidoseforschung lassen die Freiburger Tagung der Deutschen Dermatologischen Gesellschaft als prädestiniert erscheinen, den derzeitigen Stand unseres Wissens über die Sarkoidose als Hauptthema darzustellen, und wir sind glücklich, daß so viele hervorragende Forscher dieses Arbeitsgebietes den Weg hierher gefunden haben.

Wenn wir aber auf einem Dermatologen-Kongreß *die* Krankheit, die seit Jahrzehnten mit dem Namen weltbekannter Dermatologen wie ERNEST BESNIER, CAESAR BOECK, JÖRGEN SCHAUMANN verknüpft wird, aus Gründen einer einheitlichen Nomenklatur als Sarkoidose bezeichnen, so erwächst uns die Verpflichtung, die Verdienste dieser Männer um die Sarkoidoseforschung nicht in Vergessenheit geraten zu lassen.

War es der englische Dermatologe JONATHAN HUTCHINSON, der 1875 und damit zum erstenmal diese Krankheit in seinen „Illustrations of Clinical Surgery" dargestellt hat?

HUTCHINSON bezeichnete die seiner Erfahrung nach einzigartigen Erscheinungen des Patienten John W. als „anomalous disease of skin, of fingers etc." mit dem Untertitel „(papillary psoriasis?)".

Unser verehrter Kollege DANBOLT, der jetzt den früher von CAESAR BOECK besetzten Lehrstuhl für Dermatologie in Oslo einnimmt, ist mit anderen der Ansicht, darunter auch mit meinem Freund EHRING, der noch kürzlich über die Geschichte der Sarkoidose publiziert hat, daß es sich beim Fall John W. um die Erstbeschreibung der Sarkoidose gehandelt hat. Aus Gründen, die ich aus Zeitmangel hier im einzelnen nicht anführen kann, vor allem aber weil JONATHAN HUTCHINSON von seinen 1898 im „Archives of Surgery" beschriebenen und schon vorher, 1896, auf dem III. Internationalen Dermatologen-Kongreß als Mortimer's Malady vorgestellten, zweifelsfreien Sarkoidosefällen von Erstbeschreibungen dieser Krankheit spricht, *ohne* den Fall John W. aus dem Jahre 1875 zu erwähnen, spricht gegen die Zugehörigkeit dieses Falles zu Mortimer's Malady und damit zur Sarkoidose.

Nun hat JONATHAN HUTCHINSON unter dem Namen „Mabey's malady" Fälle zusammengefaßt, die er von Mortimer's Malady unterscheidet, und die ihm zum Teil schon seit 1865 bekannt waren und die er auf Ärzte-Kongressen vorgestellt hat, ohne daß darüber aber bis zum Jahre 1890 meines Wissens eine gedruckte Mitteilung vorliegt. Im Jahre 1890 hat dann JONATHAN HUTCHINSON die Identität seiner „Mabey's malady" mit dem 1889 von dem französischen Dermatologen ERNEST BESNIER im Hôpital Saint Louis erstmalig vorgestellten Lupus pernio erkannt. Es handelt sich um die oft zitierte Demonstration eines Kranken mit Lupus pernio im Gesicht, der außer den typischen Hauterscheinungen auch eine zur Krankheit gehörende Tendovaginitis aufwies.

Im Jahre 1892 hat der französische Dermatologe TENNESON veranlaßt, daß von einem der im Hôpital Saint Louis beobachteten Kranken mit Lupus pernio durch QUINQUAUD eine histologische Untersuchung erfolgte, die zur Entdeckung der charakteristischen Epitheloidzellknötchen führt. In dem berühmten „Atlas der Hautkrankheiten" des ersten Freiburger Ordinarius für Dermatologie, Ernst Jacobi, ist die Pariser Moulage, die wahrscheinlich von diesem histologisch untersuchten Patienten von Tenneson aus dem Jahre 1892 stammt, abgebildet worden.

10 Jahre nach der Demonstration des Patienten mit Lupus pernio durch Besnier, also im Jahre 1899, erschienen dann im nordischen und nordamerikanischen Schrifttum die Arbeiten des Norwegers Caesar Peter Moeller-Boeck (1845—1917) zunächst unter dem Titel „Multiple benigne Sarkoid of the Skin", eine Nomenklatur, die Boeck als falsch empfunden und 1905 durch „Benigne Miliarlupoid" ersetzt hat, die aber dann trotz der Umbenennung durch Boeck, dem Schöpfer dieser Namengebung, als Sarkoidose von Nordamerika aus Eingang in Europa fand. Boeck hat seine ersten Fälle, wie in einem Tagungsbericht niedergelegt ist, erstmals 1897 vorgestellt (Danbolt).

Etwas vereinfacht dargestellt, dürfte die historische Entwicklung der Sarkoidosekenntnisse so sein, daß Mortimer's Malady von Jonathan Hutchinson (Erstpublikation 1898) dem Sarkoid Boeck (Erstpublikation 1899) und Mabey's Malady von Jonathan Hutchinson mit schon seit 1865 bekannten aber erst 1900 publizierten Fällen, dem Lupus pernio von Besnier aus dem Jahre 1889 entsprechen, wobei es wesentlich ist zu wissen, daß erst sehr viel später, nämlich 1909, von dem späteren Würzburger Ordinarius für Dermatologie, Zieler, die Identität des Lupus pernio mit dem Sarkoid Boeck und damit schließlich auch die Identität von Mabey's Malady mit Mortimer's Malady überzeugend dargelegt wurde.

Wenn somit die Priorität der Erstbeschreibung der Sarkoidose Ernest Besnier zukommen dürfte, so schmälert das nicht die besonderen Verdienste von Caesar Boeck, der die Sarkoidose histologisch in seinen ersten Arbeiten meisterhaft dargestellt hat und sehr früh auch Nasenschleimhautveränderungen und Lymphknotenvergrößerungen als zur Krankheit gehörend, ja sogar die Bedeutung von Narben als Schrittmacher für die Sarkoidose erkannt hat und der überdies auf möglicherweise zur Krankheit gehörende Lungenveränderungen hinwies. Hervorgehoben seien auch die interessanten Befunde von Meerschweinchenimpfungen mit Material aus der Nasenschleimhaut vom Jahre 1905.

Das Verdienst, den Charakter der Sarkoidose als Allgemeinkrankheit als erster in seinem ganzen Umfange erkannt zu haben, wird dem schwedischen Dermatologen Jörgen Schaumann (1879—1953) zugeschrieben, der im November 1914 der Société Française de Dermatologie et de Syphiligraphie seine berühmt gewordene „Preisarbeit" „Sur le Lupus pernio" vorlegte, deren Drucklegung allerdings erst im Jahre 1934 erfolgte.

Im Jahre 1915 war aber von Breslauer Autoren, dem Dermatologen E. KUZNITZKY und dem Internisten A. BITTDORF, in der Münchener Medizinischen Wochenschrift die Bedeutung der Sarkoidose als Allgemeinkrankheit unter Hinweis auf den möglichen Befall von Lunge, Milz, Niere neben Haut und Schleimhaut, vielleicht auch unter Mitbeteiligung von Herz und blutbildenden Organen, herausgestellt worden. Genannt sei auch der Prager Dermatologe KARL KREIBICH, der im Archiv für Dermatologie und Syphilis die aufgrund einer viel späteren Arbeit aus dem Jahre 1920 mit dem Namen JÜNGLING verknüpfte Ostitis Cystoides schon im Jahre 1904 als Röntgenbefund abbildete.

Erwähnt sei auch der Norweger KVEIM, dessen bedeutende Arbeit aus der Hautklinik Oslo 1941 über die nach ihm benannte Testreaktion zwar einer viel späteren Zeit angehört. Seine Arbeit stellt aber einen Meilenstein in der Sarkoidoseforschung dar.

Es würde zu weit führen, wollte ich versuchen, die jüngere Geschichte der Sarkoidose darzustellen. Auch in diesem Zeitabschnitt ist die Sarkoidoseforschung mit vielen Namen von Fachkollegen verbunden, von denen einige unter uns weilen. Gerade im Hinblick auf den Vortrag von Frau MANKIEWICZ möchte ich aber auf eine Beobachtung von Jörgen SCHAUMANN aufmerksam machen, der in einer kaum noch bekannten Arbeit kulturell aus Sarkoidosegewebe gezüchtete Keime abbildete, die er als besondere Formen des „Tuberkelbacillus" auffaßte und die meines Erachtens morphologisch an die kulturellen Befunde von Frau MANKIEWICZ erinnern.

Meine Damen und Herren, wenn ich glaubte, zu Beginn unserer wissenschaftlichen Sitzung den Beitrag der älteren Dermatologen-Generation zur Erforschung der Sarkoidose würdigen zu müssen, so bleibt mir als zweite und für die Problematik des Themas Sarkoidose zweifellos wichtigere Aufgabe, einmal die Auffassungen über das Wesen der Sarkoidose darzulegen und zum anderen zu ihrer Definition Stellung zu nehmen.

Schließlich möchte ich noch einen Schritt weitergehen und als Diskussionsgrundlage eine Arbeitshypothese über die Ursache der Sarkoidose vorlegen.

Bei aller Gegensätzlichkeit in der Auffassung vom Wesen der Sarkoidose und, in Abhängigkeit davon, ihrer Ätiologie herrscht darin Übereinstimmung, daß diese Krankheit durch das Zusammenspiel endogener und exogener, ich meine damit auslösender Faktoren verursacht wird. Die Wahl der Referate ist unter dieser Konzeption erfolgt.

Die Auffassungen vom Wesen der Sarkoidose differieren dagegen sehr, wobei im wesentlichen drei Auffassungen unterschieden werden:

1. Das *polyätiologische Syndrom* Sarkoidose kann durch zahlreiche belebte (auch Tuberkelbakterien!) oder unbelebte Reizstoffe bei anlage-

mäßiger sarkoider Reaktionsbereitschaft ausgelöst werden („Reaktionskrankheit"). Unter der Maske Sarkoidose verbergen sich somit Histoplasmosen, Tuberkulosen und andere Krankheiten als „mycobakterielle Sarkoidose", als „Sarkoidose durch Histoplasmen" usw. Im Einzelfall unterscheidet sich somit die ätiologisch unterschiedliche, in der Reaktionsart und deshalb morphologisch aber einheitliche Sarkoidose deutlich von der Krankheit, beispielsweise der Histoplasmose, der sie auf Grund der jeweiligen auslösenden Ursache nosologisch zugehörig ist.

2. Die *Krankheitseinheit* Sarkoidose wird durch *ein* noch unbekanntes spezifisches Agens ausgelöst (genuine Sarkoidose, nach Refvem u. a.). Wesentliches Merkmal ist der systematische („systemic") Charakter der Krankheit mit charakteristischen, wenn auch nicht krankheitsspezifischen, klinischen, histologischen (sarkoiden) und immunologischen Befunden.

Von der genuinen Sarkoidose sind zu unterscheiden als nicht der Sarkoidose zugehörig: a) lokale sarkoide Reaktionen; b) sarkoide Verlaufsformen der Tuberkulose (sarkoide Tuberkulose), der Histoplasmose (sarkoide Histoplasmose) u. a. Krankheiten.

3. Die Sarkoidose ist weder eine Krankheitseinheit noch ein polyätiologisches Syndrom, sondern eine durch Tuberkulosebakterien ausgelöste *atypische Tuberkulose*.

Es liegt auf der Hand, daß derartig unterschiedliche Auffassungen zu Verständigungsschwierigkeiten über das führen, was nun eigentlich als Sarkoidose verstanden werden soll. Es erscheint deshalb unerläßlich, sich über eine Definition der Sarkoidose zu einigen. Entsprechende Versuche liegen allerdings vor, wobei ich an die Definition der Krankheitsbeschreibungen der Sarkoidose-Kongresse des National Research Council erinnere. Ich empfinde diese Definitionsversuche nicht als glücklich, da eine Definition der Sarkoidose nichts im Hinblick auf die Ätiologie präjudizieren darf. Sie sollte sich auf nicht wegzudiskutierende Fakten stützen und dabei — darin weiß ich mich mit Herrn Wurm einig — die krankheitsspezifische formale Pathogenese dieser Krankheit einbeziehen. Unter diesen Gesichtspunkten und unter Berücksichtigung des von mir vorgeschlagenen Begriffes der „isolierten Organsarkoidose", möchte ich folgende Definition der Sarkoidose vorschlagen:

Diese Begriffsbestimmung erweitert die Definition der Internationalen Sarkoidose-Konferenz 1962 (Washington) durch das Kriterium „formale Pathogenese" und den Begriff „isolierte Organsarkoidose". Sie basiert auf klinischen, histologischen und immunologischen Befunden und vermeidet — im Gegensatz zu den Internationalen Tuberkulose-Konferenzen — eine präjudizierende ätiologische Aussage:

Die Sarkoidose ist eine Allgemeinkrankheit („systemic"), bei der sich in der Regel zunächst in den mediastinalen Lymphknoten charakteristische, aber nicht pathognomonische sarkoide Granulome bilden. Die Granulomentwicklung kann auf Lungen und Bronchien und auch auf andere Organe übergreifen. Die Kveim-Reaktion, eine fehlende oder abgeschwächte Tuberkulinempfindlichkeit und Befunde wie Hypercalciurie und Hyperglobulinämie stellen wesentliche, mehr oder weniger zuverlässige Hilfsmittel für die Diagnose dar. Falls der Sarkoidose entsprechende Krankheitsveränderungen nur *eines* Organes vorliegen, ist die Diagnose Sarkoidose nicht zu sichern, und es sollte deshalb einschränkend nur von „isolierter Organsarkoidose" gesprochen werden. Voraussetzung hierfür ist allerdings, daß immunologische oder Laborbefunde die Diagnose Sarkoidose stützen. Andernfalls kann nur eine der Sarkoidose nicht zugehörige lokale sarkoide Reaktion diagnostiziert werden.

Die Kriterien für die Diagnose (genuine Sarkoidose) sind eindeutig erfüllt, wenn krankheitscharakteristische Granulome in mehr als einem Organ vorliegen, ein sarkoidose-spezifischer Krankheitsverlauf erkennbar ist und für die Sarkoidose spezifische bzw. charakteristische immunologische und chemische Befunde (Kveim-Reaktion, Tuberkulin-Reaktion, Laborbefunde) vorliegen.

Ich komme jetzt zum letzten Punkt, zu einer Arbeitshypothese über die Ursache der Sarkoidose. Eine Arbeitshypothese, die maßgeblich auf den Untersuchungen von Frau Mankiewicz aufbaut:

Eine genetisch verankerte, mangelnde Bildung humoraler Mycobakteriophagenantikörper (weil der potentielle Sarkoidosekranke Mycobakteriophagen nicht als „fremd" empfindet?) führt zur lysogenen Konversion in den Körper des potentiellen Sarkoidosekranken eingedrungener Mycobakterien durch Mycobakteriophagen. Der potentielle Sarkoidosekranke muß sich deshalb jetzt mit einem Mikroorganismus auseinandersetzen, der infolge der Transformation des Tuberkelbacteriums die Wertigkeit eines neuentstandenen pathogenen Keims hat und der sich sowohl morphologisch als auch kulturell und in seinem antigenen Verhalten weitgehend vom Tuberkulosebacterium unterscheidet. Als Auswirkung dieser Auseinandersetzung entsteht die Sarkoidose.

Es sei mir erlaubt, darauf hinzuweisen, daß ich seit etwa 20 Jahren die Meinung vertreten und publiziert habe, daß am Anfang der Sarkoidoseentstehung eine „normale" Auseinandersetzung mit dem Tuberkelbacterium steht, daß aber offenbar unter der Einwirkung anlagemäßiger Faktoren beim potentiellen Sarkoidosekranken die Weiche in der Auseinandersetzung zwischen Mycobacterium und Makroorganismus anders gestellt ist. Nach dieser Vorstellung reagiert der Makroorganismus auf den veränderten Erreger nicht mehr mit tuberkulösen Erscheinungen, sondern mit solchen der Sarkoidose, wobei diese Reaktionsänderung unter Umständen reversibel ist.

Ich stehe damit am Ende meiner Ausführungen. Sollten sich die mikrobiologischen Befunde von Frau Mankiewicz bestätigen, so lassen sich viele Befunde und Ergebnisse bei der Sarkoidose, die bisher unverständlich waren, in die sich aus den Befunden von Frau Mankiewicz aufdrängende Konzeption zwanglos einfügen.

Die Zukunft wird erweisen, ob wir einen entscheidenden Schritt in der Aufklärung des Sarkoidoserätsels weitergekommen sind, der eine noch jetzt nicht übersehbare Bedeutung für die Aufklärung der Ursache auch anderer Krankheiten besitzen könnte.

Literatur

Besnier, E.: Ann. Derm. Syph. (Paris) **10**, 333 (1889).
Boeck, C.: J. Cut. Gen.-Urin. dis. **17**, no. 12, 543 (1899).
— Arch. Derm. Syph. (Berl.) **73**, 71, 301 (1905).
Danbolt, N.: Postgrad. med. J. **34**, 245 (1958).
Ehring, F.: Die Sarkoidose der Haut. In Hoppe: Sarkoidose, S. 133. Stuttgart: F. K. Schattauer 1965.
Hutchinson, J.: Illustrations of clinical surgery consisting of plates, photographs, wood cuts, diagrams etc. London: J. & A. Churchill 1875 und Band 1/1878; Erwähnung in: Third International Congress of Dermatology, S. 933. London 1896, veröffentlicht 1898.
— Arch. Surg. **9**, 202, 307 (1898); **11**, 205, 289 (1898).
Kreibich, C.: Arch. Derm. Syph. (Berl.) **71**, 3 u. Tafel III (1904).
Kuznitzky, E., u. A. Bittorf: Münch. med. Wschr. **40**, 1349 (1915).
Schaumann, J.: Sur le lupus pernio. Stockholm: Norstedt & Söner 1934.
Zieler, K.: Arch. Derm. Syph. (Berl.) **94**, 99 (1909).

G. Jörgensen, Göttingen: Genetik

Ich danke Ihnen sehr für die hohe Ehre, als Humangenetiker vor Ihrer Gesellschaft sprechen zu dürfen. Ich hoffe Ihnen zu zeigen, daß am Zustandekommen der Sarkoidose, die als *generalisierte Allgemeinerkrankung* für die verschiedenen medizinischen Disziplinen von Interesse ist, auch genetischen Faktoren eine wichtige Rolle zukommt. Auf sie deuten bereits kasuistische Zwillings- und Familienbeobachtungen der Literatur hin. Hinreichende Beweiskraft war jedoch erst von systematischen Untersuchungen zu erwarten.

Ich habe deshalb in der Zeit vom 1. 4. 1960 bis 30. 9. 1961 über die Gesundheitsämter der Bundesrepublik Deutschland und West-Berlins 2471 Sarkoidose-Patienten ermittelt, um *auslesefreie Familien- und Zwillingsuntersuchungen* durchzuführen. Die Ergebnisse sind in einer kürzlich erschienenen Monographie dargestellt. Ich darf mich hier auf die wichtigsten, vielleicht allgemein interessierenden Ergebnisse beschränken.

Unter den *2471 Probanden* sind *15 Zwillinge*, deren Partner noch leben (Abb.1)[1]. Von den *4 eineiigen Zwillingspaaren* sind 2 konkordant an Sarkoidose erkrankt; 2 sind diskordant. Von den *11 zweiigen Paaren* sind nur einmal Pärchenzwillinge konkordant betroffen, die anderen 10 sind diskordant.

Bei *40* der 2471 Probanden mit Sarkoidose kommt die Erkrankung auch bei *Blutsverwandten* vor. Dabei sind in 34 Familien jeweils 2 Personen, in weiteren 6 Familien 3—4 und in 1 Familie sogar 8 Familienmitglieder befallen (Abb.2). In der abgebildeten Familie sind nicht nur Vater, Mutter und vier ihrer 7 Kinder, sondern auch die Schwester des Vaters sowie deren Tochter erkrankt.

In den *40 Sippen* stehen *18 Eltern/Kind-Fälle 21 Geschwister-Beobachtungen* gegenüber (Abb.3). In 4 Familien sind *Verwandte entfernteren Grades* betroffen: 1. Großmutter/Enkel, 2. 2 Vettern, 3. 2 miteinander als Vettern verwandte Brüderpaare sowie 4. in der großen, schon genannten Sippe mit 8 Kranken Onkel, Tante, Neffen und Nichten. In den 40 Familien sind insgesamt 92 Personen an Sarkoidose erkrankt, d. h., 3,7% der gesamten Sarkoidosefälle entstammen Sarkoidosefamilien.

In der Mehrzahl der Fälle — in $^2/_3$—$^3/_4$ — sind die *Organmanifestationen innerhalb der Familie* recht ähnlich. Besonders diejenigen Beobachtungen unter unseren Familien, in denen die Erkrankung der Familienmitglieder mit denselben relativ selteneren Lokalisationen am Auge — z. B. bei 3 Schwestern —, an der Haut oder, wie bei zwei Brüdern, im peritendinösen Gewebe begonnen hat, unterstreichen die Berechtigung zur Annahme bestimmter *Familientypen von Sarkoidose.* Andererseits kann sich jedoch die *Vielfalt möglicher Organmanifestationen* der Sarkoidose auch innerhalb der einzelnen Familien äußern, was dafür spricht — gelegentlich noch immer bezweifelt —, daß es sich bei der Sarkoidose um ein unbestreitbar einheitliches Krankheitsbild handelt.

Im *Verlauf* der Erkrankung zeigt nur etwa die Hälfte der familiären Fälle weitgehende Ähnlichkeit. Die Unterschiede werden hier vor allem durch den unterschiedlichen Schweregrad der Krankheit hervorgerufen.

Von Interesse ist, daß in der *therapeutischen Ansprechbarkeit* oder auch Nicht-Ansprechbarkeit auf ACTH und Cortison ebenfalls intrafamiliäre Ähnlichkeiten vorliegen können.

Überblickt man die Literaturkasuistik und die Ergebnisse der eigenen Zwillings- und Familienuntersuchungen, so bleiben keine Zweifel, daß an der *Entstehung der Sarkoidose*, an der *Lokalisation* und dem *Ablauf der Erkrankung erbliche Faktoren* beteiligt sind. Wenn genetischen Einflüssen keine oder nur geringe Bedeutung zukäme und eine Infektion ausschlag-

---

[1] Abbildungsnachweis siehe Schluß des Referates.

gebend wäre, müßten *Eheleute* bei ihrem engen Zusammenleben öfter gemeinsam erkrankt sein; das ist jedoch nicht der Fall. Meine ausgedehnten Nachforschungen darüber, ob ein Sarkoidose-Kranker eventuell einen anderen Menschen seiner Umgebung infiziert haben könnte, blieben fast ergebnislos. Lediglich in drei Fällen besteht die Möglichkeit, nicht jedoch die Wahrscheinlichkeit einer *Kontaktinfektion* (Abb. 4).

Welcher Art sind die genetischen Faktoren, die der Reaktionsbereitschaft des Organismus, an einer Sarkoidose zu erkranken, zugrunde liegen? Ein einfacher monogener Erbgang, dominant oder recessiv, liegt nicht vor, war auch von vornherein nicht zu erwarten. Etwa bei den Eltern/Kind-Beobachtungen auf dominanten oder bei den Geschwisterfällen auf recessiven Erbgang zu schließen, wäre selbstverständlich falsch. Es darf nicht unberücksichtigt bleiben, daß die weitaus größere Zahl der Beobachtungen „*Solitärfälle*" sind. Ich führe die genannten Fehlinterpretationen jedoch besonders deshalb an, weil die klassischen „mendelistischen" Erbgänge ganz allgemein auch dort immer wieder diskutiert und mit allerlei hypothetischen ad-hoc-Vorstellungen mühsam konstruiert werden, wo aus dem Vorliegen von Zwillings- und Familienkasuistiken, die zudem vielfach einer Interessantheitsauslese ihre Veröffentlichung verdanken, lediglich der Schluß erlaubt sein kann, daß genetische Faktoren überhaupt wirksam sind.

Die Sarkoidose ist vermutlich eine *torpide verlaufende Sonderform der Tuberkulose*. Dabei ist sie jedoch in ihrem charakteristischen Ablauf weniger durch den Erreger als vielmehr durch die *individuelle Reaktion des Organismus* auf die Infektion geprägt. In dieser speziellen Reaktionsbereitschaft, die sich gelegentlich — allerdings in Grenzen — unter Umwelteinflüssen wandeln kann, was dann der Fall ist, wenn etwa eine Sarkoidose in eine „banale" Tuberkulose umschlägt, ist die genetische Bedingtheit der Sarkoidose zu suchen.

Dieser speziellen Bereitschaft des Organismus, mit einer Sarkoidose zu reagieren, liegt offenbar ein *polygen-multifaktorielles genetisches System mit breitem Schwellenwerteffekt* zugrunde. Dafür sprechen

1. das *Konkordanz/Diskordanz-Verhältnis bei eineiigen und zweieiigen Zwillingen*. Die Konkordanzziffer liegt nämlich bei den EZ um das 10fache höher als bei den ZZ. Allerdings wird der Aussagewert durch die relativ kleine Zahl der Beobachtungen etwas gemindert.

2. die *beträchtlich erhöhte Erkrankungswahrscheinlichkeit naher Blutsverwandter* von Sarkoidose-Kranken gegenüber der in der Durchschnittsbevölkerung. Sie beläuft sich für Eltern und Geschwister auf das 20 bis 30fache.

3. die größenordnungsmäßig *einander etwa entsprechende Erkrankungswahrscheinlichkeit von Eltern und Geschwistern*, wenn man ver-

schiedene auslesebedingte Faktoren in Betracht zieht. Sie beträgt für Eltern eines Sarkoidose-Kranken $0,47\pm0,108\%$, für Geschwister $0,88\pm0,157\%$ (Abb. 5) und

4. die vermutlich *erhöhte Erkrankungswahrscheinlichkeit von Kindern*, wenn ein oder gar beide Eltern gleichfalls betroffen sind gegenüber Kindern, deren beide Eltern gesund sind.

Um einen Schritt in der Analyse dieses multifaktoriellen Systems weiterzukommen, habe ich gemeinsam mit Herrn Prof. WURM, Höchenschwand, an 518 Sarkoidose-Patienten *Blutgruppenbestimmungen* durchgeführt (Abb. 6). Dabei hat sich ergeben, daß Personen mit der Blutgruppe A eine um ca. 14% höhere Wahrscheinlichkeit haben, an einer Sarkoidose zu erkranken, als Personen mit der Gruppe 0 und eine rund 42% höhere Wahrscheinlichkeit als Träger der Gruppe B. Die Differenz von A gegenüber 0 ist statistisch signifikant. Dagegen ist die Differenz von A gegenüber B, vermutlich aufgrund der geringen absoluten Zahlen, nur schwach signifikant. Von *klinisch-epidemiologischer Seite* entsprechen die Häufung von Sarkoidosefällen in Schweden mit seinen besonders hohen A-Frequenzen und die spärlichen Meldungen über das Auftreten von Sarkoidose in asiatischen Ländern, in denen die Blutgruppe B um das 2—3fache häufiger ist als in europäischen Populationen, der festgestellten Blutgruppenabhängigkeit der Sarkoidose zugunsten der Gruppe A.

Es erscheint mir möglich, daß im Rahmen des polygen-multifaktoriellen Systems das *Gen der Blutgruppe A* einen *ersten bisher isolierten Faktor* darstellt.

Bemerkenswert ist, daß in ähnlicher Weise auch bei der „*banalen*" *Tuberkulose* ein leichtes Überwiegen der Blutgruppe A ($13,6\%$) vorliegt, wie ich bei der Nachprüfung von zehn Stichproben der älteren Literatur mit moderner statistischer Methode errechnet habe (Abb. 6). Eine Abhängigkeit der Sarkoidose vom *Rhesus-System* sowie den *Serumhaptoglobinen* haben wir dagegen nicht gefunden.

Die Frage, ob es einen besonderen *Habitus der Sarkoidose-Kranken* gibt, ist, seit sie A. BERGMANN 1939 gestellt hat, umstritten und unentschieden. BERGMANN glaubte, daß besonders fettleibige Personen für die Sarkoidose disponiert sind. Die eigenen diesbezüglichen Untersuchungen widersprechen jedoch dieser Ansicht. Die Berechnung des Verhältnisses von Körperhöhe zu Körpergewicht, getrennt nach Geschlechtern und Altersgruppen, zeigt vielmehr, daß wir es bei den Sarkoidose-Patienten mit Menschen von durchschnittlichem, unauffälligem Habitus zu tun haben (Abb. 7 und 8).

In epidemiologischen Untersuchungen ist immer wieder behauptet worden, daß die *ländliche Bevölkerung* bevorzugt von der Sarkoidose befallen wird. Diese Ansicht ist aufgrund der Auswertung unseres großen

2*

Materials nicht aufrechtzuhalten. Nur $35,5\% \pm 0,161$ wohnen in einer Landgemeinde (Abb. 9). Eine Bevorzugung bestimmter *Sozialschichten* und *Berufsgruppen* liegt ebenfalls nicht vor. Der Prozentsatz in der Land- und Forstwirtschaft beschäftigter Sarkoidose-Patienten $(12,4 \pm 3,82\%)$ liegt sogar unter dem der gleichen Berufsgruppe in der Bundesbevölkerung $(16,8 \pm 0,000058\%)$. Damit ist das Hauptargument für die Hypothese, der Typus bovinus des Tuberkelbacillus sei der Erreger der Sarkoidose, hinfällig.

Noch ein paar Worte zur *Geschlechts-Differenz*. Die 2471 Sarkoidose-Patienten verteilen sich auf $44,8 \pm 1,49\%$ männliche und $55,2 \pm 1,37\%$ weibliche Personen. Es liegt jedoch vermutlich nur eine scheinbare Bevorzugung des weiblichen Geschlechts vor. Zunächst ist zu berücksichtigen, daß derzeit in der Bundesrepublik ein Frauenüberschuß von 6% vorliegt. Hinzu kommt, daß das weibliche Geschlecht bei der häufigeren *Hautsarkoidose* mit $77,9 \pm 3,85\%$ (Abb. 10), das männliche Geschlecht bei der selteneren, jedoch prognostisch ungünstigeren *kardialen Sarkoidose* mit $67,3 \pm 6,51\%$ (Abb. 11) überwiegt. Wichtig ist unter anderem die weniger günstige Prognose, also die höhere Letalität bei Männern. Auch ist die durchschnittlich etwas geringere männliche Lebenserwartung von Einfluß. Bei der Beurteilung der verschiedenen Statistiken ist jeweils zu berücksichtigen, ob sie vom Hautarzt, Internisten, Heilstättenarzt oder vom Pathologen erstellt sind.

Meine Damen und Herren! Ich habe in meinem Referat die angeschnittenen Fragen nur streifen können. Gerne hätte ich aus der Sicht des Genetikers noch etwas gesagt über das *Verhältnis der Sarkoidose zu einer Reihe anderer Krankheiten*, besonders dem *Erythematodes*, der *Spondylarthritis ankylopoetica* und der *malignen Lymphogranulomatose*. Ich kann hier aus Zeitgründen nur soviel sagen, daß ich nicht glaube, daß irgendwelche genetischen und damit ätiologischen Zusammenhänge bestehen. Vielleicht darf ich Sie auf meine entsprechenden Arbeiten aufmerksam machen.

Einige kurze Bemerkungen möchte ich jedoch zum Schluß noch über die *Stellung der Sarkoidose gegenüber der Tuberkulose* machen, soweit der Genetiker dazu vielleicht etwas sagen kann.

Ist die Sarkoidose, der ursprünglichen Konzeption Boecks entsprechend, eine *Sonderform der Tuberkulose?*

Als klinischer Genetiker ist man immer wieder beeindruckt von der manchmal auffallend starken sogenannten *„tuberkulösen Belastung"* der *Sippen von Sarkoidose-Kranken.* Als besonders eindrucksvolles Beispiel mag die in Abb. 12 dargestellte Familie eines Sarkoidose-Probanden mit 9 an Tuberkulose erkrankten Angehörigen gelten. Allein 8 der Kranken sind ihrem Leiden erlegen. Dennoch glaube ich, daß *Angaben über häufiges oder seltenes Vorkommen klinisch manifester Tuberkulose* in den Familien von Sarkoidose-Kranken die Zusammenhangsfrage kaum zu fördern vermögen.

Eine *Minderung der Erkrankungshäufigkeit an Tuberkulose bei blutsverwandten Angehörigen* wäre — wie oft behauptet — meines Erachtens durchaus kein Argument gegen die tuberkulöse Ätiologie. Man könnte dies ohne weiteres damit erklären, daß die überwiegende Zahl der Familienangehörigen gegen die Tuberkulose gefeit ist und daß nur einzelne, nicht ganz so gefeite Familienmitglieder überhaupt auf eine tuberkulöse Infektion reagieren. Und zwar nicht mit einer gewöhnlichen, etwa exsudativen Tuberkulose, sondern mit einer gutartigen, torpiden Sonderform — eben einer Sarkoidose.

Auf der anderen Seite läßt eine *überdurchschnittliche Tuberkulosehäufigkeit bei Blutsverwandten* die Sarkoidose-Probanden im Rahmen der Familienanfälligkeit zwar als relativ tuberkulose-widerstandsfähig ansehen; eine Beweiskraft zugunsten der Tuberkulose-Ätiologie käme jedoch auch ihr nicht zu. Es sei nur an die von ULENHUTH u. WURM u. a. in den dreißiger Jahren festgestellte überdurchschnittliche Tuberkuloseanfälligkeit in den Familien von Lymphogranulomatose-Kranken erinnert, obwohl keine ätiologischen Beziehungen zwischen der Tuberkulose und der Lymphogranulomatose bestehen.

Dennoch können vor allem *klinische Sonderfälle* als wichtiger Hinweis auf die tuberkulöse Ätiologie der Sarkoidose gelten, besonders dann, wenn sie, wie ich zeigen möchte, „familiär" gehäuft auftreten: die *sogenannten Bindeglieder* mit ihren *Zwischen-* und *Übergangsformen*.

Unter den relativ häufig vorkommenden *sogenannten Zwischenformen* versteht man nach KALKOFF Krankheitsbilder, die sich weder klinisch, histologisch und immunologisch einer klassischen Sarkoidose noch den üblichen „banalen" Tuberkuloseformen sicher zuordnen lassen. Sie bewegen sich nach WURM in der Mitte zwischen den extremen Reaktionsbildern der Sarkoidose und der exsudativen Tuberkulose. Diese Zwischenformen sind die klinisch wertvollsten Bindeglieder, und für die Tuberkulose-Ätiologie gewinnen sie meines Erachtens noch an Aussagewert, wenn sie bei Patienten auftreten, die Angehörige mit typischen Sarkoidose-Erkrankungen haben.

Im eigenen Krankengut kommt eine Familie vor, in der eine Schwester an einer zweifelsfreien miliaren Lungensarkoidose, der Bruder an einer wahrscheinlichen Zwischenform erkrankte.

In der Literatur habe ich einen ähnlichen Fall, ebenfalls unter verschiedengeschlechtigen Geschwistern, von GANGUIN (1956) mitgeteilt, gefunden.

Von den Zwischenformen sind die *Übergangsformen* streng abzugrenzen. Es handelt sich hierbei um diejenigen Fälle, in denen im Ablauf der Erkrankung ein gänzlicher Wandel auftritt, und zwar zumeist in der

Form, daß sich aus einer typischen Sarkoidose eine typische aktive Tuberkulose entwickelt. In der Literatur gibt es Beobachtungen bei drei Geschwisterpaaren (JACOBSEN, 1936; KUKLOVÁ-ŠTUROVÁ, 1947; STRUY-VENBERG, 1947), in denen sichere Sarkoidosen in jeweils tuberkulöse Erkrankungen umgeschlagen bzw. übergegangen sind. Man sollte künftighin derartigen Fällen bei Blutsverwandten besondere Aufmerksamkeit schenken. Nebenbei ergibt sich aus ihnen vielleicht die Vermutung, daß auch bei der Entwicklung von Übergangsformen genetische Einflüsse wirksam werden.

Eine auffällige Bevorzugung bestimmter *Organtuberkulosen* in den Familien der Sarkoidose-Probanden habe ich nicht feststellen können.

Die Einzelbeobachtung, daß in einer ostfriesischen Familie bei dem 27jährigen Sohn eine Lungen- und Hilussarkoidose, bei dem 56jährigen Vater einer *Tuberkulombildung* im linken Oberfeld festgestellt wurde, ist vielleicht deshalb von Interesse, weil es sich auch bei der Tuberkulombildung um eine gutartige Verlaufsform der Tuberkulose handelt. Sie tritt — wie die Sarkoidose — vorwiegend in den mittleren und ausgereiften Jahrgängen auf, was dafür spricht — wie WOLF (1959) ausgeführt hat —, daß diese Altersgruppe mit einer besonderen Reaktionsfähigkeit ausgestattet ist. Auf die gleichzeitige gemeinsame Zunahme der Sarkoidose und der Tuberkulome hat RADENBACH (1952) aufmerksam gemacht.

Es scheint nicht abwegig anzunehmen, daß die Entstehung der Sarkoidose und der Tuberkulome eine bestimmte, teilweise ähnliche Reaktionslage des Organismus zur Voraussetzung hat. So ist bemerkenswert, daß die Tuberkulome sich in der Schwangerschaft zurückbilden können, um dann post partum wieder in Erscheinung zu treten. Ein ähnliches Verhalten gilt für die Sarkoidose (siehe JÖRGENSEN, 1963).

Meine sehr verehrten Damen und Herren! Einen sehr wichtigen Befund, der die Erregerrrolle der Tuberkelbacillen endgültig beweisen sollte, wenn er auch von anderen Untersuchern bestätigt wird, hat Frau MANKIEWICZ in Kanada erhoben. Die Autorin fand nämlich im Serum von Sarkoidose-Kranken im Gegensatz zu Tuberkulösen *keine Antikörper gegen Mycobakteriophagen.* Der Sarkoidose-Patient besitzt somit gewissermaßen in Gestalt der genannten Phagen sein eigenes natürliches Tuberkulostaticum gegen die Tuberkelbacillen.

In diesem Zusammenhang erscheinen auch *eigene Befunde bei BCG-geimpften Angehörigen* von Sarkoidose-Probanden erwähnenswert. Einmal zeigte eine *Kusine* trotz BCG-Impfung einen hartnäckig negativen Mantoux-Test. Zum anderen ist bei den *Kindern der an Sarkoidose erkrankten Schwestern* (F 4a und F 4d) *aus der großen Sarkoidose-Sippe* mit insgesamt acht kranken Mitgliedern die Mantoux-Reaktion bislang, obwohl nach der Geburt eine BCG-Schutzimpfung erfolgt ist, ebenfalls negativ geblieben (Abb. 2).

Man kann, meine ich, auch in dem negativen Verhalten der Tuberkulinreaktion bei gesunden Angehörigen einen Hinweis auf die genetische Besonderheit in der Reaktion auf den Tuberkelbacillus bzw. seine Stoffwechselprodukte sehen. Vielleicht liegt diese genetische Besonderheit unter anderem in dem von Frau MANKIEWICZ gefundenen *Fehlen einer Antikörperbildung gegen Mycobakteriophagen.*

Literatur

JÖRGENSEN, G.: Untersuchungen zur Genetik der Sarkoidose. Heidelberg: Hüthig 1965, dort ausführliches Literaturverzeichnis.

Die im Rahmen dieses Referates gezeigten Abbildungen sind publiziert in:

Abb. 1 und 9—12. JÖRGENSEN, G.: Untersuchungen zur Genetik der Sarkoidose. Heidelberg: Hüthig 1965.

Abb. 2. JÖRGENSEN, G.: Beitr. Klin. Tuberk. **127**, 605 (1963).

Abb. 3—6. JÖRGENSEN, G.: Fortschr. Med. **82**, 453 (1964).

Abb. 7 und 8. JÖRGENSEN, G.: Die Genetik der Sarkoidose. Acta med. scand. **176**, 209 (1964).

Es handelt sich um folgende Darstellungen:

Abb. 1. Zusammenstellung der eigenen Beobachtungen von 2471 Sarkoidosepatienten der Bundesrepublik Deutschland und West-Berlins. Von 27 Zwillingspaaren, die über die Sarkoidase des einen Paarlings erfaßt worden sind, ist zwölfmal der Partner verstorben. Ausgewertet 15 Paare

Abb. 2. Sippentafel der Familie M.

Abb. 3. Sarkoidose bei Blutsverwandten. Zusammenstellung der eigenen Beobachtungen unter 2471 Sarkoidose-Patienten der Bundesrepublik Deutschland und West-Berlins

Abb. 4. Sarkoidose bei Kontaktpersonen. Zusammenstellung der eigenen Beobachtungen unter 2471 Sarkoidose-Patienten der Bundesrepublik Deutschland und West-Berlins

Abb. 5. Zusammenfassung der Ergebnisse der Auszählung nach verschiedenen Methoden der Alterskorrektur

Abb. 6. Die relative Blutgruppenhäufigkeit bei der Sarkoidose und der Tuberkulose

Abb. 7. Mittlere Größe und mittleres Gewicht bei männlichen Sarkoidose-Kranken. Zu Beginn der Erkrankung

Abb. 8. Mittlere Größe und mittleres Gewicht bei weiblichen Sarkoidose-Kranken. Zu Beginn der Erkrankung

Abb. 9. Verteilung Stadt/Land: 2471 Sarkoidose-Kranke

Abb. 10. Erkrankungsalter bei 149 Kranken mit Hautsarkoidose

Abb. 11. Sterbealter bei 58 Sarkoidose-Kranken mit autoptisch gesicherter kardialer Beteiligung

Abb. 12. Sippentafel der Familie eines Sarkoidose-Probanden mit neun tuberkulösen Angehörigen.

W. Gusek, Hamburg: Vergleichende Cytologie und Histogenese des Sarkoidosegranuloms*

Für die Aufforderung, zum heutigen Hauptthema Ihrer Tagung das morphologische Hauptreferat zu halten, danke ich Ihnen!

Es ist mir eine besondere Ehre, als Pathologe und Gast über das ursprünglich weitgehend im Fachgebiet der Dermatologie beheimatete Boecksche Sarkoid gerade in Ihrem Kreise vortragen zu dürfen.

Umstritten sind Ätiologie und Pathogenese. Dagegen ist das bisher einzig allgemein anerkannte Grundelement des Morbus Boeck das histomorphologische Substrat, in Gestalt des miliaren epitheloidzelligen Granuloms.

Das Epitheloidzellknötchen dient dabei nicht nur der histologischen Diagnostik. Es ist auch der einzig mögliche Ansatzpunkt morphologischer Bemühungen zur Klärung des pathogenetischen Prinzips und der Kausalgenese, die ihren Niederschlag in einer umfangreichen Literatur finden.

Ausführliche Abhandlungen und Literaturhinweise zur pathologischen Anatomie und Histologie des Morbus Boeck finden sich z. B. bei Fresen, 1958; Funk, 1958; Gottron, 1959; Lennert, 1961; Löffler u. Behrens jr., 1956; Roulet, 1956; Uehlinger 1955/61; Zettergren, 1958.

Vom Standpunkt der Allgemeinen Pathologie und Entzündungslehre gehört die Boecksche Sarkoidose den histologischen Kennzeichen nach in den Formenkreis der chronischen produktiven Entzündungen, speziell der sogenannten „spezifischen Granulome". Sie ist dadurch mit den auf diesem Sektor besonders komplexen Problemen der morphologischen Entzündungsforschung behaftet, die sich in erster Linie auf Fragen der cytologischen Wertbeurteilung, der Cytogenese und Formalgenese der Granulome beziehen.

Eine wesentliche Aufgabe zur Klärung der Pathogenese bleibt deshalb nach wie vor eine ständig detailliertere cytologische Analyse des Sarkoidgranuloms, und zwar heute unter zusätzlicher Anwendung subtilerer Untersuchungstechniken, wie sie z. B. mit der Histochemie, Elektronenmikroskopie und Autoradiographie zur Verfügung stehen.

Über die in jüngerer Zeit bisher mit diesen Hilfsmitteln gewonnenen Resultate zu referieren, ist meine heutige Aufgabe.

Ich stütze mich dabei zwangsläufig fast ausschließlich auf eigene elektronenmikroskopische und histochemische Befunde aus Hautgranulomen und bitte um Verständnis, wenn schon aus Zeitgründen vieles nur summarisch gehalten werden kann.

---

* Die eigenen Untersuchungen erfolgten mit dankenswerter Unterstützung der Deutschen Forschungsgemeinschaft.

Autoradiographische Untersuchungen an Sarkoidgranulomen sind mir nicht bekannt.

Zur allgemeinen Cytologie und Genese der Epitheloidzellen

Hauptelement des Sarkoidoseknötchens sind die Epitheloidzellen. Es ist bekannt, daß Epitheloidzellen eine spezielle Zellform bilden, deren cytologische, morphogenetische und teleologische Deutung generell — also nicht nur bei der Sarkoidose — vielerseits und bis in die jüngste Zeit unklar war (Übersichten und Einzelheiten bei HUEBSCHMANN, 1928; WURM, 1943; FRESEN, 1950; LINZBACH, 1955; ROULET, 1956; LETTERER, 1959; GUSEK, 1960/65).

Ihre *Cytogenese* war sehr lange heftig umstritten.

Die Herkunft der Epitheloidzellen aus den Elementen des reticulo-histiocytären Systems wird insbesondere seit FRESEN (1950) kaum angezweifelt, ohne daß damit die Ausschließlichkeit einer derartigen Stammzellgenese bewiesen wäre. Licht- und elektronenmikroskopische Untersuchungen zur Frage der Cytogenese von Phagocyten in Entzündungsfeldern haben nämlich gezeigt, daß das Bindegewebe in seiner Abwehr- und Transformationsfähigkeit als eine Einheit anzusehen ist (siehe MARCHAND, 1924; EHRICH, 1956; LETTERER, 1959; GUSEK, 1959/62). Das bedeutet, daß sämtliche Elemente des ortsständigen Mesenchyms (das „Histion" nach LETTERER) an der mit einer Zellmetamorphose verbundenen entzündlichen Abwehrleistung teilzunehmen in der Lage sind. Schon SIEGMUND hatte die Einteilung eines RES im engeren und weiteren Sinne als zu starr und zu wenig funktionell abgelehnt und von einem „aktiven Mesenchym" gesprochen.

Unsere anderenorts ausführlich behandelten und belegten auch tierexperimentellen Untersuchungen (vgl. GUSEK, 1959—1965) haben in Übereinstimmung ergeben, daß sich sämtliche ortsständigen Zellformen des Bindegewebes am Entzündungsstoffwechsel beteiligen und damit als Vorstufen für Epitheloidzellen in Betracht kommen.

Am menschlichen Untersuchungsgut konnte — zusammen mit W. MESTWERDT — die Cytogenese und stufenweise formale epitheloidzellige Metamorphose besonders gut bei Lupus vulgaris verfolgt werden (GUSEK, 1961; MESTWERDT, 1964; GUSEK, 1965), da sich diese Form der Tuberkulose durch ein appositionelles Wachstum auszeichnet (siehe GOTTRON, 1959).

Solche Beobachtungen sind bei der Sarkoidose ungleich schwieriger, da meistens vollausgebildete adynamische, also schon stationäre Herde zur Untersuchung gelangen. In einigen Granulomen, welche Nervenfasern umschlossen hatten oder ihnen direkt anlagen, konnte außerdem die Beteiligung des Nervenhüllgewebes an der granulomatösen Proliferation bemerkt werden (vgl. NATHANIEL u. PEASE, 1963).

Ich möchte besonders auf Grund auch der eigenen Erfahrungen betonen, daß die Teilnahme sämtlicher Bindegewebszellen an der Umwandlung zu Makrophagen bzw. Epitheloidzellen nicht zur Grundsatzfrage in dem Sinne erhoben werden sollte, daß ihre Beteiligung als Gesamtheit ständig und unter allen Umständen zu erfolgen hat. Wesentlicher erscheint mir vielmehr, daß sämtliche Bindegewebszellen zur epitheloidzelligen Metamorphose potentiell befähig sind. Aus welcher oder welchen Bindegewebsstammzellen oder hämatogenen Rundzellen nun eine Epitheloidzelle im Einzelfalle hervorgeht, kann daher eher vom Reiz, von der Lokalisation, Tierart, Dosishöhe und andere Faktoren, beispielsweise auch von der Versuchsanordnung, abhängig sein.

Ein weiteres wesentliches Problem bildet die biologische Wertigkeit der Epitheloidzellen, die in der älteren Literatur unterschiedlich beurteilt wird.

Daraus ergibt sich *einerseits* die Frage nach der Feinstruktur und chemischen Konstitution der Epitheloidzellen im allgemeinen. Die eigenen elektronenmikroskopischen Untersuchungen, die unter diesem Gesichtspunkt an verschiedenen Epitheloidzellgranulomen durchgeführt wurden, belegen (siehe Gusek, 1959—1965), daß Epitheloidzellen eine besondere Phagocytenform darstellen und über ein hochorganisiertes Cytoplasma als morphisches Substrat einer anabiotischen Stoffwechsellage verfügen (vgl. Abb.1). Bönicke, Fasske u. Themann (1963) konnten diese Beobachtungen bestätigen.

Die metabolische Aktivität geht ebenfalls aus den enzymhistochemischen Untersuchungen hervor (siehe Tab.1 und 2; Gössner, 1956/59; Lennert u. Mitarb., 1961/65; Lindner, 1962/64; Gusek, 1963/65; Bönicke, Fasske u. Themann, 1963; Mestwerdt, 1964).

Tabelle 1. *Enzymhistochemische Befunde an verschiedenen Epitheloidzellen*

	Saure Phosphatase	Alkalische Phosphatase	Esterase
Mensch			
1. Lupus vulgaris	$\varnothing$	$\varnothing$	+
2. Morbus Boeck	+	$\varnothing$	+—++
Meerschweinchen			
1. Mykolsäure-Granulom	(+)	(+)—+	+
2. Beryllium-Granulom	+++	++	+—++
3. BCG-Granulom	$\varnothing$	(+)	(+)—+
4. a) Freundsches Adjuvans	$\varnothing$	$\varnothing$	+
b) Abgetötete Tbc/Paraffinöl	$\varnothing$	$\varnothing$	(+)

Zeichenerklärung: $\varnothing$ negativ; (+) angedeutet oder nur partiell positiv; + gering positiv; ++ sehr deutlich positiv; +++ intensiv positiv.

Im Vordergrund der Überlegungen steht zwar die Differentialdiagnose zwischen Sarkoidose und Tuberkulose.

Wie wir wissen, hat sich aber darüber hinaus die Problematik um den Gesamtkomplex der sogenannten „spezifischen Epitheloidzellgranulome" dadurch erheblich kompliziert, seitdem bekannt ist, daß histologisch völlig isomorphe Epitheloidzellen und sogar echte Tuberkel kausalgenetisch heterogen sein können.

Es hat sich dabei gezeigt, daß diese Form der Gewebsantwort durch die Art des Erregers bzw. Reizstoffes, durch die Lokalisation sowie durch die Reaktionslage des Gesamtorganismus beeinflußt wird.

Nach LETTERER ist die Tuberkelbildung Ausdruck einer hyperergischen mesenchymalen Reaktion und für das in seinem morphischen Reaktionsvermögen beschränkte Gewebe zugleich die Methode der Wahl, feindisperses intracellulär verdaubares Fremdmaterial zu verarbeiten.

Die epitheloidzellige Metamorphose von Bindegewebszellen wird heute generaliter als das Resultat einer Protoplasmaumwandlung nach Resorption und Verarbeitung besonderer Stoffe betrachtet. Insbesondere ROULET u. BLOCH (1937) haben als das gemeinsame tuberkulogene Prinzip Phospholipide bzw. Phosphatidsäure ermitteln können. Die fortschreitende Identifizierung und Analyse der Chemie der Mykobakterien haben darüber hinaus ergeben, daß bei Infektionen mit Mykobakterien die Mykolsäuren die für die Tuberkelbildung verantwortliche Komponente der Tuberkelbakterienlipide bilden (weitere Einzelheiten und Literatur bei EHRICH, 1956; ROULET, 1956; LETTERER, 1959; GUSEK, 1962/65; GUSEK u. KRACHT, 1964).

Speziell für die Trennung eines echten Sarkoid von einem Pseudosarkoid hat kürzlich MOHR (1965) ein Klassifizierungsschema und eine differentialdiagnostische Wertigkeitsskala aufgestellt.

Aus den angeführten Gründen leitet sich ab, daß Aussagen über die Feinstruktur und Histochemie ausschließlich des Sarkoidgranuloms ohne Vergleiche mit anderen adäquaten Granulomen naturgemäß nur von geringerem Wert sein können.

Diese Voraussagen sind zum Verständnis der Sarkoidose- und der allgemeinen Entzündungsmorphologie notwendig. Aus denselben Gründen ergibt sich auch mein Thema, über die *vergleichende* Cytologie zu sprechen.

Über die Ultrastruktur kausalgenetisch heterogener Epitheloidzellen

Es soll daher *zweitens* gleichzeitig darauf eingegangen werden, ob der morphische Aspekt der lichtmikroskopisch weitgehend isomorphen Epitheloidzellen verschiedener Granulomarten möglicherweise auf der ultramorphologischen Ebene variiert, und zwar in Abhängigkeit von: unterschiedlichen Induktoren, andersartiger Lokalisation bzw. verschiedenen Species.

Die bisherigen entsprechenden Untersuchungen haben in der Tat gezeigt, daß die Feinstruktur von Epitheloidzellen unter solchen Bedingungen uneinheitlich sein kann.

Auf die Demonstration und Diskussion der Einzelergebnisse, die anderweitig bereits ausführlich beschrieben und illustriert sind (siehe GUSEK, 1961—1965), glaube ich schon aus Zeitgründen verzichten zu dürfen.

Zur prinzipiellen Veranschaulichung des Gesagten zeige ich Ihnen eine Gegenüberstellung von Aufnahmen einiger Epitheloidzellen, die für die betreffenden Granulome als repräsentativ gelten (Abb. 1). Ohne

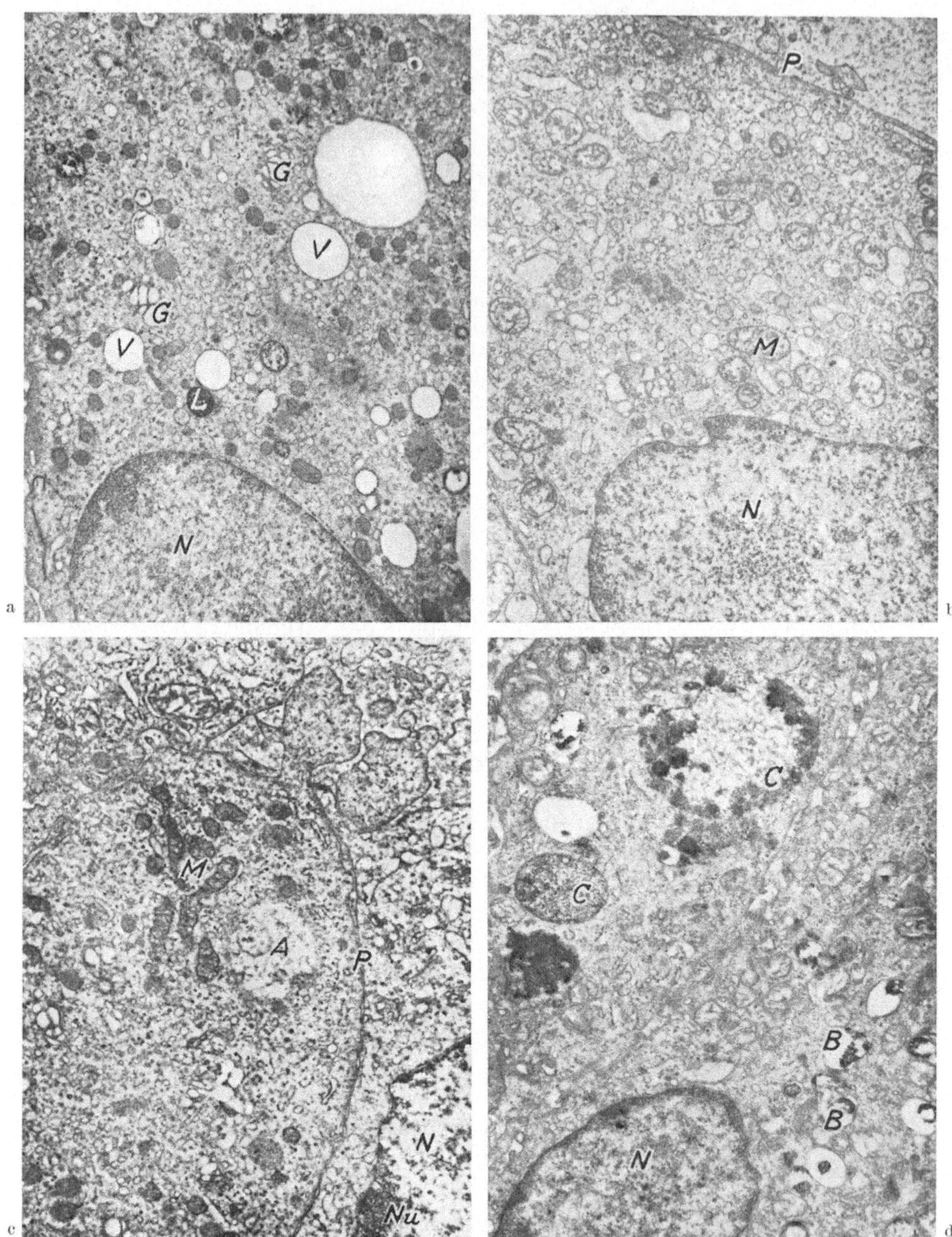

Abb. 1. a Epitheloidzelle der Meerschweinchenhaut durch Freundsches Adjuvans: *N* Nucleus mit überwiegend glatter Oberfläche; *L* Lysosom; *G* geblähte Golgi-Apparate; *V* Phagocytosevacuolen. Arch.-Nr. 3751/62; Vergrößerung 11 600:1. b Epitheloidzelle der Meerschweinchenhaut durch Mykobakt. tub. humanus: *N* heller Nucleus; *M* helle Mitochondrien; *P* relativ glattes Plasmalemm. Arch.-Nr. 2895/61; Vergrößerung: 10 400:1. c Ausschnitte von zwei tuberkulösen Epitheloidzellen der Meerschweinchenmilz: *N* Nucleus; *Nu* randständiger Nucleolus; *M* große dichte Mitochondrien; Aufhellungszone des Cytoplasma; *P* Plasmalemm. Arch.-Nr. 1490/59; Vergrößerung 9700:1. d Zwei Epitheloidzellen aus einem BCG-Granulom der Meerschweinchenhaut: *N* Nucleus; *B* phagocytierte Bakterien; *C* Cytosomenbildung mit Abbauresten von Bakterien. Arch.-Nr. 3328/62; Vergrößerung 11 000:1

zunächst auf Details eingehen zu brauchen, zeigt sich eine erkennbare Differenz der Feinstruktur. Das ist zunächst wesentlich!

Diese Beobachtung der abweichenden morphischen Substrate wird im Prinzip parallelisiert durch die histochemischen Ergebnisse von Grogg u. Pearse (1952) und Gössner (1955/59). Ihnen kommt das Verdienst zu, sowohl auf die fermentchemischen Verschiedenheiten tuberkulöser Epitheloidzellen bei verschiedenen Tierarten hingewiesen als auch auf die Bedeutung hydrolytischer Fermente im Zusammenhang mit dem Resistenzproblem aufmerksam gemacht zu haben.

Entsprechende eigene enzymhistochemische Kontrollen an den elektronenmikroskopisch untersuchten Granulomen sind auf Tab. 1 (siehe S. 26) gegenübergestellt.

Es zeigen sich auch hier quantitative und qualitative Varianzen. Sie entsprechen im Prinzip den vor allem von Gedigk u. Bontke (1957) und Lindner (1959/62) an verschiedenen Granulomen gemachten Erfahrungen, nach denen Häufigkeit und Intensität auch anderer Fermente in Abhängigkeit vom kausalen Agens stehen.

Zur Histologie und Histochemie des Boeck-Granuloms

Nach unseren Kenntnissen unterscheidet sich das klassische Sarkoidgranulom vom banalen Tuberkel durch einige histologische Eigenheiten: eine mehr lockere, zugleich meistens mosaikartige Anordnung der Epitheloidzellen, die von einem Geflecht von Retikulin- und Collagenfasern umsponnen werden, ferner durch einen spärlichen oder fehlenden Lymphocytensaum und durch Ausbleiben einer zentralen Verkäsung. Stattdessen treten Nekrobiosephänomene und final zentral oder peripher einsetzend eine progressive hyaline Transformation auf. Letztere soll morphischer Ausdruck einer Antigen-Antikörperpräcipitation sein (siehe Teilum, 1948; Uehlinger, 1955/61) und ist mit einer γ-Hyperglobulinämie verbunden.

Außerdem werden bei der Sarkoidose die Epitheloidzellen gegenüber denen des klassischen Tuberkels überwiegend als größer gefunden. Lichtmikroskopisch zeigen sie einen hellen blasigen ovalen oder länglicheren Zellkern mit einer feinkörnigen Chromatinverteilung und etwas vergrößerten Nucleolen (vgl. Abb. 2a). Das Cytoplasma ist gering eosinophil, die Zellen sind meist gegenseitig schlecht abgrenzbar.

Die Sarkoidose der Haut manifestiert sich in den drei großen Gruppen: in der kleinknotig-disseminierten Form, der großknotigen Form sowie der flächenhaft infiltrierenden Form, denen eine Reihe Sonderformen zugeordnet werden.

Hinsichtlich der Morphogenese des Boeck-Granuloms könnte nach Uehlinger (1955) folgende Entwicklungskette abgeleitet werden: Initialreaktion in Form einer epitheloidzelligen Hyperplasie der Reticulumzellen, die im Sinne einer materiellen Vermehrung der Globulinbildner anzusprechen wäre, — Hyper-γ-Globulinämie als Ausdruck der Leistungssteigerung des reticulo-endothelialen Systems —, Ausfällung der Antikörpereiweiße, zunächst am Rande, wo der erste Zusammenstoß der Antigene mit den Antikörpern stattfand, dann im Zentrum der Granulome.

Mit Unterstützung der Kimmigschen Klinik, insbesondere von Herrn Kollegen Schulz, konnten 15 Hautbiopsien von Sarkoidose histologisch-histochemisch und in 10 Fällen elektronenmikroskopisch untersucht werden. Ferner danke ich den Herren Prof. Funk und Dr. Bassermann.

Lymphknotenbiopsien, die mit Herr Dr. Behrend, Marburg, kürzlich freundlicherweise überließ, konnten bis dato leider nicht mehr genügend durchuntersucht werden, um ausreichend gültige Aussagen darüber zu erlauben. Eine Berichterstattung hierüber kann erst später erfolgen (in Vorbereitung). In 9 Fällen waren vergleichende Befunderhebungen an Lupus-Granulomen möglich.

Im vollreifen kompakten Sarkoidgranulom enthält der Großteil der Epitheloidzellen nach eigenen histochemischen Untersuchungen neutrale und besonders saure Mucopolysaccharide (Dia!). Da Mucopolysaccharideinschlüsse beispielsweise auch bei Lupus vulgaris vorliegen können, ist die erwogene Ansicht, daß es sich hierbei vielleicht um etwas für Sarkoidose Spezifisches handelt, meines Erachtens wohl wenig wahrscheinlich (vgl. bei Mohr, 1965).

In solchen Fällen läßt sich enzymhistochemisch eine deutliche Aktivität auf unspezifische Esterase (Dia!) nachweisen, die im allgemeinen als Hinweis auf eine Verarbeitung aufgenommener Stoffe gewertet wird.

Die durchgeführten Reaktionen auf Glucose-6-Phosphat-Dehydrogenase (Dia!) (nach Cohen) zeigen ebenfalls gute positive Aktivitätsausfälle und geben Hinweise auf Aktivität des Pentose-Phosphat-Cyclus im Kohlenhydratstoffwechsel sowie auf die Synthese von ATP und RNS.

Da der positive Ausfall der Glucose-6-Phosphat-Dehydrogenase-Reaktion wiederum sowohl von der Anwesenheit von spezifischer Dehydrogenase als auch von TPNH-Diaphorase-Aktivität abhängig ist, kann deshalb indirekt auch auf deren Vorliegen und auf den Ablauf einer Reihe synthetischer Prozesse (z. B. Fettsäuresynthese) geschlossen werden.

Aktivität auf saure Phosphatase fand sich nur als Seltenheitsbefund, und zwar in einzelnen Granulomen, welche die für das Boeck-Granulom eigentümlichen Zeichen der Nekrobiose aufwiesen, worauf noch zurückzukommen ist.

Die Reaktion auf alkalische Phosphatase war in den großen Epitheloidzellen in der Regel negativ. Lediglich besonders in randlichen Zellen mit dem Aspekt großer Fibroblasten war sie einige Male positiv. Diese Beobachtung hat Gössner (1956) auch bei der Tuberkulose gemacht.

Da das Auftreten von alkalischer Phosphatase eine generelle Eigenschaft faserbildender Zellen ist, handelt es sich demnach hier wahrscheinlich um ein unspezifisches Phänomen bei der fibrösen Transformation des Granuloms.

Hingewiesen sei in diesem Zusammenhang auf eine jüngst erschienene Arbeit von KAZABJAN (1956). Der Autor berichtet über einen in den verschiedenen Phasen und Formen zwar wechselnden, in den Epitheloidzellen aber im allgemeinen hohen Gehalt von Ascorbinsäure, Sulfhydrylgruppen, Eisen, Glykogen, Tyrosin und sauren Mucopolysacchariden (insbesondere Chondroitinsulfaten). Diese histochemischen Befunde werden in Beziehung zur Schutzreaktion und in Verbindung mit der fibrösen Transformation diskutiert.

Die folgende Tabelle (Tab. 2) zeigt zusammenfassend das Ergebnis der eigenen färberischen und enzymhistochemischen Reaktionen, denen adäquate Befunderhebungen beim Lupus vulgaris und einigen Kveim-Reaktionen gegenübergestellt sind.

Demnach ergibt sich im reifen Boeck-Granulom ein hinsichtlich des Protein- und des Kohlenhydratstoffwechsels mittelgradiger metabolischer Status.

Tabelle 2. *Färberische und histochemische Befunde an den Epitheloidzellen in Boeck-Granulomen der Haut, Kveim-Reaktionen und bei Lupus vulgaris*

Färbung	Morbus Boeck	Kveim-Reaktion	Lupus vulgaris
Hämatoxylin-Eosin (= Basophilie)	(+) bis +	+	+
Toluidinblau	+	+	+ bis + +
Chromalaun-Gallocyanin	(+)	(+)	+
Methylgrün-Pyronin	(+)	(+)	+
Astrablau-Reaktion	+	(+)	+
PAS-Reaktion	(+) bis +	(+)	+
Hale-Reaktion	+	(+)	+
ZIEHL-NEELSEN	([+])	(+)	([+])
Esterase (nach PEARSE)	+ bis + +	+	+ bis + +
Saure Phosphatase (nach GOMORI)	+	∅	∅
Alkalische Phosphatase (nach GOMORI)	∅	∅	∅
Dehydrogenase (nach COHEN)	+	nicht geprüft	+ bis + +

Zeichenerklärung: ∅ negativ; ([+]) sehr vereinzelt und nur angedeutet positiv; (+) angedeutet oder nur partiell positiv; + gering positiv; + + sehr deutlich positiv.

Die eingangs angeführten, am Tierexperiment gemachten Erfahrungen haben gezeigt, daß die ultramorphologische Metamorphose (vgl. Abb. 1) bzw. die adaptive Enzymbildung der Zelle (siehe Tab. 1) im Entzündungsfeld qualitativ und quantitativ auch durch die Art des phagozytierten bzw. tuberkulogenen Materials bestimmt werden.

Hiervon ausgehend läßt sich nun auf Grund der aus der Tab. 2 ersichtlichen nuancierten histochemischen Differenzen durchaus folgern, daß nunmehr umgekehrt feinmorphologische Abweichungen zwischen Boeck- und Lupus-Granulomen erwartet werden könnten; diese Frage gewinnt unter dem Gesichtspunkt der diskutierten Ätiologie bzw. Pathogenese ein besonderes Interesse.

Ultramorphologische Befunde an Epitheloidzellen im Sarkoid-Granulom

Für die elektronenmikroskopischen Untersuchungen an Sarkoid-Granulomen ergeben sich daraus und aus den einleitenden Ausführungen zunächst folgende Prämissen:

1. Welche feinmorphologischen Substrate bieten die Epitheloidzellen überhaupt, d. h. welche metabolischen Wertbeurteilungen sind hieraus möglich?

2. Wie verhält sich die Ultrastruktur im Ablauf der Granulomatose? Das heißt, in welcher Weise spiegelt sich der Formwandel alternder Granulome in der Zellstruktur wider? Mit anderen Worten: wissen wir bereits etwas mehr über den Mechanismus der bekannten progressiven hyalinen Transformation des Sarkoidose-Granuloms?

3. Welche ultrastrukturellen Unterschiede bestehen gegebenenfalls gegenüber sicheren tuberkulösen Epitheloidzellen gleicher Lokalisation, also Lupuszellen?

Die Untersuchungen wurden in der Form durchgeführt, daß von jedem später elektronenmikroskopisch untersuchten Gewebsblöckchen vorher ein lichtmikroskopisches Präparat angefertigt wurde. Dadurch waren eine vorherige histologische Beurteilung des jeweiligen Granuloms, eine Ausschaltung unerwünschter Gewebe sowie zielpräparatorische Selektionen interessierender Granulomzonen oder Einzelzellen möglich (Abb. 2a).

Die elektronenmikroskopische Untersuchung desselben Granuloms (Abb. 2b) zeigt die ovalen Epitheloidzellen mit deutlichen Zellgrenz-membranen. Auch die Kerngrenzen sind kontrastreich, die Kernober-fläche teils glatt, teils gewellt. Das Karyoplasma ist mitteldicht und feingranulär-retikulär beschaffen. Das Cytoplasma enthält mehrere Mitochondrien. Die Vacuolen sind Anteile des cytoplasmatischen Hohl-raumsystems, des sogenannten endoplasmatischen Reticulum.

Die Nucleolen sind hier nur angeschnitten, im allgemeinen sind sie aber elektronendicht, groß, kompakt oder von grobretikulärer Struktur (Abb. 3).

Die wenigen vorläufigen Ergebnisse, über die früher schon kurz be-richtet wurde (siehe Gusek, 1961, 1963/65), lassen sich heute in folgender Weise erweitern:

Am Ende der prägranulomatösen Phase und in ganz frischen Gra-nulomen sind die Epitheloidzellen gut mit Mitochondrien ausgestattet (siehe Abb. 4a). Die Mitochondrienstruktur ist ebenfalls gut.

Die Mitochondrien sind — als Bildungs- und Regulationsstätten von Multienzymen des Citronensäurecyclus, der oxydativen Phosphat-synthese und der Atmungskette — ganz ausgesprochene Energieträger im Zellstoffwechsel. Da die Innenmembranen, die Cristae mitochondria-

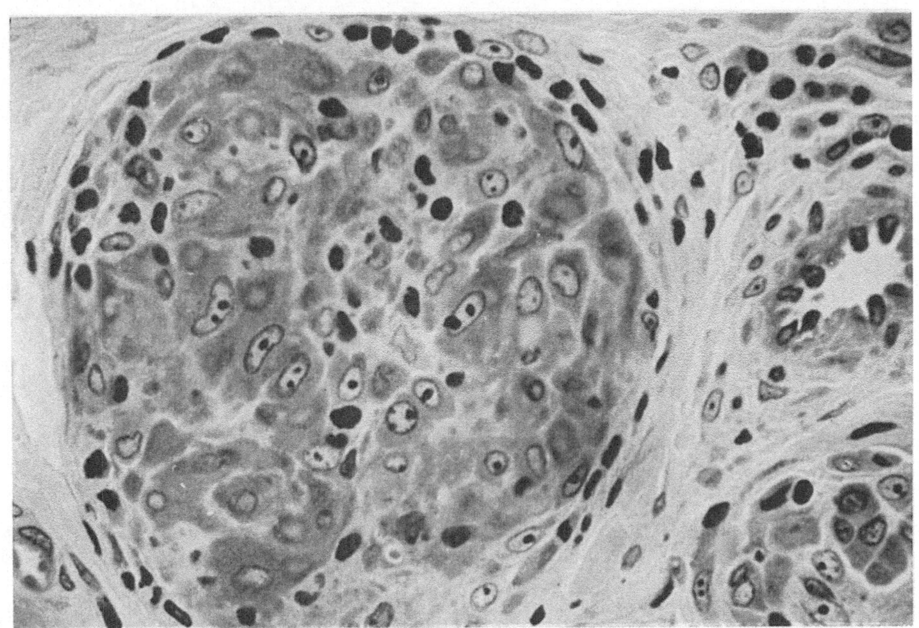

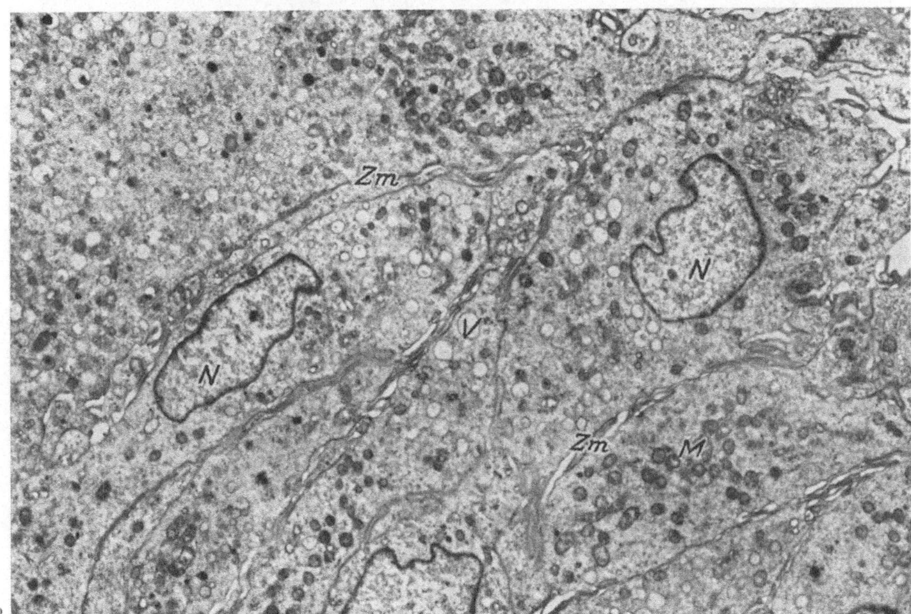

Abb. 2. a Großknotiges Boeck-Granulom der Haut. OSO_4-Fixierung, Einbettung in Methacrylat, Dünnschicht von ca. 3 μ Dicke und Färbung nach GIEMSA; b Ultradünnschnitt desselben Granuloms: *N* Nucleus; *Zm* Zellmembran; *M* Mitochondrien; *V* Vacuolen. Arch.-Nr. 2694/65; Vergrößerung 5700:1

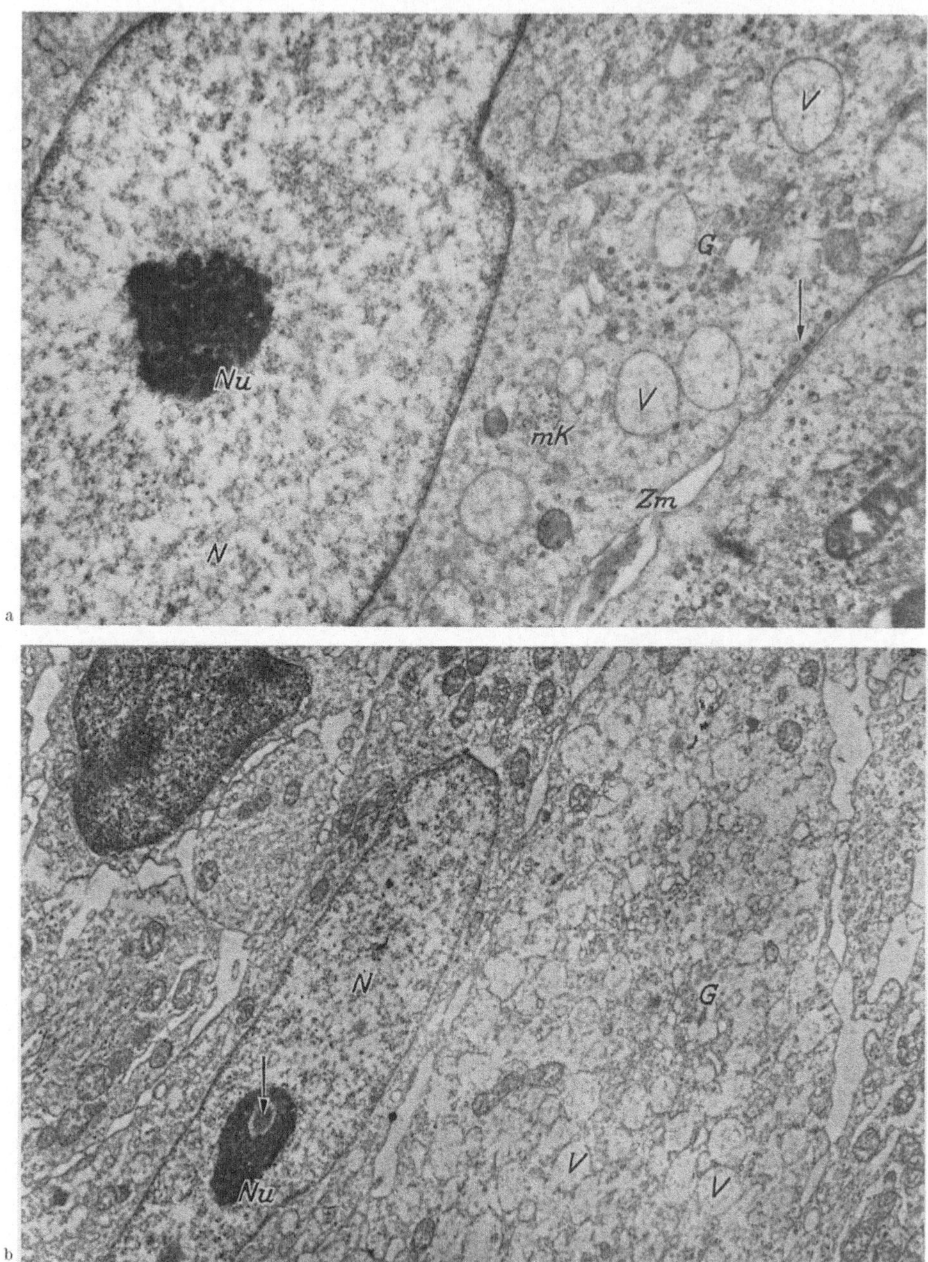

Abb. 3. a Ausschnitt einer anderen Epitheloidzelle desselben Granuloms wie Abb. 2: *N* Nucleus mit hellem feinretikulärem Karyoplasma und deutlich konturierter Kernmembran; *Nu* großer sehr dichter und grobsträngiger Nucleolus; *V Vacuolen* des endoplasmatischen Reticulum; *G* Golgi-Apparat; *mK* multivesiculäres Körperchen; *Zm* Zellmembran; bei Pfeil = Mikropinocytosevesikel. Arch.-Nr. 2720/65; Vergrößerung 16 200:1. b Epitheloidzellen aus einem anderen großknotigen Granulom: *N* hellkaryoplasmatischer länglicher Nucleus; *Nu* Nucleolus mit Vacuole und „Nucleolenkörperchen" (Pfeil); wenig dichte Mitochondrien; das Cytoplasma enthält sehr reichlich Vacuolen mit lückenhaften Grenzmembranen; *G* Golgi-Komplex. Arch.-Nr. 1338/63: Vergrößerung 7 100:1

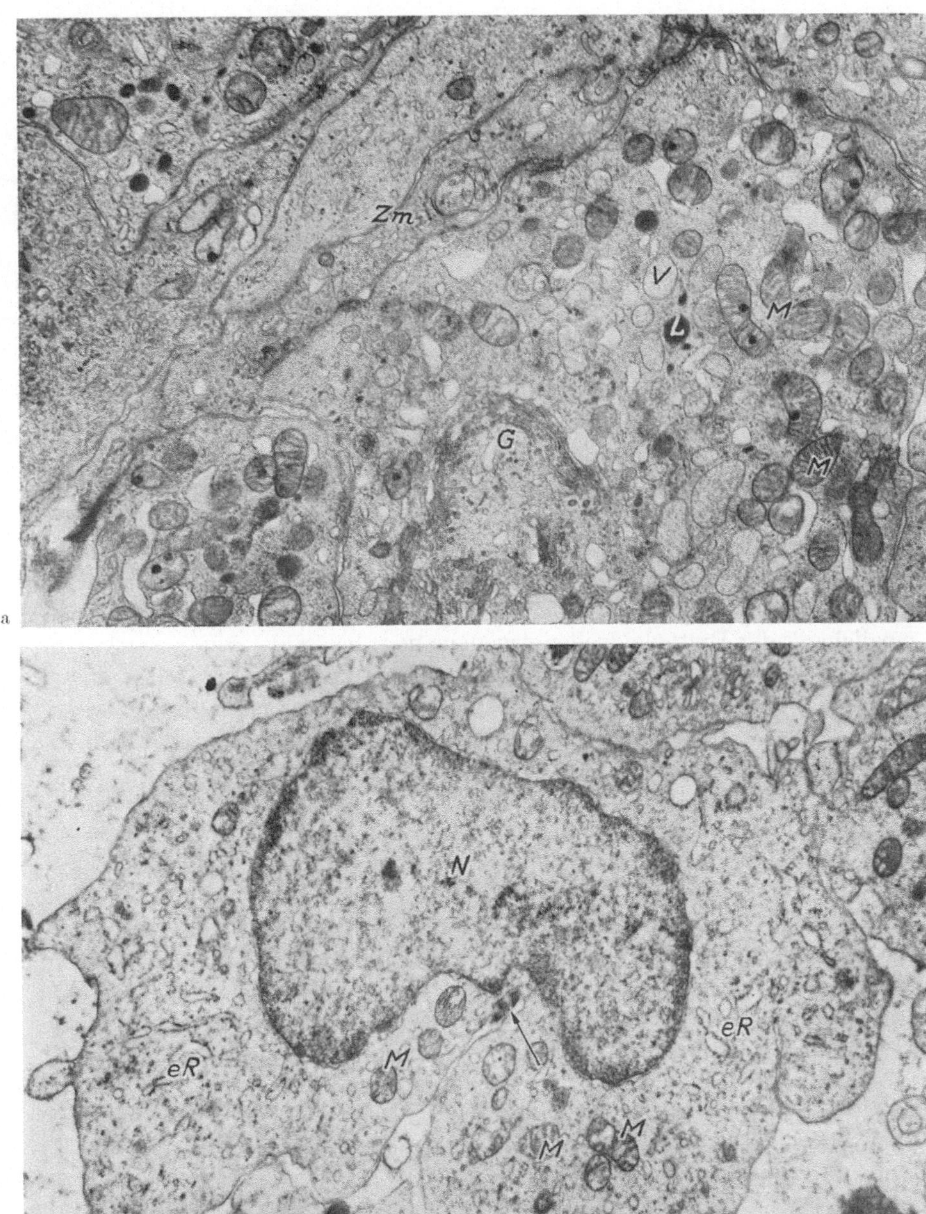

Abb. 4. a Ausschnitte von Epitheloidzellen am Ende der prägranulomatösen Phase: *G* großer gut differenzierter Golgi-Komplex; *M* reichlich vorhandene sehr gut strukturierte Mitochondrien, zum Teil mit dichten osmiophilen Granula. Dichtes Grundplasma mit *V* Vacuolen; *L* Lysosom; *Zm* Zellmembran. Arch.-Nr. 4014/65; Vergrößerung 17000:1. b Ruhende Mesenchymzelle (=Reticulumzelle) der menschlichen Haut. Am unteren Zellrand tiefe Cytoplasmainvagination, im kernnahen Winkel der Invagination quergeschnittene Retikulinfasern (Pfeil). *N* heller Nucleus; *M* wenige mitteldichte Mitochondrien (vgl. dagegen Abb. 4a!); *eR* glatt- und rauhwandiges endoplasmatisches Reticulum. Kein Golgi-Apparat sichtbar. Arch.-Nr. 2667/61; Vergrößerung 12900:1

les, wahrscheinlich Träger der Multienzymsysteme sind, gelten ihre Zahl, Länge, Struktur sowie die Beschaffenheit der Mitochondrienmatrix als ein Indiz der Enzymaktivität, die hiernach (Abb. 4a) also ausgeprägt sein dürfte.

Noch unklar in ihrer Natur und vieldiskutiert sind intensiv osmiophile Granula in den Mitochondrien. Sie können in den verschiedenen Geweben gefunden werden. Es sei hier nur bemerkt, daß wir sie in dieser auffälligen Größe (bis 100 mμ) und kantigen Form auch bei Lupus vulgaris fanden (vgl. Gusek, 1961/65; Mestwerdt, 1964).

Hinweise auf die Zellstoffwechsellage gibt ferner der Golgi-Apparat. Er scheint besonders im Wasserhaushalt der Zelle eine Zentralrolle zu spielen. Während er in ruhenden Bindegewebszellen (vgl. Abb. 4b) oft fehlt oder sehr klein ist, findet er sich hier (siehe Abb. 3a und 4a) nicht nur vergrößert, sondern auch sehr wohl ausdifferenziert. Oft ist er auch mehrfach vorhanden. Seine juxtanucleäre Position ist keineswegs obligat.

Welcher entscheidende Strukturwandel sich vollzogen hat, wird bei Vergleich mit einer einfachen Bindegewebszelle (Abb. 4b) sofort offenbar.

Von der Lichtmikroskopie her ist die oft schlechte Abgrenzungsmöglichkeit der Epitheloidzellen gegeneinander bekannt.

In solchen Zonen (siehe Abb. 5a) liegen die Epitheloidzellen in dichtem Verband und zeigen eine zum Teil recht unregelmäßige Oberfläche. Fortsätze und zarte fingerförmige Cytoplasmaausläufer sind vielfach ineinandergeschoben oder manchmal bis reißverschlußartig verzahnt. Diese zahlreichen und langen Ausläufer sind Ausdruck einer bedeutenden Oberflächenvergrößerung der Zellen und beispielsweise ein permanentes Strukturmerkmal ständig resorbierender Zellen, wie Darm- und Nierenepithelien.

Sie wurden auch in anderen Granulomen beobachtet (Gusek u. Naumann, 1959; Gusek, 1960/62; Bönicke, Fasske u. Themann, 1963; Gusek, 1963/65). Ihr Vorliegen läßt auch hier auf einen regen Stoffaustausch zwischen extra- und intracellulärem Raum schließen. Darauf weisen auch die Mikropinocytosevesikelchen hin, die sich in ihrer Nachbarschaft perlschnurartig in das Cytoplasma fortsetzen.

Hinsichtlich des Problems der Mikropinocytose und des intracellulären Flüssigkeitstransportes sowie der einschlägigen Literatur verweise ich besonders auf die Untersuchungen des hiesigen Anatomen Staubesand (1965).

Andererseits dienen die verzahnten Cytoplasmafortsätze wahrscheinlich einem Haftprinzip, vielleicht auch einem Stoffaustausch der Zellen untereinander.

Nicht selten sind sogenannte *multivesiculäre Körperchen* (siehe Abb. 3a und 5a). Auch sie werden mit dem Flüssigkeitsstoffwechsel in Beziehung gebracht.

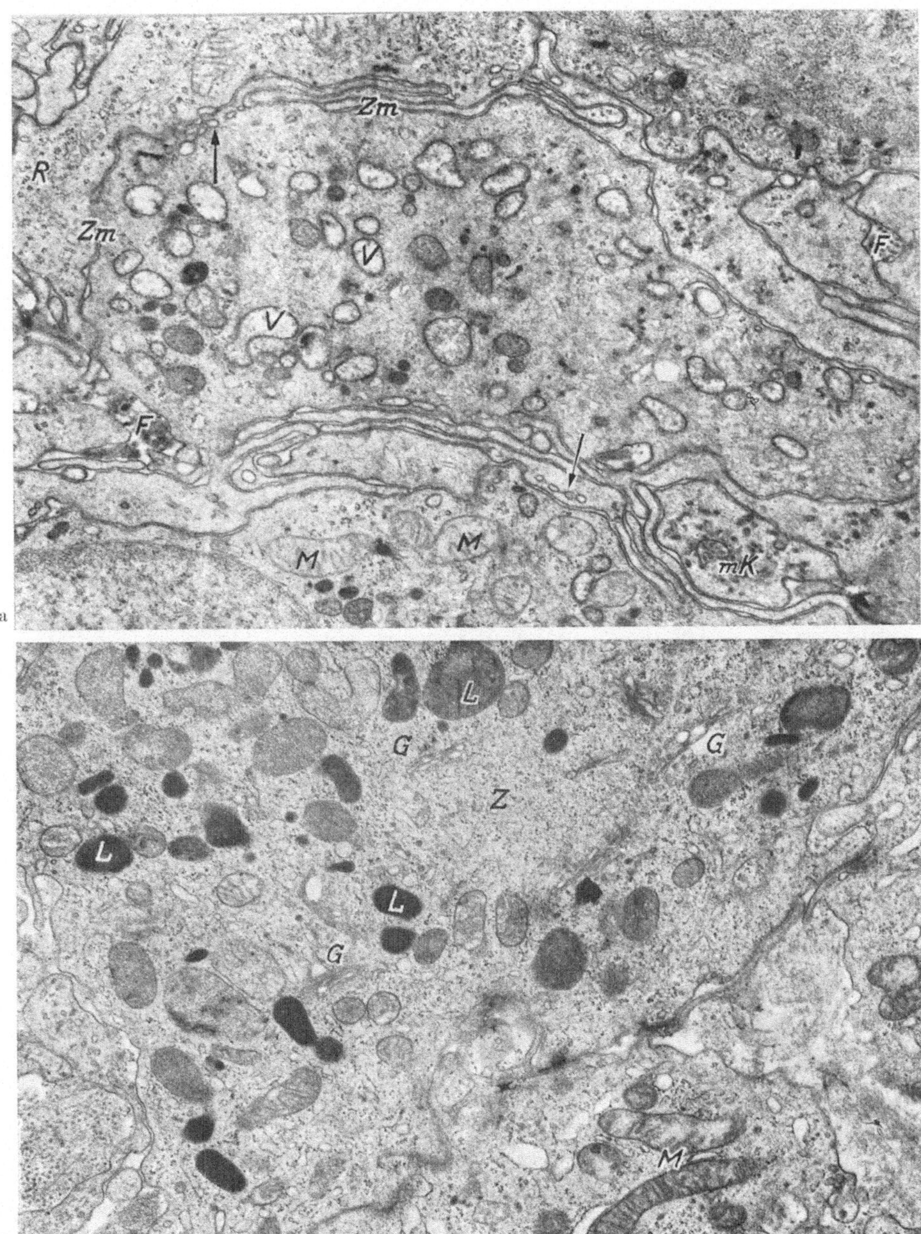

Abb. 5. a Dichtliegende Epitheloidzellen. Die Zelloberflächen zeigen fingerförmige Fortsätze, die ineinandergeschoben sind. *Zm* Zellmembran; *V* Vacuolen; *mK* multivesiculäre Körperchen; Mikropinocytosevesikel (Pfeil); *F* Fibrillen im Intercellularraum; *R* Ribosomen; *M* Mitochondrien. Arch.-Nr. 1913/65; Vergrößerung: 17900:1. b Ausschnitt aus einem frischen Granulom: *M* große Mitochondrien; *G* Golgi-Apparate; *Z* Zentrosphäre; *L* multiforme Lyosomen. Arch.-Nr. 4022/65; Vergrößerung 16700:1

Das Grundplasma enthält hier (Abb. 5a) ferner einige kleine Vacuolen des endoplasmatischen Reticulum, einige Mitochondrien mit heller Matrix und freie Ribosomen. Letztere bilden das Substrat der lichtmikroskopischen Basophilie und der cytoplasmatischen Proteinsynthese.

Ergastoplasmastrukturen, d. h. Membranen mit Ribosomenbesatz, fanden wir im Sarkoidgranulom der Haut im Gegensatz zum Lupus auffallend selten, worauf schon jetzt hingewiesen sei.

Reichlich vorhanden sind — besonders in frühen Stadien der Granulomatose — noch ovale runde, manchmal stäbchenförmige, feinstgranuläre oder lamellierte, verschieden große und unterschiedlich dichte bis intensiv osmiophile Cytoplasmakörper, die von einer einfachen Grenzmembran aus Lipoproteiden umgeben werden (siehe Abb. 5b).

Diese Körperchen sind früher je nach Größe und Beschaffenheit als Cytosomen, „globoid bodies", „dense bodies" oder zum Teil als „microbodies" bezeichnet worden. Sie wurden schon von jeher als Ort eines gesteigerten örtlichen Stoffwechselablaufes bewertet.

Über ihr Schicksal und ihren Entstehungsmechanismus ist viel diskutiert worden. Aus Phagocytosevacuolen entstandene Einschlüsse wurden z. B. auch als „Phagosomen" (Essner, 1960), durch Segregation feinmolekularer Stoffe entstandene Körper wiederum als „Segrosomen" (Tanaka, 1961) bezeichnet.

Seit den Untersuchungen von de Duve (1958) und Novikoff (1956/59) werden diese Körperchen meistenteils „Lyosomen" benannt, weil sie nach biochemischen und elektronenmikroskopisch-histochemischen Resultaten Träger hydrolytischer Fermente sind (saure Phosphatase, saure Ribonuclease, saure Desoxyribonuclease, Cathepsin, β-Glucuronidase, Arylsulfatase, Phosphoproteinphosphatase, N-Acetylglucoaminidase, β-Galactosidase, Mannosidase, Collagenase). Diese Enzyme spielen z. B. bei der intracellulären Digestion aufgenommener Fremdstoffe („parenterale Verdauung") eine wesentliche Rolle; sie haben alle ihr Wirkungsoptimum im sauren Bereich.

Nach Beaufay u. Berthet (1962) enthalten die kleinsten dieser Körperchen, die „microbodies", Urat-Oxydase, Katalase und D-Aminosäureoxydase.

Heute werden *drei Lysosomentypen* klassifiziert:

1. Primäre Lysosomen, die offenbar im Golgi-Feld entstehen, 2. Phagolysosomen und 3. Lysosomen aus intracellulären Autolysezonen.

Der oben erwähnte gelegentliche Nachweis von Aktivität saurer Phosphatase (vgl. Tab. 1) in einigen nekrobiotischen Granulomzonen kann möglicherweise mit der nicht unkomplizierten Lysomenfunktion in Beziehung gebracht und verstanden werden. So sprechen viele Argumente für eine wichtige primäre Rolle der Lysosomen bei der Autolyse.

Während nämlich unter normalen Bedingungen die Aktivitäten der Lysosomenfermente wegen der umhüllenden Lipoproteinmembran nicht oder nur gering zur Wirkung kommen, wird durch die bei der Autolyse zunächst noch ablaufende Glykolyse des Zellmilieu angesäuert. Damit werden wiederum die Voraussetzungen für das im sauren Bereich liegende Wirkungsoptimum der hydrolytischen Fermente geschaffen, die begrenzende Lysosomenmembran wird zerstört und infolgedessen nimmt gleichzeitig die Menge der freien Aktivität der Lysosomen zu.

Auf diese Weise ließe sich erklären, warum es möglich war, am eigenen Untersuchungsgut in einigen nekrobiotisch erscheinenden Granulomzonen üblicherweise nicht evidente saure Phosphatase darzustellen.

Der gleiche Mechanismus wäre außerdem für die formale Genese der erstmals von KNOTH u. MEYHÖFER (1960) am Corticosteroid-beeinflußten Boeck-Granulom aufgedeckten ceroid-pigmenthaltigen Körperchen (vgl. weiter unten!) denkbar, indem es sich bei diesen Einschlüssen um Reaktionsprodukte zwischen den lysosomalen Enzymaktivitäten und regressiv veränderten Cytoplasmaorganellen handeln könnte (vgl. KNOTH, 1964).

Andererseits spricht vieles für die Annahme, daß der Genese der gleich noch zu erwähnenden Schaumann-Körperchen ein entsprechender Vorgang zugrunde liegt, da sie sich aus Einschlußkörpern entwickeln, welche „Riesenlysosomen" (BLINZINGER u. HAGER, 1961) entsprechen (vgl. GUSEK, 1963/65).

Nach eigenen Erfahrungen an verschiedenen Entzündungsfeldern wurde schon immer die Ansicht vertreten, daß „Cytosomen" bzw. „Lysosomen" auf verschiedene Art entstehen können (siehe GUSEK, 1959 bis 1965): sowohl aus Phagocytose- bzw. Pinocytosevacuolen, durch Segregation mikro- und makromolekularer Stoffe oder manchmal durch Verschmelzung aufgenommener, auch anorganischer, Substanzen mit Zellbausteinen, z. B. auch mit Mitochondrien.

Auf eine Einbeziehung von Bläschen mikropinocytotischer Größenordnung in die Substanz von Mitochondrien verweist beispielsweise auch STAUBESAND (1965).

Die zunächst widersprechenden, weil an verschiedenen Modellen, oft nur an einzelnen Versuchsobjekten gewonnenen, aber oft kategorisch verallgemeinerten Ansichten zur Genese der Lysosomen haben sich in letzter Zeit mit der zunehmenden Erfahrung genähert. Eine recht anschauliche Darstellung über das Wesen und über die verschiedenen weitgreifender akzeptierten Entstehungsmechanismen dieser interessanten und noch keineswegs endgültig funktionell definierten Zellkörperchen geben NOVIKOFF, ESSNER u. QUINTANA (1964) in einer jüngsten Übersicht.

Die von ihnen epikritisch geschilderte Entwicklung von Lysosomen (Dia!) läßt sich auch am Sarkoidosegranulom gut rekonstruieren. Auf weitere Einzelheiten zum Lysosomenproblem kann in diesem Rahmen nicht eingegangen werden; außerdem wird heute nachmittag speziell über die Histochemie der Lysosomenenzyme vorgetragen werden. Wichtig scheint mir in diesem Zusammenhang in erster Linie das reichliche Vorkommen dieser Körperchen an sich, das als Hinweis auf bestimmte und ausgeprägte Reaktionsabläufe in den Epitheloidzellen, besonders der frühen Phasen, dient.

Nur auf eine Beziehung von Cytosomen zu anderen Zelleinschlüssen muß ich noch hinweisen!

Aplas (1961) machte erstmalig auf Einschlüsse in Hautherden aufmerksam, die sich am leichtesten in der Knötchenperipherie finden und sich besonders gut mit der PAS- und Giemsa-Färbung darstellen. Er nimmt an, daß diese Einschlußkörper eine besondere Species eines zellparasitären Pilzes bilden, der als kausales Agens aufgefaßt und damit das Wesen des M. Boeck als Cytomykose des RES gedeutet werden kann.

Holtz u. Kalkoff (1962) haben sich hiermit eingehend auseinandergesetzt und gezeigt, daß diese tropfenförmigen und granulären Einschlüsse nicht nur bei der Sarkoidose auftreten, daß sie ein Lipopigment darstellen, welches dem Ceroid nahesteht (siehe auch Knoth u. Meyhöfer, 1960), und elektronenmikroskopisch Cytosomen mit ausgeprägter Osmiophilie entsprechen, für deren Bildung Mitochondrien oder mehr noch deren Vorstufen von Bedeutung sind (Kalkoff u. Holtz, 1964). Ich kann diese Beobachtung auf Grund vergleichender histochemischer, polarisationsoptischer (Dia!) und elektronenmikroskopischer Untersuchungen bestätigen:

Die granulären Einschlüsse, die sich hier bei der Giemsa-Färbung deutlich zeigen (Dia!), entsprechen bis 1 µ großen globoiden osmiophilen Einschlüssen (Abb. 6a), die mit ihrer zum Teil lamellären Struktur möglicherweise den sogenannten „Residualkörpern" zuzuordnen wären.

Lichtmikroskopisch seit langem bekannte und für das Boeck-Granulom zwar signifikante, wenngleich unspezifische Einschlußkörper sind die calcinosiderotischen, meist lamellierten Schaumann-Körper, die Asteroid-Körper sowie Mikrozentrosphären.

Nach Uehlinger (1964) ist jeder Typ dieser Einschlußkörper anscheinend ein Glied innerhalb einer Entwicklungsreihe, die mit den kleinen Zentrosphären (vgl. Abb. 5b) beginnt, über Riesenzentrosphären und Asteroid-Körper bei den calcifizierten Schaumann-Körpern endet.

Über die Ultrastruktur der Schaumann-Körperchen geben Rasmussen u. Caulfield (1960) erstmals Auskunft. Ich demonstriere Ihnen ein reifes Körperchen aus dieser Arbeit (Dia!).

Die elektronenmikroskopischen Untersuchungen haben darüber hinaus die Annahme bestätigt, daß in infektiösen Granulomen zugrunde gehende Mykobakterien an der Entstehung der Schaumann-Körperchen unmittelbar beteiligt sind (vgl. Rasmussen u. Caulfield, 1960; Gusek, 1963/65; Mestwerdt, 1964). Hierzu ein Vorstadium vom Typ eines „Riesenlysosoms" (vgl. oben!) aus eigenen Versuchen mit BCG-Granulomen (siehe Abb. 11a in Gusek, 1965).

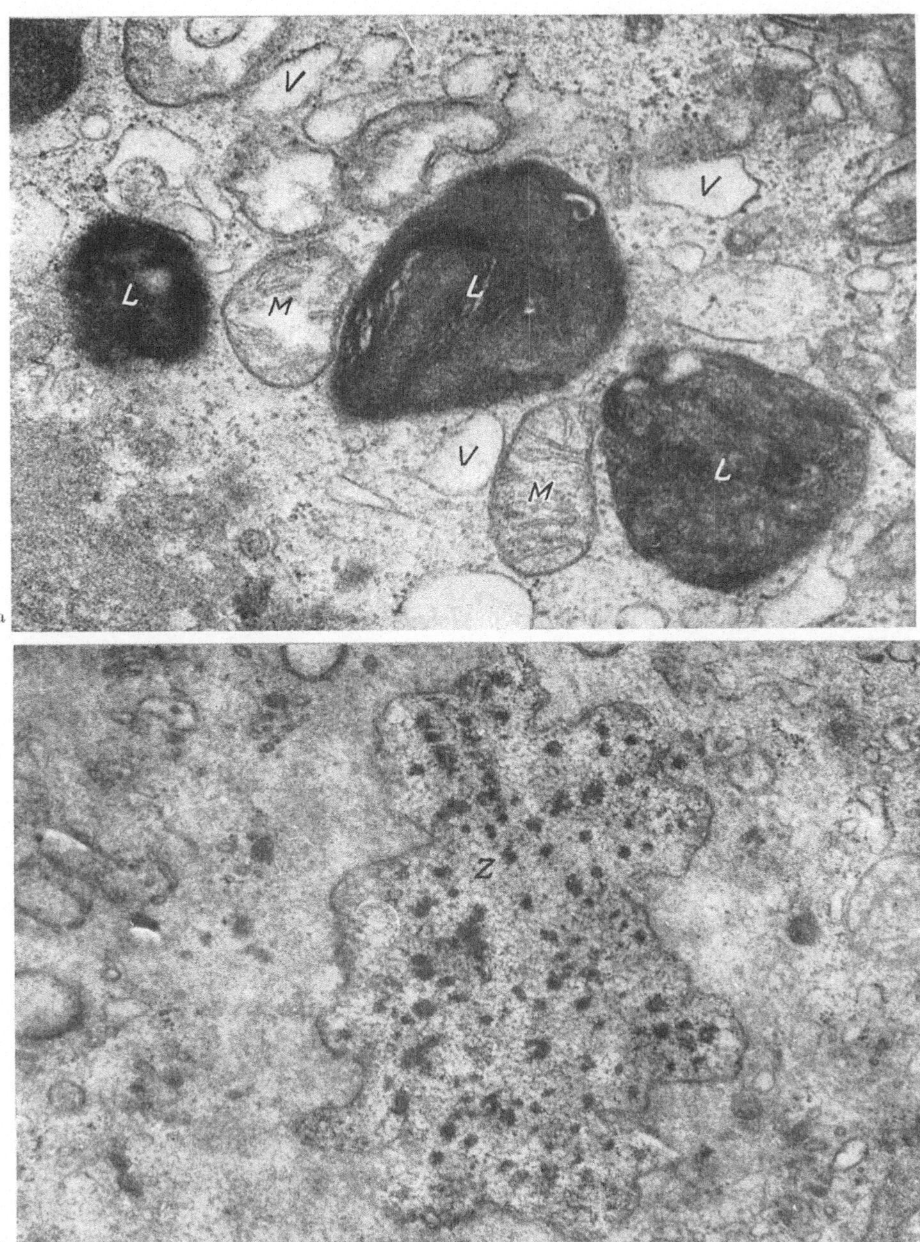

Abb. 6. a Große osmiophile Lyosomen (*L*) mit lamellärer Innenstruktur. *M* Mitochondrien; *V* Vacuolen des endoplasmatischen Reticulum. Die graue Substanz links unten im Bild stellt eine intracelluläre Autolysezone dar. Arch.-Nr. 4030/65; Vergrößerung 44000:1. b Ausschnitt aus einer Epitheloidzelle eines klassischen Boeck-Granuloms. In Bildmitte Cytoplasmazone (*Z*), die von einer Membran umgeben wird und osmiophile Partikel enthält. Arch.-Nr. 1781/65; Vergrößerung 17000:1

Einen zwar noch unklaren und seltenen Befund möchte ich Ihnen dennoch nicht vorenthalten (Abb. 6b):

Es handelt sich um schaumig aufgelockerte, meist hellere Cytoplasmabezirke, die von einer, teilweise doppeltkonturierten, Membran umgeben sind. Sie enthalten rundliche unscharf und unregelmäßig begrenzte Partikel, die eine durchschnittliche Größe von ca. 30 mμ erreichen. Sie ähneln den von Klärner u. Gieseking (1960) im Urethan-induzierten Lungentumor der Maus beschriebenen virusähnlichen Partikeln.

Über den Entstehungsmechanismus und die Natur dieser seltenen Zelleinschlüsse lassen sich zur Zeit noch keine Aussagen machen; es steht zur Frage, ob es sich etwa möglicherweise um ein parasitäres Virus oder um einen nicht unwahrscheinlichen eigenartigen Ablagerungs- bzw. Abbauprozeß lipoider Substanzen im Sinne von Autolyse-Lysosomen handelt.

Ich habe Ihnen bisher etwas ausführlicher Resultate geschildert, die aus frischen Herden stammen und für die Sarkoidose weitgehend neu sind. Sie zeigen gleichzeitig, daß die morphologisch erfaßbaren Phänomene den allgemeinen Prinzipien der Entzündungslehre entsprechen.

Dagegen sind die Befunde in den klassischen großknotigen stationären Boeck-Granulom relativ monotoner. Sie sind teilweise schon früher publiziert worden (vgl. Gusek, 1961, 1963/65), lassen sich aber nach Durcharbeitung eines erweiterten bioptischen Untersuchungsgutes prinzipiell bestätigen.

Riesenzellen sind im Boeck-Granulom bekannterweise außerordentlich selten anzutreffen. Für ihre Feinstruktur, in bezug auf die Cytomorphologie der Epitheloidzellen, gilt grundsätzlich gleiches wie bei der Tuberkulose (Gusek, 1959/65).

Die Ultrastruktur des klassischen großknotigen Boeck-Granuloms und seine Differenzen gegenüber Lupuszellen

Nach Ablauf der akuten Phasen vollzieht sich in den Epitheloidzellen der Sarkoidoseknoten folgender Wandel; dieser Zustand ist quantitativ der repräsentative:

Die Zellen liegen dissoziierter. Auffällig ist das Cytoplasma (vgl. Abb. 3b). Es ist sehr hell und ausgesprochen vacuolisiert. Das Kernkörperchen ist hier sehr kompakt und enthält eine Vacuole mit einem „Nucleolenkörperchen" (vgl. Gusek, 1960/62).

Das Golgi-Feld ist groß und unregelmäßig gezeichnet. Die Membrankonturen sind kontrastschwach und auffallend locker. Die Vacuolen haben vielfach direkten Kontakt mit dem Grundplasma.

Große kernnahe Vacuolen (Dia!) stellen verflüssigte Zentrosphären dar.

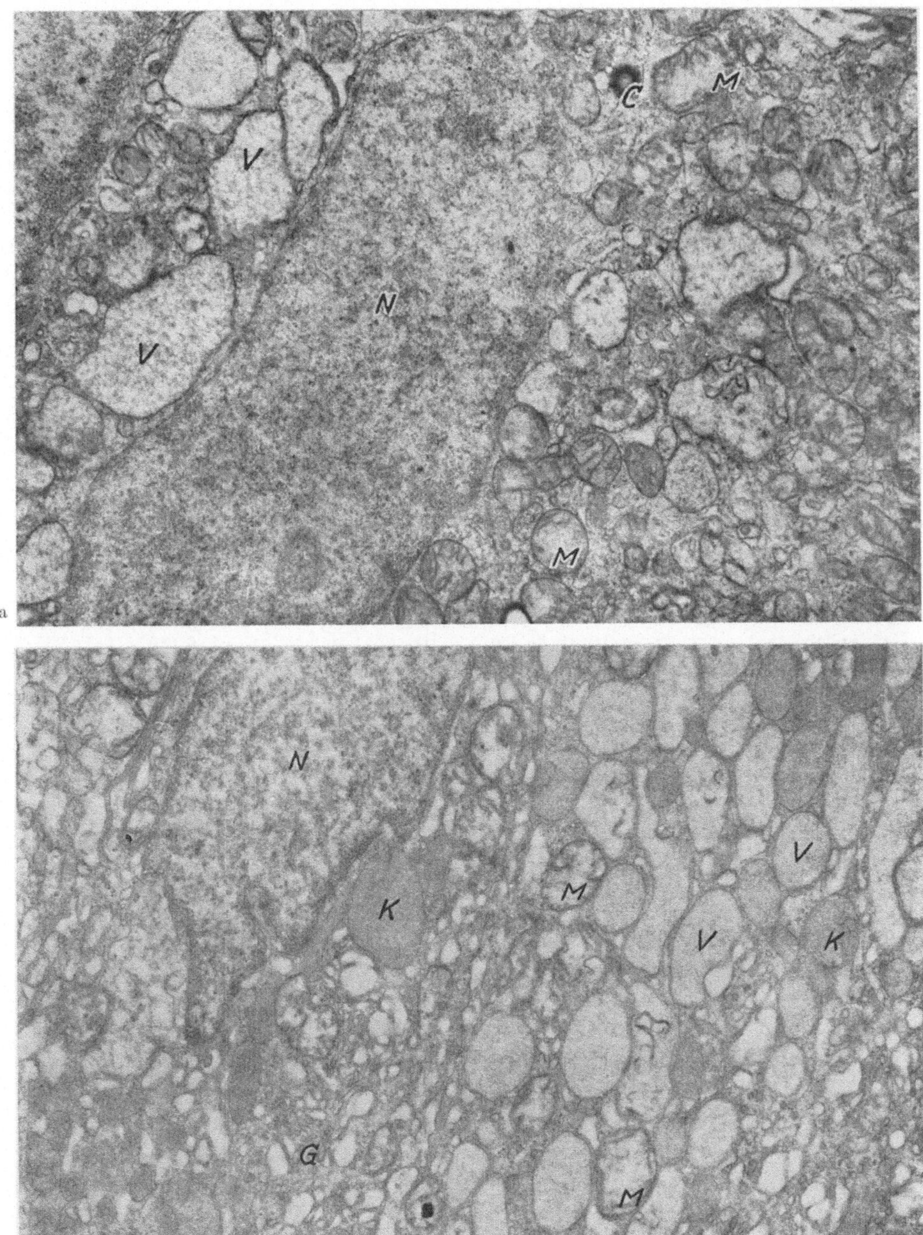

Abb. 7. a Ausschnitt einer Epitheloidzelle eines großknotigen stationären Boeck-Granuloms der Haut: *N* Nucleus mit gleichmäßig granuliertem Karyoplasma, rechts oben unscharf erscheinende Kernmembran in Nachbarschaft des kontrastreichen Centriols (*C*); *M* vacuolig bis hyalin erscheinende Mitochondrien; *V* Vacuolen mit feinstfädigen und granulären Präcipitaten. Arch.Nr. 2334/65; Vergrößerung 16800:1. b Ausschnitt einer anderen Epitheloidzelle: *N* Nucleus; *G* Golgi-Apparat; innerhalb der Vacuolen (*V*) jetzt eingedickter Inhalt bis zur Ausbildung globoider Körper (*K*); *M* hyaline Mitochondrien. Arch.-Nr. 1295/63; Vergrößerung 19500:1

Die Zahl und Größe der Mitochondrien sind nicht nur geringer. Die Mitochondrienstruktur ist zugleich weniger gut, vielfach vacuolig oder hyalin erscheinend (vgl. Abb. 3b und 7a mit Abb. 4a).

Die zahlreichen und oft großen Cytoplasmavacuolen enthalten feinstgranuläres oder feinstfädiges Material.

Diese Eigenschaft der extremen Vacuolisierung und Blähung der Epitheloidzellen ist eine ihrer auffälligen Eigenheiten und zugleich Ursache der lichtmikroskopisch verschieden beurteilten Dichte und Färbung des Cytoplasma. KALKOFF beobachtete bei Lupus, KNOTH u. MEYHÖFER sahen im Boeck-Granulom lichtmikroskopisch Vacuolenbildungen in den Epitheloidzellen als Therapiefolge.

Auf Ausstoßung von Vacuoleninhalt oder ganzer Vacuolen in den intercellulären Raum ist aus zahlreichen Bildern zu schließen. Durch zunehmende Kondensation des offenbar in den Hohlräumen des endoplasmatischen Reticulum synthetisierten Materials kommt es bis zur Ausbildung globoider Körperchen (Abb. 7b). Vergleichsfärberisch lassen sich die Zelleinschlüsse als Mucopolysaccharid verifizieren (siehe Tab. 2). Diese Zellen werden gleichzeitig zunehmend in ihrer äußeren Form großen Fibroblasten ähnlich.

Es handelt sich hier um Befunde aus Zonen, die in fibröser Umwandlung befindlich und bei Sarkoidose kongorot-positiv sind (vgl. TEILUM; UEHLINGER). Daraus ergibt sich schon einerseits die Bedeutung der intravacuolär gebildeten Mucopolysaccharidgranula für die charakteristische progressive Hyalinisierung bei der Sarkoidose. Auch läßt sich jetzt hier eine schwach-positive Reaktion auf alkalische Phosphatase nachweisen, die — wie oben erwähnt — bekanntlich regelmäßig in faserbildenden Zellen auftritt.

Morphologische nahezu identische Zellen (siehe Abb. 10b in GUSEK, 1965) liegen bei Lupus ebenfalls, aber wesentlich spärlicher vor. Diese Zellen können als Bindeglieder aufgefaßt werden (vgl. auch GUSEK, 1963/65).

Auch heute müssen wir noch mehr als früher (vgl. GUSEK, 1963/65) auf zahlreiche feinstrukturelle Ähnlichkeiten zwischen Lupus und Hautsarkoidose hinweisen, ohne auf Grund der Befunde an einem noch relativ geringen Material von der Morphologie her ätiologische Schlußfolgerungen im Sinne von ZETTERGREN (1958) wagen zu dürfen. Damit wäre auch die Ultramorphologie überfordert.

Dafür ist das Untersuchungsgut noch nicht ausreichend genug; insbesondere fehlen manche immunologische Voraussetzungen bzw. immunologische Korrelationen zur Ultrastruktur.

Im überwiegenden Maße weicht außerdem das feinmorphologische Zellbild bei Lupus gegenüber Boeck-Granulomzellen ab (vgl. GUSEK, 1961/65) und deutet auf eine andere Stoffwechselsituation (vgl. Tab. 1

und 2), wie ich nachfolgend mit einigen Diapositiven kurz demonstrieren möchte:

Wie bei der Sarkoidose lassen sich auch bei Lupus sowohl kompakte wie vacuolige Epitheloidzelltypen erfassen, wenngleich fließende Übergänge zwischen den Extremen vorliegen:

1. Die seltenere Form ist relativ vacuolenfrei. Sie enthält ein vielgestaltiges, aber kleinformatiges glatt- und rauhwandiges endoplasmatisches Reticulum, freie Ribosomen und wenig kurzlamelläre Ergastoplasmastrukturen. Das Grundplasma ist im allgemeinen hell, die Mitochondrien sind zahlreich und kompakt mit zahlreichen gleichmäßigen Cristae.

2. Der weitaus häufigere und eigentliche Prototyp sind großleibige vacuolenreiche, kontrastreiche ovale Zellen, deren Vacuolen das wabigschaumige Aussehen der Zellen bewirken. Im Gegensatz zur Sarkoidose sind hier stets zahlreich sehr dichte und gut differenzierte Mitochondrien enthalten. Die Vacuolen gehören dem endoplasmatischen Reticulum an oder leiten sich vom Golgi-Feld ab, das hier stets umfangreich und großvacuolär aufgebaut ist. Das Centriol ist dicht. Die Vacuolen scheinen teils elektronenoptisch leer, teils enthalten sie feinste Präcipitate, die sich als Mucopolysaccharid ausweisen. Ihre Kondensation führt zu den erwähnten globoiden Einschlüssen. Die Vacuolen haben vielfach direkten Kontakt mit dem Grundplasma.

Im Gegensatz zu den vacuoligen Sarkoidosezellen ist die Mitochondrienstruktur im allgemeinen gut.

In diesem Zusammenhang darf zum Schluß noch auf einen anderen bemerkenswerten Unterschied aufmerksam gemacht werden:

Während sich bei Lupus vulgaris noch ein dritter Epitheloidzelltyp finden ließ, der auf Grund seiner ergastoplasmatischen Doppelmembranen einen ausgesprochen plasmocytoiden Aspekt ergibt (siehe Abb. 14a in GUSEK, 1965), waren derartige Zellen in den Hautgranulomen bei Morbus Boeck nicht zu erfassen.

Ähnliche Befunde plasmocytoider bzw. ergastoplasmareicher Zellen konnten wir auch in anderen spätallergischen Granulomen erheben (GUSEK, 1963/65), ebenso BÖNICKE, FASSKE u. THEMANN (1963) bei epitheloidzelliger Lungengranulomatose des Kaninchens.

Ergastoplasma in dieser Art ist im allgemeinen eine Eigenheit eiweißsezernierender Zellen, im Falle von Bindegewebszellen von Antikörper-produzierenden Plasmazellen.

Diese Befunde geben Veranlassung, die Frage nach den meist verneinten, möglicherweise aber doch vorhandenen Antikörperbildungsmöglichkeiten der Epitheloidzellen neu zu ventilieren und zu überprüfen (Einzelheiten vgl. bei GUSEK, 1963/65). Wir selbst hoffen, bald auch dazu näher Stellung nehmen zu können.

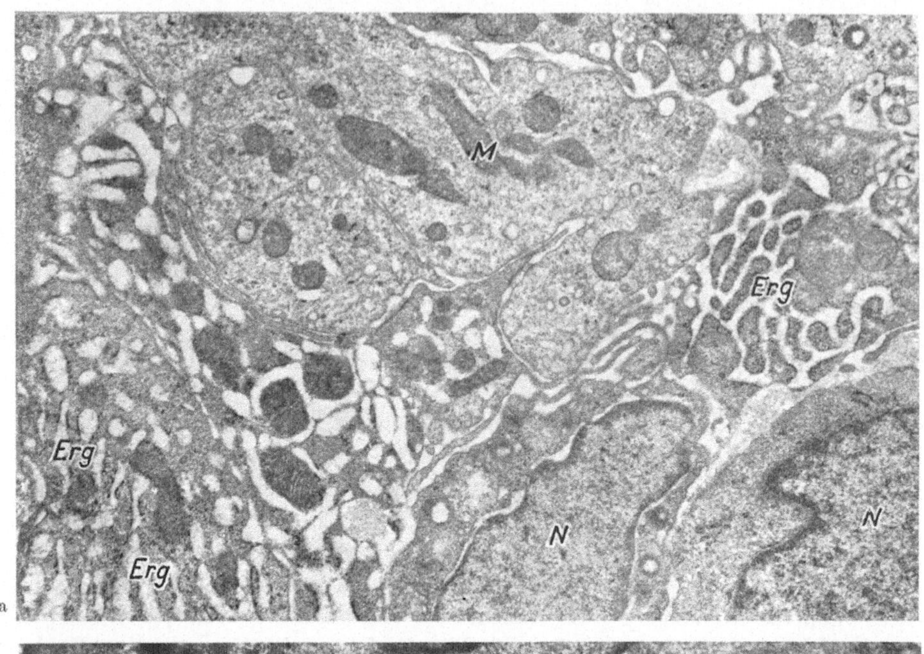

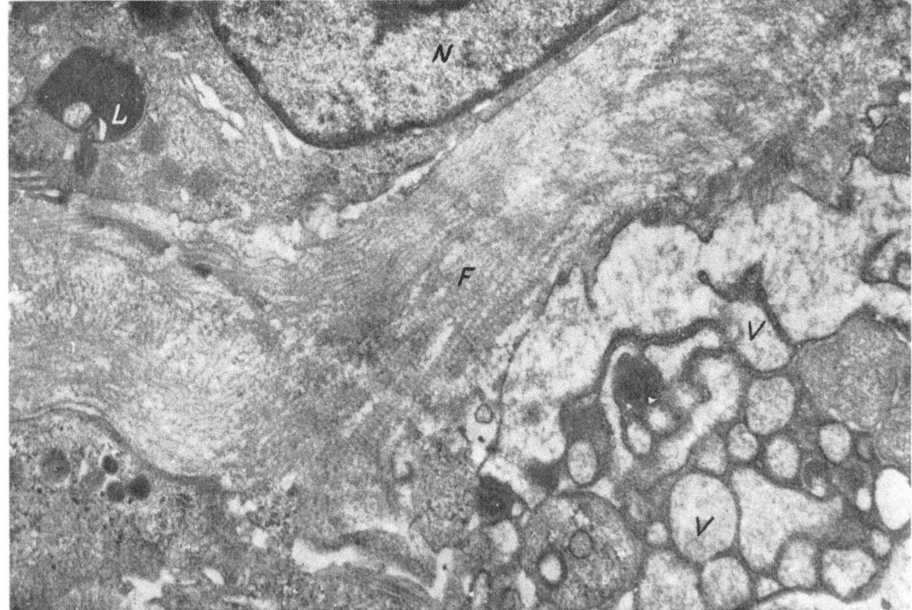

Abb. 8. a Epitheloidzellen aus Boeck-Granulomen mediastinaler Lymphknoten (Untersuchungsgut von Dr. BEHREND, Marburg): Plasmocytoider Aspekt der Zellen durch die zahlreichen, sackförmig erweiterten Ergastoplasmaräume (Erg). *M* Mitochondrium; *N* Nucleus. Arch.-Nr.: 3910/65; Vergrößerung 16800:1. b Epitheloidzellen ebenfalls aus mediastinalen Lymphknoten mit M. Boeck: Sack- und ballonförmige Erweiterung der Hohlräume (*V*), die ein feinstfädiges bis feinstfibrilläres Material enthalten, das ausgeschleust wird. Im Intercellularraum breite Züge von Fibrillen (*F*). Diese Aufnahme entstammt einer Zone mit „hyaliner Transformation". *N* Nucleus; *L* Lysosom. Arch.-Nr. 3943/65; Vergrößerung 18200:1

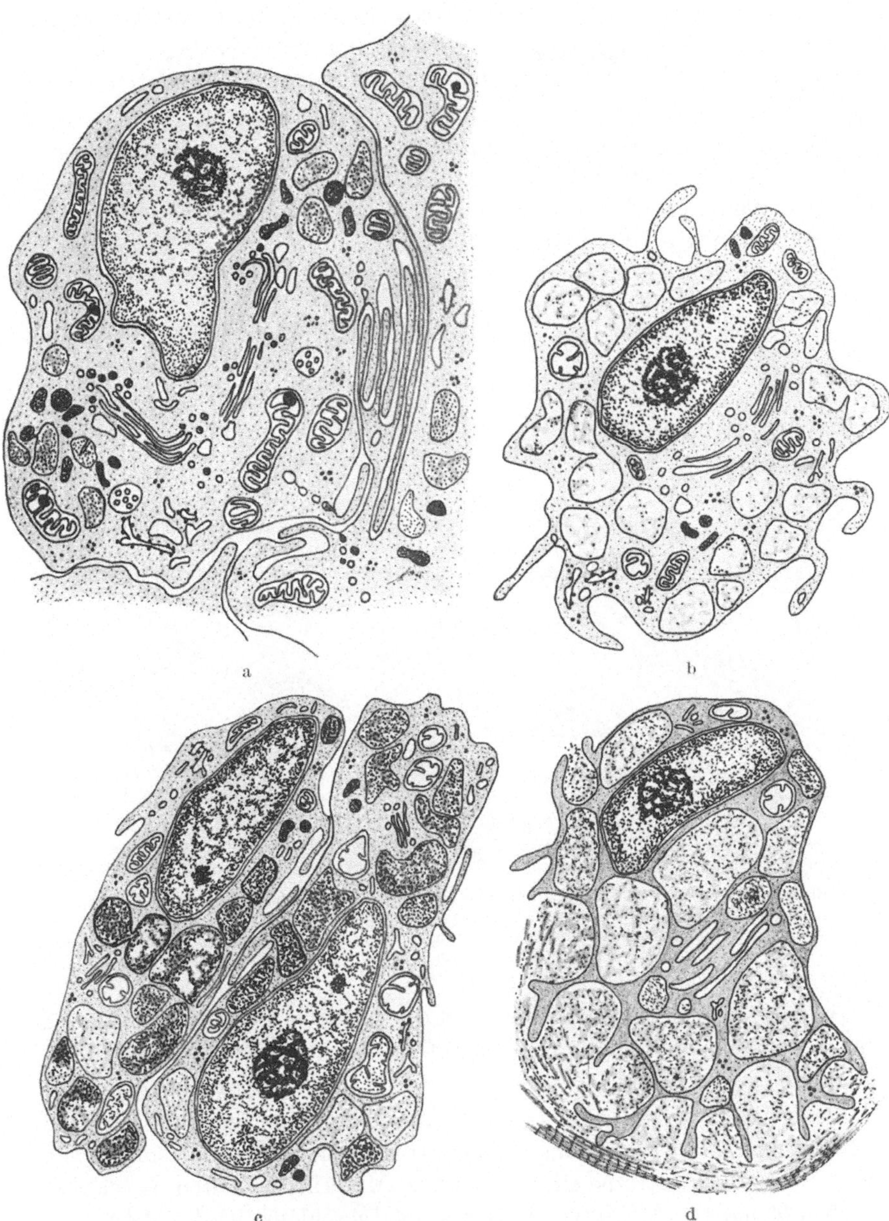

Abb. 9a—d. Schematische Darstellung der wichtigsten ultramikroskopischen Zellstrukturen in den Epitheloidzellen im Zusammenhang mit dem Formwandel der Boeck-Granulome: a Initialaktive Epitheloidzelle im frischen Granulom (vgl. (Abb. 5a, b). b Vacuolisierung der Epitheloidzelle unter gleichzeitigem Schwund der Lysosomen und Reduzierung der Mitochondrien. c Zunehmende Eindickung des Vacuoleninhaltes. d Ausstoßung des feingranulären bis feinstfädigen Vacuoleninhaltes in das Interstitium während der Fibrosierung des Granuloms (vgl. Abb. 8b).

Hinweisenswert ist dagegen, daß sich ähnliche plasmocytoide Epitheloidzellen in Boeck-Granulomen bei unseren allerdings noch nicht abgeschlossenen Untersuchungen an mediastinalen Lymphknoten fanden (Abb. 8a).

Möglicherweise steht dieser auffällige, bei der Hautsarkoidose bisher nicht erhobene Befund mit der Konzeption (vgl. Wurm, Reindell u. Dolle, 1965) in Beziehung, daß das Primärgeschehen bei der Boeckschen Krankheit in den Lymphknoten erfolge; d. h., daß sich in den Lymphknoten die initiale Abwehr vollziehe, während die, nach Wurm erst

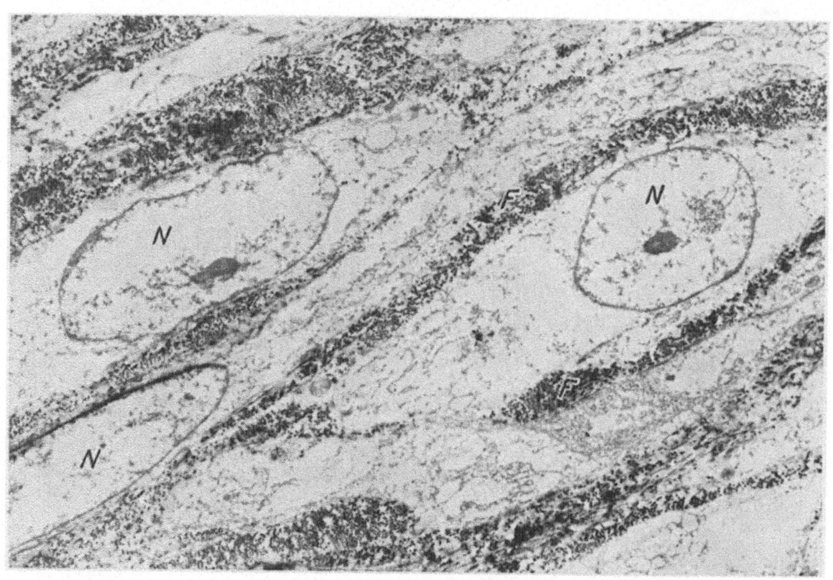

Abb. 10. Ausschnitt einer hyalin transformierten Randzone eines Sarkoidoseherdes der Haut: Die großen längsovalen fibroblastären Epitheloidzellen sind fast strukturlos. Eine Zellmembran sowie eine Cytoplasmastruktur sind nicht mehr vorhanden. *N* ebenfalls nekrobiotischer, offenbar hydropisierter Nucleus; *F* Fibrillen. Arch.-Nr. 2023/62; Vergrößerung 16000:1

sekundären, Hautstreuherde diese Art der reaktiven Auseinandersetzung mit dem Agens nicht mehr aufweisen. Diese Frage bleibt anhand weiterer Befunde zu überprüfen.

Dabei kann in den Lymphknoten erkannt werden (siehe Abb. 8b), daß nach sackartiger Erweiterung der primär schmalen ergastoplasmatischen Spalträume diese Räume ein feinstfädiges Material enthalten, welches in großen Mengen in den Intercellularraum ausgeschleust wird und dort zur Fibrosierung bzw. Hyalinisierung führt.

Ohne endgültig Bindendes derzeitig sagen zu können, möchte ich dennoch darauf hinweisen, daß diese Art der Fibrosierung nach den bisherigen Erfahrungen weder quantitativ noch qualitativ den üblichen

Vorgängen bei der Fibrillogenese in anderen vernarbenden Granulomen entspricht.

Es läßt sich dagegen nicht verkennen, daß diese Vorgänge und die plasmocytoiden Zellbilder bei der hyalinen Transformation, die von TEILUM als eine Globulinbildung durch Antigen-Antikörper-Reaktion angesprochen wird, in vieler Hinsicht den Phänomen bei der Amyloidbildung (vgl. CAESAR, 1960; BATTAGLIA, 1962) gleichen, der ja ein ähnlicher Mechanismus zugrunde liegt.

Ich hoffe, nach Abschluß unserer Untersuchungen bald mehr darüber berichten zu können.

Erlauben Sie mir, die bisher erhobenen und weitgehend epikritisch geschilderten Befunde an Sarkoid-Granulomen Ihnen anhand eines Schemas (Abb. 9) noch einmal zusammenfassend zu veranschaulichen zu versuchen.

Es zeigt sich die initialaktive Epitheloidzelle im frischen Granulom (Abb. 9a), die sich auf dem Wege über eine Vacuolisierung unter Produktion von Glykoproteiden (Abb. 9b) und deren Eindichtung (Abb. 9c) zu einer Zelle umwandelt, welche die Eigenschaft zur Sekretion einer granulären oder faserigen Substanz besitzt (Abb. 9d).

Im gegebenen Fall führt so die Sarkoidose, die sich — wie es UEHLINGER ausdrückt — durch einen „reaktiven Konservatismus" charakterisiert, in der Tat zu einer eigenartigen, langzeitig bestehenden Konservierung fast strukturloser heller Zelleichen (Abb. 10), die ihresgleichen sucht.

Zusammenfassung

Wenn ich heute vor Ihnen sprechen durfte, dann beruht dieser Umstand auf einer mehrjährigen Beschäftigung mit der Histologie und Ultramorphologie entzündlicher Granulome. Indem das Boecksche Sarkoid dem Formenkreis der produktiven Entzündung zuzuordnen ist, erschien mir eine vergleichende Darstellung mit anderen epitheloidzelligen Granulomen sinnvoller, selbst unter Verzicht auf Berichterstattung mancher Details. Eine Reihe von Einzelbefunden, auf deren Demonstration ich in diesem Zusammenhang bewußt verzichtet habe, bedürfen noch einer näheren Analyse.

Im Rahmen der gesetzten Zeit habe ich versucht — unter Berücksichtigung allgemeinpathologischer Kriterien, der allgemeinen Entzündungslehre und der elektronenmikroskopischen Cytologie — zu skizzieren, daß die Ultrastruktur heterogener Epitheloidzellen nicht ständig isomorph ist. Diesen induktiv möglichen funktionellen Wandlungen der Cytomorphologie sollte noch weiter nachgegangen werden.

Die bisherigen Bemühungen um die Cytomorphologie der Sarkoidose haben eine Anzahl nicht uninteressanter Details erbracht:

Das frische Boeck-Granulom besteht aus Epitheloidzellen mit histochemischen und guten cytomorphologischen Substraten, die auf den Ablauf deutlicher resorptiver, digestiver und synthetischer metabolischer Prozesse hindeuten; zum Teil lassen sich lipoide Substanzen nachweisen. Als Seltenheitsbefund gibt es Einschlußkörper, deren Natur noch unklar bleibt. Daraus ergibt sich, daß die Auseinandersetzung mit dem kausalen Agens in den frühen Phasen weitgehend den morphologischen Prinzipien anderer Entzündungsfelder gleichkommt.

Andererseits hat sich ergeben, daß im klassischen Falle in den späten Phasen der Erkrankung gegenüber standortmäßig adäquaten sicher tuberkulösen Epitheloidzellen durchaus cytochemische und feinmorphologische Unterschiede bestehen. Diese Aussage bezieht sich auch auf den noch detaillierter zu untersuchenden Prozeß der hyalinen Transformation des Boeck-Granuloms.

Das bisher zugänglich gewordene Untersuchungsgut ist für abschließende Aussagen keineswegs ausreichend. Was ich Ihnen zeigen konnte, ist ein Anfang. Dabei schulde ich denen Dank, die mir durch Überlassung der Biopsien dabei halfen.

Ich bin der Überzeugung, daß eine weitere mit allen heute verfügbaren Mitteln durchgeführte Strukturanalyse für die Sarkoidoseforschung versprechend ist. Vor allem unter Berücksichtigung des Alters der Granulome, des immunbiologischen Status usw., und zwar an einem umfangreichen, klassifizierten Patientengut, wie es beispielsweise in der hiesigen Hochburg der Sarkoidoseforschung zur Verfügung steht.

Literatur

Aplas, V.: Zum ätiologischen Problem des Morbus Boeck. Arch. klin. exp. Derm. **213**, 512—513 (1961).
— Zelleinschlüsse bei Morbus Besnier-Boeck-Schaumann. Klin. Wschr. **39**, 53—55 (1961).
Battaglia, S.: Elektronenoptische Untersuchungen am Leberamyloid der Maus. Beitr. path. Anat. **126**, 300—320 (1962).
Beaufay, H., and J. Berthet: Medium composition and density of subcellular particles from rat liver. Biochemical Society Symposia, Louvrain 1962, Vol. 23, p. 66. Cambridge University Press 1963.
Blinzinger, K., u. H. Hager: Elektronenmikroskopische Befunde zur Struktur und Entwicklung von Riesenlysosomen in Makrophagen bei Spätstadien einer experimentell erzeugten bakteriellen Meningitis. Naturwissenschaften **48**, 480 (1961).
Bönicke, R., E. Fasske u. H. Themann: Submikroskopische und enzymhistochemische Beiträge zur formalen Genese des Epitheloidzellgranuloms. Klin. Wschr. **41**, 753—768 (1963).
Caesar, R.: Die Feinstruktur von Milz und Leber bei experimenteller Amyloidose. Z. Zellforsch. **52**, 653—673 (1960).
— Elektronenmikroskopische Untersuchungen an menschlichem Amyloid bei verschiedenen Grundkrankheiten. Path. et Microbiol. (Basel) **24**, 387—396 (1961).

Caesar, R.: The fine structure of different organs in experimental and human amyloidosis. Acta neuropath. (Berl.), Suppl. II, 94—99 (1963).

Duve, C. de: Lysosomes, a new group of cytoplasmic particles, p. 128. New York: Ronald Press 1958.

— The function of intercellular hydrolases. Exp. Cell Res., Suppl. 7, 169 (1959).

Ehrich, W. E.: Die Entzündung. Handbuch der allgemeinen Pathologie, Vol. VII/1, S. 1—324. Berlin, Göttingen, Heidelberg: Springer 1956.

Essner, E.: An electron microscopic study of erythrophagocytosis. J. biophys. biochem. Cytol. 7, 329 (1960).

Fresen, O.: Untersuchungen zur Struktur und Genese des Tuberkels als Beitrag zur tuberkulösen Entzündung. I. Mitt.: Die Epitheloidzelle. Virchows Arch. path. Anat. 317, 491—516 (1950); II. Mitt.: 317, 517—546 (1950).

— Die gestaltliche Betrachtung des Morbus Boeck. Ergebn. ges. Tuberk.- u. Lung.-Forsch. XIV, 603 (1958).

Funk, C. F.: Morbus Besnier-Boeck-Schaumann. Die Sarkoidose. In: Gottron, H. A., u. W. Schönfeld: Dermatologie und Venerologie. Bd. II/2, 1200 (1958).

Gedigk, P., u. E. Bontke: Über Stoffwechselvorgänge im Fremdkörpergranulationsgewebe. Naturwissenschaften 44, 637 (1957). — Virchows Arch. path. Anat. 330, 538—568 (1957).

Gössner, W.: Histoenzymatische Untersuchungen zur Tuberkulose. 39. Tagg. Verh. dtsch. Ges. Path. 152—155 (1956).

— Diskussion zu Lindner, J.: Symp. dtsch. ital. Ges. Path., Mailand 1959. Milano: Idos 1959.

Gottron, H. A.: Hauttuberkulose. In: Die Tuberkulose, ihre Erkennung und Behandlung. Herausgegeben von Deist, H., u. H. Krauss. Stuttgart: Enke 1959.

Grogg, E., and A. G. E. Pearse: The enzymic and lipid histochemistry of experimental tuberculosis. Brit. J. exp. Path. 33, 567—576 (1952).

Gusek, W.: Über die Ultrastruktur und Natur der Epitheloidzellen. Frankfurt. Z. Path. 69, 685—694 (1959 a).

— Elektronenoptische Untersuchungen am Zellbild des Granulationsgewebes. Symp. dtsch.-ital. Ges. Path., Mailand 1959. Milano: Idos 1959 b.

— Neuere Erkenntnisse zur Morphologie der örtlichen Entzündung. Med. Welt 50, 2665—2668 (1960).

— Submikroskopische Untersuchungen zur Feinstruktur aktiver Bindegewebszellen. Habilitationsschrift, Hamburg 1960. Stuttgart: G. Fischer 1962.

— Neuere morphologische Ergebnisse der Cytologie, Histogenese und Struktur des tuberkulösen Granuloms. Kongreßber. 7. wiss. Tagg. der Norddtsch. Tbc-Ges. Hannover 1961. Lübeck: Hansisches Verlagskontor 1962.

— Histologische und vergleichende elektronenmikroskopische Untersuchungsergebnisse zur Zytologie, Histogenese und Struktur des tuberkulösen und tuberkuloiden Granuloms. Referat auf der 12. Tgg. d. Arbeitsgemeinschaft für Veterinärpathologen, 3. Juni 1963, Basel. Med. Welt 54, 850—866 (1964).

— Neuere Ergebnisse und Aspekte zur pathologischen Anatomie der Entzündung. Referat auf der Tagg. d. dtsch. Ges. f. Gesichts- und Kieferchirurgie am 12. 10. 1962 in Münster/W. Fortschr. Kiefer- u. Gesichtschir. IX, 93—106 (1964).

— Histologie und elektronenmikroskopische komparative Zytologie tuberkulöser und epitheloidzelliger Granulome. Fortschr. Tuberk.-Forsch. 14, 97—156 (1965).

—, u. P. Naumann: Elektronenoptische Untersuchungen am tuberkulösen Granulationsgewebe. Verh. dtsch. Ges. Path. 43, 253—257 (1959).

—, u. M. Mestwerdt: Zur Histologie und Cytomorphologie des experimentellen Berylliumgranuloms. Verh. dtsch. Ges. Path. 47, 221—226 (1963).

Gusek, W., u. J. Kracht: Zytomorphologisch-histochemische und autoradiographische Befunde am Mykolsäuregranulom des Meerschweinchens. Beitr. Klin. Tuberk. **129**, 67—88 (1964).

Holtz, K. H., u. K. W. Kalkoff: Intracytoplasmatische Einschlüsse von Lipopigment bei Sarkoidose. Klin. Wschr. **40**, 337—342 (1962).
— — Derm. Wschr. **145**, 108 (1962).

Huebschmann, P.: Pathologische Anatomie der Tuberkulose. Berlin: Springer 1928.

Kalkoff, K. W.: Die Tuberkulose der Haut. Stuttgart: Thieme 1950.
— Zur Problematik der Sarkoidose. Derm. Wschr. **147**, 593—605 (1963).
—, u. K. H. Holtz: Zur Mikromorphologie des intracytoplasmatischen Lipopigments (Ceroids) bei Sarkoidose und anderen Granulomen. Hautarzt **15**, 544—548 (1964).
—, u. E. Macher: Über Riesenzentrosphären und über intra- und extrazelluläre Einschlüsse und ihre Bedeutung für den Morbus Boeck. Hautarzt **5**, 481—491 (1954).

Kazabjan, C. C.: Einige Probleme der Histochemie des tuberkulösen Morbus Boeck (Russisch). Arch. Path. **8**, 69—71 (1965).

Klärner, P., u. R. Gieseking: Zur Ultrastruktur des Lungentumors der Maus. Z. Krebsforsch. **64**, 7—21 (1960).

Knoth, W.: Zur Morphologie und Dynamik der Nucleolen in vitro gezüchteter Fibroblasten. II. Mitt. Arch. klin. exp. Derm. **220**, 303—320 (1964).
—, u. W. Meyhöfer: Die histologischen Veränderungen des Boeck-Granuloms unter der Corticosteroid-Therapie. Arch. klin. exp. Derm. **213**, 529—535 (1961).

Könn, G.: Über die Histologie und Pathogenese des Morbus Boeck. In: Der Morbus Besnier-Boeck-Schaumann und seine Bedeutung für die endogenen Augenentzündungen. Stuttgart: Enke 1957.

Lennert, K.: Handbuch der speziellen pathologischen Anatomie und Histologie. Bd. I/3, Lymphknoten, Bandteil A: Cytologie und Lymphadenitis. Berlin, Göttingen, Heidelberg: Springer 1961.
— L.-D. Leder u. H. Löffler: Fermenthistochemische Untersuchungen des Lymphknotens. V. Mitt. Virchows Arch. path. Anat. **338**, 285—304 (1965).
— H. Löffler u. F. Grabner: Fermenthistochemische Untersuchungen des Lymphknotens. IV. Mitt. Virchows Arch. path. Anat. **335**, 491—512 (1962).
— — u. L.-D. Leder: Fermenthistochemische Untersuchungen des Lymphknotens. I. Mitt. Virchows Arch. path. Anat. **334**, 399—418 (1961).

Letterer, E.: Allgemeine Pathologie der Tuberkulose, ihre Erkennung und Behandlung. Stuttgart: Enke 1959.
— Abgrenzung des allergischen und toxischen Geschehens in morphologischer und funktioneller Sicht. Arch. klin. exp. Derm. **213**, 277 (1961).

Lindner, J.: Histochemische und fermenthistochemische Untersuchungen am Granulationsgewebe. Verh. dtsch.-ital. Symp. Path. Mailand 1959, p. 65. Milano: Idos 1959.
— Weitere Befunde zur Enzymhistochemie der Bindegewebszellen. VIII. Symp. Ges. Histochem., Wien 1962. Acta histochem. (Jena) Suppl. **IV**, 128—169 (1962).

Linzbach, A. J.: Quantitative Biologie und Morphologie des Wachstums einschließlich der Hypertrophie und Riesenzellen. In: Hdb. allg. Path., Bd. 6, S. 180. Berlin, Göttingen, Heidelberg: Springer 1955.

Löffler, W., u. W. Behrens jr.: Morbus Boeck. In: Handb. inn. Med. IV/3, S. 464—558. Berlin, Göttingen, Heidelberg: Springer 1956.

Marchand, F.: Die örtlichen reaktiven Vorgänge (Lehre von der Entzündung). Handbuch der allg. Path. von Krehl-Marchand, Bd. 4, S. 1 (1924).

MESTWERDT, W.: Elektronenmikroskopische und histologisch-histochemische Untersuchungen zur cytologischen Bewertung und Formalgenese spontaner und experimenteller Epitheloidzellgranulome. Inaug.-Diss., Hamburg 1964.

MOHR, H.-J.: Pathologie der Sarkoidose (Morbus Boeck). In: R. HOPPE: Sarkoidose, Bericht über die Tagg. der Rheinisch-Westfälischen Tuberkulose-Vereinigung in Düsseldorf am 14. März, 1964. Stuttgart: Schattauer 1965, S. 1—20.

NATHANIEL, E. J. H., and D. C. PEASE: Collagen and basement membrane formation by Schwann cells during nerve regeneration. J. Ultrastruct. Res. 9, 550—560 (1963).

NOVIKOFF, A. B.: Lysosomes and the physiology and pathology of cells. Biol. Bull. 117, 385 (1959).

— Lysosomes and related particles. In: The Cell, Vol. II, p. 423—488. New York and London: Academic Press 1961.

— H. BEAUTY, and C. DE DUVE: Electron microscopy of lysosome-rich fractions from rat liver. J. biophys. biochem. Cytol. Suppl. 2, 179 (1956).

— E. ESSNER, and N. QUINTANA: Golgi apparatus and lysosomes. Fed. Proc. 23, 1010—1022 (1964).

RASMUSSEN, P., and J. B. CAULFIELD: The ultrastructure of Schaumann bodies in the golden hamster. Lab. Invest. 9, 330 (1960).

ROULET, F.: Die infektiösen „spezifischen" Granuloma. In: Hdb. allg. Path., Bd. 7, S. 395 (1956).

—, and K. BLOCH: Beiträge zur Spezifität der Entzündung mit besonderer Berücksichtigung des tuberkulösen Granuloms. Virchows Arch. path. Anat. 298, 311 (1938).

STAUBESAND, J.: Cytopempsis. In: Funktionelle und morphologische Organisation der Zelle. Sekretion und Exkretion, p. 162—186. Berlin, Heidelberg, New York: Springer 1965.

TANAKA, H.: Segrosome and the cellular uptake of varied substances as revealed in the electron microscopy. Ann. Report Inst. Virus Res. Kyoto Univ. 4, 118 (1961).

TEILUM, G.: Allergic hyperglobulinosis and hyalinosis (paramyloidosis) in the reticulo-endothelial system in Boeck's sarcoid and other conditions. Amer. J. Path. 24, 389—408 (1948).

— Morphogenesis and development of sarcoid lesions. Similarities to the group of collagenoses. Acta med. scand. 176, Suppl. 425, 14—18 (1964).

UEHLINGER, E.: Die pathologische Anatomie des Morbus Boeck. Beitr. Klin. Tuberk. 114, 17—45 (1955).

— The morbid anatomy of sarcoidosis. Amer. Rev. resp. Dis. Part. II, 84, 6 (1961).

— The sarcoid tissue reaction. The origin and significance of inclusions bodies. Differential diagnosis with particular delineation from tuberculosis. Acta med. scand. 176, Suppl. 425, 7—13 (1964).

WURM, H.: Allgemeine Pathologie und pathologische Anatomie der Tuberkulose. In: Die Tuberkulose, Bd. 1. Leipzig: G. Thieme 1943.

WURM, K., H. REINDELL u. E. DOLL: Klinik und Ätiologie der Sarkoidose (Morbus Boeck). In: R. HOPPE: Sarkoidose, S. 23—61. Stuttgart: Schattauer 1965.

ŽÁK, F.: Contribution to the origin, development and experimental production of laminated calcinosiderotic Schaumann bodies. Acta med. scand. 176, Suppl. 425, 21—24 (1964).

ZETTERGREN, L.: Lymphogranulomatosis benigna (Morbus Boeck-Schaumann) and atypical tuberculosis (Ziegler). A study of their relationship. Advanc. Tuberc. Res. 9, 54—103 (1958).

K. H. Schulz, Hamburg: Zur Immunologie der Sarkoidose

Die immunbiologische Antwort des menschlichen oder tierischen Organismus auf einen antigen wirksamen Stoff kann auf verschiedene Weise erfolgen. Einmal kann das Antigen die Bildung von Antikörpern anregen, die in der γ-Globulin-Fraktion des Serums vorhanden sind und hauptsächlich in Plasmazellen und deren Vorläufern gebildet werden (siehe Ehrich, 1960).

Diesem humoralen Prinzip steht ein anderer Mechanismus gegenüber, der sich vom ersteren durch das Fehlen bzw. durch den bisher nicht gelungenen Nachweis von Antikörpern und die wesentlich später einsetzende Reaktion nach erneuter Antigengabe unterscheidet. Da bestimmte Zellen des lymphoreticulären Gewebes Träger der immunologischen Kompetenz sind, wird diese Reaktionsform vom Spättyp auch als celluläre Immunität bzw. celluläre Allergie bezeichnet (Gell; Gowans u. McGregor).

Unter dem Gesichtspunkt dieser Einteilung immunbiologischer Phänomene in solche vom humoralen und solche vom cellulären Typ möchte ich einige Fragen der Immunologie der Sarkoidose erörtern. Den gesamten, relativ großen Rahmen auszufüllen wird aus zeitlichen Gründen kaum möglich sein.

Als Prototyp der *cellulären Allergie* gilt die Hautreaktion auf Tuberkulin. Es kann heute als ausreichend gesicherte Tatsache gelten, daß bei der Mehrzahl der Patienten mit Sarkoidose eine *herabgesetzte Reaktionsfähigkeit gegenüber Tuberkulin* besteht. Diese schon Anfang dieses Jahrhunderts erhobenen Befunde sind durch neuere Untersuchungen an größeren Krankenkollektiven bestätigt worden (J. Jadassohn; Kalkoff).

Abb. 1 zeigt die Ergebnisse einer eigenen Untersuchungsreihe, die bei 57 Patienten durchgeführt wurde, und im Vergleich dazu die Resultate, die von Wurm an dem weitaus größeren Krankengut der Heilstätte Höchenschwand gewonnen wurden. Verwendet wurde gereinigtes Tuberkulin (GT Hoechst), das in abgestuften Konzentrationen zur Bestimmung der Reizschwelle intracutan injiziert wurde. Im großen und ganzen ergibt sich eine gute Übereinstimmung der Befunde, die auch die von Kalkoff u. Hück 1947 mit Alttuberkulin erhobenen Resultate bestätigen. Bei mehr als $^2/_3$ der Fälle war die Tuberkulinempfindlichkeit der Haut gegenüber dem Normbereich herabgesetzt. Vollständiges Erlöschen der Reaktionsfähigkeit, das man auch als Anergie bezeichnen könnte, fand sich jedoch nur in 16 bzw. 28% der Fälle. Es sollte dabei nicht übersehen werden, daß die Verringerung der Reaktionsfähigkeit nur für das Kollektiv und nicht ausnahmslos für den Einzelfall gilt.

Die Herabsetzung der Reaktionsfähigkeit auf Tuberkulin ist keine konstante Größe. Sie ist offenbar an das Bestehen der Erkrankung gebunden, insofern, als sie mit Beginn eintritt und nach Abheilung wieder rückgängig werden kann. Bei 8 Patienten unseres Krankengutes nach spontaner Abheilung der Sarkoidose durchgeführte Nachuntersuchungen ergaben einen Anstieg der während der Erkrankung erniedrigten Reizschwelle um 1—2 Zehnerpotenzen. Alle Untersuchten waren zwischenzeitlich nicht nachweislich tuberkulös erkrankt gewesen. NITTER; LEBACQ u. a. berichteten über mehrere Patienten, bei denen eine vorher positive Tuberkulinreaktion sich mit Beginn der Sarkoidose verlor.

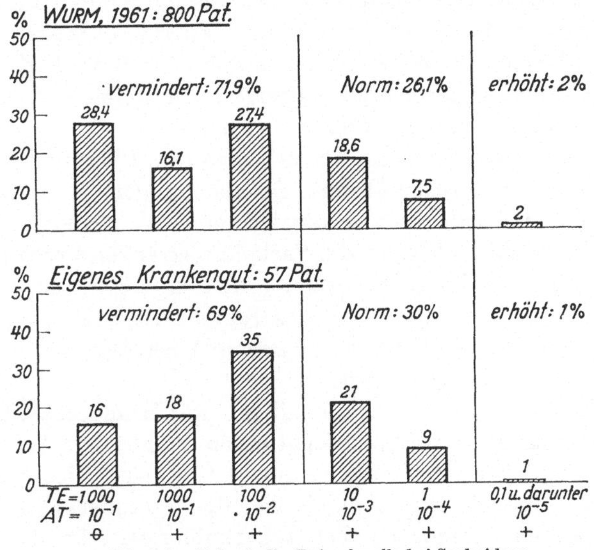

Abb. 1. l.c. Tuberkulin-Reizschwelle bei Sarkoidose

Bemerkenswert ist weiterhin, daß während der Erkrankung vorgenommene Vaccination mit BCG-Stämmen nur relativ selten und wenn, dann nur vorübergehend zu einer Steigerung der Reaktionsfähigkeit führt (ISRAEL et al., 1950; LEMMING; LEIDER u. SULZBERGER; EHRING).

Die Verringerung der Tuberkulinempfindlichkeit erstreckt sich nicht nur auf die Hautreaktion; sie läßt sich auch in der Lymphocytenkultur nachweisen (COWLING, QUAGLINO u. BARRETT, 1964).

Wie ist nun dieses Phänomen zu erklären?

Es sind im Laufe der Jahre verschiedene Hypothesen und Vorstellungen entwickelt worden, die hier nicht alle im einzelnen erwähnt werden können. Noch nicht zur Ruhe gekommen ist die Diskussion über die Frage, ob im Serum oder im Gewebe von Sarkoidosekranken Faktoren vorhanden sind, die einen hemmenden Einfluß auf die Ausbildung der Reaktion ausüben. Die Ergebnisse, die Martenstein 1921 publiziert hatte, haben im Laufe der Jahre zu zahlreichen Nachuntersuchungen Veranlassung gegeben. Die Resultate waren unterschiedlich und widerspruchsvoll. Ein Teil der Autoren, wie z. B. Wells u. Wylie (1949), fand eine reaktionsabschwächende Wirkung des Sarkoidoseserums; andere, wie Magnusson (1956), konnten diese Befunde nicht bestätigen.

Magnusson stellte bei genauerer Analyse eine Beziehung zwischen dem Auftreten einer urticariellen Sofortreaktion und der Stärke der Spätreaktion fest. Führte die Injektion eines Tuberkulin-Serum-Gemisches nach 15 min zu einer urticariellen Reaktion, so war die nach 48 Std abgelesene Spätreaktion schwächer als die Kontrolle; dabei war es gleichgültig, ob das Serum von einem Sarkoidosekranken oder von einer Kontrollperson stammte. Es sei erwähnt, daß auch Zusätze von Histamin und anderen permeabilitätssteigernden Stoffen die Tuberkulin-Spätreaktion abzuschwächen vermögen (Pepys).

Auch nach den von Urbach, Sones u. Israel (1952) und neuerdings von Lebacq (1964) durchgeführten Untersuchungen ist es nicht sehr wahrscheinlich, daß tuberkulin-neutralisierende Faktoren (z. B. ,,Anticutin") im Serum oder Gewebe von Sarkoidosekranken vorhanden sind. Ausgehend von der bekannten Tatsache, daß es möglich ist, die Tuberkulinallergie mit Hilfe von Zellen des lymphoretikulären Systems zu übertragen, haben die Autoren derartige Übertragungsversuche an Sarkoidosepatienten durchgeführt.

Es zeigte sich, daß die Tuberkulinallergie mit Hilfe weißer Blutzellen auf tuberkulin-negative Sarkoidosepatienten in gleicher Weise passiv übertragbar war wie auf tuberkulin-negative Gesunde. Umgekehrt gelang es nicht, durch Injektion von Zellen, die von tuberkulin-negativen Sarkoidosekranken stammten, bei tuberkulin-positiven Empfängern eine Reaktionsabschwächung zu erzielen. Neutralisierende Faktoren können also weder in der Haut noch in den Leukocyten der Sarkoidosepatienten vorhanden gewesen sein.

Der Frage, ob die relative Anergie sich über Tuberkulin hinaus auch auf andere mikrobielle Antigene erstreckt oder vielleicht sogar noch weitere Formen der Spätreaktionsallergie umfaßt, ist in den letzten 15 Jahren von mehreren Seiten nachgegangen worden. Wenngleich die Zahl dieser Untersuchungen im Vergleich zu den mit Tuberkulin durchgeführten noch relativ gering ist, so haben sich doch eine Reihe beachtenswerter Befunde ergeben.

So fanden Friou; Sones u. Israel; Citron; Quinn u. Mitarb. bei Sarkoidosepatienten eine Verringerung von Zahl und Intensität der Intracutanreaktionen auf Antigene von Candida, Mumpsviren und Keuchhustenerregern. Nicht einheitlich waren die mit Trichophytin gewonnenen Resultate. Während Friou eine Reaktionsminderung fest-

stellte, konnten diese Befunde von SONES u. ISRAEL sowie von W. JADAS-
SOHN, HUNZIKER u. FRANCESCHETTI nicht bestätigt werden. Wir selbst
haben bisher 12 Patienten untersucht: 6 reagierten auf eine Trichophy-
tin-Konzentration von 1 : 100; bei den 6 übrigen lag die Reizschwelle
bei 1 : 10 bzw. 1 : 50. Die Zahl der Untersuchten ist noch zu klein, um
verbindliche Aussagen zu machen. Weitere Untersuchungen an einem
größeren Krankengut erscheinen wünschenswert.

Mit der Frage der Induktion und Auslösung kontaktallergischer
Reaktionen haben sich EPSTEIN u. MAYOCK beschäftigt. Bei Sensibili-
sierungsversuchen mit den relativ stark wirksamen Kontaktallergenen
2,4-Dinitrochlorbenzol und p-Nitroso-dimethylanilin zeigte sich, daß die
Sensibilisierungsquote und -stärke bei Sarkoidosepatienten gegenüber
gesunden Kontrollpersonen signifikant erniedrigt war.

Auch die Homotransplantationsreaktion, der nach den umfangreichen
Experimenten von MEDAWAR; BRENT; BILLINGHAM; LAWRENCE et al.
und anderen in erster Linie ein cellulärer Immunmechanismus zugrunde
liegt, ist in die Untersuchungen über die immunbiologische Situation bei
der Sarkoidose einbezogen worden. Soweit mir bekannt, liegen bisher
allerdings nur zwei Ergebnisse vor, die jedoch wesentlich voneinander
abweichen. Während LEBACQ (1964) eine deutliche Verzögerung des
Reaktionseintritts bei einem Fall von aktiver Sarkoidose feststellte —
das Transplantat wurde erst zwischen der 10. und 11. Woche ab-
gestoßen —, sah SNYDER (1964) bei 6 Patienten keinen Unterschied zu
den Kontrollen. Für eine abschließende Beurteilung reichen diese
Experimente meines Erachtens noch nicht aus.

Wenngleich die Verhältnisse für die Trichophytin- und für die Homotransplantationsreaktion noch nicht geklärt sind, so deuten die bisher
vorliegenden Untersuchungsergebnisse darauf hin, daß die Herabsetzung
der cutanen Reaktionsfähigkeit vom cellulären Spättyp nicht nur für
Tuberkulin gilt, sondern auch andere mikrobielle sowie niedermolekulare
Kontaktallergene umfaßt. Es liegt nahe anzunehmen, daß diesem Verhalten eine mit der Krankheit erworbene Störung des cellulären Immunmechanismus zugrunde liegt. Eine weitere Stütze findet diese Anschau-
ung in den kürzlich von BEHREND, DEICHER u. HARTL durchgeführten
Übertragungsversuchen, aus denen hervorzugehen scheint, daß den
Sarkoidosekranken die Fähigkeit fehlt oder eingeschränkt ist, nach
Übertragung weißer Blutzellen aktiv den Transfer-Faktor im Sinne von
LAWRENCE zu bilden und eine Allergie vom Spättyp zu entwickeln.

Im Gegensatz zu den Verhältnissen beim cellulären Spättyp weist der
humorale Immunmechanismus offenbar keine Störung auf, was durch
mehrere Untersuchungen mit verschiedenen Antigenen belegt ist.
Manche Befunde haben gezeigt, daß die Antikörperbildung sogar über
die Norm gesteigert sein kann. Damit steht im Einklang, daß die Sar-

koidose häufig mit einer Hypergammaglobulinämie einhergeht. Erste Untersuchungen deuten darauf hin, daß von den drei Immunglobulinen in erster Linie γ G und auch γ A vermehrt sind. Mit Hilfe der Gel-Diffusionstechnik nach Ouchterlony hat Herrmann bei 6 von 15 Patienten unserer Klinik festgestellt, daß die Konzentrationen des γ A-Globulins entweder erhöht waren, zumindest an der oberen Grenze der Norm lagen, wohingegen die Werte für die γ M-Globuline nicht von denen der Kontrollgruppe abwichen. Behrend, Deicher u. Hartl fanden eine über die Norm gesteigerte Produktion der 7 S-Antikörper gegen Streptokinase, wohingegen die Werte für die Brucellen-Agglutinine, die 19 S-Antikörper darstellen, unter dem Normbereich lagen.

Eine besondere mit dem Rheumafaktor verwandte Komponente der γ M-Fraktion wurde von Müller, Wurm u. Franz (1961) festgestellt. Über das Vorkommen zirkulierender Antikörper gegen Antigene mycobakterieller Herkunft liegen einige Untersuchungen vor. Mit der Hämagglutinationsmethode nach Middlebrook-Dubos — fanden die meisten Autoren keine Unterschiede zu tuberkulin-negativen Gesunden (Rothbard u. Mitarb. (1950); Fleming u. Mitarb. (1951); Ödegaard (1953); Beaumont (1957).

In diesem Zusammenhang verdienen die von Chapman (1961) sowie Chapman u. Speight (1964) erhobenen Befunde Beachtung. Die Autoren fanden in 80% der Seren von Sarkoidosekranken mit Hilfe der Geldiffusionstechnik präcipitierende Antikörper gegen anonyme Mycobakterien.

Im Plasma von Tuberkulösen ist nicht selten ein Faktor nachzuweisen, der zusammen mit Tuberkulin Leukocyten in vitro, wahrscheinlich auch in vivo, zu schädigen und aufzulösen vermag. Bei diesem cytolytischen Faktor handelt es sich nach Favour; Waksman u. a. wahrscheinlich um einen Antikörper, zu dessen Wirksamkeit die Gegenwart von Komplement notwendig ist. Durch vorherige intracutane oder subcutane Injektion von Tuberkulin läßt sich der cytolytische Effekt des Plasmas aktivieren. Mit Plasma von Sarkoidosekranken wurde das Phänomen der Tuberkulincytolyse teils nachgewiesen, teils aber auch nicht. Negativ waren die Befunde bei den Fällen, die im Cutantest nicht auf Tuberkulin reagierten, keine Anzeichen für eine durchgemachte tuberkulöse Infektion boten und auch nicht BCG-geimpft waren. Dagegen war die Cytolyse nach Injektion von Tuberkulin auslösbar bei Patienten, die als tuberkulös infiziert angesehen werden mußten (Lebacq, 1964).

Faßt man die vorgetragenen Ergebnisse zusammen, so ergibt sich, daß bei der Sarkoidose wahrscheinlich eine Dissoziation beider immunbiologischen Mechanismen vorliegt. Während die allergische Reaktionsfähigkeit vom Spättyp auf Tuberkulin und verschiedene andere mikrobielle Antigene sowie auf Kontaktallergene offenbar herabgesetzt ist, ist die humorale Antikörperproduktion nicht gestört, in manchen Fällen sogar gesteigert. Es scheint demnach eine isolierte relative Insuffizienz des Spätreaktions-Mechanismus vorzuliegen, die mit der Erkrankung erworben wird. Die Natur dieser Störung, die möglicherweise in den Prozeß der Bildung immunkompetenter Zellen eingreift, kann im einzelnen nocht nicht erklärt werden.

Hier drängt sich ein Vergleich mit der Situation auf, wie sie beim Morbus Hodgkin besteht. Auch bei der Hodgkinschen Erkrankung findet sich eine Störung des cellulären Immunmechanismus, die sich wie bei der Sarkoidose in einer Verminderung der cutanen Spätreaktion auf bakterielle Allergene sowie in einer Verzögerung der Homotransplantations-Reaktion äußert (GOOD u. Mitarb.; SCHIER u. Mitarb.; KELLY, GOOD u. VARCO; MILLER u. a.). Ein Unterschied zwischen beiden Erkrankungen besteht vielleicht insofern, als bei der Sarkoidose eine Verzögerung der Homotransplantationsreaktion nocht nicht gesichert werden konnte, und beim Morbus Hodgkin die passive Übertragung der Tuberkulinallergie mit Hilfe von Blutzellen bisher nicht gelungen ist.

Zur Kveim-Reaktion. Die von KVEIM 1941 angegebene Reaktion ist in den letzten 20 Jahren an einer großen Zahl von Sarkoidosekranken nachgeprüft worden. Die ersten von KVEIM, DANBOLT u. PUTKONEN veröffentlichten günstigen Resultate sind dabei im großen und ganzen bestätigt worden.

Tabelle. *Kveim-Test bei Sarkoidose*

Autoren	Zahl der Fälle	Positiv bei	%
KVEIM, 1941	13	12	92
PUTKONEN, 1943	42	33	79
DANBOLT, 1951	46	41	89
ROGERS u. HASERICK, 1954	51	49	96
NELSON u. SCHWIMMER, 1957	72	53	73
STEIGLEDER et al., 1961	99	83	84
JAMES, 1959	149	129	86
SILTZBACH, 1961	215	174	80
ANDERSSON et al., 1963	467	321	69

Diese Aufstellung zeigt die von einer Reihe von Autoren an relativ großem Material gewonnenen Ergebnisse. Wie daraus hervorgeht, wird die Häufigkeit positiver Teste bei aktiver Sarkoidose zwischen 70—90% angegeben. Es existieren aber auch Mitteilungen über ungünstigere Resultate. Bei adäquater Durchführung hängt das Ergebnis in wesentlichem Maße von der Wirksamkeit des zur Verfügung stehenden Antigens sowie vom Stadium der Erkrankung ab, insofern als bei inaktiver Sarkoidose eine geringere Frequenz an positiven Testen zu verzeichnen ist (SILTZBACH, 1961, 1965).

Unter der Voraussetzung, daß ein wirksamer Extrakt zur Verfügung steht, darf heute als ausreichend gesichert gelten, daß diese Reaktion ein hohes Maß an Spezifität besitzt. Die Häufigkeit falsch positiver Teste liegt unter 2% (Danbolt, 1962; Siltzbach, 1961 u. a.).

Einer allgemeinen Anwendung dieses Testes stehen aber Schwierigkeiten in der Beschaffung des Ausgangsmaterials, wofür nur sarkoides Lymphknoten- und Milzgewebe infrage kommen, und in der Gewinnung eines ausreichend wirksamen Extraktes entgegen.

Die aktive Komponente ist bisher nicht bekannt, Versuche zur Isolierung und zur Standardisierung wurden vor wenigen Jahren von Chase in New York begonnen und führten zu einem standardisierten sogenannten Testantigen. Die bisherigen Ergebnisse zeigten weiterhin, daß das aktive Prinzip offenbar Proteinnatur besitzt und daß eine bestimmte Partikelgröße vorhanden sein muß, um die kennzeichnende epitheloidzellig-granulomatöse Reaktion hervorzurufen. Abfiltrieren oder Abzentrifugieren der Partikel sowie Behandlung mit Alkali führt zu einem weitgehenden Wirkungsverlust; Entfettung, Erhitzen und Einwirkung von Säuren dagegen nicht.

Letztlich noch ungeklärt ist auch die Frage nach dem Wesen dieser Reaktion.

Auf Grund der relativ hohen Spezifität ist mehrfach diskutiert worden, ob eventuell allergische Faktoren von Bedeutung sein könnten (Rogers u. Haserick). Gestützt wird diese Vorstellung durch die Mitteilung von Lebacq u. Verhagen, wonach es ihnen gelungen ist, die Kveim-Reaktion mit Hilfe von weißen Blutzellen von Sarkoidosekranken auf gesunde Empfänger zu übertragen. Allerdings stellt dies ein Einzelbefund dar, der noch der Bestätigung bedarf.

Daß sarkoide Gewebsreaktionen auf der Basis einer spezifischen Allergie gegenüber definierten Substanzen entstehen können, ist sehr wahrscheinlich. Besonders eindrucksvoll geht das aus den Untersuchungen von Shelley u. Hurley über das Zirkoniumgranulom hervor. Die Autoren konnten bei 2 von 30 in gleicher Weise behandelten Versuchspersonen eine Sensibilisierung gegen Zirkoniumsalze hervorrufen, wobei die Erfolgsreaktion unter dem Bild eines sarkoiden Granuloms in Erscheinung trat. Auch arzneimittelallergische Reaktionen können mit solchen Gewebsveränderungen einhergehen (Goldstein).

Ein bemerkenswertes Untersuchungsergebnis wurde vor kurzem von D'Arcy Hart, Mitchell u. Sutherland mitgeteilt. Die Autoren fanden bei Personen, die nach zweimaliger BCG-Vaccination nicht tuberkulinpositiv geworden waren, in auffälliger Häufigkeit positive Kveim-Teste, ohne daß irgendwelche Anzeichen für eine Sarkoidose vorgelegen hatten.

Nimmt man hinzu, daß auch nach intracutaner Injektion von Tuberkulin oder BCG-Vaccine bei einigen Menschen nach Ablauf mehrerer

Wochen epitheloidzellige Granulome auftreten (HURLEY u. SHELLEY), wobei keine Relation zur Intensität der 48 Std-Reaktion besteht, so erscheint es durchaus möglich, daß in der Genese der Kveim-Reaktion und der Sarkoidose eine besondere immunbiologische Reaktionsweise von mitbestimmender Bedeutung ist, die zur Bildung von sarkoiden Granulomen führt und vielleicht eine dritte Form der allergischen Entzündung darstellt.

Literatur

ANDERSSON, R., D. G. JAMES, P. M. PETERS, and A. D. THOMSON: The Kveim test in sarcoidosis. Lancet **1963 II**, 650.

BEAUMONT, P. M.: zit. nach LEBACQ, F,: La sarcoidose. Brüssel: Arscia S. A. 1964.

BEHREND, H., H. DEICHER u. W. HARTL: Über die Dissoziation der cellulären und humoralen Immunreaktionen bei Morbus Besnier-Boeck-Schaumann. Verh. dtsch. Ges. inn. Med. 70. Kongr. S. 980 (1964).

BRENT, L.: Tissue transplantation immunity. Progr. Allergy **5**, 271 (1958).

CHAPMAN, J. S.: Mycobacterial and mycotic antibodies in sera of patients with sarcoidosis. Ann. intern. Med. **55**, 918 (1961).

—, and M. SPEIGHT: Further studies of mycobacterial antibodies in the sera of sarcoidosis patients. Acta med. scand. **176** (Suppl. 425), 61 (1964).

CHASE, M. W.: The preparation and standardization of Kveim test antigen. Amer. Rev. resp. Dis. **84**, Suppl. 5, 86 (1961).

CITRON, R. M.: The immunological aspect of sarcoidosis. Brit. J. Derm. **70**, 48 (1958).

COWLING, D. C., D. QUAGLINO, and P. K. M. BARRETT: Effect of Kveim antigen and old tuberculin on lymphocytes in culture from sarcoid patients. Brit. med. J. **1964 I**, 1481.

DANBOLT, N.: On the skin test with sarcoid tissue suspension (Kveim's reaction). Acta derm.-venereol. (Stockh.) **31**, 184 (1951).

— Kveim's reaction and its significance in sarcoidosis research. Acta derm.-venereol. (Stockh.) **42**, 355 (1962).

D'ARCY HART, P., D. N. MITCHELL, and J. SUTHERLAND: Associations between Kveim test results, previous B. C. G. vaccination and tuberculin sensitivity in healthy young adults. Brit. med. J. **1964 I**, 795.

EHRICH, W.: Eigenschaften und Bildung humoraler und zellständiger Antikörper. Arch. klin. exp. Derm. **213**, 313 (1961).

EHRING, F.: zit. nach JORDAN, P., u. F. EHRING: Klinik, Ätiologie und Therapie des Morbus Boeck, in: Fortschr. d. prakt. Dermatologie und Venerologie Bd. III, S. 288. Berlin, Göttingen, Heidelberg: Springer 1960.

EPSTEIN, W. L., and R. L. MAYOCK: Induction of allergic contact dermatitis in patients with sarcoidosis. Proc. Soc. exp. Biol. (N. Y.) **96**, 786 (1957).

FAVOUR, C. B.: Lytic effects of bacterial products on lymphocytes of tuberculous animals. Proc. Soc. exp. Biol. (N. Y.) **65**, 269 (1947).

— P. FREMONT-SMITH, and J. M. MILLER: Factors affecting the in vitro cytolysis of white blood cells by tuberculin. Amer. Rev. Tuberc. **60**, 212 (1949).

FLEMING, J. W., E. H. RUNYON, and M. M. CUMMINGS: An evaluation of the hemagglutination test for tuberculosis. Amer. J. Med. **10**, 704 (1951).

FRIOU, G. J.: A study of cutaneous reaction to oidiomycin, trichophytin and mumps skin test antigens in patients with sarcoidosis. Yale J. Biol. Med. **24**, 533 (1952).

GELL, P. G. H.: Cellular hypersensitivity. Int. Arch. Allergy **18**, 39 (1961).

Goldstein, G.: Sarcoid reaction associated with phenybutazone hypersensitivity. Ann. intern. Med. **59**, 97 (1963).

Good, R. A., W. D. Kelly, J. Rötstein, and R. L. Varco: Immunological deficiency diseases. Prog. Allergy **6**, 187 (1962).

Gowans, J. L., and D. D. McGregor: The immunological activities of lymphocytes. Progr. Allergy **9**, 1 (1965).

Hurley, H. J., and W. B. Shelley: Sarcoid granulomas after intradermal tuberculin in normal human skin. Arch. Derm. Syph. (Chic.) **82**, 65 (1960).

Israel, H. L., M. Sones, S. C. Stein, and J. D. Aronson: BCG-vaccination in sarcoidosis. Amer. Rev. Tuberc. **62**, 408 (1950).

Jadassohn, J.: Die Tuberkulide. Arch. Derm. Syph. (Berl.) **119** I, 10 (1914).

Jadassohn, W., A. Franceschetti et N. Hunziker: Au sujet des réactions cutanées du type tuberculinique dans la sarcoide de Boeck. Rev. franç. Allerg. **1**, 149 (1961).

James, D. G.: Dermatological aspects of sarcoidosis. Quart. J. Med. **28**, 109 (1959).

Kalkoff, W.: Zur Problematik der Sarkoidose. Derm. Wschr. **147**, 593 (1963).

—, u. J. Hück: Die Tuberkulinreizschwelle verschiedener Hauttuberkuloseformen einschließlich der Boeckschen Krankheit. Arch. Derm. Syph. (Berl.) **186**, 374 (1947).

Kelly, W. D., R. A. Good, and R. L. Varco: Anergy and skin homograft survival in Hodgkin's disease. Surg. Gynec. Obst. **107**, 565 (1958).

Lawrence, H. S.: The transfer of hypersensitivity of the delayed type in man; in: Cellular and humoral aspects of the hypersensitive states, ed. by H. S. Lawrence, p. 279. New York: Hoeber & Harper 1959.

— F. T. Rapaport, J. M. Converse, and W. S. Tillet: Transfer of delayed hypersensitivity to skin homografts with leucocyte extracts in man. J. clin. Invest. **39**, 185 (1960).

Lebacq, E.: La sarcoidose de Besnier-Boeck-Schaumann. Brüssel: Arscia S. A. 1964.

— Passive transfer of the Kveim reaction to normal subjects by means of leucocytes of sarcoidosis. Int. Arch. Allergy **24**, 208 (1964).

—, et H. Verhagen: Transfert passif du test de Kweim à des sujets normaux au moyen de leucocytes de malades porteurs de sarcoidose. Rev. franc. Et. clin. biol. 8, 377 (1963); ref. Zbl. Haut- u. Geschl.-Kr. **116**, 15—16 (1964).

Leider, M., and M. B. Sulzberger: Studies in the allergy of infection. I. Responses of the skin to BCG vaccination in various categories of tuberculin sensitivity. J. invest. Derm. **13**, 249 (1949).

Lemming, R.: Attempts to analyze tuberculin anergy in Schaumann's disease (Boeck's sarcoid) and uveoparotid fever by means of BCG vaccination. Acta med. scand. **103**, 400 (1940); **110**, 151 (1942).

Magnusson, B.: The effect of sarcoidosis sera on the tuberculin response. Acta derm.-venereol. (Stockh.) **36**, Suppl. 35 (1956).

Martenstein, H.: Wirkung des Serums von Sarkoid-Boeck- und Lupus-pernio-Kranken auf Tuberkulin. Arch. Derm. Syph. (Berl.) **136**, 317 (1921).

Medawar, P. B.: Reactions to homologous tissue antigens in relation to hypersensitivity, in: Cellular and humorals aspects of the hypersensitive states, ed. by H. S. Lawrence, p. 504. New York: Hoeber & Harper 1959.

Miller, D. G.: Patterns of immunological deficiency in lymphomas and leukemias. Ann. intern. Med. **57**, 703 (1962).

Müller, W., K. Wurm u. G. Franz: Das Vorkommen einer dem Rheumafaktor analogen Serumsubstanz bei Sarkoidose. Beitr. Klin. Tuberk. **124**, 462 (1961).

Nelson, C. T., and B. Schwimmer: The specifity of the Kveim reaction. J. invest. Derm. **28**, 55 (1957).

Nitter, L.: Changes in the chest roentgenogram in Boeck's sarcoid of the lungs. Acta radiol. (Stockh.), Suppl. 105 (1953).

Ödegaard, K.: Middlebrook's reaction in Boeck's sarcoid, lupus vulgaris and erythematodes. Acta derm.-venereol. (Stockh.) **33**, 181 (1953).

Pepys, J.: Effect of local adrenaline and histamine on tuberculin reactions. Acta allerg. (Kbh.) **6**, 265 (1953).

Putkonen, T.: Über die Intrakutan-Reaktion von Kveim (KvR) bei Lymphogranulomatosis benigna. Acta derm.-venereol. (Stockh.) **23**, Suppl. X (1943).

Quinn, E. L., D. G. Bunch, and E. M. Yagle: The mumps skin test and complement fixation test as a diagnostic aid in sarcoidosis. J. invest. Derm. **24**, 595 (1955).

Rogers, F. J., and J. R. Haserick: Sarcoidosis and the Kveim reaction. J. invest. Derm. **23**, 389 (1954).

Rothbard, S., A. S. Dooneief, and K. E. Hite: Practical application of hemagglutination reaction in tuberculosis. Proc. Soc. exp. Biol. (N. Y.) **74**, 72 (1950).

Shelley, W. B., and H. J. Hurley: The allergic origin of zirconium deodorant granulomas. Brit. J. Derm. **70**, 75 (1958).

— — Experimental sarcoid reactions in human skin. Amer. Rev. resp. Dis. **84**, Suppl. 5, 45 (1961).

Siltzbach, L. E.: Current status of the Nickerson-Kveim-reaction. Amer. Rev. resp. Dis. **84**, Suppl. 5, 89 (1961).

— Editorial: Current thoughts on the epidemiology and etiology of sarcoidosis. Amer. J. Med. **39**, 361 (1965).

Snyder, G. B.: The fate of skin homografts in patients with sarcoidosis. Bull. Johns Hopk. Hosp. **115**, 81 (1964).

Sones, M., and H. L. Israel: Altered immunologic reactions in sarcoidosis. Ann. intern. Med. **40**, 260 (1954).

Schier, W. W., A. Roth, G. Ostroff, and M. H. Schrift: Hodgkin's disease and immunity. Amer. J. Med. **20**, 94 (1956).

Steigleder, G. K., A. Silva jr., and C. T. Nelson: Histopathology of the Kveim Test. Arch. Derm. Syph. (Chic.) **84**, 828 (1961).

Urbach, F., M. Sones, and H. L. Israel: Passive transfer of tuberculin sensitivity to patients with sarcoidosis. New Engl. J. Med. **247**, 794 (1952).

Waksman, B. H.: Cell lysis and related phenomena in hypersensitive reactions, including immunohematologic diseases. Progr. Allergy **5**, 349 (1958).

Wells, A. Q., and J. A. H. Wylie: A tuberculin-neutralizing factor in the serum of patients with sarcoidosis. Lancet **1949 I**, 439.

Wurm, K.: Untersuchungen über das Tuberkulinverhalten bei Sarkoidose. Beitr. Klin. Tuberk. **127**, 195 (1963).

E. Mankiewicz, Montreal: Die Bedeutung lysogener Mykobakterien für die Ätiologie der Sarkoidose*

Während der 3. Internationalen Konferenz über Sarkoidose in Stockholm erklärte Loefgren, daß Wissen und Erfahrungen der letzten

* Diese Forschungen wurden mit der finanziellen Hilfe des Kanadischen „Medical Research Council" und des „Muskoka Hospital Memorial Fund" ausgeführt.

10—15 Jahre dahin deuten, daß Tuberkulose keine Rolle in dem Entstehen der Sarkoidose spielt [9]. Dieser Auffassung entgegen führte Scadding die seit langem bekannten Beobachtungen an, die eine Infektion mit Tuberkulosebakterien an den Anfang der Sarkoidose stellen [20]. Die „ätiologische Gemeinschaft der Sarkoidose und Tuberkulose" [22] ist von deutschen Autoren seit langem vermutet worden. Die Annahme, daß Sarkoidose eine besondere immunologische Verlaufsform der Tuberkulose ist, stützt sich besonders auf die von Kalkoff beschriebenen „Zwischenformen" der Sarkoidose [6], welche die Kriteria der Tuberkulose zeigen, wie die von Wurm bewiesene erhöhte tuberkulöse Exposition und die familiäre Belastung der Sarkoidkranken [23].

Der folgende Bericht zeigt eine der Modalitäten der „Auseinandersetzung zwischen Tuberkelbacillen und dem Makroorganismus, die der Entwicklung der Sarkoidose vorausgeht" [7]. Damit sollen andere ätiologische Faktoren und Entstehungsumstände der sarkoiden Reaktion nicht ausgeschlossen werden: von Lymphdrüsenbiopsien von Patienten mit klinischer Sarkoidose wurden, sehr gelegentlich, Histoplasma capsulatum und Cryptococcus neoformans isoliert; sarkoide Reaktionen wurden in mediastinalen, paratrachealen u. a. Lymphdrüsen in Fällen von Lungenkrebs gesehen. Diese Beobachtungen stehen der monoätiologischen Auffassung der sarkoiden Reaktion im Wege.

Viel häufiger als Pilze isolieren wir aus resezierten Geweben von Sarkoidosekranken Mykobakterien, die in ihrer antigenen Komposition verschieden von typischen Tuberkelbacillen sind. Sie sind lysogen und ähneln den Bakterien, die man durch lysogene Konversion von Tuberkelbacillen *in vitro* erhalten kann. Ihre ätiologische Bedeutung in der Entwicklung der Sarkoidose wird weiterhin von tierexperimentellen Befunden abgeleitet.

Genetische Variationen sind an Mykobakterien bis jetzt weniger untersucht worden als an anderen Bakterien. Dies erklärt sich durch technische Schwierigkeiten, denen man in der Arbeit mit Mykobakterien begegnet: die längeren Generationszeiten, die die Beobachtungsperioden ausdehnen und Kulturverunreinigungen begünstigen; die komplexen Nährböden, die von vielen Mykobakterien verlangt werden, und die biochemische Studien erschweren; die Unmöglichkeit mit einzelnen, durch Mikromanipulation gewählten Tuberkelbakterien ein normales Wachstum zu erhalten, wodurch es notwendig wird, mit Kolonien zu arbeiten, die spontane bakterielle Mutanten oder Dissozianten enthalten können, die im weiteren Verlaufe der Untersuchungen zu falschen Schlüssen leiten.

Die Heterogenität einer jeden Bevölkerung von Tuberkelbacillen ist durch Beobachtungen über das Auftreten der bakteriellen Resistenz gegen Tuberkulostatica besonders klar geworden. Wird ein tuberkulöser Patient mit nur einem therapeutischen Mittel wie Streptomycin behandelt, so werden die *a priori* resistenten Bakterien zur Vermehrung ausgelesen, und die im Anfange bei weitem größere Streptomycin sensitive Bevölkerung wird bald durch die Nachkommen der erstmals wenigen Streptomycin-resistenten Bakterien ersetzt werden.

Wird eine Kultur von phagensensitiven Tuberkelbakterien mit einem virulenten Mykobakteriophagen infiziert (Abb. 1), so beobachtet man die Lyse einer großen Anzahl von Bakterien und das Auftreten eines gewissen Prozentsatzes von Bakterien, die gegen die Phagolyse resistent sind.

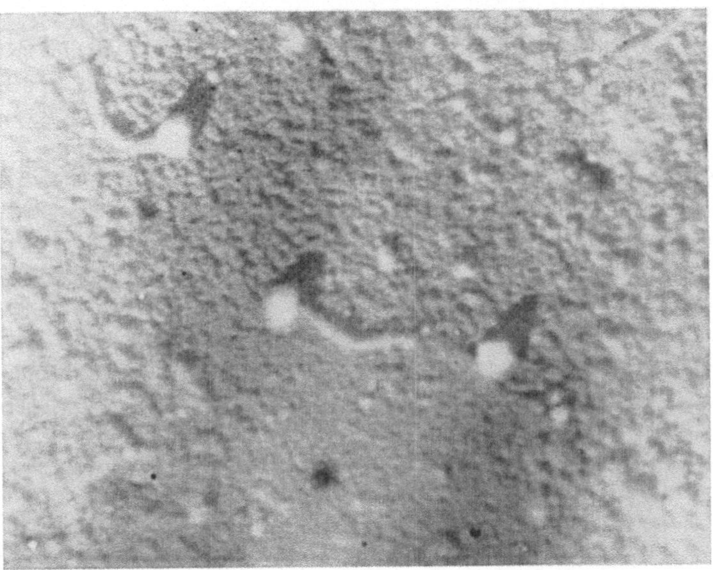

Abb. 1. Mykobakteriophage Leo, der von der Lungenbiopsie eines Sarkoidkranken isoliert wurde. Elektronenmikrophotographie von Dr. J. F. PASQUIER, Centre International de l'Enfance, Paris

Unter diesen Phagen-resistenten Bakterien befinden sich einige, in denen man das Vorhandensein eines Prophagen dadurch nachweisen kann, daß sie und die ihnen folgenden Generationen im Stande sind, selbst submikroskopische Teilchen zu formen, die andere Mykobakterien einschließlich der Ausgangsbakterien lysieren.

In den durch Phageninfektion entstandenen lysogenen Bakterien vermehrt sich der Bakteriophage, als Prophage, synchronisch mit der Teilung der Wirtszelle: er ist ein Teil des genetischen Materials dieser Zelle geworden. Er hat in das Bacterium seine eigenen Nucleinsäuren gebracht und in vielen nachweisbaren Fällen auch diese vorheriger Wirtszellen: die lysogene Konversion des Bacteriums wurde von dem genetischen Prozeß der Transduktion begleitet.

Diese Form der parasexuellen Rekombination ist wahrscheinlich die bedeutendste für das Erscheinen bakterieller Mutanten. Außer der Fähigkeit, lytische Teilchen zu synthetisieren, zeigen lysogene Bakterien einzelne oder kombinierte Veränderungen in ihrer mikroskopischen Morphologie, in der Form und Pigmentation ihrer Kolonien, ihrer Wachstumsbedingungen und ihrer biochemischen Aktivitäten. Die Änderungen des antigenen Aufbaus erstrecken sich unzweifelhaft auch auf ihre Pathogenität. Das bekannteste Beispiel dafür ist das des Corynebacterium diphtheriae: nur lysogene Diphtheriebacillen sind toxigen und pathogen. Werden virulente Diphtheriebacillen in Kulturböden verpflanzt, die spezifische Bakteriophagen-Antikörper enthalten, so verlieren sie ihre Lysogenie und damit die Fähigkeit, Toxin zu bilden.

Der Prophage kann durch Behandlung der Wirtszellen mit physikalischen oder chemischen Agentien, oder durch ihre Superinfektion mit anderen Bakteriophagen, wieder in die vegetative Phase der ungehemmten Vermehrung gebracht werden, die zur Lyse der Wirtszelle führt. Er kann aber auch, im Laufe der Generationen der Wirtszellen, verloren gehen oder solche Änderungen erleiden, daß selbst Induktionsverfahren nicht mehr die lytischen Eigenschaften der Wirtszellen nachweisen. Die „defekten" lysogenen Bakterien mögen trotzdem die mutationellen Veränderungen beibehalten, die die lysogene Konversion begleiteten.

1961 beschrieben wir genetische Veränderungen in Tuberkelbacillen nach ihrer *in vitro* Infektion mit Mykobakteriophagen [11]. Die lysogenen Mykobakterien waren weniger säurefest als die Mutterzellen. Da die Muchs Granula am längsten der Entfärbung widerstanden und infolge des Verlustes der Zellen an Cytoplasma, sahen die Bakterien eher wie Ketten von Mikrokokken aus. Ihre S-Kolonien waren pigmentiert. Veränderungen in ihrer enzymatischen Aktivität wurden ebenfalls beschrieben.

Die Infektion von Meerschweinchen mit diesen lysogenen Bakterien ergab, daß sich ihre Pathogenität verändert hatte: Die Tuberkulinallergie der Tiere war nur vorübergehend. Nach 3 Monaten zeigte die Autopsie der Tiere, und zeigten die histologischen Untersuchungen der Gewebe, unspezifische Granulome und fibrotische Herde in vereinzelten Lymphdrüsen.

Um die Rolle der Mykobakteriophagen in der Tuberkulose des Menschen zu bestimmen, mußte erstmals festgestellt werden, ob sich überhaupt Mykobakteriophagen im menschlichen Körper nachweisen lassen.

Bis 1961 waren Mykobacteriophagen nur in Kulturen von Mykobakterien [21] beobachtet worden, und von diesen Kulturen und von Erdproben isoliert worden [4]. Proben von Faeces und von Lungengewebe von Tuberkulosekranken wurden mit phagenfreien Tuberkelbacillen im Proskauer-Beck-Milieu angereichert, die Filtrate von diesen

Kulturen neuen Bakterienkulturen zugesetzt. Nach vier oder fünf solcher Passagen wurden die letzten Filtrate auf phagen-empfänglichen Mykobakterien auf die Anwesenheit von lysierenden Teilchen geprüft [12]. Es ergab sich bald, daß es gar nicht schwer ist, Mykobakteriophagen von diesem Material zu isolieren. Dagegen wurden sehr selten Mykobakteriophagen von gesunden Personen isoliert. Außer den gesunden Personen wurden Kranke mit nicht-tuberkulösem Lungenleiden als „Kontrollgruppen" untersucht. Noch häufiger als in Tuberkulosekranken wurden Mykobakteriophagen bei Patienten mit Sarkoidose gefunden [15]. In der folgenden Tabelle sind diese Resultate zusammengefaßt.

Tabelle. *Anzahl der Mykobakteriophagen-Stämme (und Zahl der untersuchten Proben)*

	Aus Faeces		Geweben	
Von Patienten mit				
Sarkoidose	74 (146)	$50,7^0/_0$	13 (17)	$76,4^0/_0$
Tuberkulose	150 (398)	$37,7^0/_0$	101 (164)	$61,5^0/_0$
Von Gesunden	1 (54)	$1,8^0/_0$		

Diese Bakteriophagen lysierten typische Tuberkelbacillen, einige atypische und auch saprophytische Mykobakterien. Das lytische Spektrum der Phagen gab keinen Aufschluß über die Natur der Erkrankung: Tuberkulose oder Sarkoidose. So wurde ein Unterschied in der serologischen Reaktion der Patienten zu ihrer Infektion mit Mykobakteriophagen gesucht.

Die Phagen-Antikörper wurden auf zwei Wegen bestimmt: einmal, mit Hilfe von Oudin-Ouchterlonys Diffusionsmethode [16] wurden Präcipitationen zwischen dem Antigen (Bakteriophagen) und Antikörpern (im Serum der Kranken) gesucht und bestimmt. Die Spezifizität der Linien der Präcipitation wurde durch Absorption der Sera mit Phagensuspensionen bewiesen. Als quantitative Methode der Antikörperbestimmung wurde die Neutralisation der lytischen Aktivität der Phagen nach Zusatz der Antisera gebraucht. Dafür muß die Phagenaufschwemmung sorgfältig titriert werden, damit eine gewisse Quantität davon dieselbe Anzahl von lytischen Einheiten zeigt. Nach Inkubation der Aufschwemmung mit dem hitze-inaktivierten Antiserum verliert die Aufschwemmung ganz oder teilweise ihre lytische Aktivität, und der Unterschied in der Anzahl von lytischen Einheiten zeigt die Konzentration der Antikörper.

Die Ergebnisse der serologischen Untersuchungen waren eindeutig. Tuberkulosekranke, die Träger von Mykobakteriophagen waren, zeigten hohe Konzentrationen von Phagen-Antikörpern. Dagegen enthielten die Sera von Kranken mit aktiver und histologisch bewiesener Sarkoidosis, obwohl sie Träger von Mykobakteriophagen waren, keine nachweisbaren Antikörper (Abb. 2).

Während der Internationalen Sarkoidosis-Konferenz in Stockholm berichtete Kallings, daß ein bedeutender Prozentsatz von Sarkoidosekranken eine Verminderung oder Abwesenheit des Properdins zeigen: ihre Sera, im Gegensatz zu denen von gesunden Personen, vermochten nicht, Coli T 2-Bakteriophagen zu neutralisieren [8]. Für viele Autoren entspricht Properdin den „natürlichen Antikörpern". Man ist sich noch nicht darüber einig, welche biologische Rolle das Properdin spielt: es ist

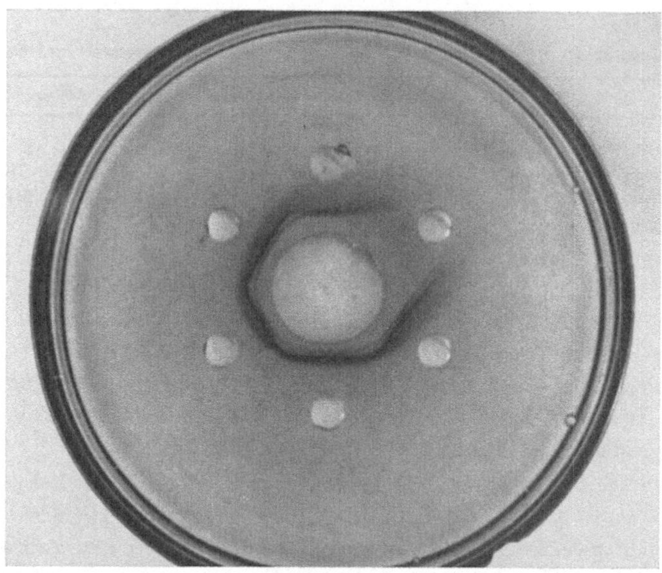

Abb. 2. Die Präcipitation in Gel nach Oudin-Ouchterlony zwischen einer Phagenaufschwemmung (Zentrum) und Sera von einem Sarkoidkranken (Peripherie, rechts oben) und fünf Tuberkuloseerkrankten. Die Linien der Präcipitation zwischen Phagenantigen und den Antikörpern im Serum der Tuberkulösen sind mit Amido-Schwarz gefärbt

wahrscheinlich, daß es Vorläufer der spezifischen Antikörper ist. So ist es möglich, daß Kallings und wir dasselbe Phänomen studierten. Da die vorerwähnten Resultate der Neutralisation von Mykobakteriophagen durch hitze-inaktivierte Sera von Tuberkulosekranken erhalten wurden, die durch Phagenantigene absorbierbar waren, ist der Gebrauch des Begriffs „spezifischer Antikörper" berechtigt.

Ein weiterer Hinweis auf die Natur der sarkoiden „Anergie" in bezug auf Phagen-Antikörperbildung mag in den folgenden Beobachtungen gefunden werden: obwohl es uns bis jetzt nicht gelungen ist, eine phagolytische Aktivität der Sera von Sarkoidkranken nachzuweisen, zeigen ca. 45% dieser Sera Linien der Präcipitation mit Phagen-Antisera in Ouchterlony's Gelsystem. Die präcipitierenden Antikörper verschwinden nach der Absorption der Antisera durch Phagenaufschwemmungen. Damit scheinen die Sera von Sarkoidosis-Kranken ein Antigen zu enthalten, das mit den Phagenantigenen identisch oder verwandt ist, und das sich nicht im Serum von Gesunden oder tuberkulösen Patienten nachweisen läßt. Weitere Untersuchungen sind im Gange, um die Natur dieser im Serum gewisser Sarkoidkranker vorhandener phagenverwandter Antigene zu bestimmen.

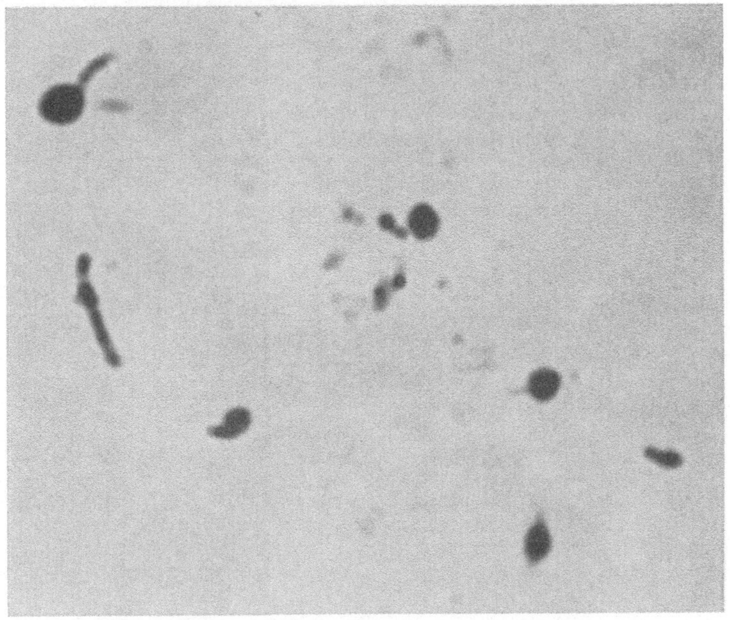

Abb. 3. Das mikroskopische Bild lysogener Mykobakterien. Färbung nach ZIEHL-NEELSEN (800 ×)

Mit dem Nachweis phagenneutralisierender Antikörper im Serum von Tuberkulösen, die Träger von Mykobakteriophagen waren, und der Abwesenheit solcher Antikörper im Serum von Sarkoidkranken, war der erste Unterschied zwischen diesen Krankheitseinheiten erbracht. Mit den *in vitro* gemachten Erfahrungen über die Kulturbedingungen lysogener Mykobakterien wurde nun die Isolierung solcher Bakterien von Geweben Sarkoidosekranker unternommen.

In den letzten drei Jahren wurden von 28 Skalenien und mediastinalen Lymphdrüsen und von 2 Lungenbiopsien 24 Stämme von Mykobakterien isoliert. Die Inkubationszeit ist zwischen 6 und 8 Wochen, aber nach Verimpfung auf neue Nährböden werden die Inkubationszeiten kürzer. Frisch isoliert sehen die Bakterien kaum wie typische Tuberkelbacillen aus, atypische morphologische Formen prädominieren:

„L bodies", Protoplasten und nur relativ säurefeste Bacillen (Abb. 3).
Werden diese Bakterien auf Nährböden verpflanzt, die Bakteriophagen-
Antiserum enthalten, so entwickeln sich nach und nach bakterielle Formen,

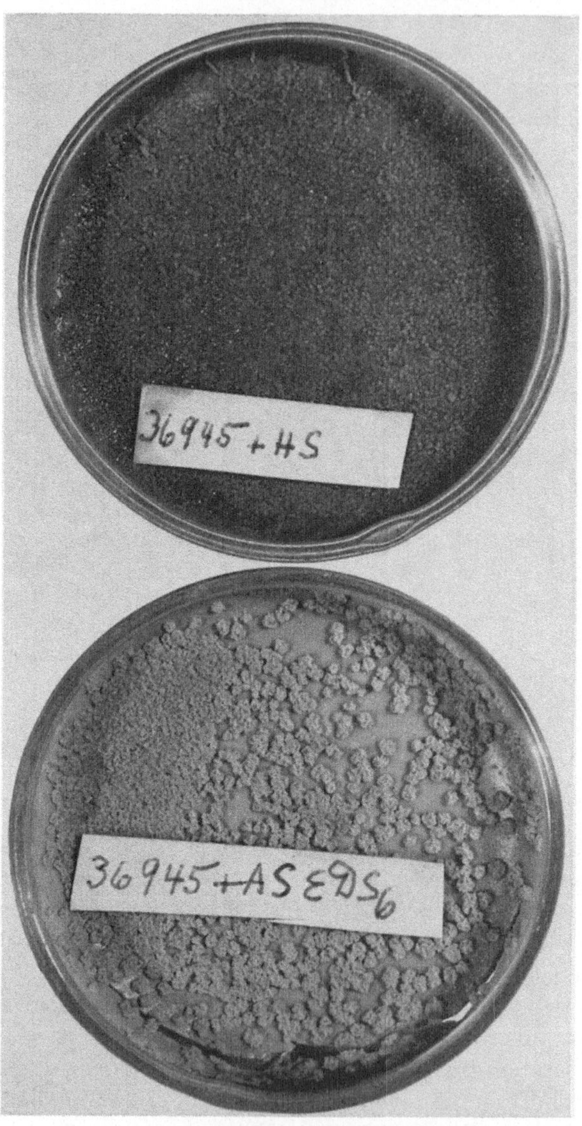

Abb. 4. Oben: Atypische lysogene Mykobakterien nach Isolierung aus einer Lymphdrüsenbiopsie
eines Sarkoidkranken. Der Kulturboden enthielt Serum von normalen Pferden. Unten: nach mehreren
Impfungen in Nährböden, die phagenneutralisierende Sera enthielten. Außer der verschiedenen
Koloniemorphologie beachte man Veränderungen in der enzymatischen Aktivität der Bakterien, die
nach Verlust des Bakteriophagen den Nährboden nicht mehr angreifen

die auch der traditionelle Bakteriologe als Mykobakterien ansehen wird (Abb. 4). Dieser Prozeß ist dem vergleichbar, der lysogene Diphtheriebacillen von ihren Phagen durch Antikörper befreit.

Die Kolonien dieser Bacillen von an Morbus Boeck erkrankten Personen ähneln den „anonymen" atypischen Bakterien, die ein solches Fragezeichen in der Literatur der Tuberkulose stellen. Die Schwierigkeit der Wertung dieser Bakterien kommt vor allem dadurch, daß man ähnliche pigmentierte Stämme aus dem Boden und dem Wasser isolieren kann, wo sie anscheinend als Saprophyten existieren. Wir haben versucht, die Möglichkeit der Verunreinigung unserer Nährböden durch Saprophyten dadurch auszuschließen, daß jeder Isolierung unbeimpfte Kulturen und Kulturen von Geweben an von Tuberkulose Erkrankten parallel gesetzt wurden. Während die erste „Kontrollgruppe" kein Wachstum zeigte, so wurden von den Tuberkulösen entweder „typische" Tuberkelbakterien oder „atypische" Mykobakterien isoliert. Die letzteren konnten nach Runyon's Schema [18] klassifiziert werden, während die Bakterien, die von Morbus Boeck erkrankten Personen isoliert wurden, weder in die Gruppen von RUNYON noch unter die Wasser-Erde-Saprophyten fielen [19]. Mit oder ohne Induktionsmethoden konnte man nachweisen, daß sie phagolytische Teilchen produzierten. Nach der augenblicklichen Literatur sind lysogene Mykobakterien sonst nur außerhalb des menschlichen Körpers gefunden worden. Ihr Vorkommen im menschlichen Körper muß an der Unfähigkeit dieser Patienten liegen, Antikörper gegen Mykobakteriophagen zu bilden. Denn wenn man lysogene Bakterien — wie die Bakteriophagen selbst — in normale Tiere injiziert, so reagieren diese schnell mit Anti-Phagen und anti-bakterieller Antikörperbildung, die die weitere Evolution der Lysogenisation unterbindet.

Wurden die von Morbus Boeck Erkrankten isolierten Bakterien in Meerschweinchen geimpft, so wurden dieselben Resultate erhalten, wie mit der Infektion dieser Tiere mit *in vitro* konvertierten Tuberkelbacillen: vorübergehende Allergie zu Tuberkulin und lokalisierte Granuloma, die schnell vernarbten. Die Sera der Tiere zeigten noch für Wochen hohe Titer von Phagen-Antikörpern. Dagegen haben die italienischen Autoren BARBOLINI, BISETTI u. POSSI [2] mit atypischen Bakterien sarkoidähnliche Läsionen in Meerschweinchen erhalten. Dem Bericht ist keine Bakteriophagenstudie angeschlossen.

Wenn man Meerschweinchen, Mäuse oder Kaninchen gleichzeitig mit Tuberkelbacillen und Mykobakteriophagen infiziert, so erhält man, wie zuerst von HAUDUROY u. ROSSET [5] beschrieben, eine hochakute Form der Tuberkulose. Die Tiere sterben oft im ersten Monat mit toxischen Erscheinungen. Die Erklärung dafür ist, daß, bevor Antikörper gebildet werden können, die Phagolyse große Mengen von Tuberkulo-Proteinen freisetzt, die die Tiere hyperallergisch machen.

Um diesen schnellen Tod zu vermeiden und um Bedingungen zu schaffen, die denen im Morbus Boeck ähneln, d. h. um die Antikörperbildung zur Bakteriophageninfektion zu unterbinden, wurde den mit Phagen und Tuberkelbacillen infizierten Meerschweinchen Cortison gegeben.

Der Effekt von Cortison in tuberkulösen Tieren ist seit den Arbeiten von Lurie [10] sehr gut bekannt: die cortisonbehandelten Tiere zeigen drei- oder viermal so viele primäre Granuloma als nicht mit Hormonen behandelte. Die Herde sind wohl kleiner, aber sie sind mit Bacillen überfüllt. Die Phagocyten der behandelten Tiere sind ebenfalls mit Tuberkelbacillen gefüllt. Nach Lurie reduziert Cortison die Kapazität der Phagocyten, Tuberkelbacillen zu verdauen; er fand, daß sie sich sogar in den Phagocyten vermehrten. Da weniger Bacillen abgebaut werden, weniger Proteine frei werden, um die Antikörperbildung zu stimulieren und, parallel, die Antikörperproduktion durch den bekannten direkten Effekt des Cortisons auf das reticulo-endotheliale System sehr stark reduziert ist, so führt die Infektion zu dem typischen Bild der von Rees [17] beschriebenen „Kanonenkugelherden" in der Lunge: zu der Bildung von großen Massen von nekrotischem Material, welches unzählige Tuberkelbacillen enthält.

Diese Form der Tuberkulose wurde in Meerschweinchen gesehen, die als „Kontrollgruppe" mit Tuberkelbacillen infiziert waren und Cortison empfingen.

In einer zweiten „Kontrollgruppe", die mit Tuberkelbacillen und Mykobakteriophagen infiziert war, kam es zu schnellem hyperallergischem Tod. Nach 10 Wochen, nach denen die nur mit Tuberkelbacillen infizierten Meerschweinchen mit typischen verkästen Herden in den Lymphdrüsen, in der Leber und Milz gestorben waren, lebten die mit Tuberkelbacillen und Mykobakteriophagen infizierten und mit Cortison behandelten Meerschweinchen meistens noch. In dieser Gruppe von Tieren fanden wir die häufigsten sarkoiden Gewebeveränderungen, die von J. Béland[1] interpretiert wurden (Abb. 5).

In 85% der Lymphdrüsen: retrotrachealen oder hilaren, die histopathologisch untersucht wurden, wurden Herde von proliferativen Granuloma gefunden, die das normale lymphoide Gewebe ersetzten. Mit Massons Trichromfärbung sieht man sehr gut die konzentrische Form und die Dichte dieser Granuloma. Das basische Gewebe ist von Paketen von epitheloiden Histiocyten und Fibrocyten geformt. Man sieht Riesenzellen mit polymorphen Kernen, die unregelmäßig im Cytoplasma verteilt sind. Es sind auch ein paar asteroide Körperchen da, aber deren Bedeutung bei Sarkoidose ist umstritten. Nur in 15—20% der Lungen

---

[1] Pathologe, Royal Edward Chest Hospital, Montreal, Kanada.

dieser Tiere fanden wir sarkoidähnliche Reaktionen, dagegen zeigten 40$^0/_0$ unspezifische Granuloma.

Zusammenfassend zeigen diese Herde die beinah vollständige Abwesenheit von Nekrose und die völlige Abwesenheit von Verkäsung. Sie zeigen eine große Anzahl von epitheloiden Zellen, die in der Gruppe von Tieren, die mit Tuberkelbacillen infiziert war und Cortison erhielt — also kein Mykobakteriophagen bekamen — unterdrückt waren. Diese Art von Gewebeschaden ist weder „tuberkulös" noch ein „Cortisoneffekt"; sie deutet auf eine Veränderung der antigenen Struktur des Erregers.

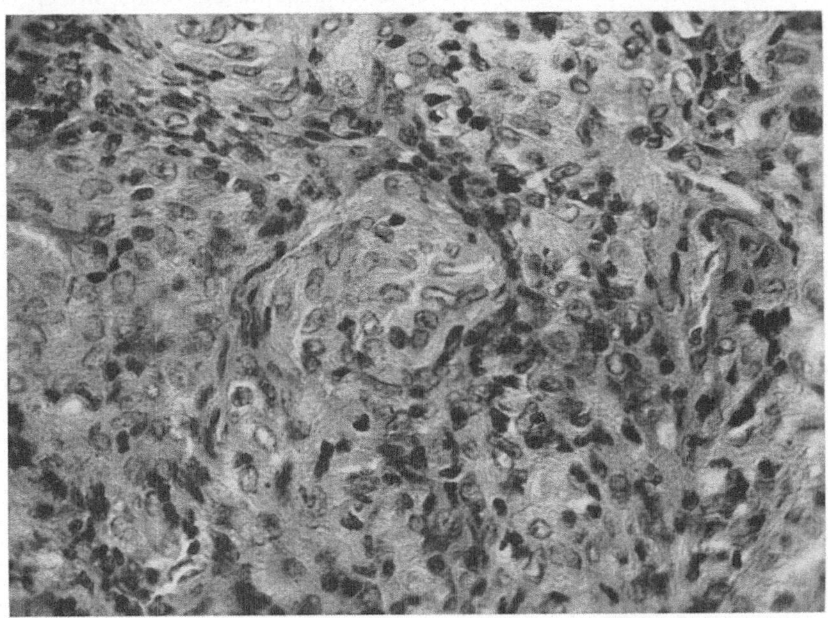

Abb. 5. Die Lunge eines Meerschweinchens, das mit Tuberkelbacillen und Mykobakteriophagen infiziert war und Cortison erhielt (siehe Text). (Färbung HPS, 300 ×)

Von den sarkoid-ähnlichen Geweben wurden durch Kultur eine Reihe von Mykobakterien isoliert, von denen einige wie „typische" Tuberkelbacillen aussahen, andere waren pigmentiert und lysogen. Selbst die anscheinend typischen Tuberkelbacillen konnten in weiteren Tierversuchen keine fortschreitende Tuberkulose hervorrufen, sondern nur vernarbende unspezifische Granulome.

Bevor die Tiere dieser Versuchsreihe getötet wurden, wurde ihnen Blut entnommen. Die Behandlung mit Cortison hatte die Antikörperbildung weitgehend unterbunden. Die Tiere, die nur mit dem Mykobakteriophagen infiziert waren (3. Kontrollgruppe), zeigten spezifische Antikörper zu diesem Bakteriophagen. Die, die gleichzeitig mit Tuberkelbacillen infiziert waren, zeigten Antikörper zu mehreren Mykobakteriophagen: dies spiegelt Phagenvariationen, die im Körper des tuberkuloseinfizierten Meerschweinchens stattfanden.

Bevor Antikörperbildung zu dem infizierenden Bakteriophagen und zu dessen Varianten ihre lytische Aktion unterband, haben diese Phagen wahrscheinlich Bakterien lysiert und andere lysogenisiert. Man kann annehmen, daß im Verlauf der fortgesetzten Variationen Bakterienformen vorkamen, die die Fähigkeit besaßen, der Sarkoidose ähnliche Gewebeänderungen hervorzurufen.

Vor kurzem wurden diese Versuche am Kaninchen ausgeführt. Drei immuno-paralysierende Agentien wurden nebeneinander benutzt: eine Gruppe von Kaninchen erhielt Cortison, eine andere „Imuran" (6-Mercaptopurin) und die dritte erhielt Actinomycin C. Nur die zwei ersten Substanzen unterbanden die Produktion von Antikörpern. In diesen Tieren rief die gleichzeitige Infektion mit einer geringen Zahl von Tuberkelbacillen und mit Mykobakteriophagen wiederum die Bildung von „sarkoidähnlichen" Geweben vor. Außer den Granulomen in Lymphdrüsen und Lunge wurden in 10% der Tiere auch noch Granulome im Gehirn gefunden, die auch die Züge der Sarkoidose zeigten. Während der Versuchszeit wurden die Lungen der Tiere geröntgt. Die nur mit Tuberkelbacillen infizierten Kaninchen zeigten bald Infiltrationen, die zu Kavitäten führten. Die gleichzeitig mit Mykobakteriophagen infizierten und mit immuno-paralysierenden Medikamenten behandelten Tiere zeigten kleinkernige Flecken, die zu Granulomen mit Fibrose führten. Die Tiere, die gleichzeitig Imuran empfingen, zeigten die geringsten pathologischen Veränderungen: die Lungenschatten waren transitorisch, d.h. Schatten, die man nach 4—5 Wochen sah, konnten im nächsten Röntgenfilm, 3 Wochen später, nicht mehr gesehen werden. Zur Zeit der Autopsie fand man einzelne kleine granulomatöse Herde in der Lunge mit Zeichen fortgeschrittener Fibrose.

Somit hat der Kaninchenversuch weithin die Beobachtungen am Meerschweinchen [14] bestätigt und gezeigt, daß gleichzeitige Infektion mit einer kleinen Anzahl von Tuberkelbacillen und Mykobakteriophagen nach Unterdrückung allergischer und immunologischer Reaktionen zur Bildung von sarkoiden Geweben führt.

Es wurde vor kurzem berichtet, daß sich Mykobakteriophagen in Gewebekulturen von HeLa- oder „L-zellen", wie auch in Zellen von Affennieren vermehren können, und dort einen cytopathogenen Effekt auslösen [13]. Mit fluorescierenden Antikörpern konnte die Gegenwart von Phagenteilchen in den Geweben nachgewiesen werden (Abb. 6a, 6b). Nach diesen Beobachtungen ergreift die intracellulare Infektion erst die Nucleoli, dehnt sich dann auf das Cytoplasma aus. Die Zellen runden sich ab, formen Aggregate, und dann zerfällt die Zellschicht. Diese Fähigkeit gewisser Bakteriophagen, sich auch in den Geweben von Säugetieren und in der Abwesenheit ihrer normalen Wirtszellen: den Mykobakterien, vermehren zu können, ist analog den Beobachtungen von Bayreuther u. Romig mit dem Virus des Polyoma [3] und denen von Abel u. Trautner mit dem Virus der Vaccinia [1]. Diese Forscher beschrieben, daß sich

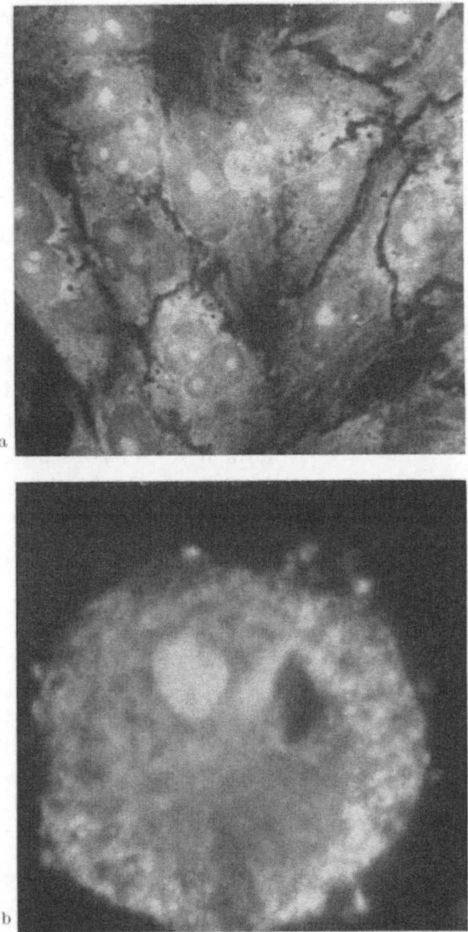

Abb. 6. a Mykobakteriophageninfektion von HeLa-Zellkulturen. 20 Std nach der Infektion zeigen die Nucleoli die Anwesenheit von Phagenteilchen, die durch fluorescierende Antisera dargestellt wurden. b Mykobakteriophageninfektion von HeLa Zellkulturen: 3—5 Tage nach der Infektion zeigt die Kultur Zellaggregate, die nach Behandlung mit fluorescierender Phagen-Antisera fluorescierende Elemente zeigen

diese Viren in kompetenten Bacillen des Bacillus Subtilis vermehren können. Damit ist gezeigt worden, daß es keine scharfe Grenze zwischen Viren und Bakteriophagen gibt. Beide submikroskopische Formen des

Lebens haben bevorzugte Wirtszellen, aber nach einer Periode der Adaptation können die Wirtszellen, in gewissen Grenzen, ausgetauscht werden. Diese Beobachtung der Vermehrung von Phagenteilchen in Gewebekulturen wie die früher erwähnten Ergebnisse der Präcipitation im Gel zwischen Phagenantisera und den Sera mancher Sarkoidkranker könnten andeuten, daß im Körper von Sarkoidkranken Mykobakteriophagen unvollkommen abgebaut werden, und darum auch nicht antigen wirken. Ob sie sich außerhalb der mykobakteriellen Wirtszellen im menschlichen Gewebe vermehren, ob sie dort selbst pathogene Veränderungen hervorrufen: dieses sind Fragen, die noch viele Untersuchungen verlangen.

Zusammenfassung

Dieser Bericht über die ätiologische Rolle der Infektion mit Tuberkelbakterien bei der Sarkoidose stützt sich auf zahlreiche Isolierungen von Mykobakterien und Mykobakteriophagen aus Geweben Sarkoidkranker und auf tierexperimentelle Untersuchungen. Die letzteren haben gezeigt, daß die Infektion von Meerschweinchen und Kaninchen mit Tuberkelbakterien und Mykobakteriophagen in der Abwesenheit von phagenneutralisierenden Antikörpern zum Auftreten von „atypischen" Tuberkelbakterien und zu sarkoid-ähnlichen Gewebeschäden führt. Nach diesen Beobachtungen erscheint die sarkoide Reaktion als eine besondere immunologische Verlaufsform der Tuberkulose, wie sie von Klinikern vermutet worden ist. Weitere Beobachtungen sind nötig, um die spezifische Anergie dieser Kranken besser zu definieren.

Literatur

[1] Abel, G., and T. A. Trautner: Z. Vererbungsl. **95**, 66 (1964).

[2] Barbolini, J., G. Bisetti, and G. Possi: Recenti Progr. Med. **225** (1964).

[3] Bayreuther, K. E., and W. R. Romig: Science **146**, 778 (1964).

[4] Gardner, G. M., and R. S. Weiser: Proc. Soc. exp. Biol. (N. Y.) **66**, 205 (1947).

[5] Hauduroy, P., and W. Rosset: C.R. Soc. Biol. (Paris) **154**, 265 (1960).

[6] Kalkoff, K. W.: Beitr. Klin. Tuberk. **114**, H. 1/2 (1955).

[7] — Aus einem Gutachten über die Entschädigung der Sarkoidose als Berufskrankheit (Persönl. Mitteilung).

[8] Kallings, L. O., and S. Loefgren: Proc. 3rd Internat. Conf. Sarcoidosis. Acta med. scand. Suppl. **425**, 33 (1964).

[9] Loefgren, S.: Proc. 3rd Internat. Conf. Sarcoidosis. Acta med. scand. Suppl. **425**, 268 (1964).

[10] Lurie, M. B., P. Zappasodi, A. M. Dannenberg, and E. Cardona-Lynch: The effect of ACTH and cortisone upon infection and resistance. New York: Columbia University Press 1953.

[11] Mankiewicz, E.: J. gen. Microbiol. **24**, 63 (1961).

[12] — Nature (Lond.) **191**, 1416 (1961).

[13] — Canad. med. Ass. J. **92**, 1 (1965).

[14] Mankiewicz, E., and J. Beland: Amer. Rev. resp. Dis. **89**, 707 (1964).

[15] —, and M. van Walbeek: Arch. environm. Hlth **5**, 122 (1962).

[16] Ouchterlony, O.: Progr. Allergy **6**, 30 (1962).

[17] Rees, M.: Experimental tuberculosis, bacillus and host, Ciba Foundation Symposium, p. 259. Boston: Little, Brown and Co. 1959.

[18] Runyon, E. H.: Bull. intern. Tuberc. **29**, 72 (1959).

[19] — Persönlicher Bericht.

[20] Scadding, J. G.: Proc. 3rd Internat. Conf. Sarcoidosis. Acta med. scand. Suppl. **425**, 266 (1964).

[21] Steenken, W., jr.: Amer. Rev. Tuberc. **38**, 777 (1938).

[22] Wurm, K.: Beitr. Klin. Tuberk. **127**, 195 (1963).

[23] — H. Reindell u. E. Doll: Sonderdruck aus: Sarkoidose. Stuttgart: F. K. Schattauer 1964.

R. Bönicke, Borstel: Die Bedeutung lysogener Mykobakterien für die Sarkoidose (Korreferat zum Referat von E. Mankiewicz)

Es ist unmöglich, in einem zeitlich begrenzten Korreferat auf alle von Frau Dr. Mankiewicz angeschnittenen Probleme und experimentellen Befunde einzugehen. Wenn ich noch einmal die wesentlichen Argumente zusammenfassen darf, die für die von ihr vertretene neue Konzeption der Ätiologie der Sarkoidose sprechen, so sind als Erreger dieser Krankheit lysogene Tuberkulosebakterienstämme anzusehen, die wegen des Fehlens von Mykobakteriophagen-Antikörpern bei Sarkoidosekranken in ihren morphologischen und metabolischen Eigenschaften so verändert sein können, daß sie nicht mehr als Tuberkulosebakterien identifizierbar sind. Sarkoidosekranke unterscheiden sich von Tuberkulosekranken dadurch, daß sie nicht imstande sind, Mykobakteriophagen-Antikörper zu bilden und sich daher nicht gegen die Lysogenie und gegen die durch sie bedingten Konversionen schützen können. Ich möchte mich in meinem Korreferat auf die Besprechung dieser Argumente beschränken und Ausführungen machen über Lysogenie und lysogene Konversionen bei Mykobakterien, über den Nachweis von neutralisierenden Mykobakteriophagen-Antikörpern im Versuchstier unter experimentellen Bedingungen und schließlich über den Nachweis von neutralisierenden Mykobakteriophagen-Antikörpern bei gesunden und kranken Menschen.

Lysogene Mykobakterienstämme unterscheiden sich von nicht lysogenen dadurch, daß sie befähigt sind, Mykobakteriophagen zu bilden. Sie sind außerdem gegen den eigenen, homologen Phagen immun. Infiziert man sie mit dem homologen Phagen, so werden sie durch ihn nicht lysiert. Bisher sind in der Literatur nur einige wenige Mykobakterienstämme mit natürlicher Lysogenie beschrieben worden. Dabei handelte es sich ausnahmslos um schnellwachsende Stämme der Species Mycobact. smegmatis und Mycobact. fortuitum. Wir selbst haben uns ebenfalls mit dieser

Frage beschäftigt und konnten bei der Durchmusterung einer sehr großen Zahl von Mykobakterienstämmen unserer Stammsammlung bei zwei Stämmen natürliche Lysogenie feststellen. Der eine wurde hier in Freiburg aus einer Patientin vom hiesigen Hygienischen Institut isoliert und uns zur Diagnostik nach Borstel geschickt. Die Patientin starb an ihrer Infektion. Bei der Sektion fand sich ein Megaoesophagus, in den Lungen ausgedehnte, verkäsende Herde; die Hyluslymphknoten waren ebenfalls von käsigen Massen durchsetzt. Dieser von uns als Mycobact. smegmatis diagnostizierte Stamm erregte deswegen unser besonderes Interesse, weil er als lysogener Stamm der Erreger einer Mykobakteriose war.

Ich möchte Ihnen zunächst einige elektronenoptische Aufnahmen von Mykobakteriophagen zeigen, unter anderen auch von dem Phagen des eben erwähnten Patientenstammes[1]. Abb. 1a zeigt eine Mykobakterienzelle (M. diernhoferi), die umgeben ist von zahlreichen Mykobakteriophagen. Die Aufnahme vermittelt uns einen Eindruck von den Größenverhältnissen zwischen Bakterienzellen und Bakteriophagen. Mykobakteriophagen bestehen wie andere Bakteriophagen aus einem Kopf von hexagonaler Gestalt, an dem sich ein als Schwanz bezeichneter Fortsatz befindet, an dessen Ende wenig differenzierte Haftorganellen erkennbar sind. Die in Abb. 1b dargestellten Phagen wurden aus dem erwähnten Freiburger Stamm isoliert. Die Köpfe dieses Phagenstammes sind von länglicher Gestalt, etwa 80 mµ lang und 40 mµ breit. Die Schwanzlänge beträgt etwa 200 mµ. Während in der Natur, wie bereits ausgeführt, lysogene Stämme nur selten anzutreffen sind, ist es verhältnismäßig einfach, unter in vitro-Bedingungen durch Phageninfektion aus phagensensiblen Mykobakterienstämmen lysogene Varianten zu gewinnen. Das gilt nicht nur für schnellwachsende saprophytäre Mykobacterium-Arten, sondern ebenfalls für atypische und auch für echte Tuberkulosebakterien. Lysogene Varianten können sich außer in den beiden charakteristischen Eigenschaften, nämlich der Phagenbildung und der Immunität gegen den homologen Phagen, auch in anderen Eigenschaften vom Mutterstamm unterscheiden. Man spricht dann von lysogener Konversion. Diese lysogene Konversion, die in Frau Dr. Mankiewiczs Konzeption der Ätiologie der Sarkoidose eine entscheidende Rolle spielt, ist verschiedentlich bestritten worden, so auch von Penso (1963), der derartige Konversionen mit der Selektion von primär in den Mykobakterienkulturen vorhandenen andersartigen Stämmen erklärt. Nach seiner Auffassung wird man lysogene Stämme mit veränderten Eigenschaften dann nicht finden können, wenn mit sauberen, d. h. also mit Reinkulturen experimentiert wird. Auch Vandra (1965) hat berichtet, daß sie bei ihren artifiziell erzeugten lysogenen Varianten außer der Phagenbildung und der Immu-

---

[1] Die e-optischen Aufnahmen wurden mir dankenswerterweise von Herrn Dr. H. Kölbel überlassen.

nität gegen den homologen Phagen keine weiteren Eigenschaftsänderungen gefunden hat.

Wir haben uns mit diesem Problem sehr intensiv befaßt und festgestellt, daß in vielen Fällen Eigenschaftsänderungen nach artifizieller Lysogenisierung nicht nachgewiesen werden können. Wir haben aber einige lysogene Varianten gewinnen können, die einige interessante Kon-

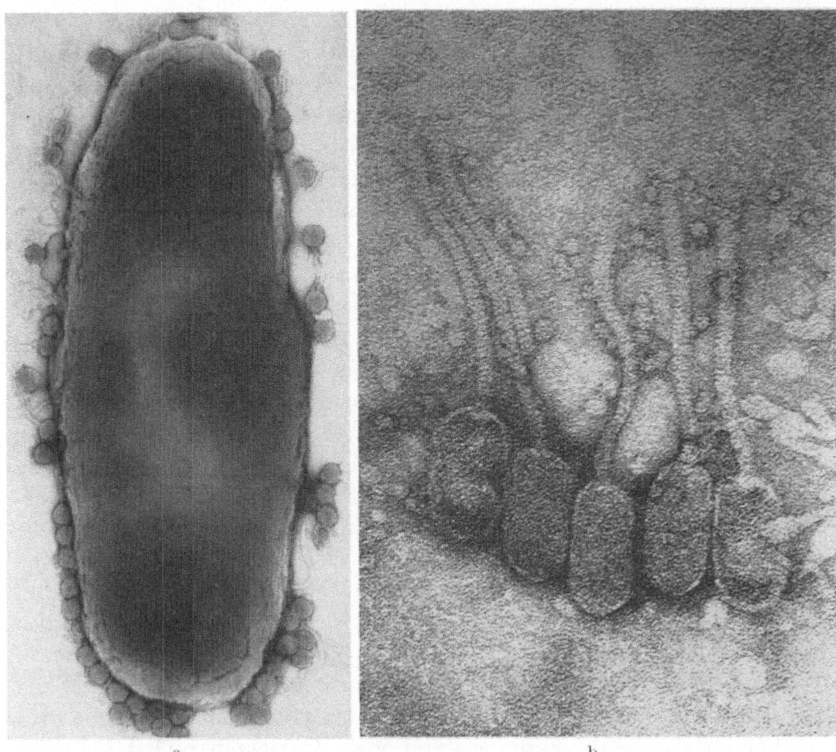

Abb. 1. a Mycobact. diernhoferi; Zelle mit zahlreichen Mykobakteriophagen. Vergr.: 80 000 ×. b Phage B_6, isoliert aus dem lysogenen Stamm von Mycobact. smegmatis SN 46. Vergr.: 250 000 ×

versionen zeigten. Ich möchte wegen ihrer Einprägsamkeit auf zwei Beispiele von lysogener Konversion näher eingehen. Es handelt sich dabei um enzymatische Eigenschaften, deren Vorhandensein bzw. Nichtvorhandensein in den zu untersuchenden Stämmen ohne zusätzliche chemische Hilfsmittel durch Farbveränderung des Nährbodens, auf dem die Stämme gezüchtet worden sind, nachweisbar ist.

Das erste Beispiel betrifft die Nicotinsäureoxydase. Dieses Enzym, das die Oxydation von Nicotinsäure unter Bildung von 6-Hydroxynicotinsäure katalysiert, ist innerhalb der Species Mycobacterium smegmatis weit verbreitet. Zu seinem Nachweis stehen verschiedene mehr oder weniger aufwendige Methoden zur Verfügung. Wegen ihrer Einfachheit hat sich besonders eine kulturelle Methode bewährt, nach der die zu untersuchenden Stämme auf einem der gebräuchlichen Eiernährböden (z. B. Eiernährboden nach LÖWENSTEIN-JENSEN) mit einem Zusatz von 0,05% 2-Hydroxynicotinsäure gezüchtet werden. Smegmatis-Stämme, die Nicotinsäure oxydativ abzubauen vermögen, verfärben diesen Nährboden von Grün nach Tiefblau.

Sehr eingehend untersucht wurde von uns der enzymatische Nicotinsäureabbau des Smegmatis-Stammes SN 2 und einiger lysogener Varianten, die durch Infektion des Stammes mit den Phagen B_1 und B_{13} gewonnen wurden. Während der Ausgangsstamm SN 2 den erwähnten Differentialnährboden tiefblau färbt, verfärben die lysogenen Varianten SN 2 (B_1) bzw. SN 2 (B_{13}) ihn nicht oder nur sehr geringfügig. Die Lysogenisierung des Stammes SN 2 mit den Phagen B_1 oder B_{13} ist somit mit dem Verlust bzw. mit einer starken Abnahme der enzymatischen Fähigkeit, Nicotinsäure oxydativ abzubauen, gekoppelt.

Daß Lysogenie auch mit dem Gewinn von enzymatischen Eigenschaften gekoppelt sein kann, soll an Hand eines weiteren einprägsamen Beispiels gezeigt werden. Derartige Versuche wurden mit demselben Stamm (SN 2) und seiner lysogenen Variante SN 2 (B_1) durchgeführt. Während der Ausgangsstamm SN 2 Malachitgrün nicht zu Leukomalachitgrün zu reduzieren vermag, was dadurch zum Ausdruck kommt, daß der Nährboden seine grüne Farbe behält, besitzt die lysogene Variante eine sehr hohe Malachitgrün-reduzierende Aktivität. Der Nährboden verliert seine grüne Farbe. Heilt man die lysogene Variante unter anderem durch Behandlung mit Phagen-Antiserum von ihrem Phagen, gewinnt man also aus ihr eine nicht mehr lysogene gegen den Phagen B_1 sensible Variante, so hat diese nicht mehr lysogene, phagensensible Variante wieder die Eigenschaft des ursprünglichen Mutterstammes SN 2. Malachitgrün wird nicht reduziert. Diesen Vorgang kann man fortsetzen und dabei feststellen, daß die künstlich mit dem Phagen B_1 lysogenierten Stämme über eine hohe Malachitgrün reduzierende Aktivität verfügen, die prophagenfreien Stämme dagegen nicht.

Mit diesen beiden Beispielen, auf die ich mich beschränken möchte, sollte gezeigt werden, daß es lysogene Konversionen gibt. Es muß aber noch einmal betont werden, daß exakt beweisbare und wesentliche Eigenschaften betreffende lysogene Konversionen sehr selten zu sein scheinen. Es ist mir bisher nicht möglich gewesen, so stark veränderte lysogene Varianten zu finden, daß die Zugehörigkeit zur ursprünglichen Species oder gar die Zugehörigkeit zur Gattung Mykobacterium in Frage gestellt gewesen wäre. Die Konversionen bewegen sich stets im engen Rahmen der Species.

Es ist allgemein üblich, Phagen-Antikörper dadurch experimentell zu erzeugen, daß man Versuchstiere, vornehmlich Kaninchen, mit stark konzentrierten Phagen-Suspensionen immunisiert. Frau Dr. MANKIEWICZ ist meines Wissens die erste gewesen, die zeigen konnte, daß die Phagenantikörperbildung im Versuchstier auch durch phagenbildende, d. h. also durch lysogene Mykobact.-Stämme induziert werden kann. Wir haben eine größere Zahl derartiger Immunisierungsversuche an Kaninchen mit lysogenen Stämmen durchgeführt und dabei verhältnismäßig hohe Antikörper-Titer erzielen können. Hierzu möchte ich Ihnen einige tabellarisch zusammengestellte Versuchsergebnisse zeigen. In dem in Tab. 1 wiedergegebenen Versuch wurden Kaninchen mit dem natürlich lysogenen Smegmatis-Stamm SN 46 infiziert, und zwar dreimal in Abständen von je 1 Woche mit 5 mg Bakterien (Feuchtgewicht) i.v. SN 46

Tabelle 1. *Neutralisierende Mykobakteriophagen-Antikörper im Serum von Kaninchen, immunisiert mit M. smegmatis SN 46*

| Phage B_6 Verdünnungen | Lytische Wirkung auf M. smegmatis SN 38 | | | | | | Ktr. ohne Serum |
| | Serum-Verdünnungen | | | | | | |
	1:10	1:20	1:40	1:80	1:160	1:320	
10^0	Pl 3	Pl 3	Pl >100	CL +	CL +	CL ++	CL +++
10^{-1}	0	0	Pl 13	Pl 25	Pl >100	CL +	CL +++
10^{-2}	0	0	Pl 1	Pl 15	Pl 12	Pl 50	CL +++
10^{-3}	0	0	0	0	Pl 2	Pl 2	CL ++
10^{-4}	0	0	0	0	0	Pl 2	Pl 80
10^{-5}	0	0	0	0	0	0	Pl 11

ist der Freiburger Patientenstamm, der bereits verschiedentlich erwähnt wurde. Der Nachweis neutralisierender Phagenantikörper erfolgte 3 Monate nach der Immunisierung. Wir benutzten dabei die von Frau Dr. MANKIEWICZ (1962,1963) angegebene Technik. Aus der tabellarischen Zusammenstellung der Versuchsergebnisse geht meines Erachtens sehr eindrucksvoll hervor, daß die lytische Wirkung des verwendeten Mykobakteriophagen B_6 gegen den Indicatorstamm SN 38 in Gegenwart des Kaninchenserums mehr oder weniger stark gemindert ist, und zwar nimmt die phagenneutralisierende Wirkung des Kaninchenserums zu, je geringer die Phagenmenge in den Versuchsansätzen ist. Bei einer Phagenmenge von 10^{-1}, das sind ca. 100000 plaquebildende Phagenpartikel, wird die lytische Wirkung der Phagen in Gegenwart des Antiserums in der Verdünnung 1:20 vollständig neutralisiert, bei einer Phagenmenge von 10^{-3} beträgt der Phage B_6-Antikörpertiter 1:80, er steigt auf 1:160 bei einer Phagenmenge von 10^{-4} und schließlich auf 1:320 bei einer Menge des Testphagen B_6 von 10^{-5}. Ein sehr ähnliches Ergebnis wurde erhalten, wenn zur Immunisierung ein anderer Mycobakterien-Stamm mit natürlicher Lysogenie verwendet wurde. Es ist der Smegmatis-Stamm mit der Sammlungs-Nr. 38, dessen temperierter Phage mit dem temperierten Phagen von SN 46 serologisch nahe verwandt ist. Der unter Verwendung von SN 38 als Indicatorstamm aus SN 46 gewonnene Phage B_6 ist sehr wahrscheinlich eine Rekombinante dieser beiden temperierten Phagen.

Tab. 2 enthält die entsprechenden Versuchsergebnisse nach Immunisierung der Versuchstiere mit einem artifiziell lysogenierten Stamm, und zwar M. smegmatis SN 38, lysogeniert mit dem Phagen B_6. Hier sind ganz besonders hohe B_6-Antikörper-Titer erkennbar. So vermag das Antiserum in der Verdünnung von 1:10 sogar bei höchster Phagenmenge die lytische Wirkung des Testphagen vollständig zu neutralisieren.

Tabelle 2. *Neutralisierende Mykobakteriophagen-Antikörper im Serum von Kaninchen, immunisiert mit M. smegmatis SN 38 (B_6)*

Phage B_6-Verdünnungen	Lytische Wirkung auf M. smegmatis SN 38						
	Serum-Verdünnungen						Ktr. ohne Serum
	1:10	1:20	1:40	1:80	1:160	1:320	
10^0	0	CL (+)	CL +	CL +	CL +	CL + +	CL + + +
10^{-1}	0	0	Pl 10	CL (+)	CL +	CL +	CL + + +
10^{-2}	0	Pl 1	0	Pl 20	CL +	CL +	CL + + +
10^{-3}	0	0	0	0	0	Pl 5	CL + +
10^{-4}	0	0	0	0	0	0	Pl 60
10^{-5}	0	0	0	0	0	Pl 1	Pl 8

Bei den zur Immunisierung verwendeten Mykobakterienstämmen, über die ich bisher berichtet habe, handelte es sich, wenn ich von dem Stamm SN 46 absehe, der bei Kaninchen und weißen Mäusen Nierentuberkulosen zu induzieren vermag, um praktisch avirulente Stämme. Etwas höhere und länger anhaltende Phagenantikörper-Titer wurden erhalten, wenn virulentere lysogene Stämme, z. B. lysogene humane Stämme, zur Immunisierung verwendet wurden. Wurden Kaninchen mit nicht lysogenen Mykobakterienstämmen immunisiert, entstanden auch keine neutralisierenden Antikörper.

Ich bin auf die Bildung solcher Antikörper im Versuchstier nach Immunisierung mit natürlich oder künstlich lysogenen Stämmen deswegen so ausführlich eingegangen, weil sich meines Erachtens aus den Ergebnissen die Schlußfolgerung geradezu aufzwingt, daß auch bei an Tuberkulose erkrankten Menschen unter der Voraussetzung, daß deren Erreger lysogen sind, mit dem Vorhandensein von neutralisierenden Phagen-Antikörpern im Serum mit sehr hohem Titer gerechnet werden muß. Bevor ich aber auf unsere Untersuchungen hierüber eingehe, möchte ich noch einiges zur Spezifität der Phagen-Antikörper ausführen. Wir haben Kaninchen mit den beiden natürlich lysogenen Stämmen SN 46 und SN 38 sowie mit dem artifiziell lysogenisierten Stamm SN 38 (B_6) immunisiert und die nach 3 Monaten gewonnenen Blutseren gegen zwölf verschiedene Mykobakteriophagen ausgetestet. Sie sind in der linken Spalte der Tab. 3 aufgeführt. Die 2. Spalte der Tabelle enthält die zugehörigen Indicatorstämme. Das Ergebnis ist sehr aufschlußreich. Das aus den immunisierten Kaninchen gewonnene Antiserum neutralisiert nur die lytische Wirkung des homologen Phagen B_6, nicht aber die der anderen Phagen. Die nach Immunisierung entstehenden Mykobakteriophagen-Antikörper sind somit hoch spezifisch.

Abschließend möchte ich über die von uns erzielten Versuchsergebnisse über das Vorkommen von neutralisierenden Phagenantikörpern bei

Tabelle 3. *Spezifität von Mycobakteriophagen-Antikörpern*

Testphage	Indicatorstamm	Phagen-Antikörper-Titer des Kaninchenserums Kaninchen, immunisiert mit		
		SN 46	SN 38	SN 38 (B_6)
B_1	M. smegmatis SN 2	0	0	0
B_2	M. phlei SN 109	0	0	0
B_5	M. vaccae SN 920	0	0	0
B_6	M. smegmatis SN 38	$1:160^1$	$1:80^1$	$1:320^1$
B_9	M. thamnopheos R 113	0	0	0
B_{10}	M. phlei P 7	0	0	0
B_{11}	M. smegmatis SN 10	0	0	0
B_{12}	M. smegmatis SN 10	0	0	0
B_{13}	M. smegmatis SN 10	0	0	0
B_{14}	M. smegmatis SN 10	0	0	0
B_{17}	M. smegmatis SN 10	0	0	0
B_{22}	M. tuberculosis H_{37} Ra	0	0	0

[1] Phagenmenge = ca. 1400 Plaque-bildende Einheiten/ml.

gesunden und kranken Menschen berichten. Frau Dr. MANKIEWICZ hat ausgeführt, daß Sarkoidose-Kranke nicht imstande sind, solche Antikörper zu bilden. Wir haben in Zusammenarbeit mit den Universitäts-Hautkliniken Kiel und Hamburg[2] verschiedene von Sarkoidose-Kranken stammende Seren geprüft und in voller Übereinstimmung mit den Befunden von Frau Dr. MANKIEWICZ keine Mykobakteriophagen-Antikörper nachweisen können. Im Gegensatz zu Frau Dr. MANKIEWICZ, die bei etwa 50% der von ihr untersuchten Tuberkulosekranken Phagenantikörper festgestellt hat, fanden wir auch bei Tuberkulosekranken keine neutralisierenden Phagenantikörper, wobei es gleichgültig war, ob es sich um frische, bacillenpositive, unbehandelte oder behandelte Fälle

---

[2] Herrn Prof. Dr. A. PROPPE und Herrn Prof. Dr. Dr. J. KIMMIG sei auch an dieser Stelle für die Zurverfügungstellung der Seren gedankt.

von Lungentuberkulose handelte, um Urogenitaltuberkulose oder um verschiedene Formen von Hauttuberkulose usw.

Unsere Befunde sollen an Hand einiger ausgewählter Beispiele kurz demonstriert werden (siehe Tab. 4[3]). In dem Versuchsprotokoll der Tab. 4 handelt es sich um einen 58 jährigen Patienten aus der Klinischen Abteilung des Forschungsinstituts Borstel mit schwerster, offener, progredienter, großkavernöser Lungentuberkulose. Phagenantikörper sind nicht nachweisbar. Die Anzahl der Plaques ist bei der Phagenverdünnung von 10^{-6} (letzte Zeile) praktisch übereinstimmend, und zwar unabhängig davon, wie hoch die Konzentration des Patientenserums ist.

Entsprechend waren die Versuchsergebnisse bei einem ähnlichen Krankheitsfall. Der 36 Jahre alte Patient hat eine chronische, offene

Tabelle 4. *Nachweis neutralisierender Phagen-Antikörper im Serum des Patienten Hans J. G., 5431 (Klin. Abtlg. Borstel)*

Phage B_{22}-Verdünnungen	Serum-Verdünnungen						Ktr. ohne Serum
	1:10	1:20	1:40	1:80	1:160	1:320	
10^0	CL +++	CL +++	CL +++	CL +++	CL +++	CL +++	CL +++
10^{-1}	CL +++	CL +++	CL +++	CL +++	CL +++	CL +++	CL +++
10^{-2}	CL +++	CL +++	CL +++	CL +++	CL +++	CL +++	CL +++
10^{-3}	CL +++	CL +++	CL +++	CL +++	CL +++	CL +++	CL +++
10^{-4}	CL ++	CL ++	CL ++	CL +++	CL ++	CL ++	CL +++
10^{-5}	CL +	CL +	CL +	CL +	CL +	CL +	CL ++
10^{-6}	Pl 30—40	Pl 20	Pl 40	Pl 20	Pl 25	Pl 30	Pl 30

Testphage: B_{22}; Teststamm: Mycobact. smegmatis ATCC 607.

Lungentuberkulose. Er ist therapieresistent, der Prozeß aber nicht progredient, sondern stillstehend. Als Teststamm wurde hier der bekannte humane Standardstamm $H_{37}Rv$ verwendet. Phagen-Antikörper lassen sich im Serum des Patienten nicht nachweisen.

Bei einem weiteren demonstrierten Versuchsergebnis handelt es sich um eine 37 jährige Patientin mit einem sehr ausgedehnten, bacillenreichen, kavernösen Befund mit progredientem Verlauf. Auch hier sind wiederum keine Phagen-Antikörper im Serum nachweisbar, und zwar unabhängig davon, welcher Phage zur Testung verwendet wird. In diesem Versuch wurde als Testphage der Phage mit der Sammlungsnummer B_1 verwendet, in einem anderen tabellarisch demonstrierten Versuch der Phage B_6. Die Anzahl der Plaques ist bei den verschiedenen Serumverdünnungen praktisch identisch.

Wenn man bedenkt, daß lysogene Tuberkulosebakterien in den USA und auch in Europa bisher nicht gefunden werden konnten, sie also dort

---

[3] Auf die Wiedergabe weiterer im Referat demonstrierter, dem Ergebnis der Tab. 4 entsprechender Tabellen wurde aus Raumgründen verzichtet.

wie hier außerordentlich selten zu sein scheinen, wenn man außerdem die Spezifität der Mykobakteriophagen-Antikörper berücksichtigt, so sind die Versuchsergebnisse über die Nichtnachweisbarkeit von Mykobakteriophagen-Antikörpern auch bei Tuberkulosekranken nicht sonderlich überraschend. Sie entsprechen vielmehr den Erwartungen. Als mögliche Erklärung der von Frau Dr. Mankiewicz und mir erhobenen unterschiedlichen Befunde könnte vielleicht das Bestehen regionaler Unterschiede hinsichtlich der Häufigkeit des Vorkommens lysogener Tuberkulosebakterien diskutiert werden. Derartige Stämme müßten im Gebiet von Montreal außerordentlich häufig vorkommen, während sie im norddeutschen Raum praktisch fehlen. Weiter scheint es mir notwendig zu sein, daß auch in anderen Gebieten analoge Versuche durchgeführt werden. Ich bin sicher, daß dies schon wegen der Bedeutung der Probleme in nächster Zukunft geschehen wird. Frau Dr. Mankiewicz hat das große Verdienst, hier Pionierarbeit geleistet zu haben. Die Zukunft muß zeigen, ob sich ihre Befunde reproduzieren lassen oder nicht. Erst dann ist ein endgültiges Urteil über die Richtigkeit ihrer Konzeption bezüglich der Ätiologie der Sarkoidose möglich.

Literatur

Bönicke, K.-J.: Über das Vorkommen von Antimycobacteriophagen-Antikörpern im Blutserum von Tuberkulose- und Sarkoidose-Kranken. Inaug.-Diss., Hamburg 1966.

Mankiewicz, E.: Mycobacteriophages isolated from Persons with tuberculous and nontuberculous conditions. Nature (Lond.) **191**, 1416 (1961).

— On the etiology of sarcoidosis. Canad med. Ass. J. 88, 593 (1963).

—, and M. van Walbeek: Mycobacteriophages, their role in tuberculosis and sarcoidosis. Arch. environm. Hlth **5**, 122 (1962).

Penso, G.: Les mycobactéries atypiques. Ann. Ist. „Carlo Forlanini" **23**, 25 (1963).

Vandra, E., and A. Takats: Induced lysogenesis of mycobacteria. Acta microbiol. Acad. Sci. hung. **12**, 29 (1965).

K. Wurm, Höchenschwand: Therapie der Sarkoidose

In der Behandlung der Sarkoidose verfügen wir über Medikamente, durch deren Anwendung der Krankheitsablauf entscheidend zu beeinflussen ist, ja mitunter unmittelbare Lebensgefahr abgewendet werden kann.

Eine medikamentöse Therapie ist jedoch angesichts der Möglichkeit einer Selbstheilung nicht immer erforderlich, so daß wir uns in vielen Fällen auf die Erteilung allgemeiner Verhaltensratschläge unter Beobachtung des weiteren Krankheitsverlaufes beschränken. Die *Indikationsstellung* einer medikamentösen Therapie ergibt sich nicht allein aus dem augenblicklichen Befund, sondern gleichermaßen aus der *Verlaufstendenz* des vorliegenden Falles.

Hinsichtlich der Sarkoidose der Lungen, welche das beherrschende Zentralgeschehen der Krankheit [10] darstellt, leiten sich die Richtlinien für die Indikationsstellung aus unserer Kenntnis des in gesetzmäßiger Weise sich vollziehenden Stadienablaufes (Abb. 1) ab.

Wir [12, 16] unterscheiden zwischen einem *Primärstadium* (Stadium I) mit mediastinalen Lymphknotenschwellungen. Auf dieses folgt

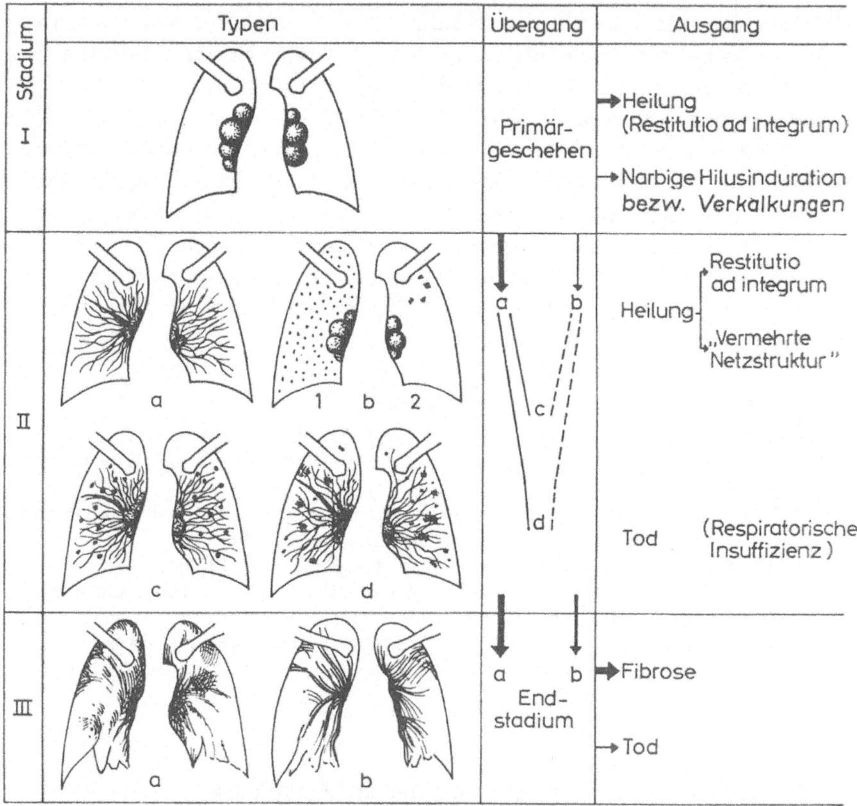

Abb. 1. Schematische Darstellung der Stadieneinteilung und des gesetzmäßigen Stadienverlaufes der Sarkoidose (nach WURM, K., H. REINDELL u. L. HEILMEYER: Der Lungenboeck im Röntgenbild. Stuttgart: Thieme 1958)

zeitlich das *Stadium der Lungenbeteiligung* mit proliferativen und somit noch rückbildungsfähigen intrapulmonalen Gewebsveränderungen oder das Stadium II mit seinen verschiedenen Unterformen. *Das Endstadium* (Stadium III) ist durch nicht mehr rückbildungsfähige Fibrosierungen charakterisiert. Haben wir es hier mit einer Mischung von fibrösen und proliferativen Lungenveränderungen zu tun, wobei noch eine teilweise Rückbildung, aber nicht mehr eine restitutio ad integrum möglich ist, so sprechen wir vom Stadium III a, während die reine Fibroseform als Stadium III b bezeichnet wird.

Unser Schema veranschaulicht die Dynamik des Krankheitsgeschehens, die Möglichkeiten des weiteren Verlaufes und Ausganges. Der wesentliche Unterschied der drei Stadien ist nicht quantitativer, sondern qualitativer Art. Stadium III bedeutet nicht in jedem Falle eine ernstere Erkrankung als Stadium II. Ein geringer Fibrosegrad des Stadiums III vermindert weder Atemfunktion noch Lebenserwartung. Hingegen kann im Stadium II tödlicher Ausgang durch respiratorische Insuffizienz infolge hochgradiger proliferativer Überwucherung der gesamten Lungen erfolgen oder im Stadium I Erblindung bei Miterkrankung der Augen. Die verschiedenen Stadien sind demnach keine Stufenfolge von Schweregraden.

Von Bedeutung für die Indikationsstellung ist ferner die *unterschiedliche medikamentöse Beeinflußbarkeit der verschiedenen Stadien*, speziell durch Corticoide. Im Stadium I ist ihre Wirkung geradezu launenhaft und daher nicht voraussehbar, sie ist am zuverlässigsten und mitunter höchst eindrucksvoll im Stadium II, während sie im Stadium III von dem Anteil der noch proliferativen Gewebsveränderungen neben der vorhandenen Fibrosierung abhängt.

Nach unseren Erfahrungen ist in Fällen des Stadiums I ohne extrathorakale Organbeteiligung eine medikamentöse Therapie in der Regel nicht indiziert. Das gilt vor allem für die *akute Verlaufsform*, die meist durch ein polyarthritisches Initialsyndrom mit oder ohne Erythema nodosum ausgezeichnet ist. Nur bei außergewöhnlich großen mediastinalen Lymphknotentumoren und vor allem bei zusätzlichen extrathorakalen Lokalisationen ist ein therapeutischer Einsatz von Medikamenten im Stadium I indiziert.

Eine eindeutige Indikation für die medikamentöse Behandlung ist im Stadium II mit progredienter Verlaufstendenz gegeben. Auch bei stationärem Verhalten rechtfertigt das Stadium II die medikamentöse Behandlung, hingegen ist in Fällen mit regressiver Verlaufstendenz im Stadium II eine Medikamentenanwendung nicht notwendig.

In Fällen des Stadiums III, ganz besonders bei bestehender Dyspnoe, sollte zumindest zunächst eine probatorische Behandlung durchgeführt werden mit dem Ziel, eine mögliche Zunahme der Fibrosierung zu verhindern. In fortgeschrittenen Fibrosefällen mit respiratorischer Insuffizienz ist oft aus rein symptomatischen Gründen der Einsatz von Corticoiden erforderlich.

Abgesehen von der Sarkoidose der Lunge ist die Indikation einer medikamentösen Behandlung bei Lokalisation im Auge, im Zentralnervensystem, im Herzmuskel, bei Miterkrankung der Nieren, bei entstellenden Hautveränderungen, bei ernsten Blutveränderungen, bei Hypercalcämie, Diabetes insipidus u. a. gegeben.

Welche Medikamente kommen in Betracht?

Das von den Dermatologen seit vielen Jahren gebrauchte *Vigantol* ist trotz mitunter erstaunlicher Erfolge heute verlassen, da von Sarkoidose-Patienten nach übereinstimmenden Erfahrungen Vigantol ungleich schlechter vertragen wird als beispielweise von Lupus-Patienten. Die nicht ungefährliche Vigantol-Intoxikation mit hochgradiger Hypercalcämie und Gefahr für die Nieren hat vermutlich ihre Ursache in der bei Sarkoidose a priori oft bestehenden Störung des Kalkstoffwechsels [5].

Die vor einigen Jahren von Gilliar [3] inaugurierte Behandlung mit *Vitamin E* in hoher Dosierung ist nach unseren Erfahrungen wirkungslos.

Die Anwendung von *Cytostatica* wurde in den letzten Jahren von Linke [7] propagiert. Schon vor vielen Jahren konnten wir selbst [9] mit der Verabfolgung von *Sinalost*, weniger zuverlässig von *Sanamycin* in Fällen des Stadiums I mehr oder minder weitgehende Rückbildung beobachten. Nach Absetzen der Cytostatica kam es zu Rezidiven in etwa der Hälfte der Fälle. Im Stadium II war die Wirkung der Cytostatica auffallend gering, in Fällen des Stadiums III völlig negativ. Angesichts der relativ günstigen Krankheitsprognose, der Gefahr einer Gonadenschädigung bei den oft noch im Fortpflanzungsalter befindlichen Patienten und der oft beträchtlichen toxischen Nebenwirkungen erscheint uns zumindest die routinemäßige Anwendung der heute verfügbaren Cytostatica nicht begründet. Ihre Anwendung bei Sarkoidose läßt sich unseres Erachtens nur ausnahmsweise in besonders gelagerten Fällen als ultima ratio rechtfertigen.

Ähnliches gilt für die *Strahlentherapie*. Noch vor einigen Jahren war die *probatorische* Röntgenbestrahlung in differentialdiagnostisch gegenüber der Lymphogranulomatose ungeklärten Fällen zu rechtfertigen, doch verfügen wir heute, besonders seit Einführung der Mediastinoskopie nach Carlens über so zuverlässige bioptische Untersuchungsmethoden, daß zwecks Abgrenzung der gutartigen Sarkoidose von allen Formen bösartiger Mediastinalerkrankungen die probatorische Röntgenbestrahlung mit ihrer Hypothek einer möglichen irreparablen Strahlenfibrose nicht mehr zu rechtfertigen ist.

Die Behandlung der Sarkoidose mit *Tuberculostatica* ist heute noch weit verbreitet. Ihre Anwendung ist naheliegend, wenn man nosologisch die Sarkoidose zum Formenkreis der Tuberkulose rechnet [13, 14]. Von der Wirkungslosigkeit jeglicher tuberculostatischer Therapie, selbst bei langdauernder Dreifach-Kombination, haben wir uns nicht nur in eigenen Versuchen überzeugt, sondern gelangten vor allem bei Auswertung einer großen Zahl von Fällen, welche vor Einweisung nach Höhenschwand einer langdauernden intensiven tuberculostatischen Therapie unterworfen worden waren, zu diesem negativen Ergebnis. Die Unwirksamkeit der Tuberculostatica erklärt sich unschwer mit dem fast immer negativen Tuberkelbakterienbefund bei Sarkoidose. Wir sehen hierin eine Parallele zum Rheumatismus, bei welchem Antibiotica unwirksam sind, obgleich die Krankheit durch eine Infektion mit A-Streptokokken in Gang gebracht worden ist, die bei Auftreten der klinischen Krankheitserscheinungen jedoch nicht mehr nachweisbar sind. Immerhin ist im Hinblick auf die ätiologische Rolle der Mykobakterien während einer Corticoid-Therapie die gleichzeitige Verabfolgung von INH im Sinne eines Schutzes aus Gründen der Sicherheit empfehlenswert, ganz besonders dann, wenn die Tuberkulin-Hautreaktion positiv ist. In den nicht seltenen Fällen, wo die Differentialdiagnose gegenüber der Tuberkulose nicht möglich ist, den sogenannten „Zwischenformen" nach KALKOFF[6] verstärken wir diese Vorsichtsmaßnahme, indem wir INH noch mit einem zweiten Tuberculostaticum kombinieren.

Resochin (Chloroquin) ist in der neueren Literatur wiederholt als wirksam beschrieben worden [8]. Auch von uns wurde im Verlauf der letzten Jahre Resochin bzw. Quensyl unter verschiedenen Bedingungen in mehr als 200 Fällen verabfolgt. Auf dem Gebiet der *Lungensarkoidose* zumindest konnte ich mich von der Wirksamkeit dieses Medikamentes nicht überzeugen, sondern mußte vielmehr beobachten, daß es unter Anwendung von Resochin nach vorausgegangener Remission durch Corticoid-Therapie wieder zu Rezidiven gekommen ist. Wenn es demnach nicht möglich war, gewissermaßen mit prophylaktischer Anwendung von Resochin bzw. Quensyl das Wiederauftreten bzw. die Zunahme der Lungenveränderungen zu verhindern, so muß zumindest die kurative Wirkung des Präparates zweifelhaft erscheinen. Lediglich im dermatologischen Bereich sind mir einige wenige, der Kritik standhaltende Beobachtungen bekannt, bei welchen unter Anwendung von Resochin (Quensyl) Hautsarkoide sich zurückgebildet haben, um nach Absetzen der Medikation zu rezidivieren.

Seit 1951 hat die Anwendung von *ACTH bzw. Nebennierenrindenhormon* in der Sarkoidose-Therapie zunehmend an Boden gewonnen. Das Schrifttum vermittelt jedoch über den Wert der Corticoid-Therapie noch immer kein einheitliches Urteil. Wir haben uns daher dieser Frage speziell angenommen, zumal wir in Höchenschwand mit einer ständigen Präsenz von mehr als 120 Sarkoidose-Patienten und einem Gesamtkrankengut von über 3500 Fällen über die Möglichkeit verfügen, jeweils genügend große Gruppen gleichgelagerter Fälle, jedoch unter verschiedenartiger Behandlungsweise in ihrem Krankheitsablauf zu verfolgen.

Indem wir die von uns getroffene Stadieneinteilung zugrunde legen, sind wir in der Lage, den prospektiven Spontanverlauf mit großer Wahrscheinlichkeit vorauszusagen und Gruppen gleichwertiger Fälle mit oder ohne Behandlung zu vergleichen. Die hierbei zu berücksichtigenden Kriterien [11,15] sind folgende:

1. Die *Stadienzuordnung* ist therapeutisch von Bedeutung, weil die Ansprechbarkeit auf Corticoide in den verschiedenen Stadien unterschiedlich ist.

2. Die Unterscheidung nach *Verlaufsform* und Krankheitsdauer ist wesentlich, da die Prognose der Fälle mit akutem Initialsyndrom viel günstiger ist gegenüber den chronischen Verlaufsformen.

3. Entscheidend ist die Ermittlung der *Verlaufstendenz*, d. h. die Feststellung, ob die Krankheit bis zum Zeitpunkt des Therapiebeginnes ein stationäres Verhalten zeigte oder regressive bzw. progressive Krankheitsentwicklung.

4. Auch *konstitutionelle Faktoren* wie Alter, Rasse, Geschlecht sowie Schwangerschaft sind für den Krankheitsverlauf von Bedeutung. So können beispielsweise Krankheitsverläufe von Patienten der Negerrasse mit denjenigen der weißen Rasse nicht verglichen werden, weil die Sarkoidose bei Negern allgemein schwerer und prognostisch ungünstiger verläuft. Unter Berücksichtigung dieser Kriterien wurden von uns zusammen mit Herrn EULITZ [2] 500 Patienten aus der Zeit von 1950 bis 1958 ausgewertet. Das Ergebnis liefert uns ein zuverlässiges Urteil über den Wert der Corticoidtherapie, zunächst für den Bereich der Lungensarkoidose.

Bei der Auswertung dieser Fälle wurde zwischen *Vorbeobachtungszeit*, d. h. der bekannten Krankheitsdauer bis zum Kurantritt, *Kurzeit* und *Nachbeobachtungszeit*, d. h. weitere Krankheitsdauer nach Abschluß des Heilverfahrens bis zum Zeitpunkt der katamnestischen Untersuchung unterschieden. Berücksichtigt wurden nur Fälle mit einer Gesamtbeobachtungsdauer von mindestens 2 Jahren.

Die „Kurzeit" betrug in der Regel 3—5 Monate. In diesem Zeitraum wurde in Höchenschwand die Corticoid-Therapie durchgeführt, bzw. eingeleitet. Die nicht behandelten Fälle wurden lediglich der Klimakur ohne differente Medikation unterzogen.

Die *Nachbeobachtungsdauer* war unterschiedlich, betrug aber mindestens 1 Jahr.

Fälle, welche nach 1958 zum Heilverfahren nach Höchenschwand kamen, sind aus rein äußeren Gründen in den folgenden Statistiken nicht mehr enthalten. Daher beziehen sich die in den Tabellen dargestellten Behandlungsergebnisse auf einen relativ weit zurückliegenden Zeitraum und entsprechen nicht mehr ganz den besseren Ergebnissen, die wir heute aufgrund unserer größeren therapeutischen Erfahrung mit zum Teil verbesserten Präparaten erzielen können.

Als Bewertungsmaßstab für den Therapie-Effekt ist in den folgenden Statistiken lediglich die im *Röntgenbild* erkennbare Befundänderung berücksichtigt, wobei wir eine geschätzte Befundbesserung bis zu 30% mit $+$, eine Befundbesserung bis 70% mit $++$ und darüber hinaus mit $+++$ versehen haben.

Die *Bedeutung der Vorbeobachtung* hinsichtlich des zu erwartenden Krankheitsverlaufes ist aus den folgenden Tabellen ersichtlich:

Tabelle 1. *Patienten des Stadiums I ohne Medikation*

Zahl	Nachbeobachtung			
	Rückbildung			unverändert bzw. progredient
	innerhalb 2 Jahren	nach 2—5 Jahren	nach 5 Jahren und mehr	
a) Stationäres Verhalten in der Vorbeobachtung				
51	3	10	3	35
b) Progredienter Verlauf in der Vorbeobachtung				
9	1	3	1	4
c) Regressiver Verlauf in der Vorbeobachtung				
28	18	5	1	4

Unter den 88 Fällen des Stadium I verhielt sich der Röntgenbefund bis zur Heilstättenaufnahme in 51 Fällen stationär, in 9 Fällen progressiv, in 28 Fällen regressiv. Ohne Anwendung von Corticoiden verhielt sich in der Gruppe der stationären Fälle auch in der Folgezeit die Mehrzahl (35 Fälle) stationär oder gar progredient, während in der Gruppe mit regressivem Verlauf in der Folgezeit 24 der insgesamt 28 Fälle spontan ausheilten und nur 4 Fälle keine Besserung zeigten.

Tabelle 2. *Patienten des Stadiums II ohne Medikation*

Zahl	Nachbeobachtung			
	Rückbildung			unverändert bzw. progredient
	innerhalb 2 Jahren	nach 2—5 Jahren	nach 5 Jahren und mehr	
a) Stationäres Verhalten in der Vorbeobachtung				
11	2	—	2	7
b) Progredienter Verlauf in der Vorbeobachtung				
13	—	4	—	9
c) Regressiver Verlauf in der Vorbehandlung				
21	11	8	1	1

Ein ähnliches Bild zeigen auch die unbehandelten Gruppen des Stadium II: Fast alle Fälle mit regressivem Verlauf in der Vorbeobachtungszeit heilten später spontan aus, während sie in der stationären Gruppe größtenteils unverändert blieben oder gar progredient verliefen.

In der Gruppe mit progredientem Verlauf während der Vorbeobachtungszeit hat bei 9 von 13 Fällen auch in der Folgezeit die Progredienz an-
gehalten. Danach ist unseres Erachtens in allen Fällen von Lungensarkoidose mit progredienter Verlaufstendenz eine eindeutige Indikation
zur Corticoid-Therapie gegeben, sie ist auch für die Fälle mit stationärem
Verhalten zu empfehlen.

Die *Bedeutung der Verlaufsform*, sei es akute oder chronische Verlaufsform, für die Indikationsstellung ergibt sich aus der folgenden Tabelle.

Tabelle 3. *Unbehandelte Patienten mit akutem Initialsyndrom*

Verlaufstendenz in der Vorbeobachtungszeit	Zahl	Ausheilung in der Nachbeobachtungszeit			Keine Rückbildung während der Nachbehandlung
		in 2 Jahren	in 2—5 Jahren	nach 5 Jahren	
stationär	8	—	2	1	5
progressiv	6	—	4	—	2
regressiv	40	31	5	1	3

Unter insgesamt 54 Fällen der akuten Verlaufsform weisen 40 einen
regressiven Verlauf auf und insgesamt vermissen wir nur bei insgesamt
10 Fällen während der Nachbeobachtungszeit eine spontane Rückbildung.

Angesichts der günstigen Prognose dieser Patienten mit akutem
Initialsyndrom können wir daher auf die Anwendung von Corticoiden
verzichten, sofern sie nicht aus anderen Gründen indiziert ist, was am
häufigsten bei Beteiligung der Augen wegen der damit verbundenen
Gefahr einer bleibenden Einbuße des Sehvermögens der Fall ist.

Tabelle 4. *Krankheitsverlauf im Stadium II unter Steroidtherapie*

Vorbeobachtungszeit		Grad der Rückbildung unter Steroidtherapie				nach-folgende Rezi-dive	Ausheilung in der Nachbeobachtung			weiter-hin aktiv
Verlaufs-tendenz	Zahl	0	+	++	+++		in 2 Jahren	in 2—5 Jahren	in 5 Jahren	
stationär	23	3	5	7	8	7	3	2	2	16
progressiv	37	1	8	17	11	18	3	6	4	24
regressiv	14	2	3	4	5	2	4	4	3	3

In der Statistik der Tab. 4 sind lediglich die in den Jahren 1956—1958
behandelten Fälle zusammengestellt. Obgleich die damals erzielten
Therapieergebnisse aus den schon genannten Gründen nicht dem heutigen Stand entsprechen, so ersehen wir doch, daß in der progressiven
Gruppe unter 37 Fällen alle mit Ausnahme eines einzigen eine mehr oder
minder weitgehende Rückbildung erfuhren, während die stationäre
Gruppe mit 23 Fällen etwas weniger gut auf Corticoide ansprach. Bei
Fällen mit progredientem Verlauf vor Therapiebeginn war nach Absetzen der Medikation die Rezidivquote bemerkenswert hoch. Auf Grund

dieser Erfahrung schließen wir daher heute bei Fällen mit progredienter Verlaufstendenz die Corticoid-Therapie nach erfolgter Remission nicht ab, sondern führen sie im Sinne einer Rezidivprophylaxe mit niedrigeren Erhaltungsdosen zwischen 10 und 20 mg Prednison täglich als Langzeittherapie über Monate oder gar Jahre hin fort.

Noch anschaulicher und überzeugender lassen sich die Wirkungen der Corticoid-Therapie bei Lungensarkoidose anhand von Beispielen demonstrieren. Aus der Fülle der demonstrierten Fälle im Rahmen unserer Röntgen-Ausstellung anläßlich dieses Kongresses[1] sei als representatives Beispiel für die Wirksamkeit der Corticoid-Therapie lediglich der folgende Fall mit einer Thorax-Röntgenaufnahme vor und nach der Corticoid-Therapie wiedergegeben (Abb. 2a und b).

Im Rahmen unserer etwa 2000 mit Corticoiden behandelten Fälle sind uns einige *Besonderheiten* aufgefallen.

Der Wirkungseintritt bei peroraler Prednisongabe von täglich 30—40 mg ist ophthalmologisch bei Untersuchung mittels der Spaltlampe im Nachlassen der Zellströmung im Kammerwasser schon nach 2—4 Tagen festzustellen, bei Vorhandensein von Irisknoten ist eine Verkleinerung schon gegen Ende der ersten Woche erkennbar; bei einem Patienten mit Stauungs-Papille infolge Uveitis mit Neuritis optica sahen wir bei einer täglichen Prednisongabe von 30 mg innerhalb von 7 Tagen ein fast völliges Verschwinden der Stauungspapille.

Röntgenologisch ist das Nachlassen infiltrativer Lungenveränderungen nach etwa 10—14 Tagen eindeutig erkennbar. Eine immer wieder zu bestätigende Beobachtung ist, daß im Stadium II, speziell in Fällen mit Krankheitsprogredienz, die Lungenveränderungen ungleich besser reagieren als die mediastinalen Lymphknotenschwellungen. Die Wirkung der Corticoide im Lungenstadium ist bei entsprechender Dosierung so zuverlässig, daß beim Ausbleiben eines Therapieerfolges entweder die Diagnose revidiert werden muß oder aber auf Nichteinnahme der verordneten Medikamente geschlossen werden kann. Eigenartigerweise ist die Beeinflußbarkeit der Lymphome durch Corticoide je nach ihrer topographischen Lokalisation unterschiedlich: Periphere Lymphome bilden sich zuverlässig und schnell zurück und innerhalb der mediastinalen Lymphome die im oberen Mediastinum, also der Peripherie näher gelegenen Lymphome wesentlich schneller und deutlicher als die im Hilus selbst lokalisierten Lymphome, die sich nicht selten gegenüber den Corticoiden völlig refraktär verhalten. Auch die Ansprechbarkeit der Hautherde ist bemerkenswert rasch und zuverlässig, wobei sich unter der

---

[1] „Die Sarkoidose im Röntgenbild" (Demonstration der Typen, des Stadienverlaufes, der Röntgendiagnostik, der therapeutischen Beeinflußbarkeit und röntgenologischer Besonderheiten anhand von 150 Original-Röntgenfilmen). Aussteller: Prof. Dr. K. WURM und Prof. Dr. H. REINDELL.

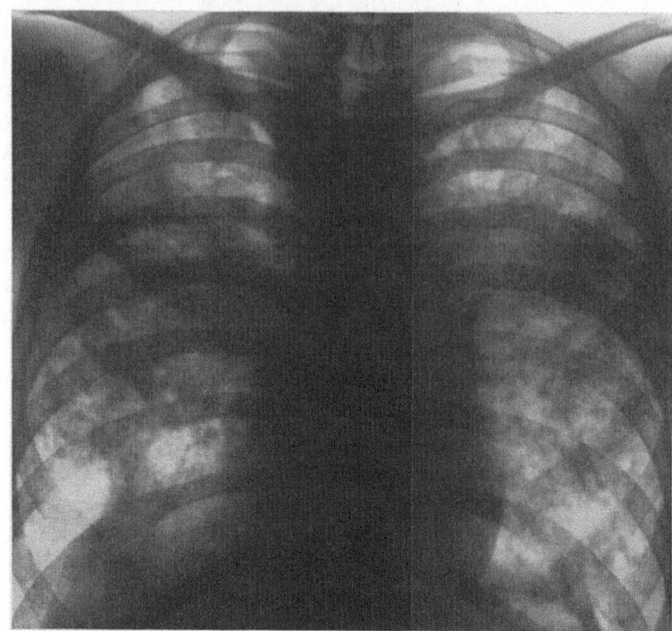

Abb. 2 a. Die Thoraxaufnahme vom 1. 2. 1962 zeigt bei dem 25 jährigen Manne K. H. St. hochgradige und ausgedehnte infiltrative Veränderungen beider Lungen mit Zwerchfelladhäsionen median beiderseits (tomographisch konnten auch Lymphknotenschwellungen in beiden Hili nachgewiesen werden)

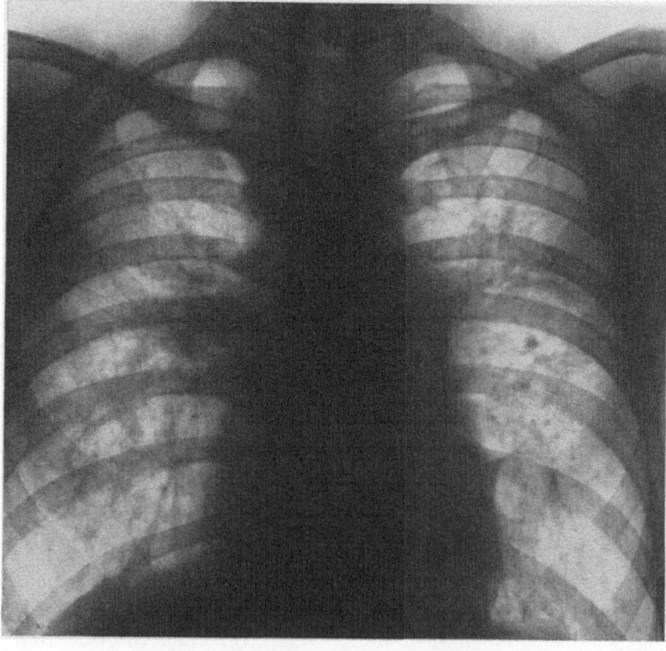

Abb. 2 b. Die Thoraxaufnahme vom 22. 5. 1962 desselben Patienten demonstriert das Ausmaß der unter Prednison-Therapie erzielten Rückbildung

von uns gehandhabten hohen Dosierung die Infiltrationen im Verlauf
von 8—14 Tagen völlig zurückbilden können.

Corticoid-Resistenz. Mehrmals mußten wir bei Fällen mit bioptisch
bestätigter Lungensarkoidose und einem für das Stadium II röntgenologisch typischem Befund völlige Wirkungslosigkeit der von uns geübten,
relativ hoch dosierten Corticoid-Medikation, sowohl bei peroraler als
parenteraler Applikation feststellen. Eine Erklärung hierfür besitzen wir
nicht, bei einigen Fällen vermuteten wir auf Grund des klinischen Ge-
samteindruckes mit deutlich hyperthyreotischen Zeichen die Ursache in
der endokrinologischen Gesamtsituation.

Von dieser echten Corticoidresistenz sind andere Fälle mit nur *scheinbarer Corticoid-Resistenz* zu unterscheiden. Hier handelt es sich um Fälle,
bei welchen mehr oder minder flächenhafte Verschattungen im Röntgenbild als Ausdruck infiltrativer und somit noch rückbildungsfähiger
Lungenveränderungen gedeutet werden. Bleibt in diesen Fällen mit
Corticoidbehandlung die Rückbildung aus, so können in der Regel als
deren Ursache ganz bestimmte anatomische Veränderungen, sei es in
i. S. von Segmentatelektasen (am häufigsten in den apikodorsalen
Bezirken) oder Interlobärschwarten aufgedeckt werden. Wenn in anderen
Fällen nach jahrelanger Krankheitsdauer eine noch immer beträchtliche
Hilusverbreiterung auf Corticoid-Therapie nicht anspricht, sollte man an
das Vorliegen von *Verkalkungen* denken, welche sich nach unseren Beobachtungen in den befallenen Lymphknoten auffallend häufig und in
ungewöhnlichem Ausmaße einstellen können. Wegen ihrer meist eier-
schalenförmigen Beschaffenheit sind sie relativ leicht strahlendurch-
lässig, so daß sie bei einer gewöhnlichen Thoraxübersichtsaufnahme nicht
immer erkannt werden und noch bestehende Lymphome vortäuschen.

Die Wirksamkeit der Nebennierenrindenhormone beschränkt sich auf
die proliferativen, granulomatösen Gewebsveränderungen; sie ist nicht
zu erwarten bei eingetretener Fibrosierung. Röntgenologisch jedoch ist
eine anatomische Differenzierung zwischen proliferativen und fibrosie-
renden Vorgängen, vor allem wenn eine Röntgenverlaufsserie nicht vorliegt, oft nicht möglich. Bewirkt dann in solchen Fällen die probatorische
Corticoid-Behandlung keine Befundänderung, so ist man zur Annahme
eines reinen Fibrosestadiums berechtigt, wie wir [1] auf Grund sehr eingehender spezieller Funktionsprüfungen dartun konnten.

Die *Nebenwirkungen* der Corticoid-Therapie sind offensichtlich bei
der Sarkoidose seltener als beispielsweise bei der Behandlung der chronischen Polyarthritis. Die Furcht vor solchen Nebenwirkungen mit der
Folge der Unterdosierung oder zu kurzfristiger Behandlung ist ein
häufiger Grund unbefriedigender Ergebnisse.

Mit der Entwicklung von *Osteoporose* haben wir vor allem bei älteren
Leuten nach jahrelanger Corticoid-Verabreichung zu rechnen. Die

Feststellung der Osteoporose in ihren Anfangsstadien ist röntgenologisch nicht möglich; hartnäckige und stetig zunehmende Rückenschmerzen sind ein Hinweis. Die Gefährlichkeit der Osteoporose liegt in der Neigung zur Knochenfraktur, jedoch sind uns nur je 2 Fälle von Wirbel-Impressionsfrakturen und Rippenfrakturen (anläßlich interkurrenten Hustens) bekannt geworden. Alle diese Fälle betrafen ältere Patienten, in der Mehrzahl Frauen, in welchen die Corticoide jahrelang angewandt worden waren. In Fällen einer notwendigen Langzeit-Therapie bei älteren Patienten kombinieren wir daher im Hinblick auf die Osteoporosegefahr die Corticoide mit einem Anabolicum und legen Wert auf eiweißreiche Kost, möglichst viel körperliche Bewegung (Gymnastik, Spaziergänge, Schwimmen) und lassen außerdem Massagen verabfolgen. Doch vermögen wir heute noch nicht zu sagen, ob auf diese Weise die Osteoporose bei Steroidbehandlung der Sarkoidose vermieden werden kann.

Die häufigste Nebenwirkung ist bei unserer, im Beginn relativ hoch dosierten Medikation die *Hypophysenhemmung* mit Ausbildung eines mehr oder minder starken Mondgesichtes, zuweilen einhergehend mit deutlichem Hirsutismus oder Entwicklung von ausgeprägten Striae. Diese Erscheinungen sind bei weiblichen Patienten häufiger und stärker, wobei das Aussehen vorübergehend geradezu entstellt sein kann. Sie sind jedoch harmlos und verschwinden nach Absetzen der Corticoide oder nach Übergang auf eine geringe Erhaltungsdosis.

Gleiches gilt von der *Acne*, wobei uns auffiel, daß stärkere Grade nur bei jugendlichen Patienten vorkamen und zwar bezeichnenderweise bei männlichen Patienten viel häufiger als bei weiblichen.

Zum Auftreten einer *Psychose* oder eines *Steroid-Diabetes* kommt es unter Corticoid-Anwendung anscheinend nur bei prämorbider Disposition. Während wir bei Psychose zum Verzicht auf weitere Corticoidanwendung genötigt sind, kann bei Steroid-Diabetes unter entsprechender Diät bei gleichzeitiger Anwendung peroraler Antidiabetica in der Regel die erforderliche Corticoid-Therapie durchgeführt werden. Nach Absetzen der Corticoide kommt es wieder zum Verschwinden der manifesten diabetischen Störung.

Mit dem Entstehen eines *Magengeschwüres* ist bei Patienten mit Ulcus-Anamnese zu rechnen. Das war bei zwei unserer Patienten unter einer auswärts vorgenommenen Corticoid-Therapie der Fall, wir selbst mußten wegen Magenbeschwerden i. S. einer Gastritis lediglich für einige Tage pausieren, konnten jedoch in jedem Falle die Therapie nach einigen Tagen wieder aufnehmen, wobei wir dann mit einem Palliativum kombinierten und vor den Mahlzeiten Azulon gaben.

Ernster zu werten ist der Befund ausgedehnter *Varicose* mit vorausgegangener *Thrombosierung*. Wir beobachteten einige Male Thrombose-Rezidive, wobei es in einem Falle zur bedrohlichen Lungenembolie kam, in einem andern Falle war der eingetretene Exitus letalis mit Wahrscheinlichkeit auf Mikroembolien der Lungen zurückzuführen. Bei älteren Patienten mit Varicose und Thrombose in der Anamnese sind wir daher bei der Indikationsstellung einer Corticoid-Therapie besonders zurückhaltend und achten im Falle der Corticoid-Behandlung ganz besonders auf ausgiebige körperliche Bewegung und sorgen mit hydrotherapeutischen Maßnahmen für gute Durchblutung der unteren Extremitäten.

Als letztes und seltenes therapeutisches Handicap erwähne ich schließlich noch die *intraoculare Drucksteigerung* bei Patienten mit Augenbeteiligung.

Ganz allgemein haben wir den Eindruck, daß die Corticoid-Nebenwirkungen im Rahmen unseres therapeutischen Gesamtregimes mit viel Aufenthalt an frischer Luft und regelmäßiger körperlicher Bewegung i.S. eines natürlichen Stress wesentlich seltener sind als unter den Bedingungen einer stationären Krankenhausbehandlung mit vorwiegender Bettruhe.

Nach unseren höchst umfangreichen Erfahrungen steht uns in der medikamentösen Therapie der Sarkoidose bis heute kein anderes Mittel von gleichem therapeutischem Effekt wie die Nebennierenrindenhormone zur Verfügung. Daher ist die Corticoid-Behandlung der Sarcoidose die Methode der Wahl — allerdings im Hinblick auf ihre möglichen, nicht ungefährlichen Nebenwirkungen zugleich auch die Methode der Qual! Sie ist keine auf den Krankheitserreger gerichtete kausale Therapie, sondern sie vermag lediglich symptomatisch die hyperergische Gewebsreaktion des Organismus zu hemmen. Daraus erklärt sich die Notwendigkeit ihrer oft langdauernden Anwendung, wobei wir oft in ähnlicher Lage sind wie bei der Behandlung von Bronchialasthma und Rheumatismus.

Dem kritischen Beobachter mag sich daher mit Recht die Frage stellen, ob die schließlichen Endzustände der Sarkoidose und damit das Schicksal des Patienten letztlich nicht die gleichen sind, unabhängig von einer vorausgegangenen mehr oder minder langen Corticoid-Behandlung.

Dem aber ist zunächst entgegenzuhalten, daß bei Augen-Sarkoidose die Erhaltung des Sehvermögens in vielen Fällen durch den rechtzeitigen Einsatz von Corticoiden außer Frage steht, daß Zustände von Hypercalcämie mit ihren gefährlichen Auswirkungen auf die Niere durch Corticoide mit Sicherheit rasch beherrscht und bei Patienten mit meningo-encephalitischem Syndrom die unmittelbare Lebensgefahr mit großer Wahrscheinlichkeit abgewendet werden kann.

Für den klinisch erfahrenen Therapeuten ist der Nutzen der Steroid-Therapie auch im Bereich der Lungen-Sarkoidose vor allem auf Grund der vergleichenden Verlaufsbeobachtung behandelter und unbehandelter Fälle unzweifelhaft. Der therapeutische Wert der Corticoid-Therapie bei Lungen-Sarkoidose läßt sich in folgenden Punkten zusammenfassen:

1. Zeitliche Raffung des Krankheitsablaufes bei Patienten, deren Lungenbefund in der Vorbeobachtungszeit Rückbildung zeigte, was gleichbedeutend ist mit Verkürzung der Krankheitsdauer.

2. Verhinderung des Überganges in ein Stadium III und Vermeidung von respiratorischer Insuffizienz und Entwicklung eines Cor pulmonale chronicum.

3. Besserung des subjektiven Befindens im Fibrose-Stadium mit bereits bestehender Ateminsuffizienz.

Literatur

[1] DOLL, E., H. REINDELL u. K. WURM: Dtsch. Arch. klin. Med. **209**, 501 (1964).

[2] EULITZ, M.: Inauguraldissertation, Freiburg 1965.

[3] GILLIAR, E.: Med. Klin. **49**, 1876 (1954).

[4] HEILMEYER, L., K. WURM u. H. REINDELL: Münch. med. Wschr. **98**, 145—151 (1956).

[5] HENNEMANN, PH. H.: J. clin. Invest. **35**, 1229 (1956).

[6] KALKOFF, K. W.: Beitr. Klin. Tuberk. **114**, H. 1/2 (1955).

[7] LINKE, A.: Die Behandlung der Hämoblastosen und malignen Tumoren mit Trisäthylenimomobenzochinon. Dtsch. med. Wschr. **1960**, 1928.

[8] SILTZBACH, L. E., u. A. S. TEIRSTEIN: Proc. of Third international Conf. on Sarcoidosis Stockholm 1964. Acta med. scand. Suppl. 425 (1964).

[9] WURM, K.: Sarcoidose-Conferenz, London 1958.

[10] — Hippokrates **34**, 14 (1963).

[11] —, u. G. MEIER: Beitr. Klin. Tuberk. **123**, 98—110 (1960).

[12] —, u. H. REINDELL: Dtsch. med. Wschr. **1955**, 1292.

[13] — — u. E. DOLL: Sarcoidose. Stuttgart: Schattauer 1965.

[14] — — u. H. FICK: Med. thorac. **20**, 99 (1963).

[15] — — u. L. HEILMEYER: Verh. dtsch. Ges. inn. Med., S. 301. München: Bergmann 1956.

[16] — — — Der Lungenboeck im Röntgenbild. Stuttgart: Thieme 1958.

Kurze wissenschaftliche Mitteilungen zum I. Thema.
Podiumsgespräch mit Diskussion der Referate und Kurzvorträge

Mittwoch, den 29. September 1965

Nachmittags

Vorsitzender: K. W. KALKOFF, Freiburg

Ehrenvorsitzende: P. CERUTTI, Neapel, G. HAGERMAN, Lund,

G. W. KORTING, Mainz, A. MUSGER, Graz, R. M. BOHNSTEDT, Gießen,

H. HOLZAMER, Frankfurt a. M.

K. K. MUSTAKALLIO und M. NIEMI, Helsinki: Histochemie der Lysosomenenzyme des Sarkoidosegranuloms. Der Einfluß von Prednisonbehandlung*

Die Sarkoidose gehört, genau wie die Tuberkulose, zu den proliferativen Reaktionen des reticulohistiocytären Gewebes. Die Mononuclearphagocyten vermehren sich [12] und wandeln sich in Epithelioid- und Riesenzellen um. Diese bilden Granulome, die durch eine lebhafte Endocytose charakterisiert sind. Endocytose ist Phagocytose, endocelluläre Digestion und Speicherung [3]. Nach NOVIKOFF sind die Lysosomen die Digestionsorganellen der Zelle. In ihnen sind die inkorporierten Fremdstoffe und die katabolisch aktiven sauren Hydrolasen mit einer einfachen Glykolipoproteinmembran umgeben [3]. Durch eine dauernde Schädigung der Schutzmembran werden die Hydrolasen befreit. Die Zelle fällt dann der Autolyse zum Opfer. Ein bekanntes Beispiel dafür ist die käsige Nekrose des Tuberkelherds. Anderseits ist der Gehalt der Lysosomen an saurer Phosphatase direkt proportional der Tuberkuloseresistenz, und beide werden durch Corticosteroidbehandlung herabgesetzt [8].

Die Lysosomenenzyme spielen also eine wichtige Rolle in der Entstehung und für das Schicksal der Epithelioid- und Riesenzellgranulome.

Zwei Lysosomenenzyme, die saure Phosphatase und die unspezifische Esterase, wurden in 24 lebensfrischen Lymphknoten von 14 Sarkoidosepatienten histochemisch untersucht. Kontrollmaterial waren 4 tuberkulöse Lymphknoten und 16 Lymphknoten mit unspezifischer Lymphadenitis. Um eine Diffusion der Enzyme zu verhindern, wurde eine

---

* Mit Unterstützung der Staatlichen Kommission für medizinische Forschung in Finnland.

7*

Hälfte der Drüse 12 Std lang bei 4°C in neutralem Calcium-Formol fixiert. Von der anderen Hälfte wurden sofort nach Entnahme 10 μ dicke Kryostatschnitte angefertigt. Als Substrat der sauren Phosphatase wurde α-Glycerophosphat verwendet. Substrate für die unspezifische Esterase waren α-Naphthylacetat und 5-Bromo-4-Chloro-Indoxyl-acetat [9].

Die phagocytotisch, katabolisch und speichernd aktiven reticulo-histiocytären Zellen der Lymphknoten zeigten die höchste Aktivität der Lysosomenenzyme. Die reproduktiv und anabolisch aktiven lymphoiden Zellen hatten dagegen kaum oder nur wenig Enzymaktivität (vgl. Braunstein et al., 1962 [2]; Lennert et al., 1962—1965 [5—7]). Die PAS-positiven aktivierten Reticulumzellen und die Langhansschen Riesenzellen zeigten im allgemeinen einen höheren Gehalt an saurer Phosphatase und Esterase als die Epithelioidzellen. Von den Epithelioid-zellen wies der „saftigere" Typ eine stärkere Phosphataseaktivität auf als die „dürre" Variante.

Im Hyalinisierungsstadium des Sarkoidoselymphknotens, besonders bei Prednison-induzierter Hyalinisierung, waren Zahl, Größe, und auch Enzymaktivität der Epithelioidzellen deutlich vermindert. Trotzdem stieg in den drei untersuchten Fällen die Kveim-Potenz der Lymph-knoten, mindestens ihrer Größenabnahme entsprechend [11]. Weder die Lysosomenenzyme noch die Epithelioidzellen sind unentbehrlich für die Kveim-Aktivität der Sarkoidoselymphknoten. Dieses stimmt mit der bereits 1943 von Putkonen [10] gemachten Beobachtung überein, daß die Hyalinisierung die Kveim-Potenz nicht hemmt.

Die Prednison-induzierte Hyalinisierung der Sarkoidoselymphknoten ist wahrscheinlich eine Folge der antimitotischen Wirkung der Cortico-steroide. Diese stabilisieren die Lysosommembran und hemmen dadurch die für das Einsetzen der Mitose notwendige Permeabilitätssteigerung der Membranen [1]. Die Proliferation des lymphoretikulären Gewebes wird verhindert, an seine Stelle tritt hyalines Bindegewebe.

Für die Differentialdiagnose von Sarkoidose und Tuberkulose ist die Histochemie der untersuchten Lysosomenenzyme von geringem Wert. In der Enzymaktivität der einzelnen Zellen läßt sich histochemisch kein Unterschied feststellen. Im ganzen gesehen zeigt aber ein tuberkulöser Lymphknoten weniger Aktivität. Außer der völlig inaktiven käsigen Nekrose enthält er eine verhältnismäßig große Menge wenig aktives Lymphoidgewebe. Ferner liegen bei Tuberkulose die aktiven Zellen mehr strahlenförmig im Granulom, und die aktivsten Zellen begrenzen pali-sadenartig die zentrale Nekrose. Bei Sarkoidose dagegen liegen die aktiven Zellen mosaikartig verstreut im Granulom. Diese Beobachtungen stützen die Ergebnisse der Arbeitsgemeinschaften Braunsteins [2] und Lennerts [5—7].

Nicht bestätigen konnten wir Kelemens [4] Beobachtung, wonach die sogenannten Asteroidkörper saure Phosphatase enthalten.

Literatur

[1] Allison, A. C., and L. Mallucci: Lysosomes in dividing cells, with special reference to lymphocytes. Lancet **1964 II**, 1371—1373.

[2] Braunstein, H., D. G. Freiman, W. Thomas jr., and E. A. Gall: A histochemical study of the enzymatic activity of lymph nodes III. Granulomatous and primary neoplastic conditions of lypmhoid tissue. Cancer **15**, 139—152 (1962).

[3] Duve, C. de: The lysosome concept. In: Lysosomes, Ciba Foundation Symposium, edited by de Reuck and Cameron, pp. 1—35, 126. London: J. & A. Churchill 1963.

[4] Kelemen, J. T.: Observations on "the sarcoid tissue reaction". In: Proc. 3rd Int. Conf. on Sarcoidosis, Stockholm 1963. Acta med. scand. Suppl. **425**, 19—20 (1964).

[5] Lennert, K., L.-D. Leder u. H. Löffler: Fermenthistochemische Untersuchungen des Lymphknotens. V. Mitteilung: Saure Phosphatase in Schnitt und Ausstrich. Virchows Arch. path. Anat. **338**, 285—304 (1965).

[6] — H. Löffler u. F. Grabner: Fermenthistochemische Untersuchungen des Lymphknotens. IV. Mitteilung: Esterase in Schnitt und Ausstrich. Virchows Arch. path. Anat. **335**, 491—512 (1962).

[7] — — u. L.-D. Leder: Fermenthistochemische Untersuchungen am Lymphoretikulären Gewebe. In: Zyto- und Histochemie in der Hämatologie, 9. Freiburger Symposion, 1962, hrsg. v. H. Merker, S. 363—384. Berlin, Göttingen, Heidelberg: Springer 1963.

[8] Lurie, M. B.: Resistance to tuberculosis. Harvard: Harvard University Press 1964.

[9] Pearse, A. G. E.: Histochemistry, Theoretical and Applied. 2nd Ed. London: J. &. A. Churchill 1960.

[10] Putkonen, T.: Über die Intrakutanreaktion von Kveim (KvR) bei Lymphogranulomatosis benigna und über das Bild dieser Krankheit im Lichte der Reaktionsergebnisse. Acta derm.-venereol. (Stockh.) **23** (Suppl. 10), 1—194 (1943).

[11] —, and K. K. Mustakallio: The effect of prednisone treatment on the histology and Kveim potency of lymphnodes in sarcoidosis (in preparation).

[12] Rechardt, L., and K. K. Mustakallio: Macrophage response to epidermal abrasion in sarcoidosis. Its relation to the patient's Kveim reactivity. Acta path. microbiol. scand. **65**, 521—527 (1965).

W. Wesenberg, Tönsheide: Über säurefeste „Spindelkörper Hamazaki" bei Sarkoidose der Lymphknoten und über doppellichtbrechende Zelleinschlüsse bei Sarkoidose der Lungen

Die im Thema gewählte Zweiteilung in Sarkoidose der Lymphknoten und Sarkoidose der Lungen soll nicht im Sinne der Stadieneinteilung nach Wurm verstanden werden, sondern sie bezieht sich auf zwei verschiedenartige Beobachtungen in dem zur Verfügung stehenden bioptischen Untersuchungsmaterial. Da es sich bei unseren Untersuchungen ausschließlich um bioptisches Material handelt, ist es uns nicht möglich, dazu Stellung zu nehmen, ob bei allen Fällen die von uns beobachteten verschiedenartigen Einschlüsse gleichzeitig nachweisbar sind, da naturgemäß in den Fällen, bei denen eine ausreichende Sicherung der Diagnose durch eine Lymphknotenuntersuchung erfolgte, keine Probegewebsentnahme aus der Lunge erfolgte.

Lymphknoten. Neben den histologischen Routinefärbungen führen wir bei den Lymphknotenuntersuchungen auch eine Färbung nach Ziehl-Neelsen durch, jedoch so, daß wir Carbolfuchsin für 2—3 Std bei 60°C im Wärmeschrank auf die Schnitte einwirken lassen und nach

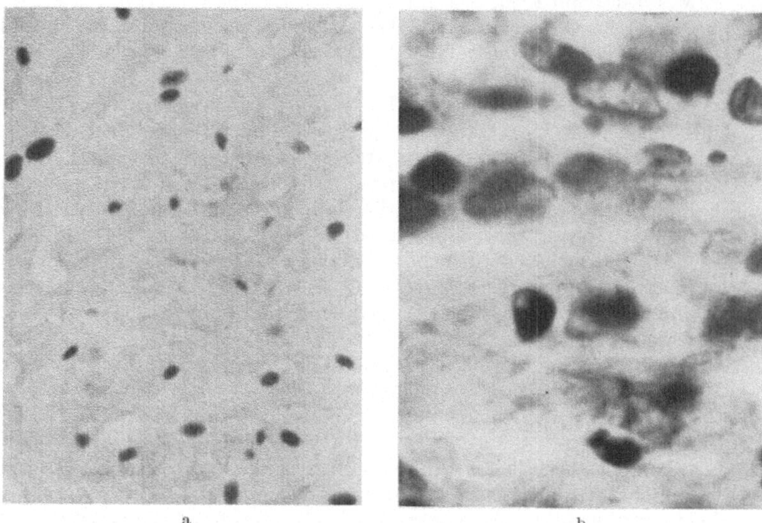

a   b

Abb. 1. a Säurefeste Spindelkörper. Lymphknoten. Färbung: Ziehl-Neelsen. Vergr. 400 ×. b Säurefeste Spindelkörper (schwarz) mit Vacuole und Lückenbildung. Lymphknoten. Färbung: Giemsa verlängert. Vergr. 800 ×

der Differenzierung in Salzsäure-Alkohol nicht wie üblich mit Methylenblau sondern mit Lichtgrün gegenfärben. Hierdurch gelang es uns in den Fällen, bei denen eine Sarkoidose der Mediastinal- bzw. Lungenhiluslymphknoten im Vordergrund stand, in den Lymphknoten eigenartige säurefeste Spindelkörper (Abb. 1 a) nachzuweisen, die bei der Färbung mit Methylenblau nicht als säurefeste Substanzen erkennbar sind, da sie sich auch mit Methylenblau anfärben. Die Spindelkörper haben eine Größe von 3 : 7 μ und liegen vorwiegend in den Uferzellen des lymphatischen Restgewebes sowie in Histiocyten. In den Epitheloidzellen der Granulome konnten wir nur ganz vereinzelt derartige Spindelkörper nachweisen, die dann aber nur noch schattenhaft erkennbar waren, wie geschwollen erschienen und ihre Säurefestigkeit weitgehend verloren hatten. Häufig zeigen die säurefesten Spindelkörper Vacuolenbildungen (Abb. 1 b), wobei die dadurch bedingte Lückenbildung in den Spindelkörpern annehmen läßt, daß die Säurefestigkeit nicht durch eine besondere Hülle bedingt wird, sondern der Substanz der Spindelkörper eigentümlich ist.

Bei der Färbung mit Hämatoxylin-Eosin färben sich die Spindelkörper nicht an und erscheinen — ähnlich dem Hämosiderin — mit einer schwach gelblichen Eigenfarbe. Sie ergeben jedoch im Gegensatz zum Hämosiderin keine Eisenreaktion mit der Turnbullblaumethode und mit der Berlinerblaureaktion. Die säurefesten Spindelkörper verhalten sich gramnegativ, erscheinen bei der verlängerten Giemsafärbung wohl infolge additiver Farbmischung aus Eigenfarbe und Blaufärbung kräftig grün und ergeben weder im Gefrierschnitt noch im Paraffinschnitt eine positive Fettfärbung. Sie sind PAS-negativ, lenken den polarisierten Lichtstrahl nicht ab und zeigen eine schwache, weißliche Eigenfluorescenz. Nach Form, Größe und färberischem Verhalten halten wir die säurefesten Spindelkörper nicht für identisch mit den zunächst von APLAS beobachteten und von KALKOFF u. HOLTZ als Ceroidpigment ausgewiesenen Zelleinschlüssen.

HAMAZAKI und später auch MENNE haben derartige säurefeste Spindelkörper in den Mesenteriallymphknoten nachgewiesen, letzterer vor allem in solchen Fällen, bei denen während einer Appendektomie vergrößerte Lymphknoten unter dem Verdacht einer Tuberkulose entfernt worden waren. Beide Autoren erwähnen bei ihren Untersuchungen in den Lymphknoten keine morphologischen Veränderungen im Sinne einer Sarkoidose, betonen jedoch ausdrücklich, daß sie die säurefesten Spindelkörper fast ausschließlich nur in den Lymphknoten des Abdomens, vor allem in den Mesenteriallymphknoten, fanden. So ist es schon bemerkenswert, daß wir die Spindelkörper bei Sarkoidose auch in den thorakalen Lymphknoten und auch in den unteren cervicalen Lymphknoten nachweisen konnten.

Wir halten es für möglich, daß es sich bei den säurefesten Spindelkörpern um exogene Substanzen handelt, wobei wir vermuten, daß es sich um durch Plasmolyse zusammengesinterte Protoplasten der im Trinkwasser vorkommenden Algen handelt, wie sie besonders leicht in den als „Wasserhahnbärte“ bekannten schleimigen Abscheidungen an tropfenden Wasserhähnen nachzuweisen sind, wobei einzelne Protoplasten mit vacuolenartigen Aufhellungen und keilförmigen Lückenbildungen neben der Säurefestigkeit auch eine weitgehende morphologische Übereinstimmung mit den in den Lymphknoten darstellbaren säurefesten Spindelkörpern aufweisen (Abb. 2).

In diesem Zusammenhang erscheint uns bemerkenswert, daß 71% unserer Sarkoidosefälle aus Wohngebieten mit bis zu 20000 Einwohnern kommen, die jedoch nur 59°/₀ der Bevölkerung von Schleswig-Holstein umfassen, während 15°/₀ der Sarkoidosefälle aus Wohngebieten mit mehr als 50000 Einwohnern kommen, die aber 28°/₀ der Bevölkerung umfassen. Vielleicht hängen diese Unterschiede, falls die exogene Natur der Spindelkörper im Sinne der Zellorganellen von Algen zutreffen sollte, mit der unterschiedlichen Chlorung des Trinkwassers zusammen.

Bei 97 Sarkoidosefällen der letzten drei Jahre konnten wir 66 mal (68°/₀) in den Lymphknoten die säurefesten Spindelkörper nachweisen gegenüber einer Vergleichsserie von 187 Fällen sonstiger Lungenerkrankungen, bei denen wir nur zehnmal (∼5°/₀) Spindelkörper fanden.

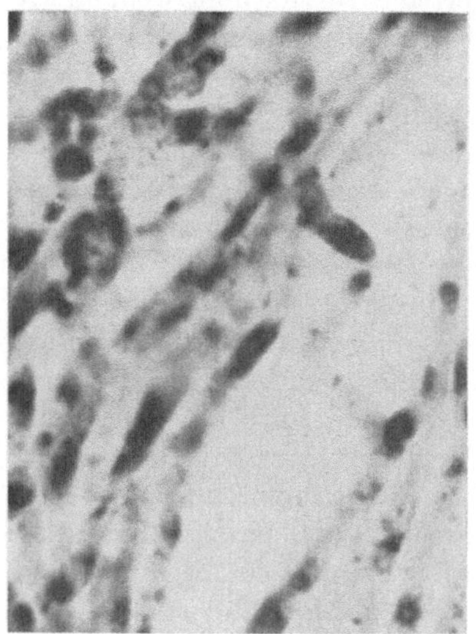

Abb. 2. Algenausstrich von Wasserhahnbart. Färbung: ZIEHL-NEELSEN. Vergr. 400 ×

Die Spindelkörper sind nur spärlich oder gar nicht nachweisbar in solchen Fällen von Sarkoidose, bei denen eine fortgeschrittene Vernarbung vorliegt oder bei denen eine Nebennierenrindenhormonbehandlung stattfindet oder gerade stattgefunden hat, während später bei Auftreten von Rezidiven auch wieder Spindelkörper in den Lymphknoten nachweisbar sind. Unabhängig von der möglichen ätiologischen Bedeutung stellen die säurefesten Spindelkörper für uns eine wertvolle Hilfe bei der histologischen Differentialdiagnose der Sarkoidose der Lymphknoten dar. Bei einzelnen Fällen, die klinisch und röntgenologisch als Sarkoidose anzusprechen waren, bei denen aber in den untersuchten Lymphknoten keine Epitheloidzellgranulome nachweisbar waren, fanden sich ebenfalls säurefeste Spindelkörper.

Lunge. Unsere zweite Beobachtung, die doppeltlichtbrechende Riesenzelleinschlüsse bei Sarkoidose betrifft, bezieht sich auf 10 Fälle, bei denen Lungengewebsbiopsien für die Untersuchung zur Verfügung standen, nachdem durch Lymphknotenuntersuchung keine Klärung der Diagnose möglich war. Vielfach ist über die im polarisierten Licht aufleuchtenden Partikel in Riesenzellen berichtet worden. Meist sind es unterschiedlich große Kristalle verschiedener Formen, bei denen jedoch gelegentlich ausgesprochene Eiformen festgestellt werden können, die meist Bruchlinien aufweisen. Man hat den Eindruck, daß die sehr viel häufigeren kleinen und unregelmäßigen Kristalle Bruchstücke der eiför-

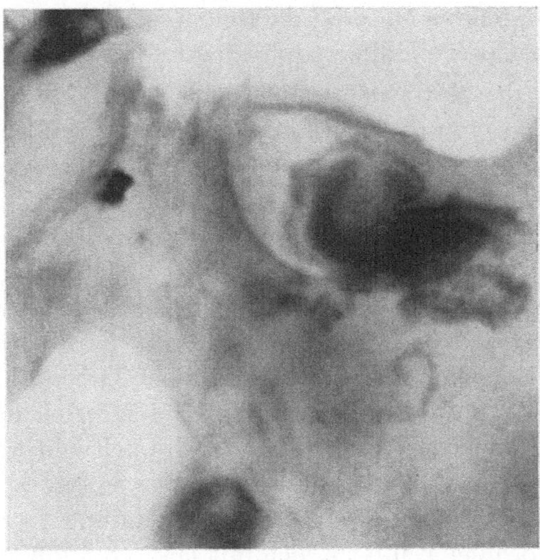

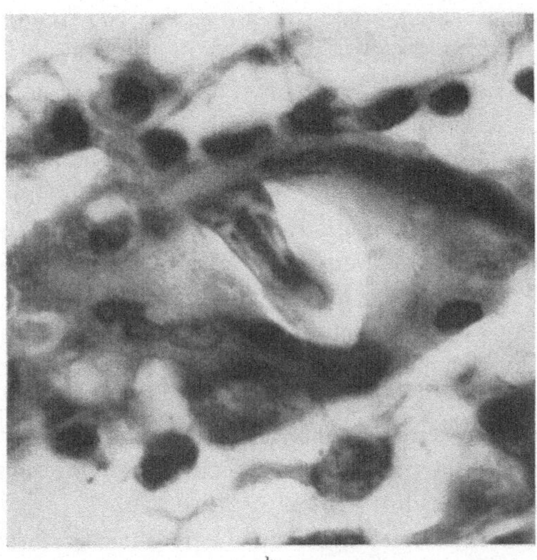

Abb. 3. a Eiförmiger, doppeltlichtbrechender Körper mit austretendem Schlauch in Riesenzelle. Lunge. Färbung: Hämatoxylin-Eosin. Vergr. 1000 ×. Unvollständig polarisiert. b Schlauch mit Innenstrukturen in Zusammenhang mit doppelt-lichtbrechendem Körper. Lunge. Färbung: Hämatoxylin-Eosin. Unvollständig polarisiert. Vergr. 800 ×

migen Gebilde darstellen. Diese nur im polarisierten Licht erkennbaren Zelleinschlüsse zeigen eine Größenvariation zwischen 12:21 μ und 20:28 μ. Im polarisierten Licht leuchten sie oft in Regenbogenfarben auf und zeigen bei Drehung gegen den gerichteten Lichtstrahl Farbumschläge von rot nach blau. Es besteht der Eindruck, daß die eiförmigen

Gebilde kein kompaktes Material darstellen, sondern die Lichtbrechung durch eine schalenartige Hülle bedingt wird (Abb. 3a).

Zur Deutung der Natur der doppeltlichtbrechenden Körper muß nun auf Beobachtungen von gleichen Körpern bei Riesenzelleinschlüssen von Tuberkulosen zurückgegriffen werden, da nur hier bei Resektionen so viel Material zur Verfügung steht, daß in vielfachen Stufenschnitten und Serienschnitten geeignete Objekte gefunden werden. Wir halten es für vertretbar, diese Beobachtungen in Analogie zu setzen zu den Beobachtungen von doppeltlichtbrechenden Zelleinschlüssen bei Sarkoidose, da diese Zelleinschlüsse nicht spezifisch sind für Sarkoidose, jedoch bei Sarkoidose häufiger beobachtet werden als bei Tuberkulose oder Carcinom (Fresen; Uehlinger; Lennert). Es zeigt sich dabei, daß sich gelegentlich im Bereich der Bruchlinie des doppeltlichtbrechenden Körpers ein tropfenförmiger bzw. schlauchförmiger Fortsatz erkennen läßt, der mit dem Innenraum des Körpers in Verbindung zu stehen scheint. Dieser schlauchförmige Teil färbt sich mit Hämatoxylin an, zeigt jedoch dabei einen schmutzigbraunen Unterton. Er kann blasig aufgetrieben sein und zeigt dann bei der Eisenfärbung eine deutliche Konturierung, ohne einen Anhalt für Kristallformen zu bieten. Ob es sich hierbei um Vorstufen von Schaumannschen Körperchen handelt, möchten wir noch dahingestellt sein lassen. Vereinzelt konnten wir in den schlauchförmigen Fortsätzen organoide Strukturen (Zellkerne?) nachweisen (Abb. 3b), die die Deutung zulassen, daß es sich bei den schlauchförmigen Strukturen und den doppeltlichtbrechenden Körpern um zusammengehörige biologische Objekte handelt. In Übereinstimmung mit den zu Rate gezogenen Parasitologen, Protozoologen und Mykologen nehmen auch wir an, daß es sich bei den dargestellten Gebilden nicht um Organismen aus den entsprechenden biologischen Bereichen handelt, sondern glauben vielmehr, daß es sich um Pollen handelt, und zwar der Größe und Form nach um Graspollen. Es ist bekannt, daß die Exine verschiedener Pollen ebenfalls in der Lage ist, den polarisierten Lichtstrahl abzulenken, und daß Pollenschläuche mit Hämatoxylin färbbar sind.

Legt man bei den Überlegungen zur Genese der Sarkoidose zugrunde, daß es sich um eine Reaktionskrankheit auf polyätiologischer Basis handelt, bei der für die Entstehung der morphologisch faßbaren Veränderungen Realisierungsfaktoren (Fresen) eine Rolle spielen, so sollte unsere Demonstration dazu dienen, auch weiterhin pflanzliche Substrate als Realisierungsfaktoren zur Diskussion zu stellen.

Literatur

Aplas, V.: Klin. Wschr. 1961, 53.
Fresen, O.: Ergebn. ges. Tuberk.- u. Lung.-Forsch. 14, 602—649 (1958).
Hamazaki, Y.: Virchows Arch. path. Anat. 301, 490—522 (1938).

Holtz, K. H., u. K. W. Kalkoff: Klin. Wschr. 1962, 337—342.
Lennert, K.: Lymphknoten. Diagnostik in Schnitt und Ausstrich. Handb. d. spez.
  path. Anat. u. Histol. I/3 Teil A, Cytologie und Lymphadenitis. Berlin, Göttin-
  gen, Heidelberg: Springer 1961.
Menne, W. R.: Zbl. allg. Path. path. Anat. 89, 433—438 (1952/53).
Uehlinger, E.: Beitr. Klin. Tuberk. 114, 17—45 (1955).

V. Aplas, Erlangen: Mykobakterien als Bausteine des Sarkoidose-Gewebes

Nach Ziehl-Neelsen, Hallberg, Gram und mit allen anderen bislang bekannt gewesenen Verfahren gelingt es meistens nicht, im Sarkoidose-Gewebe mikroskopisch Mykobakterien nachzuweisen. Da auch die
Kultur und der Tierversuch nach den Angaben der Literatur nur in

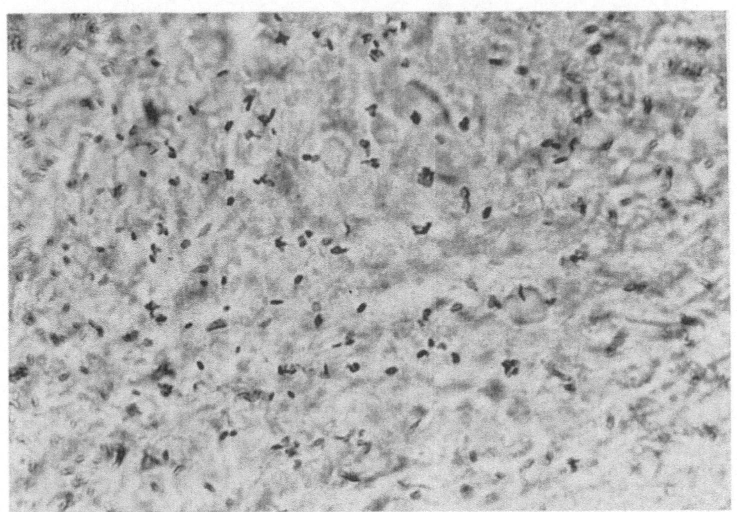

Abb. 1. Färberisch alkalifeste (violettrötliche, violette, blaue und dunkelblaue) Mykobakterien in den
gleichen Sarkoidose-Lymphknoten, einzeln und in Haufen, dargestellt mit meiner Methode (24 Std
und mehr nach hinzugefügtem Antiformin), Vergrößerung etwa 900×

einem kleineren Prozentsatz der Fälle das Mycobacterium tuberculosis
in den Gewebsveränderungen dieser Krankheit aufzudecken vermögen,
gilt das Granulom der Sarkoidose als mykobakterienarm bzw. myko-
bakterienfrei.

Dem widersprechen meine Untersuchungsergebnisse, gewonnen mit
einer neu von mir entwickelten Methode an 40 ausgewählten Sarkoidose-
Lymphknoten und 18 Sarkoidose-Hautherden.

Nach diesen Befunden[1] enthält das Sarkoidose-Gewebe reichlich
Mykobakterien, die gestaltlich wie färberisch vom Mycobacterium tuber-

---

[1] Vgl. Arch. klin. exp. Derm. 223, 275—299 (1965).

culosis nicht unterschieden werden können. Sie sind äußerst polymorph
[kokkoid-bacilloid-filamentös, gerade, gestreckt, gekrümmt, ringförmig,
geschlängelt, spiralig gedreht, verzweigt, unverzweigt, schlank, plump,
teils leicht, teils schwer alkalifest und nicht alkalifest färbbar (Abb.1)].

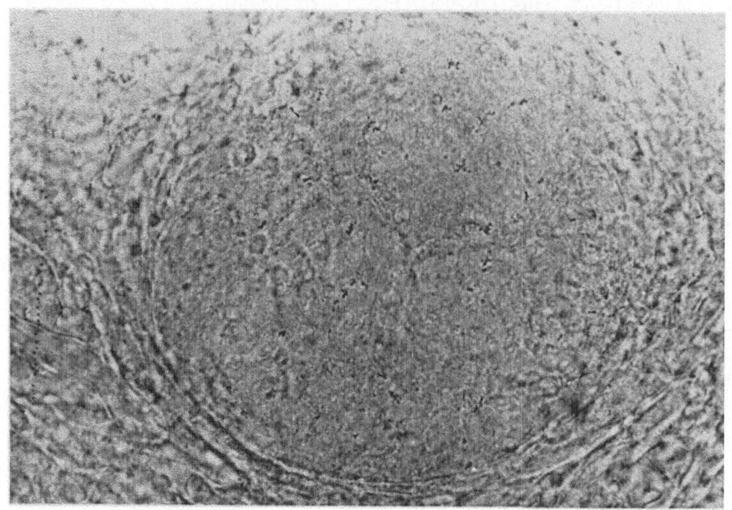

Abb. 2

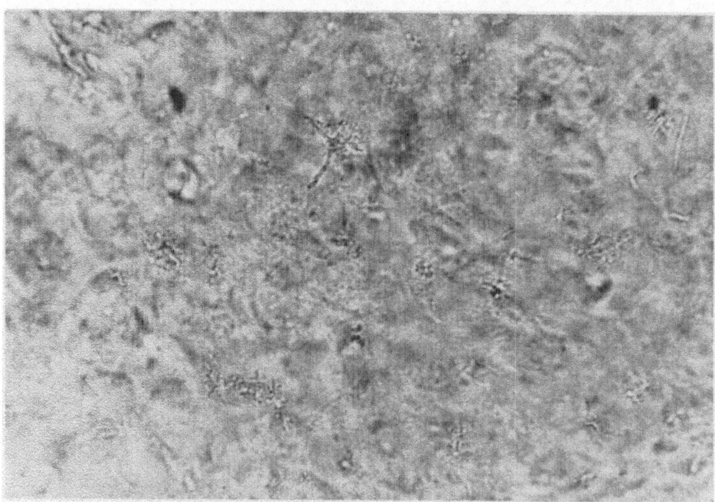

Abb.3

Abb.2 und 3. Zahlreiche, antiforminfeste, ungefärbte, extracelluläre, mehr oder weniger stark ver-
klebte, teilweise am Rande hell aufleuchtende, schwach lichtbrechende und gelb-grünlichfluores-
cierende, verästelte und gebündelte, vielgestaltige, an Flöckchen, Klümpchen, asteroid-sphäroide
Plaques, Cords und anderes mehr erinnernde Mykobakterienverbände (Mikrokolonien) in Epitheloid-
zellentuberkeln von verschiedenen, histologisch typischen, Ziehl-Neelsen-, Hallberg-, Gram-negativen
Sarkoidose-Lymphknoten (Krankengut Prof. Dr. Wurm, Höchenschwand), dargestellt mit meiner
Methode (6—48 Std und mehr nach hinzugefügtem Antiformin), Vergrößerung etwa 144 × und 900 ×

Zwischen den Granulomzellen bilden die Sarkoidose-Mykobakterien kleinere und größere, mehr oder weniger kompakte, hochgradig chromophobe, gewebsfarbene, d. h. hell- und dunkelgraue (ausnahmsweise auch hellgelbe, gelbbraune bis schwarzbraune, stark lichtbrechende) Verbände, die an bizarre Flöckchen, Klümpchen, asteroid-sphäroide Plaques, Globi, Cords u. a. m. erinnern (Abb.2, 3 und 4) und bisweilen die Größe von mehrkernigen Riesenzellen vom Langhans- und Fremdkörpertyp erreichen. Diese Formationen, die erst durch den alkalischen Aufschluß des Sarkoidose-Granuloms als selbständige antiforminfeste Gebilde nativ zum Vorschein kommen, heben sich scharf gegen die homogenisierten

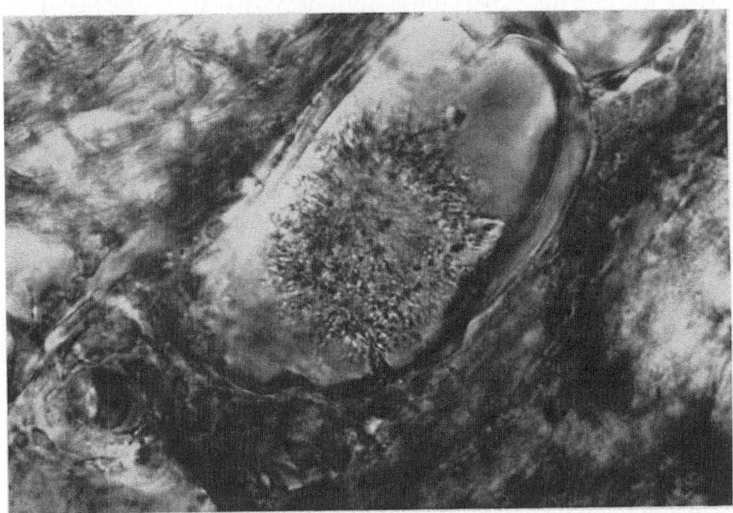

Abb.4. Hautsarkoidose, Gefrierschnitt (Pat. M.): Riesenzellengroße, schwachlichtbrechende, gewebsfarbene, an asteroid-sphäroide Plaques erinnernde Mykobakterienverbände, eingeschlossen von cystoiden Gewebsaussparungen, Vergrößerung etwa 900 ×

Zellstrukturen ab und weisen nicht selten eine hell aufleuchtende Peripherie, eine zarte Lichtbrechung und gelbgrünliche Fluorescenz auf. Bei genauerem Studium entpuppen sie sich als Mikrokolonien verästelter und oft paarig gebündelter Mykobakterien, die durch eine schleimige Masse häufig bis zur Unkenntlichkeit aneinander gekittet bzw. verklumpt und dadurch noch schwerer färbbar als sonst gemacht werden.

Dergestalt beanspruchen sie, einzeln oder in Gruppen, einen erheblichen Teil des Sarkoidose-Granuloms (bisweilen sind sie, intakt oder geschädigt, ebenso in mehrkernigen Riesenzellen vom Langhans- und Fremdkörper-Typ auffindbar); sie gehören gleichsam zu dessen Bausteinen, und weil das so ist, kann ihre dortige Anwesenheit histogenetisch und damit ätiologisch nicht belanglos sein. Vielmehr spricht alles dafür, daß sie mit dem Erreger der Sarkoidose im Sinne einer Mykobakteriose identisch sind.

Th. Nasemann, München: Elektronenoptische Dünnschnittuntersuchungen am Morbus Boeck

In seinem Handbuch-Beitrag über das entzündliche Hautinfiltrat führte Macher (1964) aus, daß das Vorhandensein einer charakteristischen Granulomstruktur gern auf die infektiöse Genese einer Krankheit schließen läßt, auch wenn der Erregernachweis bisher nicht oder noch nicht mit absoluter Gültigkeit erbracht wurde. In einer Dissertation von Fuchsbrunner (München, 1962) ist die Geschichte der Versuche zur Ätiologie-Aufklärung der Sarkoidose bearbeitet worden. Am häufigsten diskutiert wurden die tuberkulöse und die Virus-Ätiologie. Seit Publikation der Resultate von Löfgren u. Lundböck (1951), die übrigens später von den Autoren selbst zurückgenommen wurden, versuchten wir in der Münchener Klinik immer wieder aus dem Excisionsmaterial von Sarkoidose-Patienten Viren zu isolieren. Alle bisher angelegten Ei- und Gewebekulturen zeigten — auch bei mikromorphologischer Kontrolle im Elektronenmikroskop — ausschließlich negative Ergebnisse. Im Anschluß an die Beschreibung PAS-positiver cytoplasmatischer Granula in Sarkoidose-Präparaten durch Aplas wurde erneut die Frage nach der Gegenwart spezifischer Erreger aufgeworfen. Der Referent wies in der Diskussion der Aplasschen Befunde auf dem Hamburger Kongreß 1960 darauf hin, daß nicht alle Inklusionen erregerbedingt sind und Zelleinschlüsse auch auf biochemischem Wege entstehen können. Holtz u. Kalkoff (1962) sowie Kalkoff u. Holtz (1964) erbrachten dann den Nachweis, daß es sich bei den beobachteten Granula um ein Lipopigment, Ceroid, handelt. Die Autoren beschrieben an Hand elektronenoptischer Untersuchungen eingehend die Mikromorphologie dieser osmiophilen Cytosomen und fanden, daß sie nicht nur bei der Sarkoidose, sondern auch in anderen spezifischen Granulationsgeweben vorkommen. Bei der elektronenoptischen Analyse von Dünnschnitten — (übliche Osmiumtetroxyd-Fixation, Einbetten in Epongemisch, Kontrastieren der Schnitte mit Uranylacetat und Bleicitrat, Verwendung des von Sjöstrand entwickelten LKB-Ultramikrotoms und des Siemens-Elektronenmikroskops ÜM 100) — aus Biopsien von zwei eigenen Sarkoidose-Patienten konnten wir alle Details der von Kalkoff u. Holtz beschriebenen Ultrastruktur des Lipopigments auffinden. Auch wir hatten den Eindruck, als ob sich die Ceroid-Granula teilweise aus Mitochondrien entwickeln können. Die Granula ähneln stark denen in Mastzellen. Die Feinstruktur der Granula in Gewebsmastzellen ist seit den Arbeiten von Stoeckenius (1956), Hagen (1959), Gusek (1962), Stüttgen u. Mitarb. (1962), Hasegawa (1963) u. a. genau bekannt. Wir fanden in Sarkoidose-Schnitten Mastzellen vor allem in der Peripherie der Granulome, dort also, wo auch die Aplasschen Granula am dichtesten anzutreffen sind (siehe Abb.1). Auch die Mastzellgranula sind PAS-positiv. Sie können aus dem Cytoplasma in das Gewebe freigesetzt werden (MACHER, 1964). Im elektronenoptischen Präparat können Granula in angeschnittenen Mastzellen eventuell mit den Ceroidgranula verwechselt werden.

In letzter Zeit versuchten wir zusammen mit ŠMIGLA die Frage nach dem Vorkommen erregerspezifischer Strukturen bei der Sarkoidose weiter

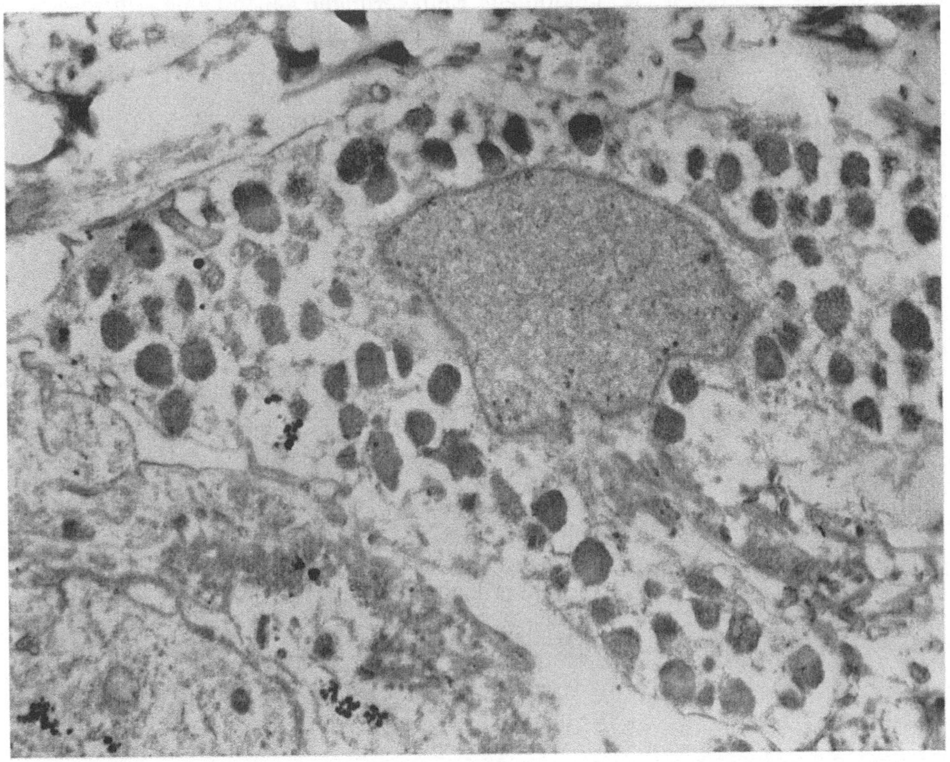

Abb.1. Elektronenoptische Aufnahme vom Dünnschnitt einer Hautsarkoidose. Mastzelle vom Rande eines Granuloms

zu klären, und zwar 1. durch lichtoptische und 2. durch elektronenmikroskopische Untersuchungen. Hierfür zogen wir außer den beiden, bereits erwähnten, elektronenoptisch ausgewerteten Biopsien — die Sarkoidose-Exzisate unserer Klinik aus den letzten 5 Jahren heran. Es wurden 10 Blöcke ausgewählt, von letzteren zahlreiche Schnittpräparate hergestellt und dann Spezialfärbungen durchgeführt. Licht- und elektronenmikroskopisch konnten wir weder phagocytierte Mykobakterien in Epitheloid- und Riesenzellen noch Virus-Einschlußkörper in den Zellkernen oder im Cytoplasma der am Aufbau der Granulome beteiligten Zellen nachweisen. Bilder mit angeschnittenen Mykobakterien, wie sie

Gusek (1962) anhand von Dünnschnitten aus Lepragewebe zeigte, sahen wir nicht. Auch gelang es nicht, elementarkörper-ähnliche Gebilde oder gar sichere Viruselemente — wie man sie in benignen und malignen Virustumoren beobachten kann — aufzufinden. Die schon lichtoptisch bekannten Inklusionen wie Schaumann-Körper oder die am besten mit Orcein darstellbaren Asteroide sowie andere Strukturdetails wie Riesenzentrosphären oder kristallähnliche Einlagerungen geben keine Hinweise auf die Ätiologie oder gar auf eine mögliche Virusgenese. Elektronenoptisch sind in den Epitheloidzellen Kriterien hoher Aktivität und Zell-

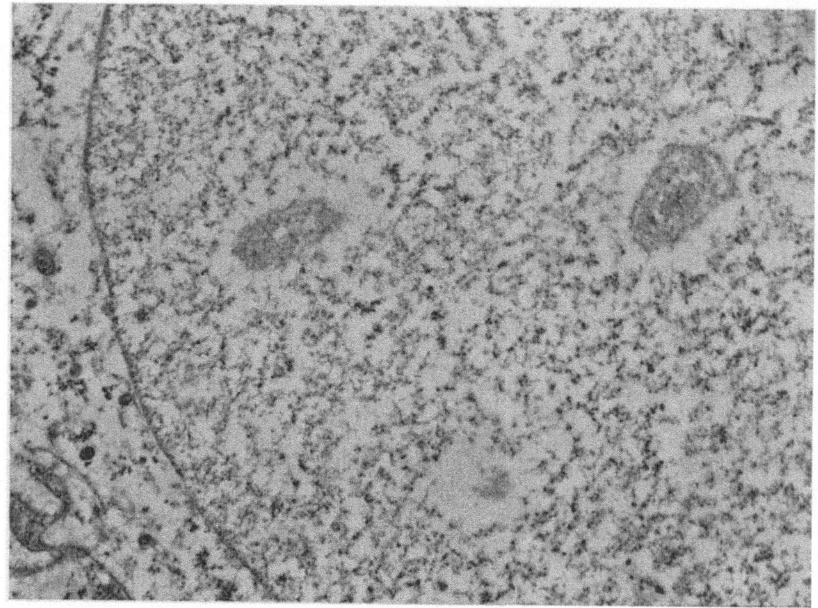

Abb. 2. Wie oben, Spiralkörper im Zellkern einer Epitheloidzelle aus einem Sarkoidose-Granulom

leistung festzustellen, wie sie u. a. von Gusek (1962) und von Macher (1964) beschrieben wurden. Einzelheiten brauchen hier nicht wiederholt zu werden. Die von Zelickson zuerst beim Keratoakanthom aufgefundenen Spiralkörper kommen auch bei der Sarkoidose vor. Sie geben keinen Hinweis auf eine Virusätiologie, sondern stellen unspezifische Reaktionsprodukte des Kernplasmas dar (siehe bei Th. Nasemann[1] und Abb. 2). — Man sollte also der Ansicht Funks zustimmen, die er im Schlußwort seines Artikels im Werk von Gottron u. Schönfeld ausgesprochen hat, nämlich daß es besser ist, ehrlich zu bekennen, daß trotz moderner Methodik die Ätiologie der Sarkoidose ungeklärt blieb, als letztlich unbewiesenen Hypothesen nachzuhängen.

---

[1] Hautarzt **16**, 156 (1965).

H. Behrend, H. Deicher und M. Rupec, Marburg/Lahn: Kveim-Test und Sarkoidose

Kveim hat 1941 eine Hautreaktion nach intracutaner Einspritzung einer Gewebssuspension erkrankter Lymphknoten bei Sarkoidose-Patienten beschrieben. Das wirksame Prinzip der Gewebssuspension ist bislang nicht bekannt, vermutlich handelt es sich um ein Mucopolysaccharid. Die breitere Anwendung in der Routinediagnostik ist durch die schwierige Gewinnung des „Antigens" und durch die Notwendigkeit langdauernder Beobachtung sowie der späteren Excision der Injektionsstelle beschränkt. Besonders im Hinblick auf vergleichende Untersuchungen über den diagnostischen Wert dieses Tests ist es zu begrüßen, daß am Rockefeller-Institut 1960 die Herstellung eines standardisierten Antigens gelungen ist.

Wir berichten heute über unsere vorläufigen Ergebnisse der ersten von uns untersuchten Patientengruppe innerhalb eines geplanten größeren Untersuchungsprogramms. Bei der Herstellung der Testsubstanz bedienten wir uns der von Chase angegebenen Methode. Die verabreichten Konzentrationen beziehen sich auf das durch Alkohol-Präcipitation bestimmte Trockengewicht. Die Injektion von 0,1 ml des „Antigens" erfolgte an der Innenseite des Unterarms überwiegend intracutan. Die beobachteten Reaktionen wurden in mm-Durchmesser registriert. In Übereinstimmung mit Putkonen, Kveim und Danbold beobachteten wir bei Sarkoidose-Patienten eine unspezifische mehr oder weniger heftige Sofortreaktion, die nach 3—4 Tagen verschwand. Die spezifische Reaktion setzt bei klinisch positivem Ausfall in Form einer Knötchenbildung nach 1—2 Wochen ein. Nach 4 Wochen lag der Durchmesser der Papel in Abhängigkeit von der Konzentration der Testlösung zwischen 6 und 16 mm. Nach 3—8 Wochen, überwiegend in der 4. und 5. Woche, haben wir das Knötchen excidiert.

Der histologische Nachweis von Epitheloidzell-Granulomen mit Riesenzellen, überwiegend vom Langhans-Typ, ist das charakteristische Merkmal eines positiven Tests. Oft finden sich daneben Nekrosen und Zellelemente unspezifischer entzündlicher Reaktion (Bilddemonstration).

Wir haben bisher 68 Personen getestet, davon 31 mit histologisch gesichertem Morbus Boeck, 20 mit offener Lungentuberkulose, 7 mit anderen Krankheiten (Nephrolithiasis, Diabetes, Retikulose, Sicca-Syndrom, Bronchialcarcinom, Sjögren-Syndrom) und 10 gesunde Personen. Eine Kontrollgruppe von 54 Probanden ist mit einer Gewebssuspension gleicher Konzentration von normaler Milz getestet worden (Tab. 1 und 2).

In allen klinisch positiven Fällen (Entwicklung eines Knötchens) ist die Excision nach 3—5 (bei 3 Fällen nach 8) Wochen vorgenommen worden. Wir haben in Übereinstimmung mit Rogers u. Haserick

Tabelle 1. *Ergebnis der Kveim-Reaktion*

Diagnose	getestet	klinisch positiv	histologisch	
			positiv	negativ
Sarkoidose				
aktiv	15	14	11	4
aktiv (unter				
Prednisolon)	5	2	—	4
inaktiv	11	4	—	9
Tuberkulose				
aktiv	20	6	1 ?	5
Andere Krankheiten	7	2	—	3
gesunde Personen	10	—	—	—

Tabelle 2. *Kontrollversuche mit Gewebssuspension aus gesunder Milz*

Diagnose	getestet	klinisch positiv	histologisch	
			positiv	negativ
Sarkoidose				
aktiv	24	—	—	6
inaktiv	11	—	—	—
Tuberkulose				
aktiv	10	—	—	—
Andere Krankheiten	4	—	—	—
gesunde Personen	5	—	—	—

typische feingewebliche Veränderungen schon nach 3 Wochen beobachten können. Der histologisch negative Test zeigt überwiegend ein Fremdkörpergranulom (ähnlich Steigleder) oder in unserem Material auch eine nicht spezifische, entzündliche, gefäßgebundene Reaktion. In einem Fall haben wir histologisch keine pathologischen Veränderungen finden können, was möglicherweise auf eine zu oberflächliche Probeexcision zurückzuführen ist.

Von 31 Kranken mit Sarkoidose befanden sich zum Zeitpunkt der Untersuchung 20 im aktiven und 11 im inaktiven Stadium der Erkrankung. Von den aktiven Fällen standen 5 unter Corticoid-Therapie, bei diesen war der Kveim-Test negativ. Bei 11 Patienten mit aktiver Sarkoidose war der Test positiv, bei 4 negativ. Wenn wir die Gruppe unter Steroidtherapie nicht dazu rechnen, ist der Kveim-Test bei aktivem Morbus Boeck in 73%[1] als positiv zu deuten. Bei inaktivem Morbus Boeck waren alle 11 Fälle negativ. Unter 20 Patienten mit offener Lungentuberkulose bildete sich bei 6 an der Injektionsstelle ein etwa pfefferkorngroßes Knötchen. Histologisch konnten nur bei einem Fall am Rande eines typischen Fremdkörpergranuloms mit zentraler Nekrose seltene

---

[1] *Anmerkung bei der Korrektur.* Bei einer größeren Patientengruppe haben wir inzwischen in 85% einen auch histologisch positiven Kveim-Test feststellen können (Med. thorac., im Druck).

epitheloidzellige Herde gefunden werden. Alle anderen Patienten waren einwandfrei negativ. Bei zwei anderen Kontrollgruppen ist kein Fall mit positivem Kveim-Test gefunden worden. Alle, abgesehen von einem Kranken mit Bronchialcarcinom und einem mit Sjögren-Syndrom, wo es sich um Fremdkörpergranulome handelte, waren auch klinisch negativ. — Bei den Kontrollversuchen mit Gewebssuspension aus gesunder Milz haben wir keinen histologisch positiven Fall beobachten können.

Unsere Ergebnisse deuten zweifellos daraufhin, daß bei Interpretation der Testresultate eine Unterscheidung zwischen aktiver und inaktiver Form des Morbus Boeck notwendig ist, da wir in 73$^0/_0$ bei aktivem und in 0$^0/_0$ bei inaktivem Morbus Boeck einen histologisch positiven Test festgestellt haben. Unser Prozentsatz (73$^0/_0$) deckt sich weitgehend mit den Ergebnissen von ANDERSON u. Mitarb., JAMES u. Mitarb., TURIAF sowie PUTKONEN u. Mitarb., er liegt etwas niedriger als bei den Fällen von STEIGLEDER et al. (83,8$^0/_0$), SILTZBACH (84$^0/_0$) oder ROGERS u. HASERICK (96$^0/_0$ bei aktiver Sarkoidose); aber höher, als z.B. SONES u. Mitarb. (26,8$^0/_0$) bei ihren Patienten finden konnten.

Von unseren vorläufigen Ergebnissen ausgehend, halten wir den Kveim-Test für eine brauchbare diagnostische und besonders differentialdiagnostische Hilfe bei aktiver Sarkoidose. Die Diagnose des positiven und negativen Tests ist eine rein histologische Diagnose, woraus hervorgeht, daß eine Probeexcision unerläßlich ist.

Literatur

ANDERSON, R., D. G. JAMES, P. M. PETERS, and A. D. THOMSON: The Kveim-Test in sarcoidosis. Lancet **1963** II, 650—653.

CHASE, M. W.: The preparation and standardization of Kveim testing antigen. Amer. Rev. resp. Dis. 84, 86—88 (1961).

JAMES, D. G., and A. D. THOMSON: The Kveim-test in sarcoidosis. Quart. J. Med. **24**, 49—60 (1955).

KVEIM, A.: En ny og spesifik Kutan-reaksjon ved Boecks sarcoid. Nord. med. **9**, 169 (1941).

NELSON, C. T.: The Kveim reaction in sarcoidosis. J. chron. Dis. **6**, 158—177 (1957).

PUTKONEN, T.: Über die Intracutanreaktion von KVEIM bei Lymphogranulomatosis benigna. Acta derm.-venereol. (Stockh.) Suppl. 10, **23**, 1—194 (1943).

ROGERS, F. I., and J. R. HASERICK: Sarcoidosis and the Kveim reaction. J. invest. Derm. **23**, 389—406 (1954).

SILTZBACH, L. E.: The Kveim-Test in saroidosis. J. Amer. med. Ass. **178**, 476—482 (1961).

SONES, M., H. L. ISRAEL, R. KRAIN, and H. BEERMAN: Kveim-Test in sarcoidosis and tuberculosis. J. invest. Derm. **24**, 353—364 (1955).

STEIGLEDER, G. K., ARMANDO-SILVA, and CARL T. NELSON: Histopathology of the Kveim-test. Arch. Derm. Syph. (Chic.) **84**, 828—834 (1961).

TURIAF, J.: Evolution-pronostic-traitement de la sarcoidose mediastino-pulmonaire. Med. thorac. **20**, Suppl. 82—98 (1963).

WURM, K.: Klinik und Ätiologie der Sarkoidose (Morbus Boeck). In: Sarkoidose, S. 38. Stuttgart: F. K. Schattauer 1965.

T. PUTKONEN, Helsinki: Symptomenkomplexe der beginnenden Sarkoidose*

Das häufigste Zeichen der beginnenden Sarkoidose, die beiderseitige Hilusadenitis, verursacht selten subjektive Beschwerden und wird oft nur zufällig entdeckt. Für die Frühdiagnose verdienen daher andere Anfangssymptome Beachtung.

In Helsinki haben wir mehr als 700 sarkoidoseverdächtige Patienten untersucht, von denen 157 dann wirklich Sarkoidose hatten. Für die Beurteilung der Frühsymptome wurden aber nur 85 Kveim-positive Patienten mit subakuter Sarkoidose in Betracht gezogen. Bei allen

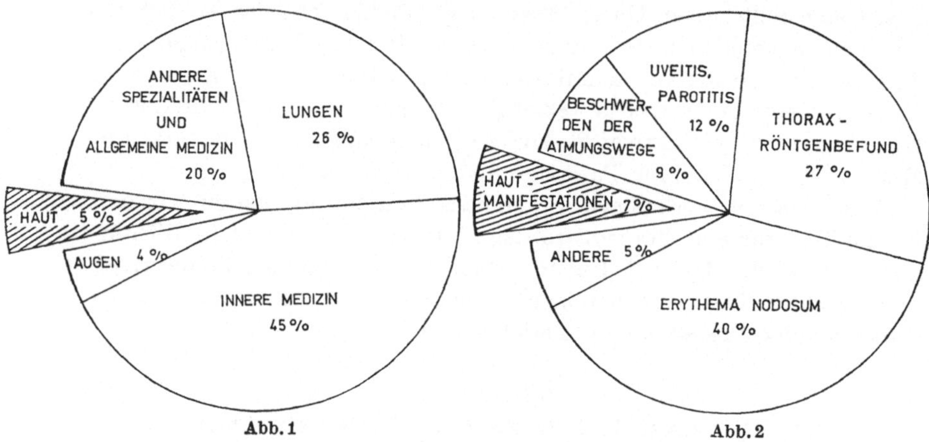

Abb.1   Abb.2

Abb.1. Aufteilung der überweisenden Ärzte nach deren Fachgebieten

Abb.2. Symptome, die den Verdacht auf Sarkoidose weckten

Patienten waren seit den ersten Anfangssymptomen höchstens 2 Jahre, bei 65 von ihnen nur 6 Monate oder weniger vergangen. So konnten sie sich noch genau an die Anfangssymptome erinnern.

Abb.1 zeigt die Aufteilung der Fachgebiete der Ärzte, die uns die genannten 85 Sarkoidosepatienten überwiesen hatten. In Abb.2 ist die Häufigkeitsverteilung der Symptome dargestellt, die den Verdacht auf Sarkoidose erweckt hatten.

Von den Patienten waren 58 Frauen und 27 Männer. Das mittlere Alter der Frauen war 40 Jahre, das der Männer 30 Jahre.

Nur bei zwei Patienten fehlten die für Sarkoidose typischen Veränderungen im Thoraxröntgenbild (Tab.1). Histologische Merkmale wurden in 71% durch Biopsie gefunden. Die Probe nach MANTOUX war bei 44% mit 10 Tuberkulineinheiten, bei 29% noch mit 100 Einheiten negativ.

---

* Mit Unterstützung der Staatlichen Kommission für medizinische Forschung in Finnland.

Tabelle 1. *85 Kveim-positive Patienten mit subakuter Sarkoidose*

	Anzahl der Fälle	%
Intrathorakale Veränderungen	83	98
Stadium I	63	74
Stadium II	20	24
Biopsiebefund positiv	60	71
Mantoux negativ mit 10 T.E.	37/84	44
mit 100 T.E.	24/83	29

Tabelle 2. *Vorkommen der wichtigsten Frühsymptome bei 85 Sarkoidosepatienten*

Symptom	Anzahl der Fälle	%
Fieber, Krankheitsgefühl	63/82	77
Erythema nodosum	42	49
Gelenkbeschwerden	40	47
Febris uveoparotidea	13	15
Uveitis	13	15
Parotitis	5	
Facialisparese	3	
Tränendrüsenentzündung	1	
Narbensarkoid	16	19
Kleinknötige Hautsarkoidose	4	
Symptome der Luftwege		
Husten	14	16
Heiserkeit	6	
Verstopfung der Nase	9	

Das häufigste Frühsymptom war Fieber und/oder Krankheitsgefühl (Tab. 2). Erythema nodosum und Arthralgien kamen bei beinahe 50% der Patienten vor. Erythema nodosum trat bei 62% der Frauen auf, aber nur bei 22% der Männer. Dagegen hatten 63% der Männer, jedoch nur 24% der Frauen Gelenkbeschwerden und/oder Fieber. Wenigstens ein Symptom dieses Symptomenkomplexes trat bei 86% der Frauen und bei 85% der Männer auf.

Febris uveoparotidea trat bei 15% der Patienten in verschiedenen Kombinationen der Einzelsymptome auf. Außer Uveitis hatten 5 Patienten Parotitis, 3 Facialisparese und einer Tränendrüsenentzündung. Die Parotitis erschien mit Uveitis in einem Fall gleichzeitig, in zwei Fällen später, in weiteren zwei Fällen aber 2—4 Monate vor der Uveitis. Die Facialisparese trat in allen drei Fällen 1—3 Monate nach der Uveitis auf. Interessanterweise hatte keiner dieser Patienten eine Parotitis. Nur bei einem Patienten gesellte sich zur Uveoparotitis ein Erythema nodosum.

Narbensarkoid trat bei 19⁰/₀ unserer 85 Kveim-positiven Patienten auf, d. h. fast fünfmal häufiger als im Lungensarkoidosematerial von Löfgren u. Mitarb., und im Krankengut von Ehring, das vorwiegend aus Sarkoidosepatienten mit Hautherden bestand. Bei $^3/_4$ unserer Patienten bestand ein Erythema nodosum. Drei Patienten hatten Narbenveränderungen sogar schon 1—5 Monate vor dem Auftreten des Erythema nodosum selbst festgestellt. Alle diese Tatsachen heben die Bedeutung der Narbengranulome als eines der Frühsymptome der Sarkoidose hervor. Zwei von den 16 Patienten hatten schon Parenchymveränderungen der Lungen, alle anderen nur Hilusadenitis. Interessant ist, daß das Narbensarkoid bei Frauen zweimal häufiger war als bei Männern, obgleich Männer sich doch häufiger verletzen.

Von den klassischen Hautmanifestationen der Sarkoidose trat in unserem Material nur die kleinknotige Form bei 4 Patientinnen auf. Die kleinknotige Hautsarkoidose ist offensichtlich auch eine recht frühe Manifestation der Sarkoidose. Bei einer der Patientinnen waren hiermit Müdigkeit, Husten und geringgradige Atemnot verbunden, bei einer anderen bestand gleichzeitig ein Narbensarkoid und die dritte Patientin bemerkte Hautsymptome bereits einen Monat nach Ausbruch einer Parotitis. Bei diesen drei Patientinnen zeigten sich im Thoraxbild nur mediastinale Veränderungen.

Symptome seitens der Luftwege traten nur bei einem Teil der Patienten auf. Einige gaben auch an, daß sie leichter als früher außer Atem kämen. Diese unspezifischen Symptome waren der Anlaß zu Röntgenuntersuchungen und diese wieder erweckten den Verdacht auf Sarkoidose.

Literatur

Ehring, F.: Die Sarkoidose der Haut. Sarkoidose. Stuttgart: Schattauer 1965.
Löfgren, S., B. Snellman, and H. Nordenstam: Foreign-body granulomas and sarcoidosis. Acta chir. scand. 108, 405—418 (1955).

G.-Fr. Kessler und **H. Behrend,** Marburg/Lahn: **Die Beteiligung der Bronchialschleimhaut bei der Sarkoidose**

Bronchoskopische Untersuchungen haben ergeben, daß die Schleimhaut der großen Bronchien häufig bei der Sarkoidose miterkrankt und typische Veränderungen aufweist.

1905 hat Boeck auf Veränderungen der Mund- und Nasenschleimhaut hingewiesen. Später wurden wiederholt Einzelbeobachtungen über den Befall mit Sarkoidose im Nasen-Rachenraum und an den Tonsillen publiziert. Benedict u. Castleman haben 1941 erstmals eine Bronchoskopie bei einem Patienten mit Sarkoidose durchgeführt. Turiaf u. Mitarb.,

SILTZBACH u. Mitarb., AROLD, HUZLY u. Mitarb., FRIEDEL u. Mitarb. sowie SCHIESSLE, WURM u. REINDELL konnten dann jeweils an einem größeren Krankengut zeigen, wie häufig sich im Bereich der Bronchialschleimhaut charakteristische makroskopische und mikroskopische Befunde ergeben. Sie haben auf die Bedeutung der Bronchoskopie als wichtige diagnostische Routinemethode hingewiesen.

An unserer Klinik übersehen wir ein Krankengut von 221 Patienten mit Sarkoidose. Sofern nicht Hautherde, Lymphknoten oder Schleimhautveränderungen für eine Biopsie direkt zugänglich waren, führten wir eine Bronchoskopie und eine Leberbiopsie durch. Die Leberbiopsien wurden bis 1962 von Herrn Prof. BOCK ausgeführt, die Bronchoskopien zeitweise in Zusammenarbeit mit der Universitäts-HNO-Klinik Marburg.

Wir haben makroskopisch in den frühen aktiven Stadien der Erkrankung selten eine normale Bronchialschleimhaut gesehen. Bei den meisten Patienten haben wir eine geringgradig entzündete Schleimhaut beobachtet, auch bei solchen Patienten, bei denen sonst klinisch und anamnestisch keine Hinweise auf eine Bronchitis bestanden. Charakteristisch für Sarkoidose sind in den größeren Bronchien meist diffus lokalisierte, kleine, weißlich-gelbliche oder auch bräunliche Knötchen und Plaques, die je nach dem Grad der begleitenden Entzündung aus dem Schleimhautniveau hervorragen. Wir haben dies etwa bei jedem zweiten Patienten sehen können, wobei jedoch das Ausmaß dieser Schleimhautgranulationen oft sehr diskret sein kann. Sie sind andererseits selten so prominent, daß sie zu wesentlichen intramuralen Lumeneinengungen führen. Durch Lymphknotenkompression von außen bedingte Bronchuseinengungen sieht man in Einzelfällen im Stadium I und II, im Stadium III hingegen scheinen die Bronchien eher weit, sie sind oft verlagert und verzogen als Folge narbiger Schrumpfungen im Lungenparenchym. In diesem Stadium trifft man oft auf eine stärkere unspezifische Begleitbronchitis mit vermehrter schleimig-eitriger Sekretion.

Von HUZLY wurde auf eine auffällig vermehrte Zeichnung mittlerer und kleiner Gefäße hingewiesen, die quer über die Knorpelspangen der großen Bronchien ziehen und parallel, geschlängelt oder gebündelt verlaufen. Man hat von einer „besenreiserartigen" und „retinalen" Gefäßzeichnung gesprochen. Zweifellos sieht man diesen Befund oft im Stadium I und II, meist an der medialen Wand der beiderseitigen Hauptbronchien und im Abgangsbereich der Oberlappen lokalisiert. Man kann aber dieser Gefäßzeichnung sicherlich keine pathognomonische Bedeutung zusprechen.

Im Gegensatz zur Tuberkulose haben wir bei der Sarkoidose keine Schleimhautulcerationen, keine umschriebenen Schleimhautnarben, keine umschriebenen hochakuten Entzündungen und keine Lymphknotenperforationen gesehen.

Ausdrücklich sei darauf hingewiesen, daß die Bronchialschleimhaut auch normal aussehen kann. Aber auch in diesen Fällen sollte man unbedingt eine Biopsie entnehmen, da sich gezeigt hat, daß selbst bei makroskopisch unauffälliger Schleimhaut histologisch nicht selten doch Epitheloidzellgranulome in der Schleimhaut gefunden werden können.

Bei einer Bronchoskopie haben wir meist mehrere Bronchialschleimhautbiopsien entnommen. Wie aus Tab. 1 ersichtlich, konnten auf diese Art im Stadium I in 51%, im Stadium II in 55% und im Stadium III

Tabelle 1. *Ergebnisse der Bronchobiopsie bei Sarkoidose*

Stadium	Anzahl der Fälle	positive histologische Befunde	%
Stadium I	37	19	51
Stadium II	71	39	55
Stadium III	29	10	34,5
Gesamt	137	68	49,6

Tabelle 2. *Ergebnisse der Bronchobiopsie und Leberbiopsie bei 191 Patienten mit Sarkoidose*

Anzahl der Patienten		hist.pos. %
Bronchoskopie	137	49,6
Leberbiopsie	167	49,7
Bronchoskopie *und* Leberbiopsie	113	
Bronchoskopie und Leberbiopsie		27
Leberbiopsie		23
Bronchobiopsie		27
		77 = 68
Bronchoskopie und/oder Leberbiopsie	191	124 = 65

noch in 34,5% positive histologische Befunde erbracht werden. Wir haben dabei in Übereinstimmung mit anderen Voruntersuchern die von Kalkoff vertretene Auffassung eines bevorzugten Befalls der rechten Lunge bestätigt gefunden. Bei Patienten mit Löfgren-Syndrom, der akuten Form des Morbus Boeck, fand sich bei 17 von 29 untersuchten Patienten, das sind 59%, histologisch ein Befall der Bronchialschleimhaut.

Besondere Beachtung verdient, daß durch Bronchobiopsie noch bei über einem Drittel der untersuchten Patienten im Stadium der röntgenologisch vermuteten Fibrose aktive Herde in Form von Epitheloidzellgranulomen in der Bronchialschleimhaut nachweisbar waren. Dies ist für die Frage der Krankheitsaktivität, der Therapie und der Ausheilung ein wichtiger Befund. Ein positiver histologischer Befund ist immer als Beweis für noch vorhandene Aktivität zu werten, während umgekehrt ein negativer Befund bei der Bronchoskopie eine aktive Sarkoidose nicht ausschließt.

Tab. 2 soll veranschaulichen, daß man etwa mit gleicher Häufigkeit bei der Bronchobiopsie und der routinemäßigen Anwendung der Leberbiopsie histologisch positive Ergebnisse erhalten kann. Bei insgesamt 191 Patienten haben wir eine Bronchoskopie, eine Leberbiopsie oder auch beide Untersuchungen durchgeführt und dabei in 124 Fällen, das sind $65^0/_0$, durch positive histologische Ergebnisse die übrigen klinischen und röntgenologischen Befunde zur Diagnose einer Sarkoidose ergänzen können. Setzt man bei einem Patienten beide bioptische Untersuchungen ein, erhöht sich die Treffsicherheit histologisch positiver Befunde auf $68^0/_0$.

Literatur

Arold, C.: Demonstrationen zur Bronchoskopie. In: Brügger, H.: Tagungsbericht 7. Kongreß der Südd. Tbk.-Gesellschaft in Lindau 1955. Tuberkulose-Bücherei. Stuttgart: Thieme 1956.

Benedict, E. H., and B. Castleman: Sarcoidosis with bronchial involvement. New Engl. J. Med. **224**, 186—189 (1941).

Boeck, C.: Fortgesetzte Untersuchungen über das multiple benigne Sarcoid. Arch. Derm. Syph. (Berl.) **73**, 71, 301 (1905).

Friedel, H., H. O. Dorscheid, M. Kirsch u. Th. Mucke: Die Bedeutung der Bronchoskopie und Mediastinoskopie für die Sarkoidosediagnostik. Z. Tuberk. **121**, 152—159 (1964).

Huzly, A.: Atlas der Bronchoskopie. Stuttgart: Thieme 1960.

— Bronchoskopische Befunde. In: Hoppe, R.: Sarkoidose, Bericht über die Tagung der Rheinisch-Westfälischen Tuberkulose-Vereinigung in Düsseldorf am 14. März 1964. Stuttgart: Schattauer 1965.

— A. Hoffmann, H. Seidel, A. Grimminger, R. Hausser, C. Arold et G. Forschbach: Les bronches dans la sarcoidose. Bronches **13**, 5 (1963).

Kalkoff, K. W.: Zur Seitendifferenz der röntgenologisch nachweisbaren Lungenveränderungen bei der Boeckschen Krankheit. Tuberk.-Arzt **7**, 588—591 (1953).

Schiessle, W., K. Wurm u. H. Reindell: Ergebnisse und Bedeutung bronchologischer Untersuchungen bei der Lungensarkoidose (Morbus Boeck). Münch. med. Wschr. **103**, 726—730 (1961).

Siltzbach, L. E., and St. M. Blaugrund: Sarcoidosis of the mucosa of the respiratory tract. Ann. Otol. (St. Louis) **72**, 923 (1963).

Turiaf, J., et J. Brun: La sarkoïdose endothoracique de Besnier-Boeck-Schaumann, localisation médiastino-pulmonaire et bronchique. Expansion Scient. Franç. Paris (1955).

— P. Marland, Y. Rose et Ch. Sors: Le diagnostic bronchoscopique et bronchobiopsique des formes pulmonaires de la sarcoïdose de Besnier-Boeck-Schaumann. Bull. Soc. méd. Hôp. (Paris) **30**, 1098—1115 (1952).

K. MACH, Wien: Zur Differentialdiagnose der Sarkoidose

Obwohl die Sarkoidose ein ziemlich definiertes Krankheitsbild bietet, ist mitunter die Diagnosestellung mit erheblichen Schwierigkeiten verbunden. Das klinische Bild der Hautveränderungen kann von einer Reihe anderer Erkrankungen imitiert werden, so daß zur Sicherung der Diagnose eine histologische Untersuchung unerläßlich ist.

In diesem Zusammenhange möchte ich auf die Bilder jener Fälle verweisen, die im Rahmen dieses Kongresses von der I. Universitäts-Hautklinik Wien in der Ausstellung zu sehen sind[1]. Obwohl alle dort gezeigten

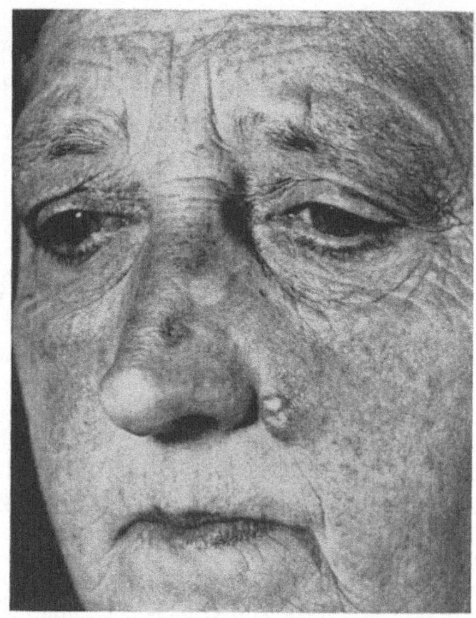

Abb. 1. Sarkoidose nasolabial links bei 64jähriger Frau (KG 51 309)

Fälle das klinische Bild einer Hautsarkoidose boten, konnten zahlreiche auf Grund der histologischen Untersuchung eindeutig als andere Krankheiten klassifiziert werden.

Mitunter gibt es jedoch auch Fälle, bei denen das histologische Bild uncharakteristisch ist, und dadurch erhebliche differentialdiagnostische Schwierigkeiten verursachen, wie z. B. die Abgrenzung von Fremdkörpergranulomen oder Lupus vulgaris. An Hand des folgenden Falles soll diese Problematik näher aufgezeigt werden.

Es handelt sich um eine 64jährige Rentnerin, die 16 Jahre lang in klinischer Beobachtung stand. Erstmalig suchte die Patientin wegen eines haselnußgroßen Infiltrates in der linken Nasolabialfalte die Klinik auf (Abb. 1). Es zeigte sich ein leicht bräunlicher, eher lividroter Knoten,

[1] Siehe Bildbericht in: Z. Haut- u. Geschl.-Kr. **40** (1966).

bei dem zunächst die Verdachtsdiagnose eines Lymphocytoms gestellt wurde. Die histologische Untersuchung (Pr. Nr. 18700) ergab ein tuberkulides Granulationsgewebe, das jedoch bei genauer Betrachtung einen knötchenförmigen Aufbau erkennen läßt. Die einzelnen dichtgelagerten, aus Epitheloidzellen aufgebauten Herde sind meist von spärlichen Bindegewebszügen umgeben, teils aber auch durch schmale Lymphocytensäume getrennt. Infolge der dichten Anordnung der Herde erscheinen diese als fast homogene Epitheloidzellmasse mit reichlich Langhansschen

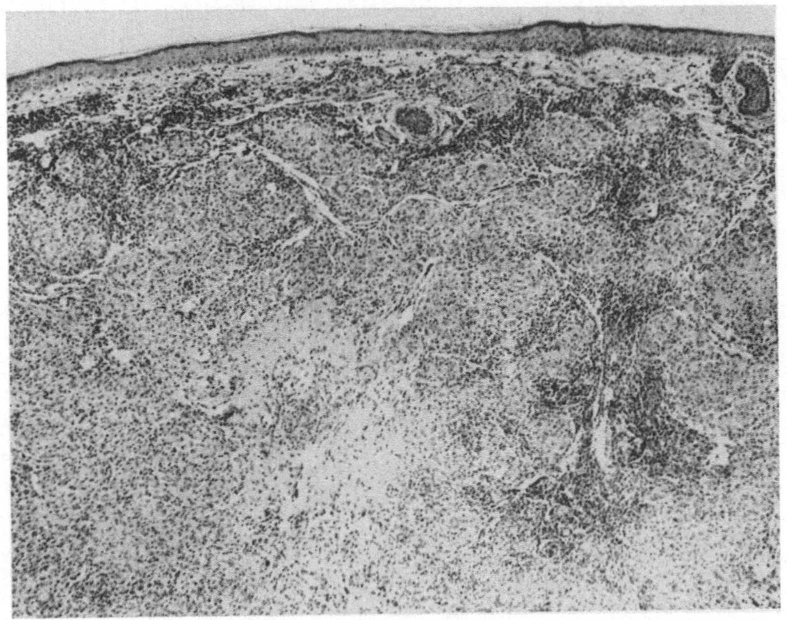

Abb. 2. Neben der alveolären Anordnung der Epitheloidzellen in den epidermisnahen Abschnitten fällt im Zentrum die herdförmige Nekrose auf, die von einer fast homogenen Epitheloidzellmasse umgeben ist. Zahlreiche Langhanssche Riesenzellen (Hist. Prot. Nr. 19895, 16 ×)

Riesenzellen und Lymphocyten. Auf Grund dieses Befundes wurde sowohl die Diagnose einer Sarkoidose, als auch ein Lupus vulgaris in Erwägung gezogen.

Im Laufe eines Jahres kam es zum Auftreten weiterer Infiltrate an der Nasenspitze und am rechten medialen Augenwinkel, die sich auf Röntgenbestrahlungen weitgehend zurückbildeten. Die Biopsie eines weiteren Knotens der rechten Wange (Abb. 2, Hist.Prot.Nr. 19895) zeigte eine dichte Anordnung von Epitheloidzellen, zumeist in alveolärer Form. Lediglich gegen die Epidermis und gegen die Subcutis zu finden sich größere, von schmalen Lymphocytensäumen umgebene Knötchen, während zentral einige beginnende Nekrosen bzw. Verkäsungen erkennbar sind.

Im Gegensatz zur 1. Biopsie, die man eher einer Sarkoidose zuordnen kann, ist man hier geneigt eine Tuberkulose anzunehmen. Die sonstige klinische Durchuntersuchung verlief negativ, insbesonders die röntgenologische Untersuchung des Handskelettes und der Lungen zeigte keinerlei Hinweise für das Bestehen einer Sarkoidose.

Nach weiteren 4 Jahren kam es bei der Patientin zur Bildung eines neuen Knötchens an der Nasenwurzel. Die histologische Untersuchung (Prot. Nr. 22212) ergab subepidermal einige Riesencapillaren, darunter ein dichtes, vorwiegend aus Epitheloidzellen aufgebautes Gewebe mit

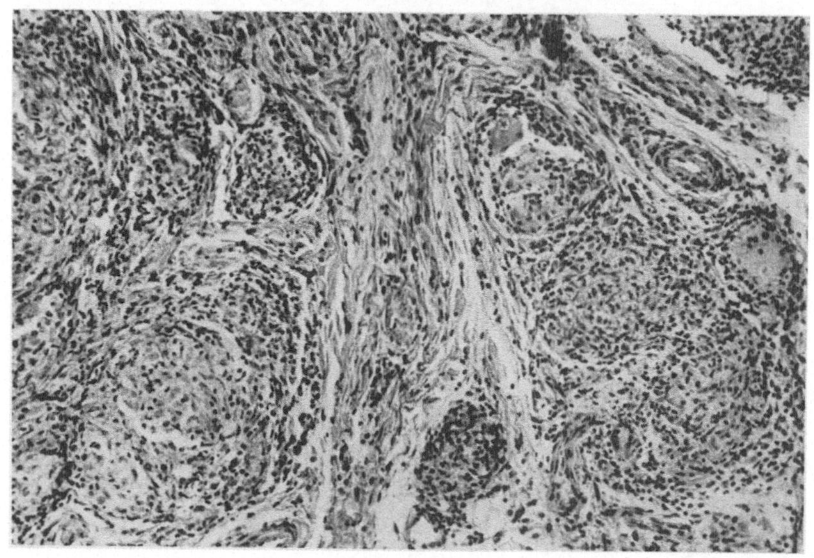

Abb. 3. Von Bindegewebssäumen umgebene Epitheloidzellknötchen. Die Lymphocyten zum Teil diffus, zum Teil in peripheren Säumen angeordnet. Bei 1 Std und 3 Std Langhanssche Riesenzellen mit deutlichen Asteroid-bodies. (Hist. Prot. Nr. 24692, 40 ×)

diffus eingestreuten Lymphocyten. Ganz vereinzelt finden sich herdförmige Nekrosen. In vielen der zahlreich vorhandenen Langhansschen Riesenzellen zeigen sich deutlich erkennbare Asteroid-bodies. Auf Grund dieses Bildes wurde die Diagnose einer Sarkoidose gestellt.

Nach einem weiteren Jahr bildeten sich abermals neue Knötchen im linken medialen Augenwinkel. Die neuerliche Biopsie (Hist.Prot. Nr. 22997) ergab ein dichtes tuberkulides Granulationsgewebe, vorwiegend aus Epitheloidzellen mit eingestreuten Langhansschen Riesenzellen und diffus verteilten Lymphocyten. Lediglich am Rande sind einige von Bindegewebe umgebene Epitheloidzellknötchen zu beobachten. Vereinzelt sind diese auch mit Lymphocytensäumen umgeben. Auf Grund dieses Bildes wurde die Diagnose Lupus vulgaris gestellt.

Einige Monate später kam es wieder zur Knötchenbildung im Bereiche des linken medialen Augenwinkels. Die histologische Untersuchung (Hist.Prot.Nr. 23 210) ergab eine Granulationsgewebsmasse, die vorwiegend aus Epitheloidzellen aufgebaut ist, mit zahlreichen Langhansschen Riesenzellen, die vielfach Asteroidbodies enthalten. Die Lymphocyten zum Teil diffus, zum Teil auch herdförmig angeordnet. An manchen Stellen sind auch einige nekrotische Areale erkennbar.

Innerhalb der nächsten 3 Jahre kam es zur Bildung neuer Herde abwechselnd an der Stirne und am linken medialen Augenwinkel. Während histologisch (Prot.Nr. 24 554) zunächst noch ein unveränderter Aufbau vorhanden war, zeigten die in Abständen von etwa 1 Jahr entnommenen Proben (Abb. 3, Hist.Prot.Nr. 24 692) allmählich eine Annäherung an das klassische Bild einer Sarkoidose. Prot.Nr. 25 637: Es fanden sich isolierte Epitheloidzellknötchen von reichlichem Bindegewebe umgeben. Die in mäßiger Anzahl vorhandenen Langhansschen Riesenzellen zeigten häufig Schaumannsche Einschlußkörperchen und Asteroidbodies.

Die wiederholte klinische Durchuntersuchung ergab keinen Hinweis für eine Beteiligung innerer Organe. Die Tuberkulinempfindlichkeit war herabgesetzt (Mantoux 1:10 und 1:100 positiv). Neben einer Lokalbehandlung mit Kromayerbestrahlungen wurde die Patientin anschließend mit 700 Tabletten INH behandelt und stand weitere 6 Jahre lang in Beobachtung. Während dieser Zeit war sie stets frei von Veränderungen.

Dieser Fall erscheint von besonderem Interesse, weil das histologische Bild im Verlaufe von acht bioptischen Kontrollen innerhalb von 16 Jahren abwechselnd die Characteristica eines Lupus vulgaris als auch einer Sarkoidose zeigte (Tabelle). Zweimal wurde ein Lupus vulgaris diagnostiziert, sechsmal eine Sarkoidose. Obwohl in den ersten beiden Biopsien noch Kennzeichen beider Krankheiten vorhanden sind, überwiegen das erstemal die Characteristica der Sarkoidose und das zweitemal die des Lupus vulgaris. Offenbar handelt es sich hier um eine sogenannte *Zwischenform* im Sinne von KALKOFF.

Tabelle. *Pat. D. J. KG. 51309*

Datum	Histologische Diagnose
27. 4. 1949	Sarkoidose ?
10. 2. 1950	Lupus vulgaris ?
12. 3. 1954	Sarkoidose
23. 2. 1955	Lupus vulgaris
14. 6. 1955	Sarkoidose
27. 2. 1957	Sarkoidose
19. 4. 1957	Sarkoidose
15. 4. 1958	Sarkoidose

An Sonderformen unterscheidet KALKOFF die Übergangsfälle, d. h. Fälle, die ursprünglich als Sarkoidosen beginnen und dann in eine Tuberkulose übergehen können. Angeblich soll es auch umgekehrt Fälle geben, die sich aus einer Tuberkulose in eine Sarkoidose entwickeln. Als Zwischenform hingegen definiert KALKOFF jene Fälle, die in ihrem Erscheinungsbild zwischen einer typischen Sarkoidose und einer ausgeprägten Tuberkulose stehen bzw. ein Nebeneinander von charakteristischen Merkmalen beider Krankheiten, wie im vorliegenden Falle.

Wenn man diesen Fall nur für eine kurze Zeitspanne beobachtet hätte, würde man ihn sicherlich als Übergangsfall klassifiziert haben. Erst die längere Beobachtung zeigte einen mehrfachen Wechsel der Kriterien, bis sich schließlich nach 9 Jahren das klassische Bild einer Sarkoidose entwickelte.

Nach der Einteilung der tuberkuliden Granulome von REFVEM bestehen diese einerseits aus der Gruppe der Tuberkulosen, deren wichtigstes Kennzeichen die zentrale Nekrose bildet, andererseits aus der Gruppe der Sarkoide. Letztere teilt REFVEM in die symptomatischen Sarkoide, die durch bekannte Erreger oder Fremdkörper, wie Quarz, Beryllium usw. verursacht werden und in die echte genuine Sarkoidose. Die vorliegende Zwischenform müßte demnach zwischen diesen beiden Gruppen liegen. Allerdings weist die Entwicklung des gegenständlichen Falles zur typischen Sarkoidose darauf hin, daß die Zwischenform wahrscheinlich nur als eine Spielart der echten Sarkoidose anzusehen ist. Ansonsten müßte man den vorliegenden Fall als sogenannten „Übergangsfall" einer Zwischenform in eine typische Sarkoidose betrachten.

Zusammenfassung

An Hand eines Falles wurden die Schwierigkeiten der Differentialdiagnose jener Fälle von Sarkoidose aufgezeigt, die histologisch neben den Kennzeichen einer Sarkoidose auch Merkmale einer Tuberkulose bieten. Charakteristisch war der rezidivierende Verlauf innerhalb von 10 Jahren. Die wiederholten bioptischen Kontrollen in diesem Zeitraum zeigten histologisch abwechselnd das Bild eines Lupus vulgaris und einer Sarkoidose, wobei in den letzten Jahren die histologischen Kennzeichen der Sarkoidose immer stärker hervortraten. Nosologisch wurde dieser Fall als Zwischenform einer Sarkoidose im Sinne von KALKOFF klassifiziert.

Literatur

KALKOFF, K. W.: Zur Ätiologie des Morbus Boeck. 16. Tagg. d. Deutsch. Tuberkulose-Gesellschaft 1.—3. 9. 1954, Berlin. Beitr. Klin. Tuberk. 114, 3 (1955).
MACH, K.: Die Sarkoidose und ihre Differentialdiagnose (Bildbericht). Z. Haut- u. Geschl.-Kr. 40 (1966).
PAUTRIER, L. M.: La Maladie de Besnier-Boeck-Schaumann. Paris: Masson 1940.
REFVEM, O.: The pathogenesis of Boeck's disease (sarcoidosis). Oslo: Nationaltrykkeriet 1954.

H. Koch und H. Behrend, Marburg/Lahn: Die Bedeutung der Mediastinoskopie für die Differentialdiagnose der Sarkoidose

Die Mediastinoskopie, eine Untersuchungsmethode, die in der Geschichte der Medizin erstaunlicherweise keine eigentlichen Vorläufer hat, wurde erstmals von Carlens an der Thoraxklinik in Stockholm ausgeführt und 1959 beschrieben. Das von Carlens angegebene Instrumentarium ist denkbar einfach. Es besteht aus dem eigentlichen Mediastinoskop, einem 14 cm langen seitlich geschlitzten Rohr mit einfacher Lichtquelle und ohne jede Optik, einem Präpariersauger, mit dem die Tumoren in der Tiefe des Mediastinums freipräpariert werden, und einer PE-Zange zur Entfernung von Lymphknoten oder zur Gewinnung von Tumoranteilen aus dem Mediastinum.

Der Eingriff gestaltet sich ebenso einfach. Man legt einen knapp 3 cm langen Hautquerschnitt am Jugulum, spaltet Fascien und Halsmuskulatur in der Medianlinie längs und gelangt auf die Tracheavorderfläche. Von dort aus bohrt man sich zunächst einen Kanal mit dem Zeigefinger in die Tiefe, die Tracheavorderfläche als Leitschiene benützend. Man tastet bereits mit dem Finger paratracheal oder im Bereich des tracheobronchialen Winkels beiderseits die dort vorhandenen Lymphknoten, kann ihre Größe, Konsistenz, ihr Verhältnis untereinander und Verwachsungen mit der Umgebung digital beurteilen und bereits mit der digitalen Auslösung einzelner Lymphknoten beginnen. Auf dem vorpräparierten Weg wird das Mediastinoskop eingeführt, der verdächtig erscheinende Lymphknoten eingestellt, mit dem Präpariersauger weitgehend aus seiner Verankerung befreit und wenn möglich in toto exstirpiert, da die histologische Beurteilung eines kleinen, eventuell noch stark gequetschten Lymphknotenpartikels oft sehr erschwert ist.

Wir führen die Mediastinoskopie in Marburg seit knapp 5 Jahren aus und verfügen bisher über 134 eigenuntersuchte Fälle. Vorwiegend aus dem Marburger Sarkoidosezentrum, das derzeit 221 gesicherte Sarkoidosefälle aus unserem Einzugsgebiet registriert und überwacht, sind uns in den letzten Jahren insgesamt 27 Patienten zur weiteren differentialdiagnostischen Abklärung wegen des *Verdachtes* auf eine Sarkoidose zur Mediastinoskopie überwiesen worden. Es handelte sich hierbei lediglich um solche Fälle, bei denen die übliche klinische und röntgenologische Routineuntersuchung, die immunologische Diagnostik, die Bronchoskopie und die Leberbiopsie keine eindeutige Klärung bringen konnten und weder Hautherde noch periphere oder Halslymphknoten einer Biopsie zugänglich waren. Die Mediastinoskopie wurde also fast immer als letzte diagnostische Maßnahme eingesetzt, womit die relativ niedrige Zahl Mediastinoskopierter bei 221 Sarkoidosefällen zu erklären ist.

In allen 27 Fällen gelang es, genügend Lymphknotenmaterial durch das Mediastinoskop aus dem Bifurkationsbereich zur histologischen Untersuchung zu gewinnen, und in allen Fällen ergab die mikroskopische Untersuchung „von epitheloidzelligen Tuberkeln durchsetzte Lymphknoten ohne nachweisbare Verkäsungen". Zusammen mit den klinischen und Röntgenbefunden konnte daher durch die Mediastinoskopie *ausnahmslos* — auch beim sogenannten Loefgrensyndrom — die Diagnose einer Sarkoidose gestellt werden. Die diagnostische Sicherheit durch die Mediastinalbiopsie übertrifft demnach die der Leberbiopsie, die mit 63—68% angegeben wird (Pribilla; Bock), ebenso wie die der Bronchusbiopsie (Huzly, Arold, Schiessle) bei weitem. Unsere Feststellung deckt sich übrigens genau mit den Erfahrungen von Maassen und Nickling, die beide die diagnostische Treffsicherheit der Mediastinoskopie in Bezug auf die Sarkoidose mit 100% angegeben haben.

Bedenkt man, daß nach übereinstimmenden Statistiken über die möglichen Lokalisationen der Sarkoidose, die mediastinalen Lymphknoten beim Morbus Boeck praktisch immer vollständig mitbefallen sind, so wird das extrem hohe positive Untersuchungsergebnis durch die Mediastinoskopie ohne weiteres verständlich. Demgegenüber hat die Lymphknotenbiopsie nach Daniels seit der Einführung der Mediastinoskopie zur Sarkoidosediagnostik an Bedeutung verloren. Die positiven Ergebnisse dieser Untersuchungsmethode werden von einzelnen Autoren (Gebel; Forschbach) mit 57—77% beziffert.

Auffällig bei den hier mediastinoskopierten 27 Sarkoidosefällen ist das Überwiegen der Frauen in Stadium I und vor allem der wesentlich höhere Prozentsatz älterer Frauen in Stadium I und II. Während der älteste männliche Patient 39 Jahre zählt, finden sich allein 4 Frauen zwischen 50 und 68 Jahren.

Aus einem Mediastinum wie dem auf Abb. 1 dargestellten genügend Lymphknotenmaterial zur histologischen Untersuchung zu gewinnen, macht keine sonderlichen Schwierigkeiten, zumal die Sarkoidoselymphknoten vorwiegend in Stadium I und II weder unter sich noch mit der Umgebung wesentlich verwachsen sind.

Es handelt sich um die Lungenübersicht eines 28jährigen Patienten (W. O., Pol. Karte 12305/64), Krankheitsbeginn mit Gelenkschmerzen 4 Monate zuvor, 2 Monate später Knoten an den Extremitäten, wegen Iritis in augenärztlicher Behandlung. Schließlich Facialisparese und Milzvergrößerung. Der röntgenologische Lungenbefund wird als M. Hodgkin gedeutet und Patient stationär eingewiesen. Nach negativer Bronchoskopie Durchführung einer Mediastinoskopie.

Bereits die Tatsache der relativ leichten Auslösbarkeit der prallen, fleischig aussehenden, gelegentlich bis pflaumengroßen Mediastinallymphknoten bestätigt schon makroskopisch das Vorliegen einer Sarkoidose. Weder Tuberkuloselymphknoten noch Metastasenlymphknoten lassen sich so sauber und vollständig aus dem Mediastinum ausräumen. MAASSEN schlug daher vor, die sich zur Exstirpation geradezu anbietenden Mediastinallymphknoten bei der Sarkoidose mediastinoskopisch vollständig zu entfernen, um durch diese Maßnahme *therapeutisch* günstig auf den Krankheitsverlauf einzuwirken. Wir glauben nicht, daß eine Allgemeinerkrankung wie die Sarkoidose durch die Entfernung der mediastinoskopisch erreichbaren Lymphknoten wesentlich therapeutisch

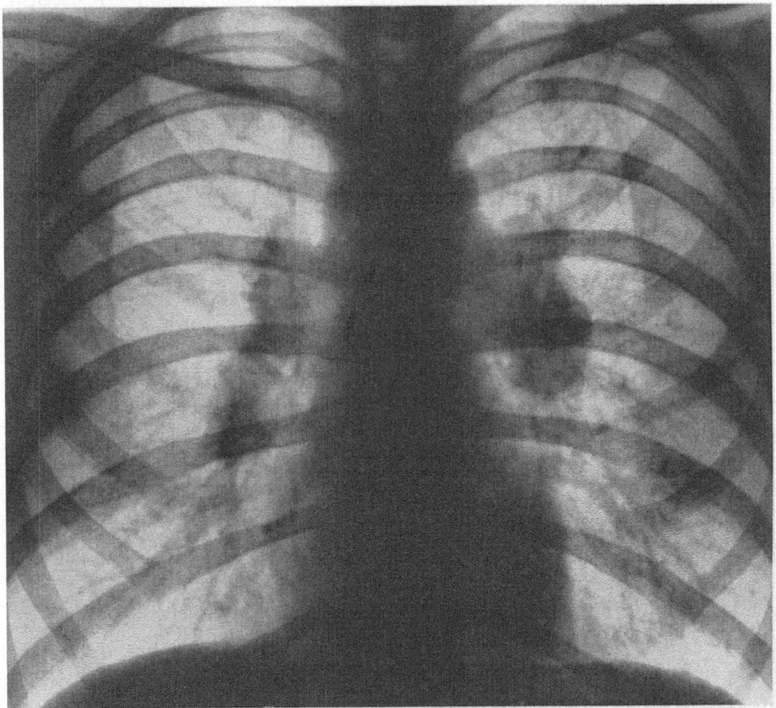

Abb. 1. Lungenübersicht mit erheblichen Hiluslymphomen

beeinflußt werden kann. Trotzdem sind auch wir bestrebt, möglichst viel Lymphknotenmaterial (Abb. 2) bei der Mediastinoskopie zu gewinnen. Aber aus ganz anderem Grund. Die routinemäßige Anwendung des *Kveim-Testes* scheiterte bisher an der Gewinnung von genügend Gewebe zur Herstellung der Suspension aus Sarkoidoselymphknoten. Hierfür eignen sich die Lymphknoten des Mediastinums sehr gut, vorausgesetzt, daß weder eine Anthrakose noch eine Silikose vorliegt und daß die bakteriologische Untersuchung Freiheit von Keimen, Pilzen und von Tuberkulose ergeben hat.

Die häufig aufgeworfene Frage, ob bei röntgenologisch negativem oder höchstens sehr diskretem Hilusbefund — eine Mediastinoskopie sinnvoll sei, kann mit einem glatten ja beantwortet werden. Es ist immer möglich, im Bifurkationsbereich mediastinoskopisch Lymphknoten zu finden, wenn man nur danach sucht. Im dargestellten Fall fand sich lediglich ein reiskorngroßer Lymphknoten im rechten Tracheobronchialwinkel, aus dem die Diagnose einer Sarkoidose gestellt werden konnte. In diesem Zusammenhang verdient die von Kalkoff bereits früher getroffene Feststellung, daß die rechte Lunge beim Morbus Boeck meist intensiver befallen sei, Beachtung und mediastinoskopische Bestätigung.

(Es handelt sich um eine 33jährige Patientin, M. M., Pol. Karte 12644/64, Sarkoidoseverdacht, Leberpunktion histologisch negativ, Bronchialschleimhaut makroskopisch unauffällig, histologisch geringgradige Bronchitis. Da Erkrankung nicht weiter abzuklären, Mediastinoskopie.)

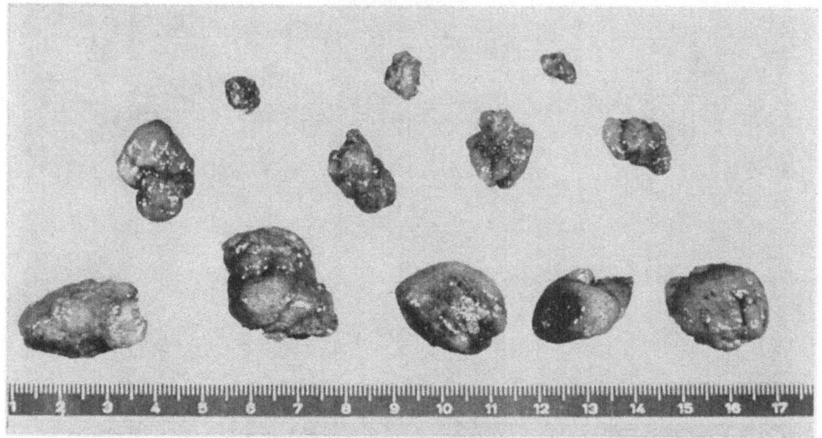

Abb. 2. Entfernte Lymphknoten aus dem Mediastinum des auf Abb. 1 dargestellten Patienten

Zusammenfassend sei festgestellt:

1. Die Mediastinoskopie ist eine hervorragende Methode zur weiteren differentialdiagnostischen Abklärung bei Sarkoidoseverdacht; diagnostische Treffsicherheit 100%.

2. Bereits makroskopisch läßt sich durch die gute Auslösbarkeit der typisch veränderten Lymphknoten der Sarkoidoseverdacht erhärten. Im akuten Stadium findet sich eine erhebliche lokale Hyperämie mit entsprechender Blutungsneigung, im Stadium III herrscht der bindegewebige Anteil vor.

3. Die leicht entfernbaren Mediastinallymphknoten können zur Herstellung der Kveim-Test-Suspension verwendet werden.

4. Selbst bei röntgenologisch negativem Hilusbefund können mediastinoskopisch immer Lymphknoten im Bereich der tracheobronchialen Winkel gefunden werden.

Literatur

ARNDT, H. J.: Mediastinoskopie: Erste Erfahrungen. Vortrag 46. Tagung der Nordwestdeutschen Vereinigung der HNO-Ärzte, Westerland, 1963.

AROLD, C.: Demonstrationen zur Bronchoskopie. Tagungsbericht 7. Kongreß der Südd. Tbk.-Gesell. Lindau, Tuberkulose-Bücherei. Stuttgart: Thieme 1955.

ARZT, G., U. HÖRING u. G. SPECHT: Der Wert der Danielsschen Biopsie für die Differentialdiagnose und die Beurteilung der Operabilität intrathorakaler Krankheiten. Münch. med. Wschr. 104, 2457—2461 (1962).

BLAHA, H.: Zur Indikation und Technik der Mediastinoskopie. Vortrag Med. Gesellschaft Frankfurt, 1963.

— Technik und Indikation der Mediastinoskopie. Bilderdienst Hoffmann-La Roche, S. 6—11 (1963).

BOCK, H. E.: Arch. klin. exp. Derm. 213, 523 (1961).

CARLENS, E.: Mediastinoscopy: A method for inspection and tissue biopsy in the superior mediastinum. Dis. Chest 36, 343 (1959).

DANIELS, A. C.: A Method of biopsy useful in diagnosing certain intrathoracic diseases. Dis. Chest 16, 360 (1949).

DIETZEL, K.: Über den diagnostischen Wert der Mediastinoskopie (Biopsie nach CARLENS). HNO-Wegw. 11, 298—300 (1963).

FORSCHBACH, G.: Dtsch. med. Wschr. 87, 1614—1616 (1962).

GEBEL, G.: Lymphknotenbiopsie nach DANIELS. In HOPPE, R.: Sarkoidose. Stuttgart: F. K. Schattauer 1965.

HUZLY, A.: Atlas der Bronchoskopie. Stuttgart: Thieme 1961.

— Bronchoskopische Befunde. In HOPPE, R.: Mediastinoskopie. Stuttgart: F. K. Schattauer 1965.

— C. AROLD, W. SCHIESSLE, K. WURM u. H. REINDELL: Münch. med. Wschr. 103, 726 (1961).

— A. HOFFMANN, H. SEIDEL, A. GRIMMINGER, R. HAUSSER, C. AROLD et G. FORSCHBACH: Les bronches dans la sarcoidose. Bronches 13, 5 (1963).

JÖRGENSEN, G.: Sarkoidose und Bronchialcarcinom. Tuberk.-Arzt 17, 708—712 (1963).

KALKOFF, K. W.: Zur Seitendifferenz der röntgenologisch nachweisbaren Lungenveränderungen bei der Boeckschen Krankheit. Hautarzt 7, 348—349 (1956).

KERNSTNER, G.: Die Mediastinoskopie, eine neue Möglichkeit zur Differentialdiagnostik und präoperativen Beurteilung intrathorakaler Krankheitsbilder. Zbl. Chir. 87, 465—469 (1962).

KIRSCH, M.: Die Bedeutung der Mediastinoskopie für die Diagnostik mediastinaler und pulmonaler Krankheitsprozesse. Dtsch. Gesundh.-Wes. 19, 958—962, 997—1002 (1964).

KNOCHE, E., u. H. RINK: Die Mediastinoskopie. Bioptische Exploration des oberen Mediastinums nach E. CARLENS. Stuttgart: Schattauer 1964.

KÖHLER, H., u. H. WOLF: Die Mediastinoskopie — Biopsie des oberen Mediastinums nach CARLENS. Dtsch. Gesundh.-Wes. 19, 1601—1604 (1964).

KRAUSE, F., u. T. SCHERSTÉN: Erfahrungen mit der Mediastinoskopie nach CARLENS. Münch. med. Wschr. 106, 1438—1443 (1964).

LÖFGREN, S.: Das bilaterale Hiluslymphdrüsensyndrom (BHL) als Anfangsstadium der Sarkoidose. Beitr. Klin. Tuberk. 114, 75—86 (1955).

MAASSEN, W.: Die Mediastinoskopie (Biopsie nach CARLENS) eine neue diagnostische Methode bei Thoraxerkrankungen. Dtsch. med. Wschr. 87, 2004 bis 2009 (1962).

— Therapeutische Möglichkeit der Mediastinoskopie (nach CARLENS) bei Sarkoidose und Tuberkulose. Münch. med. Wschr. 107, 1114—1117 (1965).

Maassen, W·: Mediastinoskopie. In Hoppe, R.: Sarkoidose. Stuttgart: Schattauer 1965.

— M. Kirsch u. M. Thümmler: Indikationen und vorläufige Ergebnisse bei 300 Mediastinoskopien. Prax. pneumol. **18**, 65—77 (1964).

Nickling, H. G.: Mediastinoskopische Untersuchungen bei pulmonalen und mediastinalen Krankheitsprozessen. Praxis **54**, 564—568 (1965).

—, u. K. Handl: Die Exploration des oberen vorderen Mediastinums mittels der Mediastinoskopie nach Carlens. Mat. med. Nordmark **16**, 206—216 (1964).

— K. Handl, H. Grunze u. G. Schettler: Mediastinoskopisch-bioptische Untersuchungen bei unklaren intrathorakalen Erkrankungen zur morphologischen Sicherung der Diagnose. Med. Welt **52**, 2638—2641 (1963).

—, u. K. W. Hommerich: Die Mediastinoskopie zur differentialdiagnostischen Klärung disseminierter Lungenkrankheiten. Münch. med. Wschr. **106**, 1440—1443 (1964).

Pribilla, W.: Leberbiopsie und Laparoskopie. In Hoppe, R.: Sarkoidose. Stuttgart: Schattauer 1965.

Schiessle, W.: La ponction trans bronchique et transtrachéale des adénopathies péritrachéo-bronchiques. J. franç. Méd. Chir. thor. **16**, 551—569 (1962).

— K. Wurm u. H. Reindell: Ergebnisse und Bedeutung bronchologischer Untersuchungen bei der Sarkoidose. Münch. med. Wschr. **103**, 726—730 (1961).

Tasler, F.: Die Mediastinoskopie in der Lungenklinik. Münch. med. Wschr. **107**, 1432—1433 (1965).

Thorban, W.: Diagnostik und Behandlung von Mediastinaltumoren. Hippokrates **16**, 625—630 (1964).

Uehlinger, E.: Die pathologische Anatomie des Morbus Boeck. Beitr. Klin. Tuberk. **114**, 17—45 (1955).

Wurm, K.: Die Bedeutung der Stadieneinteilung der Sarkoidose. Dtsch. med. Wschr. **85**, 1541—1548 (1960).

—, u. H. Reindell: Die mediastinalen Lymphknotenerkrankungen im Röntgenbild. Radiologe **3**, 42—58 (1963).

— — u. E. Doll: Klinik und Ätiologie der Sarkoidose. In Hoppe, R.: Sarkoidose. Stuttgart: Schattauer 1965.

— — u. L. Heilmeyer: Der Lungen-Boeck im Röntgenbild. Stuttgart: Thieme 1958.

G. Klingmüller, Würzburg: Sarkoidose und Lepra

Eine sorgfältige Unterscheidung der Sarkoidose von der Lepra war vor 1930 offenbar nicht Gegenstand größerer Diskussionen. Beide Krankheiten wurden häufig miteinander verwechselt. Boeck ist selbst solchen Verwechselungen unterlegen, wie Kooij ausführte. Unter anderem hatte er ein Präparat einer tuberkuloiden Lepra, welches ihm Jadassohn vorlegte, als Sarkoidose gedeutet. Hierin spiegelt sich zweifellos die damalige Auffassung über die Spezifität des Epitheloidzellengranuloms wieder. Es ist bemerkenswert, heute Boecks Meinung zu hören, daß ein Blick durchs Mikroskop genüge, um die Diagnose der Sarkoidose zu sichern. Ein Kongreßfall von 1900 in Paris, über den Hallopeau berichtete und den er als Sarkoidose ansah, bereitete damals ziemliche Schwierigkeiten.

Typisch erschien das histologische Bild, fehlende Bakterien und spontanes Verschwinden der Herde. Alles wurde fälschlich der Sarkoidose zugeschrieben. Heute wissen wir, daß auch die tuberkuloiden Lepraherde spontan zurückgehen können.

Diese historischen Irrtümer ziehen sich bis in die neueste Zeit hinein. Mit vollem Recht wiesen KALKOFF u. HOLTZ darauf hin, daß zu den typischen Fehldiagnosen der Lepra in unseren Bereichen in erster Linie die Sarkoidose gehört.

Vornehmlich histologische Erwägungen ließen, wie wir sahen, die tuberkuloide Gewebsstruktur der Lepra gerne mit derjenigen bei der Sarkoidose vergleichen. MOTTA brauchte 1931 die Bezeichnung „sarkoides Bild der Lepra“. KISSMEYER oder LOMHOLT hielten die klinischen und morphologischen Symptome zwischen Sarkoidose und Lepra für so ähnlich, daß bei der ätiologischen Erörterung der Sarkoidose viel eher an das Lepra- als an das Tuberkelbacterium gedacht werden müsse. 1936 beschrieb RABELLO das Gemeinsame von Lepra und Sarkoidose und nannte:

1. Beide befallen das reticuloendotheliale System in der Haut, Lymphknoten, Knochenmark und Milz.

2. Bei der tuberkuloiden Lepra können die Herde sarkoiden Charakter annehmen, die an der Haut nicht von der Sarkoidose zu unterscheiden seien.

3. Beide zeigen klinisch eine Rhinitis.

4. Die spezifischen Knochenprozesse bei Lepra ähneln der Sarkoidose.

5. Bei der lepromatösen Lepra sei die Tuberkulinreaktion ebenso wie die bei der Sarkoidose negativ.

6. Kulturen oder Tierversuche blieben bei beiden Krankheiten bislang ohne Ergebnis.

7. Auch meinte RABELLO, daß die bei der Lepra vorkommenden Lungenveränderungen der Sarkoidose ähnlich seien.

Aber eine Rhinitis pflegt bei der Sarkoidose kaum vorzukommen. Und die Angaben über die Tuberkulinreaktionen sind nicht mehr stichhaltig.

Seit 1934 also wurde ätiologisch bei der Sarkoidose neben der Tuberkulose auch die Lepra diskutiert. Aber es ließen sich von Anfang an keine sicheren Beweise für diese Hypothese bringen.

JAMES u. JOPLING haben kürzlich wieder betont, daß die Sarkoidose der tuberkuloiden Lepra sehr ähnlich sein kann. Jedoch geben die immer begleitenden Sensibilitätsstörungen oder Nervenverdickungen eine Entscheidung zu Gunsten der Lepra. Auch histologisch dürften axonale Degenerationen im oder nahe am Granulom bald klären helfen. Normale Hautnerven sprechen gegen Lepra. Erysipeloide Rötungen und Schwellungen führen nur bei der Lepra zu Ulcerationen an Haut- und Schleimhaut. Der Haarschwund gehört zur Lepra. Ähnlich sind wohl Augenveränderungen, besonders die Iridocyclitis, aber eine Anaesthesie der Cornea ebenso wie die typischen Irisperlen sprechen für die Lepra. Lymphknotenvergrößerungen finden sich eher bei Sarkoidose. Bei der Lepra finden sich zentripedale Knochenveränderungen meist mit konzentrischer Absorption als Acroosteolyse und bald septischen oder trophischen Ulcerationen bei Anaesthesie. Auch ist das Møller-Christensen-Syndrom bei Sarkoidose unbekannt. Lungenveränderungen und andere viscerale Prozesse sind bei Lepra ungewöhnlich. Hodenstörungen gehören zur Lepra, es sei denn, daß sie beim Heerfordschen Syndrom auftreten. Schließlich verhalten sich die Reaktionen im Verlauf der Lepra völlig abweichend vom Bild der Sarkoidose.

Das Erythema nodosum tritt bei der Sarkoidose am Beginn der Krankheit auf. Bei der Lepra ist das Erythema nodosum klinisch völlig anders und kann eher als Panniculitis leprosa bezeichnet werden. Es erscheint als Reaktion aus der lepromatösen Lepra im späteren Verlauf der Krankheit, besonders unter der Chemotherapie.

Die Tuberkulinempfindlichkeit war in den letzten Jahren, in denen die Beziehungen der Lepra und der Tuberkulose zueinander im Sinne eines gegenseitigen Ausschlusses, einer Kreuzimmunität, untersucht wurden, Gegenstand ausführlicher Untersuchungen. Man kann nur in groben Zügen sagen, daß sich die Lepra in ihren verschiedenen Formen angenähert wie die normale Bevölkerung auf Tuberkulin verhält. Die Verhältnisse bei der Sarkoidose sind bekannt.

Verwandt erscheinen Kveim- und Lepromintest. Aber das Ausgangsmaterial von beiden ist grundsätzlich verschieden. Allerdings hatte sich wohl Kveim vom Lepromin zu seinen Untersuchungen anregen lassen.

Das Material zur Lepromingewinnung wird aus bakterienreichen Schaumzellengranulomen eventuell mit fraktionierter Elimination von Gewebe hergestellt. Während ein positiver Nickerson-Kveim-Test zur Diagnostik beiträgt, dient jedoch der Lepromintest nicht zur diagnostischen Abgrenzung der Lepra von anderen Krankheiten, sondern nur noch zur Klassifizierung der Lepra oder zur Prüfung der Abwehrlage. Es müssen verschiedene Mechanismen bei beiden Reaktionen angenommen werden (Kooij). Ein positiver Kveim-Test kann nur als Ausdruck einer sarkoiden Reaktionsbereitschaft gewisser Individuen betrachtet werden. Kooij sagt, daß er nicht auf eine spezifische Ätiologie der Sarkoidose hinweist.

Ungeklärt ist das unterschiedliche geographische Vorkommen der Sarkoidose: In Lepraländern gibt es kaum Sarkoidose. Wade kennt sie auf den Philippinen nicht. Auch bei Afrikanern ist die Hautsarkoidose so viel wie unbekannt. In Japan ist die Sarkoidose nach Kitamura ausgesprochen selten. Demgegenüber findet sich Sarkoidose bei den Negern in den USA sehr häufig. Es wird diskutiert, ob deren große Zahl mit dem höheren Tuberkulosebefall in Zusammenhang zu bringen sei.

Die Ansicht, die Sarkoidose als ein Syndrom aufzufassen, welches durch Tuberkel- oder Leprabakterien (und einigen anderen Einflüssen) bei rassischen (konstitutionellen) Faktoren bedingt sei, kann allerdings nur schwer entkräftet werden. Aber andererseits fehlen schlüssige Beweise für diese Annahme.

WADE ist seit 1951 bei aller ausführlichen Wertung der Berichte und Ergebnisse besonders zurückhaltend in solcher Annahme. Man muß ihm im augenblicklichen Stand der Situation folgen.

Denn die Lepra ist eine *Nerven-* und Hautkrankheit recht variationsreichen bakteriellen Granuloms, die Sarkoidose dagegen eine reine Epitheloidzellengranulomatose.

Ich möchte zusammenfassen. Seit der nosologischen Entwicklung der Sarkoidose, seit den ersten von BOECK selbst beschriebenen Kranken, wurde in die Differentialdiagnose dieser Krankheit nach der Tuberkulose auch die Lepra mit hineingezogen. Die klinische Unterscheidung der Lepra von der Sarkoidose bereitete immer große Schwierigkeiten, wenn nicht alle Kriterien ausgenutzt werden. Mit Fehldiagnosen in beiden Richtungen ist immer wieder zu rechnen. Ein Aufschluß in ätiologischer Hinsicht wurde für die Sarkoidose bisher nicht erreicht. Während eine große Zahl von Leprologen unter Führung von WADE eine lepröse Ätiologie der Sarkoidose ganz verwerfen, neigen andere dazu, aus klinischen Erwägungen die Beziehungen zur Lepra mit zu bedenken. Ich meine, daß dies nur in differential-diagnostischer Sicht gelten darf. Denn Lepra und Sarkoidose müssen heute als Krankheiten verschiedener Entitäten angesehen werden.

Literatur

JAMES, D. G., and W. H. JOPLING: J. trop. Med. Hyg. **63**, 42—46 (1961).
KALKOFF, K. W., u. K. H. HOLTZ: Dtsch. med. Wschr. **89**, 1057—1063 (1964).
KITAMURA, K.: Int. J. Leprosy **30**, 353 (1962).
KOOIJ, R.: Brit. J. Derm. **77**, 161—162 (1965).
—, u. TH. GERRITSEN: Dermatologica (Basel) **116**, 1—27 (1958).
LOMHOLT, SV.: Derm. Z. **70**, 57 (1934).
MØLLER-CHRISTENSEN, V.: Ten lepers from Naestved in Denmark. Copenhagen: Danish Science Press 1953.
RABELLO, J.: Ann. Derm. **7**, 571 (1936).
— Rev. bras. Leprol. **6**, 233 (1938).
WADE, H. W.: J. invest. Derm. **17**, 337—347 (1951).
— Int. J. Leprosy **30**, 342—344, 346—353 (1962).
— Persönliche Mitteilung.

Aussprache

C. ORFANOS, Köln: Elektronenoptische Befunde in Lepragranulomen. Im Anschluß an den Vortrag von Herrn KLINGMÜLLER werden einige elektronenmikroskopische Abbildungen von Lepra-Granulomen demonstriert.

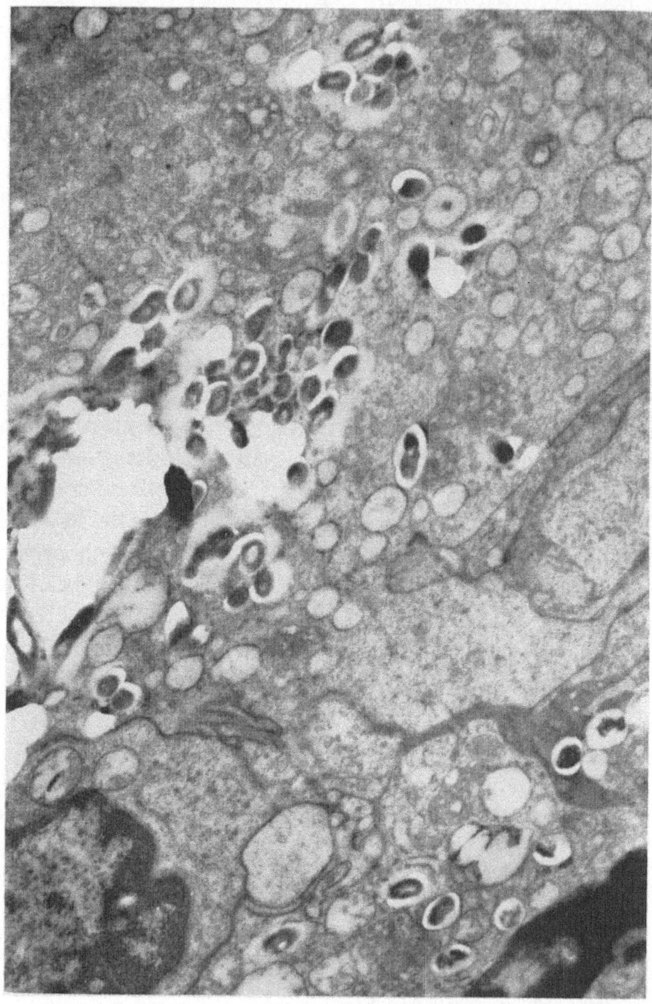

Abb. 1. Mycobacteria Leprae aus einem Haut-Tumor (Leprom) bei Lepra lepromatosa (Mensch). Zentrale Einschmelzung der Bakterienhöhle. Degenerationszeichen der Mitochondrien (Schwellung, Verlust der Cristae, Innenkörper). Vergr. 15 000 : 1

Es handelt sich dabei um vorläufige Befunde aus Untersuchungen an leprösem Material, die zur Zeit in der Universitäts-Hautklinik Köln durchgeführt werden. Das Material stammt von einem Patienten (26jähriger Student aus Goa, Indien), der sich in unserer stationären Behandlung befand.

Über die Ultrastruktur des Myc. leprae und des lepromatösen Gewebes haben vor allem japanische Autoren (Nishiura; Imaeda) berichtet.

Bei unserem Patienten handelt es sich klinisch um eine Lepra lepromatosa mit positivem Erregernachweis aus: Nasalsekret, Conjunctiva, Haut (Leprom) sowie Knochenmark. Die durchgeführte Leberbiopsie zeigte das Vorliegen einer Hepatitis lepromatosa mit Nestern typischer Virchowscher Zellen. Der Erregernachweis darin steht noch aus.

In der Haut konnten die *Erreger* elektronenmikroskopisch nachgewiesen werden (Abb.1). Sie sind etwa 0,4—1,2 mm groß und liegen intracellulär innerhalb kleinerer und größerer Vacuolen, vereinzelt oder in Gruppen, vom Cytoplasma der Wirtszelle durch einen schmalen, dielektronischen Spalt getrennt. In den meisten Fällen lassen sie einen osmiophilen Rand und eine lockere Matrix erkennen. Ein Teil davon zeigt Degenerationszeichen. Die *Lepromzellen* weisen größere Vacuolen auf, die gelegentlich Erreger enthalten. Manchmal sind sie mit einem wolkigen, feingranulären Material ausgefüllt ohne Erregeranteile, so daß sie geschwollenen Epitheloidzellen ähneln. Seltener trifft man Zellen, deren Ergastoplasma vermehrt ist und die an Plasmazellen erinnern. Im gesamten Zellbild sind auffällige Strukturveränderungen der Mitochondrien (Schwellung, Verlust der Cristae) nachzuweisen.

E. Doll, Freiburg i. Br.: Die prognostische Beurteilung der Erfolgsaussichten einer Corticoidtherapie bei der Lungensarkoidose

Gemeinsame Untersuchungen mit Reindell u. Wurm zeigten, daß bei der Lungensarkoidose sowohl im proliferativen als auch im fibrösen Stadium eine O_2-Diffusionsstörung eintritt, welche die Hauptursache der bei dieser Erkrankung oft bestehenden O_2-Transportstörung in der Lunge darstellt.

Der Grad und die therapeutische Beeinflußbarkeit einer Diffusionsstörung sind unter anderem davon abhängig, ob den röntgenologischen Lungenveränderungen vorwiegend proliferative oder schon überwiegend fibröse Prozesse zugrunde liegen: Diffuse fibröse Veränderungen verursachen eine stärkere, therapeutisch weit weniger beeinflußbare Diffusionsstörung als proliferative Prozesse ähnlichen Ausmaßes. Hierauf und auf dem Umstand, daß proliferative und fibröse Prozesse zur gleichen röntgenologischen Veränderung der Lungenstruktur führen können und daher oft nicht zu unterscheiden sind, beruht die bei der Lungensarkoidose oft zu beobachtende Diskrepanz zwischen dem Grad der Diffusionsstörung und dem Ausmaß der röntgenologischen Veränderungen.

Daraus geht hervor, daß bei der Lungensarkoidose die Beurteilung bzw. die grobe Schätzung der Lungenfunktion auf Grund des Röntgenbildes nur möglich wäre, wenn man wüßte, in welchem Ausmaß den röntgenologischen Lungenveränderungen proliferative oder fibröse Prozesses zugrunde liegen, oder ob gar fibröse Veränderungen vorhanden sind, die im Röntgenbild nicht zur Darstellung kommen, wie wir dies nachweisen konnten. Dasselbe gilt für die Vorhersage eines Therapieerfolges, den man nur erwarten kann, wenn keine wesentlichen Fibrosierungen vorliegen.

Die Beurteilung, ob bestimmten röntgenologischen Lungenveränderungen überwiegend Granulomatosen oder schon Fibrosen zugrunde liegen, ist auf Grund der Kenntnis eines langjährigen Röntgenserienverlaufes und mit Hilfe der Beeinflußbarkeit der röntgenologischen Veränderungen durch eine Corticoidtherapie möglich. Wie aber können wir diese Unterscheidung bei einer einmaligen Untersuchung und möglichst vor Beginn

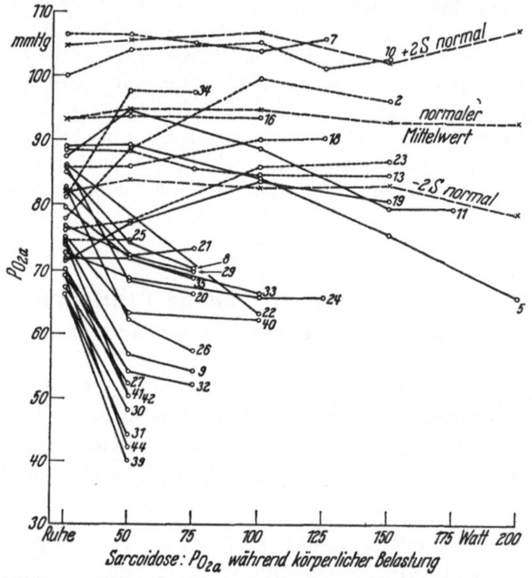

Abb. 1. Der arterielle Sauerstoffdruck während körperlicher Belastung bei Patienten mit einer Lungensarkoidose. ------- Patienten mit vorwiegender Granulomatose. ———— Patienten mit vorwiegender Fibrose

einer Corticoidtherapie treffen? Dies ist, wie ich zeigen werde, durch die Messung des arteriellen Sauerstoffdruckes während Belastung möglich.

Wir untersuchten 44 Patienten mit einer Lungensarkoidose, deren Röntgenserienverlauf von Herrn Prof. WURM über Jahre hinweg beobachtet worden war, und bei denen nachträglich auch der Einfluß der Corticoidtherapie auf die röntgenologischen Lungenveränderungen verfolgt wurde, so daß eine Einteilung in Patienten mit überwiegender Granulomatose oder Fibrose möglich war.

Neben zahlreichen anderen blutgasanalytischen Daten wurde auch der arterielle Sauerstoffdruck unter körperlicher Belastung am Fahrradergometer gemessen.

In Abb. 1 sehen Sie auf der Ordinate den Sauerstoffdruck im arteriellen Blut, auf der Abszisse die Leistungsstufen in Watt, bei denen die Blutentnahmen erfolgten.

Bei Normalpersonen sinkt der arterielle Sauerstoffdruck bis zu einer Belastungsstufe von 200 Watt in der Regel nicht ab. Dagegen sieht man bei jenen Sarkoidosepatienten, die auf Grund der geschilderten Kriterien den Fibrosegruppen zugeordnet wurden, oft schon bei geringen Belastungsstufen von 50 oder 75 Watt einen O_2-Druckabfall. Die den Granulomatosen zugeordneten Patienten reagierten wie die Normalpersonen — sie zeigten keinen O_2-Druckabfall während Belastung.

Der arterielle O_2-Druckabfall ist bei der Lungensarkoidose also offensichtlich die Folge einer Fibrosierung; damit ist die Möglichkeit gegeben, bei einer einmaligen Untersuchung fibröse Veränderungen zu erkennen und deren Ausmaß etwa zu beurteilen. Das Auftreten des arteriellen O_2-Druckabfalles bei Fibrosen im Gegensatz zu Granulomatosen kann man sich folgendermaßen erklären: Die Aufsättigung des Blutes mit Sauerstoff während des Durchflusses durch die Lungencapillaren hängt unter anderem von der Durchflußgeschwindigkeit des Blutes ab, d. h. von der Zeit, in der das Blut mit der Alveolarluft in Kontakt steht. Normalerweise beträgt diese Zeit ein Mehrfaches der zur Aufsättigung des Blutes erforderlichen Zeit. Wird das Capillarbett der Lunge durch Fibrosen eingeengt, so daß während Belastung und

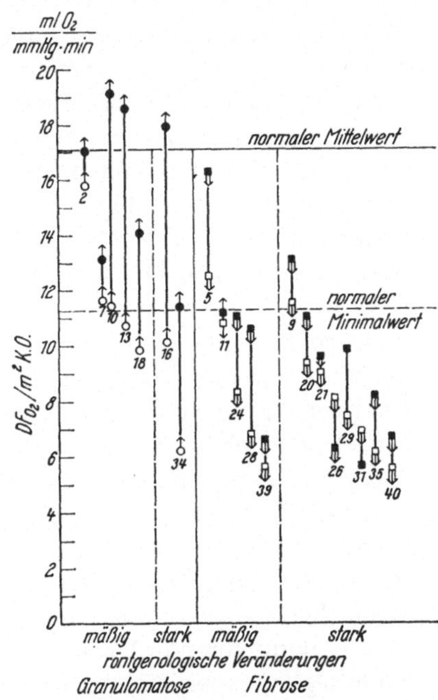

Abb. 2. O_2-Diffusionskapazität (DFo$_2$) und Belastungsverhalten des arteriellen O_2-Druckes. Die Patienten wurden in zwei Gruppen unterteilt: Vorwiegend granulomatöse Veränderungen vor (o) und nach (•) Therapie, vorwiegend fibröse Veränderungen vor (□) und nach (■) Therapie. Beide Gruppen wurden jeweils wieder unterteilt in Patienten mit mäßigen und starken Lungenveränderungen. Das arterielle O_2-Druckverhalten während Belastung ist durch Pfeile dargestellt: ⇓ Po$_{2a}$ fällt bei 150 W; ⇓ bei 100 W; ⇓ unter 100 W ab

der damit verbundenen Blutminutenvolumenerhöhung keine Reservecapillaren mehr geöffnet werden können, so muß das erhöhte Blutangebot beschleunigt durch die Lungencapillaren fließen — im Gegensatz zu den Granulomatosen, bei denen sich bei Erhöhung des Durchflußvolumens offenbar noch Reservecapillaren öffnen. Infolge der verkürzten Kontaktzeit steht zur Aufsättigung des Blutes mit Sauerstoff nicht mehr genügend Zeit zur Verfügung, der arterielle O_2-Druck sinkt ab.

Daß bei Lungenfibrosen im Gegensatz zu Granulomatosen tatsächlich Einengungen des Lungencapillarbettes auftreten, beweisen intrakardiale Druckmessungen, die wir Herrn Dr. Steim verdanken: Bei Fibrosierungen steigt während Belastung der Pulmonalisdruck an, bei Granulomatosen wird er durch eine belastungsbedingte Erhöhung des Blutminutenvolumens nicht beeinträchtigt.

Bei 26 Patienten wurden die Diffusionsverhältnisse vor und nach einer Corticoidtherapie untersucht. 18 dieser Patienten wurden vor und nach der Therapie einer körperlichen Belastung unterzogen. Das Ergebnis sehen Sie in Abb. 2.

Bei den Patienten mit einer Granulomatose trat durch die Therapie — auch wenn die röntgenologischen Veränderungen vor der Behandlung ausgedehnt waren — eine Normalisierung der O_2-Diffusion ein. Das Verhalten des arteriellen O_2-Druckes während körperlicher Belastung war vor und nach Therapie normal, d. h. der O_2-Druck sank nicht ab.

Bei den Patienten mit einer vorwiegenden Lungenfibrose wurde die O_2-Diffusionsstörung durch die Behandlung nur wenig gebessert, eine Normalisierung wurde in der Regel nicht erreicht. Der schon vor der Behandlung gesehene O_2-Druckabfall während körperlicher Belastung war auch nach der Behandlung unverändert nachweisbar, auch wenn eine geringe Besserung der O_2-Diffusion, wohl infolge der Rückbildung der neben den Fibrosen bestehenden Proliferationen eingetreten war.

Zusammenfassend kann aus den Untersuchungen vor und nach einer Corticoidtherapie geschlossen werden:

1. Die dominierende Ursache für die bei der Lungensarkoidose auftretende O_2-Transportstörung ist eine Erschwerung der Sauerstoffdiffusion. Trotz veränderter Ventilation ist eine ausreichende Belüftung der Alveolen in Ruhe und während Belastung gewährleistet, eine Vergrößerung der venösen Beimischung findet sich selten.

2. Eine ausreichende Beurteilung der Lungenfunktion und deren Beeinflussung durch die Therapie ist bei der Lungensarkoidose mit Hilfe des Röntgenbildes oder der Spirometrie allein nicht möglich, da beide Methoden die für diese Erkrankung wesentliche O_2-Diffusionsstörung nicht erfassen.

3. Die quantitative Erfassung einer Diffusionsstörung ist zwar nur mit einer aufwendigen, einem Speziallabor vorbehaltenen Methode möglich. Wichtige prognostische und funktionelle Aufschlüsse gibt jedoch schon das verhältnismäßig einfach zu messende Verhalten des arteriellen Sauerstoffdruckes während der Belastung: Sinkt dieser während Belastung nicht ab, so handelt es sich bei den röntgenologischen Veränderungen vorwiegend um Proliferationen, die zwar mit einer Diffusionsstörung einhergehen können, welche jedoch, wie die Sarkoidosegranulome selbst, durch eine Corticoidtherapie reversibel ist. Tritt dagegen

unter Belastung ein Abfall des arteriellen O_2-Druckes auf, so müssen
funktionseinschränkende Fibrosierungen vorliegen, die wahrscheinlich
um so ausgedehnter sind, je geringer die Belastung ist, bei welcher der
arterielle Sauerstoffdruck abfällt. Eine wesentliche Besserung der O_2-
Transportstörung durch eine Therapie ist in diesen Fällen nicht mehr zu
erwarten.

Sarkoidose

Podiumsgespräch mit Diskussion der Referate und Kurzvorträge

Teilnehmer: W. JADASSOHN, Genf, E. UEHLINGER, Zürich, C. FUNK, Regens-
burg, T. PUTKONEN, Helsinki, G. JÖRGENSEN, Göttingen, W. GUSEK, Hamburg,
K. H. SCHULZ, Hamburg, E. MANKIEWICZ, Montreal, R. BÖNICKE, Borstel, K.
WURM, Höchenschwand, F. EHRING, Handorf/Münster.

Diskussionsleitung: K. W. KALKOFF, Freiburg i. Br.

Im Vordergrund des Gespräches stand die Frage der Bedeutung lysogener
Mykobaterien für die Entstehung der Sarkoidose. Im derzeitigen Stadium erscheint
eine Stellungnahme zu den Untersuchungsergebnissen von Frau MANKIEWICZ nicht
möglich, da Nachuntersuchungen nicht vorliegen. Das gilt auch für Herrn BÖNICKE,
der zwar als einziger unter den Anwesenden über eigene experimentelle Erfahrungen
auf dem Gebiet der Mykobakteriophagenforschung verfügt, dessen Arbeitsgebiet
sich aber nicht auf die speziell von Frau MANKIEWICZ bearbeiteten Fragestellungen
erstreckt. Herr BÖNICKE glaubte aber aufgrund seiner eigenen systematischen, gut
dokumentierten Untersuchungen über Mykobakteriophagen vom Methodischen
her Bedenken gegen die etwaige Vorstellung anmelden zu müssen, daß die lysogene
Konversion von Mykobakterien als Ursache der Sarkoidoseentstehung bewiesen sei.
Er wies in seiner Diskussionsbemerkung auf die Schwierigkeiten hin, die sich ohne
Einsicht in die Dokumentation der bisherigen Untersuchungen von Frau MANKIE-
WICZ für seine Stellungnahme ergeben.

Vom Diskussionsleiter wurde betont, daß viele lange bekannte aber bisher nicht
deutbare klinische Befunde durch die Befunde von Frau MANKIEWICZ dem Verständnis näher gebracht werden. Wenn beispielsweise die Tuberkulinreaktion beim
Sarkoidosekranken in der Regel schwächer ausfällt als bei Vergleichskollektiven,
oder sogar fehlt, so wird ein solches Verhalten verständlich, wenn von den Befunden von Frau MANKIEWICZ ausgegangen wird. Danach ist anzunehmen, daß im
Organismus des Sarkoidosekranken ursprünglich vorhandene Mykobakterien mit
entsprechender antigener Eigenschaft durch Mykobakteriophagenbefall nicht nur
in ihrem kulturellen und ihrem morphologischen, sondern auch in ihrem antigenen
Verhalten so verändert sein könnten, daß infolge des jetzt geschwundenen Antigens
die frühere Tuberkulinempfindlichkeit nicht mehr aufrecht erhalten werden kann.
Es lohnt sich vielleicht der Versuch, „Tuberkuline" aus lysogenen Mykobakterien
herzustellen, um damit Hautteste bei Sarkoidosekranken durchzuführen.

Zum Referat von Herrn JÖRGENSEN betonte Herr EHRING, daß rund $20^0/_0$ der
Erwachsenen im Anschluß an BCG-Impfung nach eigenen Erfahrungen Tuberkulin-
negativ bleiben. Herr EHRING glaubt nicht, daß derartige Menschen zu Sarkoidose
neigen.

Zum Referat von Herrn GUSEK äußerte der Diskussionsleiter seine Freude
darüber, daß Herr GUSEK die submikroskopischen Befunde von KALKOFF u. HOLTZ
über den intracytoplasmatischen Lipopigment- bzw. Ceroidnachweis bei Sarkoidose

im Rahmen seiner Untersuchungen bestätigen konnte. Seines Wissens ist mit dem geglückten Ceroidnachweis nicht nur bei der Sarkoidose, sondern auch in anderen Granulomen (vgl. auch KNOTH u. MEYHÖFER) endlich die Erklärung für den „apfelgeleefarbenen" Ton vieler Granulome, besonders aber der Sarkoidose und des Lupus vulgaris gefunden. Auf Anfrage äußerte sich Herr UEHLINGER zur Spezifität des Sarkoidosegranuloms dahin, daß das Sarkoidosegranulom zwar charakteristische Züge aufweist, aber auch uncharakteristische Bilder zeigen kann, so daß es keinesfalls möglich ist, allein aufgrund der Histologie die Diagnose Sarkoidose auszuschließen.

Eine längere Diskussion entspann sich um das Thema „Immunologie der Sarkoidose". Unterscheidet sich der Sarkoidosekranke, wie das Herr SCHULZ unter Hinweis auf das nordamerikanische Schrifttum darlegte, von anderen Kollektiven darin, daß Reaktionen vom Tuberkulintyp ganz allgemein abgeschwächt verlaufen, oder bezieht sich das „Andersreagieren" des Sarkoidosekranken speziell auf das Verhalten gegen Tuberkulin? Vom Diskussionsleiter, der diese Frage aufwarf, wurde wegen zahlenmäßig zur Beantwortung dieser Frage allerdings nicht ausreichender Befunde von Candidin- und Trichophytin-Reaktionen bei Sarkoidosekranken ebenso wie von Herrn WURM die Meinung vertreten, daß diese Frage eingehender bearbeitet werden müßte, das um so mehr, weil ihr wegen der möglichen Bedeutung lysogener Bakterien ein gesteigertes Interesse zukommt. Eine tuberkulinspezifische Abschwächung der Reaktion vom Tuberkulintyp erscheint derzeit mit den Befunden von Frau MANKIEWICZ besser vereinbar als eine unspezifische Hemmung der Spätreaktion. Herr JADASSOHN zitierte in diesem Zusammenhang gemeinsam mit FRANCESCHETTI u. HUNZIKER durchgeführte Untersuchungen, die zeigten, daß bei Sarkoidosepatienten positive Hautreaktionen mit Toxoplasmin und Trichophytin auslösbar waren. Herr JADASSOHN betont, daß diese eigenen Untersuchungen auf jeden Fall gegen einen allgemeinen „lack of skin reaction of the delayed type" sprechen. Zur Abschwächung der Tuberkulinreaktion durch „Sarkoidserum" führte Herr JADASSOHN aus, daß aus der Tabellenzusammenstellung von MAGNUSSON zwar hervorgeht, daß die Mehrzahl der Autoren die festgestellte tuberkulinabschwächende Wirkung von Sarkoidserum bestätigen konnten. Aufgrund eigener Versuche glaubt er aber nicht, daß eine solche Wirkung existiert. Er konnte die Versuche von WELLS u. WYLIE nicht bestätigen. Herr JADASSOHN hat aber mit fünfmal höheren Tuberkulinkonzentrationen gearbeitet und es ist deshalb, wie er selbst ausführt, sehr verständlich, daß er zu anderen Resultaten als die früheren Autoren (speziell MARTENSTEIN und WELLS und WYLIE) kam.

Zu den interessanten Befunden von Herrn APLAS läßt sich zur Zeit noch nichts sagen. Es muß, wie der Diskussionsleiter ausführte, zunächst einmal abgewartet werden, ob die Befunde reproduzierbar sind.

Zum Abschluß des Podiumgespräches dankte der Diskussionsleiter für das rege Interesse an diesem Podiumgespräch, das sich leider aus Zeitmangel nur mit einigen ausgewählten Fragestellungen beschäftigen konnte. Er bedauerte, daß Frau Professor JABLONSKA nicht hierhier kommen konnte, um über ihre Untersuchungen zur Rolle der Phosphatide und der Mycolsäure des Mykobacteriums bei der Entstehung der sarkoidalen Herde zu sprechen, wie das im Programm vorgesehen war.

Zweite wissenschaftliche Sitzung

Donnerstag, den 30. September 1965

Vormittags

Vorsitzender: K. W. Kalkoff, Freiburg

Ehrenvorsitzende: O. Gans, Comano, F. Herrmann, Frankfurt a. M.,
Fr. Kogoj, Zagreb, F. Nödl, Homburg, H. Pinkus, Detroit, N. Melczer, Pecz

II. Thema
Psoriasis vulgaris

Referate

U. W. Schnyder, Heidelberg: Genetik der Psoriasis

Daß die Schuppenflechte genetischen Einflüssen unterliegt, läßt sich am eindeutigsten mit der Zwillingsmethode aufzeigen. Bis jetzt wurden nach unserer Kenntnis 55 Fälle von Zwillingen mit Psoriasis publiziert. Davon sind 29 eineiige und 26 zweieiige Zwillinge. Da die eineiigen Zwillinge überwiegen, unterliegt das aus der Literatur gesammelte Zwillingsmaterial sicher der Interessantheitsauslese. Es eignet sich somit nicht für Erbgangsanalysen. Hingegen zeigt die unterschiedliche Konkordanzquote bei den ein- und zweieiigen Zwillingen deutlich, daß die Psoriasis genetisch-determiniert ist. Sie beträgt für die eineiigen Zwillinge $62,1^0/_0$, für die zweieiigen $15,4^0/_0$ (vgl. Tab. 1).

Auch die familiäre Häufung der Psoriasis deutet darauf hin, daß in der Pathogenese dieses Leidens genetische Faktoren von Bedeutung sind. In der nachfolgenden Tab. 2 sind die Angaben von 19 Autoren zusammengestellt, die über familiäre Häufung von Psoriasis berichtet haben. Der Prozentsatz familiärer Fälle schwankt von $4,4^0/_0$ bei Gorbulew, bis zu $90,9^0/_0$ bei Lomholt! Je gründlicher die Familien von Psoriasiskranken untersucht wurden, desto größer ist offenbar der Anteil der familiären Fälle. Je mehr man sich nur auf die anamnestischen Angaben der Kranken selbst stützte, desto niedriger war der Prozentsatz der Familiarität. Gut untersucht sind allein die Familien von Holst (1944) und Lomholt (1963). Die Angaben der beiden Autoren lassen sich aber schlecht miteinander vergleichen. Lomholt hat die Psoriasiskranken der Färöer-

Tabelle 1. *Zwillinge aus der Literatur 1924—1964*

Autor	EZ		ZZ		Total
	k	d	k	d	
Siemens (1924)	1	—	—	—	1
Weitz (1924)	1	—	—	—	1
Clark u. Stibbens (1926)	1	—	—	—	1
v. Verschuer (1927)	1	1	—	—	2
Lortat-Jacob (1927)	1	—	—	—	1
Zieler (1930)	1	—	—	3	4
Glatzel (1931)	—	3	—	1	4
Hoede (1931)	—	—	1	7	8
Vohwinkel (1932)	1	—	—	—	1
Parkes Weber (1934)	1	—	—	—	1
Schiller (1937)	1	—	—	—	1
Mayr (1938)	1	—	—	—	1
Dollmann v. Oye (1939)	—	1	—	—	1
v. Kampen (1941)	1	—	—	—	1
Liebenam (1942)	1	—	—	—	1
Melsom (1945)	—	1	—	—	1
Romanus (1947)	—	2	—	1	3
Pfaendler (1951)	1	—	—	—	1
Härö (1955)	1	—	—	—	1
Vogel (1956)	1	—	—	—	1
Stauffer (1958)	—	1	—	—	1
Bettley (1962)	—	1	—	—	1
Lomholt (1963)	—	1	—	—	1
Niermann (1964)	3	—	3	10	16
Total	18	11	4	22	55
Konkordanzquotient	62,1%	37,9%	15,4%	84,6%	

Inseln untersucht. Wahrscheinlich sind aber die Verhältnisse auf diesen Inseln nicht repräsentativ für die Psoriasis. Ob Lomholt ein Isolat untersuchte, läßt sich erst beantworten, wenn eine analoge Untersuchung an einem Psoriasiskrankengut unter Verhältnissen der Panmixie durchgeführt wird. Eine solche steht aber derzeit noch aus.

Trotz des praktischen Fehlens von unausgewählten Familienuntersuchungen wissen wir aber, daß 1. die Expressivität der Psoriasis intrafamiliär schwankt, 2. das Manifestationsalter nicht nur von Sippe zu Sippe, sondern auch innerhalb einer Familie stark variieren kann, 3. die Lokalisation der Hautkrankheit in ein und derselben Familie von Fall zu Fall verschieden sein kann, 4. die Psoriasis sowohl unter Geschwistern, aber auch über viele (bis zu fünf) Generationen in einer Aszendenzlinie auftreten kann, 5. Halbgeschwister an Psoriasis erkranken können, deren gemeinsames Elternteil auch an Psoriasis leidet.

Verschiedene Autoren wiesen auf die Tatsache hin, daß der Prozentsatz erkrankter Geschwister höher liege, wenn ein Elternteil ebenfalls

Tabelle 2. *Familiäre Psoriasis*

Autor	Jahr	Anzahl der Patienten	davon familiär belastet	Familiarität in %	Gewinnungsart
Gorbulev	1928	452	20	4,4	Poliklinikamnese
Hecht	1930	450	32	7,1	Anamnese
Steinke	1935	6708	662	9,87	Klinikkrankengeschicht.
Dubois	1958	488	62	12,7	
Illgen	1920	380	56	14,7	Anamnesen
Hahnemann	1932	364	55	15,1	Anamnesen
v. Heiner	1926	136	23	17	Anamnesen von Klinikpatienten
Aschner et al.	1957	243	—	18	
Niles	1931	286	67	23	Anamnesen
Janula et al.	1965	2202	—	31,1	Anamnesen
Holcik	1949	—	—	33,5	
Church	1958	546	—	34	Anamnesen
Hoede	1926	154	53	34	Familienuntersuchung, Anamnesen
Hoede	1929	330	123	37,3	Familienuntersuchung, Anamnesen
Hoede	1931	539	210	39,0	Familienuntersuchung, Anamnesen
Dorn	1957	312	124	39,7	Anamnesen
Lerner	1940	172	73	42	überwiegend Anamnesen
Bernhardt	1928	300	—	50	
Holst	1944	858	449	52,3	Familienuntersuchung, Anamnesen
v. Heiner	1926	46	29	63	Anamnesen bei Privatpatienten
Lomholt	1963	311	283	90,9	Familienuntersuchung

Tabelle 3. *Familiäre Belastungsverhältnisse der Psoriasis in Abhängigkeit vom Gesundheitszustand der Eltern*

Autor(en)	Zahl der Probanden	1 Elternteil Psoriasis	Beide Eltern gesund	Unter den Geschwistern der Probanden			
				1 Elternteil Psoriasis		Beide Eltern gesund	
				krank	gesund	krank	gesund
Hoede (1931)	535	88	449	38 (10,9%)	308	78 (4,5%)	1662
Steinberg et al. (1951)	464	55	409	18 (9%)	200	40 (2,45%)	1630
Holst (1944)	523	65	458	43 (17,3%)	205	267 (14,6%)	1553

eine Psoriasis habe (vgl. Tab. 3). Die Familien der 535 Probanden von
Hoede wurden teilweise anamnestisch, teilweise durch intrafamiliäre
Untersuchungen erfaßt. Steinberg u. Mitarb. machen keine genauen

Angaben, mit welcher Methode die Familien ihrer 464 Probanden untersucht wurden. Kaum beachtet wurde hingegen, daß HOLST, 1944, das Krankengut von HOEDE nachuntersuchte. Die Sippen von 12 Probanden wurden ausgeschlossen, da eine intrafamiliäre Untersuchung aus äußerlichen Gründen nicht durchgeführt werden konnte. Es verblieben ihr deshalb 523 Familien. 65 Probanden hatten ein Elternteil mit Psoriasis und $17,3\%$ erkrankte Geschwister. In 458 Fällen waren die Eltern der Probanden gesund; der Anteil erkrankter Geschwister betrug $14,6\%$. Der Unterschied der beiden Gruppen ist statistisch nicht signifikant. Die Ergebnisse von LOMHOLT sind in Tab. 3 nicht aufgeführt, da sie wahrscheinlich für die Psoriasis nicht repräsentativ sind.

Die Tab. 2 und 3 zeigen uns eindrücklich, daß die heutigen Kenntnisse über die familiären Belastungsverhältnisse noch lückenhaft sind. Daraus läßt sich auch ableiten, warum bis heute die Erbgangsfrage nicht geklärt und die verschiedensten Erbgangshypothesen postuliert wurden, wie unregelmäßig-dominanter und doppelt-recessiver Erbgang sowie multifaktorielle Vererbung. Die durchgeführten Erbgangsanalysen kranken alle daran, daß sie sich auf kein zuverlässig untersuchtes Krankengut stützen. Aus den genannten Gründen verzichte ich, auf die Erbgangsfrage näher einzugehen. Solange aber der Erbgang der Psoriasis nicht geklärt ist, muß auch die Frage unbeantwortet bleiben, ob und wie viele sporadische, d. h. nicht familiäre Psoriasisfälle erbgangsbedingt sind, oder Phänokopien bzw. Neumutationen darstellen. Die Mehrzahl der nicht familiären Fälle dürfte aber meines Erachtens zur Gruppe der Pseudosolitärfälle gehören, d. h. auf ungenügende Untersuchung der Familien zurückzuführen sein.

Welche Bedeutung kommt nun dem Genotyp bei der Psoriasis zu? Hier geben am besten konkordate eineiige Zwillinge einen Einblick. In Tab. 4 sind 10 eineiige Zwillinge aufgeführt, von denen wir das Mani-

Tabelle 4. *Manifestationsalter bei konkordanten EZ mit Psoriasis*

Autor	Geschlecht	Alter	Manifestationsalter konkordant/ diskordant	Manifestationsalter	
				I	II
CLARK et al.	m.	14	konkordant	—	—
HÄRÖ	m.	8	konkordant	4	4
LIEBENAM	w.	14	konkordant	12,5	13
MAYR	w.	Erw.	diskordant	1923	1933
NIERMANN	w.	11	diskordant	1959	1957
	w.	36	konkordant?	ca. 20	ca. 20
	m.	18	konkordant?	ca. 14	ca. 14
PARKES WEBER	w.	31	diskordant	26	22
PFÄNDLER	m.	48	diskordant	25	28
VOHWINKEL	m.	jgdl.	konkordant	10	10

festationsalter mehr oder weniger genau kennen. Bei 6 Paaren trat das Leiden zur gleichen Zeit in Erscheinung, bei 4 Paaren betrug der Unterschied 2—10 Jahre. Daraus kann geschlossen werden, daß das Manifestationsalter nicht durch genetische Faktoren bestimmt wird. Intrafamiliäre Beobachtungen sprechen ebenfalls dafür.

Auch die Expressivität scheint nicht genetisch determiniert zu sein. Für die Partialanalyse stehen uns 11 eineiige Zwillinge zur Verfügung, von welchen sich 7 konkordant und 4 diskordant verhalten (vgl. Tab. 5).

Tabelle 5. *Expressivität der Psoriasis bei konkordanten EZ*

Autor	Geschlecht	Alter	Expressivität konkordant/ diskordant
HÄRÖ	m.	8	diskordant
LIEBENAM	w.	14	diskordant
MAYR	w.	Erw.	diskordant
NIERMANN	w.	36	diskordant
	m.	18	diskordant
PARKES WEBER	w.	31	diskordant
PFÄNDLER	m.	48	konkordant
SIEMENS	w.	32	konkordant
VOGEL	w.	10	konkordant
VOHWINKEL	m.	jgdl.	konkordant
WEITZ	m.	?	diskordant

Die Lokalisation des Leidens scheint ebenfalls kaum genetisch determiniert zu sein. Mehrere Familienuntersuchungen zeigen, daß die Lokalisation intrafamiliär schwanken kann. Für die Partialanalyse lassen sich 12 eineiige Zwillinge verwenden (vgl. Tab. 6). 8 Pärchen verhalten sich konkordant und 4 diskordant.

Tabelle 6. *Lokalisation der Psoriasis bei konkordanten EZ*

Autor	Geschlecht	Alter	Lokalisation konkordant/ diskordant
CLARK et al.	m.	14	konkordant
HÄRÖ	m.	8	diskordant
LIEBENAM	w.	14	diskordant
MAYR	w.	Erw.	diskordant
NIERMANN	w.	11	weitgehend konkordant
	w.	36	konkordant
	m.	18	diskordant
PFÄNDLER	m.	48	konkordant
SIEMENS	w.	32	konkordant
VOGEL	w.	10	konkordant
VOHWINKEL	m.	jgdl.	konkordant
WEITZ	m.	?	konkordant

Aus klinischer Erfahrung wissen wir, daß die Morphe der Psoriasis sehr vielfältig ist. Das Leiden kann sich als Psoriasis guttata, nummularis, verrucosa, gyrata, pustulosa oder erythrodermatica manifestieren. Auf die Frage, ob die Acrodermatitis continua Hallopeau ebenfalls zum Formenkreis der Psoriasis gehört, soll hier nicht eingegangen werden. In der Literatur über Psoriasisfamilien finden sich nur wenige Angaben über das intrafamiliäre Verhalten der Morphe. Storck, Schnyder u. Schwarz haben z.B. eine Familie mit 3 Fällen von Psoriasis gyrata beobachtet. Kurz darauf sahen wir eine zweite Familie mit diesem seltenen morphologischen Psoriasistyp. Für eine partielle Zwillingsanalyse standen uns 8 eineiige Zwillinge zur Verfügung (Tab. 7), von denen sich 7 konkordant und nur 1 Paar diskordant verhielten. Diese Verhältnisse deuten darauf hin, daß die Art der Morphe weitgehend vom Genotyp determiniert wird.

Tabelle 7. *Morphologie der Psoriasis bei konkordanten EZ*

Autor	Geschlecht	Alter	Morphologie konkordant/diskordant
Clark et al.	m.	14	konkordant
Härö	m.	8	diskordant
Liebenam	w.	14	konkordant
Mayr	w.	Erw.	konkordant
Niermann	w.	11	konkordant
Pfändler	m.	48	konkordant
Vogel	w.	10	konkordant
Vohwinkel	m.	jgdl.	konkordant

Möglicherweise hat auch das Geschlecht einen gewissen Einfluß auf die Pathogenese der Psoriasis, da die meisten Autoren ein leichtes Überwiegen der männlichen Fälle feststellten (vgl. Zusammenstellung bei Romanus).

Vom praktischen Gesichtspunkt aus ist die empirische Erbprognose der Psoriasiskranken wichtig. Die zuverlässigsten Angaben verdanken wir Lomholt. Wenn gesunde Eltern ein *Psoriasiskind* haben, so beträgt die Wahrscheinlichkeit, daß ein weiteres Kind an Psoriasis erkrankt, etwa 17%. Wenn ein Elternteil krank ist, so beträgt die Wahrscheinlichkeit, daß weitere Geschwister ebenfalls an Psoriasis erkranken, 31%. Wenn einer der beiden *Ehepartner* eine Psoriasis hat, so können sie mit einer Wahrscheinlichkeit von 25% ein krankes Kind bekommen, während diese auf 60—75% ansteigt, wenn beide Eltern an Psoriasis leiden. Ob diese für die Färöer-Inseln errechneten Zahlen auch andernorts Geltung haben, bleibt noch zu untersuchen.

Da in den letzten Jahren eine Reihe von wertvollen biochemischen Erkenntnissen an Psoriasiskranken gewonnen wurden, soll im folgenden

auf die Frage eingegangen werden, wo auf dem Weg vom Gen zum Phän,
also phänogenetisch, die klinisch faßbare psoriatische Reaktion einzuordnen ist. In der folgenden Tab. 8 sind die verschiedenen Stufen der Phänogenese unter normalen Verhältnissen, bei Erbkrankheiten und erblichen
Dispositionskrankheiten schematisch zusammengestellt. Der Weg von
der normalen DNS-Kadenz zur Polypeptidkette ist hier einfachheitshalber in einer Stufe zusammengefaßt. Der grundsätzliche Unterschied
zwischen den erblichen Dispositionskrankheiten, zu denen auch die

Tabelle 8
Phänogenese bei Normalen, Erbkrankheiten und erblichen Dispositionskrankheiten

Phänogenetische Stufen	Normal	Erbkrankheiten	Erbliche Dispositionskrankheiten
I	Normale DNS-Kadenz	Veränderte DNS-Kadenz	Veränderte DNS-Kadenz
II	Normale Polypeptidkette	Anormale Polypeptidkette	Anormale Polypeptidkette
III	Enzyme und Strukturproteine	Enzymmangel und/oder pathologisches Strukturprotein	Enzymmangel und/oder pathologisches Strukturprotein
IV	Normaler Stoffwechsel und normale Struktur	Anormaler Stoffwechsel und/oder anormale Struktur	Anormaler Stoffwechsel und/oder anormale Struktur
V	Normaler Phänotyp	**Pathologisches Autophän**	**Klinisch normales Autophän**
VI	—	Fak. pathologisches Allophän	Fak. pathologisches Allophän

Psoriasis gehört, und den Erbkrankheiten im engeren Sinne besteht darin,
daß bei den letzteren das Autophän im Sinne von HADORN sich klinisch
als Krankheit manifestiert, während bei den erblichen Dispositionskrankheiten das Autophän klinisch normal erscheint. Ob diesem Unterschied
quantitative oder qualitative Ursachen in den Phänogenesestufen 1—4
zugrunde liegen, ist noch nicht geklärt. Die Psoriasis-Krankheit muß
genetisch als Allophän im Sinne von HADORN bezeichnet werden. Derzeit
verfügen wir über keine biochemische Methode, um das klinisch normale
Autophän zu erfassen. Da der Erbgang der Schuppenflechte nicht endgültig geklärt ist, können wir auch nicht mit absoluter Sicherheit in
Familien mit Psoriasiskranken autophäne Psoriatiker bestimmen. Nur
diskordante gesunde eineiige Zwillinge können deduktiv mit Sicherheit
als autophäne Psoriatiker bezeichnet werden. Die Zwillingspathologie
hat uns hier die Möglichkeit gegeben, unter Umständen wichtige Ein-

blicke in das latente pathologische Verhalten der Psoriasis zu geben, da die biochemische und ultrastrukturelle Analyse des Autophäns grundsätzlich eher verspricht dem primären Gendefekt näherzukommen, als die Analyse des Allophäns.

In Tab. 9 ist der heutige Erkenntnisstand über die Phänogenese unter normalen Umständen und bei einigen Krankheitsbildern festgehalten. So ist heute bei den Hämoglobinopathien bereits die Anordnung der Polypeptidketten bekannt. Bei den Ferment-Mangelkrankheiten sind die vier letzten Stufen der Phänogenese aufgeklärt. Als Beispiel ist in Tab. 9 die Akatalasämie erwähnt. Anderseits sind nur die drei letzten Stufen

Tabelle 9. *Heutiger Erkenntnisstand über die Phänogenese unter normalen Umständen und bei einigen Krankheitszuständen*

Phänogenetische Stufen	Normal	Erbkrankheiten				Erbliche Dispositionskrankheiten
	Bakterien	Hämoglobinopathien	Akatalasämie	Hypercholesterinämische Xanthomatose	Rez. dystr. Epidermolysis	Psoriasis
I						
II						
III						
IV						
V						
VI						

der Phänogenese z. B. bei der hypercholesterinämischen Xanthomatose bekannt, während wir bei der recessiv-dystrophischen Epidermolysis bullosa, um ebenfalls ein Beispiel aus der Dermatologie zu nennen, nur das Autophän und die fakultativen allophänen Symptome kennen. Die Blasenbildung ist ein Autophän, während die Atrophie der Haut, die Milienbildung, Nageldystrophien und weitere sekundäre Veränderungen wie Oesophagusstenose, Corneadystrophie usw. fakultativ auftretende Allophäne sind. Am ungünstigsten liegen erkenntnistheoretisch die Verhältnisse bei den erblichen Dispositionskrankheiten. So ist auch das psoriatische Autophän bis jetzt weder biochemisch noch ultrastrukturell untersucht worden. Solche Analysen drängen sich jedoch vom genetischen Standpunkt aus auf. Vielleicht eröffnen sie uns neue Erkenntnisse über die Pathogenese der Psoriasis.

Literatur

Literatur kann beim Verfasser angefordert werden.

L. Illig, Freiburg i. Br.: Die Morphogenese der Blutgefäß-Reaktion bei der Psoriasis vulgaris (Capillar-Rekonstruktion, Capillarmikroskopie, experimentelles Koebner-Phänomen) *

Das nachfolgende Referat über die Blutgefäßreaktion bei der Psoriasis stützt sich größtenteils auf neue Untersuchungen aus dem eigenen Laboratorium, die soeben zum Abschluß gekommen sind. Nachdem das viel diskutierte Problem des Ausgangspunktes der psoriatischen Hautveränderungen durch eine Reihe schöner Untersuchungen von Braun-Falco, Grüneberg, Kalkoff u. Mitarb., Kuta u. Neumann u. a. neuen Auftrieb erhalten hat, und nachdem inzwischen mancherlei Hinweis zugunsten der Epidermis als dem primären Reaktionsort gefunden wurde, könnte es vielleicht müßig erscheinen, der cutanen Gefäßreaktion so viel Aufmerksamkeit zu schenken. Die Ansicht von Kortanyshev (1939), Madden (1941), Telner u. Fekete (1961), Yamazaki (1963), Baer u. Witten (1961/62), daß der psoriatische Prozeß im Corium bzw. am Gefäß-Bindegewebe beginnt, ist durch die genannten Untersuchungen erheblich erschüttert worden. Dennoch gehen die psoriatischen Gefäßveränderungen aber über das hinaus, was man bei vergleichbaren chronisch-entzündlichen Hautkrankheiten, z.B. beim chronischen Ekzem, als vasculäre „Begleitreaktion" feststellen kann. Sie sind so eigenartig und charakteristisch, daß sie — wie vor allem capillarmikroskopische Untersuchungen ergeben haben — unter bestimmten Kautelen sogar zur Differentialdiagnose herangezogen werden können. Im Gegensatz zu anderen entzündlichen Begleitreaktionen des Coriums sind die Gefäße bei der Psoriasis nicht nur funktionell gestört, sondern auch organisch verändert. Daher überdauern die Gefäßveränderungen den abheilenden Psoriasisherd eine ganze Zeit.

Wie inzwischen eine Reihe von Autoren mitgeteilt haben (Kumer, 1921; Bettmann, 1926; Reinertson, 1958; Lawler u. Vineyard, 1960; Illig, 1963 u. a.), zeichnet sich das capillarmikroskopische Bild der Psoriasis durch zwei Eigenarten aus: 1. Durch das Unsichtbarwerden der bei unspezifischen Entzündungen oft gut wahrnehmbaren Venolen und subpapillären Venen. 2. Durch auffallend stark geschlängelte, strotzend gefüllte und besonders deutlich erkennbare Capillaren. Diese zeigen außerdem eine sehr charakteristische Form, die als „cotton ball-like" (wollknäuel-artig), „glomerulum-artig", „teppichklopferartig" beschrieben worden ist. Als charakteristisch gilt schließlich die infolge einer Umlagerung von Anhangsgebilden ringförmige Anordnung der „cottonball"-Capillaren. Hieraus resultiert ein sehr regelmäßiges Gefäßmuster, das an einen Perserteppich erinnert.

---

* Die diesem Vortrag zugrundegelegten eigenen Untersuchungen werden an anderer Stelle ausführlich publiziert (Illig u. Mitarb., 1966). Auf eine Wiedergabe von methodischen Details und von Abbildungen wird daher verzichtet.

Das Unsichtbarwerden der Venolen und subpapillären Venen trotz diffuser Rötung des „Untergrundes" kann auf die Acanthose der Epidermis und auf das Ödem des Papillarkörpers bezogen werden, stellt also kein eigentlich vasculäres Phänomen dar; die Brillanz der Capillaren ist dagegen auf die Tatsache zurückzuführen, daß die Papillen bei der Psoriasis besonders dicht unter die Hautoberfläche reichen, so daß nach Schuppenentfernung nur noch ein ganz dünnes Häutchen sozusagen als Fenster zwischen Mikroskop und Capillaren liegt.

Zusammen mit Herrn Koops habe ich mich nun vor allem für die Frage interessiert, ob diese eigenartige Konvolutbildung lediglich auf einer abnormen Verlängerung der in ihrer räumlichen Ausdehnung durch die Papillen begrenzten Capillaren beruht, oder ob es bei der Psoriasis zu einer Wundernetzbildung, d. h. zu einer Gefäß-Proliferation — wie etwa bei der Dermatomyositis — kommt.

Für die anatomische Rekonstruktion der Capillaren in Psoriasisherden und an unveränderter Haut von Psoriatikern benutzten wir das graphische Verfahren von Staubesand u. Andres (1953), und zwar in einer für unseren speziellen Zweck modifizierten und verbesserten Form. Ausgangspunkt der Untersuchung waren PAS-gefärbte Flachschnittserien mit einer Schnittdicke von 7,5—10 μ.

Die Schnittserien wurden der Reihe nach auf halbdurchsichtigen Kunststoff-Folien abphotographiert, wobei sich der Bildausschnitt jeweils auf 1—3 zur Rekonstruktion ausgewählte Papillen beschränkte. Dann wurden die Papillengrenzen und Capillaranschnitte mit einem von Koops entwickelten Zeichengerät auf einen Zeichenbogen übertragen. Hierdurch wird den Schnittbildern ihre ursprüngliche Anordnung zurückgegeben und es entsteht ein maßstabgetreues, dreidimensionales Abbild der Papille mit der in ihr befindlichen Capillare.

Diese Methode ist zweifellos sehr mühsam, und sie erfordert viel zeichnerisches Geschick, Gründlichkeit und Geduld; etwa 25 Arbeitsstunden sind für jede Rekonstruktionszeichnung erforderlich. Dafür erhält man aber eine weitgehend korrekte Darstellung selbst komplizierter Capillarformen.

Insgesamt wurden 5 Papillen aus klinisch *unveränderter* Haut und 9 Papillen aus klassischen Psoriasisherden rekonstruiert. Dabei fanden wir die 5 Capillaren aus unveränderter Haut kurz und haarnadelförmig; ihre Höhe (gemessen vom Scheitelpunkt bis zum ersten venösen Zusammenfluß) betrug etwa 100—110 μ; ihr Schlängelungsgrad war gering. Demgegenüber waren alle 9 Capillaren aus Psoriasis-Efflorescenzen stark verlängert, und ihre Höhe schwankte zwischen 172 und 375 μ. Vier Psoriasiscapillaren waren nur verlängert, zeigten aber im übrigen klassische Haarnadelform und eine geringe Schlängelung; zwei weitere boten eine deutliche „Einknickung" des Schaltstücks bzw. eine beginnende Konvolutbildung am distalen Abschnitt. Drei Capillaren wiesen eine starke Konvolutbildung auf, die an ein Nieren-Glomerulum erinnerte; während diese Konvolutbildung im einen Fall auf einer reinen Verlängerung des prae-existenten Capillarrohres beruhte, fand sich an den anderen beiden Capillaren mit komplizierter Konvolutbildung bei genauer Prüfung eine auffallende Häufung von Verzweigungsstellen, und zwar einmal im Bereich des Schaltstückes und einmal als netzförmiges „Anhängsel" an den venösen Schenkeln.

Somit zeigten also die rekonstruierten Capillaren aus Psoriasisherden im Gegensatz zu den Capillaren aus unveränderter Haut alle Übergänge von der lediglich verlängerten Haarnadelcapillare bis zur hochgradig geschlängelten Riesencapillare, wobei der Schlängelungsgrad in verschiedenen Papillen der gleichen Probeexcision erheblich wechseln konnte. Darüber hinaus war die Konvolutbildung bei den beiden Capillaren mit dem höchsten Komplizierungsgrad nicht allein durch enorme Verlängerung und Schlängelung, sondern zu einem gewissen Maße auch durch eine abnorme Netzbildung bedingt. Zeigten innerhalb eines bestimmten Psoriasisherdes auch selten *alle* Capillargefäße die für das capillarmikroskopisch typische Gefäßbild verantwortliche glomerulumartige Konvolutbildung, so wurden andererseits eindeutige „cotton-ball"-Capillaren niemals *außerhalb* von Psoriasis-Efflorescenzen beobachtet. Daß sich die psoriatische Gefäßreaktion bei der universellen Psoriasis bzw. bei der psoriatischen Erythrodermie bis zur hochgradigen Konvolutbildung an nahezu *allen* Hautcapillaren steigern kann (ILLIG, 1963), spricht wiederum dafür, daß das beobachtete Längenwachstum der Capillaren und ihre abnorme Vernetzung — d. h. die *organisch* bedingten Gefäßveränderungen — tatsächlich mit dem *Wesen* der Psoriasisentstehung eng verknüpft sein müssen.

Auf die funktionellen Störungen des Capillarbettes bei der Psoriasis soll nur kurz eingegangen werden, da unsere Untersuchungen sich vorwiegend auf die morphologischen Veränderungen erstreckt haben. Eine recht beträchtliche entzündliche Dilatation der subpapillären Venen und der geschlängelten Capillaren geht sowohl aus capillarmikroskopischen als auch aus histologischen Befunden hervor. Sie verschwindet von allen Gefäßveränderungen bei Abheilung zuerst.

Die erhebliche Auswanderung von Granulocyten im akuten Stadium ist ebenfalls allgemein bekannt. Immerhin waren wir aber bei der Durchmusterung unserer Flachschnittserien doch überrascht, welches Ausmaß die Granulocyten-Diapedese erreichen kann. Diese erfolgt übrigens nicht nur im Bereich der subpapillären Venen, sondern schon am venösen Capillarschenkel im Fuß der Papille. Die Gefäßwände erscheinen manchmal geradezu wie „gespickt" mit Leukocyten, und eine beträchtliche Einengung der Lumina mit Abflußbehinderung scheint die Folge zu sein; vielleicht stellt diese sogar einen ursächlichen Faktor für die enorme Capillarverlängerung dar.

Unabhängig von der Frage, ob die Psoriasis in der Epidermis oder im Corium beginnt, haben Holz und ich in einer weiteren Untersuchungsreihe nachgeprüft, *zu welchem Zeitpunkt* während der Entwicklung einer Psoriasis-Efflorescenz die charakteristischen Gefäßveränderungen auftreten. Hierzu zogen wir das experimentelle Köbner-Phänomen heran, dessen Entwicklung wir capillar-mikroskopisch verfolgten. Auf die Methodik und Problematik des experimentellen Köbner-Phänomens kann ich in diesem Rahmen nicht näher eingehen.

Ich erwähne nur, daß wir bei insgesamt 50 Psoriatikern — davon 39 im akuten Schub — 310 Tests mit zehn verschiedenen mechanischen bzw. chemischen Reizen durchführten. Alle Teststellen wurden 21 Tage lang nachbeobachtet. Insgesamt erzielten wir 54 einwandfreie und 6 fragliche isomorphe Reizeffekte, wobei sich das sogenannte Stripping der Epidermis und die künstliche Candida-Infektion zur Auslösung am besten zu eignen schienen. Von den 61 einwandfrei bzw. fraglich positiven Tests wurden 57 capillarmikroskopisch und 20 histologisch kontrolliert. 39 Tests zeigten einen typischen klinischen und capillarmikroskopischen Befund.

Die Latenzzeit des Köbner-Phänomens schwankte nun klinisch bzw. makroskopisch zwischen 7 und 28 Tagen, capillarmikroskopisch zwischen 7 und 26 Tagen; bei 33 Patienten mit eindeutigem klinischen und capillarmikroskopischen Köbner-Phänomen lagen die Mittelwerte in beiden Fällen mit 13,7 Tagen (+ 4,9) bzw. 13,5 Tagen (+ 3,9) dicht beieinander. Auch bei graphischer Darstellung der Korrelation der beiden Latenzzeiten als Punktwolke im kartesischen Koordinatennetz ergab sich ein enger korrelativer Zusammenhang zwischen der klinischen und capillarmikroskopischen Latenzzeit.

Nur in 4 von 40 Tests war zunächst ein sehr verdächtiges Capillarbild schon 6—16 Tage *vor* der klinischen Diagnose eines Köbner-Phänomens registriert worden, und in 2 Fällen erst 2 bzw. 5 Tage *nach* der klinischen Diagnose. Die nähere Analyse dieser Ausnahmen ergab dann aber, daß der capillarmikroskopische Befund in Wirklichkeit nur in *einem* Fall dem klinischen Koebner-Phänomen tatsächlich um mehrere Tage vorausgeeilt war. Im übrigen war die klinische Diagnose „Psoriasis" dreimal einige Tage zu spät gestellt worden, und zwar deshalb, weil eine silberweiße Schuppung als unabdingbares Kriterium gefordert wurde, die aber in diesen Fällen dem entzündlichen Infiltrat um einige Tage nachhinkte. Retrospektiv mußte der Beginn der klinischen Köbner-Reaktion also vorverlegt werden. Wir halten es nicht für vertretbar, aus dem einen Ausnahmefall mit vorzeitiger capillarmikroskopischer Verdachtsdiagnose „Psoriasis" weitgehendere Schlüsse zu ziehen. Auch dem Nachhinken der Capillarveränderungen in 2 Fällen dürfte kaum eine größere Bedeutung zukommen; denn normalerweise wird die Latenzzeit zwischen Provokation und Auftreten psoriasistypischer Gefäßveränderungen durch ein capillarmikroskopisch unspezifisches Erythem überbrückt, und der Übergang zur spezifisch-psoriatischen Gefäßreaktion ist ganz fließend.

Schließlich soll aus unseren Köbner-Experimenten noch erwähnt werden, daß wir nur in 3 Testfeldern psoriasis-verdächtige Capillarveränderungen mit Unsichtbarwerden der subpapillären Venen registrieren konnten, *ohne* daß es *klinisch* zu einem positiven Köbner-Phänomen kam.

Die Gefäßveränderungen traten bei drei verschiedenen Patienten jeweils 8, 12 und 13 Tage nach einer experimentellen Candida-Infektion auf. Obwohl es von größter Bedeutung für pathogenetische Überlegungen wäre, wagen wir nicht zu entscheiden, ob diese spärlichen Befunde ausreichen, um mit TELNER u. FEKETE von einem „subklinischen" Köbner-Phänomen zu sprechen. Auf jeden Fall müßten diese Beobachtungen wohl mit einer histologischen und histochemischen Untersuchung der Epidermis kombiniert werden, ehe eine solche Interpretation vertretbar erscheint. Dies ist in unseren drei Fällen *nicht* geschehen.

Als letztes dürfte in diesem Zusammenhang noch von Interesse sein, daß wir bei allen unseren Untersuchungen die für eine Psoriasis typischen Gefäßveränderungen ausschließlich auf die Psoriasis-Efflorescenzen beschränkt gefunden haben, und zwar mit scharfer Grenze gegenüber der unveränderten Umgebung.

Wir konnten uns nicht davon überzeugen, daß sich die unveränderte Haut des Psoriatikers von der Haut des Nicht-Psoriatikers durch häufigeres Auftreten von „cotton-ball"-Capillaren unterscheidet. Hierbei ist zu berücksichtigen, daß eine manifeste Psoriasis capillarmikroskopisch nur dann diagnostizierbar wird, wenn die beschriebenen, typischen Capillarknäuel in auffallend *hoher* Zahl vorliegen, und wenn gleichzeitig die subpapillären Venen unsichtbar sind. *Vereinzelte* stärker geschlängelte Capillaren haben unseres Erachtens überhaupt keine diagnostische Bedeutung. Typische Psoriasiscapillaren bei *sichtbarem* subpapillärem Venenplexus gibt es eigentlich nur unter einer einzigen Voraussetzung: während der *Abheilung* einer Psoriasis-Efflorescenz; denn die organisch bedingten Capillarknäuel verschwinden dann zuletzt (vgl. ILLIG, 1966).

Fassen wir den derzeitigen Stand der Erkenntnisse über die psoriatische Gefäßreaktion zusammen, so ergibt sich etwa folgendes Bild:

Die Entwicklung einer Psoriasis-Efflorescenz ist regelmäßig mit typischen Veränderungen der Papillencapillaren und der subpapillären Venen verbunden. Diese Veränderungen sind teils funktioneller, teils organischer Natur. In funktioneller Hinsicht kommt es an Capillaren und Venolen zu starker Erweiterung, strotzender Blutfülle — wahrscheinlich verbunden mit Strömungsverlangsamung —, zu Flüssigkeitsaustritt und vor allem zu einer beträchtlichen, auf den venösen Strombahnabschnitt beschränkten Granulocytenauswanderung, möglicherweise mit passagerer Abflußbehinderung aus den Capillaren.

Daneben setzt ein hochgradiges Längenwachstum der Capillaren ein, und in manchen Papillen — wie die graphische Rekonstruktion ergeben hat — offenbar auch eine *Gefäßneubildung*. Hierdurch entstehen charakteristische Capillar-Konvolute, die am besten und am leichtesten mit dem Capillarmikroskop nachweisbar sind. Infolge der Acanthose und des Papillenödems werden die subpapillären Venen trotz ihrer Erweiterung unsichtbar. Sie färben aber den „Untergrund" tiefrot. Entgegen der Feststellung von Telner u. Fekete beginnen zumindestens die mit dem Capillarmikroskop diagnostizierbaren morphologischen bzw. architektonischen Capillarveränderungen bei der frischen Psoriasis-Efflorescenz im Köbner-Versuch nicht nach 24—28 Std, sondern erst nach mindestens 7 Tagen, *und zwar in den meisten Fällen zum gleichen Zeitpunkt, an welchem die Psoriasis klinisch diagnostizierbar wird.* Die Existenz eines von Telner u. Fekete und von Yamazaki beschriebenen „subklinischen" Köbner-Phänomens nur der Gefäße erscheint nach eigenen Beobachtungen möglich, bedürfte aber unbedingt noch der histologischen und histochemischen Ergänzungsuntersuchung auf gleichzeitig vorhandene subklinische Veränderungen der *Epidermis.*

Im Gegensatz zu den Angaben von Kortanyshev; Madden; Telner u. Fekete; Yamazaki und von Ross (1964) sowie in Übereinstimmung mit den Befunden von Lawler u. Vineyard (1960), waren die charakteristischen Capillarveränderungen in den eigenen Untersuchungen ausschließlich auf manifeste Psoriasisherde beschränkt. Nur bei der universellen Form der Psoriasis bzw. bei der psoriatischen Erythrodermie werden nahezu *alle* Capillaren in gleicher Weise ergriffen. Im übrigen sind die Capillarveränderungen selbst an klinisch gleichartigen Psoriasisherden sehr unterschiedlich stark ausgeprägt, sowohl in qualitativer als vor allem in quantitativer Hinsicht.

Angesichts dieser Umstände ist es auch vom Gefäßverhalten her nicht sehr wahrscheinlich, daß die Psoriasis ihren Ausgangspunkt im Corium nimmt. Andererseits geht die Gefäßbeteiligung am psoriatischen Prozeß besonders in morphologischer Hinsicht erheblich über das hinaus, was man sonst im Rahmen cutaner Begleitentzündungen findet. Vieles spricht dafür, daß zumindestens die Verlängerung und Schlängelung der Capillaren in engster Beziehung zu der — ihrem Wesen nach unbekannten — Pathogenese der Psoriasis steht. Kalkoff bringt sie — ähnlich wie Lawler u. Vineyard — mit der Stoffwechselsteigerung der Epidermis bei der Psoriasis in Zusammenhang. Auch die nicht so stark hervortretende Tendenz zur Netzbildung könnte Ausdruck einer Oberflächenvergrößerung des Capillarbettes in Anpassung an den erhöhten Stoffaustausch der Epidermis sein.

Wenn die Gefäße des oberen Coriums nach den heutigen Erkenntnissen auch nicht den primären Reaktionsort der Psoriasis darzustellen scheinen, so hoffen wir aber doch gezeigt zu haben, daß sie in besonders eigenartiger Weise in die Pathogenese der Psoriasis verwickelt sind, und daß ihr Studium für die weitere Psoriasisforschung wertvoll sein dürfte.

Literatur

BAER, R. L., and V. H. WITTEN: Psoriasis. A discussion of selected aspects. Year Book of Dermatology 1961/62, p. 9. Year Book Medical Publishers Chicago.

BETTMANN, S.: Kapillarmikroskopische Untersuchungen bei Psoriasis. Derm. Wschr. **83**, 1223 (1926).

BRAUN-FALCO, O.: Histologische und histochemische Veränderungen in Psoriasis-herden unter enteraler Triamcinolon-Behandlung. Acta histochem. (Jena) **8**, 350 (1959).

— Zur Morphogenese der psoriatischen Hautreaktion. Arch. klin. exp. Derm. **216**, 130 (1963).

DAVIS, M. J., and J. C. LAWLER: The capillary circulation of the skin. Arch. Derm. Syph. (Chic.) **77**, 690 (1958).

EDDY, C. D., E. ASCHHEIM, and E. M. FARBER: Experimental analysis of isomorphic (Köbner) response in psoriasis. Arch. Derm. Syph. (Chic.) **89**, 579 (1964).

FARBER, E. M., R. J. ROTH, E. ASCHHEIM, and W. W. EPINETTE: Role of trauma in isomorphic response in psoriasis. Arch. Derm. Syph. (Chic.) **91**, 246 (1965).

GILJE, O.: Capillary microscopy in the differential diagnosis of skin diseases. Acta derm.-venereol. (Stockh.) **33**, 303 (1953).

GILJE, R., KIERLAND, and E. J. BALDES: Capillary microscopy in the diagnosis of dermatologic diseases. J. invest. Derm. **22**, 199 (1954).

GILJE, O., P. A. O'LEARY, and E. J. BALDES: Capillary microscopic examination in skin diseases. Arch. Derm. Syph. (Chic.) **68**, 136 (1953).

GRÜNEBERG, TH.: Das Psoriasisproblem. Dtsch. Gesundh.-Wes. **16**, 223 (1961a).

— Das Primärereignis bei der psoriatischen Reaktion der Haut. Wiss. Z. Univ. Halle, Math. Nat. **10**, 679 (1961b).

HOLTZ, K. H., u. K. W. KALKOFF: Histologische Untersuchungen zur Rückbildung der Psoriasis vulgaris unter lokaler Fluocinolontherapie. Dtsch. med. Forsch. **1**, 4 (1963).

ILLIG, L.: Veränderung der Hautkapillaren bei der Psoriasis vulgaris. Dtsch. med. Forsch. (German Medical Research) **1**, 49 (1963).

— Die Blutgefäß-Reaktion bei der Psoriasis vulgaris. (Histologische und kapillarmikroskopische Untersuchungen) II. Mitteilung. Arch. klin. exp. Derm. (im Druck).

—, u. U. HOLZ: Die Blutgefäß-Reaktion bei der Psoriasis vulgaris. (Histologische und kapillarmikroskopische Untersuchungen) III. Mitteilung. Arch. klin. exp. Derm. (im Druck).

—, u. G. KOOPS: Die Blutgefäß-Reaktion bei der Psoriasis vulgaris (Histologische und kapillarmikroskopische Untersuchungen) I. Mitteilung. Arch. klin. exp. Derm. (im Druck).

— — u. C. PULPARAMPIL: Veränderungen der Hautcapillaren bei der Psoriasis vulgaris. II. Mitteilung. Dtsch. med. Forsch. (German Medical Research) **2**, 88 (1964).

KALKOFF, K. W.: Neue Erkenntnisse zum Wesen der Psoriasis vulgaris. Fortschr. prakt. Derm. u. Venerol. **5**, 109 (1965).

KLINGMÜLLER, G.: Über die formale Genese von Dermatosen in Beziehung zum Gefäß-System. Arch. klin. exp. Derm. **211**, 304 (1960).

KÖBNER: 50. Jahresber. der Schlesischen Gesellsch. f. vaterländische Cultur 1872, S. 210.

— Klinische, therapeutische und experimentelle Mitteilungen über Psoriasis. Berl. klin. Wschr. **15**, 631 (1878).

KORTANYSHEV, A. I. (KARTAMICHEFF): Histopathologie der scheinbar gesunden Haut der Psoriasis-Kranken. Vestn. Vener. Derm. **1**, 30—34 (1939) (russisch); ref.: in Zbl. Haut- u. Geschl.-Kr. **62**, 562 (1939) und in Arch. Derm. **40**, 813 (1939).

KUMER, L.: Über dermatoskopische Beobachtungen bei einigen Hautkrankheiten. Derm. Z. **34**, 127 (1921).

KUTA, A., and E. NEUMANN: Role of the skin adnexes in the pathogenesis of psoriasis. Dermatologica (Basel) **116**, 400 (1958).

LAWLER, J. C., and W. R. VINEYARD: The effect of treatment on the vascular component of the psoriatic lesion. Arch. Derm. Syph. (Chic.) **82**, 190 (1960).

MADDEN, J. F.: Histologic studies of uninvolved skin of patients with psoriasis. Arch. Derm. **44**, 655 (1941).

MÜLLER, M.: Über das Köbnersche Phänomen bei der Psoriasis. Dissertation, Bern 1934.

REINERTSON, R. P.: Vascular trauma and pathogenesis of the Koebner reaction in psoriasis. J. invest. Derm. **30**, 283 (1958).

Ross, J. B.: The psoriatic capillary. Its nature and value in the identification of the unaffected psoriatic. Brit. J. Derm. **76**, 511 (1964).

STAUBESAND, J., u. K. H. ANDRES: Graphische Rekonstruktion zur räumlichen Darstellung präterminaler Gefäße und intravasaler Besonderheiten. Mikroskopie **8**, 111 (1953).

TELNER, P., and Z. FEKETE: The capillary responses in psoriatic skin. J. invest. Derm. **36**, 225 (1961).

YAMAZAKI, T.: Capillary microscopic study of psoriasis. Jap. J. Derm. **73**, 38 (1963).

G. K. STEIGLEDER, Köln: Die Dynamik der Reaktionsweise psoriatischer Haut

Der Titel verlangt eine Erklärung. Das Wort Dynamik ist mehrdeutig. Es kann die Dynamik des Stoffwechsels in der psoriatisch veränderten Haut gemeint sein, dargestellt anhand der bisher bekannten Ergebnisse. Eine derartige Abhandlung wäre wertvoll und lohnend. Man müßte von den bei den einzelnen Untersuchungen angewandten Methoden ausgehen, ihre Aussagekraft, im besonderen unter dem Blickwinkel der physikalischen Chemie prüfen und forschen, ob in vitro gefundene Reaktionen in vivo wirksam werden können.

Ein solcher Überblick über die Dynamik der Psoriasis-Papel soll im folgenden nicht gegeben werden. Dynamik ist in dieser Übersicht im Gegensatz zur „statischen" Darstellung in einem Handbuch verstanden, in der alle bekannten Faktoren über das Gebiet der Psoriasis aufgezählt werden. Ein derartiges Kapitel liegt in den Ergänzungsbänden zum Handbuch der Dermatologie von meinem verehrten Vorgänger in Köln, Herrn Prof. VONKENNEL, und Frau ZINGSHEIM [99] vor. Im folgenden soll versucht werden, manche morphologischen, histochemischen und biochemischen Ergebnisse funktionell zu deuten. Da die Redezeit und auch der Umfang des Manuskriptes beschränkt sind, kann ich nur auf einige wenige Aspekte eingehen, an denen mir besonders liegt. Im übrigen darf ich auf die Arbeiten anderer Autoren [28,73,29,63,9,33,12,13,23, 57,42,78] und eigene Veröffentlichungen über dieses Thema verweisen [90]. Mein Vortrag setzt frühere Studien fort, über die ich vor dieser Gesellschaft berichtet habe [83,84,87].

A. Hautzonen beim Psoriatiker

Beim Psoriatiker sind verschiedene Hautzonen mit aktiven Efflorescenzen zu unterscheiden:

Hautzonen bei klinisch manifester Psoriasis

1. klinisch normale Haut;
2. Rand des „Hofes";
3. Hof („Gefäß"-Hof, „Schweiß"-Hof, „Farb"-Hof, histologischer Hof, histochemischer Hof, 37,39)
4. Rand zwischen Hof und Papel;
5. Papel a) mit Hyperkeratose, b) mit Parakeratose, c) gemischt (Zwischenformen).

B. Befunde an klinisch unveränderter Haut beim Psoriatiker

Es wird, vor allem in den letzten Jahren, über pathologische Befunde in klinisch unveränderter Haut beim Psoriatiker berichtet. Diese beziehen sich auf folgende Substanzen:

Pathologische Befunde an klinisch unveränderter Haut

1. Veränderungen der Lipide an der Hautoberfläche bei gleichzeitig bestehenden vollentwickelten Efflorescenzen [67,38,26];
2. Veränderte Glykolyse [35];
3. Erhöhte Aktivität der sauren Phosphomonoesterasen [107,108];
4. Verminderte Aminopeptidasenaktivität auf der Hautoberfläche [88];
5. SH- und -S-S-Gruppen verändert [24];
6. Erweiterte Capillaren an Haut und Lippenschleimhaut [5,53,15, 79] (dort auch Veränderung der tieferen Anteile der Endstrombahn nachgewiesen, JACOBY, siehe Text);
7. Verändertes Verhalten nervöser Elemente [79,102];
8. Elektrische Leitfähigkeit [27,79];
9. Auslösbarkeit des Köbner-Phänomens (variiert nach Erkrankungsphase und Lokalisation) [58,17,49].

Zu unterscheiden ist zwischen Befunden im symptomfreien Intervall und solchen in klinisch unveränderter Haut bei gleichzeitig bestehenden psoriatischen Efflorescenzen. Die Vornahme eines standardisierten *Köbner-Tests gibt nur bedingt darüber Auskunft,* ob sich die Psoriasis in einem akuten Stadium befindet oder ein symptomfreies resp. symptomarmes Intervall vorliegt. Nardelli [58] fand, daß die Auslösbarkeit des Köbner-Phänomens in verschiedenen Regionen zur gleichen Zeit beim gleichen Patienten unterschiedlich ist; Kúta [49], ferner Herrmann u. Kim (unveröffentlichte Beobachtungen) sind zu einem entsprechenden Ergebnis gekommen. Offenbar läßt sich in einigen Körperregionen, im besonderen an Ellenbogen und Knien, ein Köbner-Phänomen leichter auslösen, als in anderen [49]. Die Struktur der Hornschicht der Psoriasis-Efflorescenz imitiert in mancher Hinsicht diejenige des Stratum corneum an Ellenbogen und Knie: Die Hornschicht ist in diesen Regionen besonders wenig durchlässig für Strahlen und durch reichlich Kittsubstanz zusammengehalten, ein Befund, welcher auch die psoriatisch veränderte Hornschicht in Hof und Papel auszeichnet [92,94]. Einige Autoren vermißten Befunde in klinisch unveränderter Haut, die von anderen gesehen wurden, so Helwig die veränderten Capillaren [34]. Manche Befunde konnten nicht nur an klinisch unveränderter Haut bei Psoriasis, sondern auch bei anderen Dermatosen erhoben werden. So war die Verteilung und Zusammensetzung der Fette auch in der Hornschicht der klinisch unveränderten Haut beim nummulären Ekzem abnormal [38]. Die Aminopeptidasen-Aktivität fanden wir auch bei anderen Hauterkrankungen auf der klinisch unveränderten Haut im Vergleich zur Norm vermindert [88]. Weiterhin sei betont, daß gelegentlich erweiterte Gefäße und Capillaren, bei denen ein Schenkel um den anderen gewunden ist, auch in normaler Haut gesehen wurden [83,84]. Jacoby (I. Med. Universitätsklinik Köln, Direktor Prof. Dr. R. Gross) fand mit Hilfe des von ihm angegebenen capillarmikroskopischen Verfahrens auf der Innenseite der Unterlippe bei Psoriatikern der Universitäts-Hautklinik Köln im aktiven Stadium Veränderungen, vor allem an Capillaren und tiefem venösen Plexus. Diese entsprechen teilweise völlig dem Bild, das auch an der äußeren Haut unter dem Capillarmikroskop und im Gewebsschnitt gesehen wurde. Die Befunde stimmen mit den im vorigen Vortrag gezeigten Modellen von Illig überein.

Die Beobachtungen an der Lippenschleimhaut lassen zwei Schlüsse zu: 1. Bei der Psoriasis sind offenbar nicht nur die Capillaren, sondern der gesamte terminale Gefäßplexus verändert. 2. Veränderungen an den Capillaren allein genügen nicht, um eine psoriatische Reaktion zu provozieren, andernfalls müßte man an der Mundschleimhaut häufiger Veränderungen des Epithels beobachten. Die von Jacoby erhobenen Befunde lassen meines Erachtens *nicht* den Schluß zu, daß bei der Psoriasis primär die Epidermis erkrankt ist. Es könnte ein übergeordneter Faktor gleichzeitig epidermale und cutane Veränderungen hervorrufen. Andererseits wäre es möglich, daß von der Epidermis aus, etwa durch Abgabe von Substanzen an die Cutis und das Blut, eine Veränderung der oberflächlichen Gefäße hervorgerufen wird. Tatsächlich sind bei der Psoriasis allgemeine Veränderungen des Stoffwechsels bekannt. Im besonderen sei hier auf den von HERRMANN bereits 1930 an der oberen Grenze der Norm gefundenen Harnsäurespiegel hingewiesen, ein Ergebnis, das andere Autoren bestätigt haben [36,1]. Gegen eine sekundäre Beeinflussung der Gefäße von der Epidermis aus spricht der Befund von LEWY (1932) und mehreren späteren Untersuchern, daß Gefäßverengerung das Auftreten einer Köbner-Reaktion unterdrückt; die Gefäßerweiterung ist demnach ein wesentlicher Faktor bei der Entwicklung der Papel [16,17, 57,79]. Nach eigenen Beobachtungen treten im symptomfreien Intervall oder bei Bestehen weniger Efflorescenzen beim Psoriatiker weiße Flecken auf, in denen sich zuweilen rasch psoriatische Papeln entwickeln. Offenbar war bereits von HEBRA die Entstehung von Psoriasis-Efflorescenzen aus einer blassen Papel bekannt [109]. Teils bilden sich diese Flecken nach mehr oder minder langem Bestand zurück. Die Frage bleibt offen, ob es sich um unvollständig abgeheilte Herde handelt, die nur unter besonderen Bedingungen hervortreten oder um nicht vollentwickelte psoriatische Efflorescenzen, so wie BRAUN-FALCO den psoriatischen Hof deutet [9]. Die Entscheidung ist nicht leicht, denn psoriatische Papeln können sich überraschend schnell auf äußerlich normaler Haut entwickeln. Ich habe ein Kind mit einer Psoriasis beobachtet, bei dem binnen 24 Std psoriatische Papeln auftraten, wenn dieses Kind enganliegende Wollhosen trug. FARBER konnte das Köbner-Phänomen nach Entzug von Lipiden von der Hautoberfläche auslösen [16]. Allerdings dauert es nach den Befunden verschiedener Autoren 10—14 Tage, ehe bei positivem Köbner-Phänomen die provozierte Papel voll entwickelt ist [16,17,49,79].

Psoriatische Efflorescenzen entstehen nicht nur rasch, sondern bilden sich auch manchmal überraschend schnell wieder zurück, so unter Behandlung mit Folie und fluorierten Steroiden. Ein Verschwinden binnen Stunden sieht man gelegentlich, wenn ein Psoriatiker von einem Masernexanthem betroffen wird [52]. Ich habe ferner den Eindruck gewonnen, daß beim Aufschießen eines Exanthems sich einige Efflorescenzen während eines Tages zurückbilden, während andere neu auftreten.

Wenden wir uns nun dem psoriatischen Hof zu.

Der psoriatische Hof

Nach WORONOFF [109] berichtete WEYL (1883) daß sich unter Behandlung mit Chrysarobin eine Zone um die Psoriasis-Papel nicht anfärbt. Das Auftreten eines weißlichen, als anämisch gedeuteten Saumes, ist bereits Anfang des Jahrhunderts in Lehrbüchern erwähnt. WORONOFF [109] waren in seiner bekannten histologischen Studie über den psoriatischen Hof mehrere Arten der Hofbildung vertraut. Er wußte, daß

die verschiedenen Formen des psoriatischen Hofes (siehe S. 159) nicht
zur gleichen Zeit und nicht in gleicher Ausdehnung zu finden sind.
Woronoff [109] kam aufgrund der feingeweblichen Studien zu dem
Schluß, daß im Hof das Stratum corneum breiter und kompakter als in
der umgebenden Haut sei. Die Zellen des Stratum granulosum fand er
vermehrt und vergrößert, ein Befund, der neuerdings auch mit Hilfe des
Elektronenmikroskops bestätigt wurde. Die Papillen sah der russische
Autor unter der verbreiterten Epidermis im Hofbereich unregelmäßig
ausgebildet. Die Parakeratose setzte erst am inneren Rand des Hofes
über der vollentwickelten Papel ein. Die Veränderungen im Hof insgesamt erinnerten Woronoff [109] an Befunde, die nach Rückbildung
der psoriatischen Papel übrig bleiben. Sie unterschieden sich aber von
der Psoriasis-Papel nicht nur qualitativ, sondern auch quantitativ. Bereits leichtes Kratzen löste in der Hofzone ein Köbner-Phänomen aus.
Woronoff sah im Auftreten des Hofes ein Anzeichen, daß das akute
Stadium der Psoriasis überwunden sei. Obwohl der Hof keine Immunität
bedeute, bleibe mit Auftreten eines Hofes das Wachstum der Psoriasis-
Papel stationär. Die Befunde von Woronoff werden durch moderne
Ergebnisse bestätigt. Die breite Epidermis des Hofes ist durch die Aktivität verschiedener Enzyme, ferner durch ihre Basophilie gekennzeichnet,
die vorwiegend auf den hohen Gehalt der Zellen an Ribonucleinsäure
zurückzuführen ist. Bereits in noch nicht verbreiterter Epidermis sah
Braun-Falco [9] die Epithelzellen im oberen Stratum Malpighi und im
Stratum granulosum ihre normale Struktur verlieren. Er fand das Cytoplasma dieser Zellen im HE-Schnitt auffallend homogen und stärker
eosinophil. Die Kerne dieser Zellen hatten ihre normale Struktur verloren. Es war ein perinucleärer Spaltraum sichtbar, die Kerne wirkten
mehr kondensiert und stärker basophil. Oft kam es zu einem intranucleä-
ren Ödem mit Nucleolyse, so daß vielfach nur Kernschatten erkennbar
waren. Kleine Hohlräume fand Braun-Falco [9] im Cytoplasma. Er
hatte den Eindruck, daß es in der Übergangszone zwischen totalverhorn-
ter und noch nicht sichtbar verhornter Epidermis zu einer „definitiven“
Verminderung der Zellkerne in der Epidermis kommt. Das Stratum
granulosum fand Braun-Falco [9] meist verbreitert. Es wirft sich die
Frage auf, wie weit die intracellulären Veränderungen durch die auch
elektronen-mikroskopisch sichergestellte Vergrößerung der Zellen im
psoriatischen Herd vorgetäuscht sind [50, 104]. Bei pyknotischen Zellen
des Morbus Bowen hatten wir [86] gesehen, daß die Pyknose der Kerne
und die Aufhellung des Cytoplasmas wahrscheinlich Artefakte, bedingt
durch starke Schrumpfung von Cytoplasma und Zellkern darstellen. Die
Veränderungen im eigentlichen Hof vergleicht Braun-Falco [9] mit
denen, die er an Psoriasis-Herden unter längerer enteraler Triamcinolon-
behandlung gesehen hat [7]. Er [9] beschreibt eine Verlängerung der

Reteleisten und auffallend kondensiert wirkende Zellkerne, wie sie auch in der vollentwickelten psoriatischen Efflorescenz gefunden werden. In den oberen Epidermisschichten sah er neben einer Hyperkeratose die bereits eben erwähnte Nucleolyse. Diesen Veränderungen stellt er als 2. Phase Umwandlungen der Epidermis gegenüber, die sich nur durch das Fehlen einer Parakeratose von der vollentwickelten psoriatischen Efflorescenz unterscheiden. In Übereinstimmung mit Befunden von KÚTA u. NEUMANN [49] fand BRAUN-FALCO eine verstärkte Bernstein-säuredehydrogenase-Aktivität und überdies eine verstärkte Aktivität der Cytochromoxydase und Phosphorylase in der tieferen Epidermis in klinisch unveränderter Haut. Die Hornschicht ließ Veränderungen bei Anwendung von verschiedenen histochemischen Reaktionen erkennen, ehe es zu einer Acanthose kam. So ergaben sich Unterschiede in der Verteilung der Sulfhydril- und Disulfidgruppen. Die histochemischen Veränderungen gingen den morphologisch faßbaren voraus. Im besonderen war in der Hornschicht im Gegensatz zur Norm eine deutliche Aktivität der Esterasen und sauren Phosphatasen nachweisbar (siehe auch [57]). WOHLRAB sah bereits in den Randgebieten psoriatischer Papeln die Aktivität der alkalischen Phosphatase in den Endothelien der Capillaren verstärkt [107]. Wir fanden eine verstärkte Aktivität der Aminopeptidasen zugleich mit dem Einsetzen epidermaler Veränderungen und dem Auftreten einer Metachromasie in den oberen Cutisschichten [39,91]. Auffallenderweise waren bereits in weitem Abstand von der Psoriasis-Papel Zellen der Cutis sehr aktiv beim histochemischen Nachweis der Aminopeptidasen, ein Befund, auf den wir noch zurückkommen werden.

Die psoriatische Papel

In der psoriatischen Papel wechseln parakeratotische und hyperkeratotische Hornlagen. Es ist schwierig, Veränderungen in der tieferen Epidermis und in der Cutis in Beziehung zum Verhornungsmodus zu setzen, da wir nicht wissen, ob die nächste Hornlage orthokeratotisch oder parakeratotisch verhornt sein wird.

Aus der Vielzahl der Befunde in der psoriatisch veränderten Epidermis seien folgende herausgehoben: Histochemische Untersuchungen haben gezeigt, daß in der normalen Epidermis zwei Schichten unterschieden werden können. Die untere dient im wesentlichen der Zellproliferation und ist reich mit Feinstrukturen und Enzymen ausgestattet, die der Zellatmung dienen. In diesem Sinne ließen sich bereits eigene Befunde mit einfachen histochemischen Methoden an normaler und psoriatischer Epidermis interpretieren [80,81,82, siehe auch 8,43,98]. Über diesen von FERREIRA-MARQUES [20] „Stratum oxybioticum" genannten Lagen liegt der äußere Anteil der Oberhaut mit Enzymaktivitäten, die vornehmlich dem Aufbau und den funktionellen Leistungen der Hornschicht dienen. In der psoriatischen Epidermis sind diese beiden Zonen verändert. Das Stratum oxybioticum ist entsprechend der starken Proliferation der Epidermis [19, 66,103,44] ausgedehnt, und zwar unter Ausbildung von Epithelleisten, also dem Phänomen der Acanthose [83,90]. Wir haben mit Hilfe der Nadireaktion zum Nachweis der Cytochromoxydase sowie eines einfachen Verfahrens zur Lokalisation von Dehydrogenasenaktivität gezeigt, daß mit dieser morphologischen Umwandlung auch funktionelle Veränderungen verbunden sind [80,81,82]. Die Aktivität der genannten Enzyme ist vornehmlich auf die acanthotischen Epithelleistungen beschränkt. Sie bilden also das im Gegensatz zur normalen Haut mehrfach verbreiterte Stratum oxybioticum im Sinne von Ferreira-Marques [20]. Dieses Stratum umschließt die Capillaren, so daß der Austausch von Substanzen zwischen Gefäßen und Epidermis begünstigt wird [83,90]. Stellt man die Epidermis in einem Modell dar und markiert die Mitosen oder kennzeichnet sie im Autoradiogramm mit Hilfe von H³ Thymidin, sind Mitosen nicht nur in der basalen Epithellage, sondern in den drei unteren Schichten der Epidermis anzutreffen, also praktisch in der gesamten acanthotischen Epithelleiste [73,103]. Entsprechend der großen mitotischen Aktivität fanden verschiedene Autoren nach subepidermaler Injektion von mit Isotopen-markiertem Thymidin markierte Zellkerne zunächst ausschließlich im Bereich der acanthotischen Epithelleisten [44, 46,47,61,81]. In diesem Bereich sieht man ferner eine Anhäufung von Ribonucleinsäure im Cytoplasma. Im Bereich der akanthotischen Epithelleiste fanden sich mit Hilfe des Elektronenmikroskopes vermehrt Mikrosomen, also die Strukturen, die als Träger der Atmungsenzyme angesehen werden [12,13,50,104]. In den höheren Schichten waren diese Strukturen vermehrt anzutreffen, aber morphologisch verändert.

Im Gegensatz zu dem histochemisch und auch biochemisch erhöht gefundenen Gehalt der Epidermis an Ribonucleinsäure war der Einbau von Uridin in die Ribonucleinsäure nach den Untersuchungen von Kaku u. Mitarb. [45] im Vergleich zu normaler Haut nicht sicher erhöht. Im Gegensatz zur Synthese der Desoxyribonucleinsäure findet die Synthese der Ribonucleinsäure vorwiegend im Stratum spinosum statt. Diesen Befunden entspricht auch die Beobachtung über den Uridin-Einbau in Ribonucleinsäure in vitro von Rahmann u. Fegeler [18,61]. Es ergibt sich im übrigen eine auffallende Parallele zwischen der Verteilung des Einbaus von Uridin in Ribonucleinsäure in psoriatischer Epidermis und der Verteilung der Ribonucleinsäure, wie wir sie in eigenen Untersuchungen gefunden haben [69]. Die japanische Autorengruppe fand in ebenfalls mit Isotopen durchgeführten Untersuchungen die Proteinsynthese in der Zelle nicht gesteigert. Die Autoren [45] glauben, daß die bekannten abnormen histochemischen und biochemischen Befunde bezüglich des Ribonucleinsäure- und Eiweißstoffwechsels bei der Psoriasis im wesentlichen auf die Dickenzunahme der Epidermis zurückzuführen sind. Demgegenüber stehen die Ergebnisse von WEINSTEIN u. VAN SCOTT [103], die für eine erhöhte Synthese sprechen und die durch die früheren Ergebnisse von ROTHBERG u. Mitarb. gestützt werden [66]. Der an der oberen Grenze der Norm liegende Harnsäurespiegel [1,36] im Blutserum ließ zusammen mit den genannten histochemischen Befunden die Vermutung aufkommen, es handelt sich bei der Psoriasis um eine Störung des Nucleinsäurestoffwechsels, im besonderen des der Desoxyribonucleinsäure, eine Störung, die vielleicht nicht nur die Haut ergreift. So ließe sich auch die erhöhte Aktivität der Desoxyribonuclease im Bereich des Stratum granulosum am Rande parakeratotischer Bezirke erklären [93,89]. Die erhöhte Aktivität würde auch mit der ausgesprochenen Nekrolyse der Kerne in den oberen Epidermisschichten am Rande psoriatischer Papeln übereinstimmen [9]. Unter den parakeratotischen Bezirken kommt es dagegen schließlich zu einer entscheidenden Minderung der Desoxyribunucleaseaktivität und damit zu einem Erhaltenbleiben der Kerne [76,93,89]. Wie ich zusammen mit Frau RUST und Frl. KOCH zeigen konnte, sind unter unseren Versuchsbedingungen innerhalb der Hornschicht gelegene Kerne durch Desoxyribonuclease weniger angreifbar als die übrigen Kerne der Epidermis [95]. Schließlich ist die Verteilung der Ribonucleinsäure in der Psoriasis-Papel anders als in normaler Haut [60]. Es fehlt der Aufbau eines Stratum granulosum mit den ribonucleinsäure-haltigen Keratohyalinkörnern, wie wir in Bestätigung der Ergebnisse von SPIER u.v. CANEGHEM [76] gefunden haben. Dafür ist aber in der Hornschicht Ribonucleinsäure vorhanden [40,72,105]. Es ergibt sich ein scheinbarer Widerspruch: Trotz erhöhter Ribonuclease-Aktivität ist das Substrat des Fermentes vermehrt vorhanden. Der Widerspruch ist nur scheinbar: Die Aktivität *mancher* Enzyme hängt von der Menge des Substrats ab. Je mehr Substrat, desto aktiver das Enzym. Auch andere Substrat-Enzym-Systeme verhalten sich in psoriatischer Haut entsprechend, z.B. wissen wir, daß Arginin sich in der psoriatischen Hornschicht vermehrt nachweisen läßt [110], andererseits die Aktivität der Arginase in der Psoriasis-Papel vermehrt ist [65]. Bemerkenswert ist die hohe Aktivität der sauren Phosphatase bei gleichzeitig reichlich vorhandenem Phosphat [77,10]. Phosphate hemmen nämlich die Aktivität der sauren Phosphatase. Besondere Beachtung hat die proteolytische Aktivität in der psoriatischen Papel gefunden. Einige Autoren sahen die Aktivität von Enzymen dieser Gruppe gehemmt, andere dagegen nicht [90]. Im biochemischen Versuch fand neuerdings SCHWARTZE [71] die Aktivität der Leucinaminopeptidase in psoriatischer Epidermis erhöht. Dieses Ergebnis steht nicht im Widerspruch zu den Befunden verschiedener Untersucher, die mit histochemischen Verfahren zwar eine starke Aktivität in der Basalschicht, aber nicht in den höher gelegenen Epithellagen fanden. Möglicherweise ist die Aktivität in den positiven Zonen so stark, daß der Ausfall in anderen kompensiert wird. Wahrscheinlich wird im histochemischen Versuch im Gegensatz zum biochemischen Experiment die Aktivität einer ganzen Gruppe von Enzymen erfaßt.

Nur wenige Worte verlangt das PAS-positive, das Alcianblau-positive und Hale-positive Material in der Hornschicht [21,22,41,42], da ich an anderer Stelle ausführlich auf diese Substanzen, nämlich Eiweiß-Kohlenhydrat-Verbindungen (Mucopolysaccharide), möglicherweise mit Lipidanteil, eingegangen bin [85,96,97]. Berrens [3,4] kommt aufgrund einer Analyse der aus der Hornschicht eluierbaren Mucopolysaccharide zu dem Schluß, daß keine für die Psoriasis spezifische Substanz dieser Art zu finden sei. Vielmehr handle es sich bei den gewonnenen Mucopolysacchariden um Körper, die denen im Blutserum entsprächen. Histochemische Untersuchungen erlauben wegen der geringen Spezifität der Methoden keinen sicheren Schluß. Jedenfalls konnten wir zeigen, daß sich durch Zerschlagung der Epidermis ein Material freisetzen läßt, das histochemisch Mucopolysacchariden entspricht [96]. Weiterhin ist durch Experimente bekannt, daß hornbildende Epithelzellen unter dem Einfluß von Vitamin A Schleim bilden [2]. Jarrett hat nach einer Mitteilung an Mercer [55] entsprechendes in der menschlichen Epidermis gesehen. Bei dem PAS-positiven Material besteht der Verdacht, daß es sich um Pentosen handelt [30,21,22]. Ich habe allerdings zusammen mit Raab in Schnitten von psoriatischer Haut mit der Methode von Roe und Rice keinen positiven Nachweis führen können [90,96]. Andererseits ist durch den biochemischen Versuch die Anhäufung von Pentosen in der psoriatischen Hornschicht erwiesen [30,21,22]. In dem erwähnten Versuch stellt sich in normaler Epidermis die Übergangsschicht als eine leicht rotgefärbte stark lichtbrechende Zone dar. In der psoriatischen Papel findet man solches Material in allen Epithelschichten einschließlich der Hornschicht. Es fehlt im Gegensatz zur normalen Haut die gefärbte Übergangsschicht. Im übrigen lassen sich in der Hornschicht nach Vorbehandlung mit eiweißdenaturierenden Substanzen reichlich lichtbrechende Granula nachweisen [85,96,97], die wahrscheinlich mit den später von Hanušová und Matoltsy beschriebenen identisch sind [31,54]. Neue Befunde weisen auf eine verminderte Aktivität der Phosphofructokinase aufgrund einer Hemmung durch die Anwesenheit von Glucose-6-Phosphat als Ursache der zahlreichen in der psoriatischen Epidermis verändert gefundenen Stoffwechselprodukte hin [32,48]. Die Hemmung der Aktivität der Phosphofructokinase hemmt Energie-liefernde Prozesse, führt zu einer gesteigerten Glykogenbildung, einer vermehrten Aktivität der Glykose-6-Phosphat-Dehydrogenase und anderer Enzyme, wie sie kürzlich von Rassner u. Braun-Falco gefunden wurde [62]. Diesem

Befund entspricht auch die Erhöhung der Pentosen im Blutserum (WEBER) und in den Psoriasisschuppen [100,101]. Eine Hemmung der Phosphofructokinase-Aktivität würde sich ferner auf den Fettstoffwechsel auswirken und pathologische Befunde an den Lipiden erklären[1]. RASSNER u. BRAUN-FALCO [62] weisen mit Recht darauf hin, daß ja alle die genannten Befunde sowohl primäre genetisch bedingte Störungen als auch sekundäre Folge anderer Stoffwechselvorgänge sein könnten. Wie F. HERRMANN auf der letzten Tagung der Südwestdeutschen Dermatologen in Tübingen in der Diskussion hervorhob, ist kein pathologischer Vorgang denkbar ohne Änderung einer Enzymaktivität und daher die Annahme einer veränderten Enzymaktivität immer richtig. Jeder Krankheitsvorgang läßt sich als Enzymstörung interpretieren, auch die Psoriasis, und jede Untersuchung als Enzymstudie, da Enzymaktivitäten durch die anderen Stoffwechselprodukte beeinflußt werden. Eine Untersuchung der Mineralien des Gewebes kann so durchaus als Enzymstudie deklariert werden. Der Beweis, daß die psoriatische Reaktionsweise auf den Defekt nur eines Enzyms oder einer Enzymgruppe zurückzuführen ist, steht bisher aus; daher ist es nicht berechtigt, die Psoriasis als Enzymopathie oder mit anderen Worten als genetisch bedingte Störung eines Enzyms oder eines Enzymsystems zu bezeichnen, obwohl zahlreiche Befunde in diesem Sinne sprechen.

Steuerung der Epidermis von der Cutis her

Nach VAN SCOTT u. EKEL [73] wuchert die Epidermis bei der Psoriasis nicht zur Cutis hin, vielmehr läßt sich eine Gerade von der Untergrenze der normalen Haut über die Spitze der akanthotischen Epithelleisten zur wieder normalen Haut hin legen und so zeigen, daß es sich bei der Psoriasis um eine echte Papel handelt. Hieraus erklären sich auch Befunde von HERDENSTAM [35], daß sich trotz auf gleiche Dicke eingestelltem elektrisch bewegtem Radiotommesser von der Psoriasis-Papel viermal so dicke Scheiben abschneiden, wie von normaler Haut.

Wie wird das Wachstum und die Ausgestaltung der psoriatischen Epidermis von der Cutis her beeinflußt?

Die Frage muß auch umgekehrt gestellt werden: Wie beeinflußt die Epidermis die Cutis? Die moderne Entwicklungsphysiologie hat gezeigt, daß beim Menschen der Herkunft von Gewebe aus bestimmten Keimblättern nicht die Bedeutung zukommt, wie bei manchen Tieren, von deren Entwicklung auf die des Menschen geschlossen wurde [90]. Epithelgewebe ist unter besonderen Bedingungen zur Bildung von Bindegewebe in der Lage. Mesenchymzellen dagegen kommen nur im Embryonalstadium, aber nicht im ausgewachsenen Organismus vor! *Mesenchym*

---

[1] Siehe jedoch die widersprechenden Befunde von HALPRIN u. OHKAWARA: J. invest. Derm. **46**, 51 (1966).

ist nämlich eine embryonale Stufe des Bindegewebes. Das primitive Bindegewebe wird ferner nicht nur von einem einzigen Keimblatt gebildet. Die Entwicklungsphysiologie hat uns weiterhin gelehrt, daß sich Gewebe verschiedener Natur gegenseitig in ihrer Entwicklung und Differenzierung beeinflussen.

Aus den Versuchen von VAN SCOTT wissen wir, daß die recht verschiedene Struktur der Epidermis in den einzelnen Regionen des Körpers von dem unterliegenden Bindegewebe entscheidend bestimmt wird [75]. Verpflanzt man nämlich Oberhaut ohne das darunterliegende Bindegewebe, nimmt die Epidermis die Struktur des Epithels der Wirtsregion an. Läßt man dagegen die Oberhaut auf ihrer ursprünglichen Bindegewebsunterlage, bleibt die Struktur der Oberhaut entsprechend dem ursprünglichen Standort erhalten [75]. Cutane Vorgänge lösen nicht selten eine Epidermisverbreiterung aus. Ein Beispiel ist die Verbreiterung der Epidermis über Fibromen und Histiocytomen, die in mancher Hinsicht, auch histochemisch, den Veränderungen im psoriatischen Hof entspricht. Es fehlt aber die Entgleisung der psoriatischen Reaktion: die Parakeratose bleibt aus. Nähert sich das Histiocytom mehr und mehr der Epidermis, wird diese nicht etwa psoriasiform umgewandelt, sondern meist atrophisch, und zwar unter einem ähnlichen Gewebsbild, wie wir es von der vollentwickelten Efflorescenz des Lichen ruber planus kennen [86]. Warum entwickelt sich um die psoriatische Efflorescenz ein Hof, und warum kommt es bei der Psoriasis zur Parakeratose? Man könnte sich vorstellen, daß entsprechend capillarmikroskopischen Befunden, und ferner entsprechend Ergebnissen von HERRMANN und KANOF nach Injektion eines fluorescierenden Farbstoffes in die Blutbahn, am Rande der psoriatischen Efflorescenz die Durchblutung zunächst verstärkt ist und dann im Zentrum der Efflorescenz verschlechtert wird. Die abnorme Durchströmung könnte vielleicht bereits einen zunächst geringen Sauerstoffmangel bedingen [82]. Es ist bekannt, daß ein solcher geringer Sauerstoffmangel Gewebe zur Proliferation veranlaßt [90]. Eine weitere Erklärung wäre, daß der durch die erhöhte Perspiratio insensibilis bedingte Wasserverlust [68, 79, 14] die Epidermis zu einer Proliferation treibt und diese sekundär an die Umgebung Substanzen abgibt, die eine Epithelproliferation veranlassen. Hier lassen sich Befunde von WILLIAMS u. HUNTER [106] anführen, daß die mitotische Aktivität nicht nur in dem Bereich der Oberhaut erhöht ist, in dem die Hornschicht mit Hilfe eines Klebestreifens entfernt wurde, sondern auch in der klinisch und histologisch unveränderten Nachbarschaft. Weiterhin fanden H. PINKUS u. Mitarb., daß die Proliferationstendenz der Epidermis nach Abziehen der Hornschicht geringer ist, wenn die Hautoberfläche abgedeckt wird, daß also der Wasserverlust offenbar zusätzliche Veränderungen in der Epidermis induziert [90, 106]. Schließlich könnten, bedingt durch die Entwicklung in der psoriatischen Efflorescenz, Inhibitoren des epithelialen Zellwachstums, etwa durch mangelne Blutversorgung, nicht mehr voll wirksam werden. In diesem Zusammenhang möchte ich auf die Untersuchungen von Bullough hinweisen, der neben Steroidhormonen im Adrenalin einen Faktor sieht, der das Zellwachstum der Epidermis beeinflußt, und zwar als Inhibitor. Diese Probleme sind ausführlich in dem Buch von Mercer (56) diskutiert. Ich möchte jedoch einen Befund von Bullough und Laurence herausgreifen; die Abbildung dazu ist auf S. 148 des Buches von Mercer [56] wiedergegeben. Bullough und Laurence excidierten aus dem Mäuseohr ein Stückchen Haut und beobachteten, welchen Effekt diese Wunde auf die Epidermis der gegenüberliegenden Seite haben würde. Sie schlossen aus ihrem Experiment, daß die Konzentration des epidermalen Inhibitors in diesem Bereich herabgesetzt sei, und es deshalb auf der gegenüberliegenden Seite zu einer Proliferation der Epidermis komme.

Bei der Psoriasis finden wir Veränderungen an den Anhangsgebilden, und zwar wurde die Aktivität verschiedener Enzyme in den Endstücken der ekkrinen Schweißdrüsen, aber auch in den Haarfollikeln verstärkt gefunden, und zwar nicht nur innerhalb der Efflorescenz, sondern auch in ihrer Nachbarschaft. Bei unseren Untersuchungen über die Verteilung der Mastzellen in der Haut, auf die ich noch eingehen werde, fiel meinen Mitarbeitern, Frau Rust und Frau Okonkwo und später in Köln Herrn H. Schmitz, eine Volumenzunahme der epithelialen Anhangsgebilde auf, wenn sie die verschiedenen Strukturen der Haut ausplanimetrierten (siehe auch [84, 6, 59]).

Eine Untersuchungsreihe zu diesem Thema sei noch ausführlicher diskutiert:

In unseren histochemischen Untersuchungen über die Aktivität cutaner Esterasen, Ribonucleasen und Aminopeptidasen war uns aufgefallen, daß unter der psoriatischen Epidermis auffallend große Zellen eine intensive Reaktion gaben. Beim Nachweis der Aminopeptidasen war das histochemische Verhalten in mancher Hinsicht ähnlich dem von Nervenfasern. Diese Befunde sind von besonderem Interesse, nachdem Weddell [102] bereits in der klinisch unveränderten Haut des Psoriatikers eine erhebliche Proliferation und anschließenden raschen Untergang (beschleunigtes Turnover) nervöser Zellen nachweisen konnte und auch die Einwanderung solcher Strukturen in die Epidermis beschreibt. Wir hatten aufgrund der Vergleichsfärbungen mit Toluidinblau daran gedacht, daß die vorher erwähnten enzymaktiven Zellen wenigstens zum Teil Mastzellen darstellen. Eine Vermehrung der Mastzellen in der Cutis bei Psoriasis war von einigen Autoren angenommen, von anderen aber abgelehnt worden. Es fehlte uns zunächst eine geeignete Methode, um die Mastzellen quantitativ zu erfassen. In noch unveröffentlichten Tier-

versuchen an Kaninchen hatte ich zusammen mit Weigand zeigen können, daß einfache Bindegewebszellen lediglich durch die intracutane
Injektion von sogenannten Heparinoiden, die mit dem Heparin nichts anderes als ein langgestrecktes Molekül mit Sulfat-Seitengruppen gemeinsam
haben, sich in Zellen verwandeln lassen, die nach Färbung mit Toluidin-
blau, Alcianblau und mittels der Hale-Reaktion sich entsprechend Mastzellen verhalten. Der Gehalt einer Zelle an metachromatischen Granula
ist also, wie bereits andere Autoren gezeigt hatten, nicht beweisend, daß
es sich tatsächlich um eine Mastzelle im funktionellen Sinne handelt [60].
Degranulierte Mastzellen ließen sich daher mit Sicherheit nur mit dem
Elektronenmikroskop erkennen. Da im elektronen-mikroskopischen Bild
immer nur kleinste Gewebsabschnitte erfaßt sind, kommt diese Methodik
nicht für das Studium der Verteilung der Mastzellen in großen Gewebs-
abschnitten infrage. Andererseits hatten wir aber in sehr frischen Psoriasis-
Papeln eine Degranulierung von Mastzellen in der oberen Cutis beobachtet. Es bot sich uns nun das kürzlich von Leder vorgeschlagene Verfahren an [60]. Mastzellen heben sich neben neutrophilen Leukocyten
aufgrund der Aktivität der Naphthol-ASD-Chloracetatesterase[2] von anderen Zellen ab. Da sich beide Zelltypen morphologisch relativ leicht
abgrenzen lassen, war nunmehr eine Möglichkeit gegeben, Mastzellen
auch in degranuliertem Zustand zu erfassen. Ich habe zunächst mit Frau
Okonkwo und Frau Rust die Verteilung der Mastzellen in der normalen
Haut untersucht [60]. Wir fanden, daß die Mastzellen in der Haut in
bestimmten Lagern angeordnet sind. Die dichteste Mastzellbesiedlung
ist um die epidermalen Anhangsgebilde zu finden. Wir haben ferner geprüft, wie sich die Mastzellen bei der Psoriasis verhielten. Gemeinsam
mit den genannten Frankfurter Mitarbeitern fand ich, daß die Mastzellen im subepidermalen Lager vermehrt sind. Diese Untersuchungen
hat auf meine Anregung hin in Köln Herr Heribert Schmitz[3] aufgenommen und zusammen mit anderen Mitarbeitern weitergeführt. Er konnte
die Frankfurter Befunde bestätigen und erweitern. Auch er fand die
Mastzellen im subepidermalen Lager, soweit mit der Methode von Leder
und aufgrund der Morphologie der Zellen erkennbar, vermehrt. Im
frischen Stadium der Psoriasis sieht man ferner Zellen mit starker
Enzymaktivität in die Epidermis eindringen und sich in subcornealen
und cornealen Abscessen vereinigen. Es wirft sich die Frage auf, was für
Elemente diese Zellen sind. Es dürfte sich vorwiegend um neutrophile
Leukocyten handeln. Die Lipophoren im Sinne von Grütz sind anscheinend solche neutrophilen Leukocyten gewesen, in denen sich mit hoch-

---

[2] Wahrscheinlich ein proteolytisches Enzym (siehe Bloom, G. D. In: Zweifach, Grant, and McCluskey: The inflamatory process, p. 372. New York: Acad.
Press 1965).

[3] Derm. Wschr. (im Druck).

empfindlichen Methoden Lipide reichlich darstellen [81,84]. Überdies sind der Morphe nach einzelne Zellen in den Mikroabscessen offenbar Mastzellen, ein Befund, den man aufgrund des histologischen Befundes allein nicht vermutet hätte. Wenn man die Ergebnisse bei anderen histochemischen Enzymnachweisen damit vergleicht, z. B. eigene Befunde beim Nachweis von Esterasen, erkennt man, daß ein Teil der enzymatischen Aktivität auf diese eingewanderten Zellen zurückzuführen ist. Wir haben nun das Verhalten der enzymaktiven Zellen mit der Methode von LEDER auch im abheilenden Psoriasis-Herd verfolgt. Es bot sich das Studium der Herde unter der Lokalbehandlung, im besonderen nach lokaler Injektion von fluorierten Steroiden an. Mehrere Autoren fanden, daß es unter dieser Therapie zu einer raschen Rückbildung der epidermalen Veränderungen kommt [11,25,55]. Binnen Stunden wird wieder eine Hornschicht mit breitem Stratum granulosum aufgebaut. Die Studien, im besonderen Experimente mit Hilfe von radioaktiv markierten Substanzen, legen nahe [19], daß der Normalisierung der Epidermis das pathologische Verhalten der Capillaren und oberflächlichen Gefäße nicht parallel geht [55]. Vielmehr sind diese weiterhin, wie auch im histologischen Schnitt deutlich und wie besonders auch in der Darstellung der Aktivität alkalischer Phosphomonoesterase [55,57] erkennbar, auch noch nach Rückbildung der Epidermis zur Norm pathologisch verändert. Nach Applikation von Steroiden kommt es zu tiefgreifenden Veränderungen im cutanen Bindegewebe, nämlich zur Verschmälerung der Kollagenbündel und zum Schwund der Grundsubstanz [70]. Wir schlossen daher in dieser Weise behandelte Patienten und auch solche, die Methotrexat erhalten hatten, von unserer Studie aus. Unter Methotrexat wird nicht nur, wie VAN SCOTT u. Mitarb. gefunden haben [74], das Stratum granulosum entsprechend anderen therapeutischen Verfahren rasch wieder aufgebaut. Wir fanden in noch nicht abgeschlossenen Versuchen, daß es unter dem Methotrexat zu einer teilweisen Lösung und Verhornung von einzelnen Epithelzellen kommt, so wie wir das bei der Dyskeratosis Darier beschrieben haben [90]. Wir prüften lediglich das Verhalten der psoriatischen Haut unter der Einwirkung einer Cignolinsalbe verschiedener Konzentration (siehe dazu [48,64]).

Wir fanden folgendes: 1. Entsprechend den Ergebnissen anderer Autoren wird unter der Therapie mit Cignolin rasch ein Stratum granulosum aufgebaut. Im Gegensatz zur Behandlung mit Steroiden bleibt die Epidermis lange acanthotisch. 2. Die Mikro-Abscesse schwinden rasch. 3. Die Zahl der Mastzellen im subepidermalen Lager nimmt ab, ihre Anzahl hat sich dagegen in den anderen cutanen Lagern nicht signifikant verändert. Aber nicht nur die Zahl der mit der Methode von LEDER nachweisbaren Mastzellen in dem subepidermalen Lager nahm unter der Behandlung ab, sondern zugleich ihre Enzymaktivität; auch wirkten die Zellen kleiner als zuvor. Was diese Befunde im einzelnen bedeuten, können wir bis jetzt nicht erklären. Vergleichsweise hat an der Kölner Universitäts-Hautklinik Schultz Versuche beim Lichen ruber durchgeführt und ebenfalls eine Vermehrung der Mastzellen, ausgewiesen durch die Färbemethode von Leder, im subepidermalen Lager beobachtet. Doch war diese Vermehrung im Vergleich zur Psoriasis wesentlich geringer. Alle Befunde weisen darauf hin, daß in der Cutis des Psoriatikers wesentliche Veränderungen vorgehen. Unseres Erachtens läßt sich bisher nicht mit Sicherheit sagen, ob in der Epidermis oder in der Cutis die entscheidenden Faktoren für das Zustandekommen der Verdickung der Epidermis zu suchen sind. Die zuletzt beschriebenen Experimente zeigen, daß unter dem Einfluß von Cignolin nicht nur lediglich die obersten Epidermisschichten normalisiert werden, sondern auch cutane Rückbildungsvorgänge mit histochemischen Methoden erfaßbar sind. Auf der anderen Seite sprechen eine Reihe von Befunden für eine primäre Beteiligung der Epidermis. Ob es sich dabei um eine genetisch bedingte besondere Reaktionsbereitschaft der Epidermis handelt, aus der sich alle anderen Symptome, die cutanen wie die Allgemeinveränderungen, etwa der veränderte Kupferspiegel im Blutserum oder der relativ hohe Harnsäurespiegel, die Gelenkveränderungen und die Gefäßveränderungen der Mundschleimhaut, erklären lassen oder übergeordnete Faktoren Cutis und Epidermis gleichzeitig oder nacheinander beeinflussen, wissen wir nicht. Ich halte es für wesentlich, daß wir die einzelnen Faktoren zunächst nebeneinander stellen und uns von traditionellen Vorstellungen freimachen und unabhängig die Ergebnisse neu bewerten. Wie bei anderen Erkrankungen auch, müssen wir zwischen der Ursache, den auslösenden Faktoren, unterhaltenden Faktoren (Mitursachen im Sinne Gottrons) und Faktoren, welche die Abheilung verhindern oder beschleunigen, unterscheiden.

Es war mein Bestreben, an einigen Aspekten der Psoriasis aufzuzeigen, daß es bei der Aufklärung dieses Krankheitsbildes nicht nur um die Heilung einer weitverbreiteten Erkrankung geht, sondern daß zugleich grundsätzliche biologische Fragen beim Studium der Psoriasis sich aufwerfen, wie die der Verhornung, der Schweißsekretion, des Verhaltens der Fette, der Bedeutung verschiedenartiger Kohlenhydrate und schließlich Fragen der Induktion von Geweben. Alle morphologischen und chemischen Befunde können und müssen in Zusammenhang mit dem klinischen Aspekt oder mit anderen Worten im Rahmen der Klinik gesehen werden.

Zusammenfassung

Einige Aspekte der Reaktionsweise psoriatischer Haut werden besprochen. Zunächst wird eine Übersicht über die verschiedenen Zonen der Haut des Psoriatikers gegeben (siehe tabellarische Aufstellung).

Bereits in der klinisch unveränderten Haut werden pathologische Befunde berichtet (siehe tabellarische Aufstellung). Der psoriatische Hof unterscheidet sich nach Struktur und Chemie von der Psoriasis-Papel, aber auch von der umgebenden histologisch unveränderten Haut. In der psoriatischen Papel ist, wie eigene Untersuchungen gezeigt haben und wie inzwischen durch zahlreiche Ergebnisse der Histochemie, Elektronen-Mikroskopie und Biochemie bestätigt wurde, zwischen der eigentlichen proliferativen Zone und den darübergelegenen Epithelschichten zu unterscheiden. Die Relation des Stratum oxybioticum und anoxybioticum im Sinne von FERREIRA-MARQUES [20] ist grundlegend verschoben. In den verschiedenen histochemischen und biochemischen Befunden, im besonderen in einer abnormen Enzymaktivität, drückt sich eine Potenz des Gewebes aus, die in situ nicht notwendig verwirklicht wird. Es wird kurz auf das Verhalten der psoriatischen Papel unter lokaler und interner Therapie hingewiesen. Auch bei scheinbar ausschließlicher Einwirkung auf die Epidermis durch äußere Behandlung ist die Cutis beeinflußt, wie am Verhalten der Mastzellen gezeigt wird. Diese nehmen in den oberen Cutisschichten (im subepidermalen Lager) nicht nur zahlenmäßig ab, sondern verändern sich unter der Behandlung morphologisch und histochemisch. Bisher ist unseres Erachtens kein endgültiger Schluß erlaubt, ob die primären Veränderungen in der Epidermis oder Cutis zu suchen sind und erst sekundär Veränderungen im Blutserum nachweisbar werden, oder ob diese primär sind und erst epidermale und cutane Veränderungen hervorrufen. In diesem Zusammenhang verdienen Gefäßveränderungen an der Mundschleimhaut ohne Umwandlung des Epithels besondere Beachtung.

Die beschriebenen Versuche wurden von der Deutschen Forschungsgemeinschaft unterstützt.

Literatur

[1] BAUMANN, R. R., and O. JILLSON: Hyperuricemia and psoriasis. J. invest. Derm. **36**, 105—107 (1964).

[2] BERN, H. A., J. J. ELIAS, P. B. PICKETT, T. R. POWERS, and M. N. HARKNESS: The influence of vitamin A on the epidermis. Amer. J. Anat. **96**, 419—441 (1955).

[3] BERRENS, L.: The proteins in psoriatic scales. Clin. chim. Acta **10**, 453—459 (1964).

[4] — Serum proteins in psoriatic scales. To be published in the congress Proceedings of the 12th colloquium "Protides of the biological fluids". Bruges/Belgium: Elsevier Publ. Co. 1965.

[5] BETTMANN, S.: Kapillarmikroskopische Untersuchungen bei Psoriasis. Derm. Wschr. **83**, 1223—1232 (1926).

[6] BRAUN-FALCO, O.: The histochemistry of psoriasis. Ann. N. Y. Acad. Sci. **73**, 936—975 (1958).

[7] — Histologische und histochemische Veränderungen in Psoriasisherden unter enteraler Triamcinolon-Behandlung. Acta histochem. (Jena) 8, 350—370 (1959).

[8] BRAUN-FALCO, O.: Zur Histotopographie der Cytochromoxydase in normaler, pathologisch veränderter Haut sowie in Hauttumoren. Arch. klin. exp. Derm. **214**, 176—224 (1961).

[9] — Zur Morphogenese der psoriatischen Hautreaktion. Arch. klin. exp. Derm. **216**, 130—154 (1963).

[10] —, u. K. SALFELD: Über das Verhalten von Gesamtphosphat im wasserlöslichen Nichtkeratinanteil von normaler Hornschicht, Kallus und Psoriasisschuppen. Derm. Wschr. **140**, 869—873 (1959).

[11] — M. THIANPRASIT u. A. KINT: Über den Einfluß einer lokalen Okklusiv-Therapie mit Fluorandrenolon auf die psoriatische Hautreaktion. Arch. klin. exp. Derm. **217**, 30—49 (1963).

[12] BRODY, I.: The ultrastructure of the horny layer in normal and psoriatic epidermis as revealed by electron microscopy. J. inv. Derm. **39**, 519—528 (1962).

[13] — Cytoplasmic components in the psoriatic horny layers with special reference to electron-microscopic findings. In: The Epidermis, hrsg. v. MONTAGNA, W., and W. C. LOBITZ jr. New York: Academic Press 1964.

[14] CRUICKSHANK, C. N. D.: Metabolic processes in skin. Brit. J. Derm. **77**, 603—609 (1965).

[15] DAVIS, M. J., and J. C. LAWLER: The capillary circulation of the skin. Arch. Derm. Syph. (Chic.) **77**, 690—703 (1958).

[16] EDDY, D. D., A. ASCHHEIM, and E. M. FARBER: Experimental analysis of isomorphic (Koebner) response in psoriasis. Arch. Derm. Syph. (Chic.) **89**, 579—588 (1964).

[17] FARBER, E. M., R. J. ROTH, E. ASCHHEIM, D. D. EDDY, and W. W. EPINETTE: Role of trauma in isomorphic response in psoriasis. Arch. Derm. Syph. (Chic.) **91**, 246—251 (1965).

[18] FEGELER, F., u. M. RAHMANN-ESSER: Autoradiografische Untersuchungen zum Protein- und RNS-Stoffwechsel der normalen menschl. Haut. Arch. klin. exp. Derm. **223**, 255—262 (1965).

[19] FERGUSON, E. H., and W. L. EPSTEIN: Clearance of I^{131}-injected intralesionally in patients with psoriasis. J. invest. Derm. **41**, 441—445 (1961).

[20] FERREIRA-MARQUES, J.: A contribution to the biology of the epidermis; stratum oxybioticum and stratum anoxybioticum. J. invest. Derm. **36**, 63—64 (1961).

[21] FLESCH, P., and E. C. J. ESODA: Chemical changes in psoriatic scales. Ann. N. Y. Acad. Sci. **73**, 989—999 (1958).

[22] — — Further studies of epidermal mucopolysaccharides. Arch. Derm. **88**, 706—708 (1963).

[23] — — Chemical anomalies in pathological horny layers'. In: The Epidermis, hrsg. v. MONTAGNA, W., and W. C. LOBITZ jr. New York: Academic Press 1964.

[24] FRANK, L., K. STEINER, B. BENDER, and M. WINSTON: Fluorandrenolone and occlusion in psoriasis. Arch. Derm. Syph. (Chic.) **89**, 404—410 (1964).

[25] FREEDMAN, R. I., W. B. REED, and S. W. BECKER: Effect of local corticosteroids on psoriasis. Arch. Derm. **87**, 701—705 (1963).

[26] GARA, A., E. ESTRADA, S. ROTHMAN, and A. L. LORINCZ: Deficient cholesterol esterifying ability of lesion-free skin surfaces in psoriatic individuals. J. invest. Derm. **43**, 559—564 (1964).

[27] GOUGEROT, M. L.: Recherches sur l'impédance cutanée en courant alternatif de basse frequence au cours de differentes dermatoses. Ann. bull. Derm. **7**, 101—111 (1947).

[28] GROSS, P.: The Problem of Psoriasis. Med. Clin. N. Amer. **43**, 903—915 (1959).

[29] GRÜNEBERG, TH.: Das Psoriasisproblem. Dtsch. Gesundh.-Wes. **16**, 223—229 (1961).

[30] —, u. A. SZAKALL: Über das Verhalten der Pentosen und polarographisch reduzierbarer Substanzen in der verhornten Epidermis bei normaler und pathologischer Verhornung (Psoriasis vulgaris). Arch. klin. exp. Derm. **208**, 402—409 (1959).

[31] HANUŠOVÁ, S.: Parakeratotische Lipoidgranula. Arch. klin. exp. Derm. **214**, 6—20 (1961).

[32] HASEGAWA, J.: The root of psoriasis. Ausstellung, American Academy of Dermat. 1965.

[33] HELLGREN, L.: Psoriasis. Acta derm.-venereol. (Stockh.) **44**, 191—207 (1964).

[34] HELWIG, E. B.: Pathology of psoriasis. Ann. N. Y. Acad. Sci. **73**, 924—935 (1958).

[35] HERDENSTAM, C.-G.: On the in vitro metabolism of labeled glucose in normal and psoriatic skin slices. Acta derm.-venereol. (Stockh.) **42**, Suppl. 47 (1962).

[36] HERRMANN, F.: Harnsäureuntersuchungen bei Psoriasis. Arch. Derm. Syph. (Chic.) **161**, 114—126 (1930).

[37] —, u. J. H. KIM: Über den Hof um die psoriatische Papel. II. Verminderung des Schweißes auf der Hautoberfläche. Derm. Wschr. **147**, 65—76 (1963).

[38] — R. SCHER, W. M. COON, and L. MANDOL: The acid number of the lipids on the intact and the stripped skin surface in psoriatics. J. invest. Derm. **35**, 47—56 (1960).

[39] — G. K. STEIGLEDER, Y. KAMEI u. J. H. KIM: Aminopeptidasen-Aktivität in der psoriatischen Papel. I. Der psoriatische Hof. Derm. Wschr. **49**, 603—609 (1962).

[40] HODGSON, C.: Nucleic acids and their decomposition products in normal and pathologic horny layers. J. invest. Derm. **39**, 69—78 (1962).

[41] ISHIKAWA, H., G. KLINGMÜLLER u. A. v. SEEBACH: Biochemische Untersuchungen in der pathologischen Hornschicht. Arch. klin. exp. Derm. **221**, 566—583 (1965).

[42] JARRETT, A., M. C. PATH, R. I. C. SPEARMAN, P. A. RILEY, and A. K. CANE: The distribution of epidermal phospholipids and their reaction to the alkaline phosphatase activity of the granular layer. J. invest. Derm. **44**, 311—319 (1965).

[43] JONES, W. A., M. C. USAR, E. B. HELWIG, and L. E. HARMAN: Oxidative enzyme activity in the skin of patients psoriasis. A histochemical study. J. invest. Derm. **44**, 189—195 (1965).

[44] KAKU, H., Y. IGARASHI, and S. FUJITA: Cytokinetic analysis of the human skin in vivo in normal and pathologic conditions: a ^{3}H-thymidine autoradiographic study. Arch. histol. jap. **24**, 457—470 (1964).

[45] — — S. MASU, and S. FUJITA: Autoradiographic studies on RNA and protein synthesis of human skin in vivo in normal and pathologic conditions by ^{3}H-uridine and ^{3}H-leucine. Arch. histol. jap. **24**, 515—523 (1964).

[46] KALKOFF, K. W.: Neue Erkenntnisse zum Wesen der Psoriasis vulgaris. Fortschritte der prakt. Derm. u. Venerol., Bd. 5, S. 109—122. Berlin, Heidelberg, New York: Springer 1965.

[47] —, u. W. BORN: Zur Desoxyribonucleinsäure-Synthese in psoriatischer Epidermis unter Fluocinolonacetonid. Hautarzt **12**, 534—539 (1965).

[48] Krebs, A., u. H. Schaltegger: Experimentelle Untersuchungen über den Wirkungsmechanismus von Chrysarobin und Dithranol bei Psoriasis (Indizien für eine cytostatische Wirkung an der Epidermis). Dermatologica (Basel) 131, 1—27 (1965).

[49] Kúta, A.: Über die Ätio-Pathogenese der Psoriasis vulgaris. Derm. Wschr. 141, 541—556 (1960).

[50] Lagerholm, B.: Cellular changes in the psoriatic epidermis. II. The submicroscopic organization in psoriatic lesions of different age. Acta derm.-venereol. (Stockh.) 45, 99—122 (1965).

[51] Lipkin, G., F. Herrmann, and L. Mandol: Studies on serum copper. I. The Copper content of blood serum in patients with psoriasis. J. invest. Derm. 39, 543—546 (1962).

[52] Lomholt, G.: Psoriasis. Copenhagen: G. E. C. GAD. 1963.

[53] Madden, J. L.: Histologic studies of uninvolved skin of patients with psoriasis. Arch. Derm. Syph. (Chic.) 44, 655—664 (1941).

[54] Matoltsy, A. G., and M. N. Matoltsy: Cytoplasmic droplets of pathologic horny cells. J. invest. Derm. 38, 323—325 (1962).

[55] McKenzie, A. W.: Histological changes in psoriasis treated with topical fluocinolone and occlusion. Brit. J. Derm. 75, 434—440 (1963).

[56] Mercer, E. H.: Keratin and Keratinization. Oxford: Pergamon Press 1961.

[57] Mom, A. M.: Psoriasis. Editores S. R. L. Buenos Aires: Lopez Libreros 1965.

[58] Nardelli, L.: Esperienze con la reagione di Köbner. Minerva derm. 31, 178—183 (1956).

[59] Neumann, E., and A. Kúta: Role of the skin adnexes in the pathogenesis of psoriasis. Dermatologica (Basel) 116, 400—408 (1958).

[60] Okonkwo, B., S. Rust u. G. K. Steigleder: Die Verteilung der Mastzellen in der gesunden menschlichen Haut. Arch. klin. exp. Derm. 223, 99—104 (1965).

[61] Rahmann-Esser, M., u. F. Fegeler: Autoradiographische Untersuchungen zum RNS-Stoffwechsel etc. Arch. klin. exp. Derm. (im Druck).

[62] Rassner, G., u. O. Braun-Falco: Glykolyse und Pentosephosphat-Zyklus in der Epidermis bei Psoriasis vulgaris. Naturwissenschaften 21, 592 (1965).

[63] Roe, D. A.: The psoriatic process. Arch. Derm. Syph. (Chic.) 80, 210—219 (1959).

[64] Ross, J. B., T. F. McElligott, and M. Rout: Histological changes in psoriasis treated with dithranol. Brit. J. Derm. 76, 74—80 (1964).

[65] Rothberg, S.: Possible significance of elevated arginase activity in psoriasis scales. Ann. N. Y. Acad. Sci. 73, 1004—1012 (1958).

[66] — R. G. Crounse, and J. L. Lee: Glycine-C^{14} incorporation into the proteins of normal stratum corneum and the abnormal stratum corneum of psoriasis. J. invest. Derm. 37, 497—505 (1961).

[67] Rothman, St.: Abnormalities in the chemical composition of the skin surface film in psoriasis. Arch. Derm. Syph. (Chic.) 62, 814—819 (1950).

[68] Rothman, S.: Physiology and biochemistry of the skin. The University of Chicago Press 1954.

[69] Rust, S., u. G. K. Steigleder: Über die Verteilung der Ribonucleinsäure in der gesunden und psoriatisch veränderten Epidermis. Arch. klin. exp. Derm. 221, 194—202 (1965).

[70] Schetman, D., G. W. Hambrick, and Ch. E. Wilson: Cutaneous changes following local injection of triamcinolone. Arch. Derm. Syph. (Chic.) 88, 820—828 (1963).

[71] SCHWARTZE, G.: Untersuchungen über die leucinamidspaltende Aktivität in normaler und psoriatisch veränderter Epidermis. Arch. klin. exp. Derm. **222**, 350—364 (1965).

[72] SCOTT, A.: Some aspects of the comparative biochemistry of human keratins. Brit. J. Derm. **77**, 291—302 (1965).

[73] SCOTT, E. J., VAN, and T. M. EKEL: Kinetics of Hyperplasia in psoriasis. Arch. Derm. Syph. (Chic.) **88**, 373—381 (1963).

[74] —, and R. P. REINERTSON: Morphologic and physiologic effects of chemotherapeutic agents in psoriasis. J. invest. Derm. **33**, 357—369 (1959).

[75] — — The modulating influence of stromal environment on epithelial cells studied in human Autotransplants. J. invest. Derm. **36**, 109—117 (1961).

[76] SPIER, H. W., u. P. V. CANEGHEM: Histochemie der Verhornung. Arch. klin. exp. Derm. **206**, 344—363 (1957).

[77] —, u. K. MARTIN: Histochemische Untersuchungen über Phosphomono-esterasen der gesunden Haut mit Hinweis auf Befunde bei Hauterkrankungen. Arch. klin. exp. Derm. **202**, 120—152 (1956).

[78] SWANBECK, G., and N. THYRESSON: A study of the state of aggregation of the lipids in normal and psoriatic horny layer. Acta derm.-venereol. (Stockh.) **42**, 445—457 (1962).

[79] SZODORAY, L.: Nervale Faktoren im Pathomechanismus der Psoriasis. Arch. klin. exp. Derm. **201**, 581—606 (1955).

[80] STEIGLEDER, G. K.: Histochemische Untersuchungen bei Psoriasis, Neurodermitis und allergischer Contactdermatitis. X. Internat. Congr. Dermat. London, 1952. Excerpta med. (Amst.) Sect. XIII **6**, 297—298 (1952).

[81] — Histochemische Untersuchungen im psoriatischen Herd über Oxydation, Reduktion und Lipoidstoffwechsel. Arch. Derm. Syph. (Berl.) **194**, 296 bis 307 (1952).

[82] — Zur Histologie und Histochemie der Psoriasis und Neurodermitispapel. Derm. Wschr. **129**, 77 (1954).

[83] — Zur Funktion der Acanthose. Arch. Derm. Syph. (Berl.) **200**, 377—395 (1955).

[84] — Histochemie der Epidermis und ihrer Anhangsgebilde. Arch. klin. exp. Derm. **206**, 276—317 (1957b).

[85] — Morphologische und histochemische Befunde in pathologischer Hornschicht, insbesondere bei Parakeratose. Arch. klin. exp. Derm. **207**, 209—229 (1958).

[86] — Die Präcancerosen in moderner Sicht. Hautarzt **12**, 87—94 (1963).

[87] — An der Hautoberfläche nachweisbare Enzyme. Zur Frage ihrer Bedeutung bei der epidermalen Verhornung. Arch. klin. exp. Derm. **219**, 585—593 (1964).

[88] —, u. E. ENDRES: Zur Biochemie der krankhaften Verhornung, im besonderen bei Psoriasis. Proteolytische Aktivität auf der Oberfläche pathologisch veränderter Haut. Arch. klin. exp. Derm. **218**, 105—110 (1964).

[89] —, u. I. FISCHER: Über die Lokalisation von Ribonuclease (RNAse)- und Deoxyribonuclease (DNAse)-Aktivität in normaler, in entzündlich veränderter Haut und bei Hauttumoren. Arch. klin. exp. Derm. **217**, 553—562 (1963).

[90] —, u. O. GANS: Pathologische Reaktionen in der Epidermis. Hdb. Haut- u. Geschl.-Kr., Erg.-Werk, Bd. I/2, S. 178. Berlin, Göttingen, Heidelberg: Springer 1964.

[91] — Y. KAMEI u. R. KUDICKE: Lokalisation von proteolytischer Aktivität in entzündlich veränderter Haut. Arch. klin. exp. Derm. **217**, 417—437 (1963).

[92] Steigleder, G. K., J. T. McCarthy u. M. Nurnberg: Strukturanalytische Untersuchungen an gesunder und kranker Haut unter besonderer Berücksichtigung der Hornschicht. Arch. klin. exp. Derm. **220**, 8—18 (1964).

[93] —, and W. P. Raab: The localization of ribonuclease and deoxyribonuclease activities in normal and psoriatic epidermis. J. invest. Derm. **38**, 209—214 (1962).

[94] — — Absorption of X-rays in psoriatic parakeratotic horny layers. J. invest. Derm. **38**, 299—304 (1962).

[95] — S. Rust u. H. Koch: Über die Verdaubarkeit der Desoxyribonucleinsäure der Kerne durch Desoxyribonuclease in psoriatisch veränderter Epidermis. Arch. klin. exp. Derm. **221**, 203—206 (1965).

[96] —, and D. R. Weakley: A contribution on the mechanism of vesiculation in human skin. The effect of concentrated solutions of lithium bromide and other neutral salts on epidermis and corium. J. invest. Derm. **36**, 359—370 (1961).

[97] — — Mucopolysaccharides in human epidermis. Brit. J. Derm. **73**, 171—179 (1961).

[98] Stüttgen, G.: Zur Atmung und Glykolyse der normalen und krankhaft veränderten Haut. Arch. klin. exp. Derm. **201**, 507—520 (1955).

[99] Vonkennel, J., u. M. Zingsheim: Psoriasis vulgaris. In: Handb. Haut- u. Geschl.-Krankh. Ergänzungsband, Bd. 3/1, hrsg. v. H. A. Gottron. Berlin, Göttingen, Heidelberg: Springer 1960.

[100] Weber, G.: Vergleichende fermentchemische Untersuchungen im Blut-Hautblasenserum, Epidermihomogenat und Psoriasisschuppen. Arch. klin. exp. Derm. **211**, 183—187 (1960).

[101] — Über das Vorkommen der Glucose-6-Phosphat-Dehydrogenase im Blutserum von Psoriasis vulgaris-Kranken. Arch. klin. exp. Derm. **215**, 603—612 (1963).

[102] Weddell, G., M. A. Cowan, E. Palmer, and S. Ramaswamy: Psoriatic skin. Arch. Derm. Syph. (Chic.) **91**, 252—266 (1965).

[103] Weinstein, G. D., and E. J. van Scott: Autoradiographic analysis of turnover times of normal and psoriatic epidermis. J. invest. Derm. **45**, 257—262 (1965).

[104] Wettstein, D., B. von Lagerholm u. H. Zech: Cellular changes in the psoriatic epidermis. Acta derm.-venereol. (Stockh.) **41**, 115—134 (1961).

[105] Wheatley, V. R., and E. M. Farker: Chemistry of psoriatic scales, II. Further studies of the nucleic acids and their catabolites. J. invest. Derm. **39**, 79—90 (1962).

[106] Williams, M. G., and R. Hunter: Studies on epidermal regeneration by means of the strip method. J. invest. Derm. **29**, 407—413 (1957).

[107] Wohlrab, W.: Über die Histotopographie der Phosphomonoesterasen im Psoriasisherd und dessen Umgebung. I. Mitt.: Die alkalische Phosphomonoesters. Arch. klin. exp. Derm. **217**, 471—479 (1963).

[108] — Über die Histotopographie der Phosphomonoesterasen im Psoriasisherd und dessen Umgebung. II. Mitt. Die saure Phosphomonoesterase. Arch. klin. exp. Derm. **220**, 600—616 (1964).

[109] Woronoff, D. L.: Die peripheren Veränderungen der Haut um die Effloreszenzen der Psoriasis vulgaris und Syphilis corymbosa. Derm. Wschr. **82**, 249—257 (1926).

[110] Zahnd, H., and M. Citron: The amino acid composition of exfoliative tissue in psoriasis. Arch. Derm. Syph. (Chic.) **81**, 936—939 (1960).

E. Macher, Freiburg i. Br.: Ergänzende submikroskopische Befunde*

Bei unbehandelter Psoriasis vulgaris sind Erweiterung und Knäuelung der Papillencapillaren von markanten submikroskopischen Strukturwandlungen der Gefäßwand begleitet. Diese sind um so häufiger anzutreffen, je akuter und exsudativer sich die Psoriasis äußert, d. h. je erhabener die Efflorescenz, je intensiver das entzündliche Rot und je dünner die Hornschicht ist. Zur Darstellung eignet sich am besten eine horizontale Schnittführung durch die Haut, die sowohl von den Papillen wie von den darin verlaufenden Capillaren Querschnitte liefert.

Die Biopsien wurden mit einer Stanze von 2 mm Durchmesser ohne Lokalanaesthesie entnommen, um pharmakologische und mechanische Nebenwirkungen auf die Gefäße zu vermeiden. Die Gewebsstücke wurden unmittelbar nach Entnahme in Osmiumtetroxyd fixiert, in Epon eingebettet und auf dem LKB-Ultrotome geschnitten. Die Schnitte wurden mit Bleicitrat kontrastiert und auf Netzen mit Formvarfolien im Zeissgerät EM 9 bei 60 kV betrachtet.

Die im Vergleich zur Normalhaut erheblich vermehrten und erweiterten Gefäßquerschnitte wiesen unter Beschränkung auf das obere Papillendrittel Endothelstrecken auf, die auf ca. 300 Å Wandstärke abgeflacht waren. Solche Partien enthielten Fenestrationen in unregelmäßigem Abstand, die auf eine Breite von 200—300 Å nur noch von einer einfachen Membran in Stärke der Zellmembran überbrückt wurden (Abb. 1). Außerhalb davon verlief stets ungefenstert die dickere, weniger distinkte und weniger elektronendichte Basalmembran.

Diskontinuitäten gleicher Art sind im Stadium akut-entzündlicher Ödembildung verschiedener Genese sowohl in menschlicher wie in Rattenhaut zu beobachten [8,9]. Sie sind daher nicht spezifisch für die Psoriasis vulgaris, sondern werden als Zeichen übermäßiger Wanddehnung angesehen, worin zugleich ein allgemeingültiges Prinzip zur Erhöhung des Flüssigkeitsdurchtritts durch die Capillarwand liegen mag.

Lumenerweiterung, Wanddehnung und Fenestration erwiesen sich als passagerer Zustand der Capillarwand und dürften Ausdruck funktioneller Anpassung sein. Bereits nach vierstündiger Applikation von 0,1 bzw. 0,2%iger Fluocinolon-Salbe im Okklusiv-Verband waren diese auffälligen Wandveränderungen nicht mehr nachweisbar. Makroskopisch zeigte der Applikationsort der Salbe im Vergleich zur unbehandelten psoriatischen Kontrollefflorescenz einen eben erkennbaren Vasoconstrictionseffekt insofern, als das Hautkolorit nur noch fahlrötlich, aber noch nicht normalfarben war. Elektronenmikroskopisch waren die Papillencapillaren zwar noch immer mäßig erweitert, die hochgradig abgeflachten Endothelstrecken mit den Fenestrationen waren jedoch

---

* Mit Unterstützung durch die Deutsche Forschungsgemeinschaft.

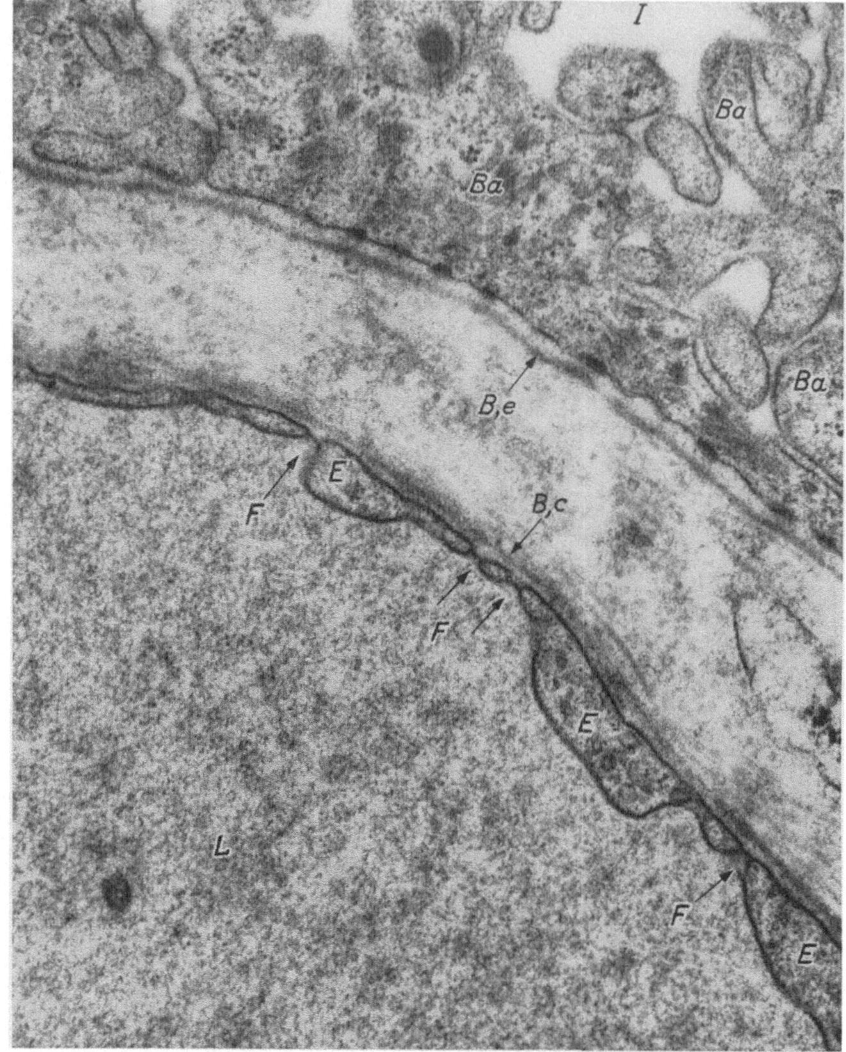

Abb. 1. Ausschnitt einer Papillencapillare bei unbehandelter Psoriasis vulgaris. *E* Endothel; *F* Fenestrationen; *B, c* Basalmembran der Capillare; *L* Lumen; *Ba* Basalzellen der Epidermis; *I* Intercellularspalten; *B, e* Basalmembran der Epidermis. Epon, 35000:1

nicht mehr auffindbar. Nach viertägigem Okklusiv-Verband mit der gleichen Salbe war auch die Gefäßweite auf normale Werte zurückgegangen. Lediglich eine vermehrte Zahl von Gefäßquerschnitten pro Papille wies noch auf den einstigen Zustand hin.

Während die Endothelzelle bei diesem Rückbildungsprozeß eine außerordentlich rasche Verformbarkeit offenbarte, die sich am ehesten

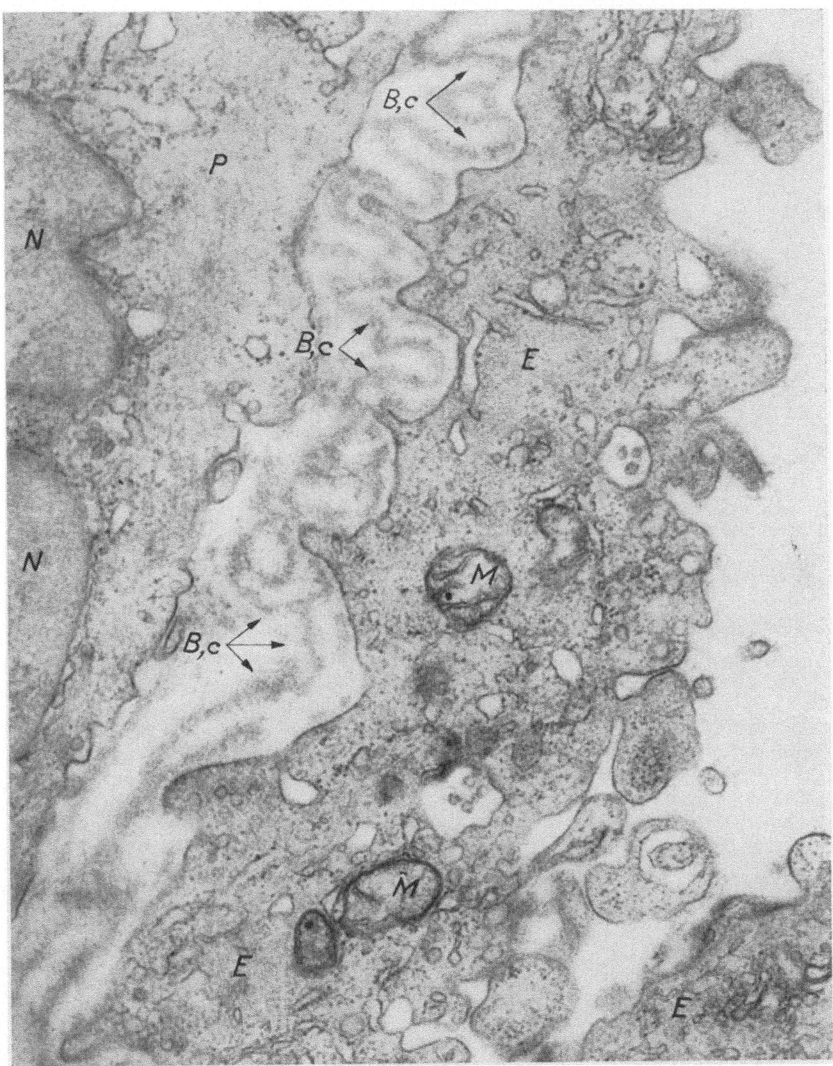

Abb. 2. Ausschnitt einer Papillencapillare bei Psoriasis vulgaris nach 4 tägigem Fluocinolon-Okklusiv-Verband. *E* Endothel, *B, c* Basalmembran der Capillare; *M* Mitochondrien; *P* Pericyt; *N* Nucleus. Epon, 30 000 : 1

als aktive Zelleistung erklären läßt, benötigte die Rückführung der Basalmembran in den Normalzustand einen längeren Zeitraum. Nach viertägiger Fluocinolon-Einwirkung lag sie dem Endothelrohr noch wie ein zu weiter Strumpf in losen Falten auf (Abb. 2). Sie kann offensichtlich den zentripetal weichenden Endothelien nicht in gleichem Tempo folgen. Ob die zuäußerst gelegenen Pericyten an der Umorientierung der Basal-

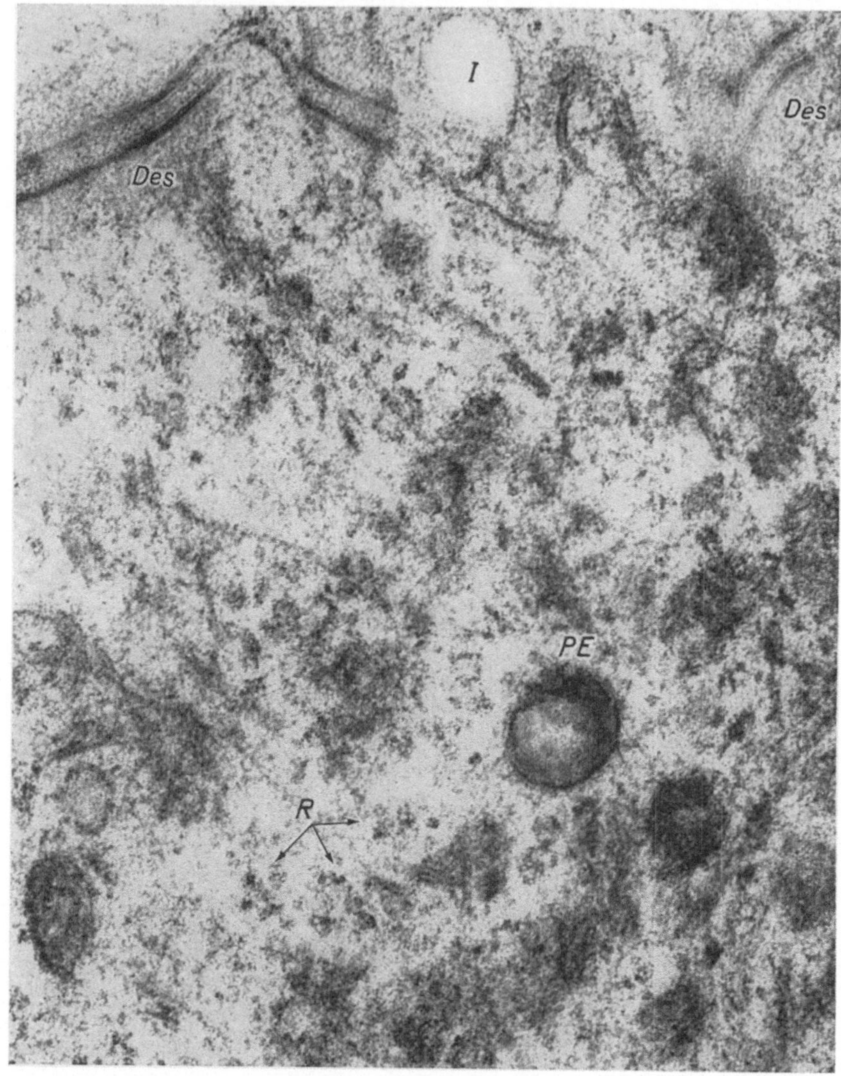

Abb. 3. Ausschnitt aus dem Stratum intermedium bei unbehandelter Psoriasis vulgaris. *PE* „Psoriasis-Einschlüsse"; *Des* Desmosom; *R* Ribosome. Epon, 80 000:1

membran in irgendeiner Form mit beteiligt sind, ließ sich am vorhandenem Material nicht erkennen.

Synchron mit diesen Formwandlungen der Papillencapillaren kommt in den Epidermiszellen ein unterschiedlicher Gehalt an Cytoplasmabestandteilen zur Beobachtung. Bekannt ist die Armut der psoriatischen Epidermis an Tonofilamenten und Keratohyalinkörnern, während

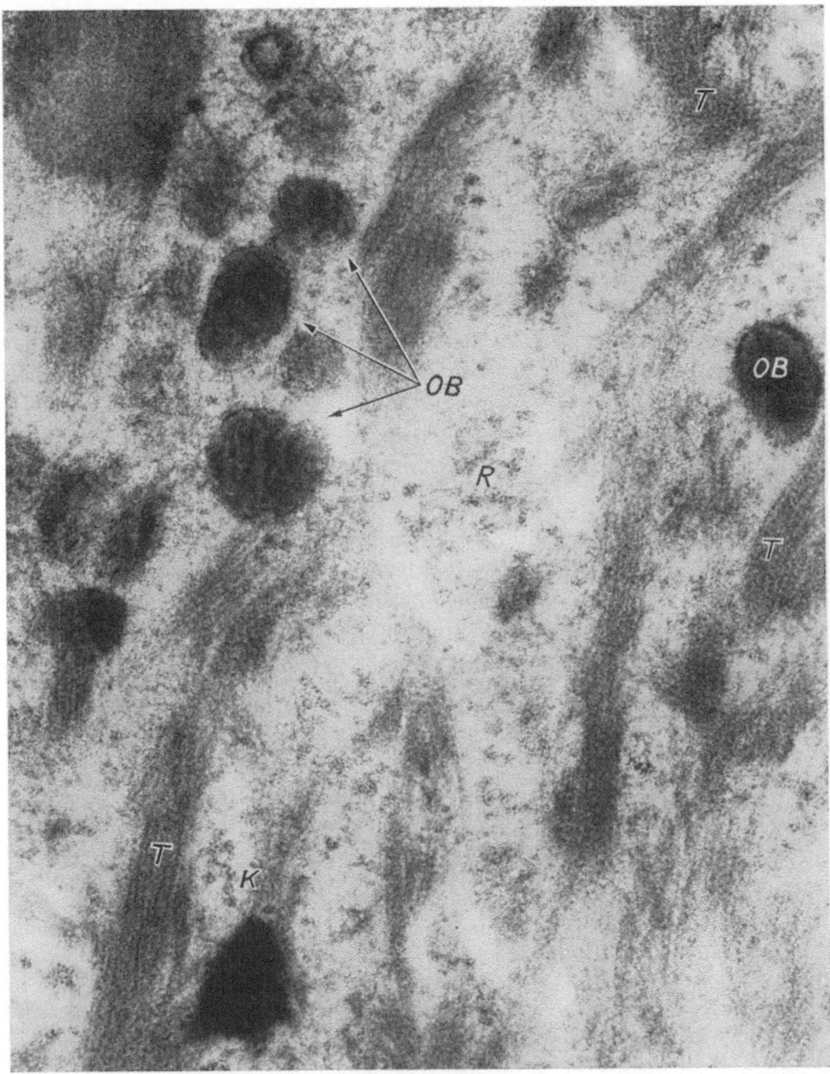

Abb.4. *OB* Odland-Bodies; *K* Ketarohyalinkörper; *T* Tonofibrillen; *R* Ribosome. Epon, 80000:1

fixierte und freie Ribosome vermehrt gefunden werden. Als charakteristisch für die Psoriasis wird das Auftreten runder, virusähnlicher Cytoplasmakörper angesehen, die häufig von einer Doppelmembran begrenzt sind und ein helles strukturarmes Zentrum von geringerer Elektronendichte haben (Abb.3) [1—4,13,16].

Davon unterscheiden muß man die sogenannten Odland-Bodies gleicher Größenordnung, die eine sehr viel dichtere granuläre oder lamelläre Binnenstruktur aufweisen und auch in der normalen Epidermis vorkommen (Abb. 4) [5, 10—12, 15]. Kalkoff u. Berger [6] haben beobachtet, daß diese Körper vermehrt auftreten, wenn die psoriatische Verhornungsstörung durch Fluocinolonacetonid-Applikation aufgehoben und zu orthokeratotischer Verhornung zurückgeführt wird. Diese runden oder ovalen Einschlüsse sind vor allem in der Zellperipherie angehäuft und liegen am dichtesten in den Zellagen unterhalb der neugeformten Granulosaschicht. Ihre Bedeutung ist noch unklar.

Kalkoff u. Berger zitieren die von verschiedenen Autoren vertretene Ansicht, daß es sich um rückgebildete Mitochondrien handeln könne, erwägen aber auch aufgrund ihrer Befunde die Möglichkeit, daß es sich um „gebremste" Vorstadien von Mitochondrien handeln könne. Für den Verhornungsvorgang kommt den Selby-Odland-Bodies aufgrund ihres zeitlichen und örtlichen Auftretens mit großer Wahrscheinlichkeit eine Funktion zu (Vorläufer der Keratohyalinkörner nach Lagerholm [7], Keratinisome nach Wilgram [14]).

Die beschriebenen submikroskopischen Veränderungen an Papillencapillaren und Epidermiszellen bei der Psoriasis vulgaris stehen zwar in zeitlicher Korrelation zueinander, über ihre kausalen Beziehungen jedoch und damit über die Frage, ob die Gefäße einer erhöhten Forderung der Epidermis nachkommen oder ihr „von sich aus" ein vermehrtes Angebot machen, ist dadurch noch nichts ausgesagt.

Literatur

[1] Brody, I.: The ultrastructure of the epidermis in psoriasis vulgaris as revealed by electron microscopy. 1. The dermo-epidermal junction and the stratum basale in parakeratosis without keratohyolin. J. Ultrastruct. Res. **6**, 304 (1962).

[2] — The ultrastructure of the epidermis in psoriasis vulgaris as revealed by electron microscopy. 2. The stratum spinosum in parakeratosis without keratohyalin. J. Ultrastruct. Res. **6**, 324 (1962).

[3] — The ultrastructure of the epidermis in psoriasis vulgaris as revealed by electron mycroscopy. 3. Stratum intermedium in parakeratosis without keratohyalin. J. Ultrastruct. Res. **6**, 341 (1962).

[4] — The ultrastructure of the epidermis in psoriasis vulgaris as revealed by electron microscopy. 4. Stratum corneum in parakeratosis without keratohyalin. J. Ultrastruct. Res. **6**, 354 (1962).

[5] Charles, A., and M. B. Smiddy: The tonofibrills of the human epidermis. J. invest. Derm. **29**, 327 (1957).

[6] Kalkoff, K. W., u. H. Berger: Submikroskopische Befunde bei Psoriasis vulgaris unter Fluocinolonacetonid. Hautarzt **16**, 483 (1965).

[7] Lagerholm, B.: Cellular changes in the psoriatic epidermis. II. The submicroscopic organisation in psoriatic lesions of different age. Acta derm.-venereol. (Stockh.) **45**, 99 (1965).

[8] Macher, E.: Feinstruktur der Hautcapillarwand im Stadium der Ödembildung. Arch. klin. exp. Derm. **219**, 153 (1964).

[9] Macher, E., u. R. Schega: Elektronenmikroskopische Veränderungen der Hautkapillarwand im Stadimu der Ödembildung. Dtsch. med. Forsch. 1, 51 (1963).

[10] Odland, G. F.: Submicroscopic granular component in human epidermis. J. invest. Derm. 34, 11 (1960).

[11] — Tonofilaments and keratohyalin. The Epidermis. In Montagna, W., and W. C. Lobitz jr. New York: Academic Press 1964.

[12] Selby, C. C.: An electron microscopic study of thin sections of human skin. J. invest. Derm. 29, 131 (1957).

[13] Wettstein, D., B. Lagerholm, and H. Zech: Cellular changes in the psoriatic epidermis. Acta derm.-venereol. (Stockh.) 41, 115 (1961).

[14] Wilgram, G.: Das Keratinisom: Ein Faktor im Verhornungsprozeß der Haut. Hautarzt 16, 377 (1965).

[15] Wilgram, G. F., J. B. Caulfield, and E. B. Madgic: An electron microscopic study of acantholysis and dyskeratosis in pemphigus foliaceus: with a special note on peculiar intracytoplasmic bodies. J. invest. Derm. 43, 287 (1964).

[16] Zech, H., B. Lagerholm, and D. von Wettstein: Particles resembling virus in psoriatic lesions. Virology 14, 491 (1961).

G. Weber, Nürnberg: Enzymatische Mechanismen bei Psoriasis vulgaris

Beginnen wir unsere Betrachtungen mit dem einfachen Versuch, die Schuppen unbehandelter Psoriasispatienten und unbehandelter Ekzempatienten, auf gleiche Teilchengröße gebracht, jeweils in ein Gefäß mit Wasser zu schütten, so ist zu beobachten, daß die Ekzemschuppen schwimmend an der Oberfläche verbleiben, die Psoriasisschuppen schon nach kurzer Zeit sinken, im Laufe von 3—4 Std fast vollständig sedimentieren und nach unterschiedlich langem Verbleiben am Boden des Gefäßes wieder an die Oberfläche des Wassers aufsteigen. Dieses Phänomen findet seine Erklärung in einem höheren spezifischen Gewicht der Psoriasisschuppen, auf das bereits Steigleder u. Raab in Röntgenabsorptionsuntersuchungen aufmerksam gemacht haben. Verursacht ist die Gewichtszunahme durch den hohen Gehalt der Schuppen an Substanzen vom Protein-, Kohlenhydrat- und Lipoidcharakter. Durch die wäßrige Extraktion verlieren sie ihr „spezifisches Gewicht", d. h. ihre Inhaltsstoffe und können wieder an die Oberfläche des Wassers steigen. — Im Hinblick auf den folgenden Beitrag von Herrn Schwarz über „Wasserlösliches" kann ich mich auf die Diskussion des Fermentanteils dieser Inhaltsstoffe beschränken.

Die zuerst von uns 1959 durchgeführten quantitativen Enzymbestimmungen in der parakeratotischen Hornschicht, die sich zunächst auf die Lactatdehydrogenase (Weber, 1959a), später auch auf transaminierende Fermente (Weber, 1959b) und auf Enzyme des Kohlenhydrat-

Stoffwechsels erstreckten (Weber, 1960, 1961) und zwischenzeitlich von verschiedenen Autoren direkt (Gergely, Ishikawa u. Klingmüller; Ribuffo u. Zuccarini) oder indirekt (Knapp, Maune, Fischer, Fleischmann u. Hothmann; Schwartze) bestätigt wurden, erbrachten einen so hohen Enzymgehalt der Psoriasisschuppen, daß Spier von einer „wahren Fundgrube hochaktiver bzw. konzentrierter Fermente" und Steigleder, durch histochemische Nachweise veranlaßt, von „Enzymlagern" sprachen. Daß es sich hierbei um ein charakteristisches Psoriasiszeichen handelt, wurde bei vergleichenden Untersuchungen zwischen orthokeratotischen, hyperkeratotischen und parakeratotischen Schuppen deutlich, insofern als die Anreicherung mit Enzymen, wie übrigens auch Metaboliten, am ausgeprägtesten in der psoriatischen Hornschicht ist

Tabelle. *Enzymaktivität und Substratkonzentration in Psoriasisschuppen (bezogen auf 10 mg Gesamt-N)*

Fall-Nr.	ALD	BTS	LDH	MS	a-KGS	GBT	GOT	Glut.	AeDH
1	202	86	19 920		41	36	646		21 420
2	43	36	6 783		10	7	104		7 140
3	284	15	288	469	7	103	615	361	10 733
4	287	26	148	93	12	82	488		3 174
5	35	25	101	147	12	198		552	19 268
6	337	67	137	850	23	29		481	24 475
7	301	33	108	583	5	64		25	19 435
8	167	21	179	304	9	64		17	59 780
Maximal- u. Minimalwerte im Blutserum	9—15	5—8	0,4—3	37—114	0,5—12	6—17	8—15		10—431

(Weber). Dies gilt auch für die parakeratotische Verhornung, wenn sie mit der Retentionshyperkeratose kombiniert auftritt, wie dies bei einer Psoriasis vulgaris in Ichthyosis vulgaris festgestellt wurde (Weber). Es zeigt sich aber, daß die Vermehrung der einzelnen Enzyme nicht auf einer Gesetzmäßigkeit beruht (Tabelle), wie sie unter dem Begriff des Enzymmusters beispielsweise für das Bindegewebe (Delbrück), Leber, Herzmuskel und andere Organe nachgewiesen werden konnte (Übersicht bei Schmidt, Schmidt, Horn u. Gerlach). Als Ursache für die Enzymvermehrung in der parakeratotischen Hornschicht der Psoriasis vulgaris wurde zunächst eine Transfusion der Blutserumenzyme in die Epidermis, bzw. eine direkte Serumimbibition der Schuppen angenommen. Gemeinsam mit Pfleiderer konnte gezeigt werden, daß die in Psoriasisschuppen chemisch nachgewiesenen Enzyme aus der Epidermis selbst stammen, da die Isozym-Elektrophorese der Lactatdehydrogenase aus der Epidermis einerseits und Psoriasisschuppen andererseits praktisch identische und zudem von der Blutserum-Lactatdehydrogenase (aus Erythrocyten) unterschiedliche Verteilungsmuster ergaben.

Es liegt daher der Schluß nahe, daß die Enzyme, wie wohl auch alle anderen in der Hornschicht der Psoriasisefflorescenz nachzuweisenden Inhaltsstoffe und Stoffkomplexe, lediglich Folge einer vermehrten Produktion sind. Dabei kann und muß, auf Grund unseres derzeitigen Wissens, offengelassen werden, ob für das Zustandekommen dieser quantitativen Vermehrung eine Zunahme des mitotischen Potentials im Sinne von VAN SCOTT u. EKEL verantwortlich zu machen ist. Die Autoren errechneten, daß die Zahl der Zellen im Stratum germinativum der Psoriasisefflorescenz auf das Neunfache gegenüber der Norm erhöht ist, wodurch sich — in Übereinstimmung mit den Glycin-C^{14}-Versuchen von ROTHBERG, CROUNSE u. LEE — trotz gleichbleibender mitotischer Aktivität der Einzelzelle, die Epidermisregeneration im psoriatischen Bereich von normal 27 Tagen auf 3—4 Tage verkürzt. Die zweite Möglichkeit ist die Annahme einer beschleunigten Mitose, d.h. eines zugleich beschleunigten Stoffwechsels, wofür ebenso der Nachweis der gesteigerten Atmung (GANS u. v. GLASENAPP; LEONHARDI; STÜTTGEN; GRÜNEBERG, HÄHNEL u. THEUNE), als auch der Nachweis relativ überhöhter Mengen an Metaboliten beispielsweise der Milchsäure sprechen könnte (Übersicht bei WEBER).

Aus der beträchtlichen Enzymanreicherung in der psoriatischen Hornschicht läßt sich schließen, daß der enzymatisch gesteuerte Verhornungsvorgang bei der Parakeratose ebenso wie bei der Orthokeratose mit einer abrupten Dehydratisierung einhergehen muß. Wäre dies nicht der Fall, dann würden die im nicht wasserfreien Hornschichtmaterial eingebetteten Enzyme einen entsprechend raschen Aktivitätsverlust erleiden, der bekanntlich im feuchten Milieu eintritt. Die von mir in diesem Zusammenhang angestellten Untersuchungen ergaben, daß verschiedene Serumenzyme bei einer Raumtemperatur von rund 22°C innerhalb von 14 Tagen einen Aktivitätsverlust bis zu 40% erfuhren, während sich die Enzymaktivität in Psoriasisschuppen, die unter gleichen Raumbedingungen 4 Jahre gelagert waren, nach dieser Zeit nur um 15—30% vermindert hatte. Mit anderen Worten: die langfristige Enzympersistenz in der psoriatischen Hornschicht verlangt eine vollkommene Dehydratisation.

Fragt man nun nach der Art der in der Psoriasisefflorescenz agierenden Enzyme, so wird — in Umkehrung des bereits Gesagten — ganz allgemein angenommen werden können, daß sämtliche in den Schuppen nachzuweisenden Enzyme aus der Epidermis kommen. Spezieller ausgeführt wird man auf Grund der bisherigen biochemischen (Übersichten bei WEBER, 1964; STÜTTGEN, 1965) und histochemischen Befunde (Übersichten bei BRAUN-FALCO; STEIGLEDER) alle den Kohlenhydratstoffwechsel gewährleistenden Fermente als in der Psoriasisefflorescenz vor-

handen annehmen dürfen, da selbst Enzyme so komplizierter Stoff-
wechselnebenschlüsse wie des Pentosecyclus dort aufzufinden sind (Freinkel, Weber u. Korting). Darüber hinaus sprechen viele Einzelbefunde
für die Existenz von enzymatischen Verbindungsbrücken zur Lipoid-
(Steigleder; Braun-Falco) und Cholesterinsynthese (Übersicht bei
Nicolaides), zur Synthese der Mucopolysaccharide (Weber u. Braun-
Falco; Flesch u. Esoda) und zum Proteinstoffwechsel (Braun-Falco
u. Salfeld; Endres; Schwartze; Paschoud; Keller u. Schmidli;
Lipnick u. Levy; Steigleder u. Endres; Wheatley). Ob hier Enzym-
defekte oder Dysregulationen bestehen und zur Bildung des pathologischen Substrats führen, kann vorläufig nicht beantwortet werden.
Bemerkt sei nur, daß sich die Stimmen mehren, die dem Nachweis in der
Psoriasisefflorescenz angereicherter Stoffwechselglieder, Fermente oder
Stoffkomplexe eine pathogenetische Bedeutung versagen und darin
lediglich eine, zwar krankhaft gesteigerte, aber unspezifische Stoff-
wechselzunahme sehen. Unklar ist ferner, ob für das Geschehen am Hautorgan lokale oder organferne pathogene Impulse bestimmend sind.

Aus dieser Perspektive beurteilen wir auch unsere in der Hautklinik
Mainz begonnenen und in Nürnberg fortgesetzten Untersuchungen im
Blut von Psoriasispatienten. Diese gehen aus von dem gemeinsam mit
Korting erbrachten Nachweis der Glucose-6-Phosphat-Dehydrogenase in
der menschlichen Epidermis. Gemeint ist damit die Aktivitätssteigerung
dieses Ferments des Pentosecyclus im Blutserum von Psoriasispatienten,
dessen Aktivität abhängig von der Ausbreitung und Intensität der
psoriatischen Hautveränderungen war und sogar bei therapeutisch her-
beigeführter Erscheinungsfreiheit pathologische Werte beibehält, sofern
ein Rezidiv bevorsteht (Weber). Die Aktivitätssteigerung dieses Enzyms
ist besonders deutlich im Blutserum bei Patienten mit Psoriasis arthropathica und übertrifft bei weitem die Werte bei verschiedensten internen
Erkrankungen.

In Verfolgung dieses ungewöhnlichen Befundes untersuchten wir die
Glucose-6-Phosphat-Dehydrogenase in ihrer Bedeutung für die Psoriasis
vulgaris als hereditäres Leiden. Zuvor sei daran erinnert, daß die Erythrocyten die Transportorgane dieses Ferments im Blutstrom sind. In 10^9
Erythrocyten finden sich normalerweise zwischen 250 und 500 Ferment-
aktivitätseinheiten. Im normalen Blutserum beträgt die Aktivität der
Glucose-6-Phosphat-Dehydrogenase 0—1,5 Aktivitätseinheiten. Die vergleichende Untersuchung der Glucose-6-Phosphat-Dehydrogenase im Blutserum und in den Erythrocyten von Psoriasis vulgaris-Patienten ergab,
daß es im Blutserum zu einem Ansteigen der Glucose-6-Phosphat-Dehy-
drogenase, hingegen in den Erythrocyten zu einer Aktivitätsminde-
rung kommt. Es erweckt daher den Anschein, daß die Erythrocyten bei
der Psoriasis vulgaris vermehrt Glucose-6-Phosphat-Dehydrogenase an

das Blutserum abgeben, womit sich die Zunahme an Enzymaktivität im Blutserum erklären läßt. Diese Enzymbestimmungen führten wir bei mehreren Familien von Psoriasis vulgaris-Kranken durch. Am ersten Beispiel (Abb. 1) ist eine deutliche Verminderung der Erythrocyten-Glucose-6-Phosphat-Dehydrogenase und ein ebenso deutlicher Anstieg des Enzyms im Blutserum nachweisbar. Die Mutter des Patienten, die sich niemals entsinnen konnte, an einer Psoriasis vulgaris gelitten zu haben, zeigt in ihrem Blut gleichartige Veränderungen, auch hier kommt es zu

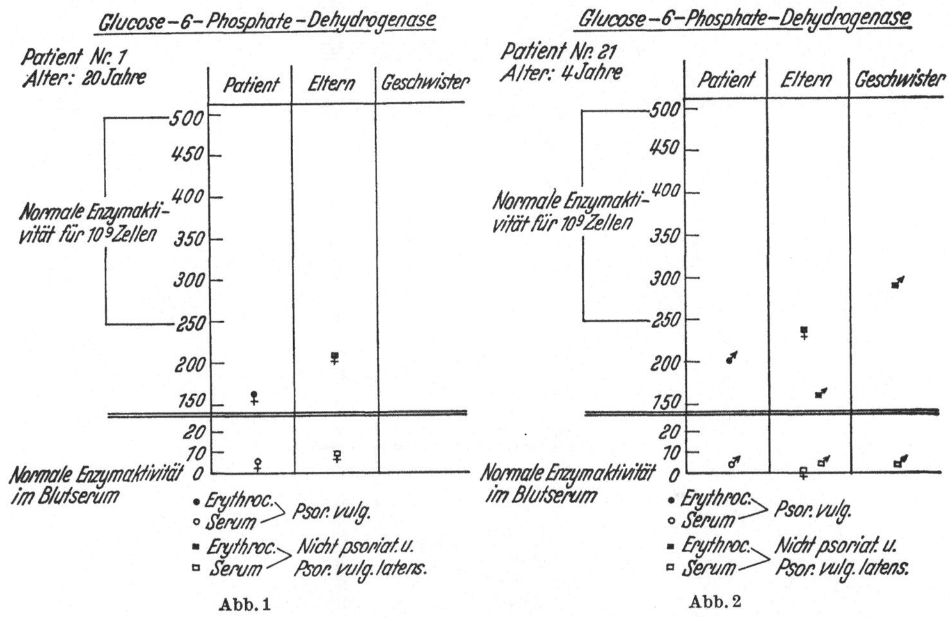

Abb. 1. Verhalten der Glucose-6-Phosphate-Dehydrogenase in Erythrocyten (•) und im Blutserum (o) bei Psoriasis und in Erythrocyten (■) bzw. im Blutserum (□) von klinisch nichtpsoriatischer Mutter

Abb. 2. Glucose-6-Phosphat-Dehydrogenase-Verhalten bei 4jährigem Patienten ♂ mit Psoriasis, erscheinungsfreien Eltern und Bruder

einer Verminderung der Glucose-6-Phosphat-Dehydrogenase in den Erythrocyten und zu einer Vermehrung im Blutserum. Vom Standpunkt der enzymatischen Befunde gesehen, möchte man diese als eine „latente Psoriatikerin" bezeichnen. Das zweite Beispiel (Abb. 2) ist ein 4jähriger Knabe mit Psoriasis vulgaris, bei dem beide Eltern niemals an einer Psoriasis vulgaris klinisch gelitten hatten, aber enzymatische Veränderungen eines Psoriasispatienten im Blutserum besitzen und damit als „latent psoriatisch" bezeichnet werden können. Der Bruder dieses Patienten, ebenfalls klinisch gesund, zeigt enzymatisch keine sicheren, der Psoriasis vulgaris entsprechende Zeichen. Das dritte Beispiel (Abb. 3) betrifft einen Psoriasis vulgaris-Patienten mit einer beträchtlichen Erniedrigung der Glucose-6-Phosphat-Dehydrogenase-Aktivität in den Erythrocyten und einen deutlichen Anstieg im Blutserum. Seine Mutter, die klinisch gesund ist, zeigt hingegen keinerlei pathologische Enzymveränderungen im Blutserum. An diesen drei Enzymkonstellationstypen wird deutlich, daß die klinisch manifeste Psoriasis von einer manifesten Veränderung der Glucose-6-Phosphat-Dehydrogenase-Aktivität im Blutserum und in Erythrocyten begleitet sein kann. Sie besagen aber auch, daß eine klinisch latente Psoriasis vulgaris enzymatisch manifest sein

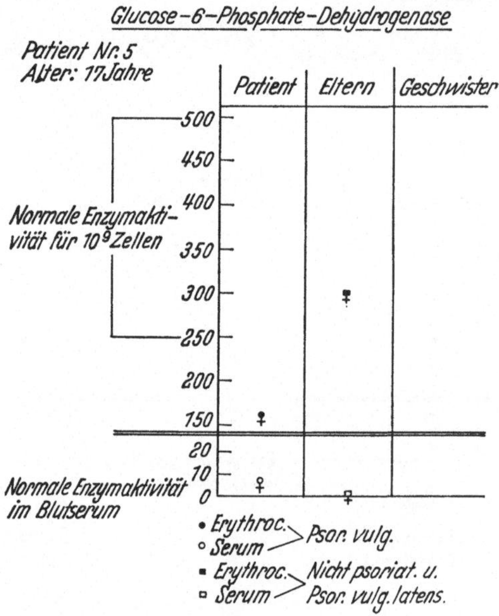

Abb. 3. Glucose-6-Phosphate-Dehydrogenase-Verhalten bei Psoriasis und klinisch und enzymatisch „gesunder Mutter"

kann. — Inwieweit wir es hier mit einer psoriasisabhängigen oder gar psoriasisspezifischen Änderung der Enzymaktivität im Blutserum zu tun haben bleibt, ebenso wie die Frage nach der pathogenetischen Bedeutung dieser Befunde, unbeantwortet, da MALINA, zwar mit einer anderen Methode, hiervon abweichende Ergebnisse mitgeteilt hat.

Literatur

BRAUN-FALCO, O.: Arch. klin. exp. Derm. **202**, 163 (1956).
— Klin. Wschr. **35**, 1182 (1957).
— In: Psoriasis. Ann. N. Y. Acad. Sci. **73**, 936 (1958).
—, u. K. SALFELD: Arch. klin. exp. Derm. **204**, 407 (1957).
DELBRÜCK, A.: Enzymol. biol. clin. **4**, 84 (1964).
ENDRES, E.: Inaug.-Diss., Frankfurt 1963.

Flesch, P., u. E. C. J. Esoda: In: The Epidermis. New York: Academic Press 1964.

Freinkel, R. K.: J. invest. Derm. **34**, 37 (1960).

Gans, O., u. J. v. Glasenapp: Dermatologia (Neapel) **2**, 1 (1951).

Gergely, M.: Derm. Wschr. **146**, 406 (1962).

Grüneberg, Th., R. Hähnel u. J. Theune: Arch. klin. exp. Derm. **211**, 193 (1960).

Ishikawa, H., u. G. Klingmüller: Arch. klin. exp. Derm. **216**, 274 (1963).

Knapp, A., R. Maune, K. Fischer, K. Fleischmann u. M. Hothmann: Derm. Wschr. **147**, 622 (1963).

Leonhardi, G.: Akt. Probl. Derm. I, 47 (1959).

Lipnick, M. J., u. S. H. Levy: Arch. Derm. **80**, 36 (1959).

Malina, L.: Čs. Derm. **36**, 387 (1961).

Nicolaides, N.: In: The Epidermis. New York, London: Acad. Press 1964.

Paschoud, J. M., W. Keller u. B. Schmidli: Arch. klin. exp. Derm. **203**, 203 (1956).

Ribuffo, A., u. N. Zuccarini: Dermatology **11**, 98 (1960).

Rothberg, S., R. G. Crounse u. J. L. Lee: J. invest. Derm. **37**, 497 (1961).

Schmidt, E., F. W. Schmidt, H. D. Horn u. K. Gerlach: In: Bergmeyer, H.-U.: Methoden der enzymatischen Analyse. Weinheim: Verlag Chemie 1962.

Schwartze, G.: Arch. klin. exp. Derm. **222**, 350 (1965).

Scott, E. van, u. T. M. Ekel: Arch. Derm. **88**, 373 (1963).

Spier, H. W.: Arch. klin. exp. Derm. **219**, 568 (1964).

Steigleder, G. K.: Arch. Derm. Syph. (Berl.) **194**, 296 (1952).

— Arch. klin. exp. Derm. **219**, 585 (1964).

—, u. E. Endres: Arch. klin. exp. Derm. **218**, 105 (1964).

—, u. W. P. Raab: J. invest. Derm. **38**, 299 (1962).

Stüttgen, G.: Arch. klin. exp. Derm. **201**, 507 (1955).

— Die normale und pathologische Physiologie der Haut. Stuttgart: Fischer 1965.

Weber, G.: Arch. klin. exp. Derm. **208**, 362 (1959a); **208**, 234 (1959b); **211**, 183 (1960); **213**, 266 (1961).

— Naturwissenschaften **48**, 83 (1961).

— Arch. klin. exp. Derm. **215**, 603 (1963).

— In: The Epidermis. New York, London: Academic Press 1964.

—, u. O. Braun-Falco: Derm. Wschr. **138**, 789 (1958).

—, u. G. W. Korting: J. invest. Derm. **42**, 167 (1964).

—, u. G. Pfleiderer: N. Y. Acad. Sci. **94**, 933 (1961).

Wheatley, V. R.: J. invest. Derm. **39**, 79 (1962).

E. Schwarz, Berlin: Wasserlösliches*

Gestatten Sie mir, meine Damen und Herren, vor Beginn meines eigenen Referates noch einige Worte zu dem ursprünglich im Anschluß hieran vorgesehenen Vortrag des leider so früh und so unerwartet verstorbenen Prof. Langhof aus Jena vorauszuschicken. Ich hatte noch Gelegenheit im vorigen Herbst in Brünn, seine Begeisterung über Befunde bezüglich erniedrigter Serum-Eisenspiegel bei Psoriasis pustulosa und

---

* Eigene Untersuchungen wurden mit Unterstützung der Deutschen Forschungsgemeinschaft durchgeführt.

Psoriasis arthropatica-Fällen zu sehen, über eine Arbeit, die inzwischen im Hautarzt — wohl als eine der letzten von ihm noch erlebten — erschienen ist. Wir konnten uns von der Wirkung der dort inaugurierten parenteralen Eisen-Gaben in einigen gleichgelagerten Fällen an unserer Klinik überzeugen. Ohne den — wie wir bestätigen möchten — zum Teil geradezu verblüffenden Effekt der Eisen-Therapie schon im einzelnen erklären zu wollen, dachte Prof. Langhof offensichtlich dabei an eine Substitution von Eisen-Verlusten, die einmal entsprechend Untersuchungen des Arbeitskreises um Heilmeyer durch Ablagerung von Hämosiderin in entzündlichen Prozessen entstehen sollen und zweitens — wie er mit seinem Oberarzt Müller zeigen konnte — auch direkt durch die vermehrte Hautschuppung bedingt sein dürften. Was lag näher, als in dem von ihm gewählten Thema: „Schädigungsstoffwechsel der Epidermis und Rückwirkung auf den Gesamt-Organismus" eine logische Fortsetzung dieser fruchtbaren Gedankengänge zu erwarten. Ich wäre daher gern der Aufforderung unseres Tagungsleiters nachgekommen, Ihnen hier über eventuell von ihm schon ermittelte, diesbezügliche Ergebnisse zu berichten. Leider teilte mir seine chemische Mitarbeiterin mit, daß keine Unterlagen zu seinem Freiburger Referat existieren, und daß die in dieser Absicht unternommenen Versuche in Gemeinschaft mit dem Institut für Mikrobiologie am Beutenberg nicht weitergeführt worden sind, ja daß ein entsprechender Forschungsauftrag zu Psoriasis-Problemen inzwischen zurückgegeben werden mußte.

Wir können also nur bedauernd feststellen, daß Prof. Langhof die Ausführung seines heutigen Themas mit ins Grab genommen hat, und daß wir dadurch sicherlich nicht nur um diesen einen Beitrag zur Psoriasis von ihm ärmer geblieben sind.

Das Wasserlösliche (WL) ist neben den seit alters her bekannten Komponenten von Verhornungsprodukten wie Proteinen resp. Keratinen, Lipiden, Polysacchariden und Mineralien erst in den letzten $1^1/_2$ Jahren — nunmehr aber in steigendem Maße — beachtet worden. Die ersten Untersucher [19] sahen als Quelle zumeist noch den Schweiß an. Die überwiegend epidermale Herkunft des WL — zumindest in normaler Hornschicht (HS) — wurde erst später herausgestellt (Übersicht [24]).

Unter WL behandeln wir hier die Summe der kleinmolekularen, organischen Verbindungen, die bei der epidermalen Verhornung aus dem Abbau von Zellbestandteilen anfallen, soweit diese bzw. ihre Bausteine nicht bei der Bildung der verhornten Struktur wiederverwendet werden. Die wasserlöslichen (wl) Substanzen verkörpern also die Differenz der katalytischen und synthetischen Prozesse bei der Verhornung und müßten eigentlich — sozusagen als Fossilien — Einblicke in das noch weitgehend vorhandene Dunkel um diesen Vorgang gewähren können.

Bei fehlerhafter Verhornung wie der Psoriasis (Ps) sollten quantitative oder sogar qualitative Abweichungen von der normalen Zusammensetzung des WL zu erwarten sein. Bei Gegenüberstellung von Analysendaten sollte aber bedacht werden, daß Psoriasisschuppen (PS) kein eigentliches Äquivalent normaler HS darstellen, und daß außer regionalen und individuellen Unterschieden — eher als in normaler HS — noch die jeweilige „Arbeitslage" in Rechnung zu stellen ist, da bekanntlich Parakeratose alternierend mit Hyper*ortho*keratose vorliegt.

Ungeachtet diesbezüglicher Einwände, auf die im einzelnen hier nicht eingegangen werden kann, sind aber doch aufschlußreiche Unterschiede im WL von PS im Vergleich zu normalem WL gefunden worden.

Betrachten wir zunächst das Verhältnis der Hauptkomponenten *normaler* HS zueinander: Tab.1 enthält Analysendaten oberflächlicher

Tabelle 1. *Orientierende Durchschnittswerte der Zusammensetzung des Stratum corneum*

	Barriere[1] %	Oberflächenschabsel[2] %
Skleroproteine	50	50
Wasserlösliches	38	23
Lipide	2	20
Wasser	10[3]	7[4]

[1] Aus Stüpel, H., u. A. Szakall (1957).
[2] Aus Spier, H. W., u. G. Pascher (1956).
[3] Bei $50^0/_0$ relativer Luftfeuchtigkeit $5—15^0/_0$.
[4] Unter Zimmerbedingungen.

HS von Spier u. Pascher [23] sowie der tiefen, kompakten HS, der sogenannten Barriere, von Stüpel u. Szakall [25].

Danach bestehen beide Teile menschlicher HS konstant etwa zur Hälfte aus Skleroproteinen. Andere großmolekulare Verbindungen wie etwa Nucleinsäuren (NS) oder Mucopolysaccharide liegen nicht vor. Auch lösliche Proteine fallen offenbar mengenmäßig nicht ins Gewicht. Das heißt, die löslichen globulären Zellproteine sind demnach bei normaler Verhornung komplett zu unlöslichen Skleroproteinen transformiert oder zu wl Substanzen hydrolysiert worden. Die scheinbare Mengen-Differenz der wl Anteile ist auf höheren Lipid-Gehalt oberflächlicher HS durch Talg-Beimengung zurückzuführen. Bei Bezug auf fettfreies Trockengewicht gleicht sie sich etwas aus: Es finden sich dann nämlich $42^0/_0$ WL in der Barriere und $35^0/_0$ an der Oberfläche.

Direkt vergleichbare Analysen-Werte liegen für PS nicht vor. Von Grüneberg u. Szakall [13] wurde aber der Gesamt-N von PS und vergleichsweise der von Barriere bestimmt. Die Werte sind für beide Materialien annähernd gleich (siehe Tab. 2). Das WL der PS hingegen ist allerdings bei großen individuellen Schwankungen mit durchschnittlich 7% eindeutig gegenüber dem der Barriere mit 42% vermindert. Es beträgt nur noch rund ein Sechstel der Menge bei normaler Verhornung. Nach Grüneberg u. Szakall ist daher „der wesentliche Unterschied zwischen parakeratotisch und normal verhornender Zelle überhaupt in der hochgradigen Einschränkung ihrer Fähigkeit zur Bildung wl Substanzen zu sehen". Bei nahezu ausgeglichenem Gesamt-N der Ausgangsmaterialien kann das wohl nur bedeuten, daß bei der psoriatischen Verhornung weniger großmolekulares Material in seine Einzelbestandteile zerlegt worden ist, daß also die Cytokaryolyse nicht komplett ablief.

Ein wesentliches Merkmal der wäßrigen PS-Extrakte ist daher — gegenüber denen normaler HS — ihr Anteil an großmolekularen Verbindungen, insbesondere löslichen Proteinen, die aber definitionsgemäß hier nicht zum WL gerechnet werden.

Tabelle 2. *Analysenwerte auf fettfreies Trockengewicht bezogen*

	Barriere %	Psoriasisschuppen %	
Gesamt-N	15,6*	15,4*	
Wasserlösliches	42*	7*	14,9**
Gesamt-N des WL	6,4*	0,95*	0,92**
Amino-N des WL	2,45*	0,45*	

* Aus Grüneberg, Th., u. A. Szakall: Arch. klin. exp. Derm. **201**, 361 (1955).
** Aus Wheatley, V. R., and E. M. Farber: J. invest Derm. **36**, 199 (1961).

Eigene, rein orientierende Versuche zeigen, daß von wäßrigen, sonst nicht vorbehandelten PS-Extrakten bei Ultrafiltration 40—60% zurückgehalten werden, daß also in dieser Größenordnung großmolekulare Verbindungen in ihnen vorliegen.

Die von amerikanischen Autoren gefundenen Werte für WL aus PS liegen in der Tat auch um rund die Hälfte höher als die von Grüneberg u. Szakall mitgeteilten, da aus ihrem WL Proteine weitgehend mit Alkohol ausgefällt worden waren. Nach Abzug des von den amerikanischen Autoren extra bestimmten Protein-N ergeben sich für den (verbleibenden) Gesamt-N des WL durchaus vergleichbare Werte (0,92% bzw. 0,95%, Tab. 2). Angesichts der absolut verringerten Menge des WL in PS sind naturgemäß Analysenwerte von Einzelkomponenten desselben im Vergleich zu normaler HS stets kleiner. So beträgt sowohl der Gesamt-N wie auch der Amino-N im WL der PS nur einen Bruchteil der in Barriere gefundenen Mengen. Wenn amerikanische Autoren auf die signifikante Verringerung des Amino-N im WL als Besonderheit der PS hinweisen, so unterstreichen sie damit eigentlich nur die Tatsache der Verminderung des WL überhaupt.

Folgen wir aber SZAKALLS Vorschlag, die Einzelkomponenten des WL in ihrer Relation zueinander anzugeben, d. h. die Analysenwerte auf WL = 100 zu beziehen, so zeigt sich (siehe Tab. 3), daß beispielsweise der Gesamt-N des WL in PS relativ nur unwesentlich gegenüber dem der Barriere vermindert ist. Die kleine Differenz dürfte auf einen höheren Gehalt an N-freien Bestandteilen — etwa an Monosacchariden — zurück-

Tabelle 3. *Analysenwerte auf Wasserlösliche = 100 bezogen*

	Barriere %	Psoriasisschuppen %
Gesamt-N des WL	15,3	13,6
Amino-N des WL	5,8	6,4

Aus GRÜNEBERG, TH., u. A. SZAKALL: Arch. klin. exp. Derm. **201**, 361 (1955).

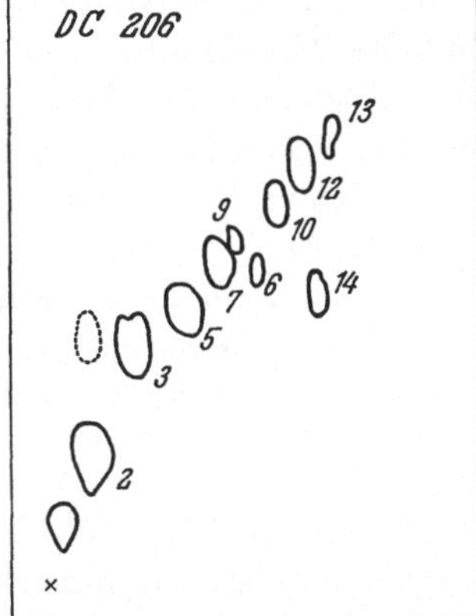

Abb. 1. 2-dimensionale Dünnschichtchromatographie der freien Aminosäuren normaler Hornschicht (DC 205) und von Psoriasisschuppen (DC 206). Siehe Text

zuführen sein. Trotzdem ist der Amino-N, den wir zum überwiegenden Teil wohl mit Aminosäuren (AS) gleichsetzen können, im WL der PS relativ sogar noch größer als im WL der Barriere.

Qualitativ finden sich die gleichen AS im WL der PS wie im normalen WL [6, 9, 13, 26]. Quantitativ ließen sich aber gewisse Unterschiede — wenn auch nicht regelmäßig — eruieren. Wir untersuchten diese Frage mittels zweidimensionaler Dünnschicht-Chromatographie (DC), die eine semiquantitative Beurteilung der AS-Zusammensetzung gestattete.

Abb. 1 zeigt links die AS-Verteilung des WL normaler HS-Oberfläche (Handschuheluate ca. 20 Hautgesunder). Aufgrund der R_f-Werte und

unterschiedlicher Farbreaktionen mit Ninhydrin lassen sich folgende AS
erkennen: Arginin (*1*), Lysin (*2*), Glutaminsäure (*3*), Serin (*4*), Glycin (*5*),
Citrullin (*6*), α-Alanin (*7*), Threonin (*8*), Histidin (*9*), Valin (*10*), Tyrosin (*11*), Leucin/Isoleucin (*12*), Phenylalanin (*13*) und Prolin (*14*). Wegen
der intensiveren Farbe bzw. Größe einiger Spots kann auf das Vorliegen
größerer Mengen der entsprechenden AS geschlossen werden, wie offensichtlich für Serin und Glycin. Die mengenmäßige Dominanz dieser AS
war schon früher bei quantitativen Analysen des WL normaler HS-Oberfläche von Spier u. Pascher [24] herausgestellt worden. Serin machte
danach bis $10^0/_0$ des WL aus. Glutaminsäure findet sich — wie in unseren
DC — im normalen WL vermindert, da nach den vorgenannten Autoren
überwiegend ihr Anhydrid, die sogenannte Pyrrolidoncarbonsäure, vorliegt, die sich mit Ninhydrin nicht darstellen läßt.

Rechts ist zum Vergleich die AS-Verteilung eines wäßrigen PS-Ex-
traktes wiedergegeben. Es fehlen offensichtlich Arginin, Serin, und
Threonin[1]. Glutaminsäure ist dagegen relativ vermehrt. Es finden sich
weiterhin einige AS, die im normalen WL nicht vertreten waren, und die
bisher nicht identifiziert worden sind.

Ähnliche Abweichungen bezüglich der AS-Verteilung lagen wiederholt im WL von PS vor. Insbesondere fand sich eine Serinverminderung
in zwei Drittel von 21 untersuchten Fällen, ein etwa gleichgroßer Anteil
wies eine relative Vermehrung von Glutaminsäure auf. Eine Erklärung
ist vorerst dafür nicht möglich, da wir beispielsweise nicht den Grund für
den vermehrten Anfall von Serin bei normaler Verhornung kennen.

Eine — sozusagen kompensatorische — Vermehrung von Serin im nach wäß-
riger Extraktion verbleibenden PS-Material ließ sich nicht eruieren. Auch quantitative Analysen der Proteine aus PS durch Liss u. Lever [17] ergaben dafür keinen
Anhalt.

Die abschabbare HS *un*befallener Haut von Psoriatikern zeigte bei
21 untersuchten Fällen hinsichtlich der Zusammensetzung freier AS
keine Abweichungen vom Normalen, etwa im Sinne einer latenten
Psoriasis.

Haben wir bisher versucht im WL von PS Anhaltspunkte für Besonderheiten den Protein-Stoffwechsel betreffend zu gewinnen, so wollen
wir nunmehr das Augenmerk möglichen wl Abbauprodukten der
Nucleinsäuren (NS) zuwenden, die mit einem hervorstechenden Merkmal
der Psoriasis, nämlich der Parakeratose, in Zusammenhang stehen könnten. In der Tat ließen sich die meisten Bausteine von NS im WL der PS
nachweisen, im Gegensatz zu dem normaler HS, wo sie allenfalls in Spuren vorliegen [24], ohne daß aber damit ihre diesbezügliche Herkunft als
gesichert angesehen werden müßte.

---

[1] Tyrosin (*11*) fehlt an sich nicht, es ist hier offenbar aufgrund seiner schlechten
Wasserlöslichkeit verlorengegangen.

Das folgende Schema soll zeigen, welche NS-Kataboliten zu erwarten wären (Abb. 2).

Aus dem Abbau der beiden NS, RNS und DNS, stammende Nucleotide als P-haltige Zwischenprodukte, wie auch die nach P-Abspaltung entstehenden Nucleoside konnten — mit einer Ausnahme — bisher im WL von PS nicht nachgewiesen werden. Organisches Phosphat war zwar von SZAKALL (27] wie auch von WHEATLEY [28] gefunden worden, doch scheint es sich dabei um Komplexverbindungen unbekannter Natur mit Pentosen und/oder AS zu handeln. Freies Phosphat möchten wir hier

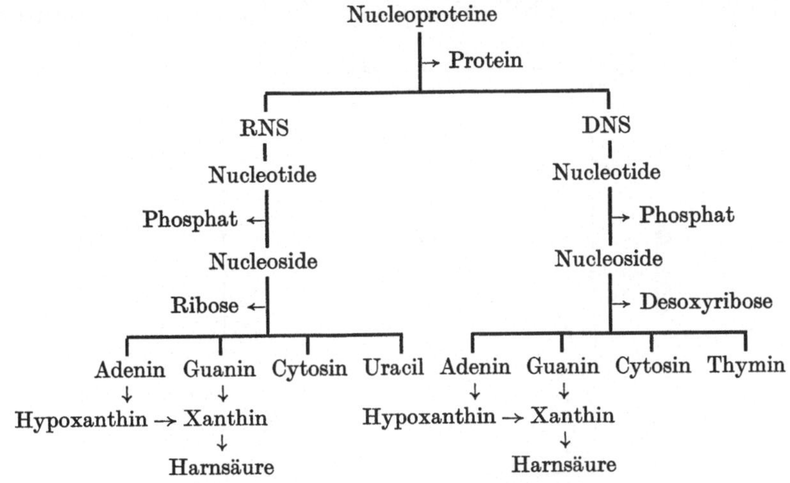

Abb. 2. Abbau-Schema der Nucleinsäuren. Siehe Text

außer Betracht lassen. Auf den Nachweis der KH-Komponenten beider NS, d. h. von Ribose aus RNS und von Desoxyribose aus DNS, wollen wir erst zum Schluß eingehen.

Unter den N-haltigen Basen der NS unterscheiden wir Purine und Pyrimidine. Von den letzteren liegt Cytosin in beiden NS vor. Thymin lediglich in DNS, Uracil dagegen lediglich in RNS. Nur Uracil sowie sein Ribosid, Uridin, wurden im WL der PS von WHEATLEY papierchromatographisch und spektralanalytisch identifiziert. Sofern Uracil tatsächlich aus dem Abbau von RNS stammt, wäre zumindest eine äquivalente Menge Cytosin zu erwarten gewesen.

Es sei denn, daß RNS psoriatischer Epidermis einen ungewöhnlich hohen Uracil-Anteil enthalten würde. Andererseits weist die persistierende RNS in PS eine Nucleotid-Relation auf, bei der das Uracil-Nucleosid den kleineren Anteil hat [17, 29], so daß ein Plus an Uracil im WL in der Tat aus der abgebauten RNS resultieren könnte.

Es ist aber wohl wahrscheinlicher, daß Uracil und Uridin aus UTP dem Coenzym der Glykosidierung resp. aus Uridin-Diphospho-Glucose anfällt, worauf wir noch später eingehen.

Für die zweite N-Komponente der NS, die Purine, haben BRAUN-FALCO u. SALFELD [2] eine Vermehrung im WL der PS gefunden. Sie ermittelten — in Abhängigkeit von der Serum-Durchtränkung und wohl auch der cellulären Einwanderung — 192—544 mg-% Purin-N bezogen auf fettfreies Trockengewicht gegenüber ca. 10 mg-% in normaler HS-Oberfläche [24].

Nach WHEATLEY liegen die Purine im WL der PS als Oxydationsprodukte der original in NS vorkommenden Purine vor. Er identifizierte

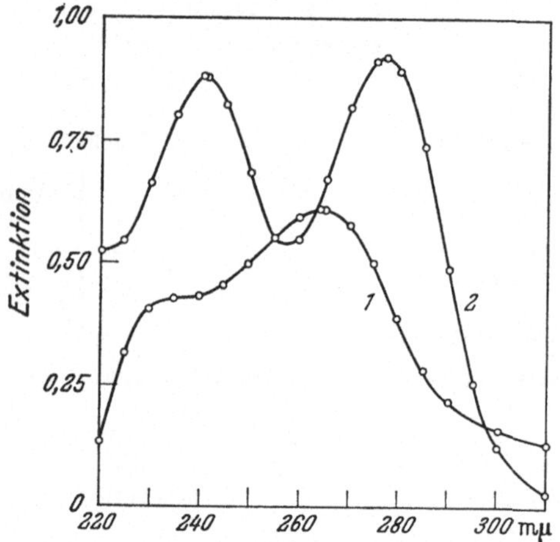

Abb. 3. UV-Absorptionsspektren der Substanz X (*1*) und von Xanthin (*2*) in Glykokoll-Puffer bei pH 9,0

papierchromatographisch und spektralanalytisch Hypoxanthin anscheinend aus Adenin entstanden, und Xanthin, anscheinend aus Guanin entstanden.

Der gelegentliche, allerdings colorimetrische Nachweis von Harnsäure sollte mit Zurückhaltung betrachtet werden, da die Funktion einer Xanthin-Oxydase, die für ihre Entstehung Voraussetzung wäre, bisher in menschl. Epidermis nicht nachgewiesen werden konnte [20].

Eigene Untersuchungen zur Natur der UV-absorbierenden Verbindungen des WL der PS konnten zwar die Existenz von Uracil und wahrscheinlich auch von Hypoxanthin bestätigen. Die von WHEATLEY offenbar als Xanthin angesehene Verbindung wies aber bei uns ein anderes spektralanalytisches Verhalten auf. Abb. 3 zeigt die UV-Spektren der fraglichen Substanz X (mit *1* bezeichnet) und von Xanthin in Glykokoll-Puffer bei pH 9. Die sattelförmige Kurve von Xanthin unter diesen Bedingungen ist offensichtlich von X verschieden. In der folgenden Abb. 4 sollte auch das Ribosid Xanthosin (mit 2 deklariert) ausgeschlossen werden, das nunmehr bei pH 13 das auffallende, sattelförmige UV-Spektrum besitzt und sich damit deutlich von der Substanz X (mit *3* bezeichnet) unterscheidet.

X wurde bei insgesamt 19 untersuchten Fällen nur einmal nicht im Schuppenextrakt gefunden. Die Abb. 5 zeigt die UV-Spektren von X nach Isolierung aus PS drei verschiedener Patienten bei pH 1 und pH 13.

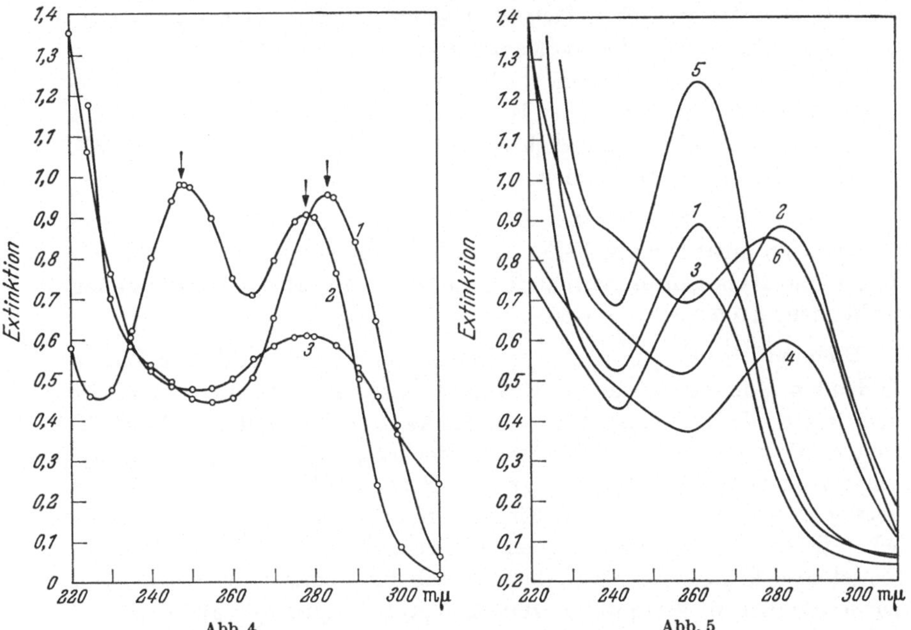

Abb. 4   Abb. 5

Abb. 4. UV-Absorptionsspektren von Xanthin (*1*), Xanthosin (*2*) und der Substanz X (*3*) bei pH 13,0 (0,1 N NaOH)

Abb. 5. UV-Absorptionsspektren der Substanz X aus Schuppenmaterial drei verschiedener Patienten bei pH 1,0 (*1, 3, 5*) und bei pH 13,0 (*2, 4, 6*)

Im sauren Milieu läßt sich gute Übereinstimmung der Maxima bei 263 mµ erkennen, nicht so exakt im Alkalischen zwischen 280 und 290 mµ.

Die vorgelegte UV-Charakteristik von X hat unseres Erachtens Ähnlichkeit mit Pseudouridin, das als Harnausscheidungsprodukt bei Psoriatikern vermehrt gefunden worden ist [7, 8]. Es ließ sich aber mittels einer forcierten Bial-Reaktion [4] nicht bestätigen. Obwohl gut reproduzierbare R_f-Werte bei Papierchromatographie in verschiedenen Medien vorliegen, konnten wir X bisher nicht identifizieren.

Gedacht hatten wir insbesondere noch an einen chemischen Verwandten der Urocaninsäure (UCS), die im WL normaler HS nahezu die gesamte UV-Absorption repräsentiert, ohne dafür — etwa durch positive Pauly-Reaktion — Anhaltspunkte gewonnen zu haben. Das Fehlen von UCS, die wir in 19 verschiedenen Schuppenextrakten nur dreimal als geringfügige Beimengung fanden, ist höchst auffällig, da UCS sonst ein konstanter Bestandteil nicht nur normaler, sondern z.B. auch hyperkeratotischer HS, wie Callus, ist [22]. Bei orientierenden Untersuchungen mit wäßrigen Extrakten anderer Dermatosen zeigte sich ein Fehlen von UCS bisher nur noch bei anderen *para*keratotischen Verhornungsprodukten wie z.B. bei der Parapsoriasis en plaques. Bedenkt man aber, daß PS histologisch neben Parakeratose alternierend auch Hyperorthokeratose aufweisen, so hätte eigentlich häufiger ein Anteil von UCS im WL erwartet werden können. Suchen wir also nach charakteristischen Zeichen für Psoriasis im WL, so ist der negative UCS-Befund mindestens so ins Auge fallend wie umgekehrt etwa die Auffindung eines — im WL normaler HS nicht vorkommenden — neuen Metaboliten.

Im WL der abschabbaren HS *un*befallener Psoriatiker-Haut fand sich von 28 untersuchten Fällen sets UCS, nur einmal war gleichzeitig Uracil und Hypoxanthin vorhanden, die bei einer späteren Untersuchung nicht mehr nachweisbar waren.

Wenden wir uns nun noch abschließend dem Problem der im WL zu findenden Monosaccharide zu. Charakteristisch für das WL von PS ist eine, erstmalig von Grüneberg u. Szakall [14] mitgeteilte, Vermehrung an Pentosen, die — auf fettfreies Trockengewicht bezogen — durchschnittlich etwa das Doppelte der im Barriere-WL ermittelten Werte betrug (165 resp. 87,5 mg-°/₀). Eine Pentosevermehrung war aber auch schon früher bei anderen schuppenden Dermatosen gefunden worden [3]. Sie ist also keineswegs als pathognomisch für Psoriasis zu betrachten. Die individuellen Werte weisen zudem so große Streuungen auf, daß man sich der Auffassung Fleschs [10] nicht anschließen möchte, der eine Korrektur der Diagnose Psoriasis fordert, wenn Pentosen im PS-Extrakt nicht vermehrt gefunden werden. Es ist außerdem noch zu betonen, daß alle colorimetrischen Pentosenachweise bislang nach dem Prinzip der Bialschen Reaktion durchgeführt worden sind, die nicht unbedingt als spezifisch angesehen werden kann, da sie beispielsweise auch von Mucopolysacchariden wie Chondroitinsulfat gegeben wird. Durch Ultrafiltration konnten wir allerdings kein Bial-positives Material entfernen. Im Gegenteil waren die Werte danach — wahrscheinlich durch Zurückhaltung interferierender Substanzen — eher höher.

Versuche der Isolierung und Identifizierung von Pentosen aus dem WL von PS mittels chromatographischer Methoden waren bisher erfolglos [15], wahrscheinlich weil sie bei der Konzentrierung der Extrakte sogenannten Maillard-Amadori-Reaktionen unterliegen [21].

Angesichts dieser Sachlage bleibt die Frage nach der Herkunft der Bial-positiven Substanzen im WL der PS offen. Handelt es sich um Pentosen, so könnten sie — wie schon erwähnt — aus dem NS-Abbau herrühren. Für diese Annahme spräche der gleichzeitige — allerdings ebenfalls nur colorimetrische — Nachweis von Desoxyribose [10], der Kohlenhydrat-Komponente der DNS. Als weitere Quelle wäre auch der Pentosecyclus in Rechnung zu stellen, dessen Existenz in menschlicher Epidermis erwiesen wurde [16]. BERRY u. WARKANY [1] glauben, daß die schon erwähnte Uridin-Diphospho-Glucose den Pentosegehalt in PS nur vortäuscht, da sie ebenfalls eine positive Bial-Reaktion ergibt. Bei der üblichen, nach ihrer Meinung zu rigorosen Gewinnung des WL wird diese Verbindung zerstört und dient damit gleichzeitig noch als Uracil-Lieferant.

UDPG, die „aktivierte" Glucose, kann als Schlüsselsubstanz des Mucopolysaccharid-Stoffwechsels angesehen werden, dem in letzter Zeit besondere Bedeutung für die psoriatische Verhornung beigelegt wurde [5, 11,12,18]. Als wl Abbauprodukte derselben wären Glucosamine anzusehen, die sich in der Tat im WL von PS mit $16-90$ mg-$^0/_0$ (bezogen auf fettfreies Trockengewicht) fanden [10].

Fassen wir nochmals die Unterschiede von PS und normaler HS hinsichtlich ihrer wl, kleinmolekularen Substanzen zusammen:

1. In PS ist das WL überhaupt vermindert; demgemäß finden sich Einzelkomponenten des WL absolut betrachtet ebenfalls immer vermindert,

2. in der quantitativen Zusammensetzung der AS finden sich häufig deutliche Unterschiede zum normalen WL,

3. PS weisen vermehrt Bial-positive Substanzen auf — wahrscheinlich Pentosen —,

4. die für das WL normaler HS charakteristische UV-absorbierende Verbindung, UCS, fehlt weitgehend,

5. anscheinend statt dessen finden sich andere UV-absorbierende Verbindungen wie Uracil und Hypoxanthin,

6. ferner liegt eine noch unbekannte UV-absorbierende Verbindung vor, die bisher anscheinend für Xanthin gehalten wurde.

Das WL von PS bietet somit interessante Abweichungen vom Normalen, die offensichtlich als Resultat eines fehlerhaften Verhornungsvorganges aufzufassen sind, die aber vorerst aufgrund mangelnder Kenntnis der physiologischen Vorgänge noch nicht interpretiert werden können.

Literatur

[1] BERRY, H. K., and S. F. WARKANY: J. invest. Derm. **41**, 371 (1963).
[2] BRAUN-FALCO, O., u. K. SALFELD: Arch. klin. exp. Derm. **208**, 395 (1959).
[3] BUCKUP, H., u. A. SZAKALL: Berufsdermatosen **5**, 181 (1957).

[4] Cohn, W. E.: J. biol. chem. **235**, 1488 (1960).
[5] Cotton, D. W. K., and P. D. Mier: Brit. J. Derm. **76**, 519 (1964).
[6] Dowling, G. B., and P. F. D. Naylor: Brit. J. Derm. **72**, 51 (1960).
[7] Eisen, A. Z., and S. Weissmann: J. invest. Derm. **39**, 35 (1962).
[8] — — and M. Karon: J. Lab. clin. Med. **59**, 620 (1962).
[9] Flesch, P., and E. C. J. Esoda: J. invest. Derm. **29**, 247 (1957).
[10] — — J. invest. Derm. **32**, 437 (1959).
[11] — — J. invest. Derm. **35**, 43 (1960).
[12] — — J. invest Derm. **39**, 409 (1962).
[13] Grüneberg, Th., u. A. Szakall: Arch. klin. exp. Derm. **201**, 361 (1955).
[14] — — Arch. Derm. **208**, 402 (1959).
[15] Hodgson, C.: J. invest. Derm. **39**, 69 (1962).
[16] Kimmelstiel Freinkel, R.: J. invest. Derm. **38**, 31 (1962).
[17] Liss, M., and W. F. Lever: J. invest. Derm. **40**, 45 (1963).
[18] Roe, D. A., P. Flesch, and E. C. J. Esoda: Arch. Derm. Syph. (Chic.) **84**, 81 (1961).
[19] Rothman, St., and M. B. Sullivan: J. invest. Derm. **13**, 319 (1949).
[20] Schwarz, E.: Arch. klin. exp. Derm. **216**, 427 (1963).
[21] — Arch. Derm. **217**, 273 (1963).
[22] —, and H. W. Spier: J. invest. Derm. (in press).
[23] Spier, H. W., u. G. Pascher: Hautarzt **1956**, 55.
[24] — Aktuelle Probleme der Dermatologie I., Bd. 1, S. 1—46. Basel u. New York: S. Karger 1959.
[25] Stüpel, H., u. A. Szakall: Die Wirkung von Waschmitteln auf die Haut. Heidelberg: Hüthig 1957.
[26] Szakall, A.: Arch. klin. exp. Derm. **201**, 331 (1955).
[27] —, u. M. Weber: Hautarzt 1959, 309.
[28] Wheatley, V. R., and E. M. Farber: J. invest. Derm. **36**, 199 (1961).
[29] — — J. invest. Derm. **39**, 79 (1962).

H. Ippen, Düsseldorf: Grundfragen der externen Psoriasis-Therapie

Die große Zahl der zur äußerlichen Behandlung der Schuppenflechte empfohlenen Medikamente und Methoden läßt sich in zwei Hauptgruppen unterteilen. Die Wirkung der einen richtet sich gegen einzelne Symptome der psoriatischen Hautveränderungen. Salicylsäure und verwandte Verbindungen beseitigen die im Übermaß produzierten Schuppen; Teer oder Corticoide verringern die entzündlichen Veränderungen.

Die zweite Hauptgruppe der externen Antipsoriatica, die hier in den Vordergrund gestellt werden soll, beseitigt wenigstens vorübergehend alle Symptome des Psoriasisherdes. Hierbei handelt es sich um Behandlungsverfahren, die mit deutlichen geographischen Unterschieden seit Jahrzehnten die Eckpfeiler der äußerlichen Psoriasis-Behandlung bilden: die Ultraviolett-Bestrahlung meist in Kombination mit photodynamisch wirksamen Teerzubereitungen und die antipsoriatischen Anthracen-Derivate.

Die Wirkungsweise dieser Antipsoriatica soll hier einer etwas näheren Betrachtung unterzogen werden, weil eine solche Untersuchung Einblicke in die noch immer rätselhafte Psoriasis verspricht und Anhaltspunkte für die Entwicklung weiterer Antipsoriatica bieten kann.

A. Antipsoriatische Anthracen-Derivate

Bereits im vorigen Jahrhundert [37,41,64] wurde das *Chrysarobin*, ein Reduktionsprodukt der Chrysophansäure, als Antipsoriaticum eingeführt. Es hat bis heute einen Platz in der Schuppenflechten-Behandlung behauptet, obgleich es einige schwerwiegende Nachteile hat und im Dithranol (Cignolin) seit fast 50 Jahren [12,59,61] ein nahe verwandtes Syntheticum verfügbar ist.

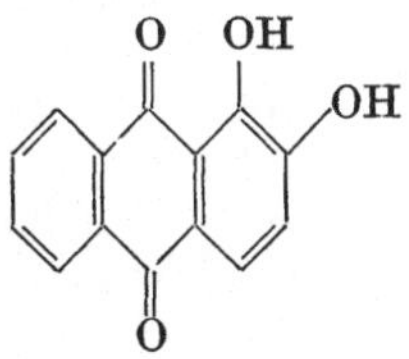

Alizarin 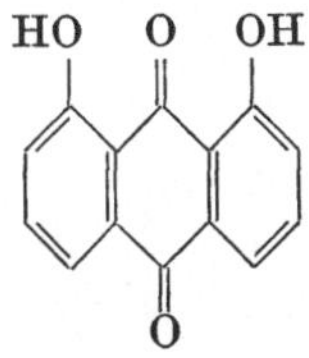 Chrysazin (Istizin®) 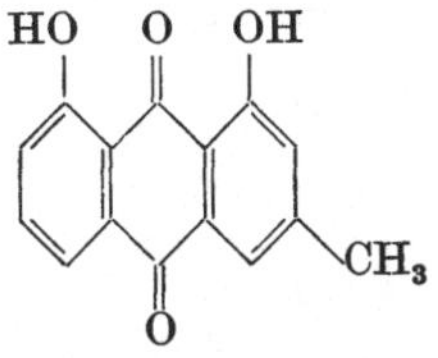 Chrysophansäure

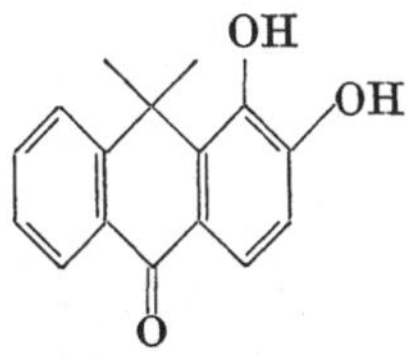

Anthrarobin 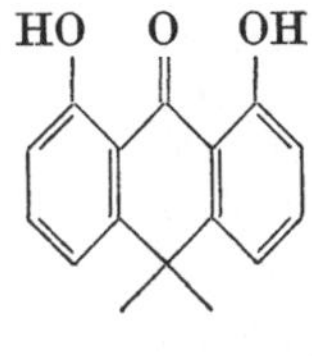 Anthralin (Cignolin®) 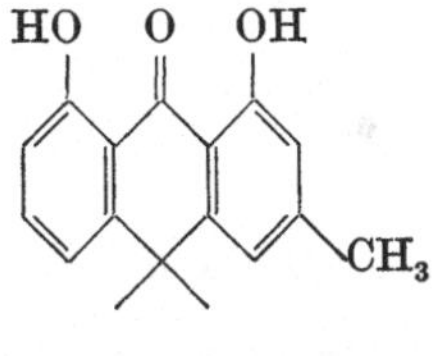 Chrysarobin

Abb. 1

Die wichtigsten Nachteile des Chrysarobins ergeben sich aus der Tatsache, daß dies Naturprodukt durch eine offenbar nicht standardisierte Extraktion aus dem Goa-Pulver der Leguminose Andira araroba gewonnen wird und dadurch wechselnde Mengen des antipsoriatisch wirksamen Chrysophansäure-anthranols (Chrysarobin im engeren Sinne) enthält. Daneben enthält die Handelsware noch verschiedene andere definierte Substanzen und einen bisher nicht näher analysierten Rückstand (Abb. 2).

Durch unsachgemäße Verpackung, Transport und Lagerung kann sich der Wirkstoff zu unwirksamer Chrysophansäure oxydieren, so daß es nicht überraschen kann, wenn der Wirkstoffgehalt des handelsüblichen Chrysarobins zwischen 0 [6] und 90% [41] schwankt.

Antipsoriatisch (Wirkung wahrscheinlich von I nach III abnehmend)

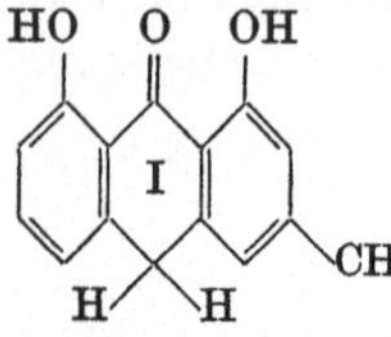

Chrysophansäure-anthron	Emodin-anthron	Emodin-anthron-methyläther

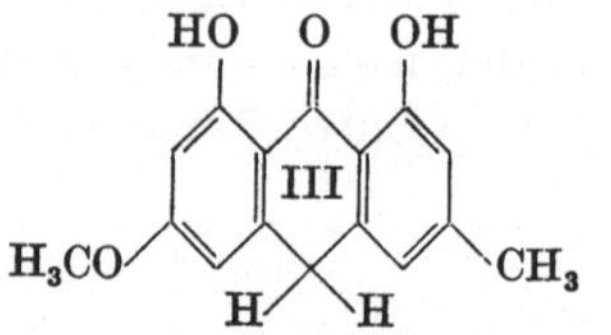

„Chrysarobin" im engeren Sinne

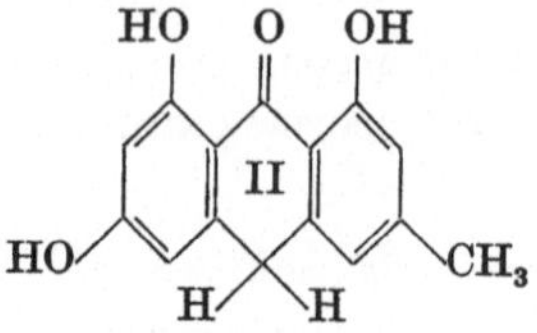

$> 14^0/_0$ [1]
$20{,}6-33^0/_0$ [2]
$26-62^0/_0$ [3]

$18{,}9-25{,}7^0/_0$ [2]

$> 9^0/_0$ [1]
$20{,}2-29^0/_0$ [2]

Nicht antipsoriatisch

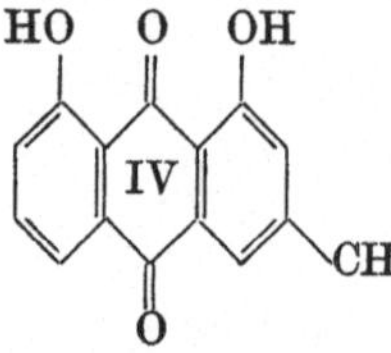

Chrysophansäure [4]	Emodin [4]	Emodin-methyläther

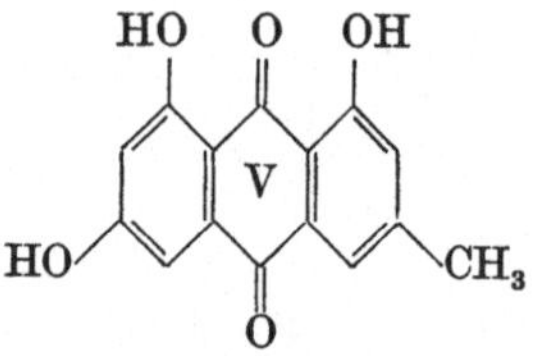

$1{,}2-8{,}3^0/_0$ [2]
$3{,}2-4{,}4^0/_0$ [3]

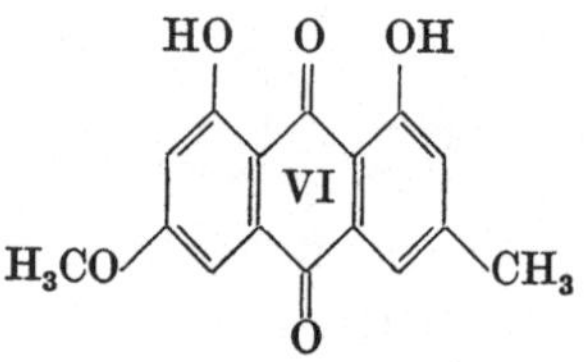

$> 4^0/_0$ [1]
Spur $- 3^0/_0$ [2]
$3{,}2-4{,}4^0/_0$ [3]

Wirkung nicht bekannt

VIII. Dihydro-emodin-methyläther [4]
IX. Dehydro-emodin-anthranol-methyläther
      $13{,}4-14{,}1^0/_0$ [3]
X.   Ararobinol $0-42^0/_0$ [3]
XI. Amorphe Produkte [1]

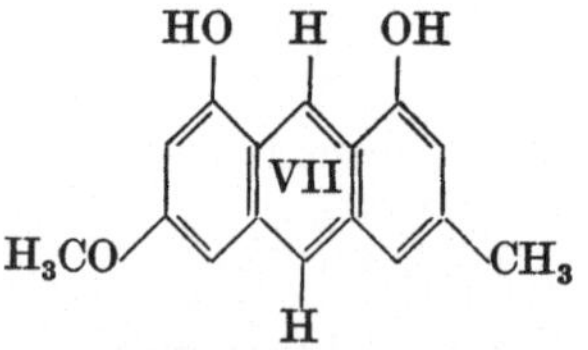

1,8-Dihydroxy-6-methoxy-
3-methyl-anthracen ca. $18^0/_0$ [1]

[1] EDER, R.: Arch. Pharmaz. **253**, 1 (1915).
[2] HESSE, O.: Liebigs Ann. **413**, 350 (1917).
[3] TUTIN, F., and H. W. B. CLEWER: J. chem. Soc. **101**, 290 (1912).
[4] Merck Index, 7. Aufl. 1961

Abb. 2. Inhaltsstoffe des handelsüblichen Chrysarobins

Da die Reinheitsvorschriften verschiedener Arzneibücher auf Kriterien basieren, die selbst antipsoriatisch völlig unwirksame Chrysarobin-Qualitäten in die Apotheken gelangen lassen können, hat es nicht an Versuchen gefehlt, das Chrysarobin biologisch zu standardisieren [5, 6, 24], ohne daß diese Bemühungen bis heute erfolgreich waren.

Das durch Reduktion von Alizarin erhaltene *Anthrarobin* stellte den ersten Versuch dar, das natürliche Chrysarobin durch ein synthetisches und damit einheitliches Produkt zu ersetzen. Allerdings fiel schon früh seine geringe, wenn nicht gar fehlende antipsoriatische Wirksamkeit auf [39]. Anfänglich war diese Substanz als 1,2-Dihydroxy-anthron-9 und damit als verhältnismäßig nahes Verwandtes des Chrysarobin betrachtet worden, doch ergaben neuere Untersuchungen [47], daß bei der Alizarin-Reduktion das 1,2-Dihydroxy-anthron-10 bzw. 3,4-Dihydroxy-anthron-9 entsteht (Abb. 3).

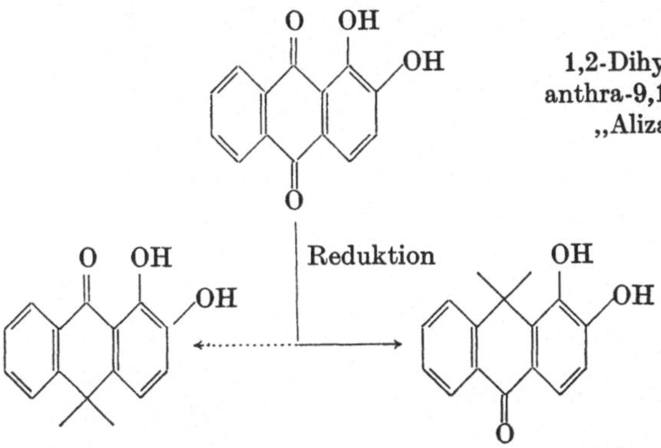

1,2-Dihydroxy-
anthra-9,10-chinon
„Alizarin"

1,2-Dihydroxy-anthron-9

1,2-Dihydroxy-anthron-10
„Anthrarobin"

Abb. 3

Diese Substanz ist bei der Psoriasis wirkungslos und wirkt nicht hautreizend, erfreut sich aber als Bestandteil der Arningschen Anthrarobin-Tinktur noch immer einer gewissen Beliebtheit.

Im Gegensatz zum Anthrarobin weist das Dithranol (Anthralin, Batidrol, Chrysodermol, *Cignolin*, Cigthranol, Derobin, Psoriacide) als 1,8-Dihydroxy-anthron-9 bzw. Desmethylchrysarobin nicht nur enge chemische Beziehungen zum Chrysarobin auf, sondern übertrifft diese Substanz in ihrer hautreizenden und antipsoriatischen Wirkung [41], soweit ein solcher Schluß im Hinblick auf den Wirkstoffgehalt des handelsüblichen Chrysarobins statthaft ist. Nach den Anforderungen der US.-Pharmakopoe XVI liegt der Wirkstoffgehalt des Anthralins über 95%, jedoch reichen weder die dort noch die in der Brit. Pharmakopoe 1958 für das Dithranol angegebenen Prüfungsvorschriften für eine zuverlässige Wirkstoffbestimmung aus. Nach eigenen chromatographischen Untersuchungen mit Meiers und Lemmer besteht das in Deutschland erhältliche Cignolin (Bayer) bei sachgemäßer Verpackung und Lagerung zu 97—98% aus 1,8-Dihydroxyanthron-9.

Hier noch ein Wort zur Struktur dieser Substanz, die in der Literatur einschließlich der Arzneibücher überwiegend als 1,8-Dihydroxyanthranol-9 formuliert wird (Abb. 4).

Zweifellos stellt die Anthranolform einen mesomeren Grenzzustand (Enolform) dieser Verbindung dar, doch sprechen chemische Befunde[65] dafür, daß das Dithranol sich weitgehend dem anderen Grenzzustand, der Anthron- oder Ketoform nähert.

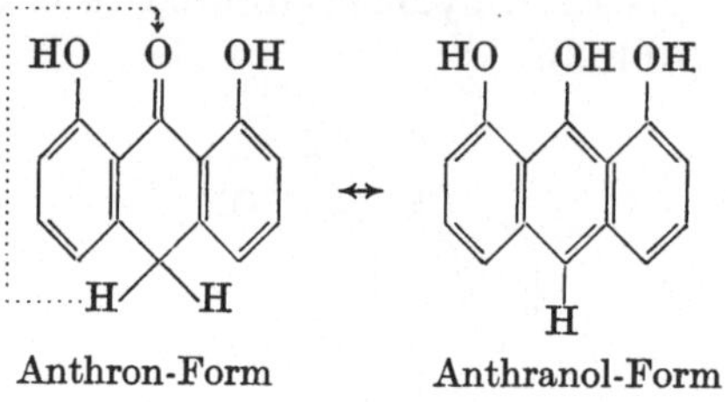

HO   O   OH   HO   OH OH

↔

H   H   H

Anthron-Form   Anthranol-Form

Abb. 4. Mesomere Grenzzustände des Anthralins (Cignolin®)

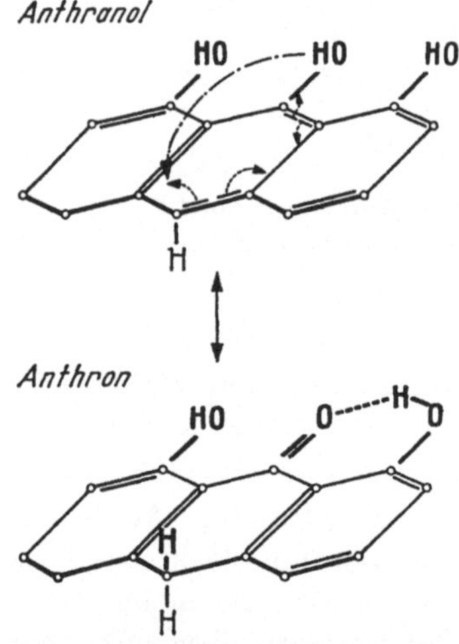

Abb. 5. Anthralin (Cignolin®). Anthranol-Anthron-Mesomerie und Wasserstoffbrücken-Bildung. (Die an aromatischen Ringen befindlichen Substituenten sind frei beweglich)

Mit dem Problem der Anthron-Anthranol-Mesomerie steht die Frage nach den Zusammenhängen zwischen Konstitution und antipsoriatischer Wirksamkeit der Anthracen-Derivate in enger Verbindung, die vor allem von Unna [59], Baudisch [3] und neuerdings von Krebs, Kuske u. Schaltegger [28, 47] bearbeitet wurde.

Dabei ergab sich, daß sicher kein Zusammenhang der antipsoriatischen Wirkung mit der Reduktionswirkung besteht, die allen Anthranolen zukommt. Baudisch schreibt dagegen der Wasserstoffbrücke eine große Bedeutung zu (Abb. 5), die bei der Anthron-Form zweifellos vorliegt und von der weiteren Substitution des Anthracen-Gerüstes erheblich beeinflußt wird.

Dieser Frage ist in dem seitdem fast verflossenen halben Jahrhundert offenbar nicht weiter nachgegangen worden, so daß wir auch heute nur feststellen können, daß einige der reduzierend wirkenden Anthranole antipsoriatisch wirken, und zwar vor allem dann, wenn das Überwiegen der Anthron-Form das Auftreten einer Wasserstoffbrücke zwischen Sauerstoff-haltigen Substituenten in 1,9- oder 8,9-Stellung begünstigt.

Ob es sich dabei um eine Wirkungskombination zwischen phenolischen Hydroxylgruppen und Reduktionsfähigkeit [36] oder um einen oxydativen Effekt unter Zwischenschaltung der Ölsäure [59, 61, 63] handelt, muß so lange offenbleiben, wie der biochemische Angriffspunkt von Chrysarobin-Cignolin noch weitgehend unklar ist.

Die wenigen Mitteilungen zur Beeinflussung des Kohlenhydratstoffwechsels durch Chrysarobin [8, 32—34], zur Aktivierung der sauren Phosphomonoesterase der Hundeleber [7] oder zur Senkung der Glucose-6-phosphat-Dehydrogenase unter diesen Substanzen [27] stellen Einzelbeobachtungen dar, die keine weitergehenden Schlüsse zulassen.

Auch die neueren Befunde über die Stoffwechselbeziehungen zwischen Cignolin und dem 1,8-Dihydroxyanthrachinon (Istizin) [19, 20, 22] bestätigen nur die ausgeprägte Reduktionswirkung des Cignolins, die zu seiner schnellen Oxydation führt, ohne daß diese Befunde Hinweise auf das reduzierte Substrat geben könnten.

Ist damit eine nähere Stellungnahme zum biochemischen Wirkungsmechanismus dieser externen Antipsoriatica vorläufig unmöglich, so lassen die durch sie hervorgerufenen morphologischen Veränderungen der Haut zusammen mit neueren experimentellen Untersuchungen doch einige Schlüsse auf die Pharmakologie dieser Substanzen zu.

B. Pathologie der Psoriasis

Zum Verständnis der Wirkungsweise der Antipsoriatica ist es notwendig, einige Gesichtspunkte zur Pathogenese und Pathologie der Schuppenflechte zu diskutieren.

I. Im Mittelpunkt der Psoriasis-Pathogenese steht die Hyperplasie der Epidermis, ihre gesteigerte Zellteilung mit der daraus resultierenden Überproduktion von Keratin.

Die primäre Ursache für eine solche gesteigerte Aktivität liegt entweder

1. im Stratum germinativum im Sinne einer veränderten Steuerung der Zellteilungsrate;

2. in der Basalmembran im Sinne veränderter Permeationsverhältnisse für Aufbaustoffe oder Regulatoren oder

3. in der Cutis im Sinne einer primären Hypertrophie des ernährenden Drüsenstromas.

Der Beweis für eine dieser drei Möglichkeiten ist für die *causale* Therapie conditio sine qua non.

II. Für die *symptomatische* Therapie ist dagegen die allgemeinere Feststellung ausreichend, daß die auf etwa das Neunfache gesteigerte Mitoserate des Stratum germinativum zu einer Verdickung der Epidermis und damit zu einer gesteigerten Keratinbildung führt [4, 49—51].

Betrachtet man die Haut als eine Drüse, die Epidermis als das Parenchym und die Cutis als ihr Stroma, so stellt das Keratin ihr holokrines Sekret dar, das durch Umwandlung der Basal- über die Stachelzellen in die Hornlamellen erzeugt wird.

Dieser Umwandlungsprozeß läuft im Psoriasisherd statt in etwa 27 in ungefähr 3 Tagen ab [46]. Die Folge einer solchen überstürzten Umwandlung ist die Bildung eines nicht ausgereiften Sekretes, morphologisch also Parakeratose und abnormes Keratin.

Die entscheidende Funktion der Epidermis, Sekretion des schützenden Keratins, wird bei der Psoriasis quantitativ zwar überschießend, qualitativ aber unzureichend erfüllt.

III. Fragen der Psoriasis-Lokalisation haben nur auf den ersten Blick nichts mit der Wirkungsweise der externen Antipsoriatica zu tun.

Es scheinen aber gewisse Beziehungen zwischen bevorzugter Lokalisation der Psoriasisherde und dem örtlichen Keratinbedarf zu bestehen:

1. Hautbezirke, die nur geringem Abrieb [26] und keiner nennenswerten Lichtbelastung ausgesetzt sind, werden — wie z. B. stärker behaarte Areale — besonders gerne von psoriatischen Veränderungen befallen.

2. Im Gegensatz hierzu werden Areale mit großem Keratinbedarf zum Lichtschutz — Gesicht und Nacken — oder zur Ergänzung eines starken Abriebs — Handteller und Fußsohlen — sehr viel seltener befallen.

IV. Das Köbner-Phänomen widerspricht einer solchen Überlegung nur scheinbar. Denn bei der Betrachtung der zahlreichen Ursachen des isomorphen Reizeffektes fällt auf, daß alle diese Noxen weniger oder gar nicht auf Hornschicht oder Epidermis als ganz überwiegend auf die Cutis im Sinne einer gesteigerten Durchblutung einwirken.

Dies gilt einerseits für die mechanische Scherwirkung an Ellenbogen oder Knien (die z. B. an Handtellern und Fußsohlen aus anatomischen Gründen unbedeutend ist), andererseits aber auch für Entzündungen. Hier sei an die exanthematische Psoriasis nach Syphiliden erinnert. (Die exanthematische Aussaat von Psoriasis-Papeln nach verschiedenen Infekten läßt analog an den unbemerkten Ablauf infektiöser Exantheme denken, die sich sekundär in Psoriasis-Papeln umwandeln.)

Weiterhin ist hier an die unerfreulichen Psoriasis-Eruptionen nach Cignolin- oder Licht-Überdosierung zu denken, die ebenfalls als isomorpher Reizeffekt durch die Therapie-bedingte Entzündung aufzufassen sind.

V. Fassen wir die eben skizzierten Überlegungen zur Psoriasis-Pathologie zusammen, so läßt sich stark vereinfachend sagen, daß beim isomorphen Reizeffekt eine Reizung der *Cutis* die psoriatische Luxus-Produktion von Keratin, vielleicht durch vermehrtes Rohstoffangebot, anregt.

Eine Belastung der *Epidermis*, eine erhöhte Beanspruchung der normalen Epidermis-Sekretion zum Ersatz abgeriebenen Keratins oder zur Verdickung der schützenden Hornschicht, hemmt dagegen offenbar das Auftreten von Psoriasisherden.

Die psoriatischen Hautveränderungen treten als ,,Luxus" also bevorzugt dort auf, wo die Cutis übermäßig Rohstoffe zur Verfügung stellt (Köbner-Phänomen) oder wo wenig Keratin benötigt wird. Es erscheint verlockend, das Freibleiben der Haare von psoriatischen Veränderungen auf die vollständige Auslastung der das Haarkeratin bildenden Zellen zurückzuführen, die keine psoriatische Luxusproduktion gestattet.

C. Wirkungsweise der externen Antipsoriatica

Wendet man die eben angestellten Überlegungen auf die äußerliche Behandlung des Psoriasisherdes an, so sind drei Angriffspunkte für die Wiederherstellung des Gleichgewichtes zwischen Keratinproduktion und Keratinbedarf erkennbar:

1. Drosselung der Rohstoffzufuhr durch Einwirkung auf die Cutis (und Basalmembran) zur Verringerung der Durchblutung oder Veränderung der Permeabilität.

2. Verringerung der Zellproduktion im Stratum germinativum.

3. Steigerung des Keratinbedarfes durch Einwirkung auf Hornschicht und Epidermiszellen.

Der erstgenannte Angriffspunkt ist zum Beispiel für Corticoide (siehe aber [18]!) und in gewissem Umfang für den Teer in Betracht zu ziehen.

Als Beispiele für eine Einwirkung auf die Basalis sind Arsen oder die Folsäure-Antagonisten und wahrscheinlich auch die Quecksilberverbindungen anzusehen.

Wie aber liegen die Verhältnisse beim Chrysarobin-Cignolin oder bei der Ultraviolettbehandlung ?

In geeigneter Dosierung erzeugen diese Therapeutica ein Erythem, eine Entzündung. Deshalb lag die Annahme einer ,,heilsamen Entzündung" [15] nahe. Aber bereits vor fast 40 Jahren hielt NAEGELI [35] diese Entzündung für therapeutisch belanglos, weil sie ja fast ausschließlich die gesunde Umgebung, nicht aber den Psoriasisherd selbst betrifft.

Dennoch fällt auf, daß außer den genannten auch andere entzündungserregende Substanzen bei der Psoriasis wirksam sind. Als Beispiele sind hier Äthylenimin-benzochinon [64], Podophyllin [9], 5-Fluoruracil [38], Colchicin [29] und vor allem die Gelbkreuz-Kampfstoffe zu nennen. Unter den letzteren wurden S- oder N-Lost von SZODORAY [56] empfohlen und sind z.B. in russischen Externa gegen Psoriasis enthalten [55].

Alle diese Substanzen wirken im weiteren Sinne cytostatisch.

Auch Cignolin wirkt nach neueren Beobachtungen [28] zellteilungshemmend. Eigene, auf Anregung von Schreus, 1956—1958, gemeinsam mit Döring-Petersen durchgeführte Untersuchungen zeigten außerdem, daß das Cignolin und einige von mir synthetisierte Derivate den Ehrlich-Ascites-Tumor der Maus, sowohl bei intraperitonealer Injektion als auch bei der Vorbehandlung der Tumorsuspension in vitro, zu hemmen vermögen.

Diese Beobachtungen sprechen für eine Einwirkung solcher externer Antipsoriatica auf die Zellproduktion im Stratum germinativum.

Jedoch verliert diese Annahme durch zwei Tatsachen weitgehend an Wahrscheinlichkeit:

1. Die Heilwirkung von Cignolin oder Licht kann schneller eintreten als eine Hemmung der Basalzellaktivität erwarten läßt.

2. Selbst bei Fortsetzung der UV-Bestrahlungen oder der Chrysarobin-Cignolin-Anwendung (z.B. bei Hodara [17] oder Strakosch [54] über 10 Tage) kommt es in Übereinstimmung mit den klinischen Beobachtungen zu einem Ersatz der durch die Therapie zerstörten Stachelzellen dank einer *gesteigerten* Aktivität des Stratum germinativum.

Dies ist aber mit einer cytostatischen Wirkung solcher Therapeutica schlechterdings nicht zu vereinbaren.

Der Widerspruch — sicher cytostatische Wirkung solcher Substanzen wie N-Lost und wahrscheinlich ähnliche Wirkung des Cignolins einerseits, gesteigerte mitotische Aktivität der Keimschicht während der äußerlichen Anwendung solcher Cytostatica andererseits — läßt sich verhältnismäßig einfach lösen:

Die cytotoxische Wirkung aller dieser Substanzen — und dies gilt auch für das Ultraviolett B — *erschöpft sich bereits in den ersten lebenden Zellen durch Umwandlung in unwirksame Produkte bzw. durch Lichtabsorption.*

Für das Cignolin läßt sich eine solche Umwandlung durch Permeationsversuche im Fluorescenz-Mikroskop wahrscheinlich machen. Gemeinsam mit Lehmann ließ ich verschiedene Cignolinzubereitungen auf die lebende Haut einwirken. Wir fertigten unmittelbar nach der Excision Gefrierschnitte an und stellten dabei fest, daß sich das Cignolin, nach unveränderter Passage durch die Hornschicht, bei Erreichen der ersten Stachelzellen offensichtlich schlagartig verändert, ein Vorgang, der einschließlich der Passage in weniger als einer Stunde abläuft.

In Übereinstimmung hiermit tritt auch bei der Chrysarobinanwendung als erstes histologisch nachweisbares Symptom Zerfall der äußersten Stachelzellen ein.

Und vergleicht man einmal die Histologie der Ultraviolett B-Wirkung mit derjenigen des Chrysarobins in den klassischen Beschreibungen von Miescher [31] bzw. Hodara [17], so zeigt sich — und dies gilt auch für

Podophyllin, Lost usw. —, daß der Angriffspunkt aller dieser Antipsoriatica bei externer Einwirkung ausschließlich in den äußersten lebenden Zellen zu suchen ist.

Das histologische Bild der mit Chrysarobin oder Cignolin behandelten Haut [13, 14,17,23,42,44,54] zeigt ebenso wie ihr makroskopisches Verhalten unter diesen Substanzen zahlreiche Analogien mit der Reaktion auf Lost [53] und auf die externe Einwirkung von Podophyllin und Colchicin [25], während deren Wirkungen bei innerlicher Anwendung durch Beeinflussung des Stratum germinativum gekennzeichnet sind [48].

Durchaus vergleichbare Wirkung auf die äußersten lebenden Zellen üben Chrysarobin, Colchicin und Podophyllin anscheinend auch bei der Anwendung am Auge aus [11].

Von allen Autoren, die sich mit der Wirkung des Chrysarobins (und Cignolins) auf die Haut näher beschäftigten, wird dessen schnelle keratoplastische Wirkung mit „Abschiebung der Hornschicht" [40,58] oder seine zunächst akanthogene Wirkung [23] durch erhöhte Mitoserate [14] erwähnt.

In engem Zusammenhang mit der Übereinstimmung in der Wirkung stehen Interferenz-Erscheinungen, die mit einer „Desensibilisierung" [52] oder „Immunität" gegen Chrysarobin [23] verglichen wurden: Das Ausbleiben der Chrysarobin-Reizung an der durch Östrogenwirkung akanthotischen Meerschweinchenzitze [23] oder an der mit Ultraviolett vorbehandelten Haut [30, 35] und umgekehrt der Lichtreaktion an der Chrysarobin-vorbehandelten Haut, die die Hautreaktion auf alle erwähnten Reize als unspezifische Antwort auf eine mechanische Einwirkung [26] aufzufassen gestatten. Damit wird aber auch verständlich, warum die Unterschiede im Therapieerfolg zwischen Chrysarobin und Goeckermann-Methode so gering sind und eine Kombination beider keine Verbesserung darstellt [45].

Alle weiteren, vor allem die klinisch erkennbaren Zeichen dieser Therapie wie Erosion und Entzündung sind nur Folgen eines sich in den Stachelzellen abspielenden Zerstörungsprozesses.

An diese primäre Zellschädigung und die durch sie bedingte entzündliche Reaktion schließt sich als dritte die für die Heilwirkung offenbar entscheidende Reparationsphase an. Art und zeitlicher Ablauf dieser Reparation stimmen bei der Licht- und der Chrysarobinreaktion weitgehend überein:

Ausgehend vom Stratum basale kommt es zum Aufbau einer verbreiterten Schicht aus größeren Stachelzellen, die über eine ausgeprägte Körnerzellschicht in eine orthokeratotische Hyperkeratose übergehen. Dieser Vorgang ist auch für den Psoriasisherd nach Licht-, Chrysarobin- oder Cignolin-Anwendung anzunehmen.

Eine Schädigung der äußeren, in Parakeratose übergehenden Stachelzellen durch so verschiedene Noxen wie N-Lost, Cignolin oder Licht führt im Psoriasisherd also über mehr oder weniger ausgeprägte entzündliche Sekundärvorgänge nach Wiederauftreten der Körnerschicht [42] zu einer orthokeratotischen Reparation. Mit dieser Normalisierung verschwinden schließlich auch Acanthose und Papillomatose [44].

Worauf diese Umstellung beruht, warum ein solcher Reiz die vorangehende Luxus- und Fehlproduktion wenigstens für eine gewisse Zeit

14*

unterbindet — das ist eine Frage, die an die Grundprobleme dieser Krankheit rührt, aber auch Anregungen für deren Lösung bieten kann.

D. Ausblick

Diese Überlegungen und Befunde ergeben einige Hinweise zur Prophylaxe und äußerlichen Behandlung der psoriatischen Hautveränderungen:

Durch eine vorbeugende, dauernde Belastung der Epidermis, nicht der Cutis!, lassen sich Zahl und Ausdehnung der Psoriasisherde verringern. Die Lichtprophylaxe ist ja bekannt.

Aber sollte es nicht auch möglich sein, durch niedrige Konzentrationen einer cytotoxischen Substanz beispielsweise als Badezusatz oder als Haarwasser eine solche leichte Dauerbelastung der Epidermis zu erreichen?

Bei der externen Therapie ist in erster Linie an eine Verbesserung der vorhandenen Verfahren zu denken: An eine cytotoxische Substanz, deren Zersetzungsprodukte Haut und Wäsche nicht verfärben. Zur Photosensibilisierung müssen Verbindungen gefunden werden, die z.B. als Badezusatz weder schmutzen noch eine vergleichsweise so umständliche Anwendung erfordern wie der Teer bei der Goeckerman-Methode.

Grundsätzlich muß jedoch festgestellt werden, daß das Cignolin und das Ultraviolett B als die wichtigsten externen Antipsoriatica bereits nahezu optimale Lösungen für eine ungewöhnliche Aufgabe darstellen:

Selektiv eine nur wenige Mikron starke Zellschicht zu schädigen und dabei selbst unwirksam zu werden, wodurch weder Systemwirkungen noch größere lokale Schäden zu erwarten sind, wenn nicht grob überdosiert wurde.

Bei einem so wenig erforschten Naturstoffgemisch wie dem Chrysarobin sind in dieser Hinsicht allerdings Vorbehalte nötig. Selbst die gelegentlich behaupteten Nierenschädigungen sind für dieses Therapeuticum deshalb nicht ganz auszuschließen, obgleich das chemisch eng verwandte, aber nicht mit unerforschten Substanzen verunreinigte Cignolin diese selbst bei tödlicher Überdosierung sicher nicht auszulösen vermag [19,21].

Zusammenfassung

1. Anthralin (Cignolin) und Ultraviolett-Bestrahlungen bilden auch heute noch die Eckpfeiler der antipsoriatischen Therapie.

2. Anthrarobin hat keine antipsoriatische Wirkung, während das Chrysarobin entbehrt werden kann. Seine schwankende Zusammensetzung und die noch unbekannte Wirkung mehrerer seiner Bestandteile sollten den Verzicht auf seine Verwendung erleichtern.

3. Die Wirkungsweise der antipsoriatischen Anthracenderivate und das Ultraviolett B erklärt sich aus der Schädigung oder Zerstörung der äußersten Stachelzellschichten durch cytotoxische Wirkung, wie sie analog auch nach Podophyllin oder Gelbkreuzkampfstoffen festzustellen ist.

4. In allen diesen Fällen führen die mit den entzündlichen Sekundärreaktionen einsetzenden Regenerationsvorgänge in der Basalis, die durch die antimitotische Wirkung dieser Therapeutica nicht beeinflußt werden, zum Aufbau einer orthokeratotischen normalen Epidermis.

5. Die cytostatische Wirkung, die sich auch für das Cignolin im Tierversuch nachweisen läßt, erschöpft sich durch Zersetzung im Stratum spinosum.

6. Diese Feststellungen veranlaßten Überlegungen zur Pathologie, als deren Ergebnis der antipsoriatische Effekt einer Epidermisbelastung dem Psoriasis-fördernden Effekt einer Cutisbelastung (Köbner-Phänomen) gegenübergestellt wird.

7. Dabei wird der Psoriasisherd vereinfachend als Ausdruck einer Luxusproduktion unreifen Keratins an Orten geringen Keratinbedarfs betrachtet, so daß sich die Wirkung der externen Antipsoriatica auf einen durch diese Therapeutica gesteigerten Keratinbedarf zurückführen läßt.

8. Solche Überlegungen lassen eine Regulationsstörung der Epidermisaktivität, nicht aber eine Stoffwechselstörung als Grundlage der Psoriasis diskutabel erscheinen.

Literatur

[1] BADEN, H. P.: Current concepts in therapy. The treatment of psoriasis. New Engl. J. Med. **269**, 907—909 (1963).

[2] BAER, R. L., and V. H. WITTEN: Psoriasis. A discussion of selected aspects. Yearbook of Dermatol. 1961/62, pp. 9—38.

[3] BAUDISCH, O.: Neue Anschauungen über Beziehungen gewisser biochemischer Prozesse zur sog. „sterischen Hinderung" und zur Komplexsalzbildung. Arch. Derm. Syph. (Berl.) **129**, 86—100 (1921).

[4] BERLIN, N. J., D. RALL, J. A. R. MEAD, E. J. FREIREICH, E. J. VAN SCOTT, R. HERTZ, and M. B. LIPSETT: Folic acid antagonists. Effect on the cell and the patient. Ann. intern. Med. **59**, 931—956 (1963).

[5] BOYMOND, P., et P. AMACKER: Essai de normalisation de la chrysarobin à l'aide du tubifex. Pharm. Acta Helv. **39**, 223—225 (1964).

[6] —, et W. JADASSOHN: A propos de la chrysarobine. Dermatologica (Basel) **94**, 228—230 (1947).

[7] CASTELLA BERTRÁN, E., u. F. SANZ SÁNCHEZ: Pharmacolog. Beeinflussung der sauren Phosphomonoesterase der Hundeleber (span.). Arch. inst. Farmacol. exp. (Madr.) **3**, 110—116 (1951); (ref. Chem. Abstr. 1953, 2882f.).

[8] CORNBLEET, T.: Cutaneous carbohydrates. I. The normal skin. Arch. Derm. **41**, 193—213 (1940).

[9] DAINOW, I.: Traitement du psoriasis par la podophylline. Dermatologica (Basel) **100**, 256—257 (1950).

[10] Eder, R.: Über das Chrysarobin des Handels. Arch. Pharm. **253**, 1—33 (1915).

[11] Estable, J. J.: The ocular effect of several irritant drugs applied directly to the conjunctiva. Amer. J. Ophthal. **3**, 837—844 (1948).

[12] Galewsky, E.: Über Cignolin, ein Ersatzpräparat des Chrysarobins. Derm. Wschr. **62**, 113—115 (1916).

[13] Gans, O., u. G. K. Steigleder: Histologie der Hautkrankheiten, 2. Aufl., Bd. I, S. 237—240. Berlin, Göttingen, Heidelberg: Springer 1955.

[14] Gaudin, P.: Acanthose par chrysarobine, vaseline et frottement. Dermatologica (Basel) **97**, 208—215 (1948).

[15] Grumach, L.: Das Cignolin und seine therapeutische Verwendung. Klin. Wschr. **4**, 1991—1992 (1925).

[16] Hesse, O.: Chrysarobin. Liebigs Ann. Chem. **413**, 350—366 (1917).

[17] Hodara, M.: Histolog. Untersuchungen über die Wirkung des Chrysarobins. Mh. prakt. Derm. **30**, 53—69; **31**, 261—268 (1900).

[18] Holtz, K. H., u. K. W. Kalkoff: Histolog. Untersuchungen zur Rückbildung der Psoriasis vulgaris unter lokaler Fluocinolon-Therapie. Dtsch. med. Forsch. **1**, 4 (1963).

[19] Ippen, H.: Toxizität und Stoffwechsel des Cignolins. Dermatologica (Basel) **119**, 211—220 (1959).

[20] — Ätiologie und Pathogenese des sog. Istizin-Exanthems. Dtsch. med. Wschr. **84**, 1062—1063 (1959).

[21] — Wirkt Cignolin nierenschädigend? Arch. klin. exp. Derm. **211**, 310—313 (1960).

[22] —, u. T. Montag: Stoffwechselbeziehungen zwischen 1.8-Dioxyanthrachinon und 1.8-Dioxyanthranol. Arzneimittel-Forsch. **8**, 778—779 (1958).

[23] Jadassohn, W.: Zur Wirkung von Chrysarobin auf die Haut. Schweiz. med. Wschr. **44**, 1143—1145 (1944).

[24] — Therap. Erfahrungen in der dermatol. Praxis. Hautarzt **5**, 375—377 (1954).

[25] King, L. S., and M. Sullivan: The similarity of the effect of podophyllin and colchicin and their use in the treatment of condyloma acuminata. Science **104**, 244—245 (1946).

[26] Korting, G. W.: Einige allgemeine, physiol. u. pathophysiol. Gesichtspunkte zur Behandlung von Hautkranken. Med. Welt **1957**, 739—743.

[27] Krebs, A., u. H. Schaltegger: Vortr. Lausanne 7. 11. 1964; ref.: Hautarzt **16**, 93—94 (1965).

[28] — — Untersuchungen zum Wirkungsmechanismus von Chrysarobin und Dithranol (Cignolin) bei Psoriasis. Hinweise für eine cytostatische Wirkung dieser Medikamente. Experientia (Basel) **21**, 128—129 (1965).

[29] Malkinson, F. D.: Diskussion zu [48].

[30] Maschkilleison, L. N., u. L. A. Abramowitsch: Über die prophylaktische Wirkung der UV-Strahlen gegen die Chrysarobin-Dermatitis bei Psoriasis vulgaris. Derm. Wschr. **99**, 1614—1615 (1934).

[31] Miescher, G.: Biologie und Pathologie des sichtbaren Lichtes, des Ultravioletts und des Infrarots. In: Handb. d. Allg. Pathol. X, 1, 288—330. Berlin, Göttingen, Heidelberg: Springer 1960.

[32] Montagnani, A.: Chromatograph. Bestimmung von Milch- und Brenztraubensäure im Blaseninhalt Gesunder und Psoriatiker vor und nach Behandlung mit Chrysarobin (ital.) Atti Soc. ital. Derm. Sif. (Suppl.) **1**, 85 (1955); ref.: Zbl. Haut- u. Geschl.-Kr. **95**, 41 (1956).

[33] —, u. M. Zanchi: Untersuchungen zum Kohlenhydrat-Stoffwechsel bei der Psoriasis im Verlauf der Chrysarobin-Behandlung (ital.). Dermatologia (Napoli) **4**, 267—271 (1953); ref.: Zbl. Haut- u. Geschl.-Kr. **87**, 371 (1954).

[34] — Atti Soc. ital. Derm. (Suppl.) **1**, 5 (1955); ref.: Zbl. Haut- u. Geschl.-Kr. **94**, 212 (1956).

[35] NAEGELI, O.: Über Eigentümlichkeiten der Chrysarobin-Dermatitis und deren allgemein-patholog. Bedeutung (Verhinderung ihres Auftretens durch vorherige UV-Bestrahlung). Schweiz. med. Wschr. **59**, 1197—1200 (1929).

[36] NÁNÁSI, P., u. A. KOCSIS: Beitrag zum Wirkungsmechanismus des Chrysarobins. Derm. Wschr. **124**, 1001—1003 (1951).

[37] NOBL, G.: Psoriasis. In JADASSOHN: Handbuch d. Haut- u. Geschlechtskrh. **7**, 1, 180—288. Berlin: Springer 1928.

[38] NURSE, D. S.: Effect of antimetabolites on epidermal structures. Arch. Derm. **87**, 258—265 (1963).

[39] PATZSCHKE, W.: Über das biologische Verhalten der zur Gruppe des Chrysarobins gehörenden Hautmittel. Arch. Derm. Syph. (Berl.) **141**, 123—151 (1922).

[40] PERUTZ, A.: Teer- und Anthracen-Behandlung bei Hautkrankheiten. Ärztl. Prax. **5**, 147—149 (1930).

[41] — Chrysarobin. In JADASSOHN: Handbuch d. Haut- u. Geschlechtskrh. **5**, 1, 153—156. Berlin: Springer 1930.

[42] RACINOWSKI, A.: Das mikroskopische Bild der mit Chyrsarobin behandelten Psoriasis (poln.). Przegl. derm. **22**, 16—29 (1927); ref.: Zbl. Haut- u. Geschl.-Kr. **23**, 768 (1927).

[43] REES, R. B.: Psoriasis. Biological changes with antimetabolites. Proc. 12th Internat. Congr. Derm. Washington I, 200 (1962).

[44] ROSS, J. B., T. F. McELLIGOTT, and M. ROUT: Histological changes in psoriasis treated with dithranol. Brit. J. Derm. **76**, 74—80 (1964).

[45] ROSSI-SOFFAR, G.: Psoriasis. A statistical study of the Goeckerman and the chrysarobin-therapies and of various factors influencing the clinic. Dermatologica (Basel) **130**, 53—79 (1965).

[46] ROTHBERG, S., R. G. CROUNSE, and J. L. LEE: Glycine-^{14}C incorporation into the proteins of normal stratum corneum and the abnormal stratum corneum of psoriasis. J. invest. Derm. **37**, 497—505 (1961).

[47] SCHALTEGGER, H., A. KREBS u. H. KUSKE: Untersuchungen über die Struktur von Anthrarobin und sein Verhalten bei Psoriasis. Dermatologica (Basel) **130**, 348—357 (1965).

[48] SCOTT, E. J. VAN: Psoriasis. Biological changes with antimetabolites. Proc. 12th Internat. Congr. Derm. Washington I, 191—193 (1962).

[49] — R. AUERBACH, and G. D. WEINSTEIN: Parenteral Methotrexate in Psoriasis. Arch. Derm. **89**, 550—556 (1964).

[50] —, and T. M. EKEL: Kinetics of hyperplasia in psoriasis. Arch. Derm. **88**, 373—381 (1963).

[51] —, and R. P. REINERTSON: Morphological and physiological effects of chemotherapeutic agents in psoriasis. J. invest. Derm. **33**, 357—369 (1959).

[52] SIEMENS, H. W.: Cignolin-Überempfindlichkeit ohne Chrysarobin-Überempfindlichkeit (holl.). Ned. T. Geneesk. **1939**, 5103—5104; ref.: Zbl. Haut- u. Geschl.-Kr. **65**, 40 (1940).

[53] SINCLAIR, D. S.: The clinical reaction of the skin to mustard gas vapour. Brit. J. Derm. **61**, 113—125 (1949).

[54] STRAKOSCH, E. A.: Studies on Ointments. VI. Ointments containing chrysarobin. Arch. Derm. **49**, 1—7 (1944).

[55] SYCH, L. J.: Histomorphologische Veränderungen der Haut und ihres neurorezeptiven Apparates bei Psoriatikern, die mit Antipsoriaticum und Psoriazin behandelt sind (russ.). Vestn. Derm. Vener. **4**, 29—33 (1961); ref.: Excerpta med. XIII, **16**, 100 (1962).

[56] Szodoray, L., u. A. Korossy: Über die Wirkung des Nitrogensenfgases auf gesunde und kranke Haut. Dermatologica (Basel) **103**, 36—42 (1951).

[57] Tutin, F., and H. W. B. Clewer: The constituents of commercial chrysarobin. J. chem. Soc. **101**, 290—304 (1912).

[58] Unna, P. G.: In Leistikow: Therapie der Hautkrankheiten, S. 72. Hamburg 1897.

[59] — Cignolin als Heilmittel der Psoriasis. Derm. Wschr. **62**, 116—137 (1916).

[60] — Derm. Wschr. **62**, 150—163 (1916).

[61] — Derm. Wschr. **62**, 175—183 (1916).

[62] — Pyrogallol, Cignolin und der antipsoriatische Effekt. Wien. klin. Wschr. **35**, 387—389 (1922).

[63] —, u. L. Golodetz: Zur Chemie der Haut. VII. Die Oxydation des Chrysarobins auf der menschlichen Haut. Mh. prakt. Derm. **51**, 9—11 (1910).

[64] Vonkennel, J., u. M. Zingsheim: Psoriasis. Zusammenfassung der Arbeiten von 1927—1960. In Jadassohn: Handb. d. Haut- u. Geschlechtskrh., Ergänzungswerk III, 1, 836—936. Berlin, Göttingen, Heidelberg: Springer 1963.

[65] Zahn, K., u. H. Koch: Zur Kenntnis der katalytischen Reduktion und Hydrierung einiger Oxyanthrachinone. Ber. dtsch. chem. Ges. **71 B**, 172—186 (1938).

G. W. Korting, Mainz: Interne Therapie

Die Schuppenflechte ist ein unregelmäßig dominantes, vermutlich multifactorielles Erbleiden. Deuten wir mit letzterem Attribut somit pathogenetischen Raum auch für Umweltfaktoren an, so deshalb, weil wir seit langem wissen, daß ihr Manifestationsausmaß ferner beträchtlich von inneren oder äußeren Zustandsänderungen sowie manchen Stoffwechselsituationen abhängt. Kann doch allein schon *jede* mehr oder weniger durchgreifende Änderung der Ernährungsweise, also nicht nur die berühmte *fettfreie Diät*, zu ihrer Remission führen. Das hat v. Dühring bereits 1908 ausgesprochen, wie auch die Empfehlung einer *innerlichen Milchsäure-Therapie*, die ja gemäß dem „Schema der Wiederkehr" (Schopenhauer) in den letzten Jahren ihre ephemeren Triumphe feiern konnte (siehe Stefl, Korting, Götz, Schuppli), schon 1912 durch Macfarlane erfolgte.

Wie steht es nun aber um unsere gegenwärtigen Möglichkeiten, diese eigenartige parakeratotische Teilbereitschaft des Organismus auf „saubere" interne, d. h. vom Glanz und vor allem Elend der „schulgerechten" äußeren Therapie freie Weise anzugehen ? Um es gleich vorwegzunehmen: Sicherlich sind wir heute von therapeutischem Defaitismus entfernter denn je, obschon selbst der Gipfel der cytostatischen Hochstimmung generell überschritten sein dürfte. Doch ist man zum anderen auch bei der Psoriasis von einer „Therapia magica" etwa in Gestalt der *Gewebetherapie* (siehe Höfs) im Zeitalter der Blind- oder gar Doppelblindvergleiche wieder längst und weitgehend abgekommen. Dazwischen ist aber das Wunschziel einer exakt naturwissenschaftlich fundierten und dabei nebenwirkungsarmen Psoriasis-Therapie auf innerlichem Wege immer noch nicht greifbar geworden. Dies ist summarisch von vornherein auszusprechen, auch wenn gerade in jüngster Zeit einige, allerdings in ihrem Anfang wohl noch spektakulär überwertete Mittel einer pharmakodynamischen (hingegen wohl kaum substitutiven) Kontrolle dieser Stoffwechselanomalie fähig zu scheinen. Von solchen Ansätzen abgesehen, auf die noch zurückzukommen sein wird, beherrscht jedoch wie vor hundert Jahren die Empirie einer vorläufig nicht wegzudenkenden symptomatischen oder pragmatischen Lokaltherapie die Bühne unseres Vorgehens gegenüber der Psoriasis „vulgaris", d. h. der Schuppenflechte in ihrer banalen Erscheinungsform. Daß aber für bestimmte, wie namentlich die erythrodermischen, exsudativ-pustulösen und arthropathischen Varietäten der Psoriasis besondere innerliche Therapiemaßnahmen in Frage kommen können, sei bereits hier vermerkt.

Von den älteren, geradezu klassischen Interna der Psoriasis-Therapie, dem *Arsen*, wird im folgenden Referat Herr KNOTH gesondert berichten. Doch hierzu wenigstens, weil für das Verständnis der weiteren eigenen Ausführungen notwendig, das Folgende: Arsen wurde 1806 durch GIRDLESTONE in die Behandlung der Psoriasis eingeführt, seine Anwendung bekanntlich von v. HEBRA u. KAPOSI sehr gefördert, von beiden, wie schon im I. Band des „Archivs" zu lesen, mit Carbolsäure (siehe auch HASLUND), was ja in dieser Verbindung erstaunlicherweise für die pharmazeutische Industrie heute keinesfalls obsolet geworden ist, ja selbst mit Phosphor, daneben aber auch mit Thyreoidin (POSPELOW, 1900) kombiniert. Obwohl die Anwendung einer Oxydasen-hemmenden Substanz wie des Arsens (ONAKA) bei einem Hautkrankheitszustand von gesteigerter Gewebsatmung (GANS; BUHMANN) durchaus seine theoretische Berechtigung hätte, wurde schon in dem eben erwähnten I. Band des Archivs durch LIPP das Arsen dennoch nur als ein palliatives Mittel abqualifiziert, wie denn auch später der reale Nutzen dieser Therapie immer wieder und überhaupt (KRANTZ; RECHTER) in Frage gezogen wurde. Im Psoriasis-Krankengut der Mainzer Klinik, welches von 1947 bis 1964 1227 klinisch-behandelte Psoriasis-Patienten umfaßt (Inaug.-Diss. R. STEDEN, 1965) war bei 23 noch dergestalt behandelten Schuppenflechten-Kranken keine sichere Reperkussion auf das Hauterscheinungsbild festzustellen. Zu diesem fragwürdigen Therapieeffekt kommen dann noch — und dies angesichts der starken hepatitischen Durchseuchung und des in der Gegenwart weit verbreiteten Wohlstandsalkoholismus — die hepatotoxischen und co-carcinogenetischen Nebenwirkungen des Arsens, die ja, vor allem letztere, dank der unermüdlichen Warnrufe SCHUERMANNS heute zum Allgemeinwissen des Arztes gehören dürfen (weitere Einzelheiten über Arsenschäden siehe Korting, Holzmann u. Denk, 1965).

Im Vergleich zum As haben andere Schwermetalle, wie beispielsweise Gold (z. B. Casal) oder Mangan (Moore; Kerckhoff u. a.), in der Behandlung der Psoriasis nie eine Rolle gespielt. Lediglich bei der Psoriasis arthropathica reden Langhof u. Müller neuerdings (1964) einer parenteralen *Eisen*therapie das Wort, die in Anbetracht der Befunde von Heilmeyer und seines Arbeitskreises über die Abschwächung des Haut-Pyrexaltests durch i.v. Eisengaben zumindest heuristisch interessieren muß, zumal darunter bemerkenswerterweise sich andererseits die Cignolin-Sensibilität des Hautorgans abstumpft. Schon Willan empfahl übrigens Eisenzubereitungen bei Psoriasis.

Immerhin hatte aber die alte Arsen-Therapie bei der Psoriasis eine gewisse Sonderindikation, nämlich die im Springen und Streuen begriffene, generalisierende *Psoriasis punctata* oder gar die im Einzelelement noch winzigere *Psoriasis „follicularis"*. Gemeint ist also jene, offensichtlich unter starkem Eruptionsdruck, wie Keining das heißt, stehende Frühestform des Leidens, die einzelmorphologisch vielleicht noch gar nicht mal den vollausgeprägten erythemato-squamösen Efflorescenz-Charakter aufweist, sondern bloß eine Art erst sich später isomorph umwandelnde *„Parakératose prépsoriasique"* darstellt, wie das Gougerot einmal genannt hat. Solche generalisierte, minutiöse Psoriasis-Frühformen, denen nach eigener histologischer Beobachtung Beziehungen ähnlich denen der Parapsoriasis guttata zur „Vasculitis allergica" nicht zuzukommen scheinen, treten — analog den manifestationsprovozierenden „Zahnfeuer" beim endogenen Ekzem des Kleinkindes (Korting; Milder u. a.) — vorzugsweise nach „Grippe" (Brehm), Anginen oder sonstigen durchziehenden Streptokokken-Infekten vornehmlich im Bereich der oberen Luftwege in Erscheinung, was u. a. an erhöhten Antistreptolysintitern ablesbar ist (siehe White u. Baughman). Als kasuistische Besonderheit sei in diesem Zusammenhang auch die Eigenbeobachtung einer starken Psoriasis-Re-Eruption bei Aktivierung einer seit Jahren latenten Osteomyelitis angeführt. Diese kleinfleckigen, ausgesprochen eruptiven Psoriasis-Exantheme, für die schon Willan die „Unordnung der Konstitution" anschuldigte, geben nach meiner Erfahrung mit überhaupt die dankbarste Indikation für eine innerliche Behandlung der Psoriasis ab! Sei es, daß man anstelle des früher hierbei gebräuchlichen Arsens in derlei Fällen heute eine Abschirmung mittels Penicillin durchführt — ich gebe dieses hierbei fast ausschließlich peroral, wobei ich paradoxe, „ausschüttende" Penicillinwirkungen bisher nicht gesehen habe —, oder, daß man, sofern der Griff zum „antiexanthematischen" Cortison noch nicht zum Reflex geworden sein sollte, sich des gelegentlich *affektiven Hintergrundes* eines solchen Psoriasis-Schubes erinnert, wie das gerade in den amerikanischen Lehrbüchern bis in die jüngste Gegenwart betont wird (z.B. Behrman u. Labow, 1965). Auch wenn man mit L. v. KREHL als „guter Arzt" in erster Linie die Physis walten lassen" sollte, ist eben doch nicht ganz zu verschweigen, daß diese angebliche Krankheit der Gesunden, dieser „Morbus fortiorum", sich gelegentlich sogar bis zum Ehescheidungsgrund auswachsen kann (siehe HAMANN). Wird doch die Schuppenflechte vermutlich nicht so von jedermann vergessen und ignoriert, wie es offenbar dem greisen Medizinhistoriker SIGERIST gelang, der in seinen Lebenserinnerungen gutlaunig schreibt: „Das ist in meinem Alter sehr leicht, aber für junge Leute, die am Strande gerne ihre Anatomie zur Schau stellen, und sich mit Flirten beschäftigen, kann solche Krankheit — so harmlos sie ist — sehr unangenehm sein."

In solchen Fällen von frischer Psoriasisaussaat erweist sich nun nach meiner Erfahrung das Altherkömmliche auf dem pharmazeutischen Markt gegenüber dem Neuen überlegen, das *Brom* nämlich, das übrigens in dem neuesten deutschen Lehrbuch der Pharmakologie nicht mehr aufgenommen ist, gegenüber den modernen Tranquilizern und Ataractica wie auch gegenüber Barbituraten oder Phenothiazinen. Unter einer innerlichen Bromanwendung, die bei der Psoriasis auf LEBEDJEW (1924) zurückgeht und 1950 von BAÑUELOS erneut propagiert wurde, kommt es um solche Herde zum Schwinden der roten Randhöfe, die ja im Gegensatz zum Woronoffschen Halo ein Entfaltungszeichen (!) darstellen, und dann Schritt um Schritt zur Abnahme des Eruptionsdrucks überhaupt. Das Brompräparat der Wahl an der Mainzer Klinik ist derzeit „Calcibronat" als Granulat oder Brausetablette. Bromismen hierdurch kamen bisher nicht zu Gesicht, wohl wäre aber noch das baldige Schwinden des gelegentlichen *Juckreizes* hierunter anzuführen. Dieses seltene, aber mit Rücksicht auf die Isomorphie bedeutsame Epiphänomen der Psoriasis vulgaris sollte im übrigen Anlaß zur Überprüfung des *Serumharnsäurespiegels* sein, der zwar nach eigenen Untersuchungen (KORTING u. KAFFARNIK) keinesfalls ein gruppenmäßiges Stigma der Schuppenflechte darstellt, sondern eher in gewisser Abhängigkeit zur Herdausdehnung steht. Liegt nun eine Hyperuricämie vor, dann wird man diese entsprechend diätetisch sowie z. B. mit den modernen Phenylbutazon-Spaltprodukten („Anturan") zu beheben suchen, wobei freilich außer der Beseitigung des Juckreizes nicht immer auch bald eine unmittelbare Rückwirkung auf die bestehenden Hautveränderungen ersichtlich werden dürfte. Trotzdem wird man ähnlich, was an dieser Stelle hervorgekehrt sei, auch weitere Phänomene der psoriatischen Partialkonstitution, die häufige *Übergewichtigkeit*, die *Hyperlipämie*, die etwaige *diabetische Entgleisung*, immer mit zu beheben trachten, wozu ja gerade in letzter Zeit hinreichend neue pharmazeutische Möglichkeiten an die Hand gegeben sind, ohne daß deshalb Mittel wie „Regelan" oder vor allem die *oralen Antibiabetica* (KABELITZ u. KAPPEL; BRAUN u. a.) überdies auch noch interne Anti-

psoriatica im engeren Sinne wären, wie ja inzwischen zu lernen war (siehe
Achenbach u. Heite).

Immer wieder sind es mithin bestimmte pathophysiologische Rand-
phänomene oder, wie schon erwähnt, gewisse Sondermorphen der Psoriasis, die mit einiger Berechtigung wenigstens einem internen Therapie-
versuch, zu dem ja vornehmlich der salbenmüde Patient selbst drängt,
zugeführt werden können. Das trifft nicht zuletzt auf die *Psoriasis pustulosa* zu, über deren Beziehungen zum Kalkhaushalt bzw. zur Tetanie wir
durch Schardorn (1921) und hauptsächlich durch drei Mitteilungen aus
dem Jahre 1936 (Lezczynski; Schmidt-La Baume; Vohwinkel) infor-
miert sind. Bei dieser dürften diagnostisch das Chvosteksche Klopf-
zeichen über den (häufig) normocalcämischen Laboratoriumsbefund
sowie therapeutisch auch heute noch die AT_{10}-Verabfolgung (evtl. zusammen mit einem Calciumüberfall auf den Organismus) über manche
andere Therapie zu stellen sein. Auf die übliche Psoriasis hat indessen
AT_{10} keinen Einfluß (19 Mainzer Fälle).

Ähnlich erbringt auch die hier anzuschließende, von Krafka,1936,
angeregte und in Deutschland hauptsächlich von Spier sowie Schirren
nachgeprüfte *Vitamin D_2*-Intensivbehandlung der Psoriasis (Einzelheiten
siehe auch bei Korting, 1951) allenfalls bei recenten, ausgebreiteten Erscheinungsformen über die *spontane Involutionsquote* hinaus, die ja bei
üblichen Hospitalisierungseinflüssen immerhin *30%* nahekommen kann,
Curativeffekte, die zudem noch sorgsam gegenüber den bekannten
Nebenwirkungen und Gegenanzeigen dieser Therapie abgewogen sein
wollen. Trotzdem: die Vitamin D_2-Massivtherapie hat von den verschiedenen der Reihe nach vergeblich pharmakodynamisch bemühten *Vitaminen* — einschließlich der *Folsäure* (Steinhoff; Bommer), die neuerdings in ihren Antagonisten wiederkehrt (siehe später) — in gewissem
Sinne das Feld behauptet und stellt mit den gemachten Einschränkungen
ein Reservat für die psoriatischen Erythrodermien, vornehmlich der
„Jugendlichen", dar.

Mit allen pharmakodynamischen, d. h. doch weitgehend aspezifischen
Bemühungen entfernen wir uns aber, worüber Klarheit herrschen muß,
leicht vom Causal-Naturwissenschaftlichen und nähern uns notgedrun-
gen dem weiten Felde der sogenannten ärztlichen Empirie, so daß denn
auch bald Begriffe wie „Förderung der Naturheilkraft" oder zumindest
Worte wie „*Umstimmung*" sich einzustellen pflegen. Letzter Begriff sollte
aber, als er seinerzeit in die Heilkunde von dem Sinnesphysiologen
E. Hering eingeführt wurde, sehr eindeutig die veränderte Disposition
oder Teilfähigkeit eines lebenden Gebildes für irgendeine Reizeinwirkung
beinhalten, wie etwa für Licht, Sonne, Luft, Begriffe also, die ja seit
alters her auch in der Psoriasislehre gerade eine Rolle spielen. Indika-
tionsmäßig gesehen gelangen wir aber, wenn wir dergestalt den Gedanken

der „therapeutischen Umstimmung" als Leitpfad benützen, bei der Sortierung der Psoriasis-Sonderformen zu den Antipoden der bislang abgehandelten exsudativen und kleinfleckigen Varietäten, nämlich zu den torpiden, inveterierten Formen bzw. den vasculo-cutanen und mesenchymalen Maximalvarianten dieses Leidens, klinisch gesprochen: zur *Psoriasis-Erythrodermie* und *-Arthropathie*.

Halten wir zunächst daran fest, daß die *erythrodermische Psoriasis* in ihrer klinisch-morphologischen Anonymität sich auch funktionell — d. h. z. B. in ihrer extrathyreoidalen Grundumsatzsteigerung (KORTING, HOLZMANN u. KALLEE), ihrem transcutanen Wärme- und Eiweißverlust usw.— und damit in ihren therapeutischen Grundbedürfnissen kaum von den Erythrodermien anderer Genese unterscheidet, so ist zunächst *vor* jeden pharmakodynamischen Umstimmungs- oder Reizversuch das gründliche Aufsuchen und *Entfernen von Herden* zu setzen, wie es SCHOTTMÜLLER und PÄSSLER gelehrt haben.

Leider trägt aber nicht jeder festgestellte Focus irritans auch gleich seine Entfernbarkeit in sich, wie wir es bei einer erythrodermischen, somatisch bedauerlich retardierten Psoriasis-Patientin mit völlig therapieresistenter Osteomalacie und Dickdarmdivertikulose sehen, die seit gut 10 Jahren in der Mainzer Klinik liegt.

Was nun derartige *unspezifische Therapieversuche* selbst anbetrifft, die im vorigen Jahrhundert zur Behandlung der progressiven Paralyse mit künstlichen Abscessen (JACOBI, 1854; MEYER, 1877), Pyocyaneusvaccine oder Albumosen einsetzten, die übrigens auch kein geringerer als W. v. JAUREGG (1911) vor seiner späteren Malariatherapie anwandte, so wird man heute seinen Psoriasispatienten derartige heroisch-schmerzhafte Maßnahmen auf diesem Gebiet kaum mehr zumuten dürfen. Die Zeiten HAUCKs, wo man Sulfur in Öl aufschwemmte und in den Muskel einspritzte, sind vorbei. Unter diesem Gesichtspunkt bietet sich meines Erachtens z. B. im „Echinacin", worüber ich, eine Anregung von SEIDEL aufnehmend, zusammen mit RASP (1954) berichtet habe, ein milder phytogener, standardisierter und daher stufenmäßig steigerbarer „Reizkörper" für die torpide (Kreuzbein!) oder *arthropathische Psoriasis* an, die ja früher ob ihres Salicyl-refraktären Verhaltens, wie allerdings die übrigen „dermatologischen" Arthropathien auch, gefürchtet wurde, ähnlich etwa, wie man heute die „dermatologischen" Nephropathien (Purpura SCHÖNLEIN, Lupus ery.) als Cortison-refraktäre Gruppe fürchtet. Daß nun etwa heute durch das Phenylbutazon oder Oxyphenylbutazon oder durch das „Resochin"[1] diese Situation der Vergangenheit angehörte, muß bezweifelt werden. Überprüfenswert erscheint in diesem Zusammenhang noch das „*Indomethacin*", ein Indolessigsäurederivat,

---

[1] Auch das psoriatische Hauterscheinungsbild selbst scheint übrigens unter „Resochin" sich eher zu verschlechtern (Literatur siehe bei BIELICKY, SONKA u. MALINA).

das in Deutschland als „Amuno“ gehandelt wird und bei einer Tagesdosis
von anfänglich 75, später bis 150 mg, zwar meist erst nach einigen Tagen,
aber doch insgesamt deutlich aktuell-antiphlogistische Effekte, wie gesagt, ähnlich dem Phenylbutazon oder Oxyphenylbutazon (siehe z.B.
Frankl u. Müller) auch bei der Psoriasis arthropathica, wie bereits mitgeteilt (Coste u. Mitarb.) und von uns in zwei Fällen zu bestätigen, entwickelt.

Zur Erzielung einer schmerzlosen Nachtruhe und zur Abkürzung des morgend-
lichen Anlaufs erweist sich die Zäpfchenapplikation den Kapseln als überlegen
(siehe Schilling). Die Kontraindikationen sind die gleichen wie bei Phenylbutazon
(Gastrointestinalulcera!). Daneben sind aber auch Kopfschmerzen und Vertigo als
Warnzeichen zu beachten.

Dennoch kann es keinem Zweifel unterliegen, daß nach derzeitigem
Erfahrungsstand zwei andere Wirkstoffe mehr als alle bisher genannten
im Vordergrund allerdings ausgesprochen differenter intern-therapeu-
tischer Bemühungen bei der Psoriasis stehen. Beide haben mithin bei der
gewöhnlichen, „vulgären“ Schuppenflechte, die ja in der Regel in ihrem
vitalen Krankheitswert belanglos ist, nichts zu suchen; ihre Verwendung
bei dieser gar als Langzeitmittel oder nur „ut aliquid fieri *videatur*“ wäre
demgemäß auch mehr als „kostspielige“ therapeutische Gedankenlosig-
keit. Der eine von ihnen nun, das *Cortison* samt seinen Derivaten, ist in
diesem Kreise zu bekannt, als daß seine Handhabung noch geschildert
zu werden brauchte. Gleichermaßen bekannt sind die klinisch-forsche-
rischen Verdienste von Kollegen Grüneberg auf diesem Gebiet, und
kaum zu erwähnen ist ferner, daß in der 1. Mitteilung über die moderne
Cortison-Therapie durch Hench u. Kendall (1949) bereits auch über
Erfolge bei der Psoriasis arthropathica berichtet wurde. Wie ist die
gegenwärtige Indikation zu formulieren ? Verantwortlicherweise sollten,
auch wenn man der von Braun-Falco histochemisch nachgewiesenen
Rückbildungsvorgänge der Psoriasis-Efflorescenzen unter Triamcinolon
per os eingedenk bleibt, einer systemischen Cortisonzufuhr wiederum
grundsätzlich nur die hyperphlogistisch-exsudativen sowie die mesen-
chymal-hyperreaktiven Varianten des Leidens, also: Psoriasis pustulosa,
erythrodermica und arthropathica zugeführt werden. Bei diesen wird
man, wie schon erwähnt, heute dann allgemein wohl entweder dem
Triamcinolon oder dem offenbar stärker antihypophysären Dexamethason oder seinen Isomeren den Vorzug geben. Und in solchen ausgesuchten
Fällen wird es für den Therapeuten immer wieder zum Erlebnis werden,
wenn auf den ersten massiven Cortisonschlag beispielweise die noch vor
kurzem so septisch züngelnde Hyperpyrexie einer Psoriasis pustulosa
zusammenstürzt. Aber auch insofern ist die geforderte strenge Indika-
tionsbeschränkung am Platze, als ja inzwischen für die übrigen Psoriasisformen in der Anwendung von Corticosteroid-Salben unter Plastikokklusiv-

verbänden eine weitaus ungefährlichere und z.B. auch zur Cignolin-Einschleusung völlig ausreichende Ausweichmöglichkeit zur Verfügung steht. Dieser eleganten Methode stehen bei der systemischen Corticosteroid-Behandlung der Psoriasis unter Umständen Resistenzsteigerungen und langsame, zähe Ausbreitungen des Zustandsbildes entgegen; überdies scheinen Recidive unserem Eindruck nach schneller zu kommen, wie man das leider bei der Cortison-Therapie der Mycosis fungoides ähnlich beobachten muß. Sieht man also von den herausgestellten Sonderindikationen ab, wird eben das lapidare Urteil von VONKENNEL u. ZINGSHEIM im „Ergänzungswerk" nur zu verständlich: „Selbst die Corticoide haben versagt." Dazuzurechnen wäre sodann die Hypothek der Nebenerscheinungen, von denen die sichtbaren, wie etwa unförmige Stammfettsucht oder Steroidacne, weniger schon latente Hypokaliämie, Thrombosebereitschaft und diabetische Entgleisung, noch die geringsten Übel wären. Was aber, wenn nicht bei einem Pemphigus vulgaris oder einem Lupus ery. acutus, sondern sozusagen „bloß" bei einer gewöhnlichen „vulgären" Psoriasis unter solcher systemischer Therapie scheinbar unvermittelt foudroyant fortschreitende Magen- oder Zwölffingerdarmgeschwüre auftreten und infolge profuser Blutungen, denen selbst bei maximaler, neuzeitlich klinischer Bemühung nicht beizukommen ist, zur Todesursache werden?

Ein anderer Effekt der Corticosteroide, nämlich ihre Auswirkung auf Milz, Lymphknoten und vor allem den *Thymus*, der hierdurch bekanntlich extrem von Lymphocyten entblößt werden kann, erscheint mir am Rande unter den Enträtselungsversuchen des Psoriasis-Problems noch bemerkenswert, und zwar weniger in Anbetracht der gegenwärtig zunehmend mehr erkannten immunbiologischen Bedeutung der Thymusdrüse, zumal ja eine immunologische Konzeption der Psoriasis (LORINCZ) noch keineswegs fundiert ist (siehe MORECI, FARBER u. RAFFEL; AUSUM u. WILHELM), sondern vor allem wegen der Ansicht von BROCK, der in den frühen zwanziger Jahren die Thymusdrüse ganz in den Vordergrund der Genese und auch der Therapie der Psoriasis gestellt hatte, was von seinen Zeitgenossen damals indessen weniger bestätigt (GAWALOWSKI), als abgelehnt wurde (MATSUMOTO; SCHNEIDER; SCHREUS).

Die Empfehlung von *Sexualhormonen* zur Behandlung der Psoriasis vulgaris — schon 1898 hatte HALLOPEAU, allerdings frustran, 6 Wochen hindurch 5 g Stierhodenflüssigkeit täglich hierbei injiziert — beschränkt sich auf alternde, klimakterische und postklimakterische Menschen (LUTZ: Testosteron, BOHNSTEDT u. BAUMANN: Progesteron, GRÜNEBERG: Follikelhormon), hat also wiederum eine Sondernote des Leidens und nicht die Psoriasis schlechthin zum Ansatz.

Der zweite, hier besonders zu besprechende, weil gegenwärtig stark diskutierte, Wirkstoff gehört zu der Gruppe der *Folsäure-Antagonisten*, welche die Umwandlung der Folsäure zur eigentlich wirksamen Folinsäure inhibieren und sie competitiv in der Synthese von Nucleinsäure behindern, was insonderheit an den jugendlichen weißen Blutzellen und am Epithel geltend wird. Daher ihre klinische Anwendung bei den unreifzelligen Leukosen des Kindesalters und seit 1951 durch GUBNER, AUGUST u. GINSBERG — bei der Psoriasis. Das ursprünglich verwandte Aminopterin, welches sich von der Folsäure durch eine Aminogruppe an Stelle einer OH-Gruppe unterscheidet, ist inzwischen kaum mehr erhältlich. An seine Stelle ist vielmehr sein Methylderivat, das *Methotrexat*, getreten. Nach einer nunmehr 15jährigen Erfahrung mit den Folsäure-Antagonisten in der Psoriasis-Therapie und angesichts von über 1000 mitgeteilten Behandlungsfällen, wie sie schon RYAN u. Mitarb. (1964) zusammenstellen konnten, ist an der überzufälligen (80%) symptomatischen, ca. 5—10 Tage nach Zufuhr deutlichen Wirksamkeit von Methotrexat speziell auf die Hauterscheinungen, weniger auch auf etwa begleitende Arthropathien, bei welchen die Corticosteroide überlegen zu sein scheinen, nicht mehr zu rütteln. Für die Verabreichung, die im Gegensatz zu den Nebennierenhormonen schlagartig unterbrochen werden kann, liegen verschiedene kontinuierliche oder diskontinuierliche Behandlungsschemen vor (GUBNER u. Mitarb.; REES u. Mitarb.; EDMUNDSON u. GUY; AUERBACH u. a.). Im Durchschnitt wird Methotrexat oral in einer Tablette zu 2,5 mg täglich zunächst für etwa 12—14 Tage verabfolgt. Jedoch scheint nach eigener Erfahrung die intramuskuläre Injektion von 1—2mal 5 mg Methotrexat pro Woche mehr zu leisten. Trat doch bei einem eigenen Falle einer seit Monaten jedweder konventionellen Therapie trotzenden schwersten erythrodermischen und arthropathischen Psoriasis unter 12 Tagen 2,5 mg Methotrexat per os et pro die Verschlimmerung des Hautbefundes zutage, wohingegen bei einer i.m. Applikation von zweimal wöchentlich 5 mg Methotrexat eine beträchtliche Besserung des Hautzustandes zu verzeichnen war. Dabei blaßte, wie auch sonst bei den sekundären Erythrodermien zu beobachten, die psoriatische Erythrodermie nicht etwa schrittweise ad integrum ab, sondern es kam vor der weiteren Rekonstitution zwischenzeitlich zunächst die eigentliche Grundmorphe, gegeben in typisch diskoiden Herden, wieder auf. Demgegenüber erwies sich eine seit 8 Jahren bestehende Lichen ruber-Erythrodermie völlig Methotrexat-refraktär, während wir uns andererseits zur gleichen Zeit von der sicheren, bereits bekannten symptomatischen Wirksamkeit dieses Mittels bei einer zuvor absolut Cortison-Resochin-resistenten Lupus erythematodes-Niere überzeugen konnten. Methotrexat kann also, wie nochmal zu betonen, für schwerste Psoriasisfälle, aber wirklich nur für diese, Anwendung finden, obwohl (vielleicht) durch sofortiges Absetzen dieser Therapie und darüber hinaus mit Folinsäure (,,Citrovorumfactor") ein promptes Abfangen etwaiger Nebenerscheinungen möglich ist. Als solche unerwünschten Wirkungen sind vornehmlich Schleimhautulcerationen, gastrointestinale Beschwerden sowie Haarausfall berichtet. Selbstredend sind bei dieser zunächst noch der Klinik zu überlassenden Therapie konsequente Leukocyten- und gelegentlich auch Thrombocytenkontrollen erforderlich, wobei, wie bei cytostatischer Therapie häufig gefordert, die Therapiewirkung keineswegs etwa bis an den Rand der Leukodepression vorzutreiben wäre. Auch wurde eine vereinzelte Belastung der Leber herausgestellt, die ja als solche durch das Grundleiden zumindest nach unseren Erhebungen (WEBER u. KORTING) kaum überzufällig in Mitleidenschaft gezogen sein dürfte. Was uns aber weitaus bänglicher stimmen muß, ist die Angabe von REES u. Mitarb. (1964) über das zweimalige Auftreten von Leukämien 10 Jahre nach Behandlungsbeginn unter ihren 171 Therapiebeobachtungen. Außerdem haben RYAN u. SPRIGGS (1965), in Zellkulturen, die von langfristig mit Folsäureantagonisten Behandelten angesetzt waren, im Vergleich zu andersartig behandelten Psoriatikern vermehrt chromosomale Abnormitäten festgestellt, wie auch bereits 1962 BARICH, SCHWARZ u. BARICH auf sowohl anti-tumoröse als auch co-cancerogene Methotrexat-Wirkungen bei der Methylcholanthren-Maus in Abhängigkeit von der Applikationsweise aufmerksam gemacht hatten. Methotrexat kann mithin eine ultima ratio der Psoriasis-Therapie sein, aber sicherlich keine uneingeschränkt befriedigende, da es nicht ohne weiteres angängig sein kann, einen bestimmten pathologischen Zustand „einfach" in einen anderen umzuwandeln. Ohne solche Einschränkungen wäre in der Folge einer „Therapia maligna" im Sinne von WUHRMANN bald das Tor geöffnet.

Symptomatisch aussichtsreich scheint sodann nach den bisher vorliegenden Prüfergebnissen (TURNER u. CALABRESI) die Verwendung des allerdings sehr teuren *Triacetyl-6-Azauridin* zu sein, über das wir noch keine eigene Erfahrung haben.

Nach den bisherigen Ausführungen ergeben sich demnach wohl gewisse Ausblicke, weniger schon Lichtblicke, allenfalls Ansätze für eine befriedigende symptomatische Behandlung gewisser, besonders gelagerter, durchweg extrem schwerer Psoriasisformen, wenn man die geschilderten Behandlungsmöglichkeiten der eruptiven Streuformen ausnimmt. Völlig fehlt hingegen nach wie vor eine auch in den Augen der Nachprüfer standhaltende und nicht auf die iatrogene Magie des Erstbeschreibers angewiesene interne Behandlungsform, die überdies noch einigermaßen unbeschwert von ernsten Nebenwirkungen wäre und somit gerade für das Hauptkontingent der Kranken mit einer Schuppenflechte zur Verfügung stände. Denn z.B. die Psoriasis arthropathica, von der hier so viel die Rede war, macht bei 1227 für diesen Bericht zusammengestellten stationären Psoriasis-Patienten der Mainzer Klinik (1947 bis 1964) nur 1,9% aus, was in der Größenordnung der Tiedemannschen Zahl von 1,3% beim Tübinger-Psoriasis-Krankengut liegt. Von den eben erwähnten *1227 klinisch behandelten Psoriasis-Patienten*, deren Krankenblattunterlagen am Institut von Herrn Prof. KOLLER, Mainz, dankenswerterweise statistisch überprüft wurden (Einzelheiten Inaug.-Diss. R. Steden, 1965), waren 571 rein lokal, 656 (53,3%) kombiniert intern und lokal behandelt worden. Die *durchschnittliche Behandlungsdauer der nur lokal Behandelten* betrug *28 Tage*, während sich für die Gruppe der *kombiniert* lokal und intern *therapierten Psoriasis-Patienten* ein *durchschnittlicher Kliniksaufenthalt von 41 Tagen* errechnen ließ, wobei zudem keinem der angewandten Interna ein die Krankenhausverweildauer verkürzender Einfluß zukam. Gewiß darf man in Rechnung stellen, daß einer zusätzlichen internen Therapie von vornherein nur die schwereren Psoriasis-Formen zugeführt wurden. Dennoch spricht diese Gegenüberstellung, bei der die Behandlungszeit bei zwei Therapieweisen mit gewisser Berechtigung als Maß des Curativeffektes konfrontiert werden — ähnliche Ergebnisse liegen von Rechter und neuerdings 1965 von Rossi-Soffar aus der Zürcher Klinik vor — andererseits wohl kaum für eine positive Beurteilung unserer bisherigen Möglichkeiten, die vulgäre Psoriasis auf internem Wege wirklich zuverlässig und rational zu beeinflussen. Nur eine illusionsarme Zurkenntnisnahme dieser Situation kann hier Abhilfe bringen, wofür ja Ansätze, wenn auch freilich bislang nur für bestimmte schwerste Sonderformen dieses Leidens, sich abzuzeichnen beginnen.

Literatur

Achenbach, R., u. H. J. Heite: Zbl. Haut- u. Geschl.-Kr. **15**, 318 (1961).

Auerbach, R.: Arch. Derm. Syph. (Chic.) **90**, 553 (1964).

Ausum, J. D., and R. E. Wilhelm: Arch. Derm. Syph. (Chic.) **85**, 614 (1962).

Bañuelos, M.: Med. Klin. **49**, 174 (1954).

Barich, L. L., J. Schwarz, and D. Barich: J. invest. Derm. **39**, 615 (1962).

Behrmann, H. T., and T. A. Labow: The practitioners illustrated dermatology, p. 87. New York: Grune and Stratton 1965.

Bielický, T., J. Sonka, and L. Malina: Acta derm.-venereol. (Stockh.) **44**, 273 (1964).

Bohnstedt, R. M., u. R. Baumann: Hautarzt **3**, 125 (1952).

Braun, H.: Med. Klin. **55**, 327 (1960).

Braun-Falco, O.: Acta histochem. (Jena) **8**, 350 (1959).

— Therapiewoche **135**, 180 (1963).

Brehm, G.: Medizinische **1958**, 745.

Brock, W.: Arch. Derm. Syph. (Berl.) **138**, 397 (1922).

— Strahlentherapie **11**, 563 (1920).

Brunner, S.: Z. Haut- u. Geschl.-Kr. **19**, 255 (1955).

— Derm. Wschr. **139**, 377 (1959).

Buhmann, A.: Biochem. Z. **287**, 145 (1936).

Casal, G.: Derm. Wschr. **72**, 385 (1921).

Coste, F., F. Delbarre, J. Cayler, S. Braun et G. Mastorg: Presse méd. **1965**, 1673.

Düring, E. v.: Arch. Derm. Syph. (Berl.) **93**, 413 (1908).

Edmundson, W. F., and W. B. Guy: Arch. Derm. Syph. (Chic.) **78**, 200 (1958).

Franke, R., u. G. Müller: Münch. med. Wschr. **1965**, 442.

Gans, O.: Dtsch. med. Wschr. **49**, 16 (1923).

GIRDLESTONE, TH.: Lond. clin. med. J. **15**, 297 (1806); zit. nach P. E. BECHET: Arch. Derm. Syph. (Chic.) **33**, 333 (1936).

GÖTZ, A.: Münch. med. Wschr. **100**, 817 (1958).

GOUGEROT, H.: zit. bei B. DUPERRAT: Précis de Dermatologie, 70. Paris: Masson et Cie. 1959.

GRÜNEBERG, TH.: Klin. Wschr. 2, 1908 (1933).

— Münch. med. Wschr. **1936**, 561.

— Med. Klin. **1952**, 48.

— Hautarzt **3**, 155 (1952).

GUBNER, R.: Arch. Derm. Syph. (Chic.) **64**, 688 (1951).

— S. AUGUST, and V. GINSBERG: Amer. J. med. Sci. **221**, 176 (1951).

HALLOPEAU, FR.: Arch. Derm. Syph. (Berl.) **54**, 409 (1900).

HAMANN, H.: Derm. Wschr. **115**, 693 (1942).

HASLUND, A.: Arch. Derm. Syph. (Berl.) **14**, 677 (1887).

HAUCH, L.: Arch. Derm. Syph. (Berl.) **135**, 208 (1921).

HEBRA, F. v., u. M. KAPOSI: Lehrbuch der Hautkrankheiten, Bd. I, S. 357. Erlangen: Enke 1872.

HÖFS, E.: Gewebetherapie in der Dermatologie, Bd. 29, S. 62—69. Leipzig: J. A. Barth 1961.

KABELITZ, G., u. W. KAPPEL: Dtsch. med. Wschr. **83**, 1167 (1958).

KALKOFF, K. W.: Derm. Wschr. **123**, 361 (1951).

KOHN, M. (KAPOSI): Arch. Derm. Syph. (Prag) 1, 219 (1869).

KORTING, G. W.: Dtsch. med. Wschr. **76**, 619, 717, 812 (1951).

— Dtsch. med. Wschr. **77**, 629 (1952).

— Med. Klin. **47**, 1077 (1952).

— Zur Pathogenese des endogenen Ekzems, S. 7. Stuttgart: Thieme 1954.

— Dtsch. med. Wschr. **83**, 1409 (1958).

— H. HOLZMANN u. R. DENK: Ärzteblatt Rheinland-Pfalz 18, 467 (1965).

— — u. E. KALLEE: Arch. klin. exp. Derm. **216**, 155 (1963).

—, u. H. KAFFARNIK: Derm. Wschr. **138**, 1359 (1958).

—, u. F. K. RASP: Medizinische **1954**, 1504.

KRAFKA, J., jr.: J. Lab. clin. Med. **21**, 1147 (1936).

KRANTZ, W.: Derm. Wschr. **125**, 50 (1952).

KREHL, L. v.: Münch. med. Wschr. **80**, 83 (1933).

LANGHOF, H., u. H. MÜLLER: Hautarzt 15, 662 (1964).

LEBEDJEW, A. J.: Derm. Wschr. **79**, 1003, 1397 (1924).

LESZCYNSKI, R. v.: Derm. Wschr. **103**, 1397 (1936).

LIPP, E.: Arch. Derm. Syph. (Prag) 1, 362 (1869).

LORINCZ, A. L.: Ann. N. Y. Acad. Sci. **73**, 1000 (1958).

MACFARLANE, J.: Derm. Wschr. **55**, 1733 (1912).

MATSUMOTO: Z. Derm. Urol. **22**, 58 (1922).

MILDER, E.: Dermatologica (Basel) **111**, 140 (1955).

MOORE: Brit. med. J. Nr. **3210**, 41 (1922).

MORECI, A. P., E. M. FARBER, and S. RAFFEL: Arch. Derm. Syph. (Chic.) **85**, 617 (1962).

ONAKA: Hoppe-Seylers Z. physiol. Chem. **70**, 433 (1911).

POSPELOW: Mh. prakt. Derm. **32**, 344 (1901).

RECHTER, E.: Dermatologica (Basel) **100**, 168 (1950).

REES, B., and J. H. BENNET: Arch. Derm. Syph. (Chic.) **83**, 970 (1961).

— — and W. L. BOSTIK: Arch. Derm. Syph. (Chic.) **72**, 133 (1955).

— — E. M. HAMLIN, and H. J. MAIBACH: Arch. Derm. Syph. (Chic.) **90**, 544 (1964).

ROSSI-SOFFAR, G.: Dermatologica (Basel) **130**, 53 (1965).
RYAN, T. J., and A. J. SPRIGGS: Brit. J. Derm. **77**, 283 (1965).
— H. R. VICKERS, S. N. SALEM, S. T. CALLENDER, and J. BADENOCH: Brit. J. Derm. **76**, 555 (1964).
SCHARDORN, E.: Arch. Derm. Syph. (Berl.) **132**, 108 (1921).
SCHILLING, F.: Münch. med. Wschr. (im Druck).
SCHIRREN, C.: Hautarzt 8, 119 (1957).
SCHMIDT-LA BAUME: Med. Klin. **1936**, 659.
SCHNEIDER: Wien. klin. Wschr. **35**, 565 (1922).
SCHREUS, TH.: Forschg. auf den Schirm-Rö-strahlen **29**, 249 (1922).
SCHUPPLI, R.: Dtsch. med. Wschr. **41**, 1818 (1960).
SCOTT, E. J., VAN, R. AUERBACH, and G. D. WEINSTEIN: Arch. Derm. Syph. (Chic.) **89**, 550 (1964).
SEIDEL, B.: Münch. med. Wschr. **1952**, 2330.
SIGERIST, H.: In: PIMMER, M., u. B. F. MILLER: Was Ärzte als Patienten erlebten, S. 22. Stuttgart: G. Klipper 1953.
SPIER, H. W.: Hautarzt **1**, 205 (1950).
STEFL, J.: Med. Klin. **52**, 1967 (1957).
STEINHOFF, H.: Z. Haut- u. Geschl.-Kr. **19**, 229 (1955).
TIEDEMANN, G.: Z. menschl. Vererb.- u. Konstit.-Lehre **30**, 248 (1950—1952).
TURNER, R. W., and P. CALABRESI: J. invest. Derm. **43**, 551 (1964).
— — zit. nach WELCH: Dtsch. med. Wschr. **90**, 1558 (1965).
VOHWINKEL, K. H.: Derm. Wschr. **103**, 1373 (1936).
VONKENNEL, J., u. M. ZINGSHEIM: J. JADASSOHN: Hdb. Haut- u. Geschl.-krh. Erg.-Werk. **III/1**, 877 (1963).
WEBER, G., u. G. W. KORTING: Arch. klin. exp. Derm. **220**, 75 (1964).
WHYTE, H. J., and R. D. BAUGHMAN: Arch. Derm. Syph. (Chic.) **89**, 350 (1964).
WUHRMANN, F.: Schweiz. med. Wschr. **95**, 916 (1965).

W. KNOTH, Gießen: Arsenbehandlung

Arsenverbindungen gehören zu den am längsten bekannten, innerlich verabreichbaren, antipsoriatischen Mitteln. Ohne Zweifel haben Generationen von Ärzten mit dieser Therapie Besserungen bei einem Teil ihrer Patienten gesehen. Da keine Heilung erzielt werden konnte, erschien es sowohl den Therapeuten als auch den Kranken von Nutzen, wiederholt Arsen zu verordnen bzw. einzunehmen.

I

Soweit bis heute bekannt, ist den arsenhaltigen Antipsoriatica unter anderem eine Wirkung auf die Epidermopoese karyologisch gesehen, und eine Wirkung auf SH-Gruppen-haltige Substrate, enzymatisch gesehen, eigen. Die Vorstellung, daß Arsen auf die proliferierende, psoriatische Papel im Sinne eines Rebound-Phänomens wirken könnte, hat einiges für sich und läßt den zum Teil erzielbaren morbistatischen Effekt während und auch die Rezidivneigung nach einer zeitlich begrenzten Medikation verstehen.

Vergegenwärtigt man sich das Ergebnis der Arsentherapie bei einer großen Anzahl von Psoriasispatienten, so heben sich bezüglich des Integumentes drei Stadien der vielfältigen medikamentösen Wirkung heraus:

1. Eine dermatologisch-asymptomatische Tolerierung der zeitlich begrenzten, relativ geringen Arsenaufnahme;

2. die Transformation der Psoriasis-Efflorescenz in eine verrucöse Variante bei längeren oder mehrmaligen Arsengaben;

3. die Manifestation einer fleckigen Melanodermie, zum Teil mit poikilodermatischem Einschlag mit und ohne zusätzlische distale Keratosen nach chronischer, wiederholter Arsenverabreichung, besser „chronischer Arsenintoxikation".

Während im Stadium 1 die Psoriasis ohne Gestaltwandel und ohne Veränderung ihrer Rezidivneigung bleibt, kann sich im Stadium 2 die Dermatose auf regionalbegrenzte, sehr therapieresistente Herde konzentrieren. Das 3. Stadium ist oft durch eine sogenannte ausgebrannte Psoriasis gekennzeichnet. Die hierbei auftretenden, wenigen oder selten rezidivierenden Veränderungen bedürfen kaum noch einer externen antipsoriatischen Behandlung.

Unter Berücksichtigung der geschilderten Auswirkungen ist es mehr als zweifelhaft, ob sich der Einsatz von Arsen bei der Schuppenflechte lohnt. Die durch eine geringe, zeitlich begrenzte Arsentherapie erzielbaren Erfolge sind mit anderen Medikamenten heute ebenfalls, oft sogar eindrucksvoller, zu erreichen. Eine mittelstarke, mehrmalige, chronisch langzeitige Arsenbehandlung führt im Endeffekt zu nachteiligen Befunden.

II

Die Nachteile einer internen Arsenmedikation beschränken sich aber nicht nur auf den negativen Gestaltwandel der Psoriasis und auf die melanodermatischen oder keratotischen Begleiterscheinungen. Entscheidend für die kritische Bewertung dieser Behandlungsart ist vor allem die seit langem bekannte, tumorerzeugende Eigenschaft des Arsens. Arsen besitzt nach peroraler Applikation eine recht vielfältige Organotropie. In der Haut wird es von der Epidermis und den Hautadnexen aufgenommen. Eine besondere Affinität besteht auch zu den stärker tätigen Ausscheidungsorganen des Körpers. Die Berichte über gesicherte Zusammenhänge zwischen Arseneinnahme und Tumorentstehung sind sehr zahlreich. Im deutschsprachigen Schrifttum teilten GOTTRON, SCHUERMANN, DOEPFMER, FROITZHEIM, UNNA, MEMMESHEIMER u. HERZBERG, ZAUN u. a. einschlägige Befunde mit. Die Begriffe „Arsenkrebs" im deutschen und „arsenical cancer" im angloamerikanischen Schrifttum haben sich eingeführt.

Aus einer Vielzahl eigener Beobachtungen sollen hier nur drei Kranke erwähnt werden:

Fall 1. 61 jährige Frau. Längere Arsentherapie wegen Blutarmut vor 40—50 Jahren. Rechtsseitige Amputation nach Feststellung eines Mammacarcinoms im Frühjahr 1965; Auftreten multipler Morbus Bowen-Herde an der Haut der linken Mamma, rechten Schläfe sowie linken Oberschenkelaußen- und Innenseite seit 1964/65.

Fall 2. 53 jähriger Mann. Wiederholte Arsenkuren wegen einer seit Jugend bestehenden Psoriasis vulgaris. 1959 Auftreten eines fortgeschrittenen Reticulosarkoms an der Glans penis. Exitus letalis nach Metastasierung und Kachexie.

Fall 3. 42 jähriger Mann. Einnahme von ca. 2000 cm³ verschiedener arsenhaltiger Lösungen zwecks innerlicher antipsoriatischer Behandlung in der Zeit von 1947—1961. Seit 1960/61 Auftreten von multiplen Basalzellepitheliomen, Morbus Bowen-Herden und Carcinomata spinocellularia am Stamm und an den Extremitäten bei Arsen-Melanodermie und -Keratosen; Zustand nach Beinamputation wegen Endangiitis obliterans, patho-andrologische Befunde und Encephalopathie.

III

Nicht zuletzt unter dem Eindruck der selbst beobachteten arsengeschädigten Kranken haben wir 1963 eine Umfrage an alle praktizierenden Dermatologen gerichtet. Wir suchten zu erfahren, wie oft und welche arsenhaltigen Präparate z.B. bei der Psoriasis auch jetzt noch verordnet werden.

Von 1544 Aussendungen kamen 810 mit verwertbaren Angaben an uns zurück. 219 Ärzte erklärten, daß sie 1. zum Zeitpunkt der Umfrage, 2. schon seit längerer Zeit keine und 3. noch nie arsenhaltige Medikamente verwenden bzw. rezeptiert haben.

Von 591 Dermatologen, die Arsen verordnen, setzen 74,7% entsprechende Präparate zur Behandlung der Psoriasis ein. Die übrigen Ärzte benutzen Arsen zur Therapie anderer Dermatosen. Aufgrund der beigegebenen Medikamentenliste konnten insgesamt 22 mehr oder weniger häufig verordnete Arsenpräparate ermittelt werden. Aus 950 Einzelnennungen ließ sich die nachstehende Reihenfolge in bezug auf die Häufigkeit des Einsatzes bei der Psoriasis ermitteln:

1.	Psor-Intern®	31,0%
2.	Ellpsoral®	27,2%
3.	Sol. Fowleri	11,2%
4.	Arsen-Ferrlecit®	7,0%
5.	Psorifug®	6,8%
6.	Pil. asiat.	5,4%
7.	Arsenetten®	3,6%

Die restlichen 7,8% verteilen sich auf die Präparate, die seltener
genannt wurden. Bezieht man die Anzahl der mitgeteilten Medikamente
auf jeden einzelnen arsenverschreibenden Arzt, so ergibt sich, daß 66,7%
der Dermatologen an Psor-Intern®, 58,4% wahlweise auch an Ell-
psoral® und 24,0% bei der Rezeptierung auch an Fowlersche Lösung
denken. Diese drei Mittel standen somit in bezug auf die interne Behandlung der Psoriasis eindeutig an der Spitze.

IV

Das Ergebnis der Umfrage veranlaßte uns, die beiden am häufigsten
rezeptierten flüssigen Arsenmedikamente im Tierversuch auf ihre onko-
gene Wirkung zu prüfen. Mitteilungen über Experimente bezüglich der

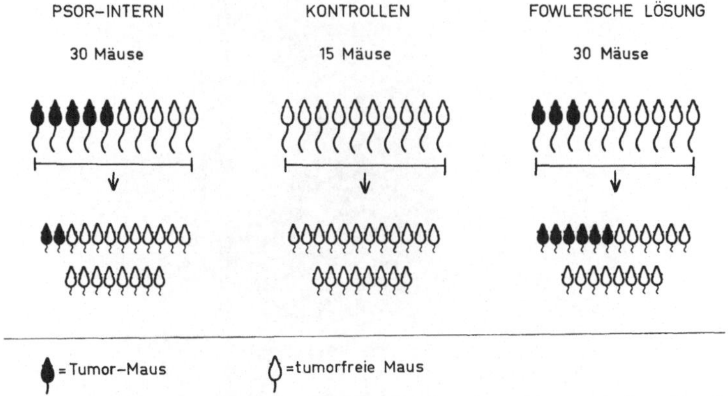

Abb. 1. Ergebnis der Tierversuche an Mäusen mit wöchentlicher Aufnahme von je einem Tropfen Psor-
Intern®, bzw. Sol. Fowleri. Obere Reihe: schematische Darstellung der Versuchs- und Kontrolltiere;
untere Reihe: schematische Darstellung der während des Versuchs geborenen, ohne orale Arsenzufuhr
aufgezogenen Mäuse, gruppiert nach den jeweiligen Muttertieren (Pfeilrichtung!)

cancerogenen oder cocancerogenen Eigenschaften des Arsens liegen
bereits von einer Reihe von Untersuchern vor (ASKANAZY; BÜNGELER;
CARELL; FISCHER-WASELS u. a.). Dagegen schreiben BUTENANDT u.
DANNENBERG, 1956: „An Versuchstieren ist es bisher noch nie gelungen,
mit Arsen Tumoren zu erzeugen."
Wir sahen unsere experimentelle Aufgabe vor allem darin, mit Hilfe
eines neuen Versuchs aktuell zu prüfen, ob tatsächlich die beiden am
häufigsten rezeptierten, flüssigen arsenhaltigen Antipsoriatica auch beim
Tier in der Lage sind, Geschwülste zu erzeugen. 75 Mäuse des NMRI-
Han-Stammes (50 weibliche und 25 männliche Tiere) im Alter von
4—6 Wochen, 18—22 g schwer, unterteilt in drei Gruppen, nahmen wir in
diesen Versuch. 30 Tiere mußten wöchentlich einmal 1 Tropfen Psor-
Intern® und die gleiche Anzahl von Mäusen einmal wöchentlich 1 Tropfen Fowlersche Lösung peroral nehmen. 15 Mäuse dienten als Kontroll-

tiere; sie bekamen keine arsenhaltigen Tropfen. Alle Versuchstiere wurden unter den gleichen Temperatur- und Ernährungsbedingungen gehalten. Die Tropfmedikation führten wir 5 Monate lang durch. Am Ende der Versuchszeit hatte jedes Tier der beiden Gruppen ca. 7 mg As_2O_3 aufgenommen. 14 Monate nach Versuchsbeginn wurde das Experiment abgebrochen, da von diesem Zeitpunkt an mit der Zunahme der Spontantumorrate (mit $7^0/_0$ angegeben) bei diesem Tierstamm zu rechnen ist.

Die im angegebenen Zeitraum festgestellten Geschwülste sind in Abb. 1 schematisch erfaßt. Das schnelle Wachstum der Tumoren war

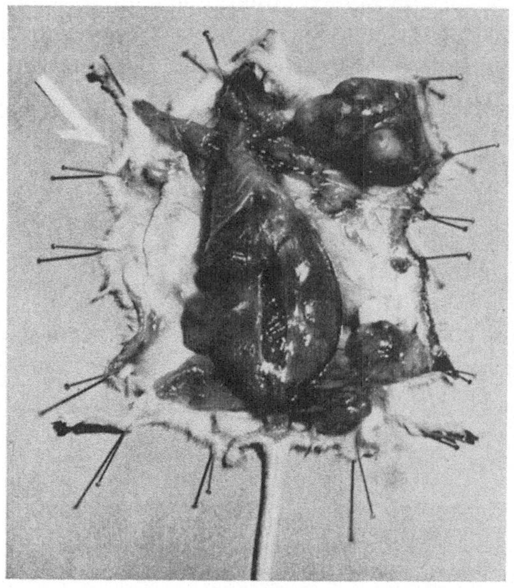

Abb. 2. Obduktionssitus einer Maus der Sol. Fowleri-Gruppe. Primärtumor im Bereich der linken vorderen Extremität; Metastasen nahe der linken hinteren Extremität und rechts vorn, subcutan (Pfeil)

auffallend. Obduktion und histologische Untersuchung der erkrankten Tiere deckten in der Mehrzahl der Beobachtungen metastasierende Geschwülste (Abb. 2) vom Typ des adenogenen Carcinoms auf. Neben kleinalveolären Formationen fanden sich cystische, seltener auch solide Geschwulstwucherungen unter der Haut (Abb. 3a), in Lymphknoten, peritoneal und in den Lungen (Abb. 3b). Die Kontrolltiere und ihre Nachkommen bekamen bis zur Beobachtungszeit von 2 Jahren, trotz der zu erwartenden Spontantumoren, keine Geschwülste.

Das Ergebnis des Experimentes erscheint uns besonders im Hinblick auf das Auftreten von metastasierenden Tumoren bei den während der Versuchszeit geborenen Jungmäusen der Psor-Intern®- und Fowler-Gruppe von Bedeutung. Eine diaplacentare oder lactogene Arsenüber-

tragung kann angenommen werden. Die mittelbare Erzeugung von bösartigen Geschwülsten bei Kindern, deren Mütter arsenhaltige Medikamente in der Gravidität oder während der Stillzeit eingenommen haben,
dürfte damit zu diskutieren sein.

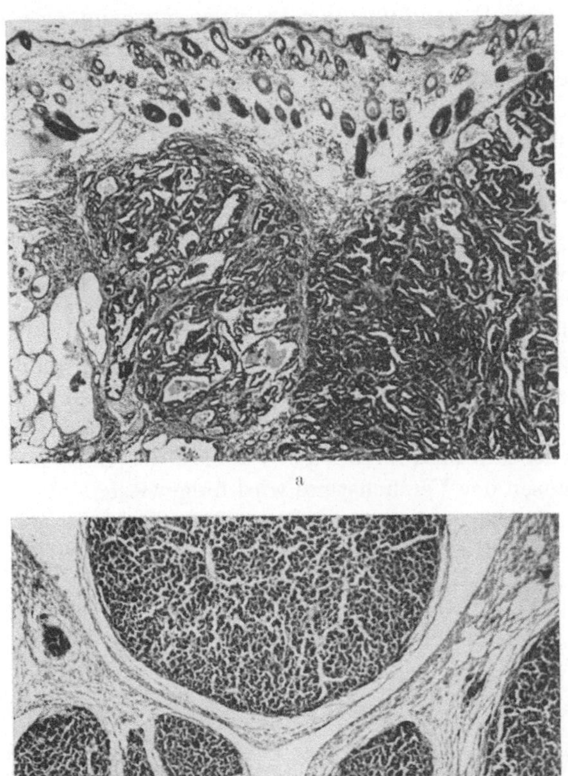

Abb.3. a Metastasiertes, adenogenes, tubulär-cystisches Carcinom der Maus von Abb.2. Im Bild
oben: Epidermis und Corium mit quergetroffenen Haarfollikeln. Hämatoxylin-Eosin-Färbung.
Photo: Vergr. ca. 30fach. b Lungenmetastasen eines klein-alveolären Carcinoms einer während des
Versuchs geborenen Maus der Psor-Intern®-Muttertiere. Hämatoxylin-Eosin-Färbung. Photo: Vergr.
ca. 30fach

Die hier mitgeteilten tierexperimentellen Untersuchungsergebnisse
werden zur Zeit mittels einer zweiten Versuchsserie überprüft. Umfrage
und Experimente wurden gemeinsam mit G. EHLERS durchgeführt. Eine

ausführliche Mitteilung unserer Untersuchungen zum Arsenproblem erscheint unter Verwertung des umfangreichen Schrifttums an anderer Stelle.

Zusammenfassung

Zur internen Behandlung der Psoriasis erscheint es unter Berücksichtigung neuerer therapeutischer Möglichkeiten nicht von Nutzen, arsenhaltige Präparate zu verordnen. Kurz- und langfristig verabreichte Arsengaben wirken sich zwar in bezug auf die Dermatose und das nicht-psoriatisch erkrankte Integument unterschiedlich aus, müssen aber hinsichtlich der onkologischen Problematik als gleich stark bedenklich bezeichnet werden.

Nach eigenen Ermittlungen kann davon ausgegangen werden, daß noch etwa zwei Drittel der praktizierenden Dermatologen bei Psoriasis arsenenthaltende Medikamente rezeptieren.

Die beiden am häufigsten zum Einsatz gelangenden flüssigen Arsenpräparate führen im Tierversuch nach peroraler Aufnahme zu einer Reihe metastasierender Geschwülste.

Auf die Bedeutung der Carcinomentstehung nach diaplacentarer oder lactogener Arsenzufuhr bei den während des Experimentes geborenen Jungmäusen der Versuchstiere wird hingewiesen.

Kurze wissenschaftliche Mitteilungen zum II. Thema.
Podiumsgespräch mit Diskussion der Referate und Kurzvorträge

Donnerstag, den 30. September 1965

Nachmittags

Vorsitzender: Th. Grüneberg, Halle/Saale

Ehrenvorsitzende: T. Putkonen, Helsinki, H. Röckl, Würzburg,

W. Schneider, Tübingen, R. Schuppli, Basel, H. Storck, Zürich, A. Proppe, Kiel

L. Szodoray, Debrecen/Ungarn: Verschiedene Reaktionstypen bei Psoriasis*

Die Kliniker unterscheiden schon seit langem die eruptiv disseminierte Form der Psoriasis gegenüber der sich langsam entwickelnden chronischen discoiden Form. Letztere wird im allgemeinen für häufiger gehalten. In der Statistik von Janula u. Novotny war unter 2202 Psoriasisfällen $75,2^0/_0$ chronisch lokalisiert und $16,9^0/_0$ akut disseminiert (eruptiv). Es fiel mir schon früher auf, daß sich zwischen den beiden erwähnten Krankheitsformen in bezug auf das pathophysiologische, vegetativneurotische Verhalten Verschiedenheiten zeigen, und zwar 1. verminderte Histamin-Sensibilität, 2. verminderte Gegenregulation auf Adrenalin (Kelemen Zs). Holti berichtet von abgeschwächter Lokalreaktion durch Histamin und Trafuril auf der symptomfreien Haut von Psoriatikern gegenüber den gesunden Kontrollpersonen.

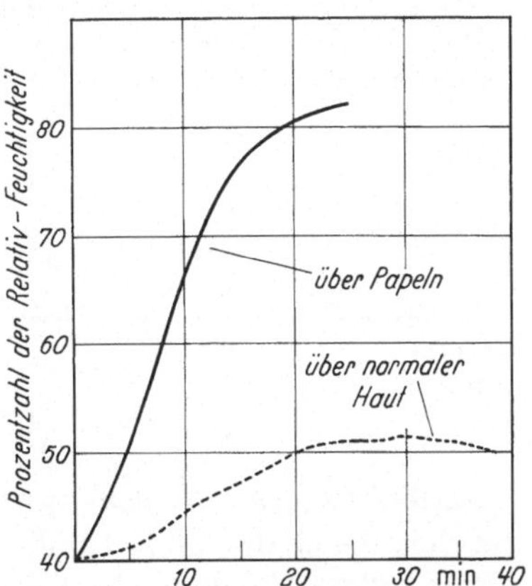

Abb. 1. Feuchtigkeitsabgabe in psoriatische Haut nach Methode Blanck

Neurovegetative Verschiedenheiten. Veränderungen in der Wasserabgabe: Die von Rothmann u. Felsher festgestellte, erhöhte Perspiratio insensibilis (Abb. 1) ist bei eruptiven Formen vermindert, weil auch die Wasserabgabe verhältnismäßig vermindert ist (Mészáros, Szabó und Debreczeni). Im Papelgebiet ist eine stark erhöhte Wasserabgabe

---

* Herr Prof. Szodoray war verhindert, an dem Kongreß teilzunehmen.

meßbar gegenüber den gesunden Hautgebieten der Psoriasiskranken
(Barriere-Schädigung). Die Wasserabgabe der Haut von Nicht-psoriasis-
kranken beträgt durchschnittlich 1,1%/min, in der symptomfreien Haut
von discoiden Psoriatikern 1,73/min und in eruptiv disseminierten
Fällen 3,58%/min. Dies bedeutet erhöhte Wasserabgabe in der symptomfreien Haut bei eruptiven Formen (Tabelle). Symptomfreie Hautgebiete
bei Psoriatikern sowie funktionell kranke Veränderungen zeigen sich
auch in der Mikrozirkulation der psoriatischen Haut, und zwar labiler
Blutdruck, vermindertes Blutvolumen in den Fingern (MORECI und
FARBER), niedrige Pulskurven mit Oscillometrie.

Tabelle. *Die Geschwindigkeit der Feuchtigkeitsabgabe (%/min)*

Psoriasis eruptiva			Psoriasis discoides		
Personen	Papel	Normale Haut	Personen	Papel	Normale Haut
R. A.-NÉ	15,8	3,62	Cs. A.	5,5	0,25
B. F.	3,38	2,47	B. C.	7,07	3,00
Sz. S.	0,60	4,67	N. J.	13,76	0,70
A. T.	9,70	0,51	P. S.	6,05	1,25
K. J.	6,20	19,25	T. M.	11,90	3,03
B. I.	0,50	2,04	G. L.	4,66	0,40
Sz. M.	8,00	0,54	M. I.	6,36	2,25
D. I.	7,30	3,55	V. I.	15,66	3,70
J. K.	1,62	0,40	A. A.	3,60	1,17
K. J.-N	4,44	1,75	M. A.	13,30	3,33
			M. S.	3,75	0,35
			B. M.	8,05	0,34
			S. F.	3,70	1,40
			S. D.	5,55	0,70
			K. I.	5,40	0,70
			V. I.	4,00	0,33
Durch-schnitts-wert	5,75	3,78	Durch-schnitts-wert	7,39	1,73

Veränderungen in den neurohormonalen Relationen. Veränderter
Acetylcholingehalt und Cholinesterase-Aktivität (SZODORAY, VEZE-
KÉNYI). Einige meiner diesbezüglichen Erfahrungen habe ich schon
zum XII. Internationalen Kongreß in Washington mitgeteilt. Ich habe
den Eindruck, daß auch andere Kliniker meine Beobachtungen bestätigen, nämlich, daß sich in den letzten Jahren immer mehr Patienten
mit akuter eruptiver Psoriasis melden und daß diese Krankheit immer
öfter bei *jugendlichen Personen,* ja bei kleinen Kindern auftritt. Es ist
anzunehmen, daß die Beschäftigung mit dem Mechanismus dieser Erscheinungen eine weitere Aufklärung über die bis jetzt mystisch angesehene Ätiologie und Pathogenese der Psoriasis geben wird. Laut

LOMHOLTS Untersuchungen erscheint die Ps. auf den Färöer-Inseln im allgemeinen bei Mädchen im Alter von 12, bei Jungen im Alter von 13 Jahren. ROMANUS beobachtete das Erscheinen der Psoriasis 1945 ebenfalls in diesem Alter.

Im eigenen Krankenmaterial fand ich immer öfter akute eruptive Psoriasis, obzwar das Lebensalter etwas über dem des Krankenmaterials von LOMHOLT lag. Im Laufe der Untersuchungen fanden wir bei Jugendlichen mehrmals Streptokokken-Anginen, und einige Male psychischen Stress in der Anamnese. Es ist bekannt, daß den akuten Ausschlag nicht selten heftiges Jucken begleitet. In anderen Fällen zeigen sich auffallende Veränderungen im neurovegetativen System, welche sich einerseits in capillarer Vasomotion, andererseits in der pathogenen Veränderung der vegetativen Funktionen manifestieren. Dies zeigt sich auch in der erhöhten Reaktivität der Haut der Patienten mit eruptiver Form von Psoriasis. Meine Assistentin, Frau DARABOS, untersuchte die Licht-Sensibilität bei Kontrollpersonen und bei Psoriatikern sowie bei der eruptiven Form dieses Krankheitsbildes und fand bei Normalpersonen eine Erythemzeit von 1 min, bei Patienten mit discoider Psoriasis von 1 min 55 sec und bei Patienten im eruptiven Stadium von nur 55 sec. In den letzten Jahrzehnten befaßten sich besonders englische Autoren mit den charakteristischen Veränderungen der Capillaren. In der Psoriasishaut bestätigten GILJÉ, O'LEARY u. BALDES die schon früher veröffentlichten Capillarveränderungen, welche sie mit einem Metallfadenknäuel der elektrischen Glühbirne vergleichen. Auch an symptomfreien Hautpartien beobachteten sie stellenweise pathologische Capillarschlingen (DARIK u. LAWLER, 1958). Voriges Jahr veröffentlichte J. B. ROSS eine diesbezügliche Arbeit, in der er von ähnlicher Capillaranomalie arthropathischer Kranken berichtet. Verminderte Histaminreaktion stellte schon 1954 mein Assistent GY. MÁRAMAROSSI fest. Diese Beobachtungen stimmen mit LEWYS früheren Experimenten überein, der das Erscheinen der Koebner-Papeln mit Tonogeneinspritzungen verhindern konnte. Aus diesen Beobachtungen kann man darauf schließen, daß die psoriatische Gefäßerweiterung parasympaticomimetischen Charakter hat und auf Histamin mit keiner weiteren Erweiterung reagiert. COTTON u. MIER nehmen auf Grund der Capillarveränderungen an, daß durch das Eintreten der erhöhten Permeabilität zu viel Metabolite in die Epidermis gelangen, welcher Umstand für die erhöhte Mitosiszahl und Acanthose verantwortlich sein könnte. Ich untersuchte meinerseits die veränderten Capillaren zuerst mit Cresylviolett-Metachromasie, dann mit PAS-Alcianblau-Kombination und Ritter-Oleson-Verfahren und fand in der Capillarwand eine ausgeprägte PAS-positive Membran. Mit Cresylviolett war in einigen Fällen um die Gefäße Metachromasie und verhältnismäßig zahlreiche Mastzellen sichtbar, welche Tatsache COTTON

u. Miers Hypothese zu unterstützen scheint, nach welcher das Wesen der psoriatischen Enzymstörung in der Epidermis auf Störung der Synthese der Hyaluronsäure und Chondroitinschwefelsäure besteht.

Mein Mitarbeiter P. Daróczy fand bei Untersuchungen mit dem Pleschschen Oscillotonometer oft eine stark verminderte Oscillation bei eruptiver Ps. gegenüber Gesunden. Dies deutet auch auf die Labilität der peripheren Blutzirkulation hin. Obzwar ich an die Priorität des vasculären Geschehens bei Psoriasis glaube, möchte ich doch auch diesmal betonen, daß ich im Einverständnis mit W. Lutz und vielen anderen Autoren (Spier; Schönfeld; u. a.) von einer *vielfaktorigen Genese* der Psoriasis überzeugt bin.

Literatur

Cotton, D. W. K., and P. D. Mier: An Hypothesis on the Aetiology of Psoriasis. Brit. J. Derm. **76**, 519 (1964).

Giljé, O., P. O'Leary, and E. J. Baldes: Capillary microscopic examination in skin diseases. Arch. Derm. Syph. (Berl.) **68**, 136 (1953).

Holti, S.: Vascular phenomena diagnostic of latent psoriasis. Brit. J. Derm. **76**, 503 (1954).

Janula, J., u. Fr. Novotny: Zur statistischen Erforschung der Psoriasis. Hautarzt **16**, 241 (1965).

Kelemen, Zs.: Kandidatusi Dissz. 1965.

Korossy, S., J. Böszörményi és mts.: Viszgálatok psoriasisos betegeken tonsillaris góc szerepének tisztázására. Bőrgyőgy. vener. Szle **35**, 75 (1959).

Lomholt, G.: Psoriasis, p. 47—48. Copenhagen: G. E. C. Gad 1963.

Lutz, W., zit. bei Szodoray: Fragen der Pathomechanik der Psoriasis unter besonderer Berücksichtigung der nervalen Faktoren. Dtsch. Gesundh.-Wes. **16**, 231 (1961).

Ross, J. B.: The psoriatic capillary. Brit. J. Derm. **76**, 511 (1964).

Rothman, St., and Z. Felsher: Insensible perspiration and keratinization process. Proc. Soc. exp. Biol. (N. Y.) **56**, 139 (1944).

Szabo, E., u. J. Horkay: Untersuchungen über die Lichtreaktionen bei Psoriasis-Patienten. Z. Haut- u. Geschl.-Kr. **39**, 425 (1965).

Szodoray, L.: Data on the histochemistry of psoriasis. Proc. of XII. Int. Congress of Dermatology.

Whyte, H. J., and K. D. Baugham: Acute guttate Psoriasis and Streptococcal-infektion. Arch. Derm. **89**, 350 (1953).

A. Lassus, K. K. Mustakallio, T. Putkonen und L. Rechardt, Helsinki: Infektionskrankheiten und Psoriasis *

Bei 90 von 250 hospitalisierten Psoriasispatienten (36%) gingen akute Infektionen der Luft- bzw. Urinwege oder Pyodermien dem Ausbruch oder der Verschlimmerung ihrer Krankheit voraus. Bei einem Viertel von diesen 90 Patienten bestand außerdem eine Neigung zu Tonsillitiden. Die übrigen 160 Patienten (64%) hatten nicht bemerkt, daß

---

* Mit Unterstützung des Oskar Huttunen Fond, Helsinki.

der Ausbruch oder die Verschlimmerung ihrer Krankheit mit einer Infektion in Zusammenhang stand. Von diesen 160 Patienten hatten jedoch ein Achtel eine Neigung zu Tonsillitiden sowie ein Viertel eine chronische Fokalinfektion. Auf alle 250 Patienten umgerechnet bestand bei einem Drittel eine chronische Fokalinfektion (vgl. JANULA u. NOVOTNÝ [2] und MUSTAKALLIO u. LASSUS [3]).

Eine signifikante Korrelation fand sich zwischen den akuten Infektionen und Hauterscheinungen vom Guttata-Typ ($p < 0,01$) und erhöhtem AST-Titer ($p < 0,05$) (siehe dazu HÄRÖ et al. [1]; JANULA u. NOVOTNÝ [2]; NØRHOLM-PEDERSEN [4] und NORRLIND [5]). Die Neigung zu Tonsillitiden korrelierte mit hohen AST-Titern ($p < 0,05$). Dagegen zeigten chronische Fokalinfektionen keine signifikante Korrelation mit

Tabelle. *Signifikante Korrelationen zwischen Psoriasistyp und AST- und ASta-Titern, Gelenkveränderungen und Diabetes bei 614 Patienten*

		Pearsonscher Korrelationskoeffizient	p
P. vulgaris in 81% der Fälle	Erhöhter AST-Titer	0,182	$< 0,01$
P. guttata in 13% der Fälle	Erhöhter AST-Titer	0,222	$< 0,01$
P. erythrodermia in 3% der Fälle	Erhöhter ASta-Titer	0,186	$< 0,01$
P. inversa in 1% der Fälle	Diabetes mellitus	0,229	$< 0,01$
	P. arthropathia	0,137	$< 0,01$
P. pustulosa in 1% der Fälle	P. arthropathia	0,092	$< 0,05$

AST- oder ASta-Titern, oder mit Hauterscheinungstyp, Krankheitsdauer, Anzahl der Hospitalisierungen, Gelenkveränderungen, Diabetes oder der Blutsenkungsgeschwindigkeit.

Der Zusammenhang des Psoriasistyps mit AST- und ASta-Titern sowie mit Gelenkveränderungen und Diabetes wurde an einem Krankengut von 614 hospitalisierten Patienten untersucht (siehe Tabelle). Von diesen Patienten hatten 81% Psoriasis vulgaris und 13% Psoriasis guttata. Bei beiden Gruppen bestand eine hochsignifikante Korrelation mit erhöhten AST-Titern. Die psoriatischen Erythrodermiefälle, die 3% des Krankengutes bildeten, zeigten eine hochsignifikante Korrelation mit hohen ASta-Titern, aber nicht mit AST-Titern. Psoriasis pustulosa und inversa, die jeweils nur 1% des Krankengutes bildeten, korrelierten mit Arthropathien; Psoriasis inversa außerdem mit Diabetes. Bei ausgeprägter psoriatischer Arthritis war der ASta-Titer häufig erhöht [3].

Streptokokkeninfektionen scheinen für den Ausbruch oder die Verschlimmerung nicht allein der Psoriasis guttata, sondern auch der Psoriasis vulgaris von Bedeutung zu sein. Staphylokokkeninfektionen haben Bedeutung vorwiegend bei psoriatischer Erythrodermie und bei psoriatischer Arthritis.

Literatur

[1] Härö, A. S., R. Pätiälä u. O. Widholm: Ann. Med. intern. Fenn. **43**, 216—225 (1954).
[2] Janula, J., u. Fr. Novotný: Hautarzt **16**, 241—246 (1965).
[3] Mustakallio, K. K., and A. Lassus: Brit. J. Derm. **76**, 544—548 (1964).
[4] Nørholm-Pedersen, A.: Acta derm.-venereol. (Stockh.) **32**, Suppl. **29**, 245 bis 251 (1952).
[5] Norrlind, R.: Acta derm.-venereol. (Stockh.) **30**, 64—72 (1950).

H. Ollendorff-Curth, New York: Psoriasis und Diabetes mellitus[*]

Angaben in der Literatur über eine Beziehung zwischen Psoriasis und Diabetes sind widersprechend. Während eine Gruppe von Autoren (Reeds jr. et al.; Aschner et al.; Greenwood; Pick) für einen solchen Zusammenhang eintreten, lehnen andere (Lomholt; Buschke u. W. Curth; Dorn; Beek) eine Beziehung zwischen Psoriasis und Diabetes ab. Gans sowie einige andere Autoren erhielten wechselnde Blutzuckerbefunde bei ihren Psoriasispatienten.

Um in relativ kurzer Zeit eine eigene Antwort auf die Frage: „Besteht eine Assoziation zwischen Psoriasis und Diabetes?" zu erhalten, wurde auf früher hospitalisierte Psoriasisfälle zurückgegriffen, da dem Department of Dermatology der Columbia University nur acht Betten zur Verfügung stehen, und ein verhältnismäßig kleiner Prozentsatz von Patienten an Psoriasis leidet. Zur Kontrolle wurden früher hospitalisierte Fälle von Dermatosen, bei denen es sich nicht um Psoriasis handelt, herangezogen, und die Werte beider Gruppen wurden miteinander verglichen.

Material

Alle Kranken, die zwischen 1963 und 1965 auf der Hospitalstation des Department of Dermatology der Columbia University im Presbyterian Hospital in New York wegen schwerer oder weitausgedehnter Psoriasis lagen — mit Ausnahme von Fällen von pustulöser Psoriasis — wurden zu dieser Studie herangezogen.

Kontrollen

Es wurde versucht, jeden Psoriasisfall mit einem gleichfalls hospitalisierten Fall, der nicht an Psoriasis litt, in bezug auf Alter, Geschlecht, Rasse resp. ethnische Herkunft zu paaren (siehe Tab. 1). Dieses war nicht immer in bezug auf das Geschlecht und Alter möglich. Daher weist die Geschlechtsverteilung der beiden Gruppen geringe Unterschiede auf. Was das Alter anlangt, so stimmte das der Psoriasisfälle in den meisten Fällen

---

[*] Frau Helen Ollendorff-Curth, 35 East 84th Street, New York, N. Y. 10028, USA.

Tabelle 1. *Alter, Geschlecht und Abstammung von 65 hospitalisierten Psoriasisfällen und 65 Kontrollen*

Alter	Geschlecht	Abstammung
Psoriasisfälle 12—86	Psoriasisfälle 38 männl.:27 weibl.	Weiße Amerikaner, Neger, Puerto-ricaner, Iren, Anglosachsen, Holländer, Deutsche, Italiener, Skandinavier, deutsche Juden, russische Juden
Kontrollen 13—83	Kontrollen 33 männl.:32 weibl.	

Tabelle 2. *Alter von 65 Psoriasisfällen und 65 Kontrollen*

Alter	Psoriasisfälle	Kontrollen
10—19	5	4
20—29	3	6
30—39	8	6
40—49	12	10
50—59	14	14
60—69	8	10
70—79	11	13
über 80	4	2
	65	65

mit dem der Kontrollfälle überein. Gelegentlich bestand ein Unterschied von + oder — 4 Jahren zwischen Patienten beider Gruppen. Dieses brachte gelegentlich die Kontrollfälle in eine andere Altersgruppe als die Psoriasisfälle (siehe Tab.2). Bezüglich Abstammung wurden gelegentlich nahe verwandte Kulturgruppen miteinander gepaart, wie z.B. ein Puertoricaner mit einem Cubaner oder einem Einwohner der Kanalzone. Die Kontrollfälle litten an: Seborrhoe, Acrodermatitis, Ichthyosis, Erythema exsudativum multiforme, Panniculitis, Herpes zoster, Lupus erythematodes, Urticaria, Parapsoriasis, Lymphoma cutis, atopischem Ekzem, Dermatitis, Beinekzem, Pemphigus vulgaris, Cysten, Mycosis fungoides, multiplen Myelomen, Behcet's Syndrom, Purpura, Neurodermatitis, Dermatophytosis, toxischem Erythem, retikulärem Zellsarkom, Schweißdrüsenkrebs und Erythema nodosum. Fälle von pustulösen Dermatosen, Moniliasis und Pruritus wurden ausgeschlossen.

Berücksichtigt wurden folgende Daten, siehe Tab.3.

Tabelle 3. *Berücksichtigung folgender Daten*

1. Eigene und Familienanamnese des Patienten bezüglich Psoriasis* und Diabetes,
2. Histologischer Nachweis der Psoriasis (nicht in allen Fällen),
3. Urinuntersuchungen (wiederholte) auf Glucose und Aceton,
4. Blutzuckerbestimmung (nüchtern) (wiederholte Untersuchungen),
5. Zuckerbelastungsproben (in wenigen Fällen),
6. Blutzuckerbestimmung 2 Std nach einer schweren Mahlzeit (in wenigen Fällen).

    * Angaben über Psoriasis fehlten begreiflicherweise bei den meisten Kontrollfällen.

Es muß zugegeben werden, daß mit den angegebenen Methoden gewonnene normale Blutzuckerwerte (nüchtern) und eine fehlende Glykosurie einen leichten Diabetes eines Patienten übersehen lassen konnten. Um diese Fälle zu erfassen, wären wiederholte Bestimmungen, wie sie in Tab. 3 unter 5 und 6 angegeben sind, nötig. Diese etwaige Fehlerquelle ist nicht von großer Bedeutung, da sie Material und Kontrollen in gleicher Weise betrifft.

Methoden

Blutzucker wurde mit einem Auto-Analyser, und die Resultate wurden nach den Folin-Wu-Standardwerten bestimmt. Auf Urinzucker wurde mit Combistix (Ames) untersucht.

Tabelle 4. *Kriterien für die Diagnose Diabetes*

Blutzucker 2 Std nach einer Testmahlzeit	> 180 mg/100 ml = Diabetes 120—180 mg/100 ml = Grenzfall
Blutzucker (nüchtern) (mehrere Bestimmungen)	80—120 mg/100 ml = normal > 120 mg/100 ml = Diabetes
Zuckerbelastungsprobe nach 100 g Glucose	> 120 mg/100 ml nach 2 Std = Diabetes Werte von > 150—160 mg/100 ml nach 30 bis 60 min sind auf Diabetes verdächtig
Urin	Glykosurie (mehrfach) kombiniert mit abnormen Blutzuckerwerten = Diabetes

Kriterien für die Diagnose Diabetes mellitus (siehe Tab. 4). Die Bezeichnung *latenter Diabetes* wurde für diejenigen Fälle gewählt, deren Glykosurie und Hyperglykämie zum erstenmal unter Behandlung mit Corticoiden oder Thiaziden zutage traten (und nach Absetzen dieser Behandlung wieder verschwanden). *Grenzfälle* sind solche, deren Zugehörigkeit zur Diabetesgruppe nicht sicher feststeht. Sie zeigen Blutzuckerwerte, die 120—180 mg/100 ml 2 Std nach einer Testmahlzeit und >150—160 mg/ 100 ml nach 30—60 min bei der Zuckerbelastungsprobe betragen.

Die von West et al. und Zaias et al. beschriebene Methode der Bestimmung von Zucker auf Haut nach Abrißmethode wurde bei Psoriasiskranken versucht. Nach einer Voruntersuchung von 15 Psoriasispatienten, von denen keiner erhöhten Hautzucker zeigte, wurde diese Methode aufgegeben. Dr. James Fields vom Public Health Service, Staten Island, New York hat mir jedoch Erlaubnis gegeben, seine Ergebnisse an drei Patienten hier mitzuteilen.

Fall 1. C. C. 38 jähriger Mann. Psoriasis besteht seit 30 Jahren. Der Vater ist ein Diabetiker, leidet aber nicht an Psoriasis.

	nüchtern	$^1\!/_2$ Std	1 Std	2 Std	3 Std
Haut	neg.	pos.	neg.	neg.	neg.
Blutzucker	96	169	157	102	48
Urin	neg.	neg.	+	++	neg.

Der Patient ist nach den Ergebnissen der Haut-, Blut- und Urinzuckerbestimmungen ein Grenzfall.

Zwei andere Männer, bei denen keine Anamnese für Psoriasis oder Diabetes vorlag, zeigten negative Urin- und Hautreaktionen und eine normale Blutzuckertoleranz.

Tab. 5 illustriert die Zahl von Diabetes mellitus-Fällen bei Psoriasis und bei den Kontrollen.

Tabelle 5. *Diabetes bei 65 Psoriasis- und 65 Kontrollfällen*

Psoriasisfälle		
3 Fälle von Diabetes	8 Grenzfälle	2 Fälle von latentem Diabetes
Kontrollfälle		
5 Fälle von Diabetes	5 Grenzfälle	2 Fälle von latentem Diabetes

Die Ergebnisse zeigen, falls wir die verschiedenen Formen von Diabetes zusammenfassen, unter 65 Psoriasisfällen 13 Fälle (20%) mit Diabetes mellitus; unter den Kontrollen fanden sich 12 Fälle (18%). Die Differenz in den Resultaten der beiden Gruppen ist statistisch nicht bemerkenswert.

Wenn wir dem Beispiel von REEDS jr. et al. folgen und die Grenzfälle von Diabetes mellitus zu den normalen Befunden rechnen, so zeigen Psoriasisfälle nur 5 Fälle (7,7%) und die Kontrollen 7 Fälle (10,7%) von Diabetes mellitus. Diese Resultate bedeuten, daß bei den Psoriasisfällen weniger Diabetes mellitus vorkam als bei den Kontrollen.

Familienanamnese für Diabetes mellitus. Wenn jede der beiden Erkrankungen, Psoriasis und Diabetes mellitus, regulär dominant vererbt würde, könnte die Feststellung, von welcher Seite der Familie, der väterlichen, mütterlichen oder beiden, der Proband jede der Erkrankungen ererbt hat, die Frage lösen helfen, ob die Assoziation beider Erkrankungen regelmäßig oder zufällig vorkommt. Vererbung jeder der Erkrankungen von einer verschiedenen Linie spräche für Koinzidenz, aber Vererbung auch nur von einer Linie würde Koinzidenz nicht ausschließen. Da aber Diabetes recessiv (NEEL) und Psoriasis irregulär dominant (ASCHNER et al.) vererbt werden, ist es nötig, die Häufigkeit von Diabetes unter den Verwandten von Psoriasisfällen zu bestimmen und diese Zahl der Häufigkeit von Diabetes mellitus unter den Verwandten von Patienten mit anderen Dermatosen, bei denen ein Zusammenhang mit Diabetes mellitus nicht vermutet wird, zu vergleichen. Wären beide Erkrankungen, Psoriasis und Diabetes mellitus, selten, dann würden schon wenige Fälle, bei denen beide Erkrankungen bei demselben Patienten vorkommen, eine regelmäßige Assoziation andeuten. Eine solche

Tabelle 6. *Familienanamnese für Diabetes mellitus*

	Familien-anamnese	keine Familien-anamnese	Angaben fehlen bei
Bei 65 Psoriasis-patienten	9	51	5
Bei 65 Kontroll-patienten	7	49	9

Assoziation braucht nicht genetisch zu sein, und bei Erkrankungen, die genetisch schwach penetrant sind, können Umweltsfaktoren eine große Rolle spielen. Da Diabetes mellitus sowohl wie Psoriasis nicht seltene Erkrankungen sind, würde nur ein statistisch bemerkenswertes Überwiegen der ersten über die zweite Gruppe für eine nichtzufällige Assoziation von Diabetes mellitus und Psoriasis sprechen (siehe Tab. 6). Die hier gefundenen Resultate (9 Fälle mit einer Familienanamnese für Diabetes bei Psoriasisfällen — 5 ohne Angaben; 7 Fälle mit einer Familienanamnese für Diabetes bei den Kontrollen — 9 ohne Angaben) zeigen weder für Psoriasis noch für die Kontrollen eine hohe Zahl von Fällen, bei denen eine Familienanamnese für Diabetes mellitus besteht. Dieses bedeutet, daß bei Psoriasis die Assoziation mit Diabetes zufällig zu sein scheint.

Diskussion

Um die Frage, ob eine bedeutsame Assoziation zwischen Psoriasis und Diabetes mellitus vorliegt, vorurteilslos zu prüfen, muß das zu untersuchende Psoriasismaterial unvoreingenommen gewählt werden, und es müssen die Kontrollen, die entweder Individuen darstellen, die frei von Hautkrankheiten sind, oder solche, die an Dermatosen leiden, die nichts mit Diabetes mellitus zu tun haben, zu derselben ethnischen Gruppe gehören und dasselbe Alter und Geschlecht haben wie die Psoriasisgruppe. Dieses ist bei einigen früheren Arbeiten nicht geschehen (siehe Tab. 7).

Tabelle 7. *Fehlerquellen bei früheren Untersuchungen*

Einige frühere Untersuchungen basierten auf		
1	2	3
nicht unvoreingenommen gewähltem Material	nicht unvoreingenommen gewählten Kontrollen	keinen Kontrollen

1. Das Psoriasismaterial ist nicht vorurteilsfrei gewählt:

a) bei Aschner et al. Es stammt aus der Privatpraxis der beiden Mitautoren (Curth u. Gross). Das Vorliegen von Diabetes mellitus war bei einigen Patienten schon vor der Behandlungsübernahme für Psoriasis bekannt. Der Diabetes hatte in einigen Fällen zur Behandlung bei Internisten geführt, die dann die Patienten zur Hautbehandlung überwiesen.

b) bei GREENWOOD. Es stammt aus einer Gruppe von diabetischen Poliklinikpatienten, unter denen die 12 Psoriasispatienten 2,4% ausmachen. (Unter den Poliklinikpatienten eines Allgemeinen Krankenhauses fanden sich nur ein Zehntel so viele Psoriasisfälle [0,23%].)

2. Kontrollen sind nicht vorurteilsfrei gewählt:

bei ASCHNER et al., die die Anzahl der Diabetesfälle ihres Psoriasismaterials mit dem Vorkommen von Diabetes mellitus in derselben Altersgruppe bei der Allgemeinbevölkerung vergleichen. Sie verweisen aber auf die Notwendigkeit von Untersuchungen an Material ohne chronische Hautleiden, die als Kontrolle zu ihren Psoriasispatienten dienen müssen.

3. Kontrolluntersuchungen fehlen:

bei PICK, der bei 14 von 17 Patienten Hyperglykämie fand, und bei REEDS jr. et al., die bei 25% von 103 psoriatischen Veteranen Diabetes fanden, und diese relativ hohe Zahl als Beweis einer bedeutsamen Beziehung zwischen Psoriasis und Diabetes mellitus ansehen.

REEDS jr. et al. haben Werte, die sie als verdächtig auf Diabetes mellitus ansehen, wie 91—100 mg-% Blutzucker beim nüchternen Individuum und 141—150 mg-% 60 min nach Beginn der Zuckerbelastungsprobe, bei ihrer Gesamtberechnung nicht den diabetischen Fällen zugerechnet.

Keine bemerkenswerte Assoziation zwischen Psoriasis und Diabetes mellitus wird von DORN gesehen, der bei seinen Psoriasisfällen nur 1% von Diabetes mellitus begleitet fand. Angaben über Kontrollen fehlen. BUSCKE u. W. CURTH fanden bei ihren Fällen Blutzuckerwerte eher an der unteren als der oberen Grenze. BEEK benutzte als Kontrollgruppe normale Individuen und fand, daß die Ergebnisse der Blutzuckerbelastungsprobe bei den beiden Gruppen ungefähr gleich waren und keinen gestörten Blutzuckermechanismus bei Psoriasis anzeigten.

LOMHOLT, der die Bevölkerung der Färöeinseln auf Psoriasis untersuchte, fand zwar unter 11000 Personen 312 Fälle von Psoriasis, aber keinen einzigen darunter mit Diabetes mellitus, obwohl Diabetes mellitus allein ebenso oft zu beobachten war wie in Dänemark, nämlich 4,4mal unter 1000 Einwohnern. Aus seiner Beobachtung ist zu schließen, daß bei einer relativ isolierten Bevölkerungsgruppe Psoriasis ohne Diabetes mellitus vorkommt, und daß, falls die Psoriasis auf den Färöeinseln genetisch nicht von Psoriasis anderswo getrennt werden kann, Diabetes mellitus bei der Pathogenese der Psoriasis keine Rolle spielt.

Wiener weist mit Recht auf das Versagen von Insulin bei der Behandlung von Psoriasis hin, was ihm anzudeuten scheint, daß die Ursache der Psoriasis keine Beziehung zum Diabetes hat.

Reeds et al. schließen aus ihren Erfahrungen an psoriatischen Veteranen, daß, falls Diabetes mellitus bei Patienten mit Psoriasis vorkommt, er leicht oder asymptomatisch verläuft. Unter den eigenen Psoriasisfällen nahmen drei Diabetiker Tolbutamid. Das eigene Material erlaubt keine Schlüsse auf die Schwere oder Leichtigkeit des die Psoriasis begleitenden Diabetes mellitus.

Monacelli u. Ribuffo finden in der Haut von Psoriatikern konstant eine Störung des Zuckerstoffwechsels, die lokal mehr oder weniger deutlich zum Ausdruck kommt. Diesen örtlichen Veränderungen entspricht jedoch kein spezifischer oder konstanter Befund im allgemeinen Kohlenhydratstoffwechsel. Sie fanden zwar den Blutzucker bei ihren Psoriasispatienten leicht erhöht (98 mg-$^0/_0$ verglichen mit 90 mg-$^0/_0$ bei normalen Individuen). Dieses aber stellt jedoch noch keinen abnormen Befund dar.

Zusammenfassung

Unter 65 hospitalisierten Psoriasisfällen fanden sich 13 Fälle mit Diabetes mellitus. Eine Kontrollgruppe von 65 hospitalisierten Fällen mit Dermatosen, bei denen kein Zusammenhang mit Diabetes vermutet wird, zeigte 12 Fälle mit Diabetes mellitus. Wenn Grenzfälle von Diabetes mellitus zu den normalen Befunden gerechnet werden, so zeigen 65 Psoriasisfälle nur 5 und die 65 Kontrollen 7 Fälle von Diabetes mellitus. Die Ergebnisse sprechen nicht für eine bedeutsame Beziehung zwischen Psoriasis und Diabetes mellitus. Auch ein Vergleich der Zahl von positiven Familienanamnesen auf Diabetes mellitus unter den Psoriasisfällen mit der unter den Kontrollfällen deutet auf eine zufällige Assoziation von Psoriasis und Diabetes mellitus hin.

Literatur

Aschner, B., H.-O. Curth, and P. Gross: Genetic aspects of psoriasis. Acta genet. (Basel) 7, 197—204 (1957).

Beek, C. H.: Blood sugar tolerance tests in Psoriasis vulgaris. Dermatologica (Basel) 104, 171—175 (1952).

Buschke, A., u. W. Curth: Psoriasis und endokrines System, besonders in therapeutischer Beziehung. Dtsch. med. Wschr. 53, 792—793 (1927).

Dorn, H.: Diskussion zu Aschner, Curth, and Gross (1957).

Fields, J. P.: Persönliche Mitteilung an die Autorin (1965).

Gans, O.: Zur Pathogenese der Psoriasis vulgaris. Hautarzt 3, 193—198 (1952).

Greenwood, A. M.: A study of the skin in five hundred cases of diabetes. J. Amer. med. Ass. 89, 774—776 (1927).

Lomholt, G.: Diskussion zu Aschner, Curth, and Gross (1957).

— Psoriasis. Prevalence, spontaneous course, and genetics. A census study on the prevalence of skin diseases on the Faroe Islands, 262. Copenhagen: G. E. C. Gad 1963.

Monacelli, M., u. A. Ribuffo: Der Hautzuckergehalt bei der Psoriasis. Hautarzt **3**, 498—503 (1952).

Neel, J. V.: The genetic basis for Diabetes mellitus. In small blood vessel involvement in diabetes mellitus. Published by the Amer. Institute of Biol. Sciences, 295—300 (1964).

Pick, W.: Blutzuckerbestimmung bei Psoriasis, Furunkulose und Lues. Derm. Wschr. **72**, 297—308 (1921).

Reeds, R. E., jr., R. M. Fusaro, and I. Fisher: Psoriasis vulgaris. A clinical survey of the association with diabetes mellitus. Arch. Derm. **89**, 205—208 (1964).

West, K. M., D. A. Rockwell, and J. A. Wulff: Value of the skin-surface glucose test as a screening procedure for diabetes. Diabetes **12**, Suppl. 50—52 (1963).

Wiener, K.: Systemic associations and treatment of skin diseases, p. 238. St. Louis: Mosby Co. 1955.

Zaias, N., A. H. Schragger, and G. B. Cushner: Passage of glucose through decornified (stripped) skin. Diabetes **12**, Suppl. 53—55 (1963).

N. Sönnichsen, Berlin/Jena, und G. Apostoloff, Berlin: Über den Nachweis antinucleärer Faktoren bei verschiedenen Psoriasisformen

Mit der Entdeckung der Lupus erythematodes-(Le)-Zelle und des Le-Zellfaktors glaubte man zunächst ein für den Le spezifisches Substrat gefunden zu haben. In den letzten Jahren ist aber wiederholt über das Auftreten antinucleärer Faktoren bei anderen sogenannten chronischen Bindegewebskrankheiten berichtet worden, wie z. B. Dermatomyositis, Periarteriitis nodosa und Sklerodermie. Bei unseren Untersuchungen fanden wir die antinucleären Faktoren unter Verwendung des loose-body-Tests nach van Soeren und des Antiglobulinkonsumptionstests nach P. Miescher auffallend häufig bei bestimmten Psoriasisformen (Tabelle).

Tabelle. *Antinucleäre Faktoren bei Psoriasis*

	Zahl	antinucleäre Faktoren
1. Psoriasis vulgaris	49	1
2. Psoriasis arthropathica	13	10
3. Psoriasis pustulosa	9	8
4. psoriatische Erythrodermie	3	2
5. Psoriasis exsudativa (2.—4. zusammengefaßt)	25	20
6. Kontrollgruppe	91	3

Von 13 Kranken mit Psoriasis (Ps.) arthropathica hatten 10, von 9 Kranken mit Ps. pustulosa 8 und von 3 Kranken mit psoriatischer Erythrodermie hatten 2 antinucleäre Faktoren. Wenn noch berücksichtigt wird, daß 4 Kranke mit negativem Befund hohe Dosen Corticosteroide erhalten hatten, so ergibt sich, daß unter 21 Kranken mit Ps. exsudativa bei immerhin 20 antinucleäre Faktoren nachweisbar waren. Im Gegensatz

dazu ist die Frequenz antinucleärer Faktoren bei Ps. vulgaris nicht höher als bei gesunden Kontrollpersonen.

Ein Vergleich mit den Ergebnissen bei chronischen Bindegewebskrankheiten zeigt, daß die Ps. exsudativa sich in bezug auf die antinucleären Faktoren wie der Le subacutus bzw. acutus verhält (Abb. 1).

Diese Befunde berechtigen natürlich nicht, die erwähnten Krankheitsbilder zu vereinheitlichen; sie kennzeichnen lediglich die besondere immunologische Reaktionslage dieses Personenkreises.

War man bisher bemüht, die Entität der Ps. arthropathica zu beweisen und sie von anderen Gelenkleiden abzugrenzen, so kann nach unserer Auffassung besonders die gemeinsame Betrachtung von Ps. arthropathica und Ps. pustulosa auf Grund der immunologischen Untersuchungen zum nosologischen Verständnis beitragen. Abgesehen von einer Reihe klinischer Parallelen, wie pustulöse Hauterscheinungen bei Ps. arthropathica oder Gelenkbefall bei Ps. pustulosa insbesondere Typ Zumbusch, bietet sich als gemeinsame Basis das Vorkommen der antinucleären Faktoren an, d. h. eine bestimmte immunologische Reaktionslage. Es entsteht dabei die Frage, ob diese Kranken auch in bevorzugtem Maße einer Sensibilisierung zugänglich sind. Wenn hierzu auch noch keine systematischen Untersuchungen durchgeführt wurden, so ergeben sich aus dem Schrifttum bereits wichtige Hinweise, wie z.B. gehäufte Arzneimittelsensibilisierung oder Pollenallergie bei Ps. pustulosa. Betrachtet man Ps. arthropathica und Ps. pustulosa unter diesem Aspekt, dann ist damit allerdings noch nicht die Frage geklärt, ob die Ps. exsudativa nur eine besondere Variante der Ps. vulgaris ist oder ob hier die Kombination mit einer zweiten hereditären Komponente vorliegt, deren Charakteristica Abwegigkeiten im Immunsystem sind. Es ist offensichtlich, daß diese Problematik nicht durch weitere klinische und immunologische Untersuchungen an Ps.-Kranken zu lösen ist. Diese Frage könnte aber durch genetische Untersuchungen geklärt werden. Deshalb bemühen wir uns, genaue Erhebungen über die Frequenz der antinucleären Faktoren bei klinisch gesunden Angehörigen von Psoriatikern durchzuführen. Dabei wird es von entscheidender Bedeutung sein, ob

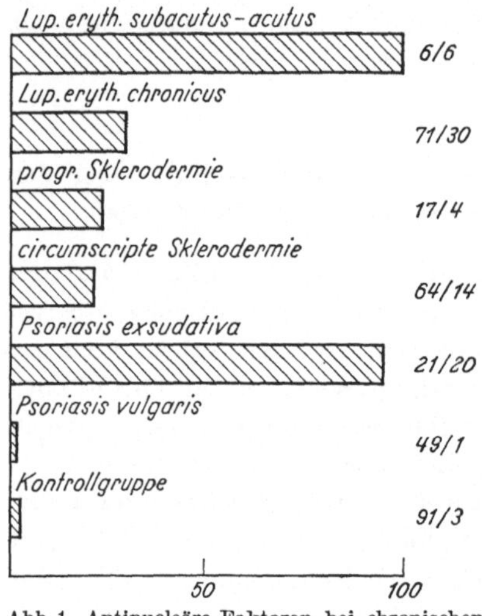

Abb. 1. Antinucleäre Faktoren bei chronischen Bindegewebskrankheiten und Psoriasis

diese Faktoren in allen Psoriatikerfamilien vorkommen oder ob sie sich auf die Angehörigen von Kranken mit Ps. exsudativa beschränken.

Literatur

Miescher, P.: Aktuelle Probleme der Dermatologie, Bd. 1. Basel, New York: S. Karger 1959.
Sönnichsen, N., u. G. Apostoloff: Derm. Wschr. 151, 880 (1965).
— — u. H. Nebe: Derm. Wschr. 151, 1424 (1965).
— — E. Apostoloff u. L. Krell: Dtsch. Gesundh.-Wes. (im Druck).
Soeren, F. van: Ann. rheum. Dis. 20, 281 (1961).

H.-J. Heite, Freiburg i. Br.: Zur therapeutisch-klinischen Forschung bei Psoriasis vulgaris

Seitdem Martini (1932), seiner Zeit weit vorauseilend, die grundlegenden Richtlinien für die therapeutisch-klinische Forschung aufstellte, hat dieser Forschungszweig der Medizin erhebliche Vervollkommnungen erlebt, insbesondere durch die Unterstützung mathematisch-statistischer Modelle, und ist weit über die seiner Zeit berühmte Monographie hinaus entwickelt worden. Zwar wurden zahlreiche methodische Regeln und Ratschläge erarbeitet und vielfach empfohlen; in der praktischen Anwendung aber wurden diese Methoden häufig vernachlässigt und bei weitem nicht mit der gebotenen Sorgfalt und Sachkenntnis am Krankenbett durchgeführt, wie es wünschenswert gewesen wäre.

Wenn im letzten Jahrzehnt zahlreiche interne Behandlungsmethoden der Psoriasis empfohlen wurden — erwähnt sei die Therapie mit Vitamin D_2, Folsäure, Sulfonylharnstoffderivaten, rechtsdrehender Milchsäure, Vitamin B_{12}, Folsäureantagonisten —, so müßte man eigentlich bei dem hochentwickelten Stande der Methodik der Versuchsplanung annehmen dürfen, daß der therapeutische Wert solcher Medikamente innerhalb weniger Monate von Hautkliniken (gegebenenfalls in Gemeinschaftsarbeit mehrerer Kliniken) nachgeprüft worden sei und der praktische Arzt oder Facharzt alsbald eine umfassende Information über Art und Umfang der Wirksamkeit solcher Behandlungsmethoden erhalten hätte. Leider ist dem nicht so; es soll an anderer Stelle den Gründen nachgespürt werden, warum solche Nachprüfungen nicht in adäquater Weise durchgeführt und publiziert wurden.

Es erscheint zweckmäßig, zunächst die Grundsätze der therapeutisch-klinischen Forschung im allgemeinen aufzuzeigen und dann zu untersuchen, wie diese Grundsätze auf das spezielle Problem der Psoriasistherapie anzuwenden sind.

Voraussetzung für jede therapeutisch-klinische Versuchsplanung ist die vorherige Definition der *Auswahlkriterien* und der *Erfolgskriterien*. Das Urteil resultiert aus einem therapeutischen Vergleich. Nun ist aber primär nicht bekannt, was wirklich vergleichbar ist. Es gibt Symptome, Merkmale und Zeichen, die für ein ins Auge gefaßtes Erfolgskriterium relevant sind, und solche, die irrelevant sind. Vergleichbar sind aber nur Kollektive, die in allen relevanten Symptomen übereinstimmen und sich nur in irrelevanten Merkmalen und im Prüfmerkmal unterscheiden. Was aber relevant und irrelevant ist, bedarf der Prüfung anhand der Reproduzierbarkeit der Ergebnisse. Es gilt also, alle erkennbaren Symptome gezielt zu Gruppen zuzuteilen und ihre Relevanz für das Erfolgskriterium zu prüfen. Das läuft auf das heraus, was im Sinne von Martini als Feststellung der „Mitursachen" bezeichnet wurde.

Man darf jedoch klinische Untersuchungsreihen nicht allein von der theoretischen Methodenlehre her sehen. Vielmehr ist eine Zusammenarbeit des fachlich-medizinischen Aufbereiters mit dem Methodiker für Planungsgrundsätze nötig; oder beides muß in einer Person vereinigt sein. Grundlage der naturwissenschaftlichen Erkenntnis in der Medizin ist die Empirie; sie beruht auf der Beobachtung von Massenerscheinungen. Auch Krankheitssymptome, Zeichen oder Merkmale, die sich bei vielen Kranken wiederholen, sind Massenerscheinungen und werden dadurch der zählenden Erkenntnisgewinnung zugänglich (vgl. Koller, 1963). Den Kranken in seiner Individualität sehen, heißt die einmalige Kombination einer schier unübersehbaren Fülle von Merkmalen betrachten; die Kombination dieser Merkmale, Zeichen und Symptome allerdings ist „einmalig".

Vereinfacht wird die Arbeit durch Simplifizierung des einmaligen Individuums, indem man in die Betrachtung nur einige wenige Daten einbezieht, wie Größe, Gewicht, Alter, Geschlecht, Krankheitsschwere, Ausdehnung und Art der Hauterscheinungen, Nebenerkrankungen usw. Die Aufgliederung selbst ist willkürlich; sie ist erfolgreich, wenn reproduzierbare Zählergebnisse erhalten werden. Es soll verhindert werden, daß allzu heterogene Krankheitszustände in einer Gruppe zusammengefaßt werden und der therapeutische Vergleich erschwert oder verzerrt wird. In dieser Weise sollen möglichst homogene Blöcke zusammengestellt werden, innerhalb derer die geprüften Therapieformen streng zufällig zugeteilt werden; dies wird so oft wiederholt, bis ausreichend große Kollektive aufgebaut sind (vgl. Heite, 1962a).

An die *Erfolgskriterien* sind ebenfalls eine Reihe von Forderungen zu stellen. Zunächst ist das therapeutische Ziel zu definieren, ob man etwa eine endgültige Heilung erzielen möchte, oder nur die Beschleunigung einer irgendwann einsetzenden Spontanheilung, oder gar die Verlängerung des erscheinungsfreien Intervalles einer intermittierend auftretenden Krankheit usw. Des weiteren ist festzulegen, anhand welcher Kriterien man eine Besserung oder Verschlechterung der Krankheit ablesen möchte. Von solchen Erfolgskriterien wird im wesentlichen gefordert, daß sie reproduzierbar und spezifisch sind. Während wir unter ersterem die Korrelation zwischen dem Ablesungsergebnis einer ersten Prüfung und ihrer Wiederholung unter sonst gleichen Bedingungen verstehen, wird unter Spezifität (oder Validität) die Korrelation zwischen dem Ablesungsergebnis und dem, was tatsächlich interessiert, verstanden.

Weitere Wünsche richten sich darauf, daß das Kriterium empfindlich, nach Möglichkeit meßbar, dem Patienten zumutbar und technisch durchführbar sein soll. Mit Nachdruck sei meine Forderung aus dem Jahre 1962a wiederholt, daß in allen Lehr- und Handbüchern bei der Besprechung der einzelnen Krankheiten ein besonderes Kapitel den therapeutischen Erfolgskriterien gewidmet werden müsse, anhand derer man eine therapeutisch-klinische Forschung und Beurteilung des Krankheitsverlaufes durchführen könne.

Liegen die Auswahlkriterien fest und sind auch die Erfolgskriterien definiert, so kann man daran gehen, einen Versuchsplan aufzustellen. Voraussetzung dafür ist jedoch eine *Vorinformation*, wie sie sich aufgrund vorangegangener ungeplanter Beobachtungen im Sinne einer sogenannten „pilot study" ergeben hat. Erst wenn man ungefähr Art, Umfang und zeitliche Verhältnisse der zu erwartenden Wirkung kennt, sind die Voraussetzungen gegeben, um prospektive Untersuchungsreihen, gegebenenfalls in Gemeinschaftsarbeit mehrerer Kliniken, zu planen und zu starten.

Wenn wir versuchen, diese allgemeinen Gesichtspunkte auf die Therapie der Psoriasis vulgaris anzuwenden, so trennen wir zweckmäßigerweise die äußere und innere Therapie.

Therapeutische Forschung bei der externen Psoriasistherapie

Hier ist der Dermatologe in der einmalig glücklichen Lage, von der Möglichkeit der sogenannten Simultanbehandlung im Sinne eines Rechts-Links-Vergleiches Gebrauch zu machen (H. W. SIEMENS, 1938 bis 1956; HEITE, 1960, 1962b; SULZBERGER, 1962). Um die Entwicklung dieser Methode hat sich vornehmlich SIEMENS große Verdienste erworben. Er hat insbesondere darauf hingewiesen, daß der Krankheitstrend bei der Beurteilung des Ergebnisses berücksichtigt werden muß. In der Tat kann, wie die Tabelle zeigt, der Krankheitstrend und der Einfluß einer Salbengrundlage selbst den pharmakologischen Effekt eines Wirkstoffes nicht unerheblich modifizieren und verschleiern.

Unsicherheiten im Urteil werden dann auftreten können, wenn mehrere Prüfungen nicht einhellig zugunsten der einen Behandlung ausfallen, sondern eine geringe Anzahl gegensätzlicher Resultate beobachtet wird. Hier ist eine statistische Auswertung und Beurteilung notwendig. Leider werden von der mathematischen Statistik hierbei gelegentlich unzureichende und den klinischen Gegebenheiten nicht adäquate statistische Modelle bereitgestellt (vgl. HEITE, 1962b). Vielfach wird so vorgegangen, daß nur die positiven und negativen Ergebnisse in die Urteilsbildung eingehen, während alle Beobachtungen ohne Rechts-Links-Unterschied unberücksichtigt bleiben. HEITE u. LINDER (1962) haben darauf hingewiesen, daß auch in diesen sogenannten „Null-Ergebnissen" eine wesentliche Information enthalten ist

Tabelle. *Einfluß von Krankheitstrend, Salbengrundlage und Wirkstoff auf den klinischen Endeffekt einer Salbenbehandlung*

Krankheitstrend	Salbengrundlage	Wirkstoff		
		schlechter	ohne Wirkung	besser
besser	besser	0	+	+
	ohne Einfluß	0	+**	+
	schlechter	—	0	0*
gleichbleibend	besser	0	+	+
	ohne Einfluß	—	0	+
	schlechter	—	—	0*
schlechter	besser	—	0	+
	ohne Einfluß	—	—	0***
	schlechter	—	—	—***

Sichtbarer klinischer End-Effekt: + Besserung; — Verschlechterung; 0 keine Änderung.

* Heilhemmung (nicht erkannte Salbenreizung).

** Spontan-Heilung (nicht erkannte Wirkungslosigkeit).

*** Therapie-Hemmung (nicht erkannter therapeutischer Wirkstoff-Effekt).

und ihre Berücksichtigung bei einer Auswertung anhand der sogenannten „Scores" (Punktwerte) nach FISHER u. YATES (1953) empfohlen.

Mancherlei Vorteile hat eine fünffache Untergliederung der Ergebnisse eines Rechts-Links-Vergleiches, etwa in: sehr stark gebessert; merklich gebessert; unverändert; merklich verschlechtert; sehr stark verschlechtert. Der Vorteil liegt in größerer Exaktheit und besserer Anpassungsfähigkeit an den klinischen Tatbestand; der Nachteil besteht, namentlich bei einer Gemeinschaftsarbeit mehrerer Kliniken, in der Schwierigkeit hinsichtlich eines einheitlichen Ablesemodus. Eine fünffache (oder gar siebenfache) Bewertungsaufgliederung sollte daher nur für solche Untersuchungen vorbehalten bleiben, die in der Hand eines einzigen Arztes oder weniger Ärzte *einer* Klinik bleiben.

Therapeutisch-klinische Forschung bei der internen Psoriasis-Therapie

Als erstes seien die wichtigsten Auswahlkriterien bei der Psoriasis erwähnt. Neben Alter, Geschlecht, Körpergröße müssen vor allem die Lokalisation, die Ausdehnung, die bisherige Dauer, das Beginnalter, Nebenerkrankungen berücksichtigt werden. Die Größe der Herde und ihre Lokalisation werden bekanntlich dazu herangezogen, um verschiedene „Typen" von Psoriasiskranken zu umreißen, um etwa eine Psoriasis „vulgaris" von der Psoriasis „inversa" (mit Befall der Beugeseiten und Körperfalten) oder von kleinfleckigen, nicht selten postinfektiösen psoriatischen Exanthemen zu trennen. Als weitere Auswahlkriterien sind Provokationsfaktoren zu berücksichtigen, z.B. Infektionen, insbesondere durch Streptokokken (CERNOHORSKI, 1962) oder fieberhafte Infekte (DUPERRAT, 1963), mikrobielle Hauterkrankungen, insbesondere Mykosen (NARDELLI, 1961). Ferner seien aktive und inaktive Formen (z.B.

PUTUTZKY, 1963), ausgesprochene Adipositas (z.B. REINBERG, 1962) oder die besondere Therapieresistenz bei stärkeren Gelenkdeformierungen (WRIGHT, 1962) beispielhaft genannt. Die Auswahlkriterien für einen therapeutischen Vergleich müssen sorgfältig überlegt und gegebenenfalls auf ihre Relevanz geprüft werden.

Bei der Diskussion über die *Heilungskriterien* muß zunächst das erstrebte therapeutische Ziel definiert werden. Nicht selten werden Externa geprüft, deren therapeutisches Ziel vorzugsweise in einer Entschuppung der psoriatischen Herde besteht (z.B. Fluocinolon-Folienverbände). Weitere Kriterien wären das Abblasen des psoriatischen Erythems, die Verlängerung des rezidivfreien Intervalles oder die Verhinderung eines neuen, eben beginnenden Schubes, wobei jedoch recht unterschiedliche therapeutische Ziele ins Auge gefaßt werden.

Oft wird das Heilungskriterium nicht eindeutig definiert, sondern das Aufhören der Schuppung, das Abblassen und Verschwinden des Erythems eindrucksmäßig zu Bewertungsgruppen wie „Besserung", „unbeeinflußt bleiben" und „Verschlimmerung" zusammengefaßt, gelegentlich auch mit Bewertungsziffern versehen (z.B. BJÖRNBERG, 1963; C. SHAW, 1963 usw.). Bei solchen Auswertungen ist die Spontanheilungsrate zu berücksichtigen; eine Wirkung kann dann erst als erwiesen gelten, wenn an ausreichend großen und vergleichbaren Kollektiven der Nachweis gelingt, daß die beobachtete Remissionsrate signifikant größer ist als die Spontanremissionshäufigkeit (SIEMENS, 1938—1939; ACHENBACH u. HEITE, 1961; BRAUN-FALCO, 1963).

Ein weiteres Kriterium ist die Dauer des rezidivfreien Intervalles oder die Häufigkeit des Auftretens von Rückfällen in der Zeiteinheit (z.B. AGOSTINI u. Mitarb., 1963). Dies ist zweifellos ein Kriterium von hohem Informationswert, das nur mit dem großen Nachteil behaftet ist, daß es eine viele Jahre dauernde Nach-Beobachtungs- und Sammelarbeit erfordert, bevor ein für ein Urteil ausreichend großes Kollektiv aufgebaut ist.

Sehr schnell zu einem Urteil führt das Kriterium, ob ein neuer Schub verhindert werden kann. Viele der oben genannten internen Therapeutica erwiesen sich dadurch als wenig wirksam oder unwirksam, daß neue Psoriasisschübe unter ihrer Einwirkung auftraten, z.B. unter der Sulfonylharnstoff-Therapie (ACHENBACH u. HEITE, 1961) oder unter Folsäuretherapie (HAUFE, 1961). Andererseits ist dieses Kriterium wenig empfindlich, denn bekanntlich kann auch das zweifellos bewährte Lokaltherapeuticum Cignolin einen akut psoriatischen Schub nicht unterdrücken.

Auch die Dauer des Krankenhausaufenthaltes schlechthin (z.B. AOSTINI u. Mitarb., 1963), insonderheit bei Anwendung einer standardisierten Cignolin-Therapie (ACHENBACH u. HEITE, 1961), kann ein leidlich brauchbares Erfolgskriterium darstellen. Geringe therapeutische Effekte scheinen sich in einer besseren Ansprechbarkeit auf die konventionelle Cignolin-Therapie kundzutun.

Versuchsplan und Heilungskriterium werden, wie diese Beispiele zeigen sollten, entscheidend von dem ins Auge gefaßten therapeutischen Ziel bestimmt werden.

Es ist auch künftig damit zu rechnen, daß vielfach von nicht-dermatologischer Seite, überraschende Erfolge einer „neuen" internen Psoriasis-Therapie publiziert werden. Alle bisherigen derartigen Berichte haben einer exakten Nachprüfung nicht recht standgehalten, so daß ihr einziges Ergebnis in einer vorübergehenden Unsicherheit in der Ärzteschaft bestand.

Wie kann man künftig dieser Unsicherheit begegnen ? Wenn sich beispielsweise zehn Hautkliniken entschließen würden, eine Gemeinschaftsarbeit nach einheitlichen Auswahl- und Erfolgskriterien zu planen, so wäre die Voraussetzung für eine kurzfristige Überprüfung angeblich neuer Therapeutica und schnelle Information der niedergelassenen Fachärzte gegeben. Würde jede Klinik nur drei Patienten mit der neuen Therapie und drei weitere zur Kontrolle nach bisherigen einheitlichen Methoden behandeln — allerdings unter streng zufälliger Zuteilung des Prüf- bzw. Kontroll-Behandlungsverfahrens —, so würde man innerhalb von etwa 2—3 Monaten bereits 30 nach der neuen Methode behandelte und 30 Kontroll-Patienten vergleichen können. Es brauchten dann nicht Jahre vergehen, bis sich die mangelnde Wirksamkeit einer bestimmten Therapie eindeutig herausstellt und allgemein bekannt wird.

Andererseits wäre eigentlich von den Herausgebern allgemein medizinischer Zeitschriften zu erwarten, daß sie an Publikationen über therapeutische Erfolge bei der Psoriasis die Anforderungen einer exakten Versuchsplanung und Auswertung stellen. Damit könnte man Unruhe und Unsicherheit in der Psoriasis-Therapie des praktischen Arztes und Facharztes vermeiden.

Literatur

Achenbach, R., u. H.-J. Heite: Therapeutisch klinische Studie zur Wirksamkeit von Sulfonylharnstoffderivaten bei der Psoriasis vulgaris. Z. Haut- u. Geschl.-Kr. **30**, 318—321.

Agostini, A., A. Zancar u. V. Carreri: Die Dauer der Psoriasis bei verschiedenen Behandlungsmethoden und bei kombinierter Behandlung mit Triamicnolon, antidiabetischen Sulfonamiden und anabolisierenden Substanzen. G. ital. Derm. **54**, 252—257 (1963).

Björnberg, A., and L. Hellgren: Fluocinolone acetonide. A new steroid with an antipsoriatic effect. Acta derm.-venereol. (Stockh.) **43**, 158—162 (1963).

Braun-Falco, O.: Übersicht über neuere Behandlungsverfahren der Psoriasis vulgaris (Vitamin D_2, Folsäure, Milchsäure u. a.) Therapiewoche **13**, 180—192 (1963).

Cernohorski, J.: Die Antistreptolysintiter bei der kindlichen Psoriasis. Čs. Derm. **37**, 300—306 (1962), ref. bei Zbl. **113**, 335 (1962).

Duperrat, B.: Le diagnostique d'un état fébrile chez un Psoriasique. Presse méd. **71**, 621—622 (1963).

Fisher, R. A., and F. Yates: Statistical tables. Edinburgh: Oliver and Boyd 1953.

Haufe, I.: Zur Behandlung der Psoriasis mit Folsäure. Z. Haut- u. Geschl.-Kr. 31, 343—344 (1961).

Heite, H.-J.: Über Planung und Auswertung dermato-therapeutisch-klinischer Untersuchungen. Arch. klin. exp. Derm. 211, 427 (1960).

— Über die therapeutische Versuchsplanung bei der äußeren Behandlung von Hautkrankheiten. Methods of Information in Medicine 52—55 (1962a).

— Über die klinische Arzneimittelprüfung — ihre ärztliche und methodische Problematik. Münch. med. Wschr. 104, 1613—1619 (1962b).

—, u. A. Linder: Über die Planung und Auswertung einer Rechts-Links-Behandlung bei dermato-therapeutischen Untersuchungen. Dermatologica (Basel) 125, 65—80 (1962).

Koller, S.: Die Aufgaben der Statistik und Dokumentation in der Medizin. Dtsch. med. Wschr. 88, 1917—1924 (1963).

Martini, P.: Der Weg zur rationellen Therapie. Leipzig: Thieme 1932.

Nardelli, L.: Erwägungen über Psoriasisbehandlung (Kritik und Synthese). Minerva derm. 36, 379—384 (1961); ref. Zbl. 112, 107 (1962).

Pututzky, I. I.: Über die Anwendung von Psoriasin bei Psoriasis. Vestn. Derm. Vener. 1963, 23—26; ref. Zbl. 116, 281 (1964).

Reinberg, A., et E. Sidi: Contribution à l'étude de relation éventuelle entre Psoriasis et Diabète. Presse méd. 70, 2505—2508 (1962); ref. Zbl. 114, 112.

Shaw, C.: Double-blind study of lipan in the treatment of psoriasis. Arch. Derm. Syph. (Chic.) 87, 462—465 (1963).

Siemens, H. W.: Studien über die Behandlung der Psoriasis. Münch. med. Wschr. 85, 5 (1938).

— 1938—1956; zit. nach Heite u. Linder (1962).

Sulzberger, M. B.: Evaluation of therapeutic agens on the human skin: message of simultaneus symmetrical paerd comparisation. Clin. Pharmacol. Ther. 3, 1—4 (1962).

Wright, V.: Psoriatic arthritis (symposion). Proc. 12. internat. Kongr. Derm. 1, 176—180 (1962).

E. Jubin und R. Schuppli, Basel: Die Behandlung der Psoriasis mit Cytostatica

Der wesentliche Inhalt dieses Vortrages erscheint in der Dermatologica (Basel), Vol. 132/1966 als Arbeit von Dr. E. Jubin.

A. Luger, Wien: Interne Psoriasistherapie

Die interne Psoriasistherapie umfaßt, wenn man von diätetischen Maßnahmen absieht, hauptsächlich vier Medikamente: das Arsen, das Triamcinolon, die Antidiabetica Rastinon und Invenol sowie aus der Gruppe der Cytostatica die Antimetaboliten Aminopterin und Methotrexate.

Die vorliegenden Untersuchungen beschäftigen sich mit Problemen der Methotrexatebehandlung.

Angeregt durch eine Diskussion Schupplis (1964) in München wurde vor mehr als einem Jahr im Lainzer Krankenhaus in Wien mit der Methotrexatebehandlung der Psoriasis begonnen. Das Präparat wurde ausschließlich peroral in einer Dosis von 2,5 mg pro Tablette verabfolgt. Vor Beginn der Behandlung wurde jeder Patient genau über eine eventuelle Ulcusanamnese befragt und routinemäßig wurden ein komplettes Blutbild, Sternalpunktat, Röntgen-Pulmo-Magen-Duodenum, Harn und Reststickstoff im Serum angesehen. Später ergab sich, daß dies allein nicht ausreicht und es wurde auch ein Volhardscher Ausscheidungs- und Konzentrationsversuch angeschlossen, weil das Präparat hauptsächlich durch den Harn ausgeschieden wird und bei herabgesetzter Nierenfunktion durch Kumulation toxische Nebenwirkungen auftreten können. Frauen vor dem Klimakterium und Kinder waren von der Behandlung ausgeschlossen, eine Altersgrenze nach oben war nicht notwendig. Zunächst wurden die Sternalpunktate und Blutbilder wöchentlich, die Leukocytenwerte täglich kontrolliert. Nach Auswertung mehrmonatiger Erfahrungen zeigte sich, daß die tägliche Leukocytenkontrolle genügt.

Nach diesen Voruntersuchungen erhielten die Patienten den Schemen von Rees u. Bennett (1961, 1964) und von Schuppli (1964) entsprechend die Behandlung intermittierend in Form von Cyclen, wobei einer Serie von 10 Behandlungstagen eine Pause von 10 Tagen folgte. Die Pausen wurden später weggelassen und derzeit erhalten die Psoriatiker 10 Tage hindurch zweimal täglich 1 Tablette, dann 10 Tage hindurch oder bis zum Abklingen der klinischen Manifestationen einmal 1 Tablette oder eventuell zweimal 1 Tablette pro Tag. In einigen Fällen wurde eine ambulante Dauertherapie mit $^1/_2$ Tablette täglich oder 1 Tablette jeden 2. Tag versucht. In diesen Fällen wurden den Patienten die Tabletten für jeweils 1 Woche übergeben und anläßlich der wöchentlichen klinischen Kontrollen auch das Blutbild kontrolliert. Längere Intervalle mit Übergabe von mehr als 3—6 Tabletten erschienen zu gefährlich. Die Gesamtdosen schwankten zwischen 10 und 153 Tabletten und die Behandlungsdauer zwischen 10 Tagen und $5^1/_2$ Monaten. Anzeichen des Ansprechens auf die Behandlung fanden sich bereits ab dem 3. Tag: die Herde werden zunächst flacher, die Schuppung wird feinlamellös und schwindet schließlich. Die Rückbildung der Herde beginnt im Zentrum, zuletzt verschwindet die Infiltration in den Rändern und übrig bleiben flache pigmentierte oder blaßrote Flecken.

Zur Behandlung gelangten alle Formen und Stadien und bisher fand sich kein Fall, der auf eine Dosis von zweimal 1 Tablette täglich nicht angesprochen hätte, allerdings traten bei Abbau der Dosis manchmal Rezidive auf, welche sich bei neuerlicher Erhöhung prompt wieder rückbildeten.

Der gute Erfolg der Methotrexatebehandlung hielt nur in ganz vereinzelten Fällen nach Absetzen des Präparates für längere Zeit an. Die Rezidive traten meistens zwischen 4 und 8 Wochen nach Beendigung der peroralen Therapie auf. In mehreren Fällen wurde die neuerliche Eruption wieder in gleicher Weise behandelt und sprach auch auf dieselbe Dosis genauso an wie bei der ersten Behandlung.

Eine Korrelation zwischen Gesamtdosis und dem rezidivfreien Intervall konnte nicht gefunden werden, es war lediglich ein Zusammenhang zwischen Dosisabbau bzw. Behandlungspause bei der intermittierenden Therapie zu beobachten. Dies führte dazu, daß diese Methode aufgegeben und zur kontinuierlichen protrahierten Therapie übergegangen wurde.

Klinisch waren die Rezidive insofern interessant, als sie immer dieselben Merkmale zeigten: innerhalb der Resterytheme oder der Restpigmentation kam es zum Auftreten multipler kleiner stecknadelkopfgroßer schuppender Knötchen, welche bald linsengroß wurden und das Bild der Psoriasis guttata boten. Manchmal kam es im weiteren Verlauf zum Konfluieren der peripher weiterwachsenden Knötchen und zum Auftreten von neuen Herden außerhalb der ursprünglichen Plaques. Nur selten erreichte das Rezidiv die Ausdehnung der vorhergegangenen Eruption und niemals war im Rezidiv eine gleichmäßig flächenhafte Reinfiltration zu beobachten, wie sie nach Wegfall einer Hemmwirkung zu erwarten wäre. Auch war das Methotrexate-Rezidiv zum Unterschied von Triamcinolonrezidiven fast nie heftiger oder ausgedehnter als die Ersteruption.

Drei Fälle von Psoriasis arthropathica sprachen gut an und die subjektive Besserung der Gelenksbeschwerden blieb auch lange nach Auftreten von Hautrezidiven erhalten.

Die Nagelpsoriasis besserte sich entsprechend den Hautveränderungen.

Ekzematisierte Psoriasisplaques sprachen erst nach längerer Behandlung an, bestehende Ekzeme blieben unbeeinflußt.

Ein Synergismus bei Kombination mit peroralen Triamcinolongaben konnte nicht beobachtet werden, obwohl ein solcher nach den Erfahrungen der Internisten eigentlich erwartet worden wäre.

Die Wirkung von Buckybestrahlungen war an Psoriatikern, welche unter kleinen Dosen von Methotrexate (einmal 1 Tablette) standen, nicht intensiver als ohne perorale Therapie.

Echte Nebenwirkungen konnten bei der angeführten Dosierung nicht beobachtet werden. Die vielfach angeführte Stomatitis trat nur bei etwa einem Zehntel der Behandelten auf. Bei einer Patientin kam es nach intermittierender Einnahme von 21 Tabletten zu Durchfällen und Leukocytensturz (2500). Nach zwei Bluttransfusionen und einer Pause von

10 Tagen wurde die Therapie fortgesetzt und beschwerdefrei bei normalen Leukocytenwerten vertragen.

Andere aus der Literatur bekannte Nebenwirkungen wie Haarausfall oder Erbrechen traten unter der angeführten Behandlung nicht auf.

Eine interessante Beobachtung konnte an 2 Patienten gemacht werden, welche außer Psoriasis auch an Ulcera cruris litten. In beiden Fällen war die Wundheilung durch die Methotrexatebehandlung offensichtlich nicht beeinträchtigt, die HQ-Werte lagen innerhalb der den Ulcustypen entsprechenden Grenzen.

Die histologischen Veränderungen verhalten sich ähnlich wie dies von BRAUN-FALCO u. Mitarb. (1963), KALKOFF (1965) und anderen unter lokaler Fluocinoloneinwirkung beobachtet wurde. Die ersten Anzeichen einer Wirkung treten bereits nach 3—5 Tagen ein, zunächst verschwindet die Parakeratose, sie geht in eine Hyperkeratose mit Kernlücken, später in eine feinlamellöse Form über. Das zunächst fehlende Stratum granulosum tritt wieder auf und nimmt sowohl an Dicke als auch an Zahl und Größe der intracellulären Keratohyalinkörner zu. Die überschießenden Mitosen schwinden. Die Acanthose nimmt langsam ab, ebenso die Infiltrate im Corium. Am längsten bleibt — zum Unterschied von der peroralen Triamcinolontherapie (LOFFERER u. PLASUN, 1959) und der lokalen Fluocinolonbehandlung (HOLTZ u. KALKOFF, 1963) das Ödem und die Gefäßerweiterung im Papillarkörper erhalten.

Die Methotrexatebehandlung eignet sich nach dem derzeitigen Stand der Erkenntnisse nicht für die ambulante Praxis, sie ist in mancher Beziehung der peroralen Triamcinolonbehandlung vergleichbar, die Rezidive sind aber meist milder und sprechen auf eine neuerliche Behandlung unvermindert gut an.

Literatur

BRAUN-FALCO, O., M. THIANPRASIT u. A. KINT: Über den Einfluß einer lokalen Okklusiv-Therapie mit Fluor-Adrenolon auf die psoriatische Hautreaktion. Arch. klin. exp. Derm. **217**, 30 (1963).

HOLTZ, K. H., u. K. W. KALKOFF: Histologische Untersuchungen zur Rückbildung der Psoriasis unter lokaler Fluocinolontherapie. Dtsch. med. Forsch. **1**, 4 (1963).

KALKOFF, K. W.: Münchener Fortbildungsvorträge 1964. Berlin, Heidelberg, New York: Springer 1965.

LOFFERER, O., u. R. PLASUN: Delphicort bei Psoriasis. Derm. Wschr. **140**, 749 (1959).

REES, R. B., and J. H. BENNETT: Methotrexate VS. Aminopterin for Psoriasis. Arch. Derm. **83**, 970 (1961).

— — E. M. HAMLIN, and H. I. MAIBACH: Aminopterin for psoriasis. Arch. Derm. **90**, 544 (1964).

SCHUPPLI: persönliche Mitteilung 1964.

F. Ottolenghi, Siena: Diätbehandlung der Psoriasis

Zahlreiche klinische und experimentelle Daten, die zugunsten der Existenz einer Beziehung zwischen Ernährung und Psoriasis auszusagen scheinen, rechtfertigen die Versuche der Ernährungstherapie bei dieser Dermatose, die nach vielen Autoren, aber nicht nach allen, programmierten und in bestimmte Richtungen orientierten Ernährungen gegenüber sensibel ist. In Wirklichkeit findet der Wert der Ernährungstherapie bei der Psoriasis Gründe zu begründeten Zweifeln und Unschlüssigkeiten sowohl in der Ungleichheit der Richtung als auch im Wert der Resultate, die mit dieser Behandlungsmethode erreicht werden können.

Nach dem Ergebnis der eigenen Untersuchungen im Jahre 1933 und der von Bürger über den Metabolismus der Lipiden des Psoriatikers, schlug Grütz eine hypolipidische und hypocholesterolische Ernährung vor, die im Verlauf von etwa 40 Tagen zu einer fühlbaren Besserung der Manifestationen führt, die gewöhnlich innerhalb von 3 Monaten und bei besonders hartnäckigen Fällen höchstens in 6 Monaten verschwinden. Die Untersuchungen obengenannter Autoren wurden von Midana in Italien bestätigt.

Die Anwesenheit von Fetttropfen capillärer Herkunft in der Epidermis des Psoriatikers, die Vermehrung der Serumcholesterolemie und die pathologischen Belastungskrisen scheinen für die Existenz einer lipidischen Dysmetabolie bei der Psoriasis auszusagen (Grütz u. Bürger), die von der Cholesterinerhöhung in der Haut unterstützt (Incedayi u. Ottenstein), aber nicht bei allen Psoriatikern anwesend ist (Ottolenghi). Indem Zina, Bossi, Martina und Bonu die Darmadsorptionsfähigkeit der Fettsäuren bei Patienten mit Psoriasis mittels Ölsäure I^{131} und markiertem Triolein untersuchten, haben sie keine funktionellen Unterschiede gefunden, die den Gesunden gegenüber signifikativ genug wären, sei es im Vergleich der Blutkonzentration als der Stuhl- und Harnausscheidungen. Den therapeutischen Erfolg mit hypolipidischen Diäten, der auch von anderen Autoren bestätigt wurde (Schönfeld, Sato u. Mitarb.; Photinos; Semon; Leicher; Frühwald; Urbach; Madden; Takenouti; Deneke; Hering; Gallego Burin; Tobias, Tanimura u. Mitarb.; Incedayi u. Ottenstein; Marchionini; Bommer) erreicht man, indem man die tägliche Fettration auf 20 g für Erwachsene und auf 10 g für Kinder beschränkt. Noch bessere Erfolge hat man, wenn man Insulin (Ottenstein; Gatè; Vallet; Humbert; Riehl; Sartory, Hufschmitt u. Mayer) sowie Vitamine Komplex B beifügt (Götz; Nardelli).

Trotz der berechtigten Vorbehalte über die Zweckmäßigkeit, ein Diätprogramm aufzustellen, das nach Versari von fragwürdiger Wirkung ist, der die Fettration in der Nahrung so lange einschränkt, um

17*

Resultate zu erreichen, die auf anderem Wege leichter erlangt werden können und die zum Teil entkräftet sind durch die Möglichkeit häufiger und spontaner Rückbildungen der Dermatosen, die auch dem Einfluß des Wetters gegenüber empfindlich sind, so bleibt doch die Beobachtung von Bommer immer gültig, die auch von Jentsch bestätigt wird, daß im ersten Weltkrieg, trotz der wohlbekannten Lebensmitteleinschränkung, keine fühlbare Verminderung der Psoriasisinzidenz bemerkt wurde.

Auch den Folgerungen von Engelhardt und Cordes, die während des ersten Weltkrieges eine klare Verminderung der Psoriasis und in den darauffolgenden Jahren eine Verschlimmerung bemerkten, stellen sich die Beobachtungen von Prakken und Sartori und Ceccarini gegenüber, die in den ersten Jahren des zweiten Weltkrieges eine deutliche Vermehrung der Dermatose beobachteten.

In dieser Hinsicht kann ich auch die von mir während und gleich nach dem Kriege in Sizilien geführten statistischen Forschungen beifügen. Sie ließen nicht zu, fühlbare Modifikationen der Incidenz der Dermatose festzustellen, die mit der Besserung der Ernährungslage und dem größeren Fettverbrauch in Verbindung gestanden hätten.

Im ganzen sind die statistischen Daten nicht nur wenig beweisend, sondern negativ, wenn man der Umfrage Rechnung trägt, die Stumpke im Jahre 1948 unter zahlreichen Dermatologen ausführte, die meistens dahin antworteten, daß sie jeden Einfluß der Nahrungsfette auf diese Dermatose ablehnten.

Nicht einmal das Laboratorium ist fähig, das Problem zu lösen, denn es scheint, daß die Psoriasiskranken praktisch die Fette metabolisieren, so wie es die normalen Individuen tun (Le Winn u. Zugerman). Gar wenig sagen uns auch die über die Verwertung der Plasmalipiden ausgeführten Untersuchungen, sei es mit der in Kälte mit Äthanol ausgeführten Fraktionierung, sei es mittels Papierelektrophorese (Bonelli u. Armuzzi; Longhi) sowie mit Ultrazentrifugation (Levi, Meneghini u. Pozzo).

Auch wenn man die Psoriasiskranken mit hypolipidemisierenden Medikamenten behandelte, konnten keine bedeutenderen Resultate erhalten werden (Enticknap u. Mitarb.; Walsh u. Mitarb.; Gross u. Kesten), auch wenn Urbach u. Madden mit fettarmen Diäten günstige Resultate angeben, jedoch ohne den Begriff der Psoriasis als Lipidose anzunehmen.

Für die Behandlung der Psoriasis jedoch, neben den fettarmen Diäten, sind auch hyperlipidische Diäten auf Basis von Butter angeraten worden, die wegen ihres hohen Gehalts an Tokoferol bei der Behandlung dieser Dermatose nützlich sind (Frey u. Schoch). Trotz der widerstreitenden Meinungen über die Wirksamkeit der Butter bei der alimentären Behandlung der Psoriasis kann die Nachricht von großem Interesse sein, daß eine Belastung mit diesem Nahrungsmittel bei den Psoriatikern die ebenso hohe Hypophosphorämie mit Hypophosphatämie nicht hervorruft, die man bei Gesunden und bei Hautkranken anderer Art feststellt (PANTI, ULIVI u. PANTI jr.).

Andererseits wäre nach BURGOON u. Mitarb. das Vitamin A, das bei vielen durch Leiden des Teguments charakterisierten und von einer Störung der Ceratogenese begleiteten Dermatosen wirksam ist, gerade bei der Psoriasis unwirksam. Bei ihr würden sich die Besserungen nicht einstellen, wie man sie bei der Ichthyosis, bei der Leukoplakie und bei der kongenitalen ichthyosiformen Erythrodermie vorfinden kann, die durch wichtige histologische Veränderungen charakterisiert ist, mit Wiedererscheinen der granulosen Schichte, die offenkundig bei diesen krankhaften Prozessen reduziert oder fehlend ist.

Immerhin fehlt es nicht an Autoren, die die Wirkung der Lipiddiäten bei der Psoriasis zugeben, die die wohltuende Wirkung der Fette mit ihrem Gehalt an ungesättigten Fettsäuren mit doppeltem Band rechtfertigen und im besonderen der Linolsäure, die leicht in Arachidonsäure verwandelbar ist. Im allgemeinen ist der Gehalt an ungesättigten Fettsäuren proportional dem Grad der Ungesättigtheit, ausgedrückt durch die Jodzahl, nämlich durch die Quantität der Halogene, die nötig sind, um alle poly-ungesättigten Bande von 100 g Öl zu blockieren. Diese Zahl schwankt zwischen 75 und 88 für das Olivenöl und reicht bis 135—156 für das Mohnöl. Ob nun die diätetischen Faktoren bei der Psoriasis wirklich wirksam oder nur außerordentlich gepriesen sind (LORINCZ), so erscheint doch immer — wenn auch mit langsamer Reaktion — auch für die Psoriasis das Problem der ungesättigten Fettsäuren, die einer mit Weizenkeimöl und Maisöl bereicherten Nahrung beigefügt, nach BOMMER wenigstens nicht nur häufige Besserungen erlangen, sondern auch wirkliche, aber nicht von allen Autoren zugegebene Heilungen hervorrufen können.

BULKLEY hat behauptet, daß die Psoriasis die Folge einer hyperproteischen Ernährung sei. Auch ohne zu solchen kategorischen Behauptungen zu gelangen, so haben früher andere Autoren doch die Wichtigkeit der hyperproteischen Ernährung nur für diese Dermatose behauptet, vor allem auf Grund günstiger, mit hypoproteischen Diäten erhaltener Resultate (FOX; BROCQ; ITO; BLOCH; BRUNDAGE; SCHIFF; STOKES; STRICKLER; WRIGHT usw.). Als Nahrungsmittel, die die Psoriasis begünstigen, wurden angesehen das Fleisch im allgemeinen und im besonderen das Huhnfleisch, das Fleisch einiger Fische sowie Pflanzennahrung mit hohem Proteingehalt, wie Erbsen, Saubohnen, Linsen und Nüsse (URBACH).

Nach SCHAMBERG, der sich ganz besonders mit dem Argument beschäftigte, wären die Diäten mit niedrigem Stickstoffgehalt fähig, jede psoriasische Manifestation zurückgehen zu machen, auch ohne Eingriff anderer innerer oder äußerer therapeutischer Mittel, denn die Desquamation und die aktive epidermische Proliferation, die der Psoriasis eigen sind, sind nur möglich, wenn der Organismus über große Mengen Proteinmaterial verfügt. Dagegen würde eine proteinreiche Ernährung, die die Vermehrung der Epidermiszellen anregt, die Anlage fördern und den Verlauf der Dermatose erschweren. Und um seine Ansichten zu stützen, bringt Schamberg einige Daten von experimentellem Charakter, nach denen es gelingt, die Zellproliferation einiger pathologischer Gewebe zu hemmen, wenn die Zufuhr von stickstoffhaltigen Nahrungsmitteln vermindert wird (Rothman u. Schaff). Wenn man dagegen den Tieren kleine Proteinmengen verabreicht, die genügen, um sie am Leben zu erhalten, ohne, wenigstens nach Scheunert u. Mitarb., eine Depletion der Stickstoffbilanz hervorzurufen, so verhindert man das Wachstum der Haare und die Keratinbildung.

In Wirklichkeit aber ist anzunehmen, daß, um eine Verlangsamung der Zellenproliferation der pathologischen Gewebe herbeizuführen sowie das Wachstum der Haare und die Bildung von Keratin anzuregen, der Proteingehalt der in solchen Experimenten benützten Diäten geringer war als der „geringste endogene". Wenn wir auch annehmen wollen, daß beim Psoriatiker ein „Mindest an endogenem Protein" besteht, das betreffs der Norm vermehrt ist, so ist es doch erlaubt anzunehmen, daß dies mehr Wirkung als Ursache der Psoriasis ist, verlangt von der Notwendigkeit, für die übermäßigen Anforderungen der Haut mit einer größeren Stickstoffzufuhr zu sorgen. Das Problem des Aktionsmechanismus der hypoproteischen Diäten bei der Psoriasis bleibt also noch sehr dunkel, um so mehr als das Serumproteinbild beim Psoriatiker meistens normal ist (Cerutti; Midana; Hufschmitt u. Mayer; Mulvehill; Longhi; Lever u. Mitarb.; Lea u. Mitarb.; Laugier u. Zimmer; Rádl u. Mitarb.; Benhamou u. Mitarb.; Bolgert u. Mitarb.; Kalz u. Mitarb. usw.) und daß die Werte des ungerinnbaren Stickstoffs auch gewöhnlich in den Grenzen der Norm sind (Midana; Bernhardt u. a.).

Die einzige bei der Psoriasis häufig festgestellte Deviation ist die der Höhe der Blutharnsäure (Steinberg u. Mitarb.; Goldwaite u. Mitarb.; Tickner u. Mier; Baumann u. Jillson), die nicht selten vermehrt ist, speziell bei der arthropathischen Form. Doch dies ist nicht sehr signifikativ, denn nach Ribuffo würde es im beschleunigten turn-over der Nucleinsäuren der verwundeten Epidermis eine plausible Erklärung finden.

Auch die Obstdiät, weniger beschwerlich als das strenge Fasten, das immerhin bei der generalisierten Psoriasis und während der phlogistischen Phase angeraten wurde (Bommer), kann bei der Behandlung der Psoriasis ausgewertet werden, indem sie eine hypokalorische, hypoproteische, alipidische, hypervitaminische, natriumarme, alkaligene und antiphlogistische Diät darstellt.

Es scheint auch, daß die Weintrauben wegen ihres hohen Gehalts an Kalium (200 mg-$^0/_0$) bei der Psoriasis besonders angezeigt sind. ARNDT, der die Ampelotherapie in dazu geeigneten Gegenden (Meran) rät, bestätigt es, und zwar wegen der Interferenz klimatischer Faktoren, die vielleicht auf das therapeutische Resultat fühlbar einwirken, um so mehr da andere, in deutlichem Gegensatz, die Wirkung der kaliumarmen Diät bei der Psoriasis rühmen.

WINFIELD hatte schon seit einiger Zeit die Behandlung der Psoriasis mit Milchsäure versucht, und es scheint, mit positiven Resultaten. Sie wurden in der Folge von STEFL und im Jahre 1957 von KOPECKA-AVRÁTOVA bestätigt. Die Psoriasis jedoch ist nur der rechtsdrehenden Milchsäure gegenüber empfindlich, die man ja in großer Menge in den fermentierten Milchderivaten und in anderen Nahrungsmitteln in racemischer Form findet. Das ist nach STEFL der Grund, warum das Yoghurt, die saure Milch oder das fermentierte Sauerkraut, die Karotten, der Tomatensaft und saures Brot entscheidende Besserungen und auch wahre Heilungen erzeugen können, die nach WEIRICH immerhin mit Eledon leichter erreicht werden können, nämlich mit einem Konzentrat von Buttermilch, dessen Inhalt an Milchsäure $5^0/_0$ beträgt. Auch wenn wir die Behauptung von STEFL mit gebührendem Vorbehalte aufnehmen, nach der die Milchsäure für die Psoriasiskranken eine Art Vitamine darstellt, so scheint es doch, daß die Buttermilch nicht nur auf die äußeren Manifestationen der Dermatose einwirkt, sondern ihre wohltätigen Wirkungen auch auf die Arthropathien ausbreitet. Die saure Buttermilch würde überdies eine antiseborrhoische, antiphlogistische und exsudative Wirkung ausüben, sie würde den Kreislauf bessern, eine eventuelle Stipsis korrigieren sowie die vegetative Hypererregbarkeit vermindern. In der Tat ist die Dauer der durch Chlornatriumlösung hervorgerufenen Quaddel bei Meerschweinchen, die einen Monat lang bei einer acidosischen Diät gehalten wurden, deutlich geringer (BONANNO).

Für die Psoriasis jedoch wurden Beziehungen mit kohlenhydratreicher Ernährung dargelegt. In Wirklichkeit jedoch, abgesehen vom Zusammentreffen von Psoriasis und Diabetes (ROST; GREENWOOD; REEDS u. Mitarb.; GIBSON u. PERRY; TAUBER) sind bei dieser Dermatose pathologische Kurven der Glykoseverträglichkeit häufig (ROST; OTTENSTEIN; INCEDAYI u. OTTENSTEIN; NEUMARCK u. TSCHATSTKOWSKA; DEVOTO; MONCORPS u. SPEIERER).

URBACH hatte schon darauf hingewiesen, und von MONACELLI wurde es bestätigt, daß die Hautglucose bei der Psoriasis deutlich vermehrt ist. RIBUFFO hatte dann gezeigt, daß beim Psoriatiker die Hypophosphataseämie mit Hyperphosphataseämie, die gewöhnlich auf eine Glykose-belastung folgen, mangelnd sind.

Das Phänomen wiederholt sich für die Fructose (Ribuffo; Panti): die metabolische Kohlenhydratenunordnung, die sich also jenseits der hexokinasischen Etappe vollzieht, resultiert als mit dem Insulin un-kontrollierbar und macht so die Hoffnung der besseren therapeutischen Resultate illusorisch, indem man, den Anweisungen von Ottenstein, Gaté, Vallet, Humbert, Riehl, Hufschmitt und Mayer folgend, der Diät Insulin beifügt. Doch noch mehr: Nicht einmal eine Belastung mit Butter, wie schon gesagt wurde, ruft beim Psoriatiker der Norm gemäß, eine Hypophosphorämie und eine konstante Hyperphosphataseämie hervor (Panti; Ulivi; Panti jr.). Auch die Verabreichung von Amino-säuren, glykogenen und ketogenen Komplexen erhöht die pyruvikämi-sche Kurve nicht, wie es sein sollte, sie verlängert sich jedoch in der Zeit (Panti; Ulivi; Battisti; Panti jr.). Bei der Psoriasis besteht also eine Störung in der Verwertung von Ph, ausgedehnt auf alle wesentlichen metabolischen Sektoren, die vom ATP beherrscht und von der Adenosin-triphosphatase reguliert werden, die hier mangelt und der anregenden Wirkung des Mg gegenüber weniger empfindlich ist (Gardenghi u. Marsili).

Scolari nimmt folglich an, daß bei der Psoriasis metabolische Ano-malien bestehen, die eine Verlangsamung der Reaktionen des Cyclus von Krebs erfahren können, mit verminderter Aktivität des Acetyl-coenzyms-A und der Unregelmäßigkeiten im eigentlichen Verarbeitungs-prozeß der Aminosäuren, die sich durch die Deviationen der Phosphor-ämie und der Phosphatasiämie offenbaren.

Auf Grund einer möglichen und wahrscheinlichen Teilnahme des Kohlenhydrat-Stoffwechsels bei der Genese der Psoriasis haben wir ver-sucht, den Verlauf der Dermatose zu ändern, indem wir die alimentäre Zufuhr der Kohlenhydrate verminderten und die kohlenhydratarme Diät anwandten. Nach dem Grad der Dermatose verabreichten wir 22 Pso-riasiskranken eine kohlenhydratarme Diät von 1409 Kalorien (Proteide 75 g, Lipide 37,30 g, Kohlenhydrate 185,70 g) und eine kohlenhydratarme Diät von 2108 Kalorien (Proteide 79,43 g, Lipide 67,45 g, Kohlenhydrate 358,26 g), die je nach Fall 2—4 Wochen ausgedehnt wurde, jedoch mit sehr bescheidenen Resultaten, die über die wahre Wirkung dieser Diät-richtung Zweifel aufkommen lassen.

Der komplexe Zustand der bei der Psoriasis anwesenden Dysmeta-bolien rechtfertigen unserer Meinung nach die Trugschlüsse der diäte-tischen, nach einer Richtung ausgeführten Behandlungen.

Wir schließen uns also Bommer an, der behauptet, daß die Diät des Psoriatikers nicht nur von einem Gesichtspunkte aus, sondern unter vielen Aspekten geregelt werden muß. Dem Psoriatiker wird man also ein diätetisches Programm anraten (Weirich), das nicht nur eine Einschränkung der Fette vorsieht, sondern auch der Kohlenhydrate und der Proteine, und man wird sie ihm für eine beschränkte Zeit verordnen, damit der Psoriatiker, der vielleicht gegen eine verminderte Kalorienzufuhr empfindlicher ist als gegen eine in einer einzigen Richtung kontrollierte Ernährung, dann nicht ein Opfer eines wirklichen Zustandes von Unterernährung wird. Ob nun die diätetischen Faktoren bei der Psoriasis wirklich wirksam oder nur übermäßig gerühmt sind (Lorincz), so sind sie doch immer von langsamem Ansprechen. Die diätetische Behandlung der Psoriasis hat folglich einen vollkommen sekundären therapeutischen Wert und ist praktisch nie in der Lage, die traditionelle topische Therapie zu ersetzen, die immer noch ihren ganzen Wert behält.

Literatur kann beim Verfasser angefordert werden.

C. Schirren, Hamburg: Diätbehandlung der Psoriasis mit Maiskeimöl

Das Lebenswerk von Otto Grütz hat ganz im Zeichen seiner Auffassung von den Beziehungen zwischen Psoriasis vulgaris und Fettstoffwechsel gestanden. Er ist immer wieder — zuletzt unter dem Einfluß der Ergebnisse der fettarmen Ernährung während des Krieges 1939/45 und dem fehlenden Rückgang der Psoriasis in dieser Zeit — zum Teil heftig angegriffen worden. Grütz hat sich in seiner Ansicht jedoch nicht beeinflussen lassen und bis zuletzt an diesen Fragen gearbeitet. Sinn der nachstehenden Ausführungen ist es, die Richtigkeit der von Grütz aufgestellten Grundkonzeption anhand von eigenen Untersuchungen zu bestätigen.

Im Schrifttum gibt nur die Mitteilung von Pillokat eine Antwort auf die Frage, warum die Psoriasis in Hungerzeiten nicht abnimmt, sondern unter Umständen schwere Exacerbationen aufweist: Das Nahrungsfett weist eine gegenüber Normalzeiten unterschiedliche Zusammensetzung auf und enthält außerordentlich viel Schmalz und Talg.

Wir haben bei 27 Patienten mit Psoriasis vulgaris eine Diättherapie mit Maiskeimöl durchgeführt und den Effekt dieser Behandlung zunächst über 4—6 Wochen stationär und später ambulant bis zu 21 Monate lang kontrolliert. Lokalmaßnahmen wurden auf das unbedingt erforderliche Mindestmaß beschränkt, eine innerliche Therapie oder eine spezielle Psoriasis-Lokalbehandlung wurde nicht vorgenommen.

Die Diät wurde folgendermaßen verordnet:

Mengenmäßige Einschränkung von Fett und Kohlenhydraten zugunsten einer reichlicheren Zufuhr von hochwertigem, tierischen Eiweiß. Die tägliche Gesamtfettmenge soll 75—80 g nicht überschreiten und ist wie folgt zu verteilen: 30 g Maiskeimöl zum Kochen, Dünsten, Braten, Backen; für Rohkost, Aufstrichmengen, Mischgetränke u. a. 30 g Streichfett in Form von hochwertiger Pflanzenmargarine, eventuell Butter. 20 g sogenanntes „verborgenes Fett", das in den Nahrungsmitteln bereits enthalten ist.

Darüber hinaus erhielt jeder Patient bereits während der stationären Behandlung eine genaue Diätanweisung mit Kostvorschlägen für insgesamt 14 Tage, mit verschiedenen Kochrezepten, die den Umgang mit Maiskeimöl erleichtern sollten. Grundlage für die Beurteilung der Cholesterindurchschnittswerte waren die von David angegebenen Werte (vgl. Schirren u. Drangmeister, 1965).

Ergebnisse

Von den 27 Patienten wiesen 9 einen gegenüber der Norm erhöhten Cholesterinwert im Blutserum auf (270—360 mg-%). In den übrigen Fällen lagen normale Ausgangswerte vor. Unter der Maiskeimöldiät sanken die erhöhten Ausgangswerte deutlich ab, wie aus Abb. 1 hervorgeht (220—330 mg-%), während bei den normalen Ausgangswerten praktisch keinerlei Änderung der Cholesterinwerte eintrat.

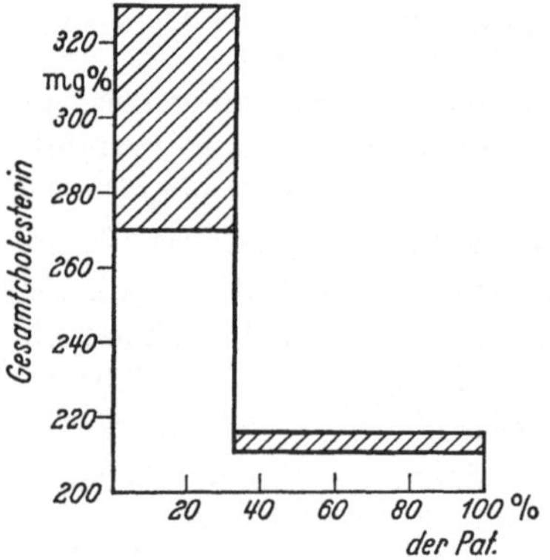

Abb. 1. Der Einfluß einer Maiskeimöldiät auf den Cholesterinspiegel im Blutserum bei Psoriasis vulgaris

Die Hauterscheinungen besserten sich unter dieser Diätbehandlung sehr wesentlich, und zwar unabhängig vom Cholesterinausgangswert in 15 Fällen sehr gut, 7 mal gut, 2 mal mäßig und 3 mal nicht, ohne daß weitere Lokalmaßnahmen zur Anwendung gelangten. Es war möglich, Patienten über 1 Jahr erscheinungsfrei zu halten, wobei die Maiskeimöldiät während dieser Zeit strikt eingehalten worden war.

Diskussion

Die mitgeteilten Ergebnisse sind unter dem Gesichtspunkt der *Besserung der Hauterscheinungen* und des *Rückganges der Cholesterinwerte* zu erörtern. Die Änderung der Cholesterinwerte unter der Diät war nur zu erwarten bei bereits vor der Behandlung erhöhten Ausgangswerten. Hier war der Rückgang allerdings außerordentlich eindrucksvoll. Unter Fortführung der Diät während einer ambulanten Nachbeobachtung waren diese Patienten erscheinungsfrei geblieben, wobei die Cholesterinwerte sich auch weiterhin auf einem herabgesetzten Niveau bewegten.

Die klinische Besserung bzw. Erscheinungsfreiheit von Psoriasis-Hauterscheinungen war sowohl bei den Patienten mit erhöhten Ausgangswerten als auch bei den normalen Ausgangswerten unter dem Einfluß der Maiskeimöldiät eindrucksvoll. Es bestand allerdings graduell ein Unterschied insofern, als bei den erhöhten Ausgangswerten die Besserung sehr viel schneller eintrat und länger anhielt.

Wenn Grütz in 45% seiner Psoriasiskranken einen erhöhten Cholesterinwert von mehr als 200 mg-% gefunden hat, so ist von ihm der durchschnittliche Cholesterinnormalwert zu niedrig bewertet worden. Entsprechend den Untersuchungen von David muß man in Abhängigkeit zum Lebensalter und zum Geschlecht vom 30.—70. Lebensjahr Cholesterinwerte von 220—245 mg-% zugrunde legen, wobei die Frauen im höheren Lebensalter in der Regel einen Wert aufweisen, der um 10—20 mg-% den der Männer übersteigt. Es besteht aber dennoch kein Zweifel für uns darüber, daß zwischen Psoriasis vulgaris und Fettstoffwechsel Beziehungen bestehen müssen. Wenn sie sich durch die eigenen Untersuchungen nicht in dem Maße bestätigen lassen, wie O. Grütz es geglaubt hatte — d. h. im Sinne einer Lipoidose —, so sehen wir darin keine Minderung der von Grütz postulierten Auffassung. Sein besonderes Verdienst liegt darin, diesen Weg gewiesen zu haben. Es ist nicht so sehr erforderlich, daß die Maiskeimöldiät in jedem Falle von Psoriasis zu einer Besserung führt; wesentlicher erscheint die Beobachtung, daß bei erhöhten Cholesterinausgangswerten die Lokalbehandlung überflüssig gemacht werden kann. Für die Praxis ergibt sich daraus die Folgerung: Bei hartnäckigen Fällen von Psoriasis vulgaris sollte der Cholesterinspiegel im Serum nüchtern bestimmt werden, um bei erhöhten Werten eine Maiskeimöldiät einleiten zu können.

Den Deutschen Maizena-Werken GmbH, Hamburg, sei für die Bereitstellung von Maiskeimöl Mazola® und Unterstützung, der Diätküche des Universitäts-Krankenhauses Eppendorf für wertvolle Hilfe gedankt.

Literatur

Grütz, O.: Dtsch. med. Wschr. 28, 1039 (1934).
— Arch. Derm. Syph. (Berl.) 172, 42 (1935).
— Zbl. Haut- u. Geschl.-Kr. 49, 295 (1935).
Pillokat, A.: Hautarzt 2, 138 (1951).
Schirren, C., u. E. Drangmeister: Med. Welt 1965, 2641.

G. Forck, Münster/Westf.: Behandlung der Psoriasis vulgaris mittels UV-Großfeldbestrahlung

Der günstige Einfluß des Sonnenlichtes auf die Abheilung der Psoriasis vulgaris ist bekannt und wird deshalb auch von einsichtigen Kranken bei der Urlaubsplanung gern berücksichtigt. Gelegentlich kann das Sonnenlicht allerdings auch provozierend wirken.

Gleiche Verhältnisse liegen bei der Behandlung mit künstlichen Lichtquellen vor. Die Applikation von stärkeren, erythemauslösenden Bestrahlungen führt oft schneller zum Erfolg, das Risiko einer Exacerbation ist jedoch größer.

Die Behandlung einer über den ganzen Körper ausgedehnten Schuppenflechte mit einer handelsüblichen UV-Bestrahlungsapparatur ist jedoch aus folgenden Gründen nicht optimal: Bei einem industriellen Strahler, z.B. vom Typ Höhensonne, der nur mit einem Brenner arbeitet, und dessen Reflektor einen Durchmesser von etwa 30—50 cm hat, ist — bei ausreichender Intensität der Bestrahlung durch kleinen Focus-Haut-Abstand — die Feldgröße sehr klein. Umgekehrt läßt bei großen Bestrahlungsfeldern die Intensität der Bestrahlung nach. Gerade bei ausgedehnten Schuppenflechten werden aber hohe Bestrahlungsintensitäten bei großer Feldgröße gewünscht.

Speziell zur Behandlung ausgedehnter Dermatosen, insbesondere Schuppenflechten, wurde die folgende Anlage aufgebaut. Diese Anlage ist eine Weiterentwicklung einer Bestrahlungsapparatur[1], über die bereits berichtet wurde[2].

Sie gestattet, Großfeld-Ganzkörperbestrahlungen durchzuführen bei hoher Lichtintensität. Die Anlage besteht im wesentlichen aus einem 2 m langen, 75 cm breiten und 45 cm hohen Metallkasten, der in einem Abstand von 1 m oberhalb der Bestrahlungsliege an der Raumdecke befestigt ist. Das Besondere an der Konstruktion ist eine kettenartige Anordnung von 8 Stück UV-Brennern vom Typ UV 1800[3] in der Mittelachse des Reflektorgehäuses. Die Brenner haben einen Abstand von ungefähr 15 cm, so daß die Brennerkette insgesamt 2 m beträgt. Durch diese Anordnung wird erreicht, daß für die Ganzkörperbestrahlung eine Feldgröße gleichmäßig ausgeleuchtet ist, innerhalb der der Patient bequem einer einseitigen Bestrahlung der Körperoberfläche ausgesetzt werden kann. Eine weitere Besonderheit stellt die Konstruktion des über den Brennern befindlichen Spiegelreflektors aus poliertem Aluminiumblech dar: Die Wölbung des Spiegels wurde nämlich parabolisch gewählt. Genau in der Brennpunktlinie des parabolischen Reflektors befinden sich die Mittelachsen der 8 UV-Brenner. Durch eine derartige Anordnung von Brenner und Reflektor zueinander wurde erreicht, daß der größte Teil der abgestrahlten Lichtmenge reflektiert und als paralleles Strahlenbündel senkrecht den Patientenkörper trifft.

Bekanntlich ist es aus technischen Gründen nicht möglich, abgeschaltete, aber noch heiße Brenner erneut zu zünden. Zeitsparend ist es

---

[1] Die Herstellung wurde in dankenswerter Weise von der Fa. Hülsböhmer u. Weischer KG., Schalttafelbau, Münster-Kinderhaus, übernommen.

[2] Derm. Wschr. **150**, 290 (1964).

[3] Hersteller: Dr. Kern u. Sprenger KG., Göttingen.

daher, im klinischen Routinebetrieb die Brenner nach erfolgter Bestrahlung nicht auszuschalten. Damit jedoch bei einem Wechsel der Bestrahlungspatienten nicht unkontrollierte Bestrahlungsdosen beim An- und Auskleiden sowie der Lagerung verabfolgt werden, ist eine Abblendung der Lampe notwendig, die durch folgende Einrichtung erzielt wird: Der über den Brennern befindliche Reflektor ist in Längsrichtung dreigeteilt, und zwar in ein schmales 17 cm breites Mittelfeld (an dem die Brenner auch befestigt sind) und zwei — hierzu symmetrisch angeordnete — Seitenfelder. Mittels Elektromotoren können nun die beiden Seitenteile so aufeinander zugedreht werden, daß ihre zur Reflektormitte zugewandten Kanten sich wie Schleusentore aneinanderlegen und damit einen weiteren Lichtaustritt verhindern. Die am Reflektorkasten befindliche Schalttafel enthält alle Bedienungsschalter (Ein- und Ausschalter, Wahlschalter für die Anzahl der Brenner usw.) sowie eine Schaltuhr, die es gestattet, beliebige Bestrahlungszeiten zwischen 0 und 10 sec, 0 und 100 sec und 0 und 16 min vorzuwählen. Außerdem besteht eine Vorrichtung, daß bei entsprechender Schalterwahl eine Folge von vier gleich langen Bestrahlungsphasen sozusagen in Selbstbedienung (durch Bedienung eines an einem 2 m langen Kabel befindlichen Druckschalters) verabfolgt werden kann, je eine Phase für Rück- und Vorderseite sowie je eine für die beiden Seiten des Körpers.

Die Ergebnisse einer Behandlung der Schuppenflechte mittels UV-Großfeldbestrahlung sind recht gut, wenn es auch wegen der Kürze der bisherigen Behandlungszeit noch nicht möglich ist, eine statistisch gesicherte Aussage zu machen. Immerhin haben wir doch den Eindruck, daß eine deutliche Beschleunigung in der Abheilung der Schuppenflechtenherde erzielt werden kann, wobei einmal die Art der Behandlung vom Patienten als äußerst angenehm empfunden wird, und zum anderen sich die technische Handhabung im klinischen Routinebetrieb als besonders zeitsparend und sicher erwiesen hat.

G. Hagerman, Lund/Schweden: Ein neues Prinzip in der Corticosteroid-Therapie und seine Anwendung besonders bei Kopfpsoriasis

Sämtlichen bisher verwendeten Vehikeln für Corticosteroide ist gemeinsam, daß einige ihrer Komponenten nicht flüchtig sind, sondern nach der Applikation auf der Haut liegen bleiben. Ganz gleich, ob das Steroid gelöst oder suspendiert ist, bleibt daher ein großer Teil davon im Vehikel zurück und vermag nicht in das Gewebe einzudringen. v. Czetsch-Lindenwald hat seit langem den markanten Retentionseffekt unterstrichen, der sich einstellt, wenn die aktiven Stoffe in dem verwendeten Vehikel leicht löslich sind. Besonders, wenn dieses Polyethylenglykol enthält, das für eine Anzahl von Substanzen ein sehr gutes Lösungsmittel darstellt (siehe Schütz), läßt sich ein großer Teil der darin inkorporierten aktiven Stoffe in einem solchen Grade retinieren, daß sie nur wenig daraus „auswandern" und der Resorption zugänglich werden (v. Czetsch-Lindenwald). Wenn dagegen das Steroid in einer flüchtigen Flüssigkeit mit sehr niedriger Oberflächenspannung, z.B. Alkohol, gelöst ist, die selbst löst und sich mit der Lipoid-Wasser-Phase der Hornschicht mischt und sodann verdunstet, wird beinahe die gesamte Steroidmenge in die Hautoberfläche inkorporiert. Die Voraussetzungen für maximale Penetration und Tiefenwirkung dürften dann erheblich besser sein als bei Verwendung nichtflüchtiger Vehikel.

Diese Konzeption wurde seit Januar 1962 unter Verwendung des damals effektivsten Steroidderivates, Triamcinolon-Acetonid (Squibb) praktisch erprobt.

Die Psoriasis der Kopfhaut schien ein geeignetes Versuchsobjekt, besonders, da es hier keine Behandlung gab, die hinlänglich effektiv war, ohne den Patienten vom kosmetischen Gesichtspunkt aus zu genieren. Als geeignetes Vehikel wurde 70% Alkohol gewählt. Einige vorbereitende Versuche mit $0,5\%$ Steroidlösung ergaben außerordentlich gute Resultate. In Anbetracht der beabsichtigten Hauptindikation, Psoriasis, wurden sodann 2% Salicylsäure zugesetzt, und wegen der bei der Okklusionsbehandlung auftretenden Follikulitiden $0,05\%$ Benzalconiumchlorid.

Nachdem ein doppelter Blindversuch mit 0,5 und $0,1\%$ Triamcinolon-Acetonid und ein Blindpräparat ohne Steroide signifikante Unterschiede zwischen den drei Lösungen zeigte, wurde beschlossen, in dem definitiven Präparat $0,2\%$ Steroid, 2% Salicylsäure und $0,5\%_{00}$ Benzalconiumchlorid, in 70 Vol-$\%$ Alkohol gelöst, zu verwenden. Da keine resorptionsverhindernden Vehikelreste an der Oberfläche verbleiben, läßt sich die Wirkung gegebenenfalls sehr einfach verstärken, indem man das Präparat mehrere Male nacheinander appliziert.

Diese $0,2\%$ige „Kenacort-Tinktur" erwies sich dann als ein wertvolles Hilfsmittel in einer ganzen Reihe von Krankheitsfällen[1].

Bei der *Psoriasis* kam das Präparat vor allem bei kosmetisch störenden Veränderungen in der Nähe des Haaransatzes sowie im Nacken zur Anwendung, wo auch Juckreiz häufig ein auffälliges Symptom war. Bei massiver Infiltration wurde im Beginn einmal wöchentlich eine Salicyl-Teersalbe über Nacht mit nachfolgender Kopfwäsche eingerieben.

Im übrigen wurde die Kenacort-Tinktur am Abend unter Okklusionsverband appliziert. Als Alternativ wurde eine feuchte Kompresse auf das behandelte Gebiet gelegt und darüber ein Stück Plastik, das durch ein Gummiband oder durch Haarnadeln festgehalten wurde.

---

[1] Kenacort-Tinktur kann in Deutschland durch die Fa. von Heyden, München, bezogen werden.

Bei den etwa 30 Patienten, an denen die Behandlung durchgeführt werden konnte, war der Erfolg durchweg sehr gut. Der Juckreiz verschwand bereits nach wenigen Tagen, die sichtbaren Veränderungen besserten sich in kurzer Zeit und verschwanden im Verlauf der Behandlung häufig ganz. Allmählich ließ sich die Behandlung zumeist auf zwei bis drei Nächte pro Woche beschränken. Eine Anzahl von Patienten konnte Kenacort-Tinktur ohne Okklusion zur weiteren Behandlung benutzen. Natürlich treten häufig Recidive ein, wenn mit der Behandlung ausgesetzt wird. Die Patienten konnten jedoch in der Regel mit einem relativ bescheidenen Aufwand an Behandlung einen tragbaren und für sie durchaus akzeptablen Zustand aufrechterhalten.

Diese Form der Therapie wurde von einer Reihe von Patienten mit entstellender Psoriasis der Kopfhaut mit großer Zufriedenheit akzeptiert, die es seit langem leid war, ihr Haar mit den traditionellen Antipsoriatica zu verschmieren. Wenn am Morgen der Plastikverband abgenommen wird, ist das Haar zwar feucht, läßt sich aber dann nach Wunsch legen. Ist es dann getrocknet, kann man kaum bemerken, daß eine Behandlung im Gange ist, da keine sichtbaren Reste des Präparats mehr vorhanden sind.

In vier Fällen von *Neurodermitis nuchae* trat eine deutliche Besserung mit schnellem Verschwinden des Juckreizes ein. Die Neurodermitis als solche scheint sich dagegen schwerer beseitigen zu lassen.

Kenacort-Tinktur eignet sich auch für eine *Kombination* mit Cortison-Salben. Man erzielt oft einen besseren Effekt als mit nur einem von beiden Präparaten, vielleicht schon deshalb, weil die darüber applizierte Salbe auf das Triamcinolondepot der Hautoberfläche einen Okklusionseffekt ausübt. Besonders in mehreren Fällen von Vesicopustulosis palmoplantaris mit oder ohne Psoriasis führte eine derartige kombinierte Behandlung zu einer auffallenden Besserung im Vergleich zu der nur mit Salbe behandelten Seite. Der Effekt kann weiter verstärkt werden durch mehrmals wiederholte Applikationen von der Tinktur, die eintrocknen muß, bevor die Salbe darüber eingerieben wird.

Das Präparat hatte auch in mehreren hundert Fällen von chronischer *Otitis externa* eine erstaunlich gute Wirkung. Schließlich vermochte es in Präliminarversuchen bei Acne vulgaris nach wiederholter punktueller Applikation Papeln und Pusteln zu schnellerem Ausheilen zu bringen.

Diskussion

Im Verlauf der Versuchszeit wurden experimentelle Untersuchungen vorgelegt, die dafür sprechen, daß alkoholische Vehikel für Corticosteroide geeignet sind. Mit Hilfe des Vasoconstrictionstests, das unter anderem die Fähigkeit des Präparats, in die Lederhaut einzudringen, registriert, verglich McKENZIE Triamcinolon-Acetonid mit Fluocinolon-

Acetonid, beide in Alkohollösung, und fand sie praktisch gleich gut. Bei einem klinischen Vergleich der beiden Steroide in Salbenform ohne Okklusion scheint dagegen Fluocinolon in den Fällen wirksamer zu sein, in denen eine besonders gute Tiefenpenetration erforderlich ist, wie bei Psoriasis. Bei Ekzemen und anderen mehr oberflächlichen Prozessen tritt dieser Unterschied nicht hervor, ebensowenig, wenn eine Okklusionsbandage verwendet wird. In der oben erwähnten Versuchsanordnung scheint also die Verwendung von Alkohol als Vehikel den Unterschied in der Penetrationsfähigkeit der beiden Steroide ausgeglichen zu haben. In dem von mir verwendeten Triamcinolonspiritus war zwar die Hormonkonzentration doppelt so hoch wie in der gewöhnlichen Kenacortsalbe, aber der Verbrauch an Spirituslösung war so gering, daß die totale Menge applizierten Steroides kaum größer war als bei Salbenbehandlung.

Später hat Vickers mit derselben Versuchsanordnung direkt gezeigt, daß der Vasoconstrictionseffekt von Cortisonen bei Alkohollösung weit ausgeprägter ist als bei Salbe; dies veranlaßte Baer u. Kopf, in ihrem redaktionellen Kommentar zu dem Referat von Vickers Arbeit im Yearbook of Dermatology, 1963/64, die Vermutung zu äußern, daß man vielleicht den gleichen klinischen Effekt mit einer geringeren Totalmenge an Steroiden erzielen könne, wenn eine Alkohollösung dabei verwendet wird. Meine fast $3^1/_2$ jährigen Erfahrungen mit Triamcinolon in Alkohollösung weisen eindeutig in dieselbe Richtung.

Zusammenfassend läßt sich also sagen, daß die Verwendung eines ganz flüchtigen, alkoholischen Vehikels für Triamcinolon-Acetonid dessen Penetration und Wirkung zu verbessern scheint. Das dürfte teilweise darauf beruhen, daß kein Vehikel auf der Haut verbleibt, das einen Teil der Cortisonkomponente zurückhält und seine therapeutische Ausnutzung erschwert. Bei der Behandlung der Kopfhaut hat die Verwendung eines völlig flüchtigen Vehikels zweifellos kosmetische Vorteile. Das Präparat eignet sich auch sehr gut zur Kombinationsbehandlung mit darüber applizierten Cortisonsalben.

Literatur

Baer, R. L., and A. W. Kopf: Yearbook Dermat. 1963—1964, p. 49. Chicago: Yearbook Med. Publ. 1964.
Czetsch-Lindenwald, H. v.: Berufsdermatosen **13**, 171 (1965).
McKenzie, A. W.: Arch. Derm. **86**, 611 (1962).
Schütz, E.: Arzneimittel-Forsch. **3**, 451 (1953).
Vickers, C. F. H.: zit. bei Baer u. Kopf.

H. Tronnier, Tübingen: Hinweise für die Behandlung der Psoriasis vulgaris in der Praxis

Siemens [16] hat die sogenannten wirklichen Antipsoriatica eingeteilt in solche, die färben, und solche, die sich auch für die ambulante Behandlung eignen, weil sie farblos sind. Zu den von ihm hierfür angegebenen Mitteln, nämlich den Quecksilber und Liquor carbonis detergens — als „fast farblosen" Teer — enthaltenden Präparaten ist in den letzten Jahren die Therapie mit fluorierten Glucocorticoiden [z.B. 3, 14, 18, 25] unter Okklusiv-Verband gekommen und neuerdings die Behandlungsmöglichkeit mit 6-Hydroxy-1,3-benzoxathiol-2-on (H.), über die ich hier kurz referieren möchte.

Die ersten Behandlungsversuche haben wir mit diesem Stoff 1955 durchgeführt, später wurden sie von Schneider an der Augsburger Hautklinik fortgesetzt und gemeinsam in Tübingen weitergeführt, so daß bis heute wenigstens 250 Behandlungsfälle zu übersehen sind, wobei allerdings Salben mit aus galenischen Gründen mehrfach modifizierten Grundlagen verwendet wurden.

Unsere klinischen Erfahrungen decken sich im wesentlichen mit denen von Kelling u. Eissner [10] sowie Boslet u. Blandin [1], so daß ich sie, ohne auf Einzelheiten einzugehen, wie folgt zusammenfassen kann:

1. Das H. ist in 3- und 5%iger Konzentration in der Behandlung der Psoriasis wirksam und wegen der Farblosigkeit zur ambulanten Behandlung geeignet.

2. Der Effekt einer richtig durchgeführten Cignolin-Therapie wird jedoch nur in einer kleinen Zahl der Fälle vollständig erreicht, wie sich bei stationär behandelten Kranken zeigen ließ.

3. Besonders gut ist die Wirkung des H. a) bei der seborrhoiden Psoriasis; b) bei der Psoriasis des behaarten Kopfes.

Wichtig ist auch hier die richtige Durchführung der Behandlung, auf die ich ebenso wie auf einige experimentelle Ergebnisse kurz eingehen möchte.

Die Anwendung des H. verursacht an der Haut ein Erythem und subjektiv tritt ein Brennen auf, teilweise wird auch ein Pruritus angegeben, weswegen wirklich nur der Herd selbst behandelt werden soll. Im Gegensatz zur Cignolin-Therapie, bei der eine Gewöhnung eintritt, kommt es durch H. zu einer langsam zunehmenden Erythemempfindlichkeit der Haut, so daß (Abb. 1) die Behandlungsintervalle zweckmäßigerweise so zu vergrößern sind, daß stets ein möglichst gleichbleibendes mittleres Erythem bestehen bleibt.

Wie wir bereits früher zeigen konnten [20] (Abb. 2), wird nicht nur die Erythemintensität, hier an der Abnahme der Remission der Haut zu erkennen, verstärkt, sondern das Erythem tritt auch früher auf. Diese gesteigerte Empfindlichkeit der Haut gegenüber H. hält recht lange an und konnte auch noch nach einem behandlungsfreien Intervall von 2 Wochen nachgewiesen werden.

Durch das Erythem erhöht sich auch die UV-Empfindlichkeit der Haut, so daß bei einer möglichen kombinierten Lokal- und UV-Therapie eine vorsichtige Dosierung des UV ratsam ist.

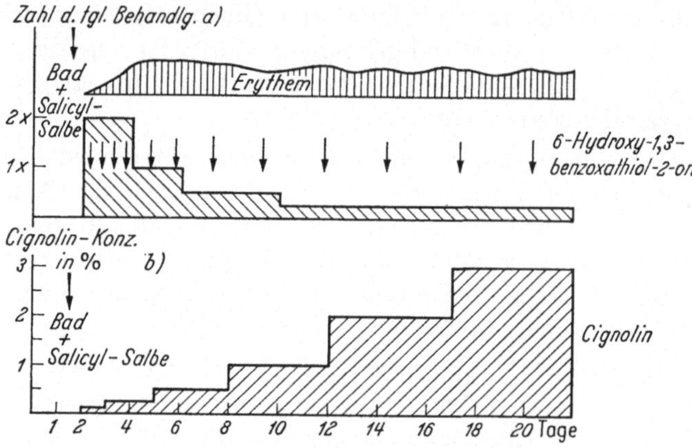

Abb. 1. Behandlungsschema der Psoriasis vulgaris. *a* mit 6-Hydroxy-1,3-benzoxathiol-2-on; *b* mit Cignolin

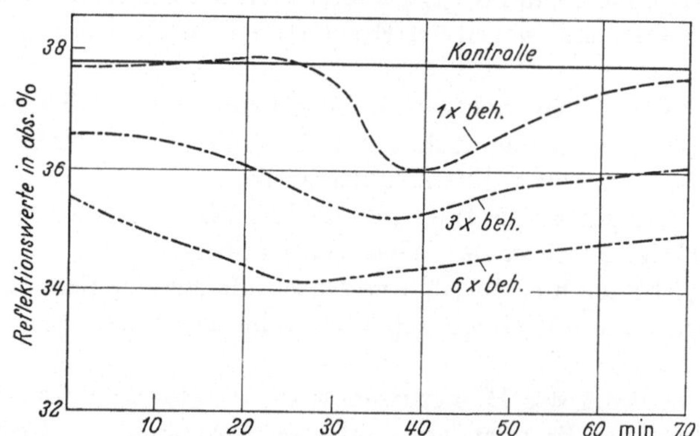

Abb. 2. Erythemverlauf nach Behandlung der Haut mit 6-Hydroxy-1,3-benzoxathiol-2-on in Abhängigkeit von der Zahl der Anwendungen [20]

Wir haben nun klinisch den Effekt der Behandlung bei Verwendung einer wasserfreien, abwaschbaren Salbe mit einem Wirkstoffgehalt von 5% H. mit dem der üblichen Cignolin-Therapie (mit steigender Konzentration) sowie den übrigen externen Behandlungsmitteln, insbesondere auch der lokalen Therapie mit Fluocinolon-Salbe unter Okklusiv-Verband, verglichen.

Es handelt sich dabei um die Auswertung von Untersuchungen an 20 Psoriatikern mit einer nummulären Psoriasis, bei denen die einzelnen Herde etwa gleich groß und auch ähnlich stark inveteriert schienen. Es wurden davon 7 Herde ausgewählt und täglich zweimal mit den in der folgenden Tabelle aufgeführten Präparaten behandelt.

Tabelle. *Übersicht der verwendeten Antipsoriatica für die Vergleichsbehandlungen*

Nr.	Wirkstoff	Grundlage	Bemerkungen
1	0,025% Fluocinolon	Salbe	unter Okklusiv-Verband
2	5% 6-Hydroxy-2-oxo-benzoathiol	Salbe	mit Behandlungsintervallen
3	2% Salicyl 5% Schwefel	Vaselin	
4	5% Hg.-Präcipitat	Vaselin	
5	5% Hg.-oleinic.	Salbe	Fertigpräparat
6	2% Allantoin 3% Salicyl	Salbe	Fertigpräparat
7	Cignolin	Vaselin	in steigender Konzentration

Zu der zunächst in den Vereinigten Staaten erprobten (z. B. [25]), dann aber auch in Deutschland wiederholt (z. B. [18]) publizierten Fluocinolon-Therapie brauche ich gerade hier nicht näher einzugehen. In Rechnung zu stellen ist neben der als positiv anzusehenden raschen Initialwirkung das Auftreten von Follikulitiden, die rasche Rezidivneigung und die schwierige Anwendung.

Bei den Präparaten 3 und 4 handelte es sich um Rezepturen, wie sie häufig zur Nachbehandlung einer stationär behandelten normalen [4] oder seborrhoiden Psoriasis [5] verwendet werden.

Eine ähnliche Indikation haben die beiden Spezialitäten 5 und 6, wobei die Bezeichnung „perfektioniertes Therapeuticum" [15] für das Quecksilberpräparat doch zu optimistisch erscheint. Auch dürfte es zweifelhaft [6] sein, ob die Verwendung des Allantoins [11] in der Psoriasis-Therapie wirklich sinnvoll ist, und erwähnt sei schließlich auch die Kritik an der Salicylsäure und dem Schwefel in dieser Indikation [16].

In der nächsten Abbildung [3] ist der Rückgang der Efflorescenzen in Abhängigkeit von der Zeit schematisch dargestellt.

Die rascheste Wirkung zeigte sich an den mit Fluocinolon behandelten Herden, aber nicht selten blieb dort ein nicht mehr zu beeinflussender „Restherd" übrig.

Es folgte im Effekt die schulgerechte Cignolin-Therapie, bei der in der Regel ein völliger Rückgang der Herde zu erzielen war, und mit einem unterschiedlichem Abstand, gelegentlich auch mit sistierenden Restherden, die Behandlung mit H.

18*

Die übrigen 4 Präparate zeigten keine oder nur eine sehr geringe Wirkung, für die wohl zum Teil auch die von Siemens [17] herausgestellte Mitreaktion verantwortlich sein könnte.

Sehr gerne hätte ich Ihnen den Verlauf durch Messungen mit der Resonanzfrequenzmethode [22] noch in Zahlen ausgedrückt dargestellt. Es waren die einzelnen Herde aber in diesem experimentellen Untersuchungsmaterial doch noch zu unterschiedlich, so daß hierfür das Versuchsgut noch vergrößert werden muß.

Um nun eine Mitreaktion möglichst zu vermeiden, haben wir in einer weiteren laufenden Versuchsserie die Behandlungsdauer mit den einzelnen Präparaten auf 10 Tage beschränkt und danach alle Herde mit

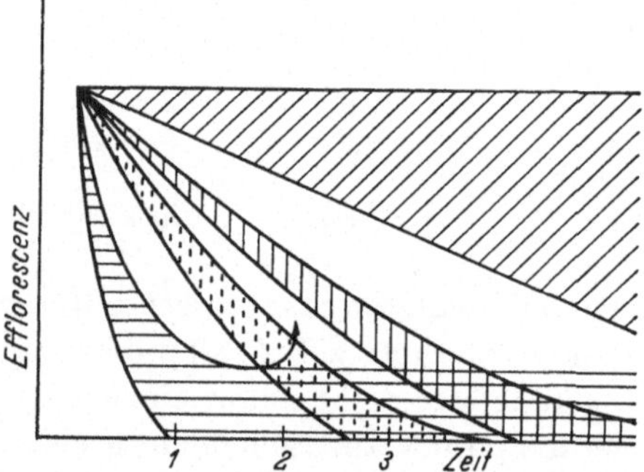

Abb. 3. Schema der Wirkung der verschiedenen Antipsoriatica in Abhängigkeit von der Zeit

Cignolin-Vaseline schulgerecht weiterbehandelt. Dabei zeigte sich, daß der Übergang auf Cignolin an den mit H. vorbehandelten Herden ohne weiteres möglich ist.

Da gelegentlich bei der Behandlung mit H. unangenehme überschießende erythematöse oder auch urticarielle Reaktionen auftreten können, wurde versucht, diese Reaktion durch den Zusatz eines Corticosteroides zu der Salbe zu „bremsen", was klinisch auch möglich zu sein scheint.

Experimentell fand sich bei Vergleichsuntersuchungen ein unerwartetes Ergebnis (Abb. 4). Bei der Messung mit zwei verschiedenen Reflexionsphotometern (Elrepho und Femia-Gerät [21, 23]) ließ sich bei einer Halbseitenvergleichsbehandlung an der normalen Haut nach 2 und 5 Tagen jeweils eine stärkere Reaktion auf die Kombination H. mit Hydrocortison bei insgesamt behandlungsbedingt-abfallenden Erythemwerten nachweisen. Bei gleichzeitig aber ansteigender Hauttemperatur bzw. Wärmeleitfähigkeit war wiederum der Effekt der Kombination ausgeprägter.

Es sei noch ein Wort zu den möglichen Nebenwirkungen der Therapie mit H. gesagt. Sensibilisierungen gegenüber H. sind selten, aber möglich.

Die bei der Psoriasis als ausgedehnter Dermatose immer mögliche Resorption von Arzneistoffen mit entsprechenden Nebenwirkungen [z. B. 12] scheint auch bei der Verwendung von H. nicht ausgeschlossen. Bei großflächiger Anwendung sollten immer die notwendigen Laborkontrollen z. B. des Urines durchgeführt werden.

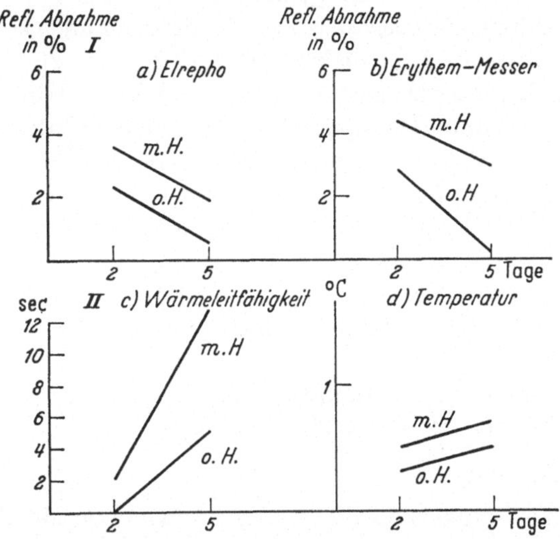

Abb. 4. Vergleichuntersuchungen zwischen der Wirkung der 5% H.-Salbe gegenüber der Kombination mit zusätzlich 1% Hydrocortison. *I* Erythem-Messungen; *a* mit Elrepho (Zeiss); *b* mit Kombinationsgerät [23]. *II* Temperatur-Messung; *a* Wärmeleitfähigkeit mit Kombinationsgerät [23]; *b* Hauttemperatur (Medeor)

Zum Wirkungsmechanismus des H. bei der Psoriasis kann bei dem noch unklaren Angriffspunkt des Krankheitsgeschehens selbst nur einiges gesagt werden, das allenfalls als Arbeitshypothese für weitere Untersuchungen dienen kann.

Die Verbindung (Abb. 5) kann nach Angaben des Herstellers zwischen dem Schwefel und dem Kohlenstoff aufgespalten werden, so daß sich eine

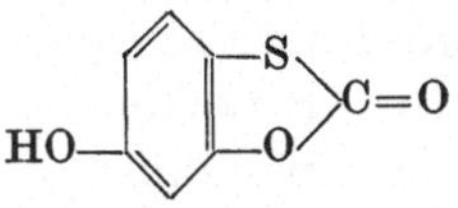

Abb. 5. Strukturformel des 6-Hydroxy-1,3-benzoxathiol-2-on

freie Sulfhydrilgruppe bildet bzw. ein Redoxsystem, wie es auch für die klassischen Anthrachinon-Derivate nachgewiesen wurde [7]. Eine Verminderung der Gewebsatmung in der Warburg-Apparatur würde in Richtung der von KALKOFF [8] geforderten antimetabolischen Wirkung [9] weisen. Der Einbau in das Keratin an den ε-Aminogruppen des Lysins bei gleichzeitiger Vermehrung der SH-Gruppen des Cysteins würde für eine Beeinflussung der Keratinisierung einen Anhaltspunkt geben [13], wobei aber erwähnt sein soll, daß Lysingaben selbst bei der Psoriasis ohne Wirkung sind [4]. Schließlich sei noch die keratolytische Wirkung erwähnt [24], bei der zu berücksichtigen ist, daß es keine echte „Keratolyse" ist — das gleiche gilt auch für Salicylsäure und Resorcin —, sondern nur ein Ablösen der Schuppen erreicht wird.

Trotz der zahlreichen ausgezeichneten Untersuchungen zur Morphogenese der psoriatischen Hautreaktionen (z. B. [2]) und zu ihrem Pathomechanismus (z. B. [19]) wird man auch heute gerade im Hinblick auf eine ätiologisch ausgerichtete Therapie den über 100 Jahre alten Ausspruch Ferdinand von Hebras [5] nicht als vollständig überholt ansehen können: Über die Entstehungsursache der Psoriasis haben die fortgesetzten Beobachtungen und Erfahrungen noch sehr wenig Positives gelehrt.

Da jedoch der Arzt gerade in der Praxis nach wie vor dem Problem der Therapie der Psoriasis vulgaris gegenübersteht, erschien mir dieser therapeutische Hinweis auf die Behandlungsmöglichkeiten mit H. gerechtfertigt.

Zusammenfassend kann man unter Einordnung dieses neuen Medikamentes in die bisherige Psoriasis-Therapie sagen:

Seine Vorzüge sind:

1. Bessere Wirksamkeit als die bisherigen farblosen Medikamente.

2. Einfachere Anwendung als die fluorierten Corticosteroide unter Okklusiv-Verband.

3. die gerade für die Praxis wichtige einfache und saubere Applikation, die die gegenüber der schulgerechten Cignolintherapie etwas geringere Wirksamkeit, die sich ja nur in der Klinik auswirkt, aufwiegen dürfte.

Zu beachten ist das auftretende Erythem und seine notwendige therapeutische „Steuerung".

Zusammenfassung

Als weiteres „farbloses" (im Sinne von Siemens), ambulant anwendbares Antipsoriaticum wird das 6-Hydroxy-2-oxobenzoxathiol (H.) aufgrund langjähriger klinischer Erprobung und anhand experimenteller Befunde besprochen und in den Rahmen der Psoriasisbehandlung eingefügt.

Die mit $3^0/_0$ und $5^0/_0$ H. hergestellten Salben sind: 1. besser wirksam als die bisherigen farblosen Präparate; 2. leichter anwendbar als die Glucocorticoide unter Okklusiv-Verbänden, aber 3. etwas weniger wirksam als die allerdings nur klinisch durchführbare schulgerechte Cignolin-Therapie; 4. teilweise etwas diffizil durch das entstehende Erythem. Wichtig ist die ausführlich dargestellte, richtig dosierte Therapie zur Erzielung von Wirkungen, aber auch zur Verhütung von Nebenwirkungen.

Literatur

[1] Boslet, W., u. P. D. Blandin: Zur externen Behandlung der Schuppen-flechte mit einem neuen Wirkstoff. Z. Haut- u. Geschl.-Kr. **26**, 161 (1959).

[2] Braun-Falco, O.: Zur Morphogenese der psoriatischen Hautreaktion. Arch. klin. exp. Derm. **216**, 130 (1965).

[3] Frank, L., and Y. Rapp: Occlusion, topical corticosteroids and heat in psoriasis. Arch. Derm. Syph. (Chic.) **87**, 32 (1963).

[4] Goldberg, L. C.: Treatment of psoriasis with lysine. J. invest. Derm. **30**, 221 (1958).

[5] Hebra, F. v.: zit. bei A. Schoog-Lützenkirchen: Die Ätiologie und Therapie der Psoriasis. Med. Klin. **52**, 515 (1957).

[6] Herdenstam, C.-G.: Allantoin in the treatment of psoriasis: A double blind study. Acta derm.-venereol. (Stockh.) **39**, 216 (1959).

[7] Ippen, H.: Toxizität und Stoffwechsel des Cignolins. Dermatologica (Basel) **119**, 211 (1959).

[8] Kalkoff, K. W.: Therapie der Psoriasis vulgaris unter modernen Gesichts-punkten. Vortrag anl. d. 17. Dtsch. Therapiewoche 29. 8.—4. 9. 1965, Karlsruhe.

[9] Kantner, A., u. E. Wohlstein: Die Wirkung der Salbe „E 39" auf die psoriatische Haut. Hautarzt **12**, 33 (1961).

[10] Kelling, H. W., u. H. Eissner: Möglichkeiten und Aufgaben bei der Lokal-behandlung der Psoriasis vulgaris mit einem Benzoxathiol-Derivat. Medizinische **1959**, 1298.

[11] Körfgen, G.: Zur Behandlung der Psoriasis. Z. Haut- u. Geschl.-Kr. **36**, 254 (1964).

[12] Roder, H.: Lebensbedrohliche Vergiftung bei örtlicher Psoriasisbehandlung. Z. Haut- u. Geschl.-Kr. **29**, 175 (1960).

[13] Schneider, W.: Kopfschuppenbekämpfung und Durchblutungsregelung mit dem neuen Wirkstoff S 54. Seifen, Öle, Fette, Wachse **17** (1956).

[14] Scholtz, J. R.: Topical therapy of psoriasis with fluocinolone acetonide. Arch. Derm. Syph. (Chic.) **84**, 1029 (1961).

[15] Schubert, E. G.: Beitrag zur Psoriasis-Therapie. Berlin. Gesundheitsblatt **24** (1954).

[16] Siemens, H.: Die Praxis der Psoriasisbehandlung. Therapiewoche **566** (1955).

[17] Siemens, H. W.: Über die „Mitreaktion" einer unbehandelten Stelle bei der Psoriasis. Arch. klin. exp. Derm. **202**, 247 (1956).

[18] Sturde, H. C., u. M. Reichenberger: Beitrag zur externen Therapie der Psoriasis mit Fluocinolonacetonid (Jellin). Münch. med. Wschr. **105**, 2237 (1963).

[19] Szodoray, L.: Nervale Faktoren im Pathomechanismus der Psoriasis. Arch. klin. exp. Derm. **201**, 581 (1955).

[20] Tronnier, H.: Die experimentell-dermatologische Prüfung des neuen Wirk-stoffes 4-Hydroxy-2-oxobenzoxathiol. Arzneimittel-Forsch. **8**, 647 (1958).

[21] — Bestimmung der Hautfarbe unter besonderer Berücksichtigung der Ery-them- und Pigmentmessung. Strahlentherapie **121**, 392 (1963).

[22] — Kritische Übersicht zur Frage der Messung der Resonanzfrequenz der Haut unter Berücksichtigung der Auswertung und der Streubreite der Methode. Arch. klin. exp. Derm. **217**, 563 (1963).

[23] —, u. G. Hoppe-Seyler: Zur kombinierten Anwendung physikalisch-che-mischer und physikalischer Meßverfahren an der Haut. Aesthet. Med. (im Druck).

[24] Tronnier, H., u. G. Hüske: Methodische Untersuchungen zur registrierbaren Prüfung keratolytischer und keratinverfestigender Stoffe. Parf. u. Kosm. 39, 507 (1958).
[25] Witten, V. H.: Newer dermatological methods for using corticosteroids more efficaciously. Med. Clin. N. Amer. 45, 857 (1961).

G. Jörgensen, G. F. Klostermann, Göttingen, und U. Kortüm, Schleswig: Blutgruppen und Psoriasis vulgaris

Noch vor einem Jahrzehnt haben bekannte Hämatologen die Meinung vertreten, die Gene der Blutgruppen A, B und 0 seien selektionistisch neutral und die Häufigkeitsunterschiede der Genverteilung in den verschiedenen Populationen der Weltbevölkerung seien zufällig (durch random genetic drift) hervorgerufen. Heute gibt es keine vernünftigen Zweifel mehr daran, daß der *ABO-Polymorphismus eine Folge selektiver Vorgänge* ist. Neben *Mutter-Kind-Inkompatabilitäten*, die es

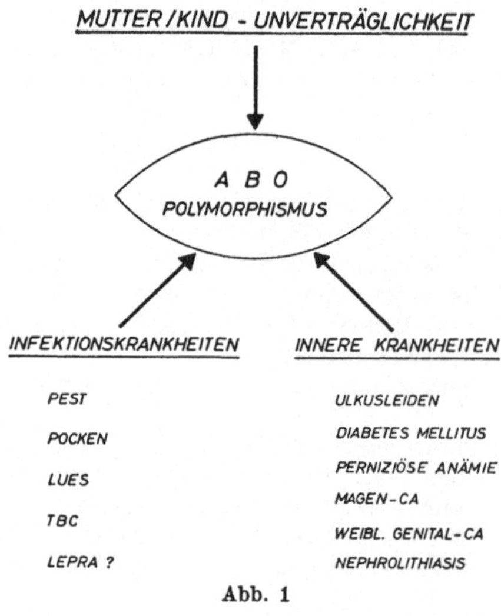

Abb. 1

nicht nur bei den Rhesus-Faktoren, sondern auch im ABO-Blutgruppensystem gibt, sind es verschiedene innere und Krebsleiden, insbesondere jedoch Krankheiten *infektiöser und seuchenhafter* Natur (*Pest, Pocken, Syphilis* u. a.; Vogel u. Mitarb., 1960, 1961), die selektiv gewirkt haben (Abb. 1).

Daß die *Tuberkulose* sowie das *Boecksche Sarkoid* bei Trägern der Blutgruppe A um ca. 14% häufiger vorkommen als bei Trägern der Blutgruppe 0 haben Jörgensen u. Wurm (1963, 1964) gezeigt. Es ist möglich, daß im Rahmen des für die Sarkoidose nachgewiesenen *polygen-*

multifaktoriellen Systems (JÖRGENSEN) das Gen der Blutgruppe A einen ersten bisher isolierten Faktor darstellt. Auch bei anderen heute bekannten Blutgruppenabhängigen Krankheiten wie dem *Ulcus duodeni* und *ventriculi*, dem *Diabetes mellitus*, der *perniziösen Anämie*, der *Nephrolithiasis* und anderen liegt nach JÖRGENSEN (1964) vermutlich ein multifaktorielles System vor, in dem die Bevorzugung bestimmter Blutgruppen *einen* Faktor unter bisher noch nicht abzugrenzenden Faktoren darstellen könnte (Tab. 1).

Allerdings konnte JÖRGENSEN (1964) für die verschiedenen Verlaufsformen der Leukämie, denen vermutlich ebenfalls ein polygen-multifaktorielles System zugrunde liegt, keinen Zusammenhang mit einer der Blutgruppen feststellen (Tab. 2).

Der *Genetik der Psoriasis vulgaris* liegt, wie wir heute wissen, ebenfalls ein multifaktorielles System mit additiver Polygenie und breitem Schwellenwert-Effekt zugrunde (VOGEL, 1961) (Tab. 3). Dafür sprechen sowohl die Erfahrungen bei Zwillingen als auch die Familienuntersuchungen. Eine viermal höhere *Konkordanzziffer* bei EZ gegenüber ZZ ist nach PENROSE ein wichtiger Hinweis auf ein multifaktorielles System. Die Zusammenstellung der Literaturbeobachtungen bei Psoriasis vulgaris läßt eine um 4,7 mal höhere Konkordanzziffer errechnen (Tab. 4). Die Zusammenfassung der früheren *Familienuntersuchungen*

Tabelle 1. *Relative Blutgruppenhäufigkeit bei Erkrankungen mit vermutlich multifaktorieller Vererbung*

Krankheit	Anzahl der Stichproben	Anzahl der Patienten	Anzahl der Kontrollen	Vergleich	Relative Häufigkeit	Chi² $(m = 1)$	P Irrtumswahrscheinlichkeit	P der Heterogenität
Tuberkulose*	10	4505	19883	A:0	1,136	12,19	$5 \cdot 10^{-3}$	0,06
Sarkoidose**	1	518	81985	A:0	1,142	15,22	10^{-3}	—
Diabetes mellitus*	5	3450		A:0	1,14	10,8	$3 \cdot 10^{-3}$	0,94
Perniciöse Anämie***	9	1498	50000	A:0	1,26	16,54	$6 \cdot 10^{-5}$	0,2
Ulcus duodeni***	9	8272	93125	0:A	1,36	144,53	10^{-10}	0,004
Ulcus ventriculi***	9	3999	39126	0:A	1,16	18,54	$1,5 \cdot 10^{-5}$	0,5

* Einzeluntersuchungen verschiedener Autoren, zusammengefaßt und ausgewertet von JÖRGENSEN (1963).

** Untersuchungen von JÖRGENSEN u. WURM (1963).

*** Einzeluntersuchungen verschiedener Autoren, zusammengefaßt und ausgewertet von ROBERTS (1957, 1959).

Tabelle 2. *Relative Häufigkeit der ABO-Blutgruppen bei Leukämie*

Typ	n		Ver-gleich	Relative Häufigkeit Typ A	Chi² $(m = 1)$	p
	Pro-banden	Kon-trollen				
Akute Leukämie	78	694	A:0	1,032	0,0152	0,92
Chronische granulocytäre Leukämie	104	694	A:0	1,106	0,2247	0,63
Zusammenfassung der akuten und chronischen Leukämie	182	694	A:0	1,119	0,0435	0,83

Tabelle 3. *Psoriaris vulgaris bei Zwillingen (Literaturzusammenstellung nach Jörgensen, 1965) Konkordanzziffer bei EZ 4,7 mal höher als bei ZZ*

	n	Konkordant	Diskordant	K $^o/_o$
EZ	31	19	12	61,3
ZZ	46	6	40	13,0

Tabelle 4. *Familienuntersuchungen bei Psoriasis vulgaris* *

Pro-banden n	Beide Eltern betroffen	Ein Elternteil betroffen	Beide Eltern gesund	Zahl der betroffenen Geschwister, beide Eltern betroffen	Zahl der betroffenen Geschwister, ein Elternteil betroffen	Zahl der betroffenen Geschwister, beide Eltern gesund
1001	2	143	858	0/1	56/546	118/3372
		16,7 ± 1,3%			10,3 ± 1,3%	3,2 ± 0,3%

* Zusammenfassung der Ergebnisse von Hoede (1931) ($n = 537$) und Steinberg, Becker, Fitzpatrick u. Kierland (1951) ($n = 464$).

Tabelle 5. *Berechnung der relativen Blutgruppenhäufigkeit (X) nach der Woolfschen Formel*

$$X = \frac{A \text{ Pat.} \cdot 0 \text{ Kontr.}}{0 \text{ Pat.} \cdot A \text{ Kontr.}}$$

Tabelle 6. *Die relative Blutgruppenhäufigkeit bei Psoriasis vulgaris*

n	0	A	Vergleich	Relative Häufigkeit	Chi²$_{(m=1)}$	p	p der Hetero-genität
837	381	326	0:A	1,045	0,3593	~ 0,6	~ 0,97

Summe der vier Einzel-Chi²	= 0,7428 $p_{(m=4)}$ 0,95
Gesamtwert der Chi²	= 0,3593 $p_{(m=1)}$ 0,6
Differenz zwischen Einzelwerten und Gesamtwert der Chi² (Heterogenität)	= 0,3835 $p_{(m=3)}$ 0,97

Zusammenfassung der Ergebnisse von Dorn (1956), Hargreaves u. Hellier (1958), MacSween u. Syme (1965) und der eigenen Untersuchungen.

von Hoede (1931) sowie Steinberg u. Mitarb. (1951) (Tab. 5) gibt ebenfalls deutliche Hinweise auf das Vorliegen eines multifaktoriellen Systems. Erstens ist charakteristisch, daß die Belastung bei Eltern und Geschwistern der Probanden etwa gleich hoch ist ($16,7\%\ \pm\ 1,3$ bei den Eltern, $13,5\%\ \pm\ 0,18$ bei den Geschwistern), zweitens ist, wie auch hier, die Belastung unter Geschwistern, deren einer Eltern oder deren beide Eltern betroffen sind, höher als die Belastung in Geschwisterreihen mit gesunden Eltern.

Es lag nahe, auch bei der Psoriasis vulgaris nach eventuellen Blutgruppenabhängigkeiten zu suchen.

Die relative Häufigkeit (X) wurde nach der Woolfschen Formel errechnet; die statistische Absicherung erfolgte durch das Chi²-Verfahren (Tab. 6).

In Tab. 7 sind die Ergebnisse unserer Untersuchungen an 206 Patienten der Univ.-Hautklinik Göttingen verschiedenen Kontrollgruppen gegenübergestellt. Wie man sieht, liegt die Bevorzugung einer bestimmten Blutgruppe bei der Psoriasis vulgaris nicht vor. Eine solche ist auch dann nicht nachzuweisen, wenn man die Ergebnisse aus früheren Untersuchungen anderer Autoren mit den eigenen zusammenfaßt und mit der modernen statistischen Methode überprüft.

Zusammenfassend hat sich also kein Zusammenhang zwischen der Psoriasis vulgaris, dem genetisch ein polygen-multifaktorielles System zugrunde liegt, und den AB0-Blutgruppen ergeben. Dennoch scheint

Tabelle 7. *Die relative Blutgruppenhäufigkeit bei Psoriasis vulgaris*

	Psoriasispatienten			Kontrollpersonen			Vergleich	Relative Häufigkeit	Chi² ($m = 1$)	p
	Gesamtzahl	0	A	Gesamtzahl	0	A				
Dorn (Berlin 1956)	200	80	84	30952	11475	13129	0:A	1,089	0,3001	0,58
Hargreaves u. Hellier (Leeds 1958)	200	98	81	2056	983	851	0:A	1,047	0,0866	0,77
MacSween u. Syme (Glasgow 1965)	231	119	74	5898	3177	1906	A:0	1,036	0,0565	0,82
Eigene Untersuchungen	206	84	87	694	273	311	0:A	1,099	0,2996	0,58

Kontrollgruppe Dorn: Kontrollgruppe Hoffbauer ($n = 15824$), Kontrollgruppe Mosler ($n = 6128$) und Kontrollgruppe Pettenkofer, Thomascheck ($n = 9000$) zusammengefaßt.

uns der Hinweis berechtigt, daß es durchaus lohnend sein dürfte, bei polygen-multifaktoriellen Leiden des dermatologischen Fachbereiches — wir denken z. B. an den Erythematodes, an die Allergien und an die Lepra — nach dem bevorzugten Betroffensein von Trägern bestimmter Blutgruppen zu suchen.

Literatur

DORN, H.: Z. Haut- u. Geschl.-Kr. **21**, 327 (1956).

HARGREAVES, G. K., and F. F. HELLIER: Arch. Derm. Syph. (Chic.) **78**, 438 (1958).

HOEDE, K.: Würzb. Abh. Med. **27**, 21 (1931).

JÖRGENSEN, G.: Untersuchungen zur Genetik der Sarkoidose. Heidelberg: Hüthig 1965.

— Nature (Lond.) **109**, (1965).

—, and K. WURM: Nature (Lond.) 1095 (1964).

— — Acta med. scand. **176**, Suppl. 425, 213 (1964).

McSWEEN, M. B., and U. A. SYME: Brit. J. Derm. **77**, 30 (1965).

STEINBERG, A. G., S. U. BECKER, T. B. FITZPATRICK, and R. R. KIERLAND: Amer. J. hum. Genet. **3**, 267 (1951).

VOGEL, F.: Proc. II. Internat. Congress of Human Genet., Rome 1963.

— H. J. PETTENKOFER u. W. HELMBOLD: Acta genet. (Basel) **10**, 267 (1960).

—, u. D. STROBEL: Acta genet. (Basel) **10**, 247 (1960).

H. NIERMANN, Münster/Westf.: Versuch der Bestimmung des Erbgangs der Psoriasis vulgaris nach Untersuchung von Zwillingen

Nach SIEMENS (1929) ist es mit Hilfe der zwillingspathologischen Untersuchung möglich, den Nachweis der Nichterblichkeit, den Nachweis der Erblichkeit und den Nachweis auch geringgradiger erblicher Dispositionen zu erbringen. Durch den Vergleich der eineiigen Zwillinge (EZ) mit den zweieiigen Zwillingen (ZZ) wäre es aber auch möglich, über den Vererbungsmodus ein Urteil zu gewinnen. Das Verhältnis der konkordanten und diskordanten EZ- und ZZ-Paare würde nicht nur entsprechend der Paravariabilität des Leidens, sondern auch entsprechend dem Vererbungsmodus in leicht zu berechnendem Maße wechseln. SIEMENS macht allerdings die Einschränkung, daß sich derartige Berechnungen nur bei einem sehr großen Krankengut anstellen lassen würden.

Es muß wohl nach wie vor als sehr schwierig angesehen werden, für ein einzelnes Krankheitsbild ein größeres untersuchtes Zwillingsgut zusammenzutragen. Für die Psoriasis vulgaris liegen inzwischen Berichte über Untersuchungen von 52 Zwillingspaaren vor. Es soll hier der Versuch unternommen werden, aus diesen Zwillingsuntersuchungen Rückschlüsse über den Erbgang bzw. Vererbungsmodus zu finden.

Die Grundlage für derartige Überlegungen sind die von SIEMENS 1929 im Kapitel über „Vererbung in der Ätiologie der Hautkrankheiten“

des Jadassohnschen Handbuches für Haut- und Geschlechtskrankheiten gegebenen Hinweise. Danach könnte der Nachweis des recessiven Vererbungsmodus auch durch den Vergleich der Häufigkeit des Leidens bei ein- und zweieiigen Zwillingen erbracht werden. Bei regelmäßiger Recessivität werden von eineiigen Paaren stets beide Zwillinge behaftet sein. Für dominante Leiden wäre bei ZZ eine Häufung von einem konkordanten zu zwei diskordanten Paaren zu erwarten. Bei dem dominanten Erbgang wären bekanntlich bei einem Viertel der Paare beide Zwillinge frei, bei zwei Vierteln einer (diskordant) und bei dem letzten Viertel der Paare beide Partner (konkordant) befallen. Bei dem recessiven Erbgang wäre aber bei ZZ nicht ein Verhältnis von 1 : 2, sondern von 1 : 6 zu erwarten. Für Zweikinderehen müßten wahrscheinlich auf 9/16 freie Paare, 6/16 einteilig und 1/16 doppelt befallene Paare treffen.

Unter Zusammenfassung der Untersuchungen von 16 eigenen Zwillingspaaren und von 36 in der Literatur angegebenen Fällen ergibt sich folgendes Bild:

Tabelle

EZ		ZZ		
k	d	k	d	
15	8	1	12	36
65,2%	34,8%	7,7%	92,3%	
3	—	3	10	16
100%	0%	23,1%	76,9%	
18	8	4	22	52
69,2%	30,8%	15,4%	84,6%	

Das Vorliegen einer regelmäßigen Recessivität kann nicht angenommen werden, da ja nicht stets alle EZ konkordant befallen waren. Das Konkordanzverhältnis der ZZ von 4 konkordant zu 22 diskordant befallenen Paaren entspräche aber in etwa einem Verhältnis von 1 : 6. Andererseits liegt bei dem eigenen zweieiigen Zwillingsgut nur ein Verhältnis von 1 : 3 vor. SIEMENS selbst machte immer wieder die Einschränkung, daß derartige Vergleiche natürlich nur bei einem großen Krankengut einen Sinn hätten. Man kann aber doch wohl sagen, daß die bisherigen Zwillingsuntersuchungen gegen einen einfachen regelmäßigen recessiven Erbgang sprechen.

STEINBERG u. Mitarb. (1951) hatten aufgrund besonderer genetisch-statistischer Untersuchungen die Hypothese geäußert, daß die Psoriasis von doppelt-recessiven Genen abhängig wäre. Auch LOMHOLT (1963) glaubte nach seinen eingehenden Forschungen auf den Faröer-Inseln, seine Beobachtungen sowohl mit einem doppelt-recessiven, wie auch mit einem unregelmäßig dominanten Erbgang vereinbaren zu können.

Vor allem Pfaendler (1951) meinte aber, daß die bisherigen Zwillings-untersuchungen gegen einen derartigen Erbgang sprächen. Er zog damals 16 EZ, davon 11 konkordant und 12 ZZ, davon 2 konkordant für seine Überlegungen heran.

Nach den Familienuntersuchungen von Hoede (1931), Romanus (1945) u. a. m. nahm man bekanntlich zunächst das Vorliegen eines un-regelmäßig dominanten Erbgangs unterschiedlicher Manifestation an. Vogel u. Dorn (1964) glaubten die bisherigen Familien- und auch Zwillingsuntersuchungen noch am ehesten mit dem Modell einer additiven Polygenie bei Schwellenwerteffekt vereinbaren zu können. Sie weisen dabei auf die Empfehlung von Penrose hin, daß bei häufigen Merk-malen immer dann an ein multifaktorielles Modell zu denken wäre, wenn die Konkordanzziffer bei EZ mehr als das vierfache der Konkordanz-ziffer bei ZZ ausmachen würde. Dies wäre bei dem hier zugrundeliegen-den Zwillingsgut mit dem Konkordanzquotienten von 69,2$^0/_0$ zu 15,4$^0/_0$ der Fall.

Trotz der nicht kleinen Zahl von 52 bisher mit Schuppenflechte be-hafteten Zwillingspaaren kann somit doch durch die Untersuchung von Zwillingen nichts Verbindliches über den Erbgang ausgesagt werden. Ein einfach recessiver Erbgang ist auszuschließen, doppelt-recessiver Erbgang oder auch additive Polygenie mit Schwellenwerteffekt nach Vogel ist aber möglich. Weitere Untersuchungen eines noch größeren Zwillingsgutes und Familienuntersuchung sind erforderlich.

Literatur

siehe bei

Niermann, H.: Zwillingsdermatologie. Berlin, Göttingen, Heidelberg: Springer 1964.
— Erbliche Dispositionskrankheiten der Haut. In: Jadassohn, J.: Handbuch der Haut- und Geschlechtskrankheiten, Ergänzungswerk, Band VII. Berlin, Heidel-berg, New York: Springer 1966.

U. Fierz, Zürich: Katamnestische Untersuchungen über die Neben-wirkungen der Therapie von Hautkrankheiten mit anorganischem Arsen

Wir möchten Ihnen von unseren in den Jahren 1963 und 1964 durch-geführten katamnestischen Untersuchungen über die Nebenwirkungen der Therapie von Hautkrankheiten mit anorganischem Arsen berichten. Wie Sie wissen, wurden früher und werden teilweise heute noch die Psoriasis und gelegentlich auch chronische Ekzeme peroral mit an-organischem Arsen in Form von Liq. Fowleri behandelt. Die Amerikaner Domonkos u. Andrews empfehlen noch in ihrem 1963 erschienenen Lehrbuch der Hautkrankheiten in hartnäckigen Psoriasisfällen Arsenkuren. Seit längerer Zeit weiß man aber, daß das anorganische Arsen viele Jahre nach der Medikation Nebenerscheinungen auf der Haut verursachen kann. Nach der Literatur sind es hauptsächlich Hyperkeratosen an Palmae und Plantae, bowenoide Praecancerosen und Hautcarcinome. Durch das freundliche Entgegenkommen eines Landarztes, der uns die Krankengeschichten seines Vaters zur Verfügung stellte, wurde es uns möglich, in erster Linie die bisher ungeklärten Fragen nach einer Abhängigkeit der arsenbedingten Hautveränderungen von der eingenommenen Arsenmenge und ihre relative Häufigkeit abzuklären. Wir untersuchten eine große Anzahl von Personen, die in einem bekannten Zeitraum eine genau in diesen KG festgehaltene Menge anorganischen Arsens als Medikament erhalten hatten. Der Beginn der Behandlung liegt bei unseren Patienten 6—26 Jahre zurück, die verordneten Arsenmengen umfassen einen Bereich von 10—2600 ml. Liq. F. Das Arsen wurde als 1 : 1 verdünnte Lösung von L. F. abgegeben; unsere folgenden Zahlen beziehen sich einfachheitshalber auf die unverdünnte Lösung.

Von den 1450 ehemaligen Patienten dieses Landarztes, denen wir eine Aufforderung zu einer kostenlosen Nachkontrolle zusandten, ließen sich 262 persönlich untersuchen. Von vornherein hatten wir nur Patienten unter 65 Jahren bestellt, um möglichst eine Verwischung der Gesamtergebnisse durch zufälligen Alterskrebs zu vermeiden. Von diesen Untersuchten hatten 64 Patienten eine Psoriasis, 62 eine Neurodermitis, 72 chronische Ekzeme und 64 verschiedene andere chronische Dermatosen zum Arzt geführt. Unter den Psoriatikern finden wir Patienten, die während Jahren, maximal während 26 Jahren, immer wieder Arsentropfen zu sich genommen hatten. Nur 9 der 64 Psoriasispatienten erklärten auf unsere Fragen hin die Arsentropfen ausdrücklich als erfolglos. Alle andern hatten einen zumindest momentanen günstigen Effekt bemerkt. Zur Zeit unserer Nachkontrolle litten allerdings die meisten immer wieder unter ihrer Hautkrankheit, wenn auch häufig in schwächerer Form. Vollkommene Dauerheilung haben wir bei der Psoriasis im Gegensatz zu der Neurodermitis und andern Ekzemen mit L. F. nicht gesehen.

Welche Nebenerscheinungen konnten wir beobachten?

1. Bei 106, das sind 40,4$^0/_0$ Personen fanden wir Hyperkeratosen, die fast immer an Palmae und Plantae lokalisiert waren. Es handelt sich um die typischen, 1—3 mm im Durchmesser messenden hyperkeratotischen Papelchen, die oft schwielenartige Gebilde bildeten und häufig mit der Lupe gesucht werden mußten.

2. In 5 Fällen ließen sich Melanosen am Hals, Achselhöhlen und Ellenbeugen nachweisen.

3. Als wichtigste und zugleich unangenehmste Komplikation beobachteten wir bei 21 — das sind 8% — Hautcarcinome. In 7 Fällen wurden sie durch unsere Arbeit frisch entdeckt. Alle wurden histologisch geprüft. Sie lassen sich nach ihrer Histologie und Lokalisation in folgender Weise einteilen (Tabelle):

Tabelle. *Histologie und Lokalisation der von uns gefundenen Hautcarcinome*

	Verruköse Präcancerose		M. Bowen	Carcinoma basocell. singulär	Carcinoma basocell. multipel	Carcinoma basocell. terebrans	Carcinoma spinocell. singulär	Carcinoma spinocell. + basocell.
	singulär	multipel						
Kopf					2			
Hals					2			
Stamm				5	10	2	1	
Arme		1			2			
Hände	2	1	1					1
Beine			1					

Wir sehen deutlich, daß die häufigste Erscheinungsform das Carcinoma basocellulare multiloculare, d. h. multiple Arningsche Carcinoide darstellen. Recht häufig sind histologisch analoge Einzelbasalzellkrebse festzustellen. Von besonderem klinischen Interesse sind 2 terebrierende Basaliome und 2 Spindelzellcarcinome. Einer der Patienten mit Spindelzellcarcinom wies zugleich multiple Basaliome und schon Metastasen auf.

Auffallend ist die Tatsache, daß wir in 13 von 21 Fällen Multiplizität der Carcinome feststellen konnten. Im Gegensatz zu Licht- und Alterskrebsen steht auch die bevorzugte Lokalisation am Stamm und proximalen Extremitätenabschnitten. Als Vergleich möchte ich eine Zusammenstellung Mieschers zitieren, der unter 482 Hautcarcinomen nur deren 30 nicht am Kopf lokalisiert vorfand. Die verrukösen Präcancerosen unterschieden sich von gewöhnlichen Arsenwarzen durch ihren Spontan- und Druckschmerz und ihre ulceröse Oberfläche. 16 Carcinompatienten zeigten mit den Hautkrebsen gleichzeitig Arsenwarzen an Palmae und Plantae.

Aus der Abb. 1 sehen wir das Ergebnis unserer Hauptfragestellung zusammengefaßt. Die Tabelle zeigt eine unerwartet eindrückliche Zunahme der Häufigkeit der Hyperkeratosen von der aufgenommenen Arsenmenge. Oberhalb von 400 ml L. F. haben mehr als 50% der Patienten Hyperkeratosen. Gleich eindrücklich ist die Zunahme der Carcinomhäufigkeit mit steigender Arsendosis.

Erstaunlich sind die minimalen Arsenmengen, die schon zu Nebenerscheinungen geführt haben. Für Hautcarcinome beträgt sie 70 ml, für

Hyperkeratosen 60 ml. Spindelzellcarcinome trafen wir erst oberhalb 500 ml L. F. Eine gefahrlose Dosis, wie wir sie eigentlich gerne gesehen hätten, gibt es auf Grund unserer Kurven (Abb. 2) nicht.

Interessant ist, daß die Latenzzeit auf die Ausbildung der Carcinome keinen entscheidenden Einfluß ausübte. Sie ließ sich unter unseren Krebs-

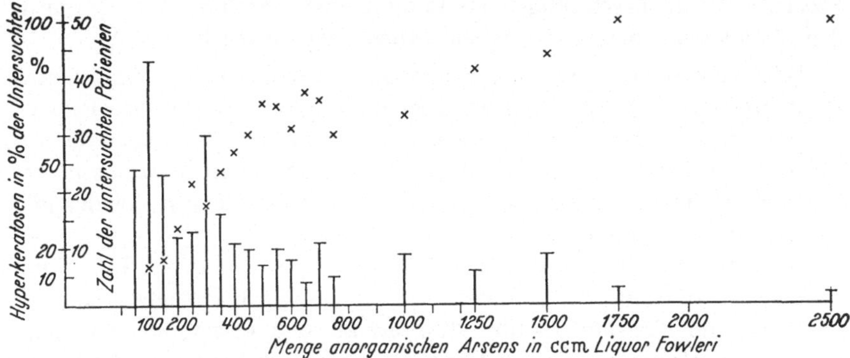

Abb. 1. Prozentuale Häufigkeit von Hyperkeratosen bei steigender Arsenmenge

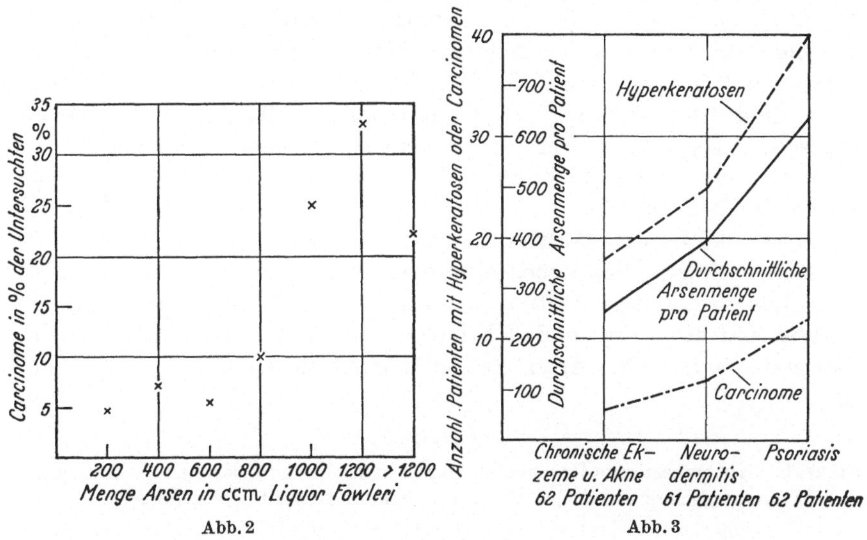

Abb. 2. Prozentuale Häufigkeit der Hautcarcinome bei steigender Arsendosis

Abb. 3. Vergleich der Anzahl Hyperkeratosen und Carcinome und der durchschnittlichen Arsenmenge pro Patient bei den drei Hauptindikationen

fällen auf durchschnittlich 14 Jahre berechnen mit einem Minimum von 6 Jahren. Hierbei ist es nicht etwa so, daß je höher die eingenommene Arsenmenge ist, desto kürzer die Latenzzeit. Bei den Hyperkeratosen war die Latenzzeit schwierig zu bestimmen, da diese Hautveränderungen von den Patienten oftmals erst bei stärkerem Befall bemerkt wurden und niemals mit den seinerzeit eingenommenen Tropfen in Beziehung gebracht wurden.

Vielfach wurde behauptet, daß die primäre Hautkrankheit, die zur Arsenbehandlung Anlaß gegeben hatte, einen wichtigen Faktor bei der Entstehung der carcinomatösen Komplikationen darstellt. Besonders die Psoriasis wurde beschuldigt, die Bildung von Basaliomen zu fördern. Abb. 3 widerlegt diese Meinung eigentlich recht deutlich.

Wir sehen zwar unter den Psoriatikern am meisten Patienten mit Hautcarcinomen. Vergleichen wir aber die durchschnittlich pro Patient eingenommene Arsenmenge, so sehen wir, daß die Psoriasispatienten genau der größeren Carcinomhäufigkeit entsprechend auch durchschnittlich größere Arsendosen zu sich genommen hatten. Entsprechendes gilt von den Hyperkeratosen.

Die Altersverteilung entspricht den Beobachtungen in der Literatur. 9 Patienten sind 30—40, 5 Patienten sind 40—50, 6 Patienten sind 50 bis 60 und nur 1 Patient ist über 60 Jahre alt, d. h. es werden im Gegensatz zu Hautkrebsen anderer Genese vorwiegend Leute im mittleren Lebensalter betroffen. Auf Grund unserer Untersuchungen möchten wir folgende charakteristische Eigenschaften feststellen, die die Arsenätiologie der von uns beobachteten Hautveränderungen als äußerst wahrscheinlich hinstellen.

1. Eindeutige Abhängigkeit der prozentualen Häufigkeit der Hautkrebse und Hyperkeratosen von der eingenommenen Arsenmenge.

2. Die bevorzugte Lokalisation am Stamm und proximalen Extremitätenabschnitten.

3. Das gleichzeitige Auftreten mehrerer Efflorescenzen.

4. Das relativ junge Lebensalter der Betroffenen.

5. Das gleichzeitige Auftreten von Arsenwarzen mit Carcinomen.

Wir sind der Ansicht, daß bei Hautkrankheiten und auch bei der Psoriasis anorganisches Arsen als Medikament nicht mehr gerechtfertigt ist.

Literatur

FIERZ, U.: Katamnestische Untersuchungen über die Nebenwirkungen der Therapie mit anorganischem Arsen bei Hautkrankheiten. Dermatologica (Basel).

Aussprache

TH. GRÜNEBERG, Halle: **Einleitung:** Die Behandlung des Psoriasis-Problems, des II. Hauptthemas, könnte als Fortsetzung des Symposions aufgefaßt werden, das im Rahmen des vorausgegangenen gemeinsamen Kongresses der Dermatologischen Gesellschaften in Zürich der Frage der Verhornung gewidmet war. Es wurde auch dort schon über Psoriasis gesprochen. Normale Keratinisation und Parakeratose sind ja Fragen, die zusammengehören.

Wir haben heute in der Fülle des Gebotenen so manches Neue gehört. Für Altbekanntes wurden wertvolle Ergänzungen gebracht oder neue Akzente gesetzt. Biochemie, Histochemie, Elektronenmikroskopie und Autoradiographie haben die Psoriasis-Forschung in den letzten Jahren zweifellos wesentlich gefördert. Wir sehen jetzt in vielem klarer, doch, so möchte ich meinen, noch immer bei weitem nicht klar genug. Das wird wohl auch das Resumé unserer weiteren Verhandlungen über das Psoriasis-Thema sein. Und doch war es ein guter Gedanke, die wieder in Fluß gekommene Psoriasis-Forschung diesmal auf die Tagesordnung zu setzen.

Wir wollen uns bei der Diskussion an die Reihenfolge der Referat-Themen halten. Der Frage der *Genetik* wäre die Frage der Bedeutung peristatischer bzw. konditioneller Faktoren gegenüberzustellen. Sie ist von praktischem Interesse, bietet sie doch gewisse Möglichkeiten, der Psoriasis therapeutisch beizukommen. Man muß nur den einzelnen Fall im Sinne der Konstellationspathologie anamnestisch und klinisch sehr genau analysieren.

An zweiter Stelle wäre die *Morphogenese* zu diskutieren. Mir scheint die Frage des Primärereignisses bei der psoriatischen Reaktion nun doch wohl in dem Sinne gelöst zu sein, daß das auffällige Verhalten der Papillargefäße nicht Anfang, sondern Folge, und zwar eine lang anhaltende Folge, der psoriasisspezifischen Epidermisvorgänge ist. Jedenfalls haben in den letzten Jahren histologisch-histochemische Studien am Köbner-Phänomen, am peripapulösen Hof und bei der Psoriasis-Abheilung unter intensiv wirksamen Corticosteroiden Ergebnisse gebracht, die entschieden dafür sprechen. Im Interesse einer wirklich zuverlässigen Klärung des Problems aber können wir Herrn STEIGLEDER nur dankbar sein, daß er diese Auffassung in seinem Referat in Frage gestellt und die Möglichkeit einer Steuerung der epidermalen Vorgänge von der Cutis her hervorgehoben hat.

Auf die funktionelle Bedeutung des „Wasserlöslichen", d. h. der „wasserlöslichen Inhaltsstoffe" des Keratins ist von SZAKALL, der uns allzu früh durch den Tod entrissen wurde, nachdrücklich hingewiesen worden, auch auf ihre große Bedeutung für die Analysierung biochemischer Vorgänge in der Epidermiszelle. Zur Frage der *Biochemie* der Psoriasis wäre so manches zu sagen, doch sollen Einzelheiten nach Möglichkeit dem morgen stattfindenden Symposion vorbehalten bleiben. Der Wunsch der Kongreßleitung geht dahin, daß nicht durch allzu breite Erörterung der ersten drei Punkte des Psoriasis-Programms (Genetik, Morphogenese, Biochemie) die Zeit für die Diskussion therapeutischer Fragen über Gebühr eingeengt wird. Es soll ja in erster Linie die praktische Dermatologie von diesem Verhandlungstage profitieren.

H. W. SIEMENS, Leiden (zum Vortrag SCHNYDER): Kollege SCHNYDER hat in seinem Vortrag einen Gesichtspunkt hervorgehoben, den ich noch unterstreichen möchte. Er hat bei der Besprechung der Zwillingsbefunde nicht nur von Konkordanz und Diskonkordanz gesprochen, sondern er hat auch untersucht, wie sich die Konkordanz hinsichtlich bestimmter Einzelsymptome verhält: hinsichtlich der Zeit des Auftretens, der Lokalisation, der Konfiguration, der Dynamik usw. Das erinnert mich daran, daß in meiner Studentenzeit MARTIUS den Satz aufstellte: Die Konstitution besteht aus der Summe der Partialkonstitutionen. Analog sollten wir jetzt sagen: *Die Gesamtkonkordanz besteht aus der Summe der Partialkonkordanzen.* Und diese Partial-Plusse und Partial-Minusse gilt es nun gewissenhaft zu untersuchen. Das ist schon vor Jahrzehnten geschehen, z. B. bei den Epheliden (DECKING) und bei der Acne, ohne daß aber damals das Prinzip so klar in seiner Wichtigkeit erkannt wurde. Mit dieser Erkenntnis beginnt nun aber geradezu eine neue Ära der Zwillingspathologischen Forschung. Denn nur auf diesem Wege ist mit Hilfe von Zwillingsuntersuchungen ein exaktes Studium manifestationslabiler und polygener Erbkrankheiten möglich.

19*

G. JÖRGENSEN, Göttingen (zum Vortrag SCHNYDER): Prof. SCHNYDER hat seine Vorstellungen über die Genetik sehr vorsichtig formuliert. Dabei ist seine eigene Auffassung über die formale Genetik nicht hinreichend klar geworden. Wie im eigenen Vortrag 12 (JÖRGENSEN u. Mitarb.) hervorgestellt worden ist, bestehen für den Humangenetiker keine Zweifel, daß der Psoriasis nicht ein monogener Erbgang, sondern ein polygen-multifaktorielles Geschehen mit Schwellenwert-Effekt zugrunde liegt. Hierfür sprechen außer den im Vortrage angeführten Ergebnissen aus Zwillingsbeobachtungen und Familienuntersuchungen vor allem die große Bedeutung exogener Momente beim Zustandekommen der Psoriasis, die erhebliche Variabilität der Krankheit — nicht intrafamiliär — sowie das deutliche Überwiegen von Solitärfällen. Auch bei anderen Leiden des dermatologischen Fachbereiches (z. B. Allergosen) liegt formalgenetisch ein polygen-multifaktorielles Geschehen vor, das bei formalgenetischen Betrachtungen ganz allgemein größere Beachtung als bisher verdient.

C. G. SCHIRREN sen., Kiel (zu den Vorträgen ILLIG und STEIGLEDER): Der wissenschaftlichen Forschung ist es bisher nicht gelungen, jenen Faktor nachzuweisen, auf den zurückzuführen sein muß, daß die verschiedenartigsten Ursachen ebenso wie die verschiedensten Behandlungsmethoden einen Psoriasisschub hervorrufen und auch beseitigen können.

Es darf daher einmal ganz unwissenschaftlich nur durch Spekulation, allerdings mit einer mehr als 50jährigen Beobachtung der Psoriasis, versucht werden, alle diese rätselhaften und proteusartigen Verschiedenheiten wenigstens theoretisch unter einen Hut zu bringen.

Da fällt als erster Faktor der isomorphe Reizeffekt ins Auge, bei dem die traumatisch ausgelöste Erweiterung der Capillaren in der Endstrombahn mit der Verlangsamung der Strömungsgeschwindigkeit zur Praestase die Voraussetzung für die Bildung der psoriatischen Efflorescenz ist.

Eine solche Capillarerweiterung wird aber einheitlich in jeder Efflorescenz der Psoriasis gefunden, ganz gleich durch was für einen Reiz der Schub ausgelöst worden ist, ob durch einen traumatischen, medikamentösen, psychischen, toxischen oder einen Bestrahlungsreiz oder auch nur durch eine Umstellung in der Ernährung, die gleichfalls zu einer Änderung der Durchlässigkeit der Blutgewebsschranke führen kann.

Dabei ist also die Art des Reizes ganz unwesentlich. Die Hauptsache ist, daß er zu einer Praestase führt.

Von Bedeutung ist allerdings seine Stärke, indem starke Reize durch die Erweiterung und Verlangsamung der Strömung die Efflorescenzen entstehen lassen, während schwache Reize durch Verengerung und Beschleunigung der Strömung sie beseitigen.

Hierzu paßt nun als zweiter Faktor, als conditio sine qua non, fast wie die Faust aufs Auge, die Lipoidosetherapie von GRÜTZ, nach dem die Psoriasis zu den Ablagerungskrankheiten gehört, bei denen der Organismus diejenigen Fettsubstanzen, die er aus angeborener Anlage nicht verarbeiten kann, an bestimmten Stellen der Haut wie auf einem Schuttabladeplatz ablagert, und zwar bevorzugt an den Stellen einer angeborenen schlechten Blutzirkulation, wie an den Ellenbogen und Knien sowie an denjenigen Stellen, an denen es durch die genannten Reize zu einer Praestase kommt, durch die der Austritt der Fettsubstanzen aus den Gefäßen erst ermöglicht wird, deren Auflösung wiederum vice versa durch eine Verengerung der Capillaren und Beschleunigung der Strömung erfolgt.

Das ist offenbar ein ähnlicher Vorgang, wie ich ihn vor Jahren für die Ursache der Lokalisation der Xanthome bei den Xanthomatosen nachzuweisen versucht habe, bei denen ja auch erst eine Praestase die Diffusion der Fettsubstanzen aus dem hyperlipämischen Blut und ihre Ablagerung und Speicherung in den Schaumzellen ermöglicht.

Das ist natürlich reine Spekulation. Aber es wird mit ihrer Hilfe der rätselhafte Antagonismus in der Pathogenese der Psoriasis zunächst gewissermaßen unter einen Hut gebracht.

GRÜTZ hat bis zu seinem Tod an der Richtigkeit seiner Theorie festgehalten. Ich halte es nicht für ausgeschlossen, daß in absehbarer Zeit diejenigen Fettsubstanzen, die wir bis jetzt nur vermuten können, mit Hilfe der modernen Gaschromatographie nachgewiesen werden.

Damit könnte aus dem, was heute nur Spekulation ist, eine ernsthafte Sache geworden sein.

C. ORFANOS, Köln (zum Vortrag MACHER): 1. Der Vortragende hat angeführt, daß bei der nicht behandelten *Psoriasis vulgaris* die sogenannten Odland-Bodies zahlenmäßig verringert sind.

Ich möchte darauf hinweisen, daß GAHLEN und ich 1964 bei Mucinosis follicularis — eine Erkrankung, deren Keratinisationsstörung gewisse Parallelen zur Psoriasis aufweist — die absolute und signifikante *Vermehrung* dieser Körperchen mitgeteilt haben.

2. Zur Frage der Gefäßveränderungen und vor allem der *dargestellten Auflockerung der Intercellularfugen* der Endothelzellen möchte ich folgendes bemerken:

Wir haben 1962 in unserem Mastzell-Material, und zwar nach Vorbehandlung mit 48/80, die Auflockerung der Endothelzellbindungen bis zur partiellen Eröffnung des Gefäßrohres beobachten können. Wir haben damals diesen Befund als *Histaminfolge* betrachtet, obwohl auch andere mastzellspezifische Substanzen, die bei der Degranulation frei werden, dafür in Frage kommen.

Ich möchte Ihnen diesen Befund mitteilen, da anhand der Befunde von STEIGLEDER, die heute morgen mitgeteilt wurden, angenommen werden kann, daß die Mastzellen bei der Psoriasis eine gewisse Rolle spielen könnten.

K. W. KALKOFF, Freiburg (zur Diskussionsbemerkung ORFANOS zum Vortrag MACHER): Ich möchte ein offensichtlich vorliegendes Versprechen von Herrn MACHER richtigstellen, der ohne Konzept gesprochen hat und sich seines Versprechens wahrscheinlich gar nicht bewußt ist. Sowohl aus meinem Vortrag auf dem Münchener Fortbildungskurs 1964, in dem ich über mit H. BERGER durchgeführte Untersuchungen berichtete [1], als auch aus unserer im Druck befindlichen Arbeit im Hautarzt [2] geht hervor, daß auch wir die Odland-Bodies bei der Psoriasis vulgaris häufiger fanden als in normaler Haut. Was uns aber als besonders bemerkenswert erschien, ist die Tatsache, daß unter der Fluocinolonacetonid-Therapie die Zahl der Odland-Bodies noch erheblich über die bei der Psoriasis vulgaris schon höhere Ausgangslage zunahm. In unserer Arbeit haben wir die interessanten Befunde von ORFANOS und GAHLEN bei der Mucinosis follicularis zitiert.

[1] Fortschritte der praktischen Dermatologie und Venerologie, 5. Band, S. 109 bis 122. Berlin, Heidelberg, New York: Springer 1965.

[2] Hautarzt **16**, 483 (1965).

TH. GRÜNEBERG, Halle: Die exzessiv gesteigerte Epidermopoese kann nicht das Wesentliche der psoriatischen Reaktion sein. Träfe es zu, müßten Köbner-Reize, die Mitosen anregen, am wirksamsten sein. Das ist aber nicht der Fall. Hornschicht-Abrisse bewirken, je stärker sie sich der Barriere nähern, in um so größerer Zahl das Auftreten von Mitosen (PINKUS), einen Köbner-Effekt aber haben sie nicht (REINERTSON). Der ist erst durch Abriß der Barriere zu erzielen, wobei Intermediärzone und Stratum granulosum zerstört werden. Ferner ist zu sagen, daß eine gesteigerte Epidermopoese erfahrungsgemäß nicht zwangsläufig zu Parakeratose führt. Und drittens beginnt ein unter Plastikfolie wirkendes Corticosteroid (z. B. Fluocinolonsalbe) schon nach wenigen Stunden die Intermediärzone zu normalisieren, während die Mitosen nach HOLTZ u. KALKOFF erst nach 2—4 Tagen verschwinden und manchmal sogar nach 1 Tag zunächst vermehrt festgestellt werden können. Die Parakeratose reagiert also schon auf die Therapie, wenn die Epidermopoese noch auf vollen Touren läuft.

TH. GRÜNEBERG, Halle: Die Feststellung, daß sich eine Candida-Infektion als besonders wirksamer Köbner-Reiz erweist, ist im Hinblick auf das „parasitäre" Aussehen der Psoriasis und die Erfahrung, die wir immer wieder machen konnten, daß sich, namentlich bei stärker schuppenkrustigen Herden, die bekannten Farbstofflösungen in gewissem Umfange als therapeutisch sehr nützlich erweisen, von besonderem Interesse.

G. RASSNER, Marburg/Lahn (zum Vortrag von WEBER): In eigenen Untersuchungen [1] wurde gefunden, daß die Epidermiszellen des Psoriasisherds gegenüber der klinisch nicht erkrankten Haut durch eine Aktivitätserhöhung glykolytischer Enzyme (Glyceraldehyd-3-phosphat-Dehydrogenase, Pyruvat-Kinase, Lactat-Dehydrogenase) von etwa 40% und eine exzessive Aktivitätserhöhung von Enzymen des Pentosephosphat-Cyclus (Glucose-6-phosphat-Dehydrogenase, 6-Phosphogluconat-Dehydrogenase) von etwa 260% ausgezeichnet sind. Damit wird auch im Bereich der cellulären Enzymaktivitäten die schon von GANS u. a. beobachtete Stoffwechselerhöhung psoriatisch veränderter Haut deutlich.

[1] RASSNER, G., u. O. BRAUN-FALCO: Glykolyse und Pentosephosphat-Cyclus in der Epidermis bei Psoriasis vulgaris. Naturwissenschaften (im Druck).

TH. GRÜNEBERG, Halle: Dafür, daß bei Psoriasis eine Abwegigkeit im Biochemismus der Epidermiszelle vorliegt, spricht auch folgende Beobachtung:

Seit ca. $1^{1}/_{2}$ Jahren laufen in meiner Klinik vergleichende Untersuchungen über das Verhalten von Epidermiszellen aus äußerlich gesunder Psoriatikerhaut und aus normaler Haut in der Gewebekultur. Es ergaben sich Unterschiede, deren genauere Charakterisierung wir uns noch vorbehalten müssen. Es sei nur erwähnt, daß sich die von Psoriatikern stammenden Epidermiszellen auszeichneten durch eine erhöhte Aktivität der unspezifischen Esterase, einen erhöhten Gehalt an Sudan-Schwarz B-reaktiven Lipoiden, einen erniedrigten Gehalt an DNS und RNS (die quantitative Auswertung steht allerdings noch aus) u. a.

G. WEBER, Nürnberg (zur Diskussion SALFELD): Das von Herrn SALFELD im Blutserum bei Psoriasis-Patienten festgestellte „Enzymmuster" ist keinesfalls psoriasis-spezifisch, worauf wir in eigenen Untersuchungen [1] hingewiesen haben. Eine Ausnahme bildet möglicherweise das Verhalten der Glycose-6-Phosphat-Dehydrogenase [2].

Pathologische Veränderungen der Leber konnten bei der Psoriasis vulgaris nicht festgestellt werden [3].

Die im Blutserum dieser Patienten erhobenen Enzymbefunde sind also weder Ausdruck einer erhöhten epidermopoetischen Aktivität noch einer pathologischen Leberbeteiligung, sondern nur der natürlichen Zellmauserung.

[1] Derm. Wschr. **137**, 257, 737 (1958); **138**, 767 (1958). — Arch. klin. exp. Derm. **211**, 183 (1960) u. a.

[2] Arch. klin. exp. Derm. **215**, 603 (1963).

[3] WEBER, G., u. G. W. KORTING: Arch. klin. exp. Derm. **220**, 75 (1964).

O. Braun-Falco, Marburg (während der Forumdiskussion im Hinblick auf Therapie): Bei Aussprache über die Wirksamkeit interner Antipsoriatica sollte man, wie Siemens und Keining wiederholt betont haben, davon ausgehen, daß bei Klinikaufnahme etwa 30% eines unausgewählten Krankenkollektivs mit Psoriasis vulgaris spontan deutliche Rückbildungserscheinungen bzw. Abheilungen erkennen läßt. Eine in Eruption befindliche Psoriasis guttata neigt viel stärker und schneller zur spontanen Rückbildung als eine chronisch-stationäre Psoriasis vulgaris mit infiltrierten Herden an den Prädilektionsstellen. Daher ist es wichtig, an einem unausgewählten Krankenkollektiv Therapeutica zu prüfen. Erkennt man die antipsoriatische Wirksamkeit eines Medikamentes nur dann an, wenn unter seinem Einfluß in mehr als 30% der Fälle Abheilungen zu beobachten sind, so bleiben nur wenige Medikamente übrig[1], die eine sichere antipsoriatische Wirkung entfalten, nämlich Vitamin D, Arsen, fluorierte Glucocorticoide und Folsäureantagonisten.

[1] Braun-Falco, O.: Therapiewoche **13**, 180 (1963).

Th. Grüneberg, Halle: Die früher geübte Thymus-Behandlung der Psoriasis, die von Herrn Korting erwähnt wurde, haben wir seit einiger Zeit in einer neuen Form wieder aufgegriffen. Es wurde uns durch private Gefälligkeit ein nach einem besonderen Verfahren (Dr. Baer, München) gewonnener Thymus-Extrakt zur Verfügung gestellt, der sich bei alleiniger Anwendung (5 cm³ pro die i.m. bzw. i.v.) oder auch zur Vorbereitung der üblichen Lokalbehandlung fast immer bewährte. Ob es sich dabei um einen corticotropen Effekt handelte, bleibe dahingestellt.

F. Herrmann, Frankfurt a. M. (zu den Vorträgen von Jubin, Schuppli und Luger): Unsere Gesichtspunkte und Beobachtungen hinsichtlich der i.v. Methotrexat-Behandlung der Psoriasis entsprechen im wesentlichen denjenigen der Herren Schuppli und Jubin, Basel, und Luger, Wien-Lainz.

A. Greither, Düsseldorf (zu den Vorträgen Schuppli, Luger, Knoth): In sorgfältig ausgewählten Fällen kann man die Indikation für das Methotrexat vielleicht sogar noch erweitern. Ohne von der Gegenindikation im fortpflanzungsfähigen Alter der Männer zu sprechen, auf die eben Herr Hornstein von meiner Klinik hingewiesen hat, darf ich über eine Patientin kurz berichten, die vor etwa $1^1/_2$ Jahren in fast moribundem Zustand zu uns kam. Herr Korting kennt die Patientin ebenfalls und hat sie während unserer Düsseldorfer Tagung Anfang Mai 1964 besucht. Sie hatte nicht nur jahrelang ungezielt Steroide eingenommen, sondern sie zeigte bei therapeutischer Wirkungslosigkeit des Cortisons alle seine unerwünschten Nebenwirkungen. Sie war hochfebril, hatte eine fast vollständige psoriatische Erythrodermie und eine psoriatische Arthropathie. Sie war außerdem Salicyl-refraktär. Mit großer Anstrengung haben wir sie über langsame Cignolin-Reizung und allgemeine Roborierung in einen einigermaßen annehmbaren Zustand gebracht. Zu einer Stabilisierung des Haut-Befundes und einer erneuten Arbeitsfähigkeit kam es jedoch erst durch Methotrexat. Es war bei dieser Patientin aufgefallen, daß sie jedesmal vor dem Cyclus einen neuen Schub bekam; auch aus gynäkologischer Indikation wurde sie auf Anovlar gesetzt. Da sie vier Kinder hat und weitere Schwangerschaften sowohl gynäkologisch wie dermatologisch nicht indiziert sind, haben wir trotz des relativ jungen Alters der Patientin (37 Jahre) uns zu Methotrexat-Gaben entschlossen, die nicht fortlaufend, sondern jeweils 5 Tage lang mit 3 Tagen Pause verabreicht werden und genau mit dem Anovlar abgestimmt werden. Diese Behandlung und zwei Aufenthalte auf Teneriffa haben die Patientin nahezu erscheinungsfrei und vollständig arbeitsfähig gemacht. Unter gewissen Bedingungen wird man also auch Frauen im gebärfähigen Alter noch Methothrexat geben dürfen, wenn sichergestellt ist, daß eine weitere Nachkommenschaft nicht mehr in Frage kommt und wenn das Krankheitsbild so schwer ist, daß die übrigen therapeutischen Möglichkeiten erschöpft sind. Insgesamt gelten, vor allem bei Männern, die von den einzelnen Rednern hervorgehobenen Einschränkungen. — Noch ein Wort zum Arsen: Ich habe in den letzten Monaten drei sichere Fälle beobachtet, bei denen die 3—6wöchige Verabreichung eines arsenhaltigen internen Antipsoriaticums zu Arsen-Keratosen geführt hat. Bei einer weiteren Patientin, die wegen Anorexie in nicht genau feststellbaren Dosen immer wieder arsenhaltige Kräftigungsmittel eingenommen hatte, fanden sich zahlreiche bowenoide Basaliome, zum Teil von Handtellergröße, insgesamt in einer Fläche von 8—10% des Gesamtinteguments. In einer Behandlungszeit von 4 Monaten wurden bei ihr operativ und radiologisch die einzelnen Herde angegangen. Herr KNOTH ist in der Beurteilung seiner schönen experimentellen Ergebnisse sehr vorsichtig gewesen; vielleicht sollte man aber nun, da die carcinogene Wirkung auch relativ kurzfristiger Gaben von anorganischem Arsen nicht länger zu bezweifeln ist, die interne Arsenbehandlung aus dem Arzneimittelschatz der Antipsoriatica verbannen.

O. HORNSTEIN, Düsseldorf (zu den Vorträgen SCHUPPLI und LUGER): Herr Prof. SCHUPPLI und Herr LUGER haben mit Recht darauf hingewiesen, daß das generationsfähige Alter der Frauen eine Kontraindikation für die Methotrexatbehandlung der Prosiasis darstellt. Es ergibt sich aber die Frage, warum diese Einschränkung nicht auch für psoriatische Männer gelten soll, deren Generationsfähigkeit bekanntlich viel länger als bei Frauen erhalten bleibt. Unter den aufgeführten Nebenwirkungen des Cytostaticums Methotrexat wurde die Hemmung der Spermiogenese von keinem der beiden Vortragenden erwähnt. Derartige, in der Literatur bekannte Oligospermien mögen nach Absetzen der Therapie zwar reversibel sein; wesentlicher erscheint mir aber die grundsätzliche, wenn auch vielleicht nur selten realisierte Gefahr einer *genetischen* Schädigung der Spermien, wozu unter Umständen schon Bruchteile der zur Oligospermie führenden Methotrexatdosen genügen können. Wir müssen uns jedenfalls der potentiellen Gefahr einer Genschädigung des Keimepithels bei Anwendung eines Medikamentes vom Range eines Cytostaticums bewußt sein. Wenn wir heute die Arsen-Therapie der Psoriasis zu Grabe getragen haben, dann sollten wir eigentlich dem cytostatischen Antimetaboliten Methotrexat keinen allzu emphatischen Empfang bereiten.

A. LUGER, Wien-Lainz (Schlußwort zu Vortrag A. LUGER): Spermatogenetische Schäden nach Methotrexat sind bisher nicht bekannt. REES und BENNET berichteten über die Geburt eines gesunden Kindes einer mit Methotrexat behandelten Mutter, und dasselbe ist für Kinder behandelter Väter bekannt geworden. Außer einer passageren Oligospermie sind spermatogenetische Schäden nicht beobachtet worden.

Auch bezüglich der heute Vormittag zitierten cancerogenen Wirkung wäre zu bemerken, daß in einem der beiden angeführten Leukämiefälle der betreffende Patient insgesamt 48 Tabletten Methotrexat eingenommen und 7 Jahre später die Leukämie bekam (im anderen Fall 4 Jahre nach 132 Tabletten); ein kausaler Zusammenhang scheint hier eher problematisch.

Es liegt absolut nicht in der Absicht des Vortragenden, die Schädigungsmöglichkeiten durch Methotrexat als harmlos hinzustellen, aber man sollte sie auch nicht zu sehr überwerten.

H. STORCK, Zürich (zum Vortrag KORTING): Wir können anhand der Erfahrungen der Zürcher Dermatologischen Klinik die von KORTING und SCHUPPLI geäußerten Effekte mit Antimetaboliten bestätigen. In den Jahren 1962—1965 haben wir 41 rebellische Psoriasisfälle bei älteren Patienten mit Antimetaboliten behandelt, nämlich in 29 Fällen mit Aminopterin per os (jeweils 1 Woche täglich 0,5 mg Aminopterin, 1 Woche Pause, am längsten bis 39 Serien), in 5 Fällen mit Methotrexat per os (1 Woche täglich 1 Tablette à 2,5 mg Methotrexat, 1 Woche Pause, bis 12 Serien), und schließlich neuestens bei 7 Fällen Methotrexat i.v. (bei guter Leber- und Nierenfunktion, einmalige Testdosis à 20 mg Methotrexat i.v., dann weitere Injektionen à 20—30 mg im Abstand von je 1 Woche, bis maximal 10 Wochen). Bei der per os-Medikation fanden wir im Gegensatz zur Literatur nur in ca. 50% gutes Ansprechen, wohl deshalb, da nur schwere rebellische Fälle zur Behandlung kamen. Ähnlich wie in der Literatur fanden wir beim Aminopterin in 20%, beim Methotrexat per os in 50% Nebenerscheinungen, nämlich hauptsächlich Aphthosis, vereinzelt Magenbrennen, Infektneigung, Alopecie. Rezidive traten bei den Aminopterinfällen in 50% innerhalb von Tagen bis 2 Monaten auf, in 50% innerhalb von 2—15 Monaten. Ähnlich verhielten sich die wenigen Fälle mit Methotrexat per os. Kein einziger Fall blieb sicher rezidivfrei; vereinzelt sprach das Rezidiv nicht mehr auf Antimetaboliten an.

Therapeutischer Effekt und Verträglichkeit scheinen aber nach unserer Beobachtung in Übereinstimmung der Literaturangaben bei Methotrexat i.v. besser zu sein. Sämtliche 7 Fälle bildeten sich innerhalb von wenigen Wochen zurück, keiner zeigte Nebenerscheinungen, was sicher zum Teil auf die strenge Auswahl der leber- und nierengesunden Patienten zurückzuführen ist. Über die Rezidivneigung fehlen uns hier genügende Nachbeobachtungen, doch werden diese auch mit der i.v. Methode auftreten, wie ein Rezidivfall unmittelbar nach Sistieren der Injektionen zeigte.

Zusammenfassend scheint Methotrexat i.v. bei rebellischen, sorgfältig ausgelesenen Psoriasisfällen eine willkommene, zusätzliche, wirksame Therapie darzustellen.

H. W. SIEMENS, Leiden (zum Vortrag KNOTH): In einer Serie von Vorträgen über die Psoriasis ist die Gefährlichkeit des Arsens, worüber Herr Kollege KNOTH gesprochen hat, nur die eine Seite der Sache. Die andere Seite, die dabei nicht unerwähnt bleiben sollte, ist die Frage, ob das Arsen überhaupt eine Wirkung auf die Psoriasis hat. Nun haben schon vor 30 Jahren meine damaligen Assistenten SIMONS (jetzt Amsterdam) und POLANO (jetzt mein Nachfolger) in drei Untersuchungsserien von insgesamt 166 Fällen festgestellt, daß trotz möglicher vorübergehender Besserungen nach $1\frac{1}{2}$ Jahren nur noch $2\frac{1}{2}\%$ psoriasisfreie Fälle übrig bleiben[1]. Ob diese wenigen „Heilungen" durch das Arsen bedingt sind, bleibt eine offene Frage. Das Arsen heilt folglich die Psoriasis überhaupt nicht oder jedenfalls so selten, daß es ärztlich uninteressant ist. Das unterstreicht die Warnung des Vortragenden, ein Mittel, das so gefährlich ist, wie seine schönen Versuche gezeigt haben, noch weiter bei der Psoriasis anzuwenden.

[1] SIEMENS, H. W., u. SIMONS: Arch. Derm. Syph. (Berl.) **176**, 114 (1937).

G. KLINGMÜLLER, Würzburg (zum Vortrag KORTING und CARRIÉ): V. KLINGMÜLLER hatte die Umstimmungstherapie bei der Psoriasis allgemein abgelehnt.

G. LUDWIG, Westerland (zur Diskussion HEITE): Mitteilungen, daß Erythrodermien im Nordsee-Inselklima erkennbar besser abheilen als auf dem Festland, können nach den bisher gesammelten Eindrücken von Sylt her nicht bestätigt werden. Die Anzahl der zu übersehenden Erythrodermie-Patienten ist allerdings noch zu klein für eine signifikante Statistik.

Hingegen führt die dermatologische Klimatherapie der Psoriasis ohne Erythrodermie (besonders im Sommerhalbjahr) wie auch der Gruppe chronischer Ekzeme und Neurodermitiden (ganzjährig) auch auf Sylt in sehr vielen Fällen zu sehr guten und nachhaltigen Behandlungsergebnissen, nachdem anderweitige konventionelle Therapie unbefriedigend geblieben war.

Auch der übrige Indikationsbereich für dermatologische Thalassotherapie deckt sich nach den bisher hier gesammelten Erfahrungen mit den bereits bekannten.

W. KNOTH, Gießen (Schlußwort zum Vortrag W. KNOTH): Ich danke den Herren Diskussionsrednern und den zahlreichen Kollegen, die in persönlichen Gesprächen ihr lebhaftes Interesse an unseren Untersuchungen bekundeten. Die Ausführungen von Herrn FIERZ aus der Burckhardtschen Klinik unterstreichen nochmals die Bedeutung der onkogenen Wirkung des Arsens. Hervorheben möchte ich, daß zwar eine gewisse Dosisabhängigkeit bezüglich der Manifestationsanzahl cutaner Tumoren, wie es Herr FIERZ auch betonte, zu bestehen scheint, daß es aber keine unbedenkliche Arsendosis gibt.

Herrn Prof. SIEMENS danke ich für die anerkennenden Worte. Wenn er darauf hinwies, daß Arsen bei der Psoriasis ohnehin nur von geringem Wert sei, so kommt dieses Argument unserer Stellungnahme sehr entgegen. Wir gingen bei den Untersuchungen nicht etwa von einer gesicherten antipsoriatischen Wirkung, sondern allein von den onkologischen Problemen aus.

Herr Prof. SCHUPPLI hat im Zusammenhang mit der Erörterung etwaiger Gefahren der Methotrexat-Behandlung auch von den vieles oder nichts beweisenden Mäuseversuchen bei der teratogenetischen Arzneimittelprüfung gesprochen. Hinsichtlich unserer Tierexperimente mit Arsen möchten wir nochmals ausdrücklich betonen, obwohl wir nicht speziell angesprochen waren, daß hier die Verhältnisse anders liegen. Wenn eine Substanz in der menschlichen Pathologie als cancerogenes Agens erkannt ist und nach Verabreichung an Tiere ebenfalls zu klaren, durch die Spontantumorrate nicht überlagerten Ergebnisse mit Auftreten metastasierender Geschwülste führt, müssen die entsprechenden Schlüsse für die Verwendung dieser Substanz gezogen werden.

Herrn Prof. GREITHER möchte ich folgendes antworten. Ich bin mit der Sinngebung seiner Ausführungen voll und ganz einverstanden. Wenn wir es dennoch vermeiden und es auch ausdrücklich betont haben, daß nicht von Kunstfehler bei der bisherigen Arsen-Verordnung gesprochen werden sollte, so hat das mehrere Gründe, die wir zum Teil schon in unserem Referat angesprochen haben. Wir bitten zu bedenken, daß auch ein Auditorium, wie dieses hier, keine sichere Gewähr für die wissenschaftlich korrekte Interpretation der vorgetragenen Befunde durch Nichtärzte bietet. Eine Beunruhigung derjenigen, die je aufgrund eigener Initiative oder nach Rezeptur Arsen eingenommen haben, würde äußerst nachteilige seelische Folgen für die Betroffenen haben können. Darüber hinaus möchte ich in diesem Zusammenhang nochmals die zahlreiche Beteiligung der niedergelassenen Fachkollegen an unserer Umfrage anerkennend erwähnen, die uns verpflichtet, die gegebenen freimütigen Bekenntnisse in entsprechender Form zu respektieren.

Schließlich möchte ich bezüglich des Begriffes „Kunstfehler" an frühere Stellungnahmen der Herren Professoren GANS und GOTTRON erinnern. Wenn ich mir abschließend einen Vorschlag zur Behandlung des von Herrn Prof. GREITHER aufgeworfenen Problems erlauben darf, so möchte ich zur Diskussion stellen, ob nicht das Präsidium der Deutschsprachigen Dermatologischen Gesellschaft geeignete Schritte ergreifen sollte, damit in Zukunft anorganische arsenhaltige Medikamente zum innerlichen Gebrauch nur noch kontrolliert oder gegebenenfalls nicht mehr erhältlich sind.

J. KONOPIK, Prag (zu den Vorträgen von KORTING und KNOTH): Die Psoriasisherde können zum Verschwinden gebracht werden, die Psoriasis ist aber mit den jetzigen Methoden und Mitteln nicht ausheilbar. Die Möglichkeit, Psoriasisherde zu beseitigen ist, relativ gut, weil die Heredität der Psoriasis nicht so fest verankert ist wie bei anderen Genodermatosen (z. B. bei Ichthyosis congenita). Die Psoriasis wird erst dann heilbar sein, wenn man die genetischen Faktoren therapeutisch beherrschen wird. Bei der internen Behandlung ist es wichtig, alle internen und externen Faktoren zu beseitigen, welche den abwegigen Metabolismus direkt oder indirekt verschlechtern (insgesamt Infektionen und Intoxikationen). Besonders wichtig ist die Funktion der Leber und weiterer metabolischer Organe, wie die des Pankreas.

Die günstige Wirkung von Arsen und peroraler Antidiabetica kann man durch Reizung des Lebergewebes erklären, wodurch es zur Erhöhung des Lebermetabolismus und vielleicht auch anderer Funktionen kommt. Wir haben bei leichten Leberentzündungen eine Verbesserung oder Verschwinden des Psoriasis bemerkt. Der psoriatische Ausschlag erschien nach Ausheilung der Leberentzündung wieder. Ich bin der Ansicht, daß die Behandlung mit diesen Arzneimitteln nicht ohne Schaden für die Leber ist, auch wenn es zur vorübergehenden Ausheilung kommt. Die Wirkung der ultravioletten Bestrahlung kann man als interne und zugleich externe Therapie betrachten. Die besten Erfolge haben wir am Schwarzen und Adriatischen Meere gesehen.

J. Konopik, Prag (zu den Vorträgen von Weber und Schwarz): Es ist notwendig, die Psoriasis als eine Systemkrankheit aufzufassen, und zwar als eine genetisch verankerte Deviation mehrerer metabolischer Prozesse, Proteine, Glycide, Lipide (besonders ateroide Lipide), weiter Fermente, Vitamine, Elektrolyte u. a. betreffend.

Auch die klinisch gesunde Haut des Psoriatikers weist manche metabolischen Abweichungen auf, welche im Zusammenhang mit anderen Organen stehen.

Relativ gut lassen sich die Verhältnisse zwischen dem Metabolismus der Haut und der Leber verfolgen.

Auch im gesunden Organismus bestehen Beziehungen des Stoffwechsels von Haut und Leber. Während der Schwangerschaft enthält die Haut des Fetus beträchtlich mehr Cholesterol und Glykogen als unmittelbar nach der Geburt. In dieser Zeit nimmt der Fetus keine Nahrung peroral auf, und die Funktion der Leber ist sehr niedrig. Nach operativer Entfernung des Pankreas bei Hund und Katze ist die Bildung des Cholesterols und Glykogens in der Leber herabgesetzt, und in derselben Zeit ist sie in der Haut erhöht.

Nach unseren Untersuchungen bildet die gesunde und auch die kranke Haut des Psoriatikers verstärkt Harnstoff, obwohl die Harnstoffmenge im Blute derselben Psoriatiker im Vergleich zu Kontrollpersonen beträchtlich niedriger ist. Es scheint, als sei die Leber bei dem Psoriatiker nach der Geburt nicht fähig, ihren Metabolismus im Vergleich mit den nichtpsoriatisch kranken Personen entsprechend zu erhöhen. In derselben Zeit bleibt der Metabolismus bei den Psoriatikern in der Haut in manchen Richtungen erhöht. Ich bin der Meinung, ähnlich wie J. Charpy und andere, daß der Psoriatiker von der Geburt an Psoriatiker ist und über das ganze Leben bleibt, auch wenn er kein psoriatisches Exanthem hat und keines während des ganzen Lebens erscheint.

Die psoriatische Krankheit manifestiert sich auch außerhalb der Psoriasisherde und auch beim Psoriatiker, der derzeit keine Herde aufweist. Das geschieht durch eine metabolische Abweichung, welche mit mehreren metabolischen Testen darstellbar ist. Die metabolischen Abweichungen betreffen auch innere Organe. Zu Psoriasisherden kommt es durch die Wirkung verschiedener innerer und äußerer Einflüsse, welche den Metabolismus ungünstig beeinflussen. Psychische Einflüsse wirken auch über eine Verschlechterung des Metabolismus.

J. KONOPIK, Prag (zum Vortrag von STEIGLEDER): Zur Frage, ob psoriatische Hautmanifestation im Corium oder in der Epidermis entsteht, bin ich der Meinung, daß die Grundursache der Psoriasis mehr zentral als im Corium oder in der Epidermis liegt.

Das Köbner-Phänomen beginnt meines Erachtens im Corium.

TH. GRÜNEBERG, Halle: Meine Damen und Herren! Am Schluß unserer Aussprache möchte ich allen Beteiligten, insbesondere den Teilnehmern des Podiumgespräches, für ihre Diskussionsbeiträge danken. Wir werden morgen im kleineren Kreis des Symposions noch speziellere biochemisch-histochemische Fragen erörtern. Nur eine exakte Grundlagenforschung wird uns einmal in die Lage versetzen, das Wesen der Psoriasis so weit zu erkennen, daß wir auch therapeutisch Besseres leisten können als bisher.

Dritte wissenschaftliche Sitzung

Freitag, den 1. Oktober 1965

Vormittags

Vorsitzender: H.-J. Heite, Freiburg

Ehrenvorsitzende: J. Tappeiner, Wien, H. W. Spier, Berlin, C. E. Sonck, Turku, H. Grimmer, Wiesbaden, I. Katzenellenbogen, Tel Aviv, A. Perdrup, Kopenhagen, U. W. Schnyder, Heidelberg, A. Leinbrock, Bonn

Freie Vorträge

K. Wulf, Kassel: Beitrag zur prophylaktischen antibiotischen Syphilisbehandlung mit besonderer Berücksichtigung fraglicher Berufsinfektionen

Die prophylaktische Medizin gewinnt durch ihre Erfolge stetig an Bedeutung. Sollen auch Personen mit fraglichen Syphilisinfektionen prophylaktisch behandelt werden? Diese Frage ist seit 1911 umstritten; damals hatte Neisser — kurz nach Einführung des Salvarsans — die vorbeugende Behandlung auf bloßen Verdacht hin angeregt.

E. Hoffmann widersprach ihm gleich scharf. Die Mehrzahl der Dermato-Venerologen in der „Salvarsan-Ära" stellte sich gegen die prophylaktische Behandlung (z. B. Hoffmann; Zieler; Vohwinkel; Löhe; Riecke; Schönfeld; Memmesheimer sen.; Birnbaum; Keller u. a.), nur wenige waren dafür (z. B. Neisser; Stühmer; Taege; Immel).

Besonders gehemmt wurde die prophylaktische Behandlung durch den hohen Prozentsatz an Salvarsan-Nebenwirkungen, z. B. Sterblichkeit an akuten Salvarsan-Nebenwirkungen 1920—1934 an der Breslauer Hautklinik 4⁰/₀, an der Berliner Hautklinik 7⁰/₀ und 1946—1947 an der Tübinger Hautklinik immerhin noch 3,11⁰/₀ (Gottron u. Korting). Vorübergehend unterbanden regional, z. B. in Hamburg, sogar gesetzliche Bestimmungen die prophylaktische Behandlung Geschlechtskranker. Dort besagte § 2 des Gesetzes zur Bekämpfung der Geschlechtskrankheiten vom 1. 2. 1949: „Behandlung Geschlechtskranker darf nur aufgrund gesicherter Diagnose vorgenommen werden. Sicherung der Diagnose erfolgt durch Erregernachweis bzw. serologische Befunde."

Nach Einführung des Penicillins zur Luesbehandlung (Mahoney, 1942) mit den im Vergleich zum Salvarsan bisher geringen Nebenwirkungen und dem jetzt in der Bundesrepublik Deutschland gültigen *Bundesgesetz zur Bekämpfung der Geschlechtskrankheiten vom 23.7.1953* könnte der

Schritt zur prophylaktischen Syphilisbehandlung ohne Zweifel leichter getan werden.

Besagt doch § 10 dieses Gesetzes: *„Der Arzt hat Untersuchung und Behandlung nach den Grundsätzen wissenschaftlicher Erkenntnis durchzuführen."* Wo sind nun die „Grundsätze wissenschaftlicher Erkenntnis" verankert? In unseren Lehr- und Handbüchern. Im Ergänzungswerk des Jadassohnschen Handbuches für Haut- und Geschlechtskrankheiten führt A. Luger 1962 die in Tab. 1 aufgeführten Indikationen zur prophylaktischen Syphilisbehandlung an.

Tabelle 1. *Indikationen zur prophylaktischen Syphilis-Therapie nach A. Luger, 1962*

I. *Allgemeine Indikationen*

1. Infektionen in Laboratorien und in Ausübung der ärztlichen Praxis, wenn mit größter Wahrscheinlichkeit eine Syphilisinfektion angenommen werden kann.

2. Syphilitische Mütter während der Gravidität, um das werdende Kind zu schützen.

3. Asoziale oder primitive Personen ohne Krankheitseinsicht, welche nachweislich einer Infektion exponiert waren.

4. Prostituierte.

5. „Gebiete mit endemischen Treponematosen."

II. *Bedingte Indikationen*

1. Ehepaare zur Vermeidung einer „Ping-Pong-Syphilis".

2. Personen, welche mit großer Wahrscheinlichkeit infiziert wurden, besonders wenn es sich um Jugendliche oder ansonsten besonders gelagerte Fälle (z. B. Infektion durch Stuprum) handelt.

3. „Seefahrer und Reisende", welche nach der Exposition für eine bestimmte Zeit der ärztlichen Kontrolle entzogen sind, später aber wieder zu Kontrollen erscheinen können.

Bei allen diesen unter II genannten Fällen sollte die Erkrankung des Partners mit infektiösen, frühsyphilitischen Manifestationen nachgewiesen sein. Die bedingte Indikation bleibt nach wie vor umstritten und kann nur dem entsprechenden Fall angepaßt zur Anwendung gebracht werden (A. Luger).

Mein Beitrag bezieht sich auf die Untergruppe 1 der allgemeinen Indikationen: *Wahrscheinliche Labor- oder Berufsinfektionen.* Die weiteren Gruppen, so diskussionsanregend sie auch sind, müssen heute am Rande bleiben.

Über folgende *eigene Beobachtungen* möchte ich kurz berichten:

In zwei Jahrzehnten sammelte ich alle persönlich beobachteten einschlägigen fraglichen und wahrscheinlichen Berufsinfektionen von

Ärzten, medizinisch-technischen Assistentinnen, Schwestern und Pflegern[1].

Tab.2 gibt Ihnen eine zahlenmäßige Übersicht. Sie sehen, daß *nur 2 von 38 Gefährdeten tatsächlich Krankheitssymptome* zeigten.

Tabelle 2. *Fragliche und wahrscheinliche syphilitische Berufsinfektionen*

Betroffen waren 38 Personen:	davon erkrankten	erkrankten nicht
11 Ärzte	0	11
5 Med. techn. Assistentinnen	1	4
22 Schwestern und Pfleger	1	21
Insgesamt	2	36

Tab.3 zeigt Ihnen die Art der Infektionsgefährdung. Fälle mit Kanülenverletzungen sind dabei zahlenmäßig am häufigsten, 6 Personen dieser Gruppe wurden anderenorts mit etwa 1 Mega Penicillin prophylaktisch anbehandelt und deshalb mit zwei Penicillinkuren zu 12 Mega nach dem Kimmigschen Kurschema bei stets negativen Seroreaktionen weiterbehandelt. Sie sind hier als „nicht infiziert" aufgeführt.

Tabelle 3. *Art der Infektionsgefährdung*

1. Tiefe Kanülenstichverletzungen mit Frischblut von	
a) unbehandelten seropositiven Frühsyphilitikern	14
b) behandelten, seropositiven Spätsyphilitikern	9
2. Anhusten oder -niesen mit sicher spirochätenhaltigem Sekret von unbehandelten Frühsyphilitikern	6
3. Hautkontakt mit sicher spirochätenhaltigem Material aus Primäraffekten oder nässenden Papeln unbehandelter Kranker durch Zerreißen des Schutzhandschuhes oder anderen Gründen	
a) Haut ist klinisch o.B.	3 (davon 1 infiziert)
b) Haut zeigt Epithelläsionen oder ist ekzematös verändert	2
4. Operieren von „Hämorrhoiden", die sich später als Syphilispapeln herausstellten, mit sicher schadhaftem Gummihandschuh	2
5. Aufsaugen von Frischblut mittels Pipette von unbehandelten seropositiven Syphilitikern mit Verteilung des Blutes im Munde	2 (davon 1 infiziert)
insgesamt	38 Personen

---

[1] Alle Betroffenen hatten übrigens versucht, durch lokale Desinfektion unmittelbar nach der Exposition die Infektion abzuwehren. Den Wert dieser unmittelbaren, meist schon nach Sekunden erfolgenden Maßnahmen, wage ich nicht abschließend zu beurteilen, würde aber in jedem Fall den lokalen Desinfektionsversuch empfehlen. Bei tiefen Kanülenverletzungen mit infektiösem Material ist dessen Wert sicher geringer als bei den sonst in Tab.3 erwähnten Möglichkeiten.

Es infizierten sich 1 Pfleger und 1 medizinisch-technische Assistentin[2]. *Wie verhielten sich die 38 betroffenen Personen im weiteren Verlauf?*

Die beiden Erkrankten faßten die Infektion als schicksalsbedingt auf und zeigten nach Abschluß der Behandlung und Kontrollen unauffälliges Verhalten.

Von den 36 nicht „erkrankten Personen" waren die 30 „Abwarter" psychisch unbelastet. Sie wußten, daß sie gesund geblieben waren.

Nicht einheitlich verhielt sich dagegen *die Gruppe der prophylaktisch behandelten Personen* [6].

Drei (1 Arzt und 2 Schwestern) waren psychisch stabil, aber wenig differenziert, sie vertrauten Penicillin und ihrem Glück und nahmen keinerlei Schaden.

Die drei anderen (ebenfalls 1 Arzt und 2 Schwestern) — sie waren sensibler und differenzierter — haben die Infektionsgefährdung trotz lege artis durchgeführter Penicillinbehandlung und Kontrolle (auch des Liquors) psychisch nicht überwunden. Unterschiedliche Symptome wurden von ihnen mit der möglichen Berufsinfektion in Zusammenhang gebracht. Eine Person blieb angeblich deshalb ledig, weil sich ein Partner nach Aufklärung über die „prophylaktische Syphilisbehandlung" zurückzog.

Sicher ist bei diesen Fällen manches übertrieben, neurotisch oder primärcharakterlich bedingt, auch sind die Berichtzahlen klein, so daß Zufälligkeiten mitspielen können.

Dennoch möchte ich feststellen: Der prophylaktisch behandelte, intellektuell und seelisch differenzierte Gefährdete neigt in besonderem Maße zu neurotischem Verhalten. Die auch heute noch bestehende moralische Sonderwertung der Geschlechtskrankheiten und mögliche Spätfolgen der Syphilis sind wohl Hauptursache dieses Phänomens.

Welche Folgerungen sollen wir nun aus diesen Ergebnissen ziehen?

Ärzte und medizinisches Personal sind bei fraglichen und wahrscheinlichen Berufsinfektionen nicht prophylaktisch zu behandeln. Man sollte gerade bei dieser Gruppe abwarten und klare diagnostische Verhältnisse schaffen.

Soweit zum speziellen Teil, allgemein und abschließend möchte ich sagen: Indikationen zur prophylaktischen Behandlung sind meines Erachtens: Transfusionssyphilis, Neugeborene von nicht oder nicht ausreichend behandelten Syphilitikerinnen und schwangere Syphilitikerinnen zum Schutz des Kindes. Sonstige „Indikationen" bedürfen der erneuten Prüfung und Diskussion.

Sachlich unberechtigte oder zu großzügige Handhabung der prophylaktischen Behandlung schaden manchem Gesunden und unserem Fach.

---

[2] Primäraffekte mit Spirochätennachweis an Finger bzw. Lippe, 3 Wochen nach Gefährdung (zwei Penicillinkuren bei stets negativen Seroreaktionen).

Literatur

ALEXANDER, L. J., and A. G. SCHOCH: Arch. Derm. Syph. (Chic.) **59**, 1 (1949). — Neue med. Welt **1950**, 559.

BIRNBAUM, G. J., F. NEUMANN u. K. WULF: Arch. Derm. Syph. (Berl.) **194**, 493 (1952).

BORELLI, S.: In MARCHIONINI, A.: Fortschr. d. prakt. Dermat. u. Venerol., Bd. IV, S. 18. Berlin, Göttingen, Heidelberg: Springer 1962.

Gesetz zur Bekämpfung der Geschlechtskrankheiten in Hamburg: Hamburger Gesetz- u. Verordnungsblatt Nr. 4 vom 4. 2. 1949; Hamburger Ärzteblatt **4**, 75 (1950).

GOTTRON, H. A., u. G. W. KORTING: Abh. Dermatologische Letalitätsprobleme. In: Dermatologie und Venerologie, Bd. V/1; hrsg. von GOTTRON, A., u. W. SCHÖN-FELD. Stuttgart: Thieme 1963.

HOFFMANN, E.: Derm. Z. **21**, 994 (1914). — Münch. med. Wschr. **27**, 1516 (1914); **36**, 985 (1919). — Die Behandlung der Haut- u. Geschlechtskrankheiten, 3. Aufl., S. 142 bzw. 151. Bonn: Marcus u. Weber 1920. — Ther. d. Gegenw. (1952), S.-A.

HOPF, G.: Handbuch der Haut- u. Geschlechtskrankh. von J. JADASSOHN, Erg.-Bd. VI/1, S. 391. Berlin, Göttingen, Heidelberg: Springer 1964.

IMMEL, F.: Derm. Wschr. **116**, 353 (1943); **117**, 525 (1943).

JORDAN, P.: Abh. Hautkrankheiten. In: Kurzes Lehrbuch der Kinderheilkunde, Augen-, Hals-, Nasen-, Ohren- und Hautkrankheiten von MAI, H., W. MEISSNER, H. LOEBELL u. P. JORDAN. München: J. F. Lehmann 1956; u. persönl. Mitt.

KELLER, P. H.: Die Behandlung der Haut- u. Geschlechtskrankheiten in der Sprechstunde. Berlin: Springer 1942.

KIMMIG, J.: Persönl. Mitt. u. Therapiewoche (im Druck).

KRÜGER, H. G.: Dermatologie u. Venerologie, Bd. V, 2. Abh. Klinik der erworbenen Syphilis. Stuttgart: Thieme 1965.

LINDEMAYER, W.: Handbuch der Haut- u. Geschlechtskrankheiten von J. JADASSOHN, Erg.-Bd. VI/2 B. Berlin, Göttingen, Heidelberg: Springer 1962.

LÖHE, H.: Derm. Wschr. **117**, 550 (1943).

LUGER, A.: Handbuch der Haut- u. Geschlechtskrankh. von J. JADASSOHN, Erg.-Bd. VI/2 B, S. 1622. Berlin, Göttingen, Heidelberg: Springer 1962.

MAHONEY u. Mitarb.: zit. nach SUTTON, R. L. (1956).

MARCHIONINI, A., u. H. GÖTZ: Abh. Penicillinbeh. d. Hautkrankheiten. Berlin, Göttingen, Heidelberg: Springer 1950.

MEMMESHEIMER, A., sen.: Derm. Wschr. **120**, 151 (1949).

MICHEL, L., and GOODMANN: N. Y. St. J. Med. **114**, 102 (1921); ref. Derm. Wschr. **74**, 296 (1922).

NEISSER: Abh. über moderne Syphilistherapie, S. 12. Halle a. d. S.: C. Marhold 1911.

RIECKE: Münch. med. Wschr. **34**, 969 (1919).

SCHIRREN, C. G.: Münch. med. Wschr. **107**, 1189 (1965).

SCHÖNFELD, W.: zit. nach BIRNBAUM, G., F. NEUMANN u. K. WULF (1952).

STÜHMER, S.: Dtsch. med. Wschr. **2**, 41 (1918); **118**, 97 (1944).

SUTTON, R. L.: Abh. Diseases of the skin. St. Louis: Cosby Comp. 1956.

TAEGE, K.: Münch. med. Wschr. **30**, 841 (1919); **39**, 111 (1919); **21**, 606 (1920).

VOHWINKEL: zit. nach BIRNBAUM, G., F. NEUMANN u. K. WULF: Derm. Wschr. **120**, 405 (1949).

WIEDMANN, A.: Hautarzt **1**, 408 (1950).

ZIELER, K.: Dtsch. med. Wschr. **13**, 413 (1922).

Aussprache

W. Curth, New York: In New York wird *generell* jeder Partnerfall eines frischen Syphilisfalles prophylaktisch mit 2,4 Mill. E eines 30 Tage wirksamen Depot-Penicillins (Bicillin) behandelt.

In der Vorpenicillinzeit sahen wir, daß 10% aller Gonorrhoiker innerhalb von 6 Monaten positive Seroreaktionen auf Syphilis zeigten. Seitdem jeder Go-Fall mit 2,4 Mill. E Penicillin behandelt wird, bleiben die Seroreaktionen negativ.

A. Luger, Wien: Die prophylaktische Behandlung der Syphilis muß auch in der Penicillinära grundsätzlich abgelehnt werden. Eine Therapie während der Inkubation wurde im Handbuchartikel lediglich zur Diskussion gestellt und für Ärzte deswegen in Erwägung gezogen, weil diese die nötige Intelligenz besitzen, die Probleme einer prophylaktischen Behandlung richtig zu verstehen. Im Handbuch wurde auch ausdrücklich darauf hingewiesen, daß die prophylaktische Behandlung keinerlei Vorteile für den Betroffenen bringt, weil ja die monatlichen und vierteljährlichen klinischen und serologischen Kontrollen genauso durchgeführt werden müssen als ob die Infektion nachgewiesen worden wäre.

Neurotiker gibt es auch unter den unbehandelt gebliebenen. Auch heute noch gibt es Menschen, welche nach einem Seitensprung in seelische Konflikte geraten und diese in die Genitalsphäre projizieren. Solche Menschen — darunter sind dem Diskussionsredner viele Ärzte bekannt — kommen dann mit jeder Haut- oder Schleimhautanomalie zum Dermatologen, weil sie eine aktive Lues oder Gonorrhoe, auch nach Jahren noch, befürchten.

Eine Klärung kann in solchen Fällen ein TPI-Test bringen, weil dann, wenn dieser Test genügend lange Zeit nach der Exposition negativ ist, der Patient als geheilt betrachtet werden kann, bzw. eine Infektion eben erwiesenermaßen nicht stattgefunden hat.

K. J. Mense, Kassel: Die Ausführungen von Herrn Prof. Wulf möchte ich aus der Praxis ergänzen.

Es ergibt sich aus eigenen Beobachtungen der Eindruck, daß die Wachheit gegenüber Gesetzmäßigkeit und Symptomen der Gonorrhoe wie auch der Lues in der Allgemeinpraxis nachzulassen scheint.

Sonst könnte es nicht immer wieder vorkommen, daß

a) Neuerkrankte mit Gonorrhoe von überweisenden Ärzten ohne vorherige mikroskopische Untersuchung und *nach* Verabfolgung eines Penicillin-Streptomycin-Präparates dem Facharzt zugeleitet werden,

b) z. B. frische Primäraffekte wie banale Ulcera behandelt werden und so als Infektquelle bestehen bleiben.

So habe ich mich dazu entschlossen, in einem Falle mit Lues I, bei dem ich Spirochäten im Dunkelfeld nachweisen konnte, die Partnerin prophylaktisch zu behandeln, weil noch 3 Tage zuvor ein Verkehr stattgefunden hatte.

G. Perschmann, Stuttgart: Das Problem der prophylaktischen antibiotischen Syphilisbehandlung bewegt uns Praktiker sehr. Bei einer jungen Frau ist es noch viel schwerwiegender, wenn sie zur Luetikerin wird, als beim Mann. So hatte ich vor einiger Zeit einen Mann, der mit einem 10 pfenniggroßen syphilitischen Primäraffekt am Dorsum Penis zu mir kam und mit einer jungen Frau 8 Tage vorher Geschlechtsverkehr gehabt hatte. Ich habe sie prophylaktisch behandelt, weil ich in mehreren Fällen trotz gewissenhafter Untersuchung bei einer Frau erst beim Positivwerden serologischer Reaktionen die Infektion nachweisen konnte. Außerdem erinnere ich mich, daß Prof. Schürmann auf einem der letzten Kongresse, die er noch mitmachte, empfahl, bei einer akuten Gonorrhoe eine höhere Penicillindosis zu verabfolgen, weil dann auch eine gleichzeitig mit der Gonorrhoe erworbene Syphilis coupiert würde. Was ist das anderes als auch eine prophylaktische Behandlung! Ich wäre dankbar, wenn der eine oder der andere der anwesenden Kollegen hierzu auch noch seine Meinung äußern würde.

C. G. Schirren, München: Bei dem im Vortrag angeschnittenen Problem einer prophylaktischen Therapie bei luesgefährdeten Personen sollte man sich stets vor Augen halten, daß amerikanische Untersuchungen eine 60—70%ige Wahrscheinlichkeit einer luischen Infektion ermittelten, falls der Partner an einer Lues I bzw. II litt. Die Ungefährlichkeit der Penicillintherapie gegenüber der Situation bei der kombinierten Salvarsan-Wismut-Behandlung rechtfertigt unseres Erachtens nicht mehr in jedem Fall das Abwarten bis zum Auftreten luischer Hautveränderungen. Wir sind an der Münchener Klinik seit längerer Zeit dazu übergegangen, bei derartigen Luesgefährdeten, falls bei dem Partner eine floride Lues diagnostiziert wurde, eine antiluische Behandlung prophylaktisch durchzuführen. Im übrigen sei darauf verwiesen, daß eine solche Einstellung bereits der von uns auf dem letzten Südwestdeutschen Dermatologenkonkreß 1961 in Frankfurt gegebenen Empfehlung der Penicillintherapie einer Gonorrhoe mit 3—4 Mill. zugrunde liegt, da diese Dosis zur Behandlung einer Lues im Inkubationsstadium bereits ausreicht.

K. Wulf, Kassel (Schlußwort): Das jetzt gültige Gesetz zur Bekämpfung der Geschlechtskrankheiten überläßt den Venerologen praktisch die Ausführungsbestimmungen. Zu großzügige Richtlinien für die prophylaktische Behandlung führen dazu, daß Verdachtsfälle von dermato-venerologisch schwachen Ärzten — also in der Norm nicht Fachärzten für Geschlechtskrankheiten — auf bloßen Verdacht hin behandelt werden. Eine derartige Entwicklung ist für „Patient", Facharzt sowie Entwicklung der Venerologie und der Geschlechtskrankheitenbekämpfung nicht wünschenswert. — Die erwähnten Penicillinkuren wurden nach dem Kimmigschen Kurschema durchgeführt. — Die in der Diskussion gegebenen Beispiele einer prophylaktischen Behandlung mit Penicillin-Streptomycin-Kombinationspräparaten sprechen auch im Hinblick auf das praktisch nicht treponemicide Streptomycin für die Notwendigkeit der Abklärung durch dermato-venerologisch ausreichend gebildete und apparativ ausgerüstete Ärzte. — Die in den USA mehr verbreitete prophylaktische Behandlung hängt möglicherweise mit dem dort schon fortgeschrittenen Abbau moralischer Sonderwertungen von Geschlechtskrankheiten und Änderungen in der Einstellung zur Sexualität allgemein zusammen.

H. Walther, Pforzheim: Über den Zeitpunkt der Penicillinbehandlung der Lues während der Schwangerschaft

Wenn man in unseren Lehr- und Handbüchern eine Antwort auf die Frage sucht, wann bei einer früher an Syphilis erkrankten, klinisch aber erscheinungsfreien Graviden Penicillin — als derzeitiges Therapeuticum der Wahl — eingesetzt werden soll, so wird man — ungeachtet des serologischen Befundes — erfahren, daß man im 4. Monat eine Penicillin-Gesamtdosierung von 10—12 Mill. E geben sollte. Mit an Sicherheit grenzender Wahrscheinlichkeit dürfte man damit keinen Fall eines konnatal luischen Kindes beobachten, was durch folgende Kasuistik nicht ganz bestätigt wird: Bei einer damals 27 jährigen Frau (F.S.) wurde nach dem 4. Partus (20.2.1962) ein Kind mit einer kongenitalen Syphilis geboren. Die Mutter hatte keine spezielle Anamnese, die Seroreaktionen waren alle stark positiv. Nach insgesamt 12 Megacillin-Injektionen änderte sich an dem serologischen Ergebnis nicht viel. Der Nelson-Test wies eine spezifische Immobilisation von 95% auf, Urteil: positiv. Bis zur nächsten Schwangerschaft — Anfang 1963 — wurde eine weitere Penicillinserie mit insgesamt 18 Mill. E gegeben. Im 3./4. Monat — bevor überhaupt eine antiluische Behandlung eingeleitet werden konnte — kam es zum Ausstoßen des Foeten in toto. Serologische Kontrolle: Wa.R. negativ, Meinicke und Citochol: stark positiv. Eine dritte Penicillinserie nach Aufdeckung der mütterlichen Lues latens seropositiva schloß sich an (12 Mill. E). Zwei weitere folgten bis zur neuen Schwangerschaft, bei der vom 4. Monat an 12 Megacillin injiziert wurden. Dann kam es wieder zu einer Totgeburt, die — trotz fehlender klinischer und serologischer Zeichen bei beiden Foeten — den Verdacht nahelegte, ob die jeweilige Penicillinbehandlung der Mutter zu spät einsetzte oder zu niedrig dosiert war.

Anknüpfend an die Ausführungen von Martius über die pränatalen Schädigungen des Kindes hat sich bei den Gynäkologen die Meinung durchgesetzt, daß selbst bei einer früher luisch Graviden eine einmalige Penicillingabe während der Schwangerschaft unzureichend sei, denn die Schwangerschaft stelle einen mächtigen biologischen Aktivator der latent gewordenen Lues dar. Daher sollten wir Dermatologen uns die Frage, ob jede Schwangere, die früher antiluisch behandelt wurde, neu zu behandeln ist, nicht zu einer Gewissensfrage, sondern zu einer wissenschaftlichen Erkenntnis machen und uns so verhalten, wie wenn die Lues in der Schwangerschaft erworben oder erstmals erkannt wurde, denn hierbei fordern wir auch mindestens 2 Penicillin-Serien — jeweils am Ende des ersten und zweiten Schwangerschaftsdrittels beginnend. —

Fasse ich die im Städt. Krankenhaus Pforzheim erfaßte Kasuistik zusammen, so möchte ich als günstigsten Zeitpunkt für die erste Kur der Penicillin-Behandlung gravider Luikerinnen mit Lues latens das Ende des zweiten bis Anfang des 3. Monats ansehen (insgesamt 12 Mill. E). Die zweite „Kur" soll im 8. Monat beginnen und in den 9. Monat hineinreichen. Auf diese Weise erspart man sich sicher den eventuellen Vorwurf, der seropositiven Lues latens Gravider nicht die nötige Sorgfalt geschenkt zu haben. Zahlreiche Hinweise im Schrifttum beweisen, daß auch noch jahrelang nach ausreichender und abgeschlossener Syphilisbehandlung konnatal syphilitische Kinder geboren wurden, so daß das Obengesagte auch für die seronegativen Schwangeren mit Luesanamnese gelten sollte, zumal wir im Penicillin ein Therapeuticum zur Hand haben, das nach bisherigen Erfahrungen keine Keimschädigungen macht.

R. Beckmann, Freiburg/Br.: Zur Begriffsbestimmung der pseudomuskeldystrophischen Polymyositis

Die Bezeichnung „Polymyositis" wird im Schrifttum für verschiedene, ätiologisch unklare und meist mit Entzündungen der Skeletmuskulatur einhergehende Erkrankungen, vor allem sogenannte Kollagenosen, verwendet. Man gewinnt den Eindruck, als handle es sich hier um einen recht weitläufigen, nicht genau präzisierten Krankheitsbegriff.

Namhafte Autoren haben versucht, charakteristische Formen herauszuarbeiten, die sich klinisch und pathogenetisch voneinander unterscheiden. Tab. 1 zeigt einige Einteilungen; sie stammen von van Bogaert u. Mitarb., Garcin u. Mitarb., Pearson, Walton und Adams. Bestimmend waren Hautmanifestationen oder sogenannte Kollagenosensymptome.

Denny-Brown zieht eine Einteilung nach pathologischen Gesichtspunkten vor; er vertritt den Standpunkt, daß nur bei histologisch nachweisbarer Muskelentzündung von Polymyositis gesprochen werden kann. Die nekrotisierende Myopathie, chronisch-progressive vacuoläre Myopathie und progressive granuläre Muskeldegeneration werden als selbstständige Krankheiten bezeichnet.

Nach Biemond (1958) und Shy (1962) soll der neutralere Ausdruck „Polymyopathie" eher zu rechtfertigen sein. Shy möchte auch die Gruppe sogenannter „Spätmyopathien" einfach zur Polymyositis rechnen. Er fand eine pseudomyopathische Polymyositis bei 36 (23 Frauen) von 131 Patienten, mit selektiv proximaler, progressiver und symmetrischer Muskelschwäche.

Biemond geht aus von der vielfachen Beobachtung, daß nicht-eitrige entzündliche Prozesse in ausgedehnten Teilen der quergestreiften Muskulatur vorkommen und das klinische Bild der progressiven Muskeldystrophie verwirrend nachahmen können. Doch hatten wohl zuerst die Portugiesen Furtado u. Alvim im Jahre 1945 diese Verlaufsbesonderheiten beschrieben und daher von „pseudomyopathischer Polymyositis" gesprochen.

Erst 20 Jahre später haben Walton und Adams auf die pseudomyopathische, oder wie jetzt nach umfangreicher Erfahrung treffender gesagt werden kann, auf die pseudomuskeldystrophische Polymyositis aufmerksam gemacht.

Bei dieser pseudomyopathischen oder pseudomuskeldystrophischen Polymyositis handelt es sich um einen chronischen Krankheitsprozeß, der diffus oder isoliert einzelne Muskelgruppen oder die gesamte quergestreifte Muskulatur ohne Mitbeteiligung der Haut und ohne Mitbeteiligung innerer Organe aus bisher unbekannten Ursachen befällt und das anatomische Substrat in entzündlichen und gleichzeitigen degenera-

Tabelle 1. *Einteilung der Polymyositis (P.m.) im Schrifttum*

van Bogaert Radermecker Löwenthal Ketelaer (1955)	akute oder subakute P.m. mit Ödem des subakuten Zellgewebes chronische P.m.			akute oder chronische Dermatomyositis		Sklerodermie oder Skleromyositis
Garcin Lapresle Scherrer (1955)	akute P.m. ödematöse P.m.		pseudomyopathische P.m.	akute oder chronische Dermatomyositis		
Furtado (1945)	akute P.m., chronische P.m.		pseudomyopathische P.m.			
Pearson (1963)	typische P.m.	typische Dermato-myositis	typische Dermato-myositis, gelegentliche P.m. mit Malignität	kindliche Dermato myositis	akute Myolyse	P.m. beim Sjögren-Syndrom
Walton Adams (1958) Walton (1963)	*Gruppe I* P.m. mit vorwiegendem Muskelbefall, und zwar: a) akut mit Myoglobinurie b) subakut oder chronisch beim Kind, beim Jugendlichen, beim Erwachsenen		*Gruppe II* P.m. mit Haut-manifestationen oder sog. Kollagenose-symptomen	*Gruppe III* Floride Dermato-myositis oder schwere Kollagenkrankheit mit erheblichen Muskel-schäden		*Gruppe IV* „Carcinomatöse" Myopathie mit Der-matomyositis oder P.m. bei maligner Erkrankung

tiven und regenerativen Veränderungen findet. Diese primäre, entzündliche Myopathie hat mit der Dermatomyositis die histologisch nachweisbaren Muskelveränderungen gemeinsam, sie unterscheidet sich von ihr durch das ausschließliche Betroffensein der quergestreiften Muskulatur.

Tab. 2 zeigt ihre charakteristischen feingeweblichen Muskelveränderungen im Vergleich mit der Dermatomyositis und progressiven Muskeldystrophie. Kennzeichnend ist das Nebeneinander von degenerativen Veränderungen, z. B. vacuolären, hyalinen Herden, Verlust

Tabelle 2. *Charakteristische feingewebliche Veränderungen der Polymyositis im Vergleich mit der Dermatomyositis und progressiven Muskeldystrophie nach Walton und Adams*

Krankheit	Muskel								Haut				andere Organe	
	Diffuse Atrophie der Muskelfasern	Systematische Atrophie von Muskelbündeln	Nekrose und Phagocytose von Muskelfasern	Wucherung des interstitiellen Bindegewebes	Celluläre Infiltration	Muskelregeneration	Muskelinfarkte	Gefäßwucherungen	Atrophie mit Veränderungen des Bindegewebes	Perivasculäre celluläre Infiltration	Subcutane Kalkeinlagerungen	Pigmentation	Veränderung am Herzen	Veränderung am zentralen oder peripheren Nervensystem
Polymyositis	+	−	+ +	+	+	+ +	−	±	−	−	−	−	−	−
Dermatomyositis	+	−	+ +	+	+	+ +	−	±	+	+	+	+	+	+
D.m.p.	+	+	−	+ +	−	−	−	−	+	−	−	+	+	−

der Querstreifung und entzündlichen Zellinfiltrationen, zu denen gewöhnlich noch starke Regenerationszeichen kommen. Aus dieser Zusammenstellung (WALTON und ADAMS) geht auch das Fehlen von Hautmanifestationen und einer Mitbeteiligung anderer Organe hervor.

Die pseudomyopathische Polymyositis beginnt schleichend mit Muskelatrophien proximalen Typs und kann verschiedene Formen der Dystrophia musculorum progressiva Erb in der klinischen Symptomatik so verwirrend nachahmen, daß Fehldiagnosen möglich sind. BANKER und BYERS in Boston sowie MASON und THOMPSON in Rochester, N.Y., fanden bei der Überprüfung von 320 bzw. 80 histologischen Muskelpräparaten ihrer kindlichen Patienten mit sporadisch aufgetretener Muskeldystrophie in etwa 10% zusätzliche, entzündliche Infiltrate neben dem typischen schollig-degenerativen Zerfall der im Kaliber unterschiedlichen Muskelfasern.

Jedoch sind zahlenmäßige Angaben über das tatsächliche Vorkommen dieser pseudomuskeldystrophischen Skeletmuskelerkrankung kaum vorzulegen. Diese Myopathie wird aber immer häufiger diagnostiziert. In den vergangenen Monaten kamen allein vier solcher Patienten unter der Diagnose progessive Muskeldystrophie in unsere Klinik. Walton konnte 1964 über 432 Patienten mit Polymyositis berichten. Allerdings legte Walton, entsprechend seiner Einteilung in Gruppen mit und ohne

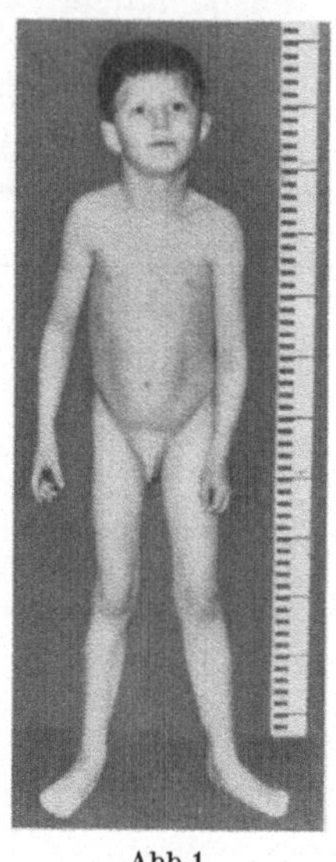 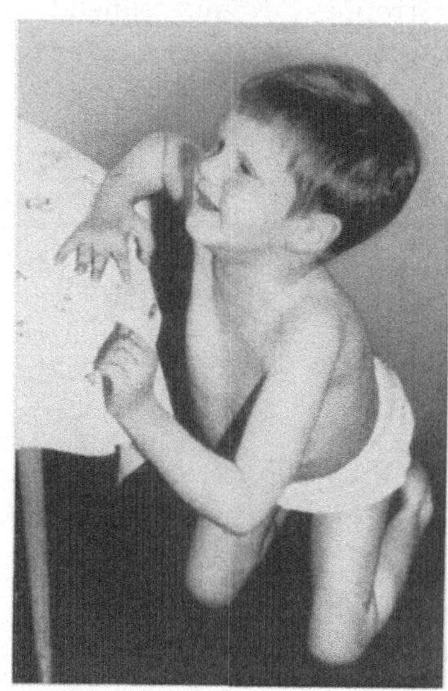

Abb.1 Abb. 2

Abb. 1 und 2. 6 Jahre alter Patient mit pseudomyopathischer Polymyositis, die seit dem Ende des 2. Lebensjahres zunehmend zur Ausbildung kam und mehrere Jahre als progressive Muskeldystrophie fehlgedeutet wurde. Diagnose durch Muskelbiopsie

Abb. 2. Zeigt das erschwerte Aufrichten des Kindes unter Abstützen an benachbartem Mobiliar

Hautmanifestationen sowie Kollagenosesymptomen kein auswahlfreies Krankengut vor. Aber ein Drittel der 432 Patienten hatte keine Hautveränderungen.

Abb. 1 zeigt einen 6jährigen Patienten, bei dem die pseudomyopathische Polymyositis offenbar bereits gegen Ende des 2. Lebensjahres aufgetreten war. Jahrelang wurde das Leiden als eine Beckengürtelform der progressiven Muskeldystrophie gedeutet. Abb. 2 mag das erschwerte Aufrichten des Kindes über die Vierfüßlerstellung bzw. unter Abstützen an benachbartem Mobiliar erkennen lassen. Der kleine Patient hatte eine völlig normale saubere Haut, innere Organe waren nicht betroffen.

Tab. 3 bringt wichtige klinische Unterschiede zwischen der pseudomyopathischen Polymyositis, der Dystrophia musculorum progressiva und der Dermatomyositis. Wegen des gleichartigen, meist schleichenden muskelatrophischen Prozesses mit symmetrischem Befall rumpfnaher

Tabelle 3. *Einige klinische Unterschiede zwischen pseudomyopathischer Polymyositis, progressiver Muskeldystrophie und Dermatomyositis*

	Polymyositis, pseudomyopathische Form	Dystrophia musculorum progressiva Erb	Dermatomyositis
Vorkommen	Mädchen doppelt so oft betroffen wie Knaben Sporadisch	Knaben bevorzugt Familiär	Über 20% aller Beobachtungen betreffen Kinder unter 15 Jahren Mädchen überwiegen
Progredienz	Wochen oder Monate bis zur völligen Invalidität Spontanremissionen werden beobachtet	Langsam und schleichend in Abhängigkeit vom klinisch-genetischen Typ. Stillstand möglich, niemals Spontanremission	Tage und Wochen bis Monate und Jahre Lebensalter bei Erkrankungsbeginn prognostisch von entscheidender Bedeutung. Hohe Letalität (Anstieg ab 3. Jahrzehnt).
Klinik	Meistens allgemeine, zunehmende Muskelschwäche proximaler Gliedmaßenmuskeln bei ziemlich ungleichmäßiger Ausbildung von Muskelatrophien (Dystrophien)	Selektiver, meist symmetrischer Muskelbefall	Beginn völlig ungesetzmäßig. Oft schweres Krankheitsgefühl, hohes Fieber, Muskelschmerzen und -schwäche. Bisweilen schleichend und unbestimmt, ohne ausgeprägte Muskelsymptome
	Nackenmuskulaturbeteiligung	Fehlend bzw. höchst selten oder erst in weit fortgeschrittenem Stadium	Mitunter Befall der Hals-, Schlund- und Kehlkopfmuskulatur, auch Ödeme, Hämorrhagien, Eiweißablagerungen und sogenannte „cytoid bodies" der Retina
	Dysphagie	Niemals	Einbeziehung fast aller inneren Organe (Herz, Lunge, Leber, Niere, Milz). Inkontinenz von Blase und Mastdarm, Knochenveränderungen (Atrophie, Osteoporose)
Muskelschmerzen	Muskelatrophien meist leichter und ohne Beziehung zur Muskelschwäche Mehrfach	Parallelgehen von Muskelschwund und Muskelschwäche Ungewöhnlich	Hochgradige Muskelatrophien, Gelenkversteifungen Ein Hauptsymptom
Hautveränderungen	Minimale, flüchtige Rötung der Haut möglich	Keine	Lilafarbene, entzündliche Hautschwellungen (Lider, Wangen, Gelenkgegenden bevorzugt), die später alabasterartig durchsetzt sind
Reflexverhalten	Tiefe Sehnenreflexe lange erhalten, bisweilen ungewöhnlich lebhaft	Zunehmendes Erlöschen der Reflexe	Zunehmender Verlust der Reflexerregbarkeit. Druckempfindlichkeit größerer Nervenstämme

Muskeln oder Muskelgruppen, sind somit Fehldiagnosen möglich. Bei der progressiven Muskeldystrophie steht jedoch die familiäre Belastung im Vordergrund, Minimale und flüchtige Rötungen der Haut sollen möglich sein, dieselben können aber schon wegen ihres flüchtigen Charakters nicht auf die Dermatomyositis bezogen werden.

Im Blutserum findet sich eine wechselnd erhöhte Aktivität verschiedener Fermente, der Aldolase, Phosphokreatinkinase und der Transaminasen. Das Elektrophorogramm kann eine Vermehrung der α_2- und γ-Globuline zeigen. Das Serum-Kalium soll bisweilen verringert

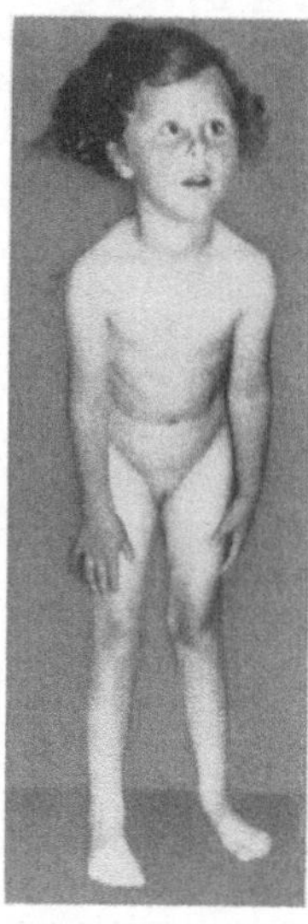

sein. Die BKS der unbehandelten Patienten ist im Erkrankungsbeginn und während des Verlaufes in Abhängigkeit vom Muskelzerfall erhöht, entzündliche Veränderungen des Blutbildes stellen keinen konstanten Befund dar. Sonst besteht eine wechselnde, progressionsabhängige Kreatin-Kreatininausscheidung im Harn, jedoch meist keine pathologische Hyperaminoacidurie. Das Elektromyogramm ist unspezifisch, obwohl immer wieder polyphasische und unregelmäßige Erregungsabläufe sowie im Ruhezustand fibrilläre Zuckungen angetroffen werden. Walton hat bei 10 von 52 Patienten normale Abläufe gesehen.

Inzwischen ist durch eigene und andere Beobachtungen bekannt geworden, daß auch die spinale progressive Muskelatrophie vom Typ Kugelberg-Welander, ebenso wie die degenerative Muskeldystrophie, die pseudomyopathische Polymyositis vortäuschen kann. Der Verlauf dieser sekundären Myopathie ist gleichfalls schmerzlos und schleichend, sie ist aber ohne weiteres durch den Nachweis normaler Fermentaktivitäten im

Abb. 3. 5jähriges Mädchen mit spinaler progressiver Muskelatrophie, Typ Kugelberg-Welander, mit erschwertem Aufrichten aus der Rumpfbeuge. Diagnose durch Muskelbiopsie, Elektromyographie und Nachweis normaler Muskelfermentaktivitäten im Serum (Aldolase, Phosphokreatinkinase, Transaminasen)

Serum zu diagnostizieren. Im histologischen Bild sind die arealförmigen Muskelfaseratrophien charakteristisch. Die nächste, Abb. 3, zeigt ein 5jähriges Mädchen mit dieser spinalen progressiven Muskelatrophie vom Typ Kugelberg-Welander. Die Diagnose ist muskelbioptisch, elektromyographisch und fermentchemisch sowie durch andere Laboratoriumsbefunde gesichert. In früheren Untersuchungen ist die pseudomyopathische spinale Muskelatrophie öfter verkannt worden. Verschiedene Sippen im Kanton Schwyz, die als klassisches Beispiel für die recessivautosomal erbliche Muskeldystrophie galten, sind heute mit Hilfe der

Muskelbiopsie eindeutig als spinale Muskelatrophien des Typs Kugelberg-Welander diagnostiziert worden. Das Leiden kann frühzeitig beginnen und fatal verlaufen oder erst spät einsetzen und relativ gutartig sein.

Therapeutisch erscheint bemerkenswert, daß bei den Patienten mit „pseudomyopathischer" oder „pseudomuskeldystrophischer" Polymyositis vielfach eine bessere Ansprechbarkeit auf Corticosteroide beobachtet wird als bei der Dermatomyositis. Entsprechende Berichte finden sich immer wieder im Schrifttum, so bei WALTON und kürzlich bei JABLONSKA. Von SCHUERMANN wurde im Jahre 1958 die Ansicht vertreten, daß Corticosteroide für die Dermatomyositis keinen besonderen Wert besitzen. Aber auch bei der pseudomyopathischen Polymyositis beseitigen Corticosteroide oft nur die entzündlichen Zustände, während die degenerativen Muskelveränderungen bestehen bleiben. Gleichzeitig vermögen diese Steroide beim Vorliegen autoimmunologischer Prozesse die Antikörperproduktion zu hemmen.

ADAMS, DENNY-BROWN u. PEARSON nehmen für das Zustandekommen der gleichzeitigen entzündlichen und degenerativen Muskelveränderungen zwei voneinander unabhängige Faktoren an. Ein sogenannter „myopathischer Faktor" soll verantwortlich sein für den degenerativen Prozeß, ein weiterer sogenannter „Bindegewebsfaktor" für die Entzündungsvorgänge. Diese Auffassung entspricht auch am meisten der Beschreibung von FURTADO, die uns vom klinischen Standpunkt aus am zweckmäßigsten erscheint.

Wegen ihres häufigen Vorkommens ist die Kenntnis und klinische Beachtung der pseudomyopathischen oder pseudomuskeldystrophischen Polymyositis von großer Wichtigkeit. Therapeutische Maßnahmen sind hier weitaus erfolgversprechender als bei anderen Myopathien und bei der Dermatomyositis. Mit der letzteren sollte diese primär entzündliche Myopathie aufgrund der vorgetragenen Besonderheiten nicht identifiziert werden. Um von vornherein diagnostischen Fehldeutungen zu begegnen, ist bei Verwendung des Begriffes „Polymyositis" stets die zusätzliche Kennzeichnung durch „pseudomyopathisch" oder „pseudomuskeldystrophisch" zu fordern. Jedenfalls darf die Bezeichnung „Polymyositis" nicht vorbehaltlos auf die „Dermatomyositis" übertragen werden.

Literatur

ADAMS, R. D., D. DENNY-BROWN, and C. M. PEARSON: Diseases of Muscle: A study in pathology, 2nd ed., p. 385. New York: Hoeber Med. Division 1962.

BECKMANN, R.: Entzündliche Myopathien. In: Myopathien. Genetik, Biochemie, Pathologie, Klinik und Therapie unter besonderer Berücksichtigung des Kindesalters, S. 61. Hrsg. v. R. BECKMANN. Stuttgart: Thieme 1965.

—, u. F. MENNE: Ist die Dermatomyositis eine Vitaminmangelkrankheit? Betrachtungen über pathogenetische Beziehungen zur Dystrophia musculorum progressiva Erb. Mschr. Kinderheilk. **100**, 54 (1952).

BECKMANN, R., u. E. MÖLBERT: Klinik und Ultrastruktur der entzündlichen Myopathien. Fortschr. Med. **83**, 841 (1965).
— — M. AXMANN u. W. KÜNZER: Zur pseudomyopathischen Polymyositis. Bericht über die Erkrankung eines 5jährigen Kindes unter besonderer Berücksichtigung der erfolgreichen Behandlung mit fluorhaltigem Kortikosteroid. Arch. Kinderheilk. **170**, 76 (1964).
BEKÉNY, G.: Über die pseudomyopathische Form der Polymyositis. Schweiz. Arch. Neurol. Neurochir. Psychiat. **95**, 1 (1965).
BIEMOND, A.: Progressive muscular dytrsophy and polymyositis (clinical aspects and differential diagnosis). Folia psychiat. neerl. **61**, 725 (1958).
BOGAERT, L. VAN, M. A. RADERMACKER, A. LÖWNTHAHL et C. J. KETELAER: VII. Les polymyositis chroniques (Essais avec la cortisone). Acta neurol. belg. **11**, 869 (1955).
BOURNE, C. H.: The polymyositis syndrome. In: Muscular dystrophy in man and animals von M. N. GOLARZ. Basel u. New York: S. Karger 1963.
ERBSLÖH, F.: Die Histopathologie des fortschreitenden Muskelschwundes. Kongreß d. Gesamtverb. dtsch. Nervenärzte Köln, 1959.
FANCONI, G., u. E. ROSSI: Die Kollagenkrankheiten (Kollagenosen). Helv. paediat. Acta **12**, 1 (1957).
FURTADO, D.: Die Polymyositis. Ciba Symp. **9**, 267 (1961).
—, u. F. ALVIM: Forma pseudo-miopatica da polimiosite. Lisboa méd. **22**, 259 (1945).
GARCIN, R., J. LAPRESLE et J. SCHERRER: Les Polymyosites. Rev. neurol. **92**, 465 (1955).
GEREB, T., u. L. KÖNYVES-KOLONICS: Über einen die Muskeldystrophie nachahmenden Fall von Myositis tuberculosa. Mschr. Psychiat. Neurol. **123**, 35 (1952).
GIEDEON, A.: Dermatomyositis. Helv. paediat. Acta **12**, 20 (1957).
GLANZMANN, E.: Die weißfleckige Lila-Krankheit. Festschrift Cilag **3**, (1947).
HEILMEYER, L.: Die Allophlogistie. Dtsch. med. Wschr. **33**, 1537 (1964).
HESS, R., u. A. WERTHEMANN: Zur Frage der Polymyositis. Schweiz. Z. Path. **18**, 1251 (1955).
HVIT, ST.: Polymyositis resembling progressive muscular dystrophy. Nord. Med. **61**, 309 (1959).
JABLONSKA, ST: Dermatomyositis-idiopathische und symptomatische Formen und ihre Behandlung. Fortschritte d. prakt. Dermatologie u. Venerologie, Bd. **5**, S. 265. Hrsg. v. A. MARCHIONINI. Berlin, Heidelberg, New York: Springer 1965.
KLEMPERER, P. A., D. POLLACK, and A. BAEHR: Pathology of disseminated lupus erythomadosus. Arch. Path. (Lab. Path. Chic.) **32**, 529 (1941).
— — — Diffuse collagen dieseases: acute disseminated lupus erythomatosus and diffuse skleroderma. J. Amer. med. Ass. **119**, 331 (1942).
LAPRESLE, J., J. GRUNER et J. ISRAEL: Les Polymyosites. Rev. Prat. (Paris) **28**, 2929 (1955).
PACHER, F.: Dermatomyositis. Hdb. d. Haut- und Geschlechtskrankheiten II/2, S. 523. Berlin, Heidelberg, New York: Springer 1965.
PEARSON, C. M.: Rheumatic manifestation of polymyositis and dermatomyositis. Arthr. and Rheum. **2**, 127 (1959).
— Patterns of polymyositis and their responses to treatment. Int. med. Abstr. **59**, 427 (1963).
SCHUERMANN, H.: Dermatomyositis. Ergebn. inn. Med. Kinderheilk. **10**, 427 (1958).

Shy, G. M.: The late onset myopathy. A clinical study of 131 patients. Wld Neurol.
    149 (1962).
Vignos, P. J., G. F. Bowling, and M. P. Watkins: Polymyositis. Effect of corti-
    costeroids on final results. Arch. intern. Med. **114**. 263 (1964).
Walton, J. N.: Some diseases of muscle. Lancet **29**, 447 (1964).
Wiesendanger, M., u. W. Isler: Über die diagnostische Bedeutung der Elektro-
    myographie bei neuromuskulären Erkrankungen im Kindesalter. Helv. paediat.
    Acta **17**, 86 (1962).

**L. Illig, Freiburg i. Br.: Zur Begriffsbestimmung der sogenannten
pseudomuskeldystrophischen Form der Polymyositis.** (Diskussionsbeitrag
zu dem vorausgehenden Vortrag von R. Beckmann)

In der Regel wird nicht nur in der Dermatologie, sondern auch in den
anderen Fächern der Medizin der Begriff „Polymyositis" entweder
gleichbedeutend mit „Dermatomyositis ohne Hauterscheinungen" verwandt oder aber unter Bezugnahme auf die Erstbeschreiber Wagner
und Unverricht an die Stelle der Bezeichnung „Dermatomyositis"
gesetzt, unabhängig davon, ob die Haut am Krankheitsgeschehen beteiligt ist oder nicht. Darüber hinaus haben viele Autoren auf Grund
mangelnden Literatur-Studiums oder in ungerechtfertigter Verallgemeinerung von Einzelbeobachtungen die Namengebung mehr oder weniger
modifiziert.

Es besteht meines Erachtens kaum ein Zweifel, daß es sich in den allermeisten
unter diesen Bezeichnungen beschriebenen Fällen — mit *und* ohne Hauterscheinungen — nosologisch um das *gleiche* Krankheitsbild gehandelt hat. Die Diskussion
mit Herrn Beckmann über einen gemeinsamen Patienten, dessen Krankheitserscheinungen als „pseudomuskeldystrophische Polymyositis" begannen, aber als
klassische Dermatomyositis endeten, hatte nun die Vermutung aufkommen lassen,
daß die sogenannte „Polymyositis" in der Inneren Medizin und Kinderheilkunde
bzw. in der Neurologie eine Art Doppelleben führt. Ein Literaturstudium bestätigt —
meine ich — diesen Verdacht.

Wagner (1887) bezeichnete die von ihm entdeckte Krankheit als
„Polymyositis", weil er den durchaus vorhandenen typischen Hauterscheinungen keine besondere Bedeutung zumaß. Auch der erste Fall
von Unverricht (1887) wies typische Hauterscheinungen auf, jedoch
schloß der Autor sich zunächst der Bezeichnungsweise von Wagner an
und sprach in seinem Fall von „akuter Polymyositis". Schon in seiner
nächsten Mitteilung 1891 hatte er aber mit geradezu erstaunlicher Hell-
sichtigkeit erkannt, daß das entzündliche Ödem und die erysipelartigen
Erytheme der Haut keine accidentellen Symptome, sondern einen inte-
grierenden Bestandteil der neuen Krankheit darstellen und nannte diese
daher erstmals „*Dermato*myositis". Leider sind ihm hierin die meisten
Autoren zunächst nicht gefolgt, so daß seine wichtige Erkenntnis der

Gleichwertigkeit von Haut- und Muskelerscheinungen wieder in Vergessenheit geriet.

Petges u. Clejat (1906) und Dietschy (1907) beschrieben alle bei der Dermatomyositis vorkommenden Veränderungen der Haut einschließlich Hypertrichosis, Skleroderma und Calcinosis, kannten aber die Mitteilungen von Wagner und Unverricht nicht und gebrauchten daher ihre eigenen Krankheitsbezeichnungen.

1921 glaubte der später auf dem Gebiet der Nieren- und Gefäß-Pathologie bekannt gewordene Pathologe Th. Fahr, gestützt auf einen einzigen Obduktionsfall, die Bezeichnung „Dermatomyositis" von Unverricht mit der Begründung ablehnen zu müssen, die Hautbeteiligung hätte „Mit dem Kern der Sache" nichts zu tun, sie sei etwas „ganz Nebensächliches". Dabei beruft er sich ausdrücklich auf Lorenz, der 1904 in seinem Handbuchartikel festgestellt hatte, daß Haut und Unterhaut in den meisten Fällen von Polymyositis mitbetroffen seien und daß man daher fast immer von einer „Dermatomyositis" sprechen könne.

Zalka spricht trotz typischem Erscheinungsbild von „einem seltsamen Fall von Polymyositis", weil das Ödem der Haut fehlte, und weil er multiforme Hautefflorescenzen als „septisch bedingt" mißdeutete; auch Weinberger beschreibt seinen Fall trotz Ödem und erysipelartigen Erythemen der Haut als „chronische Polymyositis". Selbst Gottron, dessen Beschreibung der dermatomyositischen Hautveränderungen auf dem Kopenhagener Kongreß 1931 bis heute gültig geblieben ist, hielt die Hautbeteiligung für „kollateral" bedingt.

Erst Schuermann hob demgegenüber in seiner großen Dermatomyositisarbeit 1939 die zeitliche und topographische Selbstverständlichkeit bzw. Unabhängigkeit der Hautveränderungen bei der Dermatomyositis nachdrücklich hervor. Schon einige Jahre davor hatte Zoon einen Fall von Poikilodermia vascularis et atrophicans mit klinisch latentem, nur histologisch nachgewiesenem Muskelbefall mitgeteilt, also einen Fall, dessen Bild von den Hauterscheinungen völlig beherrscht wurde. Dessen ungeachtet vertritt Günther 1940 in seiner groß angelegten und viel zitierten Arbeit über die kryptogenen Myopathien den Standpunkt, die Hautveränderungen stellten keine nosologische Besonderheit dar und empfiehlt die Bezeichnung „genuine Polymyositis". In ähnlicher Weise findet Dost im Anschluß an die Mitteilung eines klassischen Falles mit Hautbeteiligung, es sei in der Inneren Medizin nicht üblich, die gesetzmäßige Kopplung einer Krankheit mit Hauterscheinungen im Namen auszudrücken. Während O'Leary u. Waismann in einem umfangreicheren Fallbericht aus der Mayo-Klinik die hervorragende klinische Bedeutung der Hautveränderungen hervorhoben und unabhängig vom Ausmaß der Hautbeteiligung die generelle Bezeichnung „Dermatomyositis" empfahlen, konnten sich später Garcin (1955); Biemond (1958); Walton u. Adams (1958); Mulder (1963) und in jüngster Zeit sogar Pascher-Brocklin im Jadassohnschen Handbuch (1965) nicht zu dieser Auffassung durchringen, trotz zugegebener Bedeutung der Hautveränderungen; sie möchten die Bezeichnung „Dermatomyositis" auf Fälle *mit* Hautbeteiligung beschränkt wissen.

Es erscheint also weitgehend zutreffend, wenn Schuermann u. Hornstein angesichts dieser Situation in ihrem Handbuchbeitrag meinen, daß der Begriff „Polymyositis" vor allem auf Fälle ohne Hautbeteiligung und auf Unkenntnis der möglichen Hautveränderungen zurückgehe. $80^0/_0$ der Dermatomyositisfälle würden aber vom Dermatologen diagnostiziert.

Bemerkenswert erscheint allerdings in diesem Zusammenhang, daß Walton u. Adams unter ihren 40 zweifellos sehr sorgfältig beobachteten Patienten die sehr hohe Zahl von 14 Fällen *ohne* Hautbeteiligung beobachteten, sowohl bei akutem als auch bei chronischem Verlauf.

Die einen Autoren möchten also den Begriff „Dermatomyositis" auf Fälle *mit* Hautbeteiligung beschränkt wissen, die anderen lehnen ihn — nicht etwa aus *nosologischen* Gründen! — ganz und gar ab.

Hatte die unterschiedliche Terminologie bis hierher nur vorwiegend formale Gründe, so gibt es demgegenüber aber eine kleinere Autorengruppe, welche unter der Bezeichnung „Polymyositis" bzw. „pseudomyopathische Polymyositis" eine *nosologische* bzw. *pathogenetische Sonderform* der Dermatomyositis abgrenzen wollen.

Dieser Versuch geht auf eine portugiesische Publikation von FURTADO u. ALVIM (1945) zurück, die sich auf zwei eigene Beobachtungen stützt.

Die beiden Fälle, denen FURTADO u. ALVIM eine „gewisse Autonomie" einräumen möchten, zeichnen sich durch eine besonders große Ähnlichkeit mit dem Erscheinungsbild der progressiven Muskeldystrophie aus, und zwar vor allem wegen des Fehlens von Muskelschmerzen, von Fieber, von Hauterscheinungen und wegen des besonders chronischen Verlaufs. Wirklich erscheinungsfrei war das Hautorgan allerdings nur bei dem einen der beiden Patienten. Später wurde dann auch die Bevorzugung der Becken- und Schultergürtel-Muskulatur als Charakteristicum dieser pseudomyopathischen Polymyositis angeführt, obwohl — wie schon UNVERRICHT, später dann BIEMOND und WALTON u. ADAMS hervorheben — die klassische Dermatomyositis die gleiche Vorliebe für die Becken-Schulter-Muskulatur aufweist, weshalb die progressive Muskeldystrophie auch in beiden Darstellungen differentialdiagnostisch besonders gewürdigt wird. In Anlehnung an FURTADO u. ALVIM beschrieb dann HVIDT (1959) zwei kindliche Fälle von Polymyositis ohne Hauterscheinungen und ohne Muskelschmerzen, dagegen mit einer Pseudohypertrophie der Wadenmuskeln; GARCIN u. Mitarb. (1955) teilten darüber hinaus eine „pseudomyasthenische" Form der Polymyositis mit, die ebenfalls ohne Hauterscheinungen und ohne Muskelschmerzen einherging.

Damit bekam der zunächst mehr oder weniger deskriptiv verstandene Begriff der „Polymyositis" also eine eindeutig *nosologische* Färbung, die BECKMANN (1964/1965) schließlich zu einer grundsätzlichen Abtrennung zumindestens der pseudo-muskeldystrophischen Form der „Polymyositis" von der Dermatomyositis veranlaßte.

Berücksichtigt man nun, daß selbst die pseudomyopathische Form der Polymyositis auch mit Hauterscheinungen einhergehen kann, daß sich ihre Muskelveränderungen histologisch mit denen der klassischen Dermatomyositis völlig decken, daß die Hauterscheinungen — z.B. im Falle der Poikilodermie — der Myositis vorausgehen können, daß sie andererseits — wie wir selbst in einem Fall soeben beobachtet haben — den Muskelerscheinungen auch *nach*folgen können, so besteht meines Erachtens kein Grund, der pseudomyopathischen Polymyositis, wenn sie einmal *ohne* Hauterscheinungen einhergeht, eine nosologische Sonderstellungen einzuräumen. Vielmehr möchte ich glauben, daß das Wesentliche der sogenannten Dermatomyositis auch heute noch in der schon von UNVERRICHT völlig richtig eingeschätzten gleichzeitigen und systematischen Affektionen von Muskulatur *und* Haut gesehen werden muß, unabhängig davon, welche von beiden Komponenten im Einzelfall das Bild beherrscht.

Selbst der eine von den beiden Furtadoschen Fällen hatte Hauterscheinungen, und ich möchte bezweifeln, ob FURTADO u. ALVIM, deren portugiesische Mitteilung ich mir übersetzen ließ, wirklich eine so weitgehende *nosologische* Trennung zwischen Dermatomyositis und pseudomyopathischer Polymyositis angestrebt hatten, wie Herr BECKMANN sie dann mit MÖLBERT, AXMANN u. KÜNZER durchgeführt hat.

Unter diesen Umständen erscheint es mir allenfalls aus differential-diagnostischen Gründen — vor allem für den Neurologen — gerechtfertigt, eine „pseudomuskeldystrophische" bzw. „pseudomyopathische Form" der Polymyositis besonders herauszustellen, und zwar dann, wenn bei chronischem Verlauf Hauterscheinungen tatsächlich fehlen, und wenn weder Fieber noch Muskelschmerzen vorhanden sind. Aber auch in diesem Fall wäre es meines Erachtens richtiger, von einer „pseudomyopathischen Form" der „*Dermato*myositis" zu sprechen, wobei dieser Begriff nicht nur beschreibend, sondern nosologisch bzw. patho-genetisch verstanden werden sollte, in dem gleichen Sinne, in welchem ihn UNVERRICHT erstmals gemeint hatte, und in welchem er auch von O'LEARY u. WAISMANN ganz bewußt gebraucht wird. Dann würde gleichzeitig auch eine Verwechslung der herkömmlichen „Polymyositis" als Synonym für „Dermatomyositis" mit der neu abgesonderten pseudo-muskeldystrophischen Form vermieden.

Literatur

ALTHOFF, H., u. W. EGER: Ein Beitrag zur Klinik und Pathologie der Dermatomyositis. Dtsch. Arch. klin. Med. **190**, 134 (1943).

BECKMANN, R.: Entzündliche Myopathien. In: Genetik, Biochemie, Pathologie, Klinik und Therapie unter besonderer Berücksichtigung des Kindes, S. 61—68. Stuttgart: Thieme 1965.

—, u. F. MENNE: Ist die Dermatomyositis eine Vitaminmangelkrankheit? Betrachtungen über pathologische Beziehungen zur Dystrophia musculorum progressiva Erb. Mschr. Kinderheilk. **100**, 54 (1952).

— E. MÖLBERT, M. AXMANN u. W. KÜNZER: Zur pseudomyopathischen Polymyositis. Arch. Kinderheilk. **170**, 76 (1964).

BIEMOND, A.: Progressive muscular dystrophy and polymyositis. Folia psychiat. neerl. **61**, 725 (1958).

CHRISTIANSON, H. B., L. A. BRUNSTING, and H. O. PERRY: Dermatomyositis. Unusual features, complications and treatment. Arch. Derm. **74**, 581 (1956).

DIETSCHY, R.: Über eine eigentümliche Allgemeinerkrankung mit vorwiegender Beteiligung von Muskulatur und Integument. Z. klin. Med. **64**, 377 (1907).

DOMZALSKI, C. A., and V. C. MORGAN: Dermatomyositis: Diagnostic features and therapeutic pitfalls. Amer. J. Med. **19**, 370 (1955).

DOST, F. H.: Die Behandlung einer kindlichen genuinen Polymyositis (Dermatomyositis) mit Penicillin. Arch. Kinderheilk. **140**, 183 (1950).

FURTADO, D., u. F. ALVIM: Forma pseudo-miopatica da polimiosite. Lisboa méd. **22**, 259 (1945).

GARCIN, R., J. LAPRESLE, J. GRUNER et J. SCHERRER: Les polymyosites. Rev. neurol. **92**, 465 (1955).

GERTLER, W.: Dermatomyositis incipiens. Derm. Wschr. **134**, 816 (1956).

GOTTRON, H. A.: Diskussionsbemerkung zur Vorstellung von SLUCZEWSKI: Über einen Fall von Dermatoneuromyositis. Derm. Z. **61**, 415 (1930).

— Hautveränderungen bei Dermatomyositis. Zbl. Haut- u. Geschl.-Kr. **37**, 707 (1931).

GRAZIANSKY, P. de: Remarques a propos de six cas de Dermatomyosite. Sem. Hôp. Paris **29**, 1621 (1953).

GÜNTHER, H.: Die kryptogenen Myopathien. Ergebn. inn. Med. Kinderheilk. **58**, 331 (1940).

HEPP, P.: Über Pseudotrichinose, eine besondere Form von acuter parenchymatöser Myositis. Berlin. Klin. Wschr. **24**, 297 u. 322 (1887).

HVIDT, ST.: Polymyositis af den muskeldystrofilig nende type. Nord. Med. **61**, 309 (1959).

JUNG, H. D., u. W. SCHWENKE: Parapsoriasis en plaques unter dem Bilde der Poikilodermie. Arch. klin. exp. Derm. **202**, 199 (1956).

LORENZ, H.: Entzündliche Muskelerkrankungen. Die Muskelerkrankungen, Nothnagels Hb. d. spez. Path. u. Therapie 11, 3, S. 120ff. Wien: A. Hölder 1904.

MÜLLER, S. A., R. K. WINKELMANN, and L. A. BRUNSTING: Calcinosis in dermatomyositis: observations on course of disease in children and adults. Arch. Derm. **79**, 669 (1959).

MULDER, D. W., R. K. WINKELMANN, F. H. LAMBERT, G. R. DIESSNER, and F. M. HOWARD: Ann. intern. Med. **58**, 969 (1963).

O'LEARY, P. A., and M. WAISMANN: Dermatomyositis. A study of forty cases. Arch. Derm. **41**, 1001 (1940).

PASCHER-BROOKLYN, FR.: Dermatomyositis. Hb. der Haut- u. Geschl.-Krankh. Ergänzungswerk II/2, Entzündliche Dermatosen S. 523ff. Berlin, Göttingen, New York: Springer 1965.

PERUTZ, A., u. J. GERSTMANN: Über eine eigenartige, chronische Allgemeinerkrankung mit hauptsächlicher Beteiligung der Haut und Muskulatur und Aplasie der Tyreoidea. Ausgang in Atrophie und Stillstand des Leidens. Z. klin. Med. **84**, 256 (1917).

PETGES, G., et C. CLÉJAT: Sclérose atrophique de la peau et myosite généralisée. Ann. Derm. Syph. (Paris) **7**, 550 (1906).

RICHTER, R.: Exfoliative generalisierte Erythrodermie bei Dermatomyositis. Derm. Wschr. **111**, 710 (1940).

RUDOLF, C.: Calcinosis universalis and dermatomyositis. J. Pediat. **4**, 342 (1934).

SCHUERMANN, H.: Zur Klinik und Pathogenese der Dermatomyositis. Arch. Derm. Syph. (Berl.) **88**, 414 (1939).

—, u. O. HORNSTEIN: Dermatomyositis (Polymyositis). In GOTTRON-SCHÖNFELD: Dermatologie u. Venerologie, Bd. II, 1, S. 543ff. Stuttgart: Thieme 1959.

SZODORAY, L.: Über Muskelveränderungen bei einigen Dermatosen. Hautarzt **15**, 294 (1964).

TALBOTT, J. H., and R. M. FERRANDIS: Dermatomyositis. In: Collagen diseases, p. 112. New York: Grune and Stratton 1956.

UNVERRICHT: Über eine eigentümliche Form von acuter Muskelentzündung mit einem der Trichinose ähnelnden Krankheitsbilde. Münch. med. Wschr. **34**, 488 (1887).

— Polymyositis acuta progressiva. Z. klin. Med. **12**, 533 (1887).

— Dermatomyositis acuta. Dtsch. med. Wschr. **17**, 41 (1891).

WAGNER, E.: Fall einer seltenen Muskelkrankheit. Arch. Heilk. **4**, 282 (1863).

— Ein Fall von acuter Polymyositis. Arch. Heilk. **40**, 241 (1887).

Walton, J. N., and R. D. Adams: Polymyositis. Edinburgh und London: E. & S. Livingstone LTD 1958.
Weinberger, M.: Über eine chronisch verlaufende Polymyositis mit Ausgang in progressive Muskelatrophie. Wien. med. Wschr. **83**, 1, 100, 137, 162 (1933).
Winkelmann, R. K.: Die Hautdiagnostik der Dermatomyositis, des Lupus erythematodes und der Sklerodermie. In: Mayo Report 1964, S. 229 ff. Stuttgart: Medica Verlag 1965.
Zalka, E. v.: Über einen seltsamen Fall von Polymyositis. Virchows Arch. path. Anat. **281**, 114 (1931).
Zoon, J. J.: Dermatomyositis und Poikilodermia Jacobi mit Muskelveränderungen. Arch. Derm. Syph. (Berl.) **171**, 223 (1935).

Aussprache

A. Beckmann, Freiburg i. Br.: Schlußwort zum Beitrag von Herrn Illig: Herr Illig räumt der pseudomyopathischen oder pseudomuskeldystrophischen Polymyositis immerhin eine differentialdiagnostische Sonderstellung ein. Unberücksichtigt blieb dagegen in seinen Ausführungen, daß bei der Dermatomyositis stets andere Organe vom Krankheitsprozeß mitbetroffen sind. Die zitierte Arbeit von Walton stammt aus dem Jahre 1958, sie wurde 1964 auf breitere Grundlagen gestellt; Walton spricht von „Polymyositis with dominant muscular weakness". Furtado brachte 1962 einen ergänzenden Beitrag zur pseudomyopathischen Polymyositis; er unterscheidet jetzt zwischen einer mehr parenchymatösen und einer mehr interstitiellen Form mit unterschiedlicher Ansprechbarkeit auf Corticoide.

Es dürfte weiteren ätiologischen Abklärungen vorbehalten bleiben, die Sonderstellung der pseudomyopathischen oder pseudomuskeldystrophischen Polymyositis auf festere Grundlagen zu stellen. Immerhin lassen sich zur Zeit aus dem großen Sammeltopf „Polymyositis" zwei Formen klar abgrenzen: Dermatomyositis und pseudomyopathische Polymyositis.

R. Schuhmachers, München: Silikonölgranulome nach Faltenunterspritzung

Die zur Faltenunterspritzung verwendeten Silikonöle stellen eine Gruppe von synthetischen, polymeren Verbindungen dar, bei denen die Siliciumatome über Sauerstoffatome verknüpft und die restlichen Valenzen durch Kohlenwasserstoffreste, meist Methyl-, seltener Äthyl-, Prophyl-, Phenyl-R abgesättigt sind. Ein lineares polymeres Methylsilikon (Silikonöl) hat z. B. folgende Struktur:

$$CH_3 \quad CH_3 \quad CH_3$$
$$SI-O-SI-O-SI$$
$$CH_3 \quad CH_3 \quad CH_3$$

Je nach Kettenlänge bzw. Molekulargewicht nimmt die Viscosität zu. Silikone können flüssig, gummiartig, harzartig und völlig fest sein. Auf

der Haut sind sie auch nach Dauerkontakt völlig indifferent und haut-
unschädlich; bei oraler, intraperitonealer, intradermaler und subcutaner
Injektion zeigen sie keine toxische oder irritierende Wirkung. Bei Berührung mit der Augenbindehaut kann sich eine vorübergehende Entzündung einstellen, die aber innerhalb von 24 Std ohne bleibende Schädigung abklingt. „Die vollkommene Ungefährlichkeit der Silikonöle
kann als feststehend angenommen werden, nachdem diese Substanzen
in vielen Laboratorien und Kliniken in verschiedenen Ländern auf ihre
toxischen Eigenschaften und Reizwirkungen hin überprüft worden sind"
(JELLINECK). Die positiven Prüfungsresultate ergaben die Voraussetzung für die Verwendung bei Menschen. An ein Unterspritzungsmittel
werden eine Reihe von Fo derungen gestellt. Die wichtigsten davon sind
neben der guten Gewebsverträglichkeit die Ausbildungen einer geringen
granulomatösen Reaktion, die eine gewisse Zeit andauern soll. Nach
einem bestimmten Zeitraum soll das Material vom Gewebe verarbeitet
werden, um keine ernstlicheren Spätwirkungen verursachen zu können.

Das Silikonöl wird unter die Haut gegeben aus der Vorstellung heraus,
daß es hier eine schwache Fremdkörperreaktion auslöst. Diese bindegewebige Proliferation soll eine Konsistenzzunahme von Haut- und
Unterhautfettgewebe bedingen, die eingesunkenen Partien sollen durch
die Substanzvermehrung gehoben, Falten und Furchen durch die Ge-
websverdichtung von unten her geradezu ausgebügelt und geglättet
we den. Wir geben das Öl intradermal und an die Grenze zwischen
Corium und Subcutis, etwa einer kleinflächigen oberflächlichen Infiltra-
tionsanaesthesie entsprechend. Die verabfolgte Menge liegt im Durchschnitt bei 2—4 cm³. Meist sind mehrere Unterspritzungsbehandlungen
mit einem Mindestabstand von 3—4 Tagen erforderlich, wenn man einen
länger anhaltenden Effekt erhalten will. Im Laufe der Jahre klingt der
glättende Unterspritzungseffekt ab. Der Behandlungserfolg hält unterschiedlich lange an. Der Zeitraum liegt zwischen 1 und 5 Jahren.

Überdosierungen scheinen vorzukommen: diese stellen sich in Form
einer Tumorbildung dar. Wir konnten einen solchen Fall beobachten.
Bei einer Patientin wurden andernorts im Laufe von knapp 2 Jahren
ca. 60 Silikonölinjektionen vorgenommen. Dabei kam es zwischendurch
zum Durchbruch eines Hämatoms bzw. Hämatom-Silikongemisches
durch die Haut an der mittleren Stirn-Nasenwurzelpartie. Es waren
bewährte Silikonölpräparate appliziert worden, und zwar an den Nasen-
wurzelfalten, Nasolabial- und Kinnfalten. Es resultierte folgender Befund: Über der Nasenwurzel und den angrenzenden Stirnpartien bestand
eine tumorförmige Vorwölbung von derber, harter Konsistenz. Die
darüberliegende Haut war glatt, glänzend gespannt und leicht bläulich-
livide verfärbt. Im Profilbild ergab sich ein Stirnübergang. Die Mund-
winkel-Kinnpartien waren ebenfalls von einem plattenartigen Infiltrat

ausgemauert und verliehen dem Gesicht einen brutalen Ausdruck. Histologisch fand sich kein Anhalt für maligne Gewebsveränderungen.

Die Frage nach möglichen ernsteren Nebenwirkungen, insbesondere *Malignisierung* des Gewebes durch Kunststoffimplantationen und -depots wird seit langem diskutiert. Oppenheimer experimentierte mit Mäusen und Ratten, denen er eine Reihe von Kunststoffilmen, darunter auch Silikone, unter die Haut brachte. Sämtliche Stoffe führten mit unterschiedlicher Häufigkeit zur Tumorbildung. Sternberg berichtete über zwei Fälle von Silikonomen, die histologisch als Fremdkörpergranulome imponierten. Die Dosierung des verabfolgten Silikonöls ist nicht angegeben. Aufgrund des geschilderten Befundes ist aber anzunehmen, daß größere Silikonölmengen eingebracht werden mußten, um den gewünschten Effekt hier zu erzielen, da es sich im einen Fall um einen Ausgleich eines Knochendefektes nach Unterkieferteilresektion und im anderen Fall um eine Brustvergrößerung gehandelt hat. In beiden Fällen dürfte die verabfolgte Silikonölmenge die Normaldosis, wenn man von einer solchen sprechen will, erheblich überschritten haben, so daß Überdosierungserscheinungen im Vordergrund gestanden haben dürften. Wenn größere Silikonölmengen injiziert werden, entstehen Ölcysten, die sich nach außen tumorförmig vorwölben. Die umgebende Fremdkörperreaktion scheint auf Silikonöl nicht besonders stark zu sein und größere Ölmengen werden offenbar vom umgebenden Gewebe nicht wesentlich durchwachsen und phagozytiert. Das histologische Bild nach einer Silikonölunterspritzung ist beim Menschen nur schwer zu erhalten. Für Excisionen aus der Gesichtshaut aus wissenschaftlichen Gründen sind Patienten aus diesem Behandlungsgebiet kaum zu gewinnen. Wir arbeiteten deshalb mit Mäusen, und waren uns dabei im Klaren, daß die hierbei erhaltenen Ergebnisse keineswegs ohne weiteres auf Menschen zu übertragen sind.

Die eigenen Untersuchungen wurden an 20 Mäusen vorgenommen, denen man unter die Haut des seitlichen Abdomens 1 cm Silikonöl injiziert hatte. Nach einer verschieden langen Verweildauer von 2—11 Monaten wurde das tastbare Öldepot in toto herauspräpariert und die daraus resultierenden Gewebsveränderungen histologisch untersucht. Die Prüfung der Gewebsfreundlichkeit des plastisch-kosmetisch-wirkenden Silikonöldepots unter der Haut erbrachte folgende histologische Bilder: Es zeigte sich ein gekammertes System cystischer Hohlräume verschiedener Größe, wobei das anliegende Fettbindegewebe eine reaktive, zunächst eitrige Entzündung aufwies, die im späteren Verlauf einen vorwiegend fibroplastischen Charakter annahmen. Trotz Fehlens typischer Fremdkörperreaktionen darf das entzündliche Geschehen als solches gedeutet werden. Die fibroplastische Entzündungskomponente bedingte papilläre, gegen das Lumen vorspringende Proliferate und eine beobachtbare Verkleinerung der Hohlräume.

In Fällen längerer Verweildauer des Silikonöls fand sich außerdem eine intracelluläre vacuoläre Umwandlung von Fettgewebszellen und Histiocyten. Diese möchten wir als Ausdruck eines Speicherungsvorganges deuten. Insgesamt zeigte sich die Tendenz zum Nachlassen der Akuität mit fortschreitender Depotdauer. Nach 11 monatigen Verweilen fanden sich keine Zellatypien, die die Entwicklung eines Sarcoms vermuten lassen.

Zusammenfassend ist zu sagen, daß aufgrund von tierexperimentellen Untersuchungen mit Mäusen nach Silikonölinjektionen während eines Beobachtungszeitraumes von 2—11 Monaten kein Hinweis für einen dadurch ausgelösten sarcomatösen Prozeß gefunden werden konnte.

Aussprache

W. Schneider, Tübingen: Derartige Fälle mußten kommen. Silikonöl als Superparaffin kann nicht eine formbildende Plombe darstellen und gleichzeitig toleriert (assimiliert) werden. Der körperfremde Stoff führt an der Epidermis zur Acanthose (Test), nur darunter zum Granulom.

W. Hauser, Bonn: Lokalisation von Dermatosen als Hinweis für innere Krankheiten

Zwischen inneren Organen und der Haut bestehen enge Beziehungen aufgrund des Prinzips der Metamerie. So sind Reflexvorgänge möglich, die von einem Visceralorgan zu dem segmental zugeordneten Anteil der Haut, dem Dermatom, führen, sogenannte viscero-cutane Reflexe. Am bekanntesten sind die Headschen Zonen, bei denen es zu einer Hyperalgesie in den Dermatomen kommt, die in metameraler Beziehung zu erkrankten Visceralorganen stehen. Weniger bekannt ist aber, daß in den Headschen Zonen auch eine erhöhte Vasomotorenerregbarkeit zu finden ist. Diese läßt sich in einfacher Weise zeigen: Der Dermographismus sowie die Histaminquaddel sind in der Headschen Zone verstärkt und zeitlich verlängert, die Capillarresistenz ist herabgesetzt. *Es liegt der Gedanke nahe, daß dieser Reizzustand der peripheren Strombahn in Headschen Zonen für die Manifestation und Lokalisation verschiedener Dermatosen von Bedeutung ist.*

Bei einer bevorzugt metameral angeordneten Krankheit, dem Herpes zoster (H.z.), sind diese Zusammenhänge in gewissem Umfang seit langem bekannt. Man spricht von einem *reflektorischen H.z.*, wenn sich segmentzugehörige, meist chronische Visceralkrankheiten nachweisen lassen. Dies ist in der Tat nicht selten, und die entsprechende Kasuistik in der Literatur ist umfangreich. Solche Fälle sind vornehmlich bei Nephrolithiasis, Cholelithiasis, Herz- und Lungenkrankheiten usw. bekannt geworden. Im eigenen Krankengut fanden wir sie bestätigt, wobei besonders überzeugend Beobachtungen an H.z. und Organkrankheiten bzw. -affektionen in gleichen Metameren sein dürften, die erfahrungsgemäß nur selten von H.z. befallen werden: H.z. in den unteren Thorakal-, Lumbal- und Sakralsegmenten bei Hodentumor, Prostatitis, Tumoren des weiblichen inneren Genitale und bei Gravidität.

Die Bedeutung viscero-cutaner Reflexmechanismen für die Lokalisation des H.z. wird aber besonders klar durch die Häufigkeit des H.z. im Hals-Schulterbereich C3,4 und dem Ausbreitungsgebiet des 1. Astes des N. trigeminus. C3,4 ist das Hautprojektionsfeld des N. phrenicus, über den von verschiedensten Thorakalorganen und infolge der Verbindungen zum N. splanchnicus auch von Bauch-, insbesondere Oberbauchorganen viscero-cutane Reflexe erfolgen können.

Ähnliches gilt für den N. trigeminus, dessen 1. Ast mit mindestens $10^0/_0$ aller H.z.-Fälle am häufigsten betroffen ist. Die Reflexprojektion von erkrankten inneren Organen soll dabei nach Head über den N. vagus und dessen Kerngebiet, das den Kernen des N. trigeminus naheliegt, verlaufen, was aber anatomisch bislang nicht bewiesen ist. Dem Internisten sind aber sogenannte Kopfzonen vornehmlich bei Herzkrankheiten verschiedenster Art geläufig. Bei den eigenen Beobachtungen an H.z. des linken 1. Astes des N. trigeminus zeigten $^2/_3$ chronische Herzaffektionen, wie coronare Durchblutungsstörungen, Zustand nach Herzinfarkt usw., die übrigen linksseitige Lungen- oder Pleuraaffektionen und dgl. m. Bei den rechtsseitigen Fällen des 1. Astes des N. trigeminus lagen gleichzeitig vornehmlich rechtsseitige Lungen-, Leber- oder Gallenleiden, Ulcus duodeni oder andere chronische Krankheitszustände der rechten Körperhälfte vor. Analoges sahen wir grundsätzlich bei dem H.z. im C3,4-Gebiet.

Der H.z. tritt nachweislich mit hoher Regelmäßigkeit in den Metameren eines meist chronisch erkrankten oder alterierten Visceralorganes auf bzw. in den zugeordneten Fernzonen, d.h. im Bereich des N. trigeminus, insbesondere seiner ersten Äste, oder in den Dermatomen C3,4 des N. phrenicus, die von vielen Visceralorganen reflektorisch beeinflußbar sind.

Die reflektorischen Vorgänge sind aber wohl auch dafür maßgeblich, daß der H.z. meist nur in einem Segment oder einigen wenigen Segmenten auftritt und daß er überhaupt eine segmentale Anordnung zeigt.

Der H.z. ist nach wohlbegründeter neuer Auffassung eine Zweitinfektion mit dem Varicellen-Virus. Bei der Varicelleninfektion selbst trifft das Virus auf einen nicht immunisierten Organismus, und es kommt deshalb in der Regel zu einem generalisierten Exanthem. Die sich entwickelnde Immunität kann gegebenenfalls aber erst nach Jahrzehnten

und offenbar nur dort durchbrochen werden, wo eine Entzündungsbereitschaft besteht, wie sie durch vasomotorische Irritationen in Metameren, ausgehend vor allem von einer chronischen Visceralerkrankung,
gegeben ist. Verständlich wird jedoch auch unter Berücksichtigung dieser Konzeption, warum bei Generalisation des H.z. in der Regel eine
Systemkrankheit wie Lymphadenose usw. nachweisbar ist, betrifft diese
doch zahlreiche Metamere.

Der eigenen Erfahrung nach kommt der segmentalen Vasomotorenerregbarkeit auch für die Lokalisation anderer Dermatosen bzw. Hauterscheinungen bei verschiedenen Krankheiten eine Bedeutung zu:
Schübe *chronisch-rezidivierender Urticaria* können in diesbezüglichen
Headschen Zonen beginnen, z.B. in Th 8 rechts bei Cholelithiasis, in
Th 3—7 und C 3, 4 bei Lungenaffektionen, Th 9—10 bei Nephrolithiasis
usw., wie wir wiederholt sehen konnten und worauf bezüglich Nephrolithiasis bereits HANSEN und v. STAA hingewiesen haben.

Wir beobachteten *Dermatitis herpetiformis Duhring* vornehmlich
lokalisiert im Unterbauchbereich und an den Oberschenkeln bei Zustand
nach Uterusamputation wegen Malignoms. Bei einer Patientin mit zunächst auf Fußsohlen und Perigenitalgegend beschränkten *Lupus erythematodes integumentalis* bestand eine Anamnese mit Ovarialtumoren, die
schließlich operiert wurden. Es sei hier daran erinnert, daß die Dermatitis herpetiformis Duhring der Schwangerschaft, der *Herpes gestationis*,
und ferner auch die *Impetigo herpetiformis* der Schwangerschaft mit
Regelmäßigkeit am Abdomen und den Oberschenkeln in den *dem Uterus
zugeordneten Dermatomen* beginnen.

Auch beim *Typhus abdominalis* findet sich eine auffällige Übereinstimmung der Lokalisation der Roseolen und der von SAATHOFF exakt
nachgewiesenen Headschen Zonen. Etwa 80% aller Fälle von Typhus
abdominalis zeigen Roseolen und in etwa 80% konnte SAATHOFF Headsche Zonen insbesondere im Bereich von Th 9—11, die dem befallenen
Darm zugeordnet sind, nachweisen. *Fehlen Darmerscheinungen, dann
werden nach* H. CURSCHMANN *auch die Roseolen vermißt.*

Offensichtlich kommt es zu einem Stranden der Typhusbacillen in
der Haut nur dort, wo die periphere Strombahn eine Erregbarkeitssteigerung und damit eine Entzündungsbereitschaft aufweist, d.h. in
den Headschen Zonen.

Die Kenntnis der hier dargelegten viscero-cutanen Reflexvorgänge
und ihre Bedeutung für die Lokalisation von Hauterscheinungen verschiedenster Krankheiten sollte Veranlassung sein, nach entsprechenden, meist chronischen visceralen Organkrankheiten zu fahnden, wobei
die segmentale Anordnung der Hauterscheinungen den Hinweis für die
bevorzugt zu führende Durchuntersuchung abgibt.

Literatur

ADRIAN, C.: Die Hautveränderungen im Typhus. In: Die Chirurgie des Abdominaltyphus von O. MADELUNG, S. 183—302. Stuttgart: F. Enke 1923.

CURSCHMANN, H.: zit. nach C. ADRIAN.

GOTTRON, H.: Wechselwirkungen zwischen Haut und inneren Organen. In: Normale und krankhafte Steuerung im menschlichen Organismus von C. ADAM, S. 233—260. Jena: G. Fischer 1937.

HAUSEN, K., u. H. VON STAA: Reflektorische und algetische Krankheitszeichen der inneren Organe, S. 174ff. Leipzig: Thieme 1938.

HAUSER, W.: Zum Problem der Lokalisation des Herpes zoster. Arch. klin. exp. Derm. **222**, 149—170 (1965).

SAATHOFF, J.: Über Headsche Zonen beim Typhus abdominalis. Nervenarzt **20**, 467—469 (1949).

F. EHRING und J. SCHUMANN, Münster/W (-Hornheide): Vitalhistologische Befunde an der menschlichen Haut

Will man die Feinstruktur der Haut in natürlichem Zustand und in „Lebensgröße" untersuchen und dabei auch Zustandsänderungen fortlaufend beobachten, so geht dies nur mit der Vitalmikroskopie. Die lebende Haut wird dabei unter ein Auflichtmikroskop gebracht, am

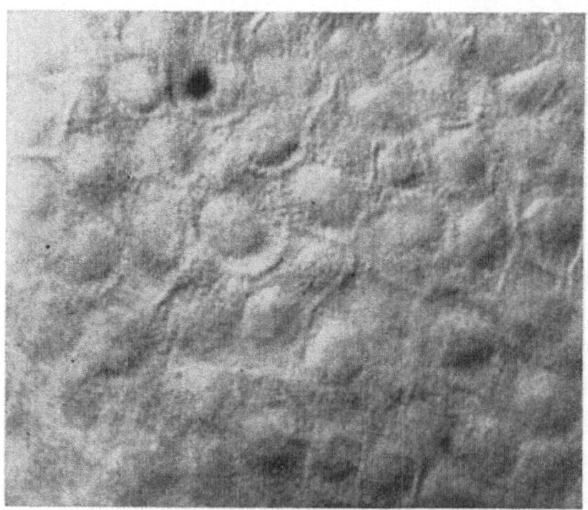

Abb. 1. Stratum germinativum der lebenden Haut

besten unter das Intravitalmikroskop (Leitz) — nach NORDMANN und ILLIG. An ungefärbter Haut werden die meisten Feinstrukturen erst bei einseitiger Dunkelfeldbeleuchtung sichtbar. Der Spaltopakilluminator (Leitz) nach VONWILLER ermöglicht auch den Gebrauch von bis zu 75fachen Ölimmersionsobjektiven.

An festen Bestandteilen kann man so im Stratum corneum die Zellplättchen und Schweißgänge, im Stratum germinativum die Zellen mit Kern und Intercellularbrücken, in den Papillen die Capillaren mit Wand (Endothelzellen und Kerne) und Inhalt (Erythrocyten, Leukocyten, Thrombocyten) sichtbar machen. Die Grenzschichten zwischen Stratum corneum und -germinativum sowie zwischen Cutis und Epidermis heben sich ebenfalls deutlich ab. Von den flüssigen Bestandteilen ist das Blutplasma durch Anfärbung und wiederholte Fotogramme von der gleichen Teststelle sowohl im Gefäß als auch auf dem Wege in die interepithelialen Spalten zu verfolgen. Mit der gleichen Methode war es auch möglich, eine einzelne Basalzelle einen Tag immer wieder zu beobachten und Formänderungen einzelner Capillaren über ein Jahrzehnt zu registrieren. Die einzelnen Hautbestandteile färben sich zum Teil unterschiedlich an, z.B. Endothelkerne mit schwach alkalischem Acridinorange, nicht aber mit schwach saurem Fluorescein-Natrium. Dies ermöglicht vielleicht, auch histochemische Untersuchungen an der lebenden menschlichen Haut durchzuführen[1].

Die Untersuchungen wurden mit Unterstützung der Deutschen Forschungsgemeinschaft durchgeführt.

Literatur

Ehring, F.: Hautarzt **9**, 1, 25 (1958); **13**, 499 (1962); **16**, 219 (1965).
Schumann, J.: Mikroskopie **19**, 275 (1964).
Vonwiller, P.: Lebendige Gewebelehre. St. Gallen: Zollikofer 1945.

O. Messerschmidt, Freiburg i. Br.: Strahlenbelastung und offene Hautwunde

Bei Strahlenunfällen an Atomreaktoren oder anderen Kernenergieanlagen kann es bei den davon betroffenen Personen zum Ausbruch der sogenannten akuten Strahlenkrankheit kommen, falls die Belastung mit einer höheren Dosis erfolgte, und falls der gesamte Organismus oder zumindest größere Körperabschnitte von der energiereichen Strahlung getroffen wurden. Kommt es bei derartigen Unfällen nicht nur zu Strahlenexpositionen, sondern auch zu anderweitigen Schäden wie z.B. Verbrennungen oder mechanischen Wunden, so können die Kombinationen von Strahlenbelastungen und Traumen unter Umständen zu Krankheitsbildern führen, die sich signifikant von denen der Einzelschäden unterscheiden. So sprechen einige russische Forscher wie Chromow und Federow vielleicht etwas Grundlegendes aus, wenn sie

---

[1] Die Fotogramme wurden auf derselben Tagung von den Autoren in einer wissenschaftlichen Ausstellung demonstriert.

die Ansicht vertreten, daß das „Bestrahlungs-Verbrennungssyndrom"
eine neuartige Erkrankung sei, die sich sowohl von der Verbrennung als
auch von der Strahlenkrankheit eindeutig unterscheiden lasse [1].

Unter „Kombinationsschäden" in dem hier gemeinten Sinne sollen
die Folgen eines Zusammenwirkens von Strahlenbelastungen und anderweitigen Traumen verstanden werden. Derartige Traumen können außer
Verbrennungen nun zahlreiche andere Verletzungen oder Noxen sein
wie z.B. offene und geschlossene Wunden, operative Eingriffe, Frak-
turen, Blutverluste, Schockzustände, aber auch Infektionen im weitesten
Sinne, Wundinfektionen und Infektionskrankheiten, sowie andere sogenannte innere Erkrankungen, ferner Heilmittelanwendungen, Vergiftungen, oder extreme Umwelteinflüsse wie Hitze, Kälte, Sauerstoffmangel, Hunger, Durst, Vitaminmangel sowie schwere körperliche
Erschöpfung.

Anläßlich dieses Kongresses möchte ich nun über Symptome berichten, die wir bei einer Kombination von Ganzkörperbestrahlung und
offenen Hautwunden bei Versuchstieren beobachteten. Diese Untersuchungen wurden im Radiologischen Institut der Universität Freiburg
i.Br. unter der Leitung von Prof. Dr. Langendorff ausgeführt.

Zur Erzielung vergleichbarer Ergebnisse wurden die Versuchsbedingungen so weit wie möglich standardisiert. So wurden die Röntgenbestrahlungen bei gleicher Strahlenqualität, d.h. bei gleicher Röhren-
spannung (150 kV) stets bei 20 mA und auch bei gleicher Dosisleistung
(148 R/min) ausgeführt. Über zweitausend Mäuse männlichen Geschlechts von einem Durchschnittsgewicht von 25 g wurden mit einer
Dosis von 510 R belastet; diese Strahlenmenge entspricht bei dem hier
verwendeten institutseigenen Stamm einer LD 26/30. Die Strahlenbelastung wurde mit einer offenen Rückenhautwunde kombiniert, wobei
die Fläche dieser Wunden stets von der Größe eines 1 Pfennig-Stückes
war und somit ca. 5—7% der Gesamtoberfläche der Tiere ausmachte.
Die durch diese offene Hautwunde bedingte Mortalität betrug etwa 5%.

Wurden die beiden verschiedenen Traumen in der Weise kombiniert,
daß die Hautwunden ca. 1 Std vor bzw. 1 Std nach Bestrahlung gesetzt
wurden, so kam es bei den etwa gleichzeitig erzeugten Belastungen zu
keiner nennenswerten Erhöhung der alleinigen Strahlenmortalität; wurden die Hautwunden jedoch 1, 2 oder 4 Tage nach Bestrahlung erzeugt,
so stieg die Sterblichkeit der Versuchstiere auf Werte von 80—90%. Bei
Belastung der strahlenkranken Versuchstiere zu einem noch späteren
Zeitpunkt mit der offenen Hautwunde am 6.Tag ging die Mortalität auf
einen Wert zwischen 50 und 60% zurück, um wiederum bis zu 70—80%
anzusteigen, wenn der Eingriff am 7., 8. oder 9.Tage nach Bestrahlung
ausgeführt wurde. Erst nach 10 Tagen hatte sich der Organismus der

strahlenkranken Tiere so weit erholt, daß es bei einer zusätzlichen offenen Hautwunde zu keiner nennenswerten Mortalitätssteigerung mehr kam [2].

Die Abb. 1 zeigt diese Relationen, sie läßt aber auch erkennen, daß die Sterblichkeit der Tiere sehr viel geringer war, wenn die Wundsetzung mehrere Tage vor Bestrahlung ausgeführt wurde. Eine Senkung der Strahlenmortalität durch vorangehende Operationen konnten wir schon

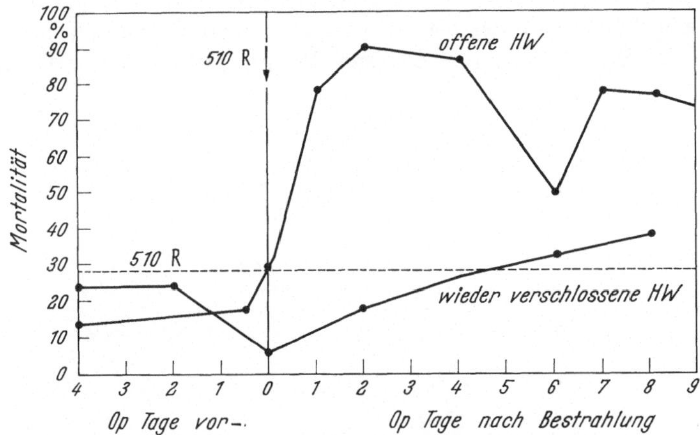

Abb. 1. Mortalität von männlichen Mäusen in Abhängigkeit vom zeitlichen Abstand zwischen Bestrahlung und Erzeugung von offener Hautwunde sowie geschlossener Hautwunde

bei früheren Untersuchungen [4] beobachten, in denen es darum ging, die Einwirkung der Splenektomie auf einen Strahlenschaden zu überprüfen.

Daß die Reihenfolge beider Traumen sowie die zwischen Bestrahlung und Wundsetzung liegende zeitliche Differenz von noch größerem Einfluß auf Schwere und Prognose des Strahlenschadens sein kann als selbst die Dosis, zeigen die in der Tabelle wiedergegebenen Ergebnisse.

Innerhalb dieser Zusammenstellung erscheint diejenige Beobachtung am eindruckvollsten, die besagt, daß es bei einer Dosis von 450 R, die mit einer Mortalität von nur 2% belastet ist, zu einer Erhöhung der Sterblichkeit auf 84% kommen kann, wenn eine offene Hautwunde nach 2 Tagen hinzukommt [3].

Tabelle. *Mortalität von ca. 25 g schweren männlichen Mäusen, die mit verschieden hohen Strahlendosen in Kombination mit 2 Tage später gesetzten offenen Hautwunden belastet wurden*

Dosis R	Strahlenwirkung (Mortalität) %	Bestrahlung + offene Hautwunde 2 d p.r. (Mortalität) %
100	0	10
200	0	24
300	0	48
450	2	84
510	20	90
640	82	100

Die Frage nach der Ursache dieses Phänomens kann von uns heute noch nicht zufriedenstellend beantwortet werden. Aufschlußreich erscheint ein Vergleich mit den Ergebnissen von Untersuchungen, die in einer Kombination von Strahlenbelastung und verschlossener Hautwunde bestehen. Hierbei wurde in Äthernarkose ein 3 cm langer und 3 mm breiter Hautstreifen aus dem Rücken der Tiere geschnitten und der so entstandene Defekt wurde unmittelbar danach wieder vernäht. Dieser Eingriff war mit einer Eigenmortalität von 4% belastet. Wie Abb. 2 zeigt, kam es auch bei der verschlossenen Wunde zu keiner Erhöhung der Strahlenmortalität, wenn der Eingriff *vor* Bestrahlung mit

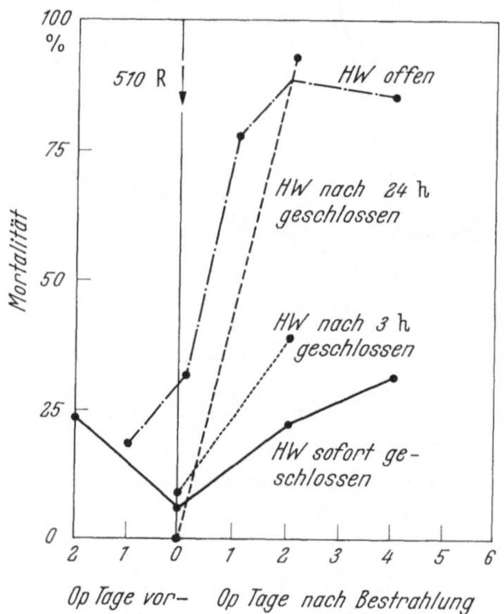

Abb. 2. Mortalität von männlichen Mäusen in Abhängigkeit vom zeitlichen Abstand zwischen Bestrahlung und Wundsetzung bei Erzeugung von offener Hautwunde (*HW*), sofort wieder verschlossener *HW*, 3 Std nach Wundsetzung wieder verschlossener *HW*, 24 Std nach Wundsetzung wieder verschlossener *HW*

510 R ausgeführt wurde. Bei der 1 Std nach Bestrahlung ausgeführten Operation wurde die Sterblichkeit sogar signifikant ($P = 0,05—0,02$) gesenkt, während es bei Ausführung des Eingriffes mehrere Tage *nach* Bestrahlung zu einem geringen Anstieg der Strahlenmortalität kam.

Einen derartigen Mortalitätsanstieg konnten wir übrigens bei allen von uns bisher untersuchten Verletzungsarten feststellen, vorausgesetzt, daß die Läsionen mehrere Tage nach der Ganzkörperbestrahlung erzeugt wurden.

Aus der Tatsache, daß die Mortalitätssteigerung bei den mit wieder vernähten Wunden belasteten Tieren sehr viel geringer ist als bei denjenigen mit offenen Wunden, könnte nun gefolgert werden, daß von diesen Wunden ausgehende Allgemeininfektionen die Ursachen für die hohe Sterblichkeit der Tiere sind. Eine derartige Deutung erschiene schon deshalb plausibel, weil es eine bekannte Tatsache ist, daß die Infektabwehr von Säugetierorganismen durch erlittene Ganzkörperbestrahlungen höherer Dosis vermindert wird.

Zur Prüfung dieser Fragen wurden bakteriologische Untersuchungen des Blutes solcher Mäuse vorgenommen, die entweder bestrahlt, operiert oder durch Kombinationseinwirkungen belastet worden waren [5]. Dabei zeigte sich, daß sowohl die bestrahlten Mäuse als auch diejenigen, die sowohl bestrahlt als auch zwei Tage später durch die Hautwunde belastet worden waren, an einer Bakteriämie infolge des Einwanderns

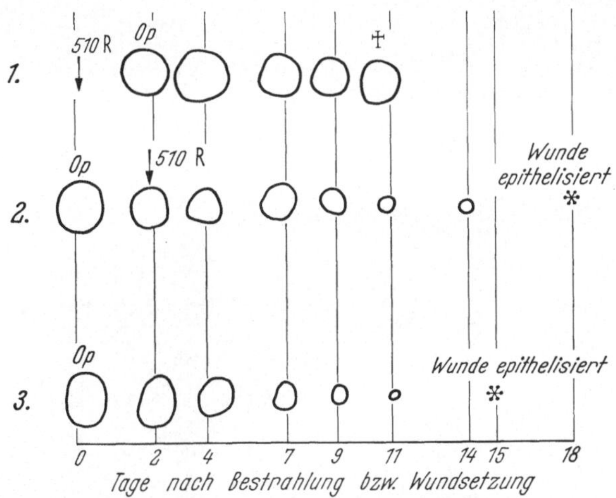

Abb. 3. Flächengrößen von *HW* (offenen Hautwunden), die *1.* 2 Tage *nach* Bestrahlung mit 510 R erzeugt wurde, *2.* 2 Tage *vor* Bestrahlung mit 510 R erzeugt wurden und *3.* ohne zusätzliche Bestrahlung gesetzt wurden

von Darmbakterien durch die strahlengeschädigte Intestinalwand und der geschwächten Immunitätslage erkrankten. Die Tiere mit Kombinationsschäden zeigten zwar häufiger Colibakteriämien als die nur bestrahlten, aber diese Unterschiede waren nicht qualitativer Natur, diese Mäuse glichen eher solchen Tieren, die noch höhere Strahlendosen erhalten hatten und infolgedessen auch an einer schwereren Bakteriämie erkrankt waren. Die nachgewiesenen Erreger ließen jedenfalls nicht darauf schließen, daß eine massive Einwanderung von Keimen durch die offenen Hautwunden stattgefunden hatte.

Gegen die Vorstellung, daß die Infektion die Ursache für die hohe Mortalitätsziffer dieser Art von Kombinationsschäden sei, spricht auch die Tatsache, daß offene Hautwunden, die 2 Tage nach Bestrahlung erzeugt und 3 Std später wieder verschlossen wurden, zu einer Mortalität von nur 39% führten, während die Sterblichkeit auf über 92% anstieg, wenn die Hautwunden erst 24 Std nach Erzeugung wieder vernäht wurden (Abb. 2). Auch bei den nur 3 Std offenen Wunden bestand in den Tierställen die optimale Möglichkeit zur Entstehung einer Infektion und

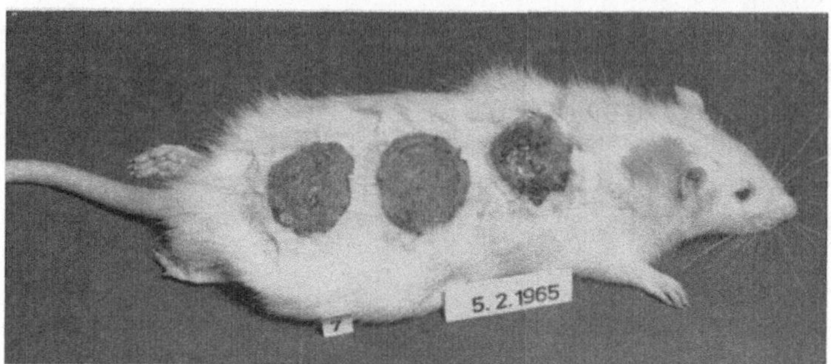

Abb. 4. Ratte mit drei offenen Rückenwunden (je 3 cm ⌀) kurz nach Operation. Mortalität ohne zusätzliche Bestrahlung: 2 %

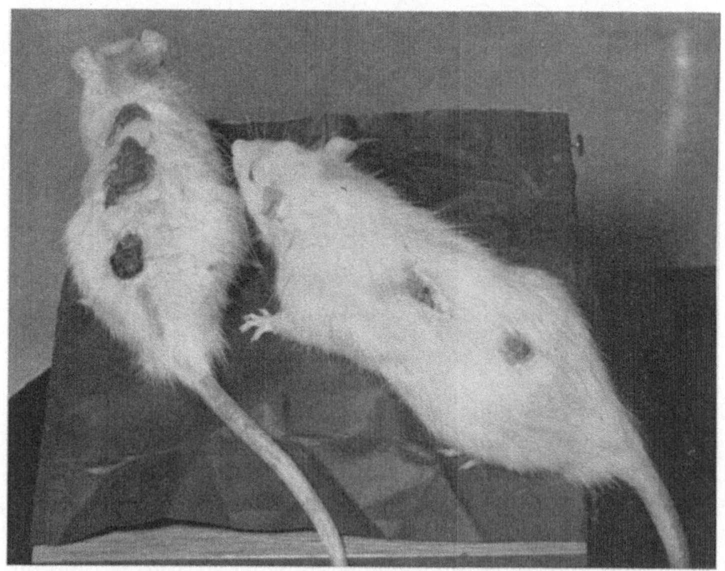

Abb. 5. Zwei Ratten mit offenen Rückenwunden 25 Tage nach Operation. Das untere Tier ist 4 Tage *nach,* das obere Tier ist 4 Tage *vor* Bestrahlung (640 R) operiert worden

wurde durch das nachträgliche Zunähen wohl noch erhöht. Dennoch stieg die Mortalität vergleichsweise nur gering an, und so müssen es doch andere Mechanismen sein, die mit dem Offenstehen der Wunde zusammenhängen, die allerdings erst ausgelöst werden, wenn der Organismus vorher bestrahlt worden ist. Daß diese Mechanismen nicht nur lokaler Natur sein können, sondern Reaktionen des gesamten Organismus sein müssen, zeigt wiederum das Verhalten der Wunden selbst, so wie es auf Abb.3 gezeigt wird.

Die Unterschiede in der Prognose der Verletzungskombinationen fanden Parallelen in den Heilungsverläufen der Hautwunden. Während sich die Wunden der Mäuse, die nur operiert und nicht bestrahlt worden waren, am schnellsten schlossen, verheilten die Wunden jener Tiere, die zwei Tage nach Bestrahlung operiert wurden, am langsamsten. Die meisten Tiere überlebten den Eingriff nicht mehr als 6 Tage; bei diesen Mäusen wurden die vorübergehend verkleinerten Hautwunden wieder größer, vielleicht als Ausdruck einer vor dem Tode einsetzenden Erschlaffung des Hautturgors.

Wird eine größere Reihe von Untersuchungen an der gleichen Tierspezies ausgeführt, so wird naturgemäß auch früher oder später die Frage nach der biologischen Allgemeingültigkeit der gefundenen Ergebnisse gestellt, und in diesem Zusammenhang erscheint es aufschlußreich, daß das Zusammentreffen von Ganzkörperbestrahlung und offener Hautwunde bei Ratten zu sehr ähnlichen Ergebnissen führte wie bei Mäusen. Bei Ratten, die mit 640 R bestrahlt wurden, stieg die Mortalität von $10^0/_0$ auf $92^0/_0$, wenn bei den Tieren 2 Tage später drei offene Hautwunden erzeugt wurden. Ein ähnliches Verhalten wie bei den Mäusen zeigte auch der Heilungsverlauf der Hautwunden. Abb.4 zeigt die drei Hautwunden kurz nach Operation. Die Mortalität dieses Eingriffs betrug $2^0/_0$ ($^1/_{50}$). Die Hautwunden der beiden Tiere auf Abb.5 wurden am gleichen Tage erzeugt, der Unterschied der Wundgrößen ist dadurch bedingt, daß die Wunden des linken Tieres 4 Tage vor und die des rechten Tieres 4 Tage nach Bestrahlung gesetzt wurden.

Literatur

[1] Chromow, B. M.: Kombinierte Strahlenschädigungen. Berlin: Akademie Verlag 1954.
[2] Langendorff, H., O. Messerschmidt u. H.-J. Melching: Strahlentherapie **125**, 332 (1964).
[3] — — — Strahlentherapie **126**, 247 (1965).
[4] Melching, H.-J., O. Messerschmidt, C. Streffer u. K. Shibata: Strahlentherapie **116**, 395 (1961).
[5] Messerschmidt, O., K. F. Petersen u. H. J. Melching: Strahlentherapie.

R. F. Miller, Cleveland/USA: Über eine atypische Form der circumscripten Sklerodermie (idiopathische Atrophodermie-Pasini)

Wenn man eine Reihe von Dermatosen, die im klinischen Bild durch Induration oder Atrophie gekennzeichnet sind, diskutiert und zu klassifizieren versucht, so stößt man auf Verwirrung. Klassifikation ist beson-

ders schwierig, da weder die Ätiologie noch die Pathogenese bekannt
sind. 1957 haben CANIZARES u. Mitarb. zum erstenmal in der nordamerikanischen Literatur die besondere Form einer Hautatrophie, die
sie idiopathische Atrophodermie (PASINI u. PIERINI) nannten, beschrieben und damit das Interesse an dieser Erkrankung geweckt, wie dies in
zahlreichen Mitteilungen sichtbar wurde. CANIZARES hatte damals angenommen, daß die idiopathische Atrophodermie eine separate, von der
Sklerodermie und den Atrophien scharf abzugrenzende Dermatose sei.
Es folgt zuerst der Bericht eines Falles.

Bei einem 10 jährigen Mädchen waren im Verlaufe von 4 Monaten
runde, unregelmäßig begrenzte, zum Teil konfluierende, braune Herde
zuerst auf dem Bauch, und dann in schneller Folge auf der Brust, dem
Rücken und den Extremitäten aufgetreten. Die bräunlichen Flächen
waren scharf abgegrenzt, symmetrisch, teilweise segmentär, etwas ein-
gesunken und atrophisch erscheinend, aber von normaler Konsistenz
und Elastizität. Lanugo, Haare und Follikel sowie zum Teil die durch-
scheinenden oberflächlichen Hautvenen waren sichtbar, während die
umgebende Haut normal erschien. Innerhalb dieser Flächen waren am
Bauch einige weiße, indurierte Herde von wachsartiger Konsistenz zur
Entwicklung gekommen. Während der $1^1/_2$ jährigen Verfolgung des
Falles entstanden auf der Brust und den Oberarmen frische rosarote
Läsionen, die bald bräunliche Färbung annahmen. Eingehende Laboratoriumsuntersuchungen mit Einschluß von Serum-Elektrophorese und
quantitativen Harnanalysen ergaben normale Befunde.

Zwei Probeexcisionen wurden entnommen. Die histopathologische
Untersuchung eines frischen rosaroten Herdes läßt in der mittleren Cutis
Homogenisierung, Ödem und beginnende Sklerosierung sowie verteilt in
der ganzen Lederhaut lymphocytäre und perivasculäre Infiltrate erkennen. In den tieferen Schichten finden wir leichte Sklerose, perivasculäre,
lymphocytäre Infiltrate und in den Capillaren Andeutungen endothelialer
Proliferationen. Weigerts Elastica Färbung demonstriert in der gesamten Cutis ausgeprägte Fragmentierung und Aufsplitterung der elastischen
Fasern.

Histopathologische Untersuchung eines indurierten weißen Herdes
vom Abdomen zeigt eine Verdickung und Sklerosierung des Bindegewebes mit ausgeprägter Hypertrophie und Homogenisierung der
kollagenen Fasern. Zellen sind nur spärlich vorhanden. Das elastische
Fasernetz ist erhalten und nur stellenweise in der oberen Cutis fragmen-
tiert oder nicht vorhanden.

Die klinischen Beschreibungen der in der Literatur berichteten Fälle
stimmen weitgehend mit dem ängeführten Fall überein. Meistens handelt es sich um jüngere weibliche Personen. Während der letzten 60 Jahre

wurde diese Dermatose von einer Reihe von Beobachtern unter verschiedenen Synonymen beschrieben:

„La sclérodermie atrophique d'emblée" und „Variation dyschromique et atrophique de la sclérodermie" (BROCQ, CIVATTE, TENNESON, JEANSELME, THIBIERGE, 1902—1904).

„Kombination der idiopathischen Hautatrophie und lokalisierten Sklerodermie" (NOBL, 1908).

„Morphea plana atrophica" (PER, 1925).

„Morphea mit ungewöhnlichem Grade von Atrophie" (CORSI, 1931).

„La sclérodermie atypique liliacée et non-indurée" (GOUGEROT, 1932).

„Progressive idiopathic atrophoderma" (PASINI, 1923; PIERINI, 1936; CANIZARES, 1957).

„Atropho-scleroderma superficialis circumscripta" (BRUNAUER, 1964).

Die Frage, die man zu beantworten suchte, wie dies auch aus den verschiedenen Benennungen zu erkennen ist, war: zu welchem Grade war die Erkrankung zu den Sklerodermien und zu welchem Grade zu der Gruppe der Atrophien verwandt? In vielen Fällen entstehen während der Entwicklung der brauen, atrophischen Herde indurierte Morphea-ähnliche Läsionen. Dieser Übergang oder auch die Zurückbildung von einer Form in die andere während des Krankheitsverlaufes wurden durch zahlreiche Beobachtungen dokumentiert. Ebenso können hypertrophische Narben innerhalb der atrophischen Flächen entstehen. Zwei kleine Keloide wurden in unserem Falle innerhalb eines Jahres nach einer Probeexcision beobachtet, das eine innerhalb einer atrophischen, das andere in einer indurierten Morphea-ähnlichen Läsion. Es scheint daraus zu folgen, daß die atrophische wie auch die sklerotische Haut auf traumatische Einwirkungen in gleicher Weise reagieren. Klinisch kann die Atrophie im Gefolge typischer Morphea nicht von der sogegannten Atrophodermie unterschieden werden, und zweifellos sind Fälle von Atrophie nach typischer Morphea als Atrophoderma berichtet worden. Andererseits neigt die Atrophodermie im Gegensatz zur circumscripten Sklerodermie selten zur Regression oder Involution.

Frühläsionen in unserem Falle waren durch ein rosarotes Erythem charakterisiert und somit identisch mit den Frühläsionen der circumscripten Sklerodermie, wie sie von EHRMENN und BRÜNAUER beschrieben wurden. Während danach die zentrale Induration des Morphea-Herdes mit Ausnahme der peripheren Zonen das Erythem verdrängt und es somit zur Bildung des bekannten violetten Ringes kommt, soll nach einigen Beobachtern bei der Atrophodermie der ganze rötliche Herd schnell in bräunliche Atrophie übergehen, somit die indurierte Phase überspringend. Folglich kommt kein lila Ring zur Beobachtung. Dies konnte in dem berichteten Fall bestätigt werden.

Der gutartige Verlauf der Atrophodermie ist oft unterstrichen worden. Dasselbe gilt aber auch für die circumscripte Sklerodermie, sogar für die seltene generalisierte Form. Im Gegensatz zur progressiven systematischen Sklerodermie sind viscerale Läsionen nie beobachtet worden. In diesem Zusammenhang sei erwähnt, daß ein wirklicher Übergang von der circumscripten zur progressiven Sklerodermie sehr zweifelhaft erscheint. Er ist meines Wissens nur in einem Falle bestätigt worden (Stava, 1959). Untersuchungen von Curtis und Brunsting ergaben, daß solche Fälle wohl von Anfang an die progressive systematisierte Form der Sklerodermie gehabt haben.

Das histopathologische Bild konnte infolge Zeitmangel nicht in Einzelheiten besprochen werden. Die histologischen Befunde sind außerordentlich variabel und verwirrend. Dies wurde erneut durch den berichteten Fall, wie auch durch zahlreiche Literaturberichte dokumentiert. Die Kollagenveränderungen sind nicht auf die mittleren oder tieferen Cutisschichten beschränkt, wie dies von Canizares angenommen wurde. Die elastischen Fasern sind verschiedenartig degeneriert, aber nicht zu einem Grade zerstört, wie man es bei den maculären Atrophien beobachtet. Daraus erklärt sich auch die klinisch bei der Atrophodermie erhaltene Elastizität.

Bei den Sklerodermien finden wir ähnliche Elasticaveränderungen. Im Vergleich sind die histopathologischen Unterschiede zwischen der Atrophodermie und Morphea minimal und sehr variabel, und das histologische Bild ist weder für die Atrophodermie noch für die circumscripte Skerodermie (Morphea) diagnostisch.

In Übereinstimmung mit einer Reihe neuerer Arbeiten erscheint mir eine nosologische Abgrenzung der Atrophodermie als eine separate Krankheitsform nicht möglich. Obwohl die Pathogenese beider Erkrankungsformen, nämlich der Atrophodermie wie der Morphea, im einzelnen noch ungeklärt ist, sprechen die vergleichenden Ergebnisse dafür, daß die Atrophodermie eine abortive (d'emblée) oder atypische Form der circumscripten Sklerodermie (Morphea) darstellt.

E. Kocsard, Sydney: Über die klinischen Probleme der senilen Elastosis

Eines der größten Probleme der Dermatologie in Australien ist das frühzeitige Altern der Haut und die erhöhte Häufigkeit der damit verbundenen klinischen Krankheitszustände. Die Zeichen dieser Senilität der Haut und die Komplikationen, die damit verbunden sind, sind verschieden und mannigfaltig. Die Art der Veränderungen ist im allgemeinen von der lokalen Hautbeschaffenheit abhängig. Die histologischen

Merkmale dieser Altersdermatosen sind auch verschieden und ändern sich von Region zu Region. Es gibt aber ein Zeichen, das man überall antrifft, und das ist die senile Elastosis.

Andere Namen, wie z. B. aktinische Elastose, wurden vorgeschlagen. Senile Elastose ist aber eine bessere Bezeichnung, da dieser Zustand auch andere als aktinische Ursachen haben kann. Zum Beispiel Wärmestrahlen, Druck, chemische Reize (Teer), Hautkrankheiten, wie Lupus Erythematosus. Das „Epiteton ornans": senil bezieht sich bei dieser Gelegenheit nicht auf das Individium, sondern auf die Haut. Sogar das Altern der Haut ist gewöhnlich nur auf gewisse Regionen beschränkt. Das Altern der Haut, so betrachtet, ist eigentlich eine Krankheit, die durch die kumulative Wirkung von schädlichen Einflüssen während des Lebens bedingt ist. Dabei spielt eine angeborene Disposition zum Altern der Haut eine nicht unbedeutende Rolle.

Schädliche Einflüsse von außen, z. B.: Sonnenstrahlen, Wärmestrahlen, Druck, Reiben, chemische Reize; innere Krankheiten, die auf die Haut wirken, z. B.: Mangelkrankheiten und toxische Krankheitszustände; innersekretorische Krankheiten, wie Hypopituitarismus, und Krankheiten der Haut selbst führen früher oder später zum Altern der Haut, begleitet von der senilen Elastose.

Die klinischen Veränderungen, die mit dieser senilen Elastose verbunden sind, sind die folgenden:

Verdickung der Haut, manchmal mit Knoten (Elastoidosis nodularis); Gelbe Verfärbung (peau citreine nach Milian); Runzeln; Teleangiektasien; Pigmentverschiebungen: Lentigo, Depigmentierungen; Purpura senilis. Keratosen: Keratosis solaris; Keratosis marginalis der Hände; Elastokeratosis verrucosa der Extremitäten; Follikuläre Keratosen: Riesencomedonen; Alopecie der äußeren Drittel der Augenbrauen; Geschwülste: Stachelzellkrebse, Kerato-Akanthome, Basaliome und Melanome.

Alle diese Krankheitszustände sind viel häufiger in Australien als anderswo zu beobachten.

Man muß sich aber die Frage stellen, ob alle diese verschiedenen Änderungen der Haut, die in ihrem histopathologischen Bild die senile Elastosis zeigen, als Komplikationen der Elastose zu betrachten sind?

Die wichtigsten Merkmale der senilen Elastose im mikroskopischen Bild, wie es von Braun-Falco in seinem Handbuchbeitrag illustriert und beschrieben wurde, ist eine Bereicherung von Elastica ähnlichem Material des oberen Teils des Stratum reticulare, verbunden mit einem Verschwinden der feinen elastischen Fasern des Stratum papillare; dazu kommt noch eine ausgesprochene Zellarmut der Lederhaut mit einer Tendenz zur Erweiterung der Gefäße und einer Verminderung der Zahl der Capillaren im Stratum papillare. Es ist kein Zweifel, daß wir es bei der senilen Elastose mit einem Elastica ähnlichen Material zu tun haben. Das ist aber nur richtig, was die chemische Zusammensetzung dieses Materials anbelangt. Die normalen elastischen Fasern der Lederhaut sind zäh und widerstandsfähig und funktionieren als Stützen der Gefäße und der ganzen Lederhaut gegen unerwünschte starke Verschiebungen. Diese Funktion ist in der Altershaut mit seniler Elastose vollständig verloren. Von einem funktionellen Standpunkt betrachtet, ist also die Elastose ein Äquivalent von Degeneration, Zerreißen und Verschwinden des normalen elastischen Faserwerks der Lederhaut. Diese Einbuße von Funktion sieht man am besten bei der senilen Purpura. Die Gefäße entbehren hier die normale Unterstützung und werden leicht zerrissen.

Diese Funktionseinbuße der elastischen Gewebe ist aber gewiß nicht die einzige funktionelle Veränderung, die die senile Haut befällt. Die Verminderung der Capillaroberfläche verursacht eine relative Anoxämie. Die Keratosen und die verschiedenen Geschwülste der Oberhaut sind höchstwahrscheinlich eine Folge der relativen, langdauernden, chronischen Anoxämie. Dabei ist es interessant zu bemerken, daß die Haarfollikeln, wenn ihr Sauerstoffzufluß vermindert wird, regelmäßig eine Orthohyperkeratose aufweisen. Das sieht man nicht nur in der Altershaut, sondern z.B. auch bei Lichen sclerosus et atrophicus und bei Amyloidosis. Dieselbe Sauerstoffverminderung verursacht also Dyskeratose und Parakeratose der Oberhaut und dagegen Orthohyperkeratose des Follikelhalses, wie das von H. Pinkus bei seniler Keratosis betont wurde. Diese Differenz in Reaktion zeigt, daß die Endzustände, auch wenn vom selben Reiz verursacht, von der lokalen Reaktivität der Gewebe abhängig sind. Die Zellarmut und Gefäßarmut ist die Erklärung von weiteren funktionellen Veränderungen, die von uns gefunden worden sind. Auftragen von Trafuril-Salbe an senilelastotischen Bezirken wird nicht Hyperämie verursachen, während dieselbe Salbe an bedeckten Körperstellen Rötung hervorruft. Wie wir es auch bewiesen haben, ist die Reaktion der Haut gegen Allergene und gegen reizende Konzentrationen von Chemikalien in den von der senilen Elastose befallenen Gebiete vermindert. Diese Reaktionsänderungen sind höchstwahrscheinlich durch relatives Fehlen der Gefäße und durch relative Armut von cellulären Elementen: Histiocyten, Mastzellen, bedingt. Das Fehlen von Histiocyten in den senilen elastotischen Geweben wird bei der senilen Purpura besonders deutlich. Die roten Blutkörperchen, die durch Zerreißen der Capillaren in die senilelastotischen Gewebe zerstreut werden, können nicht phagozytiert werden, und wie unsere Experimente beweisen, bleiben sie unverändert in dieser „Gewebswüste". Es kommt nicht zu Hämosiderinbildung, nicht zu typischen Farbenveränderungen, und die gewöhnlichen Eisenreaktionen, z.B. Berlinerblau, geben eine negative Antwort.

Nach Abfräsen wird die senile Elastosis durch normal erscheinendes Kollagen ersetzt. Interessanterweise aber entwickeln sich an der verjüngten Haut nach 8 Monaten bis zu 4 Jahren wieder senile Keratosen, diesmal ohne die Anwesenheit von Elastose, wie das von AYRES und BRAUN-FALCO bemerkt wurde. Das ist leicht zu erklären, wenn man das ganze Geschehen von einem funktionellen Standpunkt aus betrachtet. Acht Monate bis 4 Jahre nach Abfräsen sind die elastische Fasern höchstwahrscheinlich noch nicht regeneriert, wenn auch die Lederhaut oberflächlich normal aussieht; und obwohl die Runzeln, die gelbe Verfärbung und einige erweiterte Gefäße, die kosmetisch störend gewirkt haben, durch den operativen Eingriff beseitigt worden sind, besteht die funktionelle Minderwertigkeit der Gewebe weiter. Es wird im allgemeinen behauptet, daß die Elastose die Ursache der Oberhautveränderungen, wie z. B. Stachelzellkrebse und Basaliome, sei. Ich möchte aber betonen, daß die Ursache der Keratosen und der Geschwülste nicht die Elastose per se, sondern die funktionelle Zustandveränderung ist, die mit der Elastose zusammen vorkommt und nur zum Teil von der Elastose bedingt wird.

Aussprache

K. SALFELD, Marburg/Lahn: Die vom Referenten aufgezeigte verminderte Rötung der altersveränderten Haut auf hyperämisierende Maßnahmen ist möglicherweise bedingt durch eine verminderte Reagibilität der Gefäße auf Grund altersbedingter Gefäßwandschädigungen („Verholzung" im Sinne von M. NORDMANN [1]).

Meine Frage ist, ob eine Abnahme der Gefäßzahl in der altersveränderten Haut statistisch gesichert ist.

[1] Z. Alternsforsch. **6**, 216—223 (1952).

E. R. WEIBEL, Zürich, und U. W. SCHNYDER, Heidelberg: Zur Ultrastruktur und Histochemie der granulösen Degeneration bei bullöser Erythrodermie congénitale ichthyosiforme*

In einer nicht-bullösen Hautstelle bei Erythrodermie congénitale ichthyosiforme bulleuse ließen sich elektronenmikroskopisch und histochemisch folgende Befunde erheben:

1. Überproduktion von Tonofilamenten mit Vermehrung von Ribosomen und Mitochondrien.

2. Die Tonofibrillen sind verklumpt, bilden perinucleäre Schalen und zeigen eine von der Norm abweichende Querstreifung, was als Tonofibrillenfehlbildung aufgefaßt wird.

---

* Erscheint ausführlich im Arch. klin. exp. Derm. (1966).

3. Das Keratohyalin ist vermehrt und bildet große Schollen („granu-
löse Degeneration").

4. Die Hornkomplexbildung ist qualitativ gestört.

Die morphologischen Beziehungen zu anderen intraepidermalen
Blasenkrankheiten wurden besprochen.

Aussprache

C. Orfanos, Köln: Die hervorragenden Bilder von Herrn Prof. Schnyder
erinnerten an einige Abbildungen aus der Literatur (ich erwähne die Arbeit von
Charles über den M. Darier) und nicht zuletzt auch an eigene Befunde. Meine
Frage lautet:
Sind die demonstrierten Veränderungen (vor allem an den Tonofibrillen) für die
Erythrodermie cong. ichthyos. spezifisch, oder handelt es sich vielmehr um das
elektronenmikroskopische Äquivalent der lichtmikroskopischen „Dyskeratose"
im allgemeinen?

H. Oberste-Lehn, Wuppertal, und Ch. Alberti, Kiel: Die Häufigkeit der Schweißdrüsen und die Alterung des Menschen

Über die Dichte ekkriner Schweißdrüsen liegen bereits zahlreiche
Untersuchungen vor. Dennoch sind keine übereinstimmenden Angaben
vorhanden, da entweder von der Schweißdrüsenfunktion, die auf der
Oberhaut bestimmt wird, oder vom histologischen Schnitt her, auf die
Schweißdrüsendichte geschlossen wurde. Sie zeigen aber, daß die ekkrinen
Schweißdrüsen nicht gleichmäßig über die Körperhaut verteilt sind.
Genauere Vorstellungen als bisher lassen sich an Macerationspräparaten
sowohl nach Färbung, wie von Szabo ausgeführt, als auch nach Sem-
perung (Horstmann) gewinnen.

Bei der Zählung der ekkrinen Schweißdrüsen in Semperpräparaten
gilt zu berücksichtigen, daß zwischen Haaren und bestimmten Schweißdrüsen enge ontogenetisch begründete Beziehungen bestehen, die in einer
räumlichen Zuordnung dieser Schweißdrüsen zu Haarfollikeln ihren Ausdruck finden. Diese an die Haare gebundenen Schweißdrüsen lassen sich
leicht erkennen.

Wie die Beobachtungen von Fleischhauer über die Entwicklung
der Haarfollikel und ekkrinen Schweißdrüsen gezeigt haben, treten die
ersten Schweißdrüsenanlagen regelmäßig neben Haarfollikeln auf, und
zwar neben Haargruppen sowie neben einzelstehenden Follikeln. Die
sich später, während des Fötallebens, entwickelnden Schweißdrüsen entstehen in den Räumen zwischen den Haarfollikeln. Infolgedessen sollte
man zwischen in Muster angeordneten und freistehenden Drüsen unterscheiden, was trotz des späteren zweidimensionalen Hautwachstums
ohne Schwierigkeiten auch gelingt.

Insgesamt wurden in 239 Semperpräparaten, den epidermocutanen Grenzflächenbildern, 30433 ekkrine Schweißdrüsen ausgezählt. Von diesen waren 32,6% (9 926) in Musteranordnung und 67,4% (20 507) freistehend. Die geschlechtsgebundenen Differenzen — bei Männern 1,6% mehr um Haarfollikel angeordnete, bei Frauen 1,6% mehr freistehende Schweißdrüsen — sind nicht signifikant.

Der Schweißdrüsenbesatz der einzelnen Körperregionen ist unterschiedlich. Die obere Extremität hat die größte Schweißdrüsendichte (Unterarm 157,4, Oberarm 145,1, Ellenbogen 140,8 e-Schweißdrüsen/cm². Am Ober- und Unterschenkel lassen sich bedeutend weniger Schweißdrüsen finden (106,0 bzw. 133,4 e-Schweißdrüsen/cm²), wobei der distale Körperteil, genau wie der Unterarm, dichter mit Drüsen besetzt ist. Am Stamm zeigt sich eine vom Bauch und Rücken ausgehende cranial- und caudalwärts gerichtete Abnahme der Schweißdrüsendichte. Regionale Unterschiede zwischen der Dichte des Schweißdrüsenbesatzes und der Häufigkeit in Muster angeordneter oder freistehender Drüsen finden sich nicht. Die topographische Dichteverteilung der Schweißdrüsen ist bei beiden Geschlechtern unterschiedlich. Zum Beispiel sind die Schweißdrüsen bei Frauen an der oberen Extremität (Unterarm 161,9, Oberarm 133,5 und Ellenbogen 155,7 e-Schweißdrüsen/cm²) an Rücken (145,0), Schulter (122,3), Leiste (118,0) und Hals (102,2) zahlreicher als bei Männern. Dagegen findet sich beim männlichen Geschlecht eine größere Schweißdrüsendichte am Bauch (149,3), Unterbauch (137,7), Gesäß (116,5) und an der Brust (109,0).

Verfolgt man zunächst mit dem Alter einhergehende Veränderungen der Schweißdrüsendichte, so stellt sich heraus, daß die Schweißdrüsenzahl von 177,2 e-Schweißdrüsen/cm² bei Jugendlichen über die Altersklassen der 20—39, 40—59 und 60—79jährigen auf 100,8 Drüsen/cm², bei den 80—99jährigen abnimmt. Dieser Vorgang läuft nicht kontinuierlich ab, sondern über einen Zuwachs von 17,5 e-Schweißdrüsen/cm² bei den 40—59jährigen. Die Beobachtung einer inversen Zunahme machten überdies OBERSTE-LEHN u. NOBIS bei ähnlichen Untersuchungen über die Altersveränderungen der Haarfollikelanordnung. Es ist zu vermuten, daß sich in der genannten Altersklasse neue Schweißdrüsen bilden. Darüber hinaus aber ist festzustellen, daß die Schweißdrüsendichte bei Mädchen größer ist als bei Jungen. Beide Geschlechter haben aber im Greisenalter eine etwa gleichgroße Zahl an Schweißdrüsen pro Flächeneinheit.

Die Relation zwischen den in Muster angeordneten Schweißdrüsen und den Freistehenden verschiebt sich während der Alterung zugunsten der Einzelstehenden. Ihr Anteil fällt von 44,1% kontinuierlich auf 16,7% ab. Für das männliche Geschlecht ist die gleiche Verschiebung der Verhältnisse zu beobachten. Hier sinkt der Prozentsatz von 35,6% auf

17,1%. Allerdings tritt bei Männern in der Altersklasse der 20—39jährigen unvermutet ein Zuwachs von 5,6 e-Schweißdrüsen/cm² ein. Beim weiblichen Geschlecht fällt der Prozentsatz der in Muster angeordneten Schweißdrüsen von 48% auf 16,7%.

Bei einem Vergleich der absoluten Zahlen bleibt eine Abnahme der Schweißdrüsendichte von 148,5 auf 96,8 je Flächeneinheit zu konstatieren. Bemerkenswert ist, daß 20—30jährige nahezu ebenso viel Schweißdrüsen haben wie Greise. In der nächsten Altersklasse ist dann ein Drüsenzuwachs festzustellen, der beim Manne 15,6 und bei der Frau 24,5 e-Schweißdrüsen/cm² Fläche beträgt. In den beiden folgenden Altersgruppen setzt erneut eine Rückbildung von Schweißdrüsen ein, die dann bei Greisen mit 96,8 und bei Greisinnen mit 105,0 Schweißdrüsen/cm² endet. Der Schwund der Schweißdrüsen geht zum größten Teil zu Lasten der in Muster angeordneten Schweißdrüsen, der inverse Alterszuwachs ausschließlich auf eine Zunahme der freistehenden Schweißdrüsen zurück. Beim männlichen Geschlecht fehlt in der mittleren Altersklasse jede Vermehrung um Haarfollikel stehender Schweißdrüsen, beim weiblichen Geschlecht dagegen beträgt sie 5,0 e-Schweißdrüsen/cm² Hautareal. In allen Altersklassen ist die weibliche Haut dichter mit Schweißdrüsen besetzt als die männliche.

In der Rückenhaut nimmt die Schweißdrüsendichte im ganzen gesehen mit fortschreitender Alterung ab. Sie sinkt von 137,3 auf 107,5 Schweißdrüsen pro Flächeneinheit. Bei den 60—79jährigen erfährt die Rückenhaut jedoch einen solchen Zuwachs an Schweißdrüsen, daß die Dichte jugendlicher Haut erreicht wird. Dieser wird von den freistehenden Schweißdrüsen verursacht, die während der Alterung an Dichte absolut zunehmen und nur in der Altersklasse der 40—59jährigen an Zahl verlieren. Der Rückgang der Drüsendichte kommt allein durch eine Verminderung der um Haarfollikel angeordneten zustande. Je Quadratzentimeter Hautfläche sinkt ihre Anzahl von 59,0 auf 19,0 e-Schweißdrüsen ab.

In der weiblichen Rückenhaut — die männliche bleibt wegen zu geringer Präparateanzahl außer Betracht — läßt sich, wenn auch in der 3. und 4. Altersklasse eine umgekehrte Tendenz sichtbar wird, eine Abnahme der Drüsendichte erkennen. Wiederum sinkt die Anzahl der in Muster angeordneten von 76,0 auf 19,0 je Quadratzentimeter Hautfläche mit nur geringem Zuwachs, nämlich von 1,3 e-Schweißdrüsen/cm² bei den 40—79jährigen. Dagegen nimmt die Summe freistehender Schweißdrüsen mit wachsendem Alter in weit geringerem Maße ab, und zwar von 91,5 auf 88,5 je cm². Ein erheblicher Zuwachs von 6,5 e-Schweißdrüsen/cm² tritt bei den 60—79jährigen ein.

An der Oberschenkelhaut vermindert sich die Schweißdrüsendichte von 133,0 auf 76,5 je cm². In der mittleren Altersklasse ist erneut ein

Drüsenzuwachs von 31,8 e-Schweißdrüsen/cm² festzustellen, wodurch die Dichte jugendlicher Haut erreicht wird. Diese ist auf die in den Räumen zwischen den Haaren stehenden Schweißdrüsen, also den Freistehenden, zurückzuführen; denn die an Haarfollikel gebundenen nehmen zunächst von der 1. zur 2. Altersklasse erheblich (von 62,0 auf 28,3), später kaum noch an Zahl ab. Von der 3. zur 4. Altersklasse sinkt ihre Summe von 26,6 auf 25,2 e-Schweißdrüsen/cm² und schließlich in der letzten Altersklasse auf 14,0 e-Schweißdrüsen/cm² ab. Die Freistehenden erfahren eine Minderung von 71,0 auf 62,5 und die in Musteranordnung stehenden von 62,0 auf 14,0 pro cm². Für das männliche Geschlecht — dem weiblichen Geschlecht fehlt in dem vorliegenden Material die notwendige zahlenmäßige Vertretung — ergibt sich wieder eine Abnahme in der Schweißdrüsendichte von 133,0 auf 76,5 pro cm² Hautareal. Diese wird durch eine geringe Zunahme (von 6,1 e-Schweißdrüsen/cm²) bei den 60—79 jährigen unterbrochen. Der im ganzen gesehen erhebliche Verlust geht im wesentlichen zu Lasten der in Muster angeordneten Drüsen, deren Anzahl von 62,0 auf 14,0 pro cm² Hautareal abnimmt, während die Freistehenden kaum an Bestand einbüßen. Sie verlieren von ursprünglich 71,0 nur 8,5 Schweißdrüsen. Zudem kommt es auch hier wieder zwischen dem 20. und 79. Lebensjahr zu einem Anwachsen ihrer Zahl auf 89,4 e-Schweißdrüsen/cm² Flächeneinheit.

Zusammengefaßt läßt sich sagen: ein cranio-caudales Gefälle der Drüsendichte, wie es von KRAUSE angenommen wurde, läßt sich nicht nachweisen. Die Schweißdrüsenzahl ist zwar an der oberen Extremität größer als an der unteren, aber am Stamm ist sowohl vom Bauch als auch vom Rücken eine nach caudal wie cranial fortschreitende Abnahme der ekkrinen Drüsen pro Flächeneinheit festzustellen. Mit dem Älterwerden des Menschen nimmt die Zahl der ekkrinen Schweißdrüsen pro Flächeneinheit ab. Dies geschieht vor allem zu Lasten jener Schweißdrüsen, die um die Haarfollikel gruppiert sind und die durch ihre Ontogenese in enge räumliche Beziehung zu den Haaren stehen. Ihr Standort läßt sie aber an Altersveränderungen der Haut teilnehmen, die sich an den Haarfollikeln abspielen und die darauf hinweisen, daß die den Haarfollikeln nahegelegenen Epithelbezirke funktionell eine Sonderheit darstellen. Die freistehenden Schweißdrüsen erfahren vor allem in den mittleren Altersklassen eine Zunahme. Aus diesem Grunde ist mit einem Aussprossen neuer ekkriner Schweißdrüsen während des Erwachsenenlebens zu rechnen.

Literatur

FLEISCHHAUER, K.: Über die Entstehung der Haaranordnung und das Zustandekommen räumlicher Beziehungen zwischen Haaren und Schweißdrüsen. Z. Zellforsch. 38, 328—355 (1953).

HORSTMANN, E.: Über den Papillarkörper der menschlichen Haut und seine regionalen Unterschiede. Acta anat. (Basel) 14, 23—42 (1952).

Oberste-Lehn, H., u. A. Nobis: Die Haaranordnung beim Menschen und bei einigen Säugetieren. Z. Anat. Entwickl.-Gesch. **123**, 589—642 (1963).
Szabo, G.: The number of eccrine sweat glands in human skin in advances in biology of skin, vol. 3. London: Pergamon Press 1962.

K. Winkler, Berlin: Zur Resorption von Corticoid-Salben

45 Patienten wurden mit verschiedenen Corticoid-Salben behandelt und die Plasmakortisolwerte, die 17-Ketosteroid- sowie die 17-Hydroxycorticoidwerte im Harn bestimmt. Besonderer Wert wurde auf die Untersuchung des Kortisolspiegels gelegt, da dieser ein wesentlich empfindlicherer Indicator für eine veränderte Nebennierenrinden-Funktion ist als die Steroidwerte im Harn. Da der Kortisolspiegel, selbst wenn das Blut stets zur gleichen Tageszeit unter den gleichen Bedingungen entnommen wird und selbst wenn die Patienten keine Medikamente, weder äußerlich noch innerlich bekommen, erhebliche Schwankungen aufweisen kann, geben nur wiederholte Untersuchungen des Kortisolspiegels ein genaues Bild über die Nebennierenrinden-Funktion. Einem einzelnen erhöhten oder erniedrigten Kortisolspiegelwert darf keine allzugroße Bedeutung beigemessen werden. Es muß bei den Untersuchungen auch berücksichtigt werden, daß die innerliche Verabreichung von Arzneimitteln die ACTH-Sekretion fördern oder hemmen und damit den Kortisolspiegel verändern kann. Es wurden möglichst 2 Untersuchungen vor der Salbenbehandlung, 6 Untersuchungen während der Therapie und zwei nach Beendigung der Salbenanwendung durchgeführt. Die Corticoide im Plasma wurden mit der fluorimetrischen Methode nach de Moor (Modifikation von Stahl) bestimmt. Die Untersuchungen ergaben, daß selbst große Mengen hochwirksamer Corticoidsalben, die auf die kranke Haut des Ekzematikers oder Psoriatikers aufgetragen wurden, die Steroidwerte im Blut und im Harn nicht beeinflußten. So hatte die tägliche Einreibung von 50 g einer 1%igen Hydrokortisonsalbe keine Rückwirkung auf die Steroidwerte im Blut und Harn. Ebenso beeinflußte die tägliche Verabreichung von 80 g einer $0,1\%$igen Triamcinolon-Salbe und von 60 g einer $0,5\%$igen Fluocortolon-Salbe die Kortisolspiegelwerte nicht. Lediglich nach Auftragen von 40 g einer $0,5\%$igen Fluocortolon-Salbe und gleichzeitiger Anwendung von Folienverbänden und Wärme (Lichtbügel) kam es zu einem Abfall der Plasmakortisolspiegelwerte. Deshalb ist bei Anwendung von größeren Corticoidsalbenmengen unter Folienverbänden mit einer wirksamen Resorption von Corticoiden zu rechnen.

Zum Nachweis der Resorption dienten außerdem markierte Salben. Man stellte eine Salbe her, die zu gleichen Teilen zwei markierte Substanzen enthielt, und zwar Fluocortolon (mit Tritium markiert) und Fluocortoloncapronat (mit ^{14}C markiert). Man trug 8 g von dieser Salbe auf die kranke Haut des Ekzematikers oder Psoriatikers auf und legte eine Folie darüber. Nach 24 Std wurde die Salbe entfernt, in einem gasdicht verschlossenen System verbrannt und dann die β-Strahler im Liquid-Szintillationsverfahren gemessen. Man bestimmte dann, wieviel Prozent der angewandten Dosis wiedergefunden wurden. Es ergab sich, daß man weniger als die Hälfte der angewandten Fluocortolondosis wiederfand (etwa 48%), dagegen den größten Teil des Fluocortoloncapronats (etwa 86%). Daraus ist zu schließen, daß der Fluocortolon-Ester wesentlich schlechter bzw. langsamer resorbiert wird als der freie Alkohol.

U. Spagnoli, Siena: Experimentelles durch Dinitro-Chlorbenzol erzeugtes, mit C 14 markiertes Ekzem

Das 2-4-dinitro-Chlorbenzol (D.N.C.B.) hat durch seine besonders wirksamen ekzematogenen Eigenschaften ermöglicht, wichtige Resultate zu erreichen, die dazu beigetragen haben, viele Probleme im Gebiet des Ekzems im allgemeinen und des Kontaktekzems im besonderen zu erhellen. Die sehr bescheidenen Mengen des Dinitroderivates jedoch, die zur Sensibilisierung nützlich sind und von den Versuchstieren vertragen werden, sind ein ernstes Hindernis, um das Eindringen des Ekzematogens in den Organen und Geweben zu verfolgen. Dieses Eindringen ist für die Erzeugung der spezifischen Sensibilisierung gewiß signifikativ, die, wie bekannt, nicht unmittelbar erscheint, sondern erst nach einer gewissen latenten Zeitperiode.

Wegen der Schwierigkeit einer Untersuchung von rein chemischem Charakter hat sich unsere Aufmerksamkeit dem markierten D.N.C.B. zugewandt, das auch in kleinen Mengen im Gewebezusammenhang leichter auffindbar ist. In unserer Klinik sind sowohl mit autoradiographischer Methode als auch mit Anwendung eines Zählers mit flüssiger Szintillation Vorversuche ausgeführt worden. Diese waren dazu bestimmt, die Verteilung und Absorption des D.N.C.B. in der Haut zu bestimmen. C 14 wurde vor und nach der Sensibilisierung mit dem Ekzematogen in die Haut des Meerschweinchens eingespritzt.

Einer ersten Meerschweinchengruppe wurde das mit C 14 markierte D.N.C.B. in die Rückenhaut eingebracht und die Untersuchung wurde autoradiographisch ausgeführt, indem nach Tagen der Exposition der eingespritzten Hautlappen, die in den darauffolgenden Zeiten entnommen wurden, die Schwärzung der Platten mittels fotometrischer Methoden bestimmt wurde.

Die 2. Meerschweinchengruppe wurde in zwei Hälften geteilt. Dem ersten Teil wurde das markierte D.N.C.B. eingespritzt, dem zweiten Teil

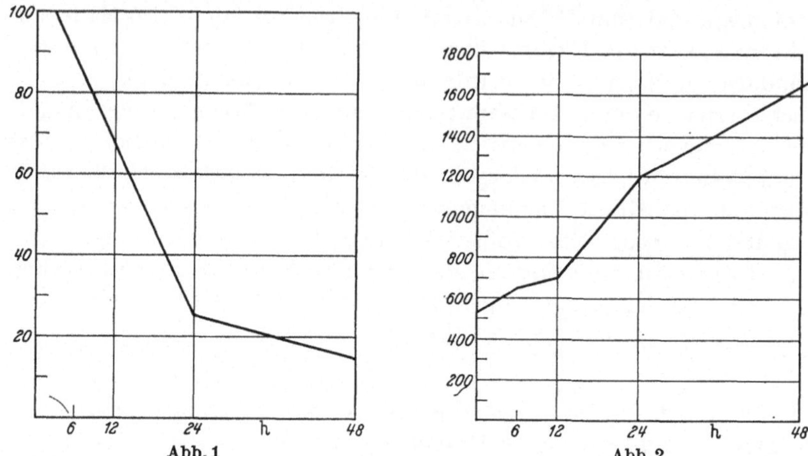

Abb. 1.

Abb. 2.

Abb. 1. Fotometrische Werte der Schwärzungsintensität der autoradiographischen Platten nach Exposition der Hautlappen, die mit D.N.C.B. C 14 injiziert und in den darauffolgenden Zeiten entnommen wurden

Abb. 2. Fotometrische Werte, die die Diffusion des D.N.C.B. C 14 in den Hautlappen betreffen, die in den darauffolgenden Zeiten entnommen wurden

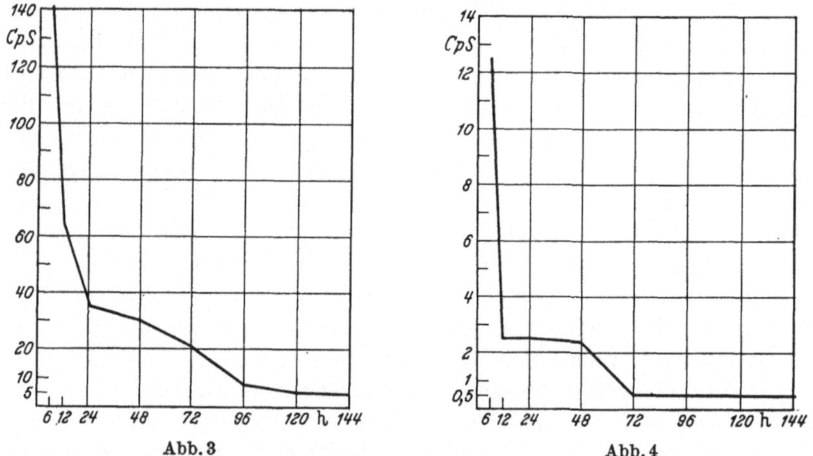

Abb. 3.

Abb. 4.

Abb. 3. Radioaktives Vermögen der Hautproben, das mit Anwendung eines Zählers mit flüssiger Szintillation bestimmt wurde. Die Hautproben wurden in der darauffolgenden Zeit an der Stelle der Inoculation entnommen

Abb. 4. Radioaktives Vermögen der Haut, die von der Inoculationsstelle entfernt entnommen wurde

dagegen das nicht markierte D.N.C.B. Nachdem die Sensibilisierung erreicht war, wurde mit markiertem D.N.C.B. die allergische Reaktion ausgelöst.

Von den Meerschweinchen dieser beiden Gruppen wurden in der Folgezeit Hautlappen entnommen (wie bei der ersten Meerschweinchengruppe), und zwar sowohl im Sitz der inoculierten Haut als auch in der davon entfernten. Das radioaktive Vermögen dieser Proben wurde mittels Anwendung eines Zählers mit flüssiger Szintillation bestimmt.

Aus dem Komplex der Forschungen hat sich ergeben, daß das D.N.C.B. im Verhältnis von etwa 20% alle 6 Std rapid adsorbiert wird, ohne fühlbaren Unterschied im Verhalten zwischen der noch nicht sensibilisierten und der sensibilisierten Haut.

Das Ekzematogen geht auch Diffusionsprozessen entgegen, die sich vorwiegend über die vasculo-bindegewebigen Hautstrukturen abspielen und in viel geringerem Maße über die epithelialen epidermischen Strukturen.

Die Absorption und die Diffusion drücken sich durch Linien aus, die sich der Geraden nähern, wenigstens in den ersten 24 Std. Die Phänomen vollziehen sich mit fast konstanter Proportionalität. Die Diffusion in der Haut verfolgt einen Lauf, der, in bescheideneren Grenzen, das an der Einspritzungsstelle festgestellte Phänomen wieder erzeugt.

Die Resultate der Untersuchung zeigen, daß die Diffusion des Ekzematogens durch die Haut nicht geschieht, oder vielleicht in geringem Maße und daß das D.N.C.B. keinen besonderen Tropismus für die Haut besitzt, nachdem diese sensibilisiert wurde.

Th. Matner und G. Leonhardi, Frankfurt a. M.: Hauttestung auf urticarielle Penicillin-Überempfindlichkeit

Die im folgenden erörterten Reaktionen würde man zur Zeit am besten als „Serumkrankheit-artige" Reaktivität bezeichnen.

Von den Arzneimitteln, die solche „Serumkrankheit-ähnliche" urticarielle Reaktionen auslösen, steht das Penicillin bekanntlich jetzt an erster Stelle. Die urticarielle Reaktion tritt entweder wenige bis mehrere Stunden nach der Verabreichung auf oder aber erst nach Ablauf von etwa 1—2 Wochen. Im letzteren Fall findet die entsprechende Antikörper-Bildung in der Latenzperiode statt.

Die urticarielle Reaktion auf Penicillin muß selbstverständlich diagnostisch unterschieden werden von urticariellen Reaktionen, die durch andere Arzneimittel, wie etwa Novocain, erzeugt werden.

Schon in den ersten Jahren der Penicillin-Ära stoßen wir auf Berichte von solchen Penicillin-Überempfindlichkeitsreaktionen. Alarmierend war der 1957 vorgelegte Bericht von Welch aus den USA über eine Umfrage, die in den Jahren 1953—1956 bei einem Drittel der dortigen Krankenhäuser durchgeführt worden war. Von 3000 schweren Arzneimittel-

reaktionen waren allein 2500, das sind 80%, durch Penicillin bedingt.
1500 reagierten mit angioneurotischem Ödem, 1000 mit „schockähn-
lichen" Symptomen und ungefähr 100 Patienten waren am Penicillin-
schock gestorben! FEINBERG berichtete 1961, daß in den Vereinigten
Staaten jährlich 300 Todesfälle durch Penicillin-Anaphylaxie verursacht
waren.

In den darauffolgenden Jahren hat die Zahl dieser Zwischenfälle
weiter zugenommen und dazu geführt, daß es in einigen Distrikten in den
USA den Ärzten zur Pflicht gemacht worden ist, vor jeder Penicillinbehandlung einen Hauttest durchzuführen.

Analoges wurde in Europa anscheinend bisher nicht in solchem Ausmaß beobachtet oder berichtet. Das entspricht auch unseren eigenen
Erfahrungen.

Tabelle 1. *Serumkrankheit-artige Reaktionen gegen Penicillin bei Penicillinbehandlung*
in der Univ.-Hautklinik Frankfurt a. M. von 1963 bis 1. 9. 1965

Jahre	Zahl der Patienten	♂	♀	Erkrankungen		Penicillin-allergie	%
				vener.	Haut		
1963	466	141	305	429	17	6	1,4
1964	405	107	298	358	47	6	1,5
1965 bis 1. 9.	200	76	124	180	20	5	2,5
Gesamt	1071	324	727	967	84	17	1,6

Vom Januar 1963 bis September 1965 wurden in unserer Klinik insgesamt 1071 Patienten mit Penicillin behandelt, hauptsächlich venerisch
Erkrankte. Bei diesen Patienten wurden 17mal „Serumkrankheit-
artige" Reaktionen beobachtet, d.h., etwa 1,6% der Gruppe waren
betroffen.

Diese Zahl entspricht auch anderen Angaben der europäischen Literatur.

In letzter Zeit häufen sich Berichte, die nun auch im europäischen
Raum eine Zunahme der Penicillinallergien befürchten lassen. Es war
um so wichtiger, eine Möglichkeit zu finden, durch entsprechende Teste
eine bestehende Penicillinüberempfindlichkeit rechtzeitig zu erkennen.
Die intradermal durchgeführten Teste mit kristallinem Penicillin G in
kleinen Dosen erwiesen sich keineswegs als ungefährlich.

In den letzten Jahren wurde von amerikanischen Autoren eine
Methode entwickelt, die diagnostisch verläßlicher sein soll. Dieser Test
wurde von DE WECK, gewesenem Mitarbeiter von EISEN, und jetzt in
Bern, für klinische Zwecke besonders bearbeitet.

Kurz einige Bemerkungen über gewisse für die in Frage kommende Reaktion postulierte biochemische Vorgänge:

Tabelle 2

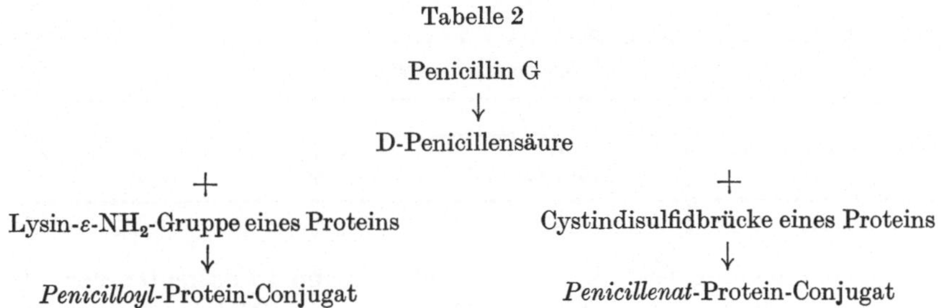

Penicillin G
↓
D-Penicillensäure

Penicillin, bzw. bestimmte Abbauprodukte desselben, sind für die hier vorliegende Fragestellung als Haptene (LANDSTEINER) aufzufassen, die erst nach Bindung an Proteine Antigene bilden. Es wird angenommen, daß die Bindung von Penicillin bzw. seines Derivates Penicillensäure in vivo entweder über die Carbonylgruppe des β-Lactamringes mit der ε-Aminogruppe von Lysinresten oder über die Sulfhydryl-Gruppe mit Cystinresten der Proteine erfolgt.

Dabei entstehen stabile Conjugate, sogenannte Vollantigene, unter anderen das Penicilloyl-Protein-Conjugat, und das Penicillenat-Protein-Conjugat.

Vieles spricht dafür, daß die Penicilloylstruktur bei der hier interessierenden Reaktion ein wesentlicher Determinant ist, der spezifisch imstande ist, die Bildung von entsprechenden Antipenicilloyl-Conjugat-Antikörpern zu induzieren. Zur Bildung der Penicilloyl-Protein-Antigene benötigt der Organismus aber eine bestimmte Zeitspanne, die variabel ist und von verschiedenen Faktoren abhängt.

Für die Testung stellt die Bildungszeit des Penicilloyl-Protein-Conjugates offenbar einen wichtigen Unsicherheitsfaktor dar. Außerdem sollte das Conjugat selbst, wenn möglich, nicht zu weiterer Sensibilisierung führen.

Aus beiden Gründen stellte man ein Conjugat von Penicillensäure mit einer proteinartigen Modellsubstanz, dem Polylysin, her. Das Conjugat besteht aus 10 Penicilloylgruppen und 20 Lysinmolekeln. Dieses Penicilloyl-Polylysin-Conjugat (PPL) stellt das in unserem Gebrauch befindliche Vollantigen dar, das uns dankenswerter Weise von Herrn Dr. DE WECK zur Verfügung gestellt wurde.

Die intradermale Applikation von PPL sollte bei vorhandener Penicillinallergie mit einer lokalen urticariellen Reaktion beantwortet werden. Wir führten vorschriftsmäßig zuerst jeweils den sogenannten „screening

Test" durch, einen Prick-Test mit einer hohen Verdünnung* des PPL.
Trat dabei keine lokale Reaktion auf, wurde intradermal weiter getestet.
Als Kontrolle diente jeweils physiologische Kochsalzlösung.

Tabelle 3. *Testresultate bei 46 Patienten mit „positiver" Anamnese von Januar 1964
bis September 1965*

Gesamtzahl der Pat.	Teste mit		
	PPL positiv bei	Novocain positiv bei	PPL und Novocain negativ bei
46	19	14	14

Wir nahmen die Teste bei einem Kollektiv von 46 Patienten vor, die
in der Anamnese eine urticarielle Reaktion nach Verabreichung von
Penicillinpräparaten angegeben hatten.

Von diesen 46 Patienten zeigten 19 — das wären gut ein Drittel
der Gruppe — eine positive PPL-Reaktion. 14 zeigten eine positive Reaktion gegenüber Novocain und 14 Patienten zeigten negative PPL- und
Novocain-Resultate. Bei einem unserer Patienten bestanden positive
Teste sowohl mit PPL wie mit Novocain gleichzeitig.

Von den 27 PPL-negativen Patienten mit anamnestisch angeblicher
Penicillin-Unverträglichkeit haben 4 eine von uns später durchgeführte
Penicillintherapie reaktionslos vertragen.

Alle 22 Kontrollpersonen mit „negativer" Anamnese zeigten auch
negative PPL-Teste.

Wir möchten ferner mitteilen, daß wir sowohl vor Anwendung dieses
neuen Tests, als auch in letzter Zeit verschiedene im Gebrauch befindliche
Penicillinpräparate, darunter auch halbsynthetische, zur Testung herangezogen haben. Die Ausbeute mit diesen Präparaten betrug weniger als
die Hälfte der bei den gleichen Patienten mit PPL erhaltenen positiven
Reaktionen.

Schließlich ist von Interesse, daß bei keinem Patienten, der PPL-
negativ war, eine positive Reaktion mit einem anderen Penicillin-Pro-
dukt beobachtet wurde.

Aussprache

W. P. HERRMANN, Hamburg: Zu welchem Zeitpunkt wurden die Testungen
durchgeführt, während oder nach Abklingen der urticariellen Schübe ?

TH. MATNER, Frankfurt a. M.: *Schlußwort zur Anfrage von* W. P. HERRMANN,
Hamburg: Die Zeitspanne zwischen urticarieller Erkrankung und Testung betrug
2 Tage bis 5 Jahre.

Bei den meisten Patienten handelte es sich um die Spanne zwischen einem halben Monat und einem halben Jahr.

---

* 500 mμ Mol/ml = 300 IE ml Penicillin G; 1 Tropfen = $^1/_{20}$ = 15 IE;
i.c. = 0.05 ml = 12,5 mμ Mol = 7,5 IE.

G. Brehm, Mainz: Kontaktekzeme durch Kunstharzkleber im Schuhmachergewerbe

Während früher der Schuhmacher als typischer Handwerker zum großen Teil die Schuhe selbst herstellte und hierbei auch die Sohlen mit der Hand genäht wurden, hat seit der industriellen Fertigung der Kleber zur Verbindung von Schuh und Schuhsohle immer größere Bedeutung erlangt, wobei seit 1910 Nitrocellulosekleber und neuerdings Naturkautschuk- oder Kunststoff-Kleber verwendet werden.

In den letzten Jahren konnte trotz Steigerung der Qualitäten der Kleber eine zunehmende Anfälligkeit der Schuhmacher für ekzematöse Hautveränderungen, vor allem im Bereich der Hände, festgestellt werden. Es bestand der Verdacht, daß bestimmte chemische Zusammensetzungen eine sensibilisierende Eigenschaft auf die Haut ausübten. Bereits 1943 beschrieben Schwartz, Peck u. Dunn Dermatitiden in der Kriegsindustrie, welche durch unvollständig polymerisierte Phenolformaldehyd-Kunstharze bedingt waren. Jordon war 1950 der Meinung, daß auf gut polymerisierte Kunstharze keine Sensibilisierungen auftreten würden. Die von ihm durchgeführten Tests bei Schuhträgern waren negativ. Die ersten Beobachtungen über paratertiäres-Butylphenol als Noxe bei Sensibilisierungen durch Schuhkleber stammten von Malten, 1958. Letzterer untersuchte jedoch nur Schuhmacher, die bereits ekzematöse Veränderungen an den Händen aufwiesen bzw. Schuhträger, bei denen der Verdacht einer Kontakt-Sensibilisierung bestand.

Zusammen mit dem Doktoranden Herrn Miketta haben wir in Mainz versucht, einen Überblick über die Erkrankungshäufigkeit an Kontakt-Ekzemen bei Schuhmachern und über die sensibilisierenden Eigenschaften von verschiedenen Grundstoffen zu gewinnen. In einem Stadt- und Landkreis konnten wir insgesamt 73 Schuhmacherbetriebe mit einer Gesamtzahl von 122 Beschäftigten, von denen nur 19 die Testung verweigerten, untersuchen, so daß wir ein Material von 103 Untersuchten und getesteten Personen überblicken. Gleichzeitig wurden die Arbeitsbedingungen am Arbeitsplatz, persönliche Sauberkeit und Art der Handreinigung nach der Arbeit aufgezeichnet.

Aus der Tabelle ersehen Sie, daß die Lösungsmittel Toluol, Benzol, Äthylacetat und Leicht-Benzin sämtlich negativ waren, Formaldehyd und Phenol zeigten ebenfalls ein negatives Resultat. Die beiden getesteten Alterungsschutzmittel Nonox WSC und BKF, der Chlorkautschuk Pergut S 20 sowie Polychloropren mittel und weich waren ebenfalls negativ. Das gleiche gilt für die Naturharz-Derivate Lukral 174, Pentalyn K, ferner für das Kohlenwasserstoff-Harz Cumaronharz B 2/125 und die Terpenphenolharze Alresen 500 R und Schenectady Resin 560 E. Die drei folgenden Kunstharze, die Paraphenylphenolharze bzw. ein

G. Brehm:

modifiziertes Phenolharz darstellen, zeigen vereinzelt positive Resultate; die letzteren werden jedoch deutlich bei den sieben folgenden Testsub-

Tabelle

	TESTSUBSTANZ	LÖSUNGSMITTEL	Untersuchte Personen												
			1–91	92	93	94	95	96	97	98	99	100	101	102	103
1	Toluol	50% Olivenöl	—	−	−	−	−	−	−	−	−	−	−	−	−
2	Benzol	50% Olivenöl	—	−	−	−	−	−	−	−	−	−	−	−	−
3	Äthylacetat	50% Olivenöl	—	−	−	−	−	−	−	−	−	−	−	−	−
4	Leichtbenzin 60 95	50% Olivenöl	—	−	−	−	−	−	−	−	−	−	−	−	−
5	Formaldehyd	2% H_2O	—	−	−	−	−	−	−	−	−	−	−	−	−
6	Phenol	1% H_2O	—	−	−	−	−	−	−	−	−	−	−	−	−
7	Nonox WSC	1% Benzin/Äthylacetat 1:1	—	−	−	−	−	−	−	−	−	−	−	−	−
8	BKF	1% „ „ 1:1	—	−	−	−	−	−	−	−	−	−	−	−	−
9	Pergut S 20	2% „ „ 1:1	—	−	−	−	−	−	−	−	−	−	−	−	−
10	Polychloropren (mittel)	20% Benzol/Leichtbenzin 1:1	—	−	−	−	−	−	−	−	−	−	−	−	−
11	Polychloropren (weich)	20% „ „ 1:1	—	−	−	−	−	−	−	−	−	−	−	−	−
12	Lukral 174	20% Benzin/Äthylacetat 1:1	—	−	−	−	−	−	−	−	−	−	−	−	−
13	Pentalyn K	20% „ „ 1:1	—	−	−	−	−	−	−	−	−	−	−	−	−
14	Cumaronharz B 2/125	20% „ „ 1:1	—	−	−	−	−	−	−	−	−	−	−	−	−
15	Alresen 500 R	20% „ „ 1:1	—	−	−	−	−	−	−	−	−	−	−	−	−
16	Schenectady- Resin SP 560 E	20% „ „ 1:1	—	−	−	−	−	−	−	−	−	−	−	−	−
17	Reichhold RM 254	20% „ „ 1:1	—	−	−	−	−	−	−	−	++	−	−	−	−
18	Schenectady- Resin SP 24	20% „ „ 1:1	—	−	−	−	−	−	−	++	−	−	−	−	−
19	Alresen 543 R	20% „ „ 1:1	—	−	−	++	−	−	−	−	++	+	−	−	−
20	Schenectady- Resin SP 103	20% „ „ 1:1	—	−	−	−	−	−	−	++	++	+	++	+++	++
21	Alresen 565 R	20% „ „ 1:1	—	++	−	+	+++	++	++	++	−	++	++	+++	++
22	Bakelite CKP 16 34	20% „ „ 1:1	—	++	+	++	+++	++	++	++	−	++	++	+++	+
23	Super-Beckacite 15 00	20% „ „ 1:1	—	++	+	++	+	++	−	+	++	++	++	+++	+
24	Super-Beckacite 1001	20% „ „ 1:1	—	−	+	++	+	+	++	++	++	++	++	+++	
25	Bakelite CKR 17 34	20% „ „ 1:1	—	++	−	++	+	+++	++	++	++	++	++	+++	++
26	Schenectady- Resin SP 144	20% „ „ 1:1	—	++	+	++	+++	++	−	−	++	++	++	+++	−
27	Rousselot 75 / 20	20% „ „ 1:1	—	−	−	++	+	++	−	−	++	++	++	+++	−
							E		24T			E			E

stanzen, die sämtlich Kunstharze mit paratertiärem-Butylphenolgehalt darstellen. Eine Gesetzmäßigkeit hinsichtlich der positiven Tests bei 12 Schuhmachern mit positivem Ausfall läßt sich nicht feststellen. Zur Zeit der Testung hatten 3 von ihnen ekzematöse Hautveränderungen im Bereich der Hände im Sinne eines Kontaktekzems, während die 9 anderen Schuhmacher keine Hautveränderungen zur Zeit der Testung aufwiesen, jedoch anamnestisch sämtliche, bis auf den Probanden Nr. 97, Ekzeme angaben. Bei dem Probanden Nr. 97 handelt es sich um einen Schuhmacher-Gesellen, der weder vorher noch zur Zeit der Testung Hautveränderungen aufwies, bei dem sämtliche Teste zur Zeit der Untersuchung negativ waren und der 24 Tage später in die Klinik kam mit deutlichen positiven Testen. Es ist daher anzunehmen, daß es hier erst durch die Testung zu einer Spätsensibilisierung gekommen ist. Im Bereich der Hände blieb jedoch dieser Mann ohne Hautveränderungen. Bei diesen Testungen wurden mit Absicht keine Fertig-Präparate der Kleber angewandt, da sich diese in ihrer Zusammensetzung immer wieder ändern und auch von der Industrie aus verständlichen Gründen keine genauen Angaben zu erhalten waren. Wir haben uns daher mit mehreren Herstellern von Kunststoffen in Verbindung gesetzt und nur Grundstoffe zur Testung benutzt. Da — wie bereits erwähnt und immer wieder von verschiedenen Stellen behauptet — vor allem auch die nicht durchpolymerisierten Kunstharze zu Sensibilisierungen Anlaß geben sollen, haben wir die Stärke der Testausfälle mit dem Gehalt der getesteten Kunstharze Nr. 20 bis Nr. 27 an freiem paratertiären-Butylphenol verglichen. Angaben über den freien Gehalt an paratertiärem-Butylphenol verdanken wir einem Großhersteller. Danach ergab sich kein Unterschied, ob ein Harz kein freies paratertiäres Butylphenol oder einen gewissen Gehalt an diesem Stoff enthielt. Der Gehalt variierte von 0 bis ca. 4%. Schon früher durchgeführte Testungen mit einem Kleber, der aus Polychloropren, Magnesiumoxyd, Zinkoxyd sowie in wechselnder Zusammensetzung aus einem paratertiären Butylphenolharz und freiem paratertiären-Butylphenolharz bestand, an 100 Hautkranken, unter denen sich kein Schuhmacher befand, zeigten bei 4 Probanden positive Teste, die jedoch mit dem Zusatz an freiem paratertiären Butylphenol oder einem paratertiärbutylphenolhaltigen Harz nicht konform gingen.

Somit scheint die Deutung naheliegend, daß nicht das freie paratertiäre Butylphenol, sondern das Gesamtmolekül des polykondensierten paratertiären-Butylphenol-Harzes als Allergen in Frage kommt. Auch bei den 3 Phenylphenolharzen bzw. modifiziertem Phenolharz ist anzunehmen, daß es sich hier um eine Gruppen-Sensibilisierung handelt. Wir treffen hier wieder auf die berühmt-berüchtigte Parastellung im Benzolring. Die Vergütung von Polychloropren-Klebstoffen mit basenreaktiven Kunstharzen auf der Basis von paratertiärem-Butylphenol ist

23*

jedoch heutiger Stand der Technik. Im Gegensatz zu anderen Kunstharzen können damit je nach Aufbau des eingesetzten paratertiären-Butylphenolharz sehr hohe Wärmestandfestigkeiten erreicht werden. Dennoch sollte es das Bestreben der zuständigen Industrie sein, gleichwertige oder noch bessere Kunstharze zu finden, die nicht die relativ hohe Sensibilisierungs-Eigenschaft zeigen. Andererseits muß betont werden, daß durch falsche Anwendung des Klebers und ungenügende persönliche und arbeitsplatzmäßige Reinlichkeit der Sensibilisierung Vorschub geleistet wird. Der Kontakt zwischen bloßer Hand und Klebstoff sollte möglichst gemieden werden. Im χ^2-Test konnte kein statistisch signifikanter Unterschied zwischen Schuhmachern mit negativem Test und Schuhmachern mit positivem Test im Hinblick auf die Verschmutzung der Hände und auf das Vorhandensein von Kleberesiduen an den Händen festgestellt werden. Lediglich beschreibend bleibt festzustellen, daß die Verschmutzung durch Klebstoffe an den Händen der Schuhmacher in der Gruppe der Probanden mit positiven Testen doch eine Tendenz zu prozentual höheren Werten zeigte als bei denen mit negativen Testreaktionsfällen. Es empfehlen sich folgende Arbeitsschutzmaßnahmen:

1. Anwendung eines Pinsels mit Tropfschutz;

2. Konzentration der Arbeit mit dem Klebstoff an einem bestimmten Arbeitsplatz und eine bestimmte Zeit;

3. Benutzung von Handschuhen besonders für die linke Hand, da auf diese der Klebstoff tropfen kann;

4. Die Unsitte, mit dem Finger den Klebstoff auf das Leder zu verreiben, ist zu unterlassen;

5. Nach der Arbeit sollten die Hände mit einer entsprechenden Waschpaste gewaschen werden, wobei mit Klebern beschmutzte Stellen eventuell mit Äthylacetat gereinigt werden können. Reichliches Abspülen mit Wasser und nach dem Trocknen der Hände Rückfettung mit Arbeitsschutzsalben.

Literatur

Jordon, J. W.: Arch. Derm. **62**, 671—680 (1950).

Malten, K. E.: Dermatologica (Basel) **117**, 103—109 (1958).

Schwartz, L., S. M. Peck, and J. E. Dunn: Publ. Hlth Rep. (Wash.) **58**, 899 (1943); zit. nach Jordon.

K. Holubar und K. Wolff, Wien: Zur Histotopie einiger oxydativer und hydrolytischer Enzyme beim Basaliom

Die Anwendung enzymhistochemischer Methoden gestattet uns heute gegenüber den vorwiegend strukturell-morphologischen Einblicken, die die konventionelle Histopathologie erlaubt, mit einer gewissen Einschränkung auch von einem funktionellen Gesichtspunkt zur Histogenese epithelialer Neubildungen der Haut Stellung zu nehmen. Uns interessierte vor allem, ob sich irgendwelche Beziehungen zwischen enzymatischer Aktivität und histomorphologischem Basaliomtyp oder strukturellem Differenzierungsgrad herstellen lassen. Es wurden daher an insgesamt 80 Basaliomen der verschiedensten histologischen Typen das Verhalten zweier oxydativer und sechs hydrolytischer Enzyme untersucht.

Ergebnisse. Im Basaliomparenchym war die Aktivität der NADH-Tetrazoliumreduktase bei Aussparung der Kernregion gleichmäßig stark, die Intensität der Reaktion gegenüber normaler Epidermis jedoch deutlich vermindert.

Durch Unterschiede in der Dichte der Zellanordnung wurde eine focale Zu- oder Abnahme der enzymatischen Aktivität in manchen Schnitten vorgetäuscht; Tumorformationen, die eine ausgeprägte Palisadenstellung der peripheren Zellage erkennen ließen, schienen von einem aktiven Randsaum begrenzt. Gegen das Zentrum großer, solider Zapfen nahm die Enzymaktivität ab. Stellen beginnender Verhornung oder Stellen mit regressiven Veränderungen waren ferment-negativ. Die enzymatische Reaktion im Stroma hing vom Grad der Bindegewebsproliferation ab, sie war demnach stellenweise deutlich schwächer, stellenweise stärker als die Reaktion im Tumorparenchym. Entzündliche Infiltrate waren mäßig stark positiv.

Die Succinodehydrogenase zeigte eine durchaus ähnliche Aktivitätsverteilung: Das Tumorparenchym war in allen Schnitten gleichmäßig stark positiv, der Reaktionsausfall geringer als in normaler Epidermis. Durch Unterschiede in der Dichte der Zellanordnung bzw. durch periphere Palisadenstellung der Tumorzellen entstand in manchen Fällen die bereits bei der NADH-Tetrazoliumreduktase erwähnte focale Steigerung oder Verminderung der Enzymaktivität oder ein stärker betonter Randsaum. Entzündliche Infiltrate waren wieder mäßig positiv, die Reaktion des Stroma entsprach jener normalen Hautbindegewebes. Die saure Phosphatase zeigte eine strukturunabhängige gleichmäßige Färbung aller Parenchymzellen, die der Reaktionsstärke mittlerer Epidermisschichten entsprach. Basaliome mit Keratinisierungstendenz stellten eine Ausnahme von diesem uniformen Verhalten dar, hier ließ sich, ähnlich wie in der Übergangszone normaler Epidermis, eine deutliche Zunahme der Enzymaktivität um das Verhornungszentrum hin feststellen. Das Stroma war (fast immer) enzymnegativ, entzündliche Infiltrate mäßig positiv.

Die β-Glucuronidase zeigte eine ebenfalls gleichmäßige, der sauren Phosphatase sehr ähnliche Verteilung der enzymatischen Reaktion, deren Stärke jener des normalen stratum germinativum entsprach. Abgesehen von der Aktivitätssteigerung um Keratinisierungsherde ließen sich keine weiteren strukturabhängigen Veränderungen der Fermentreaktion erkennen. Im Stroma waren lediglich die Zellen entzündlicher Infiltrate schwach gefärbt.

Nucleosidtriphosphatase: Das Tumorparenchym zeigte ähnlich wie normale Epidermis eine gleichmäßig verteilte, schwach diffuse, manchmal feingranuläre cytoplasmatische Aktivität der Zellen. Jene Basaliome, die eine ausgeprägte Palisadenstellung der peripheren Zellage aufwiesen und die histoarchitektonisch am ehesten dem entsprachen, was Foot als „primordial type" bzw. „pilar type proper" bezeichnete, ließen zusätzlich eine außerordentlich starke Reaktion der Tumorrandzone erkennen. Auf Grund der besonders starken Färbung der Zellgrenzen glich das Enzymmuster dieser Abschnitte dem Bild der Zellmembranaktivität epithelialer Haarfollikelanteile. Dieselbe war nun stellenweise derart stark ausgeprägt, daß die celluläre Struktur infolge der intensiven Farbniederschläge nicht mehr erkennbar wurde.

Das Stroma war meist deutlich positiv, der Reaktionsausfall jedoch von der Bindegewebsproliferation bzw. von der Ausdehnung entzündlicher Infiltrate abhängig.

Aminopeptidase: Das Tumorparenchym war ausnahmslos negativ, das umgebende und sich zwischen die Basaliomformationen erstreckende Stroma hingegen intensiv positiv, so daß das Tumorgewebe von einer scharf abgegrenzten, fast homogen gefärbten Bindegewebszone bandartig und nach allen Seiten eingefaßt erschien. Diese intensive Stromaaktivität war mit eindrucksvoller Regelmäßigkeit nachweisbar und unabhängig von Grad und Ausdehnung entzündlicher Infiltrate.

5-Nucleotidase: Der Ausfall der enzymatischen Reaktion glich weitgehend der bei der Aminopeptidase beschriebenen: Parenchym völlig negativ, umgebendes Stroma gleichmäßig und sehr stark positiv. Das den Tumor umgebende hochaktive Stromaband erschien hier jedoch etwas breiter als bei der Aminopeptidase, seine Abgrenzung gegen das umgebende Bindegewebe nicht so scharf.

Alkalische Phosphatase: Wir konnten in keinem der untersuchten Schnitte eine positive Parenchymreaktion beobachten. Die an den Gefäßen erhobenen Befunde entsprachen bisher bekanntgewordenen Ergebnissen. Eine Bindegewebsreaktion war nur in den tieferen Schichten des Tumorbettes sowie in entzündlichen Infiltraten nachweisbar.

Bei allen untersuchten Fermenten ließen sich daher keine für einzelne Basaliomtypen charakteristische Unterschiede in der Intensität bzw. in der Verteilung der enzymatischen Reaktion erheben. Eine Ausnahme von diesem uniformen Verhalten stellt lediglich die Reaktion der Nucleosidtriphosphatase in Formationen mit ausgeprägter Palisadenstellung, sowie jene der Succinodehydrogenase, NADH-Tetrazoliumreduktase einerseits, der sauren Phosphatase und β-Glucuronidase andererseits an Stellen regressiver Veränderungen bzw. beginnender Verhornung dar.

Abschließend läßt sich die eingangs gestellte Frage folgendermaßen beantworten: Die strukturelle Vielfalt der Basaliome findet im fermentativen Verhalten keine Parallele, d.h. enzymhistochemisch läßt sich zwischen „differenzierten" und „weniger differenzierten" Tumortypen kein Unterschied feststellen, wenn man von jenen Tumoranteilen absieht, die nicht nur morphologisch, sondern auch histoenzymatisch auf eine mögliche Beziehung zu Haarfollikelstrukturen hinweisen, wie dies z.B. im erwähnten Verhalten der Nucleosidtriphosphatase deutlich wird.

Im Hinblick auf die Histogenese dieser Tumoren lassen sich daher die enzymhistochemischen Befunde in der Richtung interpretieren, daß das Basaliom lediglich strukturell gewisse Hautorgane nachzuahmen versucht, im Gegensatz zur morphologischen jedoch eine funktionelle Angleichung histoenzymatisch nicht faßbar wird (wenn man die enzymatische Aktivität in gewissem Sinne als sichtbaren Ausdruck des jeweiligen Stoffwechselgeschehens wertet).

Weiters wird durch die intensiv aminopeptidase- und 5-nucleotidase-positive Bindegewebszone, die das Basaliom unabhängig vom Vorhandensein und von der Ausdehnung entzündlicher Infiltrate regelmäßig und organartig nach allen Seiten umgibt, die funktionelle Sonderstellung dieses Mesenchymabschnittes im Sinne einer ausgeprägten Stroma-Parenchym-Wechselbeziehung hervorgehoben und damit die Klassifizierung des Basaliom als organoider Tumor auch an Hand enzymhistochemischer Befunde gerechtfertigt.

Aussprache

O. BRAUN-FALCO, Marburg/Lahn: Viele der vorgetragenen Befunde sind bereits von anderen Autoren erarbeitet worden [siehe auch BRAUN-FALCO, O.: Die Histochemie der Haut, im Handbuch für Dermatologie und Venerologie von GOTTRON-SCHÖNFELD, Bd. I, Teil 1 (1961)]. Die Histotopie hydrolytischer Enzyme steht generell in einer Beziehung zur Verhornung. Stets findet man, auch im Bereich von Hornperlen bei Stachelzellen-Carcinomen, eine streng positive Reaktion auf unspezifische Esterasen und saure Phosphatasen in der keratogenen Zone. Bei orthokeratotischer Verhornung ist in den darüber gelegenen Hornlamellen Enzymaktivität histochemisch meist nicht faßbar, während bei parakeratotischer Verhornung diese Enzyme zumeist in den Hornlagen stark positiv nachweisbar sind.

Auf die stark positive Reaktion der Leucinaminopeptidase im Stroma von Basaliomen wurde von uns bereits vor Jahren aufmerksam gemacht. Es würde mich interessieren, zu erfahren, welches Substrat und welches Kupplungsreagens von den Vortragenden angewendet wurde?

DJ. KARLIĆ und Z. ZAMBAL, Zagreb/Jugoslawien: Carotin- und A-Vitamingehalt bei bullösen Dermatosen

Bei einer 55jährigen Patientin trat kurz nach dem Essen von Blutorangen eine akute vesiculobullöse Dermatose auf, mit auffallend orangegelb gefärbtem Blaseninhalt. Das war der Anlaß, daß wir eine Untersuchung auf Carotin und A-Vitamin im Blaseninhalt und Serum unternahmen. Der gefundene Wert des Carotins im Blaseninhalt war größer als der Wert des Carotins im Serum. Das erklärt sich sowohl dadurch, daß der Serumspiegel des Carotins abhängig ist von einer inhaltlich mehr oder weniger carotinreichen Nahrungsaufnahme, als auch durch metabolische Einflüsse. Unmittelbar vor der ersten Carotin-Analyse im Serum hungerte die Patientin wegen Inappetenz.

Die Kranke wußte nicht, daß sie an einem Diabetes mellitus leidet.

Bei der Aufnahme in die Zagreber Klinik war die Menge der gesamten Lipoide erhöht und das Serum ausgesprochen getrübt. Der Spiegel des Cholesterols und Bilirubins bewegte sich in normalen Grenzen. Die Reaktion nach Greene u. Blackford war im Serum positiv (im Blaseninhalt wurde sie nicht durchgeführt). Bei der Kontrolluntersuchung, 8 Monate nachdem die Diagnose gestellt wurde, ist immer noch ein leichtes gelbes Colorit an größeren Hautanteilen sichtbar, besonders an den Beugen, und eine zarte gelbe Verfärbung am weichen Gaumen. Die Patientin behauptet, in der Zwischenzeit keine größere Mengen irgendwelcher carotinreichen Nahrung konsumiert zu haben. Der Diabetes wird diätal behandelt.

Um eine bessere Einsicht zu gewinnen, haben wir Untersuchungen über Carotin- und A-Vitaminwerte im Blaseninhalt und Serum nach der Methode von Brien-Ibbot in 12 Fällen verschiedener, spontan entstandener Dermatosen durchgeführt, außerdem bei einer Patientin mit Necrobiosis lipoidica ohne Diabetes, wo eine Blase durch Kohlensäureschnee hervorgerufen wurde.

Die Ergebnisse sind in Tab. 1 dargestellt. Die Carotinwerte im Blutserum bewegten sich von $44-138\,\gamma$ in 100 ml, und die Carotinwerte im Blaseninhalt von $19-122\,\gamma$. Wie aus der Tabelle ersichtlich, war in 12 Fällen der Carotinwert im Serum bedeutend größer als im Blaseninhalt. Nur in 12 Fällen war der Carotinwert im Blaseninhalt größer als im Serum. Der erste Fall betrifft die anfangs beschriebene Patientin mit akut entstandener Carotindermie, der zweite eine Patientin mit Herpes zoster gangraenosus (bei chronisch lymphatischer Leukose).

In 12 Fällen war das Verhältnis des Carotinwertes im Blaseninhalt zum Carotinwert im Serum anzeigende Index kleiner als 1; die Werte betrugen von 0,35—0,79, was aus Tab. 2 ersichtlich ist.

In allen erwähnten Fällen verschiedener vesiculobullösen Dermatosen wurde eine gewisse Menge Carotin im Blaseninhalt gefunden, außer in einem Falle von Kontakt-Dermatitis (als Folge der Anwendung des Insecticides Pantakan).

Nach Burbach bestehen drei Ursprungsmöglichkeiten für das Vorkommen von Carotin in der Blasenflüssigkeit. Wir neigen zu der Ansicht,

Tabelle 1

Nr.	Casus	Alter	Carotin-Niveau		Diagnose	A-Vitamin-Niveau		Be-mer-kung
			Serum/γ 100 ml	Blasen-flüssig-keit		Serum/γ 100 ml	Blasen-flüssigkeit	
1	L. M.	55	55 123	122	Diabetes mellitus. Carotinosis cutis Exanthema toxic. vesic. et. haemorrh.	0 6	117	
2	P. A.	71	46	81	Herpes zoster gangr. thoracalis bei Leucosis lymphatica	29	33	
3	S. A.	62	104	60	Herpes zoster	51	25	
4	P. J.	21	95	54	Dermatitis eczema-toides reg. femoris utque.	15	zu wenig Flüssig-keit	
5	D. M.	44	112	75	Dermatitis eczema-toides ab externis	32	0	
6	K. D.	22	103 120	58	Dermatitis solaris bullosa	93· 0	0	
7	V. K.	51	74 116	53	Eczema acutum vesiculo-bull.	0 64	29	
8	D. S.	65	67	0	Eczema acutum faciei et extr. (ab Pantakan)	51	0	
9	T. B.	8	69	55	Dermatitis herpe-tiformis Duhring	6	0	
10	B. J.	80	79	54	Pemphigus senilis	19	0	
11	H. V.	13	54	19	Erythema exsuda-tivum multif. maius. Syndroma Stevens-Johnson	15	0	
12	M. M.	7	115	69	Epidermolysis bullosa hereditaria dystrophica	25	0	
13	B. M.	35	44	20	Pellagra bullosa	23	23	
14	H. A.	35	138	71	Necrobiosis lipoi-dica nondiabeti-corum	0	15	
			79,18 ± 4,5/100 ml		Normalwerte	32,78 ± 2,06/ 100 ml		

Tabelle 2. *Carotingehalt-Verhältnis Blasenflüssigkeit/Serum*

Casus	Nr.	Diagnose	Index
L. M.	1	Diabetes mellitus Carotinosis cutis Exanthema toxic. vesic. et haemorrhag.	2,24
P. A.	2	Herpes zoster gangr. thoracalis bei Leucosis lymphatica	1,76
S. A.	3	Herpes zoster	0,58
P. J.	4	Dermatitis eczematoides reg. femoris utque	0,57
D. M.	5	Dermatitis eczematoides ab externis	0,67
K. D.	6	Dermatitis solaris bullosa	0,56
V. K.	7	Eczema acutum vesiculobullosum	0,71
D. S.	8	Eczema acuum faciei et extr. sup. (ab Pantakan)	—
T. B.	9	Dermatitis herpetiformis Duhring	0,79
B. J.	10	Pemphigus senilis	0,68
H. V.	11	Erythema es xudativum multif. maius. Syndroma Stevens-Johnson	0,35
M. M.	12	Epidermolysis bullosa hereditaria dystrophica	0,60
B. M.	13	Pellagra bullosa	0,45
H. A.	14	Necrobiosis lipoidica nondiabeticorum	0,51

daß das Carotin im Inhalt der Blase als Exsudat aus den Capillaren zu betrachten ist.

Für den hohen Spiegel des A-Vitamins im Blaseninhalt des ersten Falles haben wir vorläufig keine Erklärung.

Der Serumspiegel des A-Vitamins war in einigen Fällen gleich Null, was auch MARCHIONINI u. PATEL sowie HAAS u. MEULETENE erwähnen. Die komparativen Analysen des Serumspiegelwertes des A-Vitamins halten wir für weniger brauchbar als die Werte des Carotinspiegels im Serum. SCHIRREN erwähnt, daß „die Vitamin A-Spiegel bei verschiedenen Dermatosen auch bei Gesunden nicht immer so ausfallen, daß man bindende Schlüsse daraus ziehen kann“. So bemerkt auch WULF (der den A-Vitaminspiegel bei Leukoplakie untersuchte), daß die „Serumspiegelwerte keine Aussage über eine Vitamin A-Resorption oder Utilisationsstörungen auslassen“. Wir schließen uns diesen Ansichten an, weil der Serumspiegel des A-Vitamins vor allem von der Art der Ernährung, aber auch anderen Einflüssen und bedeutend weniger von den Vorräten des A-Vitamins im Organismus abhängt.

Eine engere Korrelation besteht zwischen dem Serumspiegel des A-Vitamins und des Carotins bei Diabetes mellitus und Myxödem.

LEVER erwähnt eine Erhöhung des Carotin-Serumspiegels bei Nephrosen und hypercholesterinämischer Xanthomatose.

In unserem Falle einer akut entstandenen Carotinodermie hat uns der auffallend tiefe Serumwert des A-Vitamins auf den Gedanken gebracht, daß der Anlaß zu dieser Erscheinung unmöglich nur das dauernde Konsumieren einer an Carotin reichen Nahrung und verwandter Stoffe sein könnte, wenn keine Störung des basalen Metabolismus vorliegt. Durch weitere Laboruntersuchungen wurde Diabetes mellitus festgestellt und Myxödem und Hyperbilirubinämie ausgeschlossen.

Nach der Methode von Bessey, modifiziert von Brien-Ibbot, wurden Untersuchungen über Carotin- und A-Vitaminwerte angestellt. Bei 20 gesunden Personen betrug der Carotinwert durch schnittlich $79,1 \pm 4,5\,\mu\gamma$ und der A-Vitaminwert $32,7 \pm 2,06\,\mu\gamma/100$ ml. In der Kontrollgruppe von 11 Patienten mit verschiedenen Dermatosen haben wir den Carotin- und A-Vitamininhalt nur im Serum festgestellt. In der Kontrollgruppe wies nur einer von 4 Diabetikern keine großen Carotinwerte auf und nur einer hatte keinen herabgesetzten Spiegel des A-Vitamins. Zierz erwähnt, daß cutane Veränderungen bei Diabetikern gewöhnlich schon in den ersten 5 Jahren nach der gestellten Diagnose auftreten. Einen Fall chronischer Carotinodermie (Aurantiasis) bei Diabetes hat in Jugoslawien Čajkovac beschrieben. Carotinose bei gesunden Personen, die längere Zeit größere Mengen gelber Rüben konsumierten, haben Almond u. Logan beschrieben, und Reich berichtete über Likopinämie bei lang andauerndem Konsumieren von Tomaten.

Um endgültige Schlüsse ziehen zu können, wäre die Untersuchung einer größeren Anzahl von Fällen bullöser und anderer Dermatosen notwendig, als sie uns in einer verhältnismäßig kurzen Zeitspanne zur Verfügung stand.

Besonderes Augenmerk wäre auf den chronischen Pemphigus, ebenso auf nach Applikation von Kohlensäureschnee und Cantharidin entstandener Blasen zu richten.

Nach den Ergebnissen der bisherigen Untersuchungen könnte erwartet werden, daß Carotin bei allen bullösen Dermatosen auch im Blaseninhalt vorhanden ist.

G. Leonhardi, M. Erdemir und **F. Herrmann**, Frankfurt a. M.: **Methotrexatbehandlung von Dermatosen**

Wie andere Autoren, so hielten auch wir eine Nachprüfung der Berichte über die erfolgreiche cytostatische Behandlung von sonst therapierefraktären Hautkrankheiten, die mit einer überstürzten Zellteilung einhergehen, für geboten. Zur Anwendung kam der Folsäure-Antagonist Methotrexat ®, das N^{10}-Methylderivat des Aminopterins.

Die Erkrankungen, die wir seither mit dieser Substanz behandelt haben, sind — zusammenfassend ausgedrückt —

1. retikuläre Hyperplasien, einschließlich Mycosis fungoides, sowie echte Retikulosen und retikuläre Neoplasien bei 9 Patienten und

2. resistente Formen von Psoriasis bei 8 Patienten.

Auf der folgenden Tabelle sind die Patienten der ersten Gruppe zusammengestellt (Tab. 1). Aus offensichtlichen Gründen wählten wir nur solche Patienten aus, für die uns kein aussichtsreicherer therapeutischer Weg vorzuliegen schien. Die Patienten mußten sich nach entsprechender Aufklärung jeweils dazu bereit erklären, das Risiko möglicher Nebenwirkungen in Kauf zu nehmen. Im Hinblick auf die Natur der Krankheitsprozesse wurden vorwiegend ältere Individuen der Behandlung unterzogen. Probeexcisate, Blutbild, Thrombocyten, Serumeiweiß, Elektrophorese, Blutkörperchen-Senkungsgeschwindigkeit sowie die Nierenfunktion wurden fortlaufend, Sternalpunktat, Spermiogramme und Chromosomen häufig untersucht.

Nach vorausgegangener peroraler bzw. i.m. Verabreichung haben wir uns, dem Bericht von Van Scott [1] folgend, seit Herbst 1964 in erster Linie mit der i.v. Anwendung von Methotrexat befaßt, da bei dieser schnellere Ausscheidung, geringere Toxicität und — wegen der Möglichkeit höherer Dosierung — gesteigerte Wirksamkeit festgestellt worden war. Die Anfangsdosen betrugen 25 mg und je nach Vertäglichkeit und Wirkung wurde in Abständen von durchschnittlich 1 Woche allmählich auf 50 und 100 mg pro Injektion gesteigert. Die Gesamtmengen erreichten 200—1000 mg bei Behandlungsperioden von 3—7 Monaten.

Leider war es wegen der ausnahmslos schweren Erkrankungen nicht immer möglich, auf gleichzeitig externe Maßnahmen zu verzichten. Jedoch konnten wir, ob die Lokalbehandlung eine sogenannte indifferente war oder nicht, jeweils durch vorausgehende Kontrollperioden eine Vergleichsbasis sichern.

Das Behandlungsergebnis kann bei 3 Patienten mit Mycosis fungoides vom Typ Alibert-Bazin als günstig bezeichnet werden. Ein hervorragendes Ergebnis wurde bei 1 Patienten mit Rethotelsarkom sowie bei 1 Patienten mit einer Retikulose erzielt. Bei 1 Patientin mit Mycosis fungoides und bei 1 Patienten mit eosinophiler Retikulose (Gottron) wurden nur bei intermittierender oder gleichzeitiger Kombination mit einer peroralen Steroidbehandlung deutliche Besserungen beobachtet, die aber eindeutig mit der entsprechenden Steroidbehandlung allein nicht zu erzielen waren. Bei 2 Patienten ist das Resultat mit einem Fragezeichen zu versehen. Beide hatten eine Erythrodermie; jedoch bestand keine Möglichkeit, die Diagnose über den Verdacht einer Retikulose hinaus zu klären. Wir möchten daher von einer Auswertung des

Tabelle 1

| Pat. | Geschl. | Alter (Jahre) | Krankheit | | Methotrexat-Behandlung | | | Ergebnis | | | |
| | | | Diagnose | Dauer (Jahre) | Einzeldosis (mg) | insgesamt (mg) | Dauer (Monate) | günstig | | zweifelhaft | ungünstig |
								per se	komb.		
E. St.	w.	67	Mycosis fungoides	3	25—50	222,5	3	+			
O. D.	m.	69	Mycosis fungoides	12	25—50	525	3	+			
W. K.	m.	85	Mycosis fungoides	12	25—75	300	3	+			
A. G.	w.	63	Mycosis fungoides	9	25—100	650	4		+		
O. W.	m.	44	Retikulose	$^3/_4$	25—50	475	3	+			
K. M.	m.	59	Eosinophile Retikulose	16	25—100	1100	5		+		
A. B.	m.	67	Rethotel-sarkom	$^1/_4$	25—100	1075	6	+			
E. Sch.	m.	64	Erythrodermie	4	50—100	1095	7			+	
F. L.	m.	78	Erythrodermie	?	25—50	285	3			+	

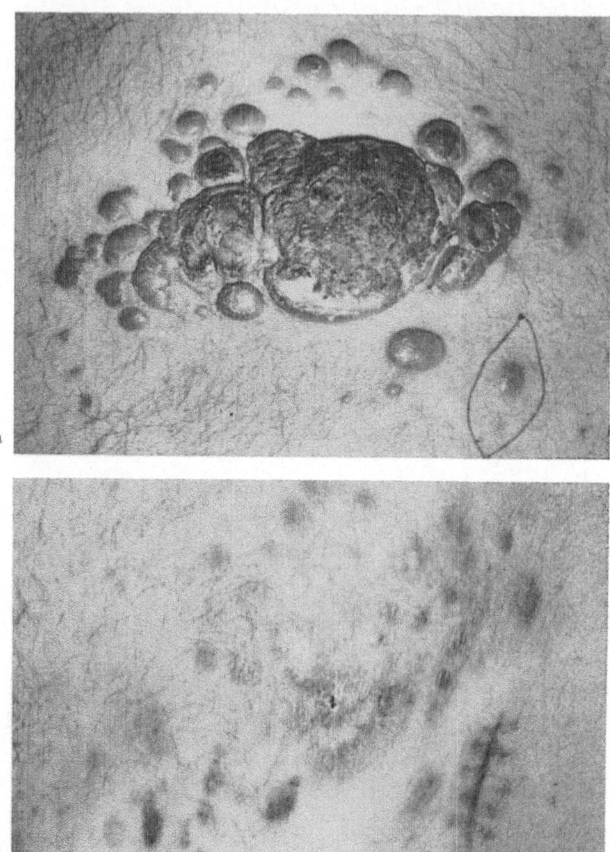

Abb. 1. a Rethotelsarkom. Multiple Tumore über der linken Scapula. Über faust-dicke, knollige Tumoren fanden sich auch am Scrotum. b Zustand nach Behandlung mit insgesamt 1075 mg Methotrexat

Effektes unserer Therapie absehen. Im übrigen sind in der bis jetzt noch kleinen Serie — trotz unserer bewußt zurückhaltenden Beurteilung — keine absoluten Versager zu verzeichnen.

Diese kurze Beschreibung soll durch einige Abbildungen ergänzt werden:

Das erste Bild (Abb. 1 a) zeigt multiple, große Reticulumzelltumoren, wie sie von Gottron als „Rethotelsarkom" bezeichnet wurden. Eine typische Gruppe von Knoten befand sich über der linken Scapula.

Das Einschmelzen und Verschwinden dieser Knoten unter der Methotrexatbehandlung war dramatisch genug, um alle Beteiligten zu faszinieren (Abb. 1 b).

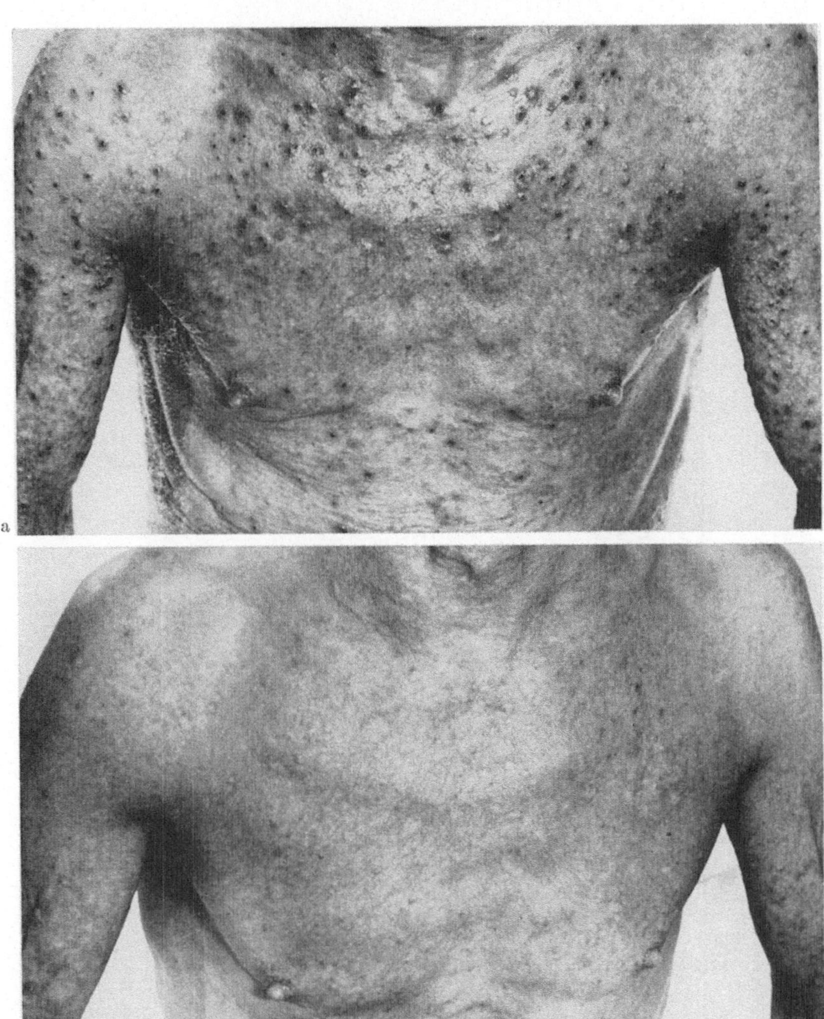

Abb. 2. a Eosinophile Retikulose (GOTTRON). Kleinknotige Efflorescenzen mit starker eosinophiler Durchsetzung des retikulären Substrats am gesamten Integument und einer hochgradigen
Bluteosinophilie. b Zustand nach Behandlung mit 1100 mg Methotrexat in Kombination mit 2—5 mal
4 mg Triamcinolon pro die

Bei dem nächsten Patienten (Abb. 2a) handelt es sich um eine generalisierte kleinknotige Eruption deren feingewebliche Struktur wohl der
Gottronschen eosinophilen Retikulose am nächsten kommt. Es fand sich
eine starke eosinophile Durchsetzung des retikulären Substrats und eine
hochgradige Bluteosinophilie.

Eine Besserung wurde erst nach Kombination der Methotrexat-
behandlung mit Steroiden per os erreicht (Abb. 2b).

Tabelle 2

| Pat. | Geschl. | Alter (Jahre) | Krankheit | | Methotrexat-Behandlung | | | Ergebnis | | | | Rezidiv nach letzter Methotrexatbehandlung (Wochen) |
| | | | Diagnose | Dauer (Jahre) | Einzeldosis (mg) | insgesamt (mg) | Dauer (Monate) | günstig | | zweifelhaft | ungünstig | |
								per se	komb.			
F. B.	m.	64	Psoriasis vulgaris	2	25—50	525	$2^1/_2$	+				$12^1/_2$
R. K.	m.	49	Psoriasis vulgaris	21	50	300	$1^1/_2$	+				5
G. H.	m.	37	Psoriasis vulgaris	27	25—75	755	3	+				6
J. F.	m.	64	Psoriasis vulgaris	1	25—75	125	1	+				10
A. e. N.	m.	37	Psoriasis vulgaris	$1/_4$	25—50	125	1	+				—
E. R.	m.	52	Psoriasis vulgaris	4	25—50	275	$1^1/_2$	+				3
V. B.	m.	58	Psoriasis mit Arthropathie	29	25—100	1260	7	+				Behandlung geht weiter

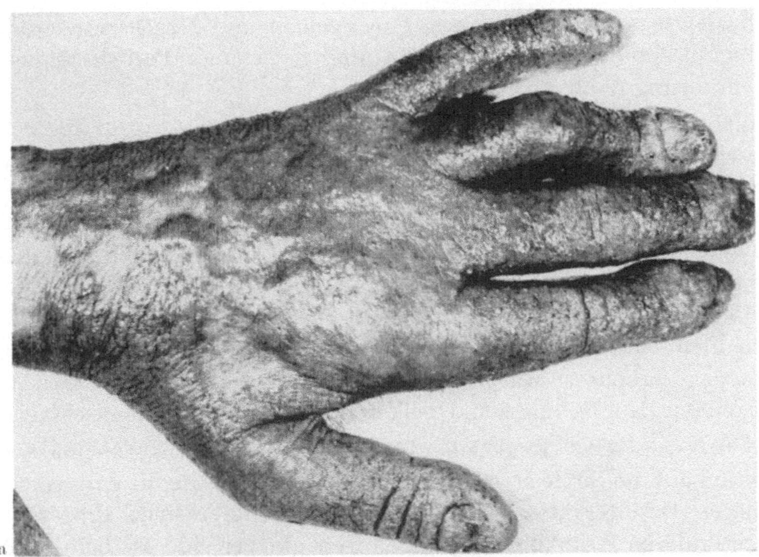

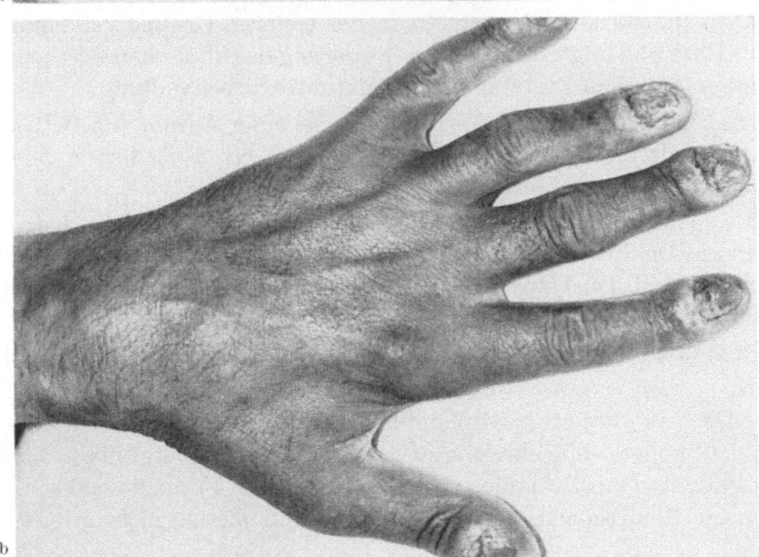

Abb. 3. a Arthrotische Form der Psoriasis. Psoriatische Plaques über dem gesamten Integument, besonders stark an den Händen, mit Paronychien und Nagelveränderungen. b Zustand nach Behandlung mit 1260 mg Methotrexat

Die (zweite) Gruppe der mit Methotrexat behandelten Psoriatiker umfaßt 9 Patienten (Tab. 2), die sich den bisherigen üblichen therapeutischen Maßnahmen gegenüber als resistent erwiesen haben.

Abb. 3 illustriert als typisches Beispiel den therapeutischen Effekt von i.v. verabreichtem Methotrexat bei einer arthrotischen Form der

Psoriasis: Psoriatische Plaques, Paronychien und Nagelveränderungen zu Beginn der Behandlung (Abb. 3a) und nach einer Periode lohnender Durchführung (Abb. 3b).

Während der Auswirkung des Medikaments trat — wohl infolge des Mitosenarrests — meist ein Abfall der Leukocyten auf. Auch die Thrombocytenzahl ging vielfach zurück. Nicht selten traten transitorische Schleimhauterosionen auf. Darüber hinaus konnte aber auch eine fokale und allgemeine Reaktion beobachtet werden, die bei den retikulären Krankheitszuständen regelmäßiger und intensiver auftrat als bei den Psoriatikern. Während dieser Reaktion verstärkte sich die entzündliche Komponente der Efflorescenzen meist mehrere Tage lang unter Temperaturanstieg, erhöhter Blutkörperchen-Senkungsgeschwindigkeit, Abgeschlagenheit, Kopfschmerzen, Übelkeit, zuweilen auch Gelenkschmerzen.

Wir fassen diese Reaktion als Äquivalent einer Herxheimerschen Reaktion auf, im Sinne einer Autosensibilisierung gegen die entstehenden cellulären Desintegrationsprodukte. Da die proliferativen Prozesse bei den retikulären Krankheitszuständen weit aktiver sind als bei der Psoriasis, ist die stärkere Reaktivität in der ersteren Gruppe verständlich. Dieser Reaktion folgte zumeist eine Besserung der klinischen Erscheinungen gegenüber dem Zustand vor der Methotrexatbehandlung.

Unser Mitarbeiter, Herr Matner, hat bei einer Anzahl von Patienten Fertilitätsuntersuchungen durchgeführt. Er setzt diese fort und wird über die Resultate später besonders berichten.

Das gleiche gilt für Chromosomen-Analysen, die freundlicherweise von Herrn Dr. Locher aus dem Frankfurter Institut für Humangenetik (Direktor: Prof. Dr. Degenhard) bei unseren mit Methotrexat behandelten Patienten durchgeführt wurden.

Abschließend möchten wir unsere Eindrücke wie folgt zusammenfassen:

1. Die i.v. Methotrexatbehandlung erzeugte bei den meisten einer Serie von monate- bis jahrelang in der Frankfurter Hautklinik beobachteten Patienten mit Retikulosen oder hartnäckigen Formen von Psoriasis eindeutige Remissionen, die durch andere Maßnahmen nicht erreichbar waren.

2. Bei manchen von diesen war eine Kombination mit Steroiden per os erforderlich. Vielleicht kommt es dabei nicht nur zu einer ergänzenden, sondern sogar zu einer synergistischen Wirkung. Jedenfalls scheint es sich um einen Weg zu handeln, der eine Herabsetzung der sonst anzuwendenden Steroidmengen erlaubt.

3. Die Durchführung der Methotrexat-Therapie ist nur unter sorgfältiger klinischer Beobachtung und fortlaufender langfristiger Kontrolle einiger Laboratoriumsuntersuchungen möglich.

4. In Bestätigung vorausgehender Untersucher halten wir unsere bisherigen Ergebnisse für genügend ermutigend, um in gleicher Richtung fortzufahren, mit dem Ziel der Abklärung des Effektes und — wenn möglich — einer künftigen Verbesserung des therapeutischen Prinzips.

Literatur

[1] Scott, E. J. van, R. Auerbach, and D. D. Weinstein: Arch. Derm. 89, 550—556 (1964).

Addendum am 16. 5. 1966. Zu Patient A. G.: Im Dezember 1965 wurde Methotrexat wegen großer Hinfälligkeit abgesetzt und die Patientin erhielt täglich 140 mg Monocortin S. Zwar verkleinerten sich die Hauttumoren, doch schritt der allgemeine körperliche Verfall weiter fort. Exitus am 4. 3. 1966. Sektion verweigert.

Zu Patient K. M.: Unter ambulanter Steroidbehandlung (Dr. Elschner/ Gelnhausen) trat zunächst eine wesentliche Besserung ein. Im Januar 1966 wurde der Patient plötzlich hinfällig. Am Hals und in den Axillen befanden sich Lymphknotenpakete. Histologisch wurde der Verdacht auf Morbus Hodgkin geäußert (Dr. Ihringer, Hanau). Röntgenologisch waren ausgedehnte fleckig-streifige Verschattungen, hauptsächlich im rechten Ober- und Mittelfeld, nachweisbar. Exitus am 4. 2. 1966. Sektion verweigert.

Zu Patient A. B.: Der Patient unterbrach im September 1965 die Behandlung auf eigenen Wunsch. Erst nach 3 Monaten kam er wieder in die Klinik zurück; er klagte über starke Rückenschmerzen. Röntgenologisch fand sich ein osteolytischer Prozeß im Bereich des 1. LWK („Metastase"). Exitus am 14. 1. 1966.

Zu Patient F. L.: Nach zunehmendem senilem Marasmus kam es am 8. 4. 1965 zum Exitus. Sektionsbefund: Schwere allgemeine Arteriosklerose.

Trotz dieser letalen Ausgänge glauben wir, daß die Lebensdauer durch die Methotrexat-Behandlung wesentlich verlängert wurde. Wir halten nach wie vor die Behandlung mit Methotrexat für einen weiteren gerechtfertigten Weg im Streben zur Bekämpfung maligner Retikulosen, außer der Anwendung von Röntgenstrahlen oder Corticosteroiden.

Im übrigen möchten wir nachträglich gleichfalls mitteilen, daß wir unsere i.v. Methotrexat-Dosierung inzwischen mit günstigem Effekt auf 5—10 mg pro Injektion reduziert haben.

Aussprache

C. E. Sonck, Turku/Finnland: Die Verbesserung bei Mycosis fungoides ist wohl auch temporär. Ist es nun unbedenklich, auch in klinisch leichteren, langsam verlaufenden Fällen von Mycosis fungoides Methotrexat zu geben? Oder besteht vielleicht die Möglichkeit, daß dadurch die Lebenszeit des Patienten schließlich sogar verkürzt wird?

C. G. Schirren, München: Antimetaboliten in der Behandlung der Dermatomyositis

I. Problemstellung

Die ersten Beobachtungen von der Wirksamkeit cytostatischer Substanzen bei Autoimmunisationskrankheiten haben in allen Disziplinen der Medizin zu verstärkten Bemühungen um die therapeutische Beeinflussung dieser Krankheiten geführt. Die Dermatologie mußte besonders durch die Publikationen von P. Miescher über seine Erfahrungen beim visceralen Erythematodes in ihrem Interesse geweckt werden. Diese Publikationen waren für uns der Anlaß zu eingehenden Untersuchungen bei der Dermatomyositis, wobei uns die Tatsache, daß wir innerhalb von einem Jahr fünf einschlägige Fälle dieser nicht sehr häufigen Krankheit verfolgen konnten, zur raschen Gewinnung eines vorläufigen Standpunktes sehr dienlich war.

II. Eigene Untersuchungen

1. Patientengut

Wir verfügen über 5 Fälle mit Dermatomyositis, bei denen eine eingehende klinische Untersuchung keine Kombination mit einem malignen Tumor ergab.

Alle Fälle wurden vor Durchführung der cytostatischen Behandlung stationär aufgenommen und einer eingehenden Untersuchung unterzogen. Die Therapie wurde in jedem Fall zuerst stationär eingeleitet und, falls eine entsprechende Besserung verzeichnet werden konnte, ambulant fortgesetzt.

2. Cytostatische Therapie

Jeder Patient erhielt pro Tag 50 mg Purinethol (6-Mercaptopurin) oral. Das Mittel wurde in dieser Dosierung ausnahmslos gut vertragen. Eingehende Voruntersuchungen hatten ergeben, daß Nierenschäden nicht vorlagen, so daß mit Eliminationsstörungen und Kumulationswirkungen nicht gerechnet werden brauchte.

Als zweite cytostatisch wirksame Substanz zogen wir bisher das von Miescher bei visceralem Erythematodes empfohlene Methotrexat (4-Amino-N^{10}-methyl-pteroylglutaminsäure) in unsere Behandlungsversuche ein. Die zweckmäßigste Dosierung erfolgt — entsprechend einer Empfehlung von P. Miescher — wie folgt: Montag bis Donnerstag pro Tag 5 mg oral, Freitag bis Sonntag Therapiepause!

a) Laborkontrollen. Laufende Kontrolle der Leukocyten und Thrombocyten sind zur Überwachung von großer Wichtigkeit. Vor Beginn der Therapie bestehende Cytopenien *können* Ausdruck der Autoaggression sein.

Die Kontrolle der Transaminasen kann dann als adaequater Maßstab für die Beeinflussungsintensität durch das Cytostaticum gelten, wenn die erhöhten Transaminasen — wahrscheinlich überwiegend durch die Myositis bedingt — abfallen.

b) Kombination mit Cortison. An der ausschließlichen Wirksamkeit der cytostatischen Substanzen, vor allem des Purinethols, besteht kein Zweifel. Die Behandlungsdauer kann jedoch durch gleichzeitige Verabreichung von Prednisolon verkürzt werden. Die durchschnittlich zu empfehlende Tagesdosis liegt bei ca. 10—20 mg.

Drei unserer Fälle (2, 3 und 5) waren ergebnislos mit alleiniger Cortisonmedikation (bis zu 120 mg Prednisolon pro Tag) vorbehandelt worden.

3. Behandlungsergebnisse

In jedem unserer Fälle war eine mehr oder minder intensive Wirkung der cytostatischen Therapie mit Purinethol, das wir als stärkst wirkende Substanz schließlich grundsätzlich zuerst einsetzten, nach manchmal schon 6—8 Tagen deutlich. Muskel- und Hautveränderungen besserten sich gleichzeitig. Fast völlig adynamisch gewordene Patienten gewannen in Wochen bis Monaten ihre vollständige Muskelkraft zurück, oder es trat eine wesentliche Besserung auf. Bei den Hautveränderungen kam es stets zuerst zu einer Rückbildung des Ödems, anschließend besserten sich die lividroten Erytheme. Am längsten persistierten die bei der Dermatomyositis gelegentlich anzutreffenden alabasterähnlichen Hautveränderungen (HEUCK u. GOTTRON); ausgesprochene Teleangiektasien, wie sie vor allem bei länger bestehender Krankheit vorhanden sind, sind offenbar nicht regelmäßig rückbildungsfähig. Die oben beschriebenen Fälle verhielten sich im einzelnen wie in der Tabelle aufgeführt.

Abb. 1—4 zeigen den Verlauf des Falles 1 vor und nach der Purinethol-Therapie.

Bemerkenswert erscheint uns die Tatsache, daß die Dermatomyositis offenbar viel besser auf Purinethol und schlechter auf Methotrexat anspricht. Das steht im Gegensatz zu den Beobachtungen von P. MIESCHER beim visceralen Erythematodes. Ebensowenig konnten wir bei unseren Fällen bisher eine Gewöhnung feststellen, wie das beim visceralen Erythematodes vorkommen soll, so daß wir von einem regelmäßigen Wechsel der beiden Cytostatica absehen konnten. Ob das auch bei der weiteren Kontrolle so bleibt, muß sich zeigen.

III. Besprechung

Unsere bisherigen Ergebnisse und Erfahrungen sprechen trotz der noch *vorläufigen* Eindrücke eindeutig dafür, daß die Cytostatica eine Bereicherung der Therapie der Dermatomyositis darstellen. Wir kennen bei der Dermatomyositis keine andere Behandlung, die dieser Methode an Wert gleichkommt.

Foudroyant verlaufende Fälle scheinen weniger erfolgreich zu behandeln zu sein. In allen Fällen, in denen wir eine Abheilung der Haut- oder Muskelveränderungen durch Purinethol herbeiführen konnten, kam es — auch noch nach 16monatiger Kontrolle — zu Rezidiven, sofern das Medikament abgesetzt oder zu stark reduziert wurde.

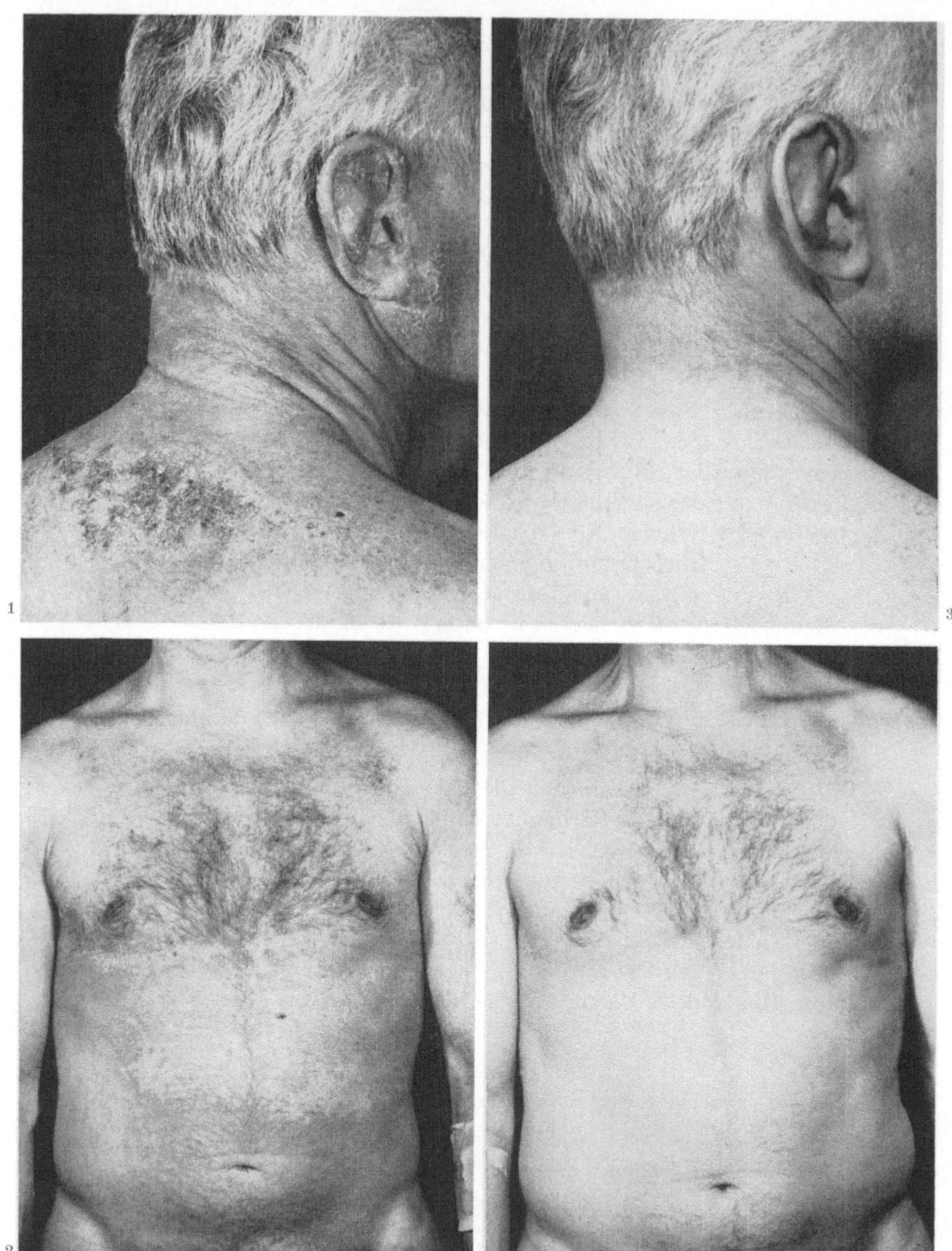

Abb. 1 und 2. Dermatomyositis mit ausgedehnten Veränderungen im Bereich des Schultergürtels sowie des Rumpfes
Abb. 3 und 4. Vollständige Abheilung der dermatomyositischen Veränderungen nach cytostatischer Therapie mit Purinethol

Tabelle. *Cystostatische Therapie bei fünf Fällen von Dermatomyositis*

| Nr. | Patient | Ge-schlecht | Alter J. | Krankheits-dauer bis zur cytostatischen Therapie | Verlaufsform | Histologie | | Cytostatica | | Corti-son-Dauer-dosis mg | Ergebnis | Bisherige Verlaufs-kontrolle monate |
						Haut	Muskel	Purinethol	Methotrexat			
1	W., Fr.	♂	51	3 Monate	subakut/ chronisch	+	+	50 mg/die gut vertragen	keine Wirkung	6	Abheilung. Nach Reduzierung auf 12 mg Purin-ethol Rückfall	20
2	J., K.	♀	27	2 Jahre	akut/ subakut	+	+	50 mg/die gut vertragen	keine Wirkung	6	fast erschei-nungsfrei	16
3	D., B.	♀	64	4 Monate	akut	+	+	50 mg/die	Verschlech-terung	20	Nach vorüber-gehender Besse-rung Exitus im akuten Schub	—
4	S., P.	♂	53	6 Monate	subakut/ chronisch	+	+	50 mg/die gut vertragen	—	—	Abheilung	9
5	A., Chr.	♀	18	2 Monate	akut/ subakut	+	+	50 mg/die gut vertragen	keine Wir-kung, schlecht vertragen	12	Noch anhalten-de deutliche Bes-serung an Haut u. Muskulatur	10

Diese Erfolge lassen es geraten sein, gleichartige Versuche auch bei anderen Autoaggressionskrankheiten unseres Faches vorzunehmen und vor allem zu prüfen, ob eventuell unter den bereits bekannten oder neu entwickelten Cytostatica geeignetere Substanzen für diese Behandlungsmethode bei Autoaggressionskrankheiten vorhanden sind. Entsprechende eigene Untersuchungen laufen bei der diffusen Sklerodermie, bei der Panniculitis Pfeifer-Christian-Weber, bei der Periarteriitis nodosa und bei disseminierten chronischen Erythematodesfällen.

Zusammenfassung

Die bisherigen Erfahrungen an 5 Fällen von Dermatomyositis lassen die cytostatische Therapie zur Behandlungsmethode der Wahl werden. Der Antimetabolit 6-Mercaptopurin (Purinethol) dürfte vorerst hierfür die geeignetste Substanz sein. 4 Fälle wurden geheilt oder entscheidend gebessert, 1 Patientin starb nach vorübergehender Besserung in einem akuten Schub.

Literatur

MIESCHER, P., R. T. McCLUSKEY, N. F. ROTHFIELD u. A. MIESCHER: Der viscerale Lupus erythematodes. In: Handbuch der Haut- und Geschlechtskrankheiten, Ergänzungswerk. Bd. II/2, Hrsg. G. MIESCHER u. H. STORCK. Berlin, Heidelberg, New York: Springer 1965.
—, u. K. O. VORLAENDER: Der viscerale Erythematodes. In: Immunopathologie in Klinik und Forschung. 2. Aufl., Hrsg. P. MIESCHER u. K. O. VORLAENDER. Stuttgart: Thieme 1962.
SCHIRREN, C. G.: Münch. med. Wschr. **1965**, 2553.

G. KLINGMÜLLER und **A. MAASJOST, Würzburg: Desmosomen bei Hautkrankheiten**

HORSTMANN hatte auf dem Deutschen Dermatologen-Kongreß in Düsseldorf 1958 ausführlich über den ultramikroskopischen Aufbau der Haut berichtet. Hierdurch angeregt sind die Kenntnisse der Ultrastrukturen auch bei pathologischen Prozessen ziemlich erweitert und vertieft. Es mag daher zweckmäßig sein, sich z.B. nur auf die Desmosomen zu beschränken.

Diese von SCHRÖN (1863), SCHULTZE und BIZZOZERO erstmals beschriebenen Elemente wurden und werden als Verbindungen zwischen den epidermalen, oder allgemeiner ektodermalen Zellen angesehen. Es handelt sich offenbar um ziemlich konstante Gebilde, an denen die Tonofilamente verankert sind. In letzter Zeit sind im anatomischen Schrifttum von ODLAND, PETRY oder in den von MONTAGNA herausgegebenen Monographien die wesentlichsten Kennzeichen zusammengestellt und BRODY, WILGRAM oder BRAUN-FALCO (um nur einige zu nennen) haben ihr Verhalten bei acantholytischen Hautkrankheiten oder Ekzem genauestens untersucht. Diese Beobachtungen trugen zur Deutung ihrer Funktionen bei, gaben aber andererseits neue Einblicke in die pathologischen Veränderungen.

Die Desmosomen werden als Haftplatten angesehen, die immer spiegelbildlich gegenüberliegend an benachbarten Zellen zu beobachten sind. Sie treten meistens etwas über die Zelloberfläche hervor und liegen immer parallel nebeneinander. Die elektronenmikroskopische doppelte Zellgrenzschicht, die aus Proteinen mit dazwischenliegendem Phospholipid (nach DANIELLI) besteht, weist sowohl an der äußeren, stärker an der inneren Lamelle der Zellgrenzschicht Verdichtungen auf. Elektronenoptisch sichtbar werden dabei osmiophile Substanzen. Unter geeigneten Bedingungen lassen sich mehrere helle und dunkle Zonen erkennen, deren mittlere als intercelluläre Kontaktschicht aufgefaßt wird. Es muß sich dabei um orientierte Molekülketten handeln. Diese Gliederung ist nicht immer darstellbar, sondern häufiger findet sich (nach Osmiumfixation und Methakrylateinbettung) nur eine feingranulierte osmiophile Substanz, deren Dichte deutlich größer als die des freien Intercellularraumes ist. In unseren Schnitten war ein lamellärer Bau der an die Kontaktschicht zum Zellinnern angrenzenden Haftzonen immer besser als die Kontaktschicht zu erkennen. Gelegentlich ließen sich sogar bis vier dunkle von drei hellen Zonen abgrenzen. Andere Fixierungen des Gewebes (HIBBS u. CLARK mit $KMnO_4$) brachten bisher keine anderen Befunde.

Wie erwähnt führen zu den Desmosomen normalerweise Tonofibrillen. Man kann daher beide Elemente nur gemeinsam betrachten. Im Verlauf der Zellentwicklung und Abstoßung nach außen gehen beide Elemente charakteristische Veränderungen ein, die mit der Verhornung zusammenhängen.

Schon von den sogenannten Wurzelfüßchen, wo die Tonofibrillen von kleinen Halbdesmosomen entspringen, ziehen diese um den Zellkern ins Cytoplasma. Leider ist es bisher nicht einwandfrei gelungen, nachzuweisen, ob sie wieder neuen Kontakt an anderen Desmosomen finden. Das möchte man gerne aus Beobachtungen in polarisierendem Licht schließen. Während zwischen den Basalzellen im allgemeinen weniger Desmosomen zu beobachten sind, finden sich bald ziemlich viele in der Stachelzellschicht. Am Treffpunkt mehrerer Zellen lassen sich gleichsam Desmosomenkonglomerate erkennen. Man meint, daß die Desmosomen hier an Größe und Zahl zugenommen haben und breite Tonofilamente strahlen in sie ein. Im Stratum granulosum werden die vorher verzahnten Zellmembranen glatter und die Haftplatten werden dichter und langgestreckter. Sie verlieren zuerst die Tonofibrillen und dann auch ihre vielschichtige lamelläre Struktur. An einem zentralen intercellulären hellen Spalt (ab Stratum lucidum) schließen sich je ein dunkler Streifen an, der

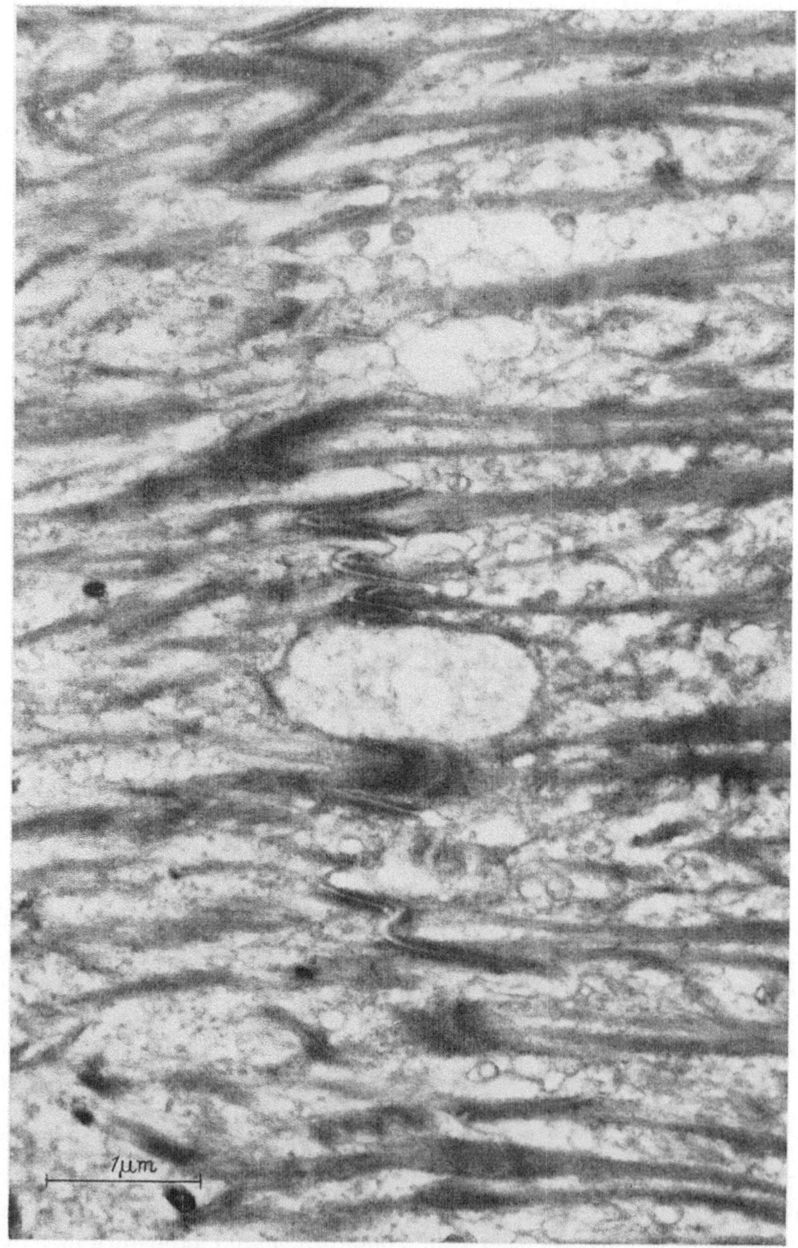

Abb. 1. Normale menschliche Epidermis. Zellgrenze zweier Stachelzellen mit Desmosomen und Tonofibrillen. In der Mitte ist ein Dendrit angeschnitten. Osmiumfixierung; Uranylacetatfärbung Methacrylateinbettung. Mikroskop: Zeiss EM 9. Vergr.: 20 400

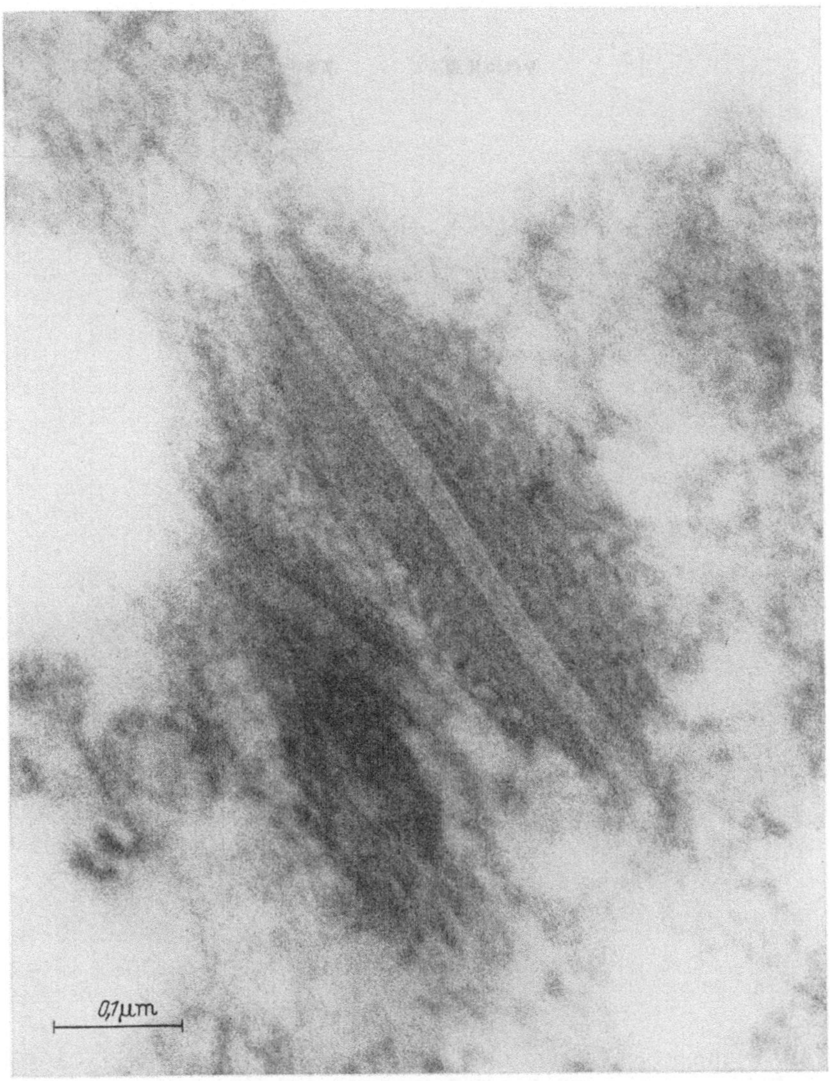

Abb. 2. Ein Desmosom in der Stachelzellschicht. Man erkennt im zentralen (intercellulären) Spalt eine osmiophile, dünne Kontaktschichtlinie. Neben dieser jeweils eine gleichartig dünne Lamelle, die durch eine helle Zone von der dichten Desmosomenpackung getrennt ist. Letztere, die dünne und dichte Zone, gehören offenbar den Zellgrenzlamellen an. Technik: siehe Abb. 1. Vergr.: 173 500 fach

wieder von einem hellen zur verhornten Zelle abgesetzt erscheint. Man gewinnt nunmehr den Eindruck, daß das verhornte Desmosomen eine gewisse morphologische Selbständigkeit erfahren hat.

In ihrer Anordnung erinnern die Desmosomen an die Synapsen der Nerven. Allerdings ist an diesen eine morphologische Polarisation, also

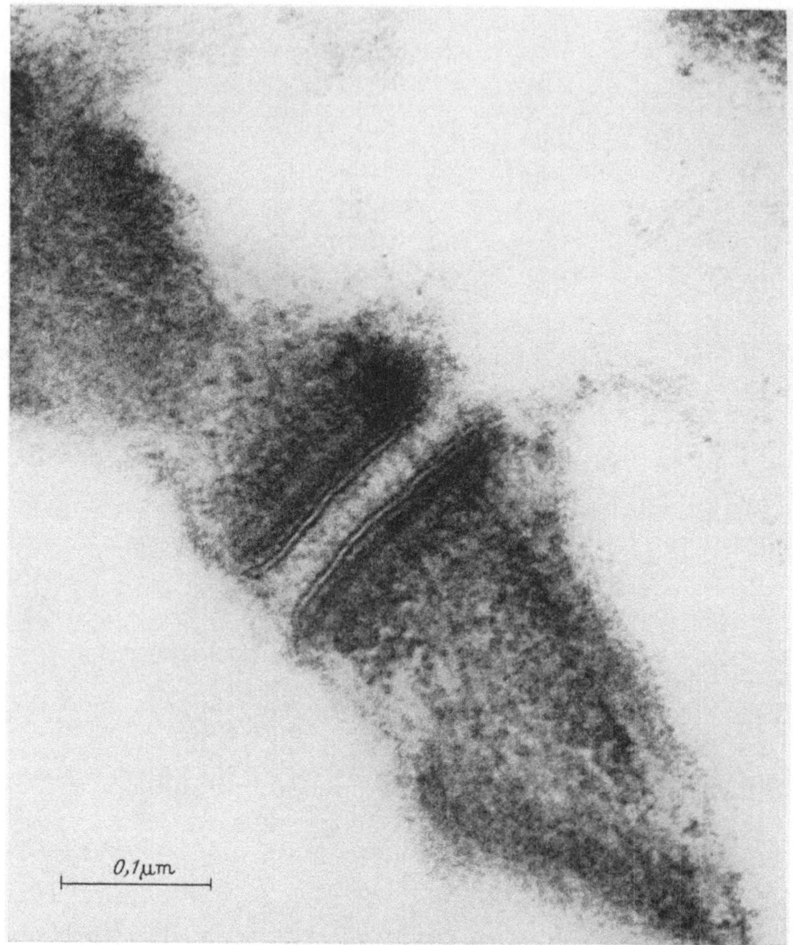

Abb. 3. Dieses Desmosom läßt wie die meisten anderen keine strukturelle Organisation der intercellulären Kontaktschicht erkennen. Der interdesmosomale Spalt ist immer osmiophiler als der freie Intercellularspalt. Technik: siehe Abb. 1. Vergr.: 198 200fach

eine Asymmetrie, vorzufinden. Bemerkenswert ist bei den Synapsen gleichfalls eine extracelluläre Schichtung im 200—300 A weiten Spalt. Eher zufällig mögen Ähnlichkeiten zum Glanzstreifen der Herzmuskulatur sein. Es ergibt sich die Frage, ob Desmosomen oder Synapsen als entwicklungsgeschichtlich verwandte Elemente des Neuro- und Ektoderms angesehen werden dürfen.

Die Desmosomen werden mit Recht für den Zusammenhalt von Epithelzellen verantwortlich gemacht. Außerdem sieht man in ihnen Orientierungsorte für die Tonofilamente, deren Aufgabe neben der Gestaltbewahrung der Zelle (im Sinne eines cellulären Skeletes) in der Ver-

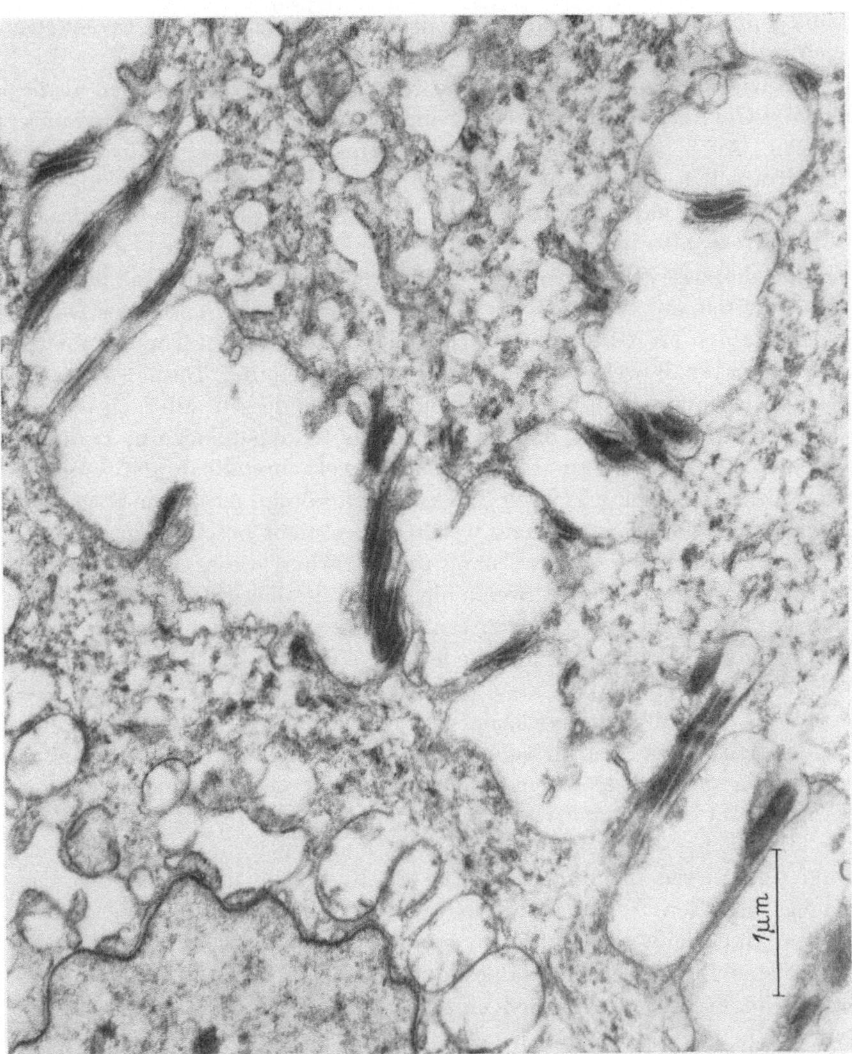

Abb. 4. Psoriasis vulgaris. Stachelzellschicht. Die Desmosomen sind hier (wie auch beim lichenifizierten Ekzem) von den Zellmembranen ausgezogen und überbrücken den ödematisierten Intercellularraum. Die Desmosomen haften fest aneinander. Durchrisse der Desmosomen lassen sich nicht erkennen. Technik: siehe Abb. 1. Vergr.: 19 300fach

hornung zu suchen ist. Ungeklärt ist die Bedeutung der Desmosomen im Stoffaustausch. Im allgemeinen ist die osmiophile Substanz zu dichtgepackt, um hierdurch ein Fließen von Metaboliten zu vermuten. Über den Enzymgehalt der Desmosomen ist uns nichts bekannt. Eine Reizleitung wäre gerade im Vergleich mit den Synapsen eher vorstellbar. Aber welche Reize können in Betracht kommen, zumal es in der Epidermis genügend andere dendritische Zellen im Syncytium gibt, denen Reizleitungsfunktionen zukommen ?

Nach den Untersuchungen von Petry werden Desmosomen als *temporäre* Gebilde angesehen. Sie scheinen einem Strukturwandel zu unterliegen. Auch verschwinden diese Kontaktpunkte beim Eintritt von
Infiltratzellen (Braun-Falco und Petry). Offenbar können diese die
Desmosomen aktiv auflösen. Bei krankhaften Prozessen exsudativen
Charakters, also mit intra- und intercellulärem Ödem oder bei erhöhter
Epidermopoese scheinen sie an Zahl deutlich abzunehmen. Und bei Hautkrankheiten mit Acantholyse finden sich wesentlich geringere Desmosomenzahlen (Wilgram u. Mitarb.) mit kurzen, zarten Tonofilamenten.
Ein direkter Beweis für temporäres Verhalten der Desmosomen aus
elektronenmikroskopischer Sicht läßt sich indessen nur schwer beibringen. Man vermutet, daß sie sich bei Zellteilungen lockern, um später
wieder neu aufzutreten. Denn es ist schwer vorstellbar, daß eine fest
verankerte Zelle eine Teilung durchmachen könne. Aber eine Regenerierung oder spätere Neubildung wurde bisher nicht beschrieben.

Da an normaler Haut bislang eine Klärung dieses Problems nicht
gefunden werden konnte, wenn nicht mittels übergroßer Schnittserien
ihr Verhalten bei Zellteilungen beantwortet werden kann, ist es zweckmäßig, diese Fragen immer wieder an pathologischen Zuständen zu
prüfen.

Beim lichenifizierten Ekzem mit vorwiegend intercellulärem Ödem
findet sich in der Acanthose eine reißverschlußartige, also eine sagittal
zur Zelle gerichtete, Desmosomenanordnung. Die Desmosomen verlängern und verschmälern sich. Sie stehen nicht mehr frontal, parallel zur
Zelloberfläche, sondern sind (durch den Ödemdruck) um fast 90° gedreht
und überqueren den intercellulären Spalt. Solche überquerenden Elemente behalten fast ausnahmslos die charakteristische Innenstruktur.
Dieser Bau bleibt auch erhalten, wenn keine Tonofilamente mehr in das
betroffene Desmosom einstrahlen oder im Schnitt getroffen sind. Allerdings finden wir gelegentlich einzelne Desmosomen, deren Spalte wie
verwaschen erweitert sind. Dieser Befund ist jedoch zu unregelmäßig.

Man gewinnt aus vielen Bildern sogar den Eindruck, daß die Desmosomen besonders fest verklebt sind. Eher als Desmosomendurchrisse sind
Abrisse ganzer Desmosomen von der Zellmembran zu diskutieren. Hierfür spricht, daß die Desmosomenspalte sich kaum erweitern. Der Spalt
bleibt um 200 A weit und ist eher um ein geringes beim Ekzem und bei
der Psoriasis vermindert, zwischen 90—150 A. Auch lassen sich im Rete
Malpighi und darüber bei pathologischen Prozessen keine halben Desmosomen nachweisen. Im Gegenteil, der Aufbau der Desmosomen bleibt
ziemlich konstant. Desmosomenfreie Zellkontakte scheinen vorzukommen. Schließlich gehen sowohl bei normaler, im gewissen Sinne auch

pathologischer Verhornung zwar alle intracellulären Strukturen verloren, aber die Desmosomen bleiben grundsätzlich erhalten. Das spricht weitgehend für eine *Persistenz der Desmosomen* bis in die Verhornung hinein.

Gewiß lassen auch unsere Bilder beim Ekzem verschiedener Formen und bei der Psoriasis vulgaris, dann natürlich bei akantholytischen Krankheiten, in unteren Zellschichten eine zahlenmäßige Verarmung erkennen. Und eine aktive Auflösung durch infiltrierende mesenchymale Zellen muß möglich sein. Aber diese konnte bisher nur durch Indizien angenommen, nicht bewiesen werden.

Zusammenfassung

Die Desmosomen sind lamellenartige Proteinverdichtungen in der Membran gegenüberliegender Zellkontakte mit einer elektronenmikroskopisch dichten, eventuell strukturierten intercellulären Kontaktschicht. Die Tonofilamente sind im Rete Malpighi hieran verankert. Die Desmosomen sind verhältnismäßig konstante Gebilde, sie persistieren bis in die Verhornung.

Sie erinnern im Aufbau an die allerdings polarisierten Synapsen der Nerven. Desmosomen und Synapsen scheinen entwicklungsgeschichtlich ähnliche Strukturen zu sein. Während letzteren eine Reizleitungsfunktion zukommt, bestehen die Aufgaben der Desmosomen im Zellkontakt und in der Verhornung als Orientierungsorte der ins α-Keratin übergehenden Tonofilamente, die vorher ein intracelluläres Skelet darstellen.

Bei krankhaften Zuständen bleiben die Desmosomen strukturell weitgehend erhalten, wenn sie nicht wie bei Hautkrankheiten mit Acantholyse abgebaut werden. Sie zerreißen nicht, sondern werden eher insgesamt von den Zellmembranen ausgerissen. Ihr Verhalten bei Zellteilungen ist bisher nicht bekannt.

Der Theorie eines temporären Zustandes der Desmosomen steht die ihrer Konstanz auch in pathologischen Prozessen gegenüber. Aus struktureller Sicht muß letzterer heute der Vorzug eingeräumt werden.

Literatur

Bizzozero, G.: Delle cellule cigliate, del reticulo Malpighiani d'ell epiderme. Ann. Univ. Med. **190**, 110 (1864).

Braun-Falco, O., u. G. Petry: Zur Feinstruktur der Epidermis beim chronisch nummulären Ekzem; I. Mitteilung: Stratum basale. Arch. klin. exp. Derm. **222**, 219 (1965).

Brody, I.: The ultrastructure of the epidermis in psoriasis vulgaris as revealed by electron microscopy. 2. The stratum spinosum in parakeratosis without keratohyalin. J. Ultrastruct. Res. **6**, 324 (1962).

Danielli, J. F.: Symp. Soc. exp. Biol. **8**, 502 (1954).

HIBBS, R. G., and W. H. CLARK: Electron microscope studies of the human epidermis, the cell boundaries and topography of the stratum Malpighi. J. biophys. biochem. Cytol. **6**, 71 (1959).

HORSTMANN, E.: Die elektronenmikroskopische Struktur der Haut. Arch. klin. exp. Derm. **211**, 18 (1960).

MONTAGNA, W.: The structure and function of skin. 2. Auflage. New York u. London: Academic Press 1962.

ODLAND, G. F.: The fine structure of the interrelationship of cells in the human epidermis. J. biophys. biochem. Cytol. **4**, 529 (1958).

PETRY, G.: Desmosomen. Dtsch. med. Wschr. **87**, 1012 (1962).

SCHRÖN, E.: In: Haleschotts Untersuchungen zur Naturlehre. Bd. 9 (zit. nach ODLAND).

SCHULTZE, M.: Die Stachel- und Riffzellen der tiefen Schichten der Epidermis dichter Pflasterepithelien und der Epithelkrebse. Virchow's Arch. path. Anat. **30**, 260 (1864).

WILGRAM, G. F., J. B. CAULFIELD u. W. F. LEVER: Elektronenmikroskopische Untersuchungen bei Hauterkrankungen mit Acantholyse. (Pemphigus vulgaris, Pemphigus familiaris benignus chronicus, Morbus Darier.) Derm. Wschr. **147**, 281 (1963).

Aussprache

O. BRAUN-FALCO Marburg/Lahn: Neuere Untersuchungen von PETRY und solche, die zusammen mit VOGELL durchgeführt wurden, scheinen doch wohl hinreichend demonstriert zu haben, daß Desmosomen temporäre, d. h. wandelbare Gebilde sein müssen. Wenn sich eine Basalzelle teilt, bleibt eine Zelle im basalen Lager, die andere steigt auf. Es müssen sich also in den unteren Epidermislagen Zellen aneinander vorbei bewegen können. Das ist nur möglich, wenn desmosomale Kontakte gelöst und wieder neu gebildet werden. Erst in den oberen Epidermislagen, wo die Zellen sich mit ihrer Längsachse umorientiert haben, steigen diese innerhalb des Epithelverbandes oberflächenwärts auf. Desmosomen treten immer in Bereichen größerer Spannung innerhalb des Epidermisgefüges auf, so beispielsweise in normaler Epidermis hauptsächlich entsprechend dem trajektoriellen Spannungssystem. In dieser Weise ordnen sich auch die Tonofilamentbündel. Ist die Ausbildung desmosomaler Kontakte gestört, wie etwa bei Pemphigus vulgaris (siehe dazu BRAUN-FALCO, O., u. W. VOGELL, Arch. klin. exp. Derm. 1965), so fehlt auch die Möglichkeit der Übertragung von Spannungen von Zelle zu Zelle innerhalb des Gewebsverbandes. Die Folge davon ist Verlust der spannungsbedingten Orientierung der Tonofilamentbündel, die nunmehr regellos oder in perinucleärer zirkulärer Anordnung in den Epithelzellen zu finden sind. Es ist möglich, daß Desmosomen darüber hinaus auch im Zellstoffwechsel eine Bedeutung besitzen.

C. ORFANOS, Köln: Der Referent hat die Frage der Funktion der Desmosomen kurz gestreift. Ich möchte darauf hinweisen, daß ausgerechnet die Zellen, denen intraepidermal ein reger Stoffaustausch zugeschrieben wird, d. h. die *sogenannten Dendritenzellen,* keine Desmosomen besitzen. Es scheint demzufolge wahrscheinlich, daß die Desmosomen, temporär oder nicht, schließlich doch nur einer *statischen* Funktion, d. h. dem intercellularen Zusammenhalt in Anbetracht des Mangels an faserigem Material innerhalb der Epidermis, dienen.

M. RUPEC, Marburg/Lahn: 1. Wir haben an unserem Material feststellen können, daß das von ODLAND entworfene Desmosomenschema auch für die menschliche Epidermis nicht gültig ist.

2. Die Desmosomen ohne M-(Mittel-)Schicht haben auch wir finden können. Sie entsprechen wohl der Zonula adhaerens (Farquhar und Palade).

3. Eine weitere Form der Zwischenzellverbindung ist die Zonula occludens (Farquhar und Palade) oder der Nexus, wie wir sie zusammen mit Dewey und Barr nennen möchten. Der Nexus ist ein regelmäßiger Befund in normaler menschlicher Epidermis.

W. Oehlert, Freiburg i. Br.: Autoradiographische Untersuchungen zum Verteilungsmuster und der Verweildauer radioaktiv markierter Carcinogene in der Mäuseepidermis

Die Anwendung der autoradiographischen Methode ermöglicht die Bestimmung des Verteilungsmusters und der Verweildauer radioaktiv markierter Carcinogene nach lokaler Applikation an der Mäusehaut. Dabei werden nach Pinselung mit ^{3}H-Benzpyren oder ^{3}H-Methylcholanthren zu verschiedenen Zeiten die entsprechenden Hautareale entnommen, in üblicher Weise fixiert, in Paraffin eingebettet und geschnitten und dann mittels flüssiger Emulsionen (Ilford G 5 oder K 2) zu Autoradiogrammen verarbeitet. Durch Fixation und anschließende Einbettung werden wasser- und fettlösliche Substanzen aus den Geweben entfernt, so daß im Autoradiogramm nur die fällbaren Zell- und Gewebskomponenten (Proteine, Nucleoproteide und andere an Proteine gebundene Substanzen) zur Darstellung kommen.

Untersucht man nach Tropfung mit ^{3}H-Benzpyren oder ^{3}H-Methylcholanthren die durch Tween 60-Behandlung hyperplastische Mäuseepidermis zu verschiedenen Zeiten nach der Behandlung, so beobachtet man folgende Schwärzungsverteilung im Autoradiogramm:

2 Std nach Tropfung ist die applizierte Aktivität diffus über alle Schichten des mehrschichtigen Plattenepithels verteilt. Im lockeren Bindegewebe liegen einige markierte mesenchymale Zellelemente. Die Zellen der Talgdrüsen und Haarfollikel sind stärker markiert als die Epithelzellen. Die Haarschäfte sind frei von Radioaktivität. Innerhalb der Epidermiszellen sind Zellkern und Cytoplasma markiert (Abb. 1a und b).

24 Std nach Applikation ist die Markierung der Talgdrüsen verschwunden. Die Aktivitätsverteilung über dem Plattenepithel ist unverändert. Haarschäfte sind unmarkiert, die Zellen der Haarscheiden dagegen mit Silberkörnern bedeckt (Abb. 2).

48 Std nach Applikation finden sich markierte Epithelzellen nur noch in den oberen zwei Dritteln des Epithels, die Basalzellen sind unmarkiert. Die Talgdrüsen sind völlig frei von Aktivität. Die Zellen der Haarscheiden zeigen noch immer eine starke Markierung, außerdem findet sich ein Markierungsband des Haarschaftes oberhalb des Haarfollikels. Die stellenweise abgehobenen obersten Hornschichten sind dicht markiert.

4 Tage nach Applikation der markierten Carcinogene ist nur noch in den obersten, verhornten Zellschichten Markierung nachweisbar. Das Markierungsband des Haarschaftes hat sich nach oben verschoben.

8—10 Tage nach Tropfung werden nur noch vereinzelt in oberflächlich liegenden Hornschuppen Aktivitätsreste aufgefunden. Das Markierungsband des Haarschaftes hat sich über das Niveau der Hautoberfläche vorgeschoben.

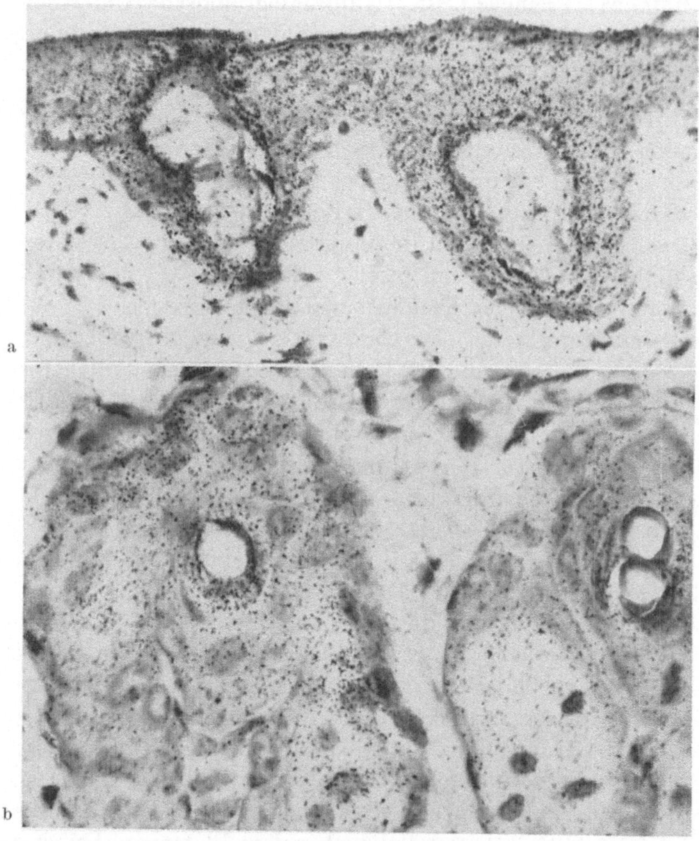

Abb. 1. a Autoradiogramm der hyperplastischen Mäuseepidermis, 2 Std nach Tropfung mit 3-H-Benzpyren. Starke Markierung aller Lagen des mehrschichtigen Plattenepithels bei sehr geringer Markierung des Bindegewebes; b Autoradiogramm von Talgdrüsen der Mäuseepidermis, 2 Std nach Tropfung mit 3-H-Benzpyren. Starke Markierung der Talgdrüsenepithelien und der Haarscheide

Sowohl das Verteilungsmuster in der Epidermis als auch seine Veränderung mit zunehmender Versuchszeit waren bei beiden untersuchten Carcinogenen absolut identisch.

Nach Lipoid- und Nucleinsäureextraktion der Gewebsschnitte vor der autoradiographischen Untersuchung war eine Änderung des Gesamt-

Verteilungsmusters der Aktivität nicht nachweisbar. Dagegen bestanden quantitative Unterschiede, die auf eine durch die Behandlung bewirkte Eliminierung markierter Ribo- und Desoxyribonucleinsäuren hinweisen. Auch durch Ribonuclease-Behandlung konnte die cytoplasmatische Markierung abgeschwächt und die Markierung der Nucleolen gelöscht werden.

Die Versuchsergebnisse sprechen für die Annahme, daß die markierten Carcinogene oder ihre Abbauprodukte an Proteine, in geringerem

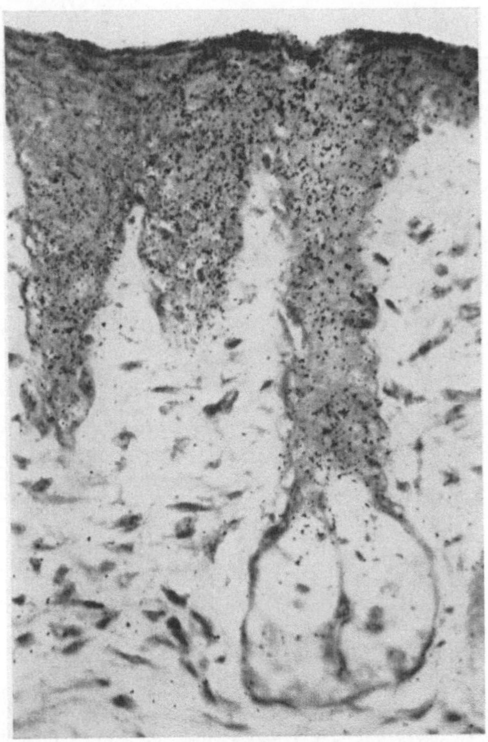

Abb. 2. Autoradiogramm der Mäuseepidermis, 24 Std nach Tropfung mit 3-H-Benzpyren. Starke Markierung aller Schichten des hyperplastischen Epithels bei fehlender Markierung der Talgdrüsen

Umfange auch an Ribo- und Desoxyribonucleinsäuren gebunden in den verschiedenen Zellelementen der Mäusehaut vorliegen. Die Erhaltung der Markierung von Talgdrüsenepithelien nach Lipoidextraktion spricht für die Annahme, daß die Carcinogene nicht in der Lipoid- sondern in der Proteinfraktion lokalisiert sind, daß sie aber innerhalb von 24 Std zusammen mit den Talgmassen eliminiert werden. Auch das Einbaumuster für Carcinogene, welches völlig dem Einbaumuster markierter Aminosäuren (NIKLAS u. OEHLERT, 1956) gleicht, spricht für die Annahme, daß die markierten Carcinogene in irgend einer Weise während

25*

der Proteinsynthese an die Zell- und Kernproteine gebunden werden. Diese Annahme entspricht den Untersuchungsergebnissen von DAVEN-PORT u. HEIDELBERGER (1961) und SOMMERVILLE u. HEIDELBERGER (1961) die mittels biochemischer Untersuchungen eine Bindung der Carcinogene an Proteine nachweisen konnten.

Zeitliche Veränderung des Einbaumusters und Abnahme der Aktivität mit zunehmender Versuchszeit (Abb. 3) sprechen für die Annahme,

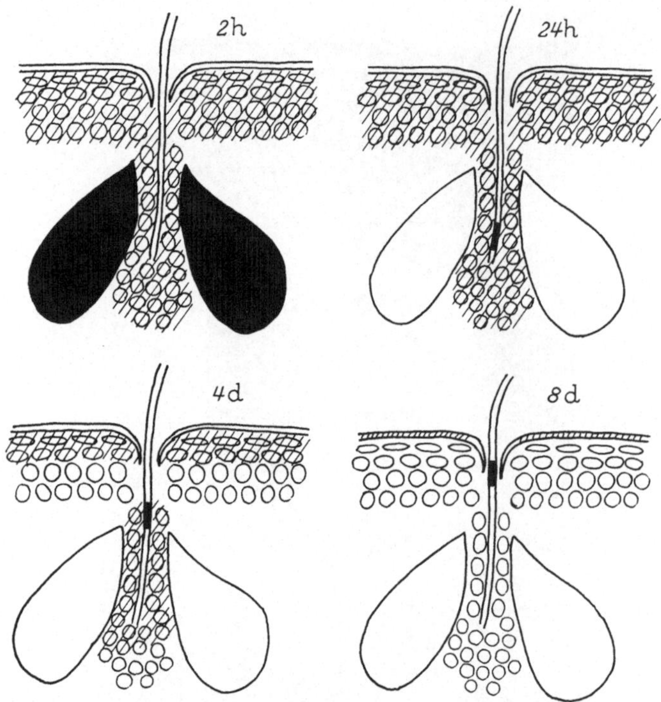

Abb. 3. Schema der zeitlichen Veränderung des Markierungsmusters in der Mäuseepidermis nach Tropfung mit markierten Benzpyren oder Methylcholanthren. Schnelle Eliminierung der Aktivität aus den Talgdrüsen. Verschiebung der Aktivität im Plattenepithel mit der Verschiebung der Epithelzellen im Verlaufe der physiologischen Regeneration. Hochwanderndes Markierungsband des Haarschaftes

daß neben der Eliminierung durch die Talgdrüsen die an Proteine gebundenen Carcinogene mit der Zellabstoßung im Rahmen der physiologischen Zellmauserung aus der Epidermis entfernt werden. Dieser Mechanismus der Beseitigung des Carcinogens aus dem Gewebe macht es wahrscheinlich, daß die untersuchten Carcinogene nicht durch ihr Verbleiben in den Zellen sondern durch eine im Zellstoffwechsel gesetzte Veränderung, die sehr wahrscheinlich während der Zeit ihrer Fixation an bestimmte Strukturen ausgelöst wurde, ihren carcinogenen Effekt entfalten.

Literatur

DAVENPORT, G. R., and C. HEIDELBERGER: The interaction of carcinogenic hydrocarbons with tissues. VII. Fractionation of mouse skin proteins. Cancer Res. **21**, 599 (1961).

NIKLAS, A., u. W. OEHLERT: Autoradiographische Untersuchungen der Größe des Eiweiß-Stoffwechsels verschiedener Gewebe, Organe und Zellarten. Beitr. path. Anat. **116**, 92 (1956).

SOMMERVILLE, A. R., and C. HEIDELBERGER: The interaction of carcinogenic hydrocarbons with tissues. VI. Studies on zero-time binding to proteins. Cancer Res. **21**, 581 (1961).

Vierte wissenschaftliche Sitzung

Samstag, den 2. Oktober 1965

Vormittags

Vorsitzender: K. W. KALKOFF, Freiburg

Ehrenvorsitzende: G. K. STEIGLEDER, Köln, K. W. SIEMENS, Leiden, H. TH. SCHREUS, Düsseldorf, PH. KELLER, Aachen, H. KUSKE, Bern, H. WEZEL, Fellbach

III. Thema
Haarausfall

Referate

H.-J. BANDMANN und K. BOSSE, München: Histologie und Anatomie des Haarfollikels im Verlauf des Haarcyclus*

Die Gestalt des sich cyclisch verändernden Haarfollikels soll in gebotener Kürze geschildert werden.

Der Lösung dieser Aufgabe stellen sich folgende Schwierigkeiten entgegen: Vieles was hier gesagt werden wird, ist auch Gegenstand histologischer Lehrbücher (F. PINKUS, 1927; PETERSEN, 1935; BARGMANN, 1964). Manches Interessante und neu Erarbeitete — Embryologie, Topographie, Histochemie, Ultramorphologie, Biologie und Anthropologie der Haare (H. PINKUS, 1958, 1965; BRAUN-FALCO, 1958; MERCER, 1958; HERSCHEY, 1964; OBERSTE-LEHN, 1962; HORSTMANN, 1957; BOSSE, 1965) — muß ausgelassen werden, weil es nicht unmittelbar das eigentliche Thema berührt. Einiges wird in den wissenschaftlichen Mitteilungen nachgeholt werden können (OBERSTE-LEHN und WEBER; BOSSE; PETZOLD).

Das Ziel dieses Vortrages ist es, die histologischen Voraussetzungen zum Verständnis der nachfolgenden Referate zu vermitteln.

1. Das freie Haar oder der Haarschaft

Der Teil des Haares, welcher sich außerhalb der Haut befindet, besteht aus dem *Haarschaft*. Wenn man im allgemeinen von Haar spricht, so meint man diesen Abschnitt. Das ganze Haar einschließlich seiner Hüllen, Bildungsstätten und drüsigen Anhänge wird auch als Haarfollikel, Follikel oder Follikelapparat bezeichnet.

---

* Technische Assistenz Frau INGRID ROTHER. Mit Unterstützung der Deutschen Forschungsgemeinschaft.

Der Haarschaft ist ein dehnungselastischer, biegsamer Hornfaden. Sein Querschnitt (Größenordnung 100 μ) ist oval und rund. Dicke, Länge, Farbe, Querschnittsgestalt, Dichte und Kräuselungsgrad des Haares sind abhängig von Rasse, Konstitution, Geschlecht und Alter des Individuums und von seinem jeweiligen regionären Wachstumscharakter (H. Pinkus, 1965; Szabo, 1958; Hirsch, 1956).

Man kann am Haarschaft die konzentrisch aufeinander folgenden Schichten der *Epidermicula* (Haarcuticula), des *Cortex* (Haarrinde) und der nicht immer vorhandenen *Medulla* (Haarmark) unterscheiden. Diese Schichten sind artspezifisch, jedoch nicht individualspezifisch geprägt (F. Pinkus, 1927).

Läßt man die Finger von proximal nach distal über ein Haar streichen, so fühlt sich dieses glatt an. Bewegt man die Finger in umgekehrter Richtung, so reiben sie sich an einer etwas rauhen Oberfläche (Bandmann u. Bosse). Die völlig verhornte *Epidermicula* umgibt den Schaft mit einem Schuppenkleid. Die Schuppen liegen dachziegelartig übereinander. Sie sind dabei so wie die Schuppen eines stehenden Tannenzapfens angeordnet (F. Pinkus, 1927; Bargmann, 1964). Nur ein Viertel (F. Pinkus, 1927) bis ein Sechstel (Hirsch, 1956) der einzelnen Schuppen ist frei, der andere Teil wird von den tiefer, d.h. proximal liegenden Nachbarn bedeckt. Die Epidermiculaschuppen hängen sehr fest aneinander und insgesamt an der Rinde. Sie lassen sich nur schwer durch eingreifende chemische Maßnahmen von dieser trennen. Dennoch findet man nur in etwa ein Viertel aller Haare eine völlig unversehrte Epidermicula. Die einzelne Schuppe ist etwa 0,33 μ dick und 30 μ lang (Hirsch, 1956). Sie enthält keine Kernreste und kein Pigment. Sie zeigt im Polarisationsmikroskop Doppelbrechung, die schwächer als die der Rinde ist (Schmidt, 1925, 1928, 1932; Hoepke 1927). Im Fluorescenzmikroskop zeigt die Epidermicula eine schwache Primärfluorescenz. Sie nimmt leicht Fluorochrome wie Acridinorange, Vitamin A, Tetracycline und Demethylchlortetracyclin auf (Bandmann u. Bosse). Eine Darstellung der Epidermiculaoberfläche ist durch Versilberung, Abdruckverfahren (Hirsch, 1956), im Dunkelfeld und durch Fluorchromierung möglich.

Die *Rinde* ist der Hauptbestandteil des Haarschaftes (Petersen, 1935). Sie besteht aus 90—120 μ langen und 3—7 μ dicken völlig verhornten Zellen (Mercer, 1951; Hirsch, 1956). Zwischen den Zellen findet man in longitudinal angeordneten Reihen Melaningranula (Charles, 1959). Das Haar ist extracutan distal dunkler als proximal intracutan, weil der gleiche Pigmentgehalt dort auf einem kleiner gewordenen Querschnitt gestapelt wird.

Die Rinde ist doppelbrechend. Die Anisotropie nimmt bei Dehnung zu (Schmidt, 1926, 1928, 1932; Hoepke, 1927). Diese Eigenschaft beruht auf der Ausrichtung der verhornten Tonofibrillen in den Rinden-

zellen. Sie verlaufen parallel zur Längsachse des Schaftes. Sie sind mit
einer amorphen Kittsubstanz aneinander zementiert (Lehmann, 1943).
Auch die einzelnen verhornten Schaftzellen sind fest miteinander verbunden. Doch an einigen Stellen findet man schmale Hohlräume zwischen
ihnen (Hausman).

Bei schwacher elektronenoptischer Vergrößerung kann man gut das
parallel fibrilläre Material in den Zellen erkennen (Charles, 1959). Insgesamt sind die Tonofibrillen aber zopfartig miteinander verflochten
(Schmidt, 1928, 1932; Horstmann, 1957).

Das *Mark* ist der variabelste Teil des Haares. Es kann durchgehend,
in Spindeln oder in einzelnen Fragmenten ausgebildet sein. Es kann vollkommen fehlen. Eine gewisse Abhängigkeit von der Dicke ist insofern
gegeben, als daß es sich bei stärkeren Haaren häufiger findet (F.Pinkus,
1927). Aus der Gestalt und dem Vorkommen des Marks kann man die
Artspezifität eines Haares erkennen (F.Pinkus, 1957; Montagna u.
Ellis, 1958). Die Gestalt der Markzellen wechselt nach der Wachstums-
höhe des Haares. Proximal lagern sie quer (F.Pinkus, 1927), scheiben-
förmig (Horstmann, 1957) und geldrollenähnlich (Bargmann, 1964).
Man findet 1—2 Zellen auf der gleichen Querschnittsebene (Moretti,
1965). Sie strecken sich, je weiter sie nach distal rücken (Stöhr-Möllen-
dorff, 1940). Sie sind untereinander locker verbunden. Das Mark enthält
inter- und intracelluläre Luftbläschen. Die distalen Zellen haben mehr
Vacuolen (Rogers, 1964). Intracellulär findet man basophile (Horstmann, 1957) und acidophile, lichtbrechende Granula (Bargmann, 1964)
und Kernreste. Die Granula zeigen in den distalen Markabschnitten eine
Neigung zur Verklumpung (Rogers, 1964). Das Mark ist nur schwach
pigmentiert (F.Pinkus, 1927; Bargmann, 1964). Die Rißfestigkeit eines
Haares ist an die Masse der Rinde, nicht an die des Marks gebunden
(Bargmann, 1964).

2. *Das herausgezogene Haar, Anagen-, Katagen- und Telogenhaare, das Trichogramm*

Man kann zweierlei feststellen, wenn man Haare aus der Haut, bei
unseren Beispielen aus der Kopfhaut, herauszieht. Der Haarschaft reicht
noch ein beträchtliches Stück in die Kopfhaut hinein, und die proximalen
Haarenden sind verdickt und meist von glasigen Häutchen umgeben.
Vergrößert man diese *Haarwurzeln* unter der Lupe, so erkennt man, daß
sie von verschiedener Gestalt sind (Abb. 1a und b). Bei normalem, gesunden Haarwuchs eines Erwachsenen zeigen die meisten am proximalen
(radikalen) Ende den größten Durchmesser und eine relativ scharfe senkrecht zur Längsachse stehende Grenzlinie. Nach distal (apical) verjüngt
sich diese Wurzel bis zur Dicke des Schaftes. In der Übergangszone zwischen Wurzel und Schaft findet man einen dunkler gefärbten Teil,

welcher als keratogene Zone bezeichnet wird. Im proximal davon liegenden Bereich stellt sich getrennt durch eine hellere Zone Melanin dar. Zwei voneinander trennbare Scheiden können ein solches Haar umgeben, sie können nur streckenweise oder zum Teil vorhanden sein, sie können auch gänzlich fehlen (Abb. 1 a). Die geschilderten Haare werden seit DRY (1926) als *Anagenhaare* bezeichnet, früher kannte man sie unter der Bezeichnung „Papillenhaare". Weniger häufig beobachtet man die *Telogen-*

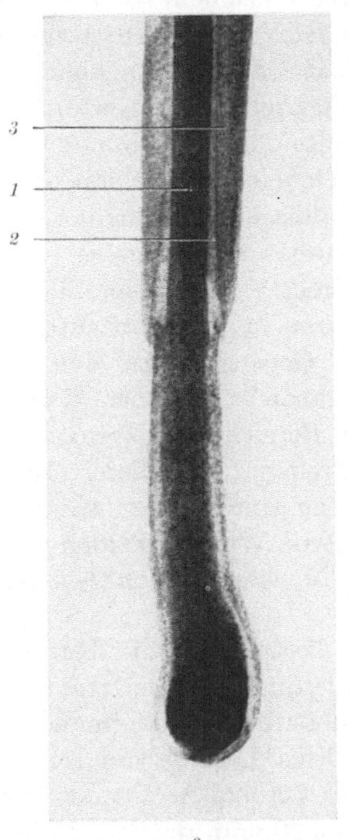
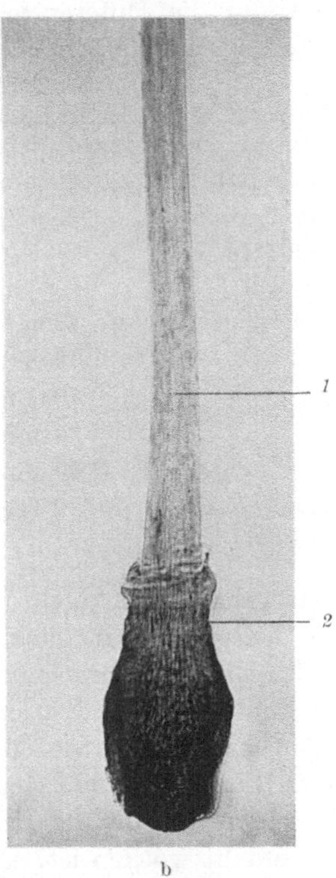

Abb. 1 a und b. Extrahiertes Haar. Fixation: Bouin. Färbung: Gallocyanin. Num. Apert. 0,25 Planachromat. a Anagen-Haar. *1* Schaft; *2* innere Wurzelscheide; *3* äußere Wurzelscheide. b Telogen-Haar. *1* Schaft; *2* Epithelsack (äußere Wurzelscheide)

oder Kolben*haare* (Abb. 1 b). Die Haarwurzel bei diesen sieht wie eine Keule aus. Diese Wurzel wird am proximalen Ende von einem transparenten einschichtigen Sack umschlossen. Kann man im Bereich des Schaftes Hüllen ausmachen, so nennt man ein solches Haar *Katagen-Haar*. Die Wurzel gleicht der des Telogenhaares. MORETTI (1965) meint, die Katagen-Haarwurzel sei weniger stark keratinisiert. Unsere Beschreibung richtetete sich bis hierher nach den Angaben und Bildern von SCOTT (1958), WITZEL u. BRAUN-FALCO (1963), BRAUN-FALCO u. RASSNER (1965) und BOSSE (1965).

Für diese Schilderung sind herausgerissene Haare in Wasser unter Deckglas auf Objektträger gelegt worden. Diese Methode, welche man auch zur Anfertigung von *Trichogrammen* gebraucht, hat den großen Vorteil der Einfachheit. Ihre Nachteile für experimentelle Untersuchungen sind, daß sich die Haare, selbst wenn die Präparate in einer feuchten Kammer aufbewahrt werden, nur wenige Stunden halten und daß die Strukturen der Haare sich nicht immer gut deuten lassen. (Dem Geübten wird allerdings die Differenzierung der einzelnen Haartypen auch so möglich sein.) Diese Nachteile lassen sich beseitigen, wenn man die Haare nach den Angaben der Tabelle behandelt. Man gewinnt auf diese Weise länger haltende Präparate, auf welchen die mit einer Lupe erfaßbaren Einzelheiten sehr gut erkennbar sind. Unsere Abbildungen zeigen, was wir bei allen Anagenhaaren bisher beobachten konnten: Im Gegensatz zu den Literaturangaben ist die innere Wurzelscheide im Bereich der Wurzel stets anzutreffen. Mit dieser Technik ist neben einer guten Darstellung von Matrix, Wurzelscheiden und Schaft samt keratogener Zone, auch die der Markanteile ohne weitere umständliche Maßnahmen möglich.

Tabelle. *Präparation extrahierter Haare*

Fixation nach Bouin	30 min
Spülen in dest. Wasser	30 min
Färbung mit Hämalaun (nach Mayer)	
Spülen in fließendem Wasser	20 min
96% Äthanol	10 min
Äthanol	10 min
Xylol	30 min
Benzol	30 min
Collophoniumgemisch (Romeis § 852)	2 Tage

Schnell und ausgesprochen schön lassen sich die Haare für das Fluorescenzmikroskop präparieren. Allerdings gewinnt man auf diese Weise keine Dauerpräparate. Man geht dafür folgendermaßen vor: Die unfixierten Haare werden in eine wäßrige Lösung von Acridinorange 1:200 (Merck) gelegt, die mit Hilfe eines Veronal-Acetatpuffers auf etwa 6,25 pH gebracht worden ist. Man färbt 10 min, danach spült man die Haare weitere 10 min nur in der Pufferlösung, die öfters gewechselt werden muß. Die Betrachtung erfolgt in neutralem, destilierten Wasser. Die Matrix und die Rinde des Schaftes leuchten grün, die innere Wurzelscheide gelbgrün und die äußere Wurzelscheide orange. Durch die Wahl anderer Wasserstoffionenkonzentrationen der Acridinorangelösungen gelingt es, die äußere Wurzelscheide leuchtend kupferrot oder die keratogene Zone hellgrün darzustellen (pH 5,5).

Weder im vorangegangenen noch im folgenden Abschnitt wird auf pathologische Haarwurzeln eingegangen werden. Sie werden ebenso wie die Relation der einzelnen Wurzelformen (Haarwurzel-Status oder Trichogramm) von Braun-Falco besprochen werden. (Siehe auch Braun-Falco u. Rassner, 1965.)

3. *Lupenanatomie und Histologie des Haarfollikels*

Die Feinstruktur der Follikel kann nur an Excisaten untersucht werden. Man kann an solchen die Blutversorgung der Follikel (LANG, 1960; ATKINSON u. CORMIA, 1962; CORMIA, 1963) und deren topographische Beziehungen beobachten (FLEISCHHAUER, 1953; HORSTMANN, 1957; MARON, 1961).

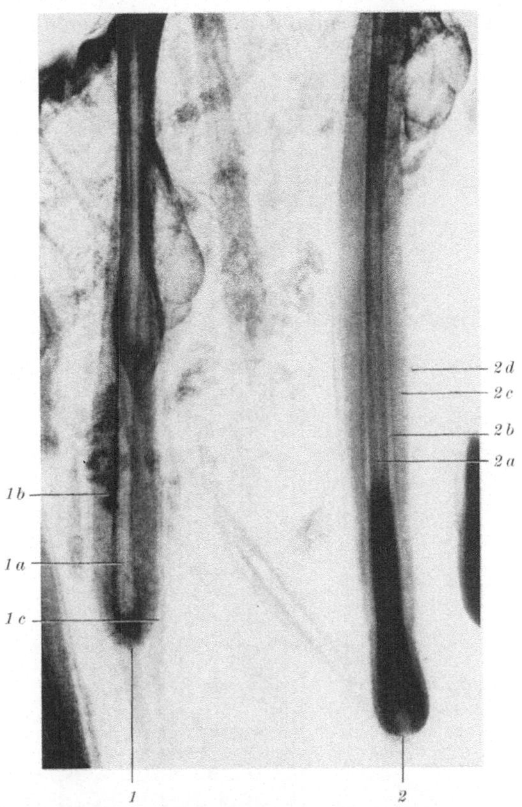

Abb. 2. Dicker Schnitt (Kopfhaut). Fixation: Bouin. Färbung: Gallocyanin. Num. Apert. 0,08 Planachromat. *1* Katagen-Haar; *a* Schaft; *b* epitheliale (äußere) Wurzelscheide; *c* bindegewebige Wurzelscheide; *2* Anagen-Haar; *a* Schaft; *b* innere Wurzelscheide; *c* äußere Wurzelscheide; *d* bindegewebige Wurzelscheide

Um einen Überblick über Einbau und Aufbau der Follikel zu gewinnen, kann man sich der *Methode* des „*dicken Schnittes*" bedienen (PETERSEN, 1935; ROMEIS, 1948; SANDERSON u. THIEDE, 1961).

Dazu schneidet man fixierte (Bouinsche Lösung) und in Paraffin eingebettete Schnitte (auch andere Einbettungsmedien sind verwendbar, siehe SANDERSON u. THIEDE, 1961) mit dem Rasiermesser oder einem Schlittenmikrotom 200—500 µ dick. Solche Schritte wurden von uns mit Gallocyanin (ROMEIS, 1948, § 734) gefärbt, anschließend aufgehellt (Romeis, 1948, § 852) und in Caedax eingedeckt. Entwässerung und Spülung wie sonst in der mikroskopischen Technik.

Die so hergestellten Präparate erlauben nicht nur, den Einbau der Follikel in der Cutis und Subcutis plastisch zu sehen — dessen Deskription gehört nicht zu unserer Aufgabe —, sondern sie gestatten auch die *stratigraphischen Verhältnisse* orientierend zu schildern. Eine derartige Schilderung kann mehr Einzelheiten zur Geltung bringen, als man es nach den zitierten Arbeiten zunächst annehmen mochte (Abb. 2).

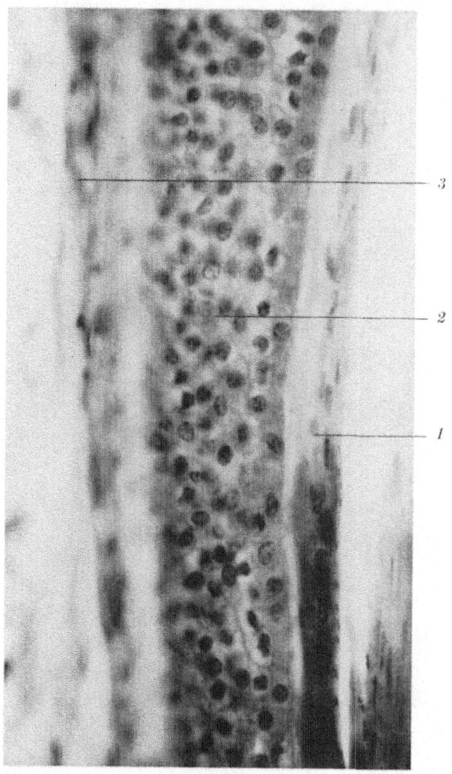

Abb. 3. Verhornung der Henleschen Schicht der inneren Wurzelscheide. Hämatoxylin-Eosin. Num. Apert. 0,63 Planapochromat. *1* innere Wurzelscheide; *2* äußere Wurzelscheide; *3* bindegewebige Wurzelscheide

Der Anagen-Follikel reicht mit seinem radikalen Ende in das subcutane Fettgewebe. Der Telogenfollikel sitzt im unteren oder mittlerem Corium. Das im Gegensatz zum Telogen-Haar vielschichtig differenzierte Anagen-Haar wird von einem Bindegewebe-Fingerling (Haarbalg oder *bindegewebige Wurzelscheide*) umgeben, der besonders deutlich in der Subcutis abzubilden ist. Diese Hülle ist am radikalen Ende für den Durchtritt von Gefäßen, Nerven und zelligen wie faserigen Bindegewebselementen durchlöchert. Diese nichtepithelialen Strukturen bilden innerhalb der Wurzelscheide einen glühbirnenähnlichen Strang, die *Haarpapille*, welcher von der epithelialen Matrix des Follikels glockenartig umhüllt wird (siehe auch Abb. 7a).

Man erkennt am distalen Ende der Follikel, diesseits des Ansatzes eines glatten Muskels (Arrector pili) zwei weitere Wurzelscheiden: die

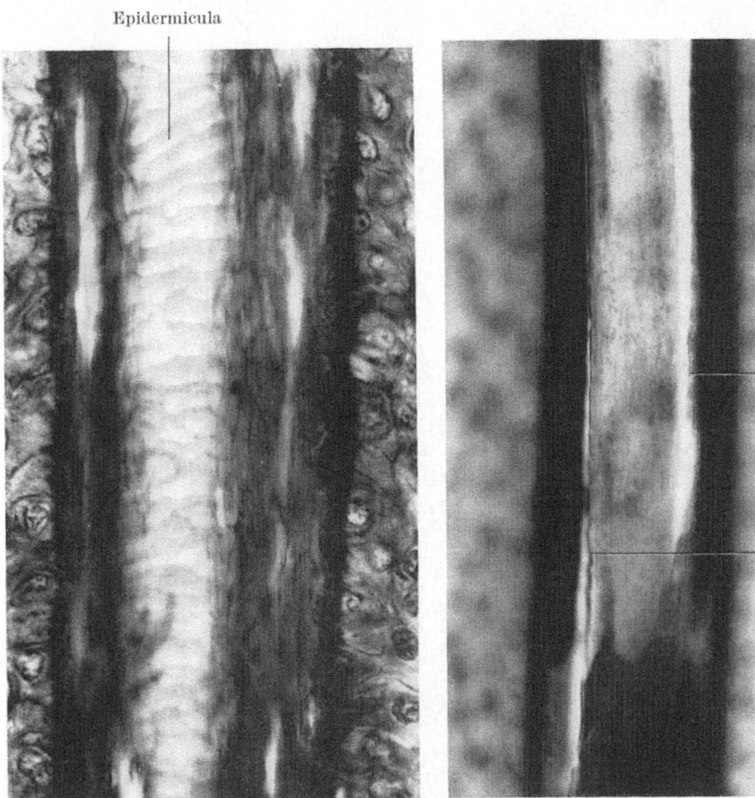

Abb. 4   Abb. 5
Abb. 4. Epidermicula. Azan-Färbung. Num. Apert. 0,63 Planapochromat
Abb. 5. Stellung der Schuppen von Epidermicula und Scheidencuticula, Mikrotechnik wie Abb. 4.
1 Epidemicula; *2* Scheidencuticula

äußere und die *innere Wurzelscheide*. Die letztere läßt sich schon im Lupenbild radikal in zwei weitere Schichten trennen. Die dem Schaft anliegende Schicht wird nach HUXLEY und die der äußeren Wurzelscheide anliegende Schicht nach HENLE genannt. Nicht zu sehen sind im dicken Schnitt die beiden Cuticulae. Die verschiedenen Verhornungszonen dagegen lassen sich feststellen. Zunächst verhornt die Henlesche Schicht nicht weit distal des Papillenendes, dann die Haarrinde — am Ende der

Verjüngung der Wurzel — und kurz danach die Huxleysche Schicht (Abb. 2 und 3). Innerhalb des Schaftes sind die Markanteile gut sichtbar.

An der Grenze zwischen mittlerem Drittel und distalen Drittel mündet die Talgdrüse ein. Jenseits dieser Stelle ist der Haarkanal also gleichzeitig Ausführungsgang für die Talgdrüsensekrete: *Ductus pilosebaceus*.

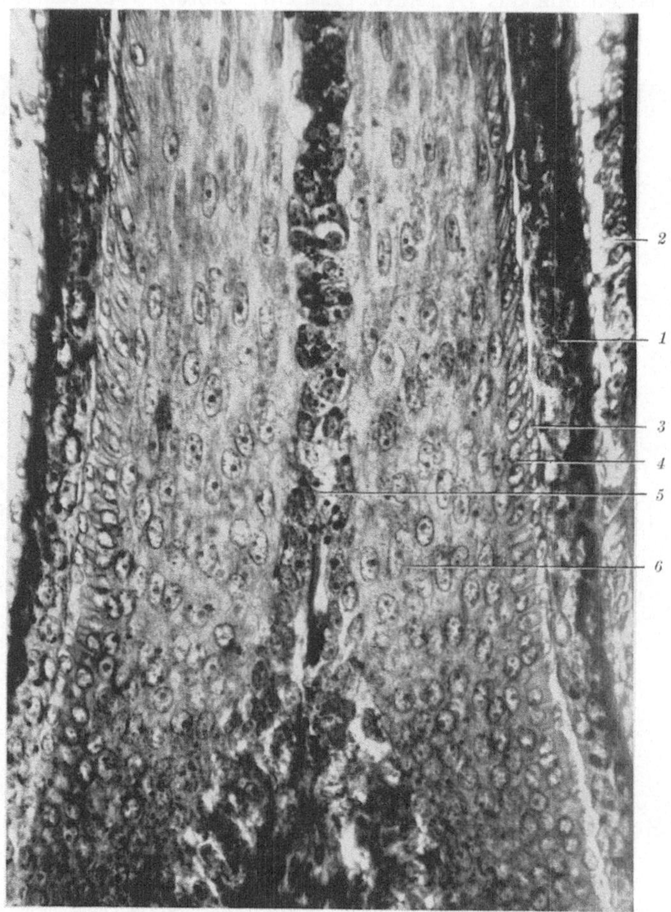

Abb. 6. Schichten des Follikels. Wie Abb. 4. *1* Markzellen; *2* Rindenzellen; *3* Epidermicula; *4* Scheidencuticula, *5* innere Wurzelscheide; *6* äußere Wurzelscheide

Die Wände dieses gemeinsamen Ausführungsganges, nach apikal trichterförmig erweitert, werden von einer Wand umgeben, die mehr der Epidermis als der äußeren Wurzelscheide gleicht und die von einem Stratum corneum ausgekleidet wird. Schon vorher zerbröckelt die verhornte innere Wurzelscheide. Auf der Höhe des Haarwulstes, radikal kurz unter der Talgdrüsenmündung auf der gleichen Seite liegend, findet man jene

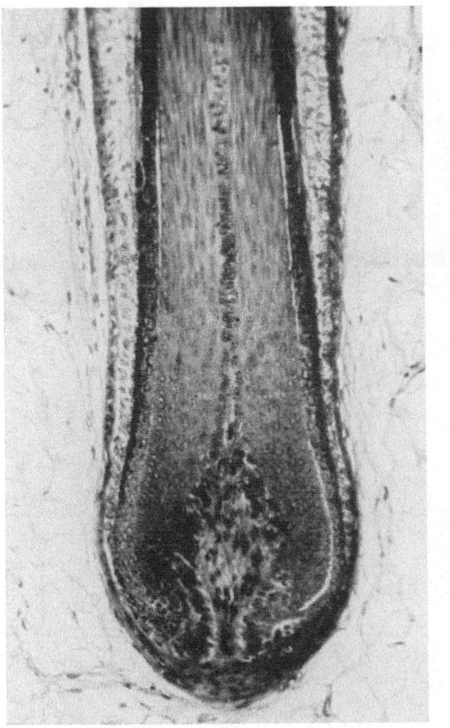

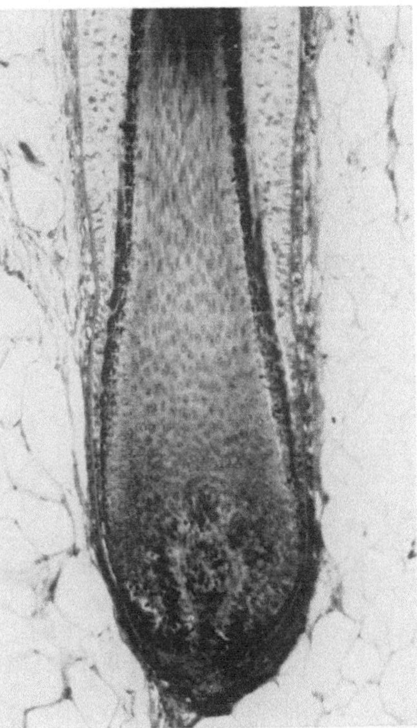

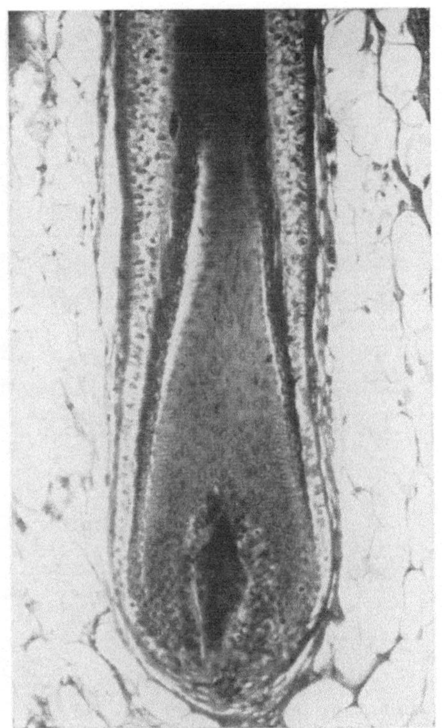

Abb. 7a—c. Sagittalschnitte durch den Follikel. Wie Abb. 4, aber Num. Apert. 0,32 Planapochromat. a Sagittal median. Erfaßt ist die Markschicht; b Sagittal paramedian; c Sagittal tangential. Erfaßt ist apikal die innere Wurzelscheide

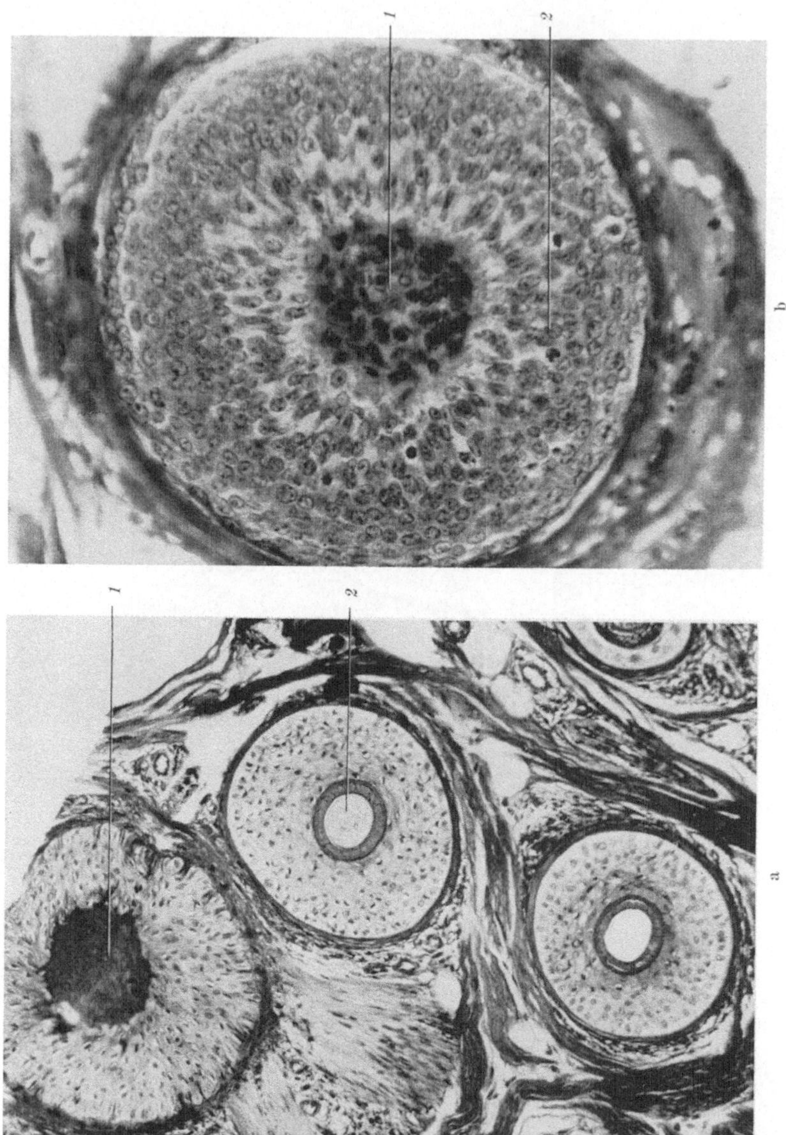

nur noch zu feinen etwas bizarren Spitzen ausgezogen. Eine Trennung
in die zwei Schichten ist bei der inneren Wurzelscheide nach Verhornung
der Huxleyschen Schicht schon vorher nicht mehr möglich. Die Wand
des Follikeltrichters, des Ductus pilosebaceus also, geht nahtlos ohne
scharfe Grenze in die äußere Wurzelscheide über.

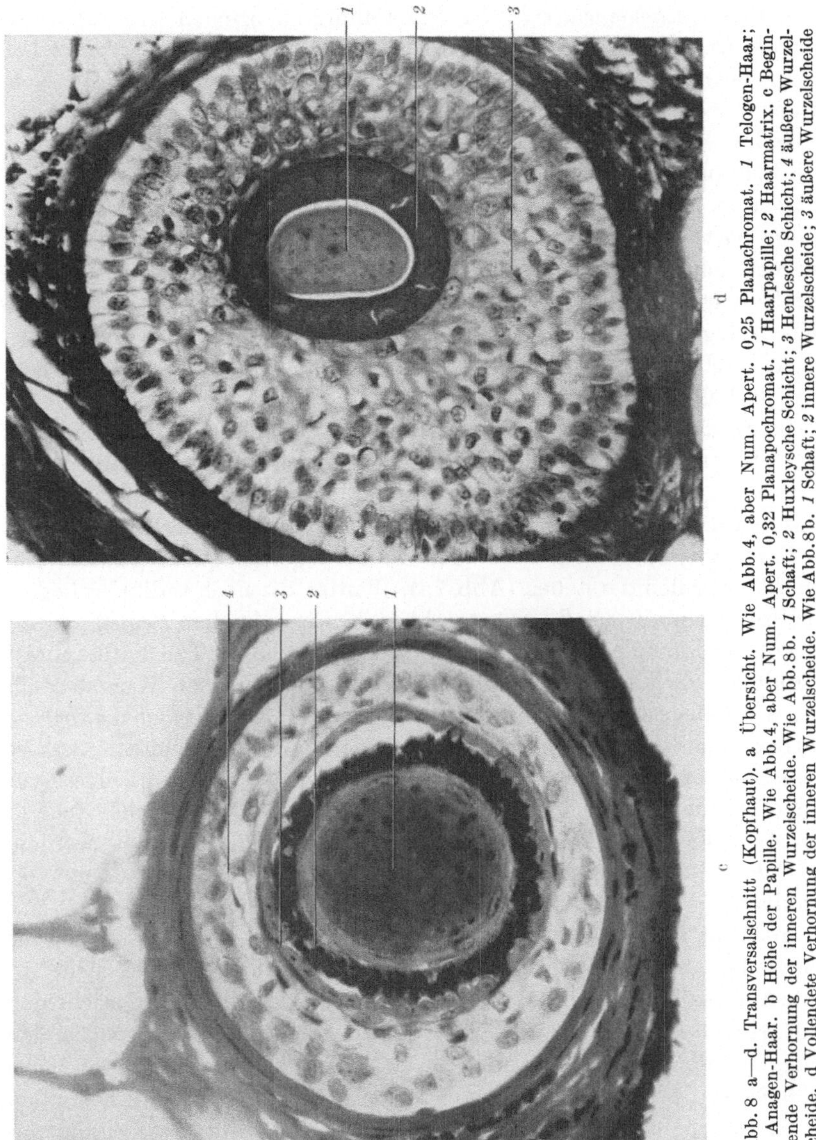

Abb. 8 a—d. Transversalschnitt (Kopfhaut). a Übersicht. Wie Abb. 4, aber Num. Apert. 0,25 Planachromat. *1* Telogen-Haar; *2* Anagen-Haar. b Höhe der Papille. Wie Abb. 4, aber Num. Apert. 0,32 Planapochromat. *1* Haarpapille; *2* Haarmatrix. c Beginnende Verhornung der inneren Wurzelscheide. Wie Abb. 8 b. *1* Schaft; *2* Huxleysche Schicht; *3* Henlesche Schicht; *4* äußere Wurzelscheide. d Vollendete Verhornung der inneren Wurzelscheide. Wie Abb. 8 b. *1* Schaft; *2* innere Wurzelscheide; *3* äußere Wurzelscheide

Bei stärkerer Vergrößerung und Mikrotomschnitten sagittal und transversal kann das bisher beschriebene Lupenbild erläutert und ergänzt werden. Bei günstiger Schnittführung gelingt es nicht nur, das Oberflächenrelief der schon weit radikal verhornten *Epidermicula* (Abb. 4), sondern auch die Verzahnung zwischen Epidermicula und der gleichfalls verhornten *Scheidencuticula* zur Darstellung zu bringen (Abb. 5). Diese Verzahnung ist so beschaffen, daß sie ein Hindernis für das Herausziehen des (Anagen-)Haars darstellt. Die Scheidencuticulazähnelung liegt dachziegelartig oder wie die Schuppung eines hängenden Tannenzapfens übereinander, während die Epidermiculaschuppen nach apikal offen sind also den Schuppen eines stehenden Tannenzapfens gleichen. Die Epidermicula ist nach apikal weit zu verfolgen, so daß man sie auch noch am freien Haarschaft — wie gezeigt — gut beobachten kann. Die Scheidencuticula verliert sich mit den verhornten inneren Wurzelscheiden noch diesseits der Talgdrüsenmündung (Petersen, 1935). Beide Cuticulae kommen beim Telogenhaar in den radikalen Abschnitten nicht zur Ausbildung. (Siehe auch Horstmann, 1957.) Wahrscheinlich läßt sich das Telogenhaar deshalb so leicht extrahieren.

Schneidet man etwas tiefer, so ist an den parallelen Sagittalschnitten der Übergang der spindeligen Rindenzellen in die verhornte Rinde erkennbar. Die Gestalt der Einzelzelle läßt das ultramorphologisch bekannte Bild der einzelnen Hornschuppe ahnen. Liegt der Schnitt etwa median-sagittal, so kann man auch die Stränge der querliegenden, blasigen Markzellen darstellen (Abb. 7a). Werden die noch radikaler liegenden Follikelanteile erfaßt, so versteht man, wie es zu dem Begriff „*Haarzwiebel*" gekommen ist. Es ist nicht allein die sich im Tangentialschnitt abbildende Zwiebelform des Bulbus, des aufgetriebenen Wurzelanteils also, es ist ebenso der dort am besten zu sehende Zwiebelschalen ähnelnde Aufbau der verschiedenen Wurzelscheiden (Abb. 6). Schnitte, welche diese teils sagittal, teils tangential (Abb. 7b und c) erfassen, zeigen, wie zunächst die Henlesche Schicht und dann die Huxleysche Schicht bei Azan-Färbung als Zeichen der Verhornung acidophil werden. Bei der letzteren sind die Trichohyalinkörnchen besonders gut erkennbar.

Auch die Flügelfortsätze der Henleschen Zellen, die sich zwischen die mehrzeilig angeordneten Huxleyschen Zellen schieben, sind sichtbar. Spitzenwärts verschmelzen die Schichten der inneren Wurzelscheiden und der Scheidencuticula zu einem mikroskopisch homogen wirkenden Ring, der den Haarschaft umgibt wie die Flügelkanüle den Troicard (Abb. 8a, b, c, d). Das Telogenhaar weist an keiner Stelle im radikalen Abschnitt eine innere Wurzelscheide auf, der Hornzapfen wird unmittelbar von der Epithelschicht der äußeren Wurzelscheide umgeben (Abb. 7a). Bei beiden Haartypen bildet die äußere Wurzelscheide einen Epithelmantel um den ganzen Follikel. Dieser ist in Bulbusnähe dünn. Er nimmt an Mächtigkeit erst in der Verjüngungszone des Schaftes zu. Die äußere Wurzelscheide wird aus Plattenepithel ohne Intercellularbrücken gebildet. Polarisationsoptisch sind in den Zellen Tonofibrillen nachweisbar. Diese legen sich in ihrer Gesamtheit schraubenartig um den

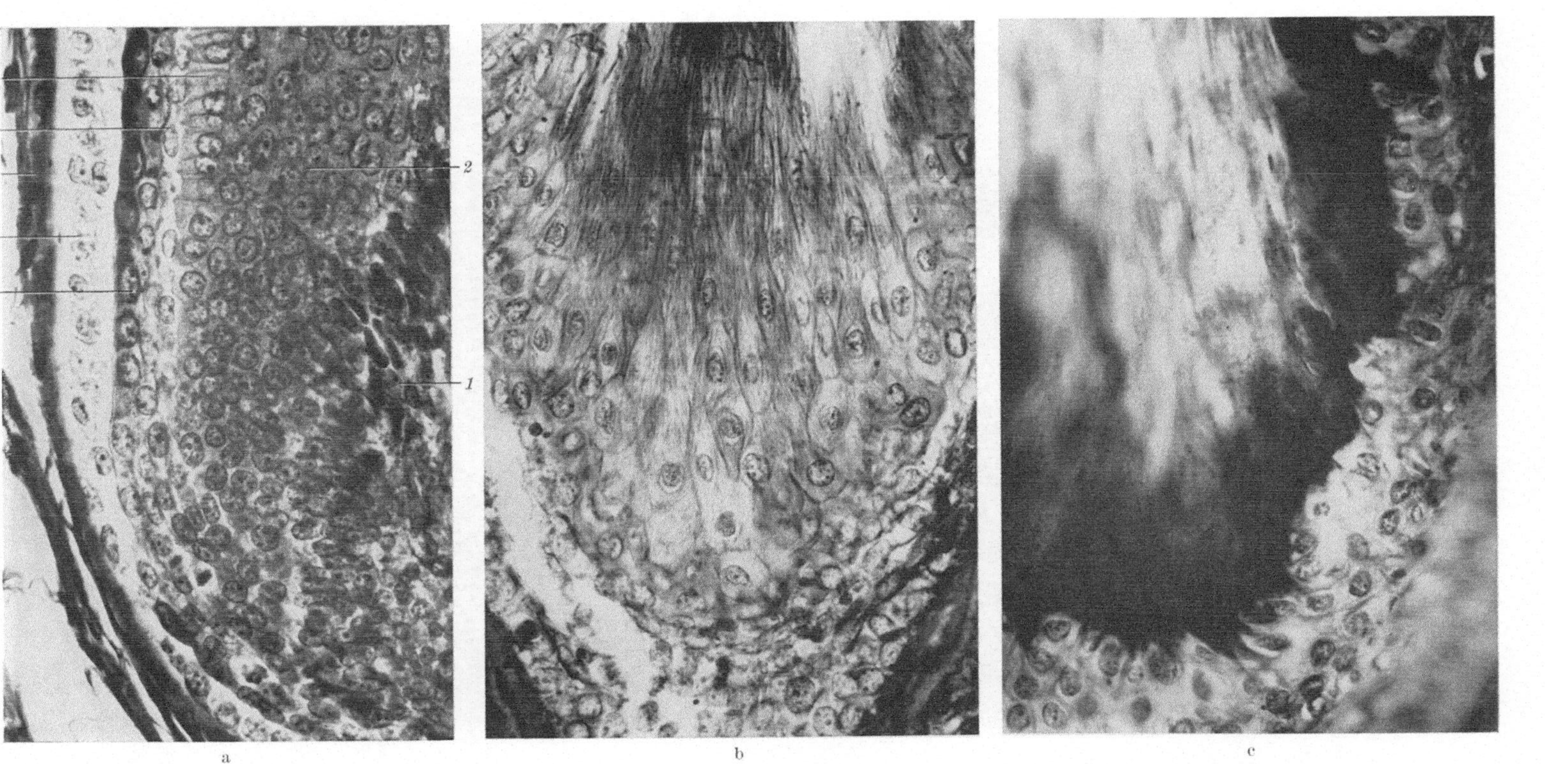

Abb. 9a—c. Sagittalschnitte. Azan-Färbung. Num. Apert. 0,63 Planapochromat. a Anagen (Papillen) Haar. *1* Papille; *2* Rinde; *3* Epidermicula; *4* Scheidencuticula; *5* innere Wurzelscheide; *6* äußere Wurzelscheide; *7* Bindegewebige Wurzelscheide. b Katagen Haar. c Telogen (Kolben) Haar

Follikel. Die Mantelzellen des Ductus pilosebaceus gleichen den Zellen des Stratum spinosum.

Der alles umspinnende bindegewebige Haarbalg besteht vorwiegend aus longitudinal ausgerichteten kollagenen Fasern, welche durch Quer- und Schrägzüge zusammengehalten werden. Die Epithelscheide wird vom Haarbalg durch eine Glashaut, eine Basalmembran getrennt. (Funktionell wäre „verbunden" die bessere Bezeichnung.) Beim Telogen-

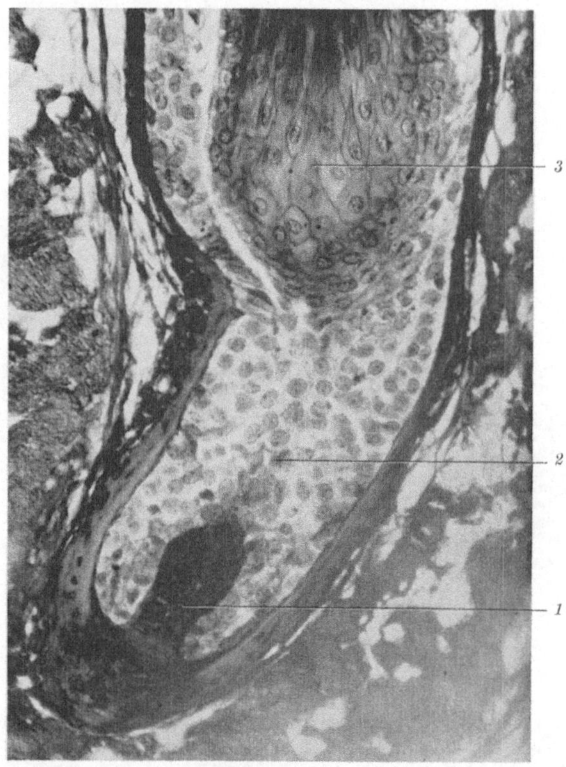

Abb. 10. Sagittalschnitt. Katagenhaar mit undifferenziertem Epithelstrang. Azan-Färbung. Num. Apert 0,32 Planapochromat. *1* Katagen-Kolben; *2* undifferenzierter pluripotenter Epithelstrang; *3* Papille

haar zeigt diese Membran Verdickung, Faltenbildung und Schrumpfung. Je tiefer man die Zellen des Bulbus darstellt, um so weniger leicht lassen sie sich der einen oder anderen epithelialen Schicht zuordnen, bis man schließlich nur noch undifferenzierte Zellen antrifft.

Die Papille, welche sich in die Matrixglocke von proximal vorwölbt, besteht neben Capillaren und kollagenen Fasern aus zahlreichen Zellen. Die ganze Papille ist histochemisch ob ihrer Aktivität besonders interessant.

4. Über die mikroskopische Anatomie des wachsenden Haares

Die Angaben schwanken, wie lange ein Haar in der *Anagen-, Katagen-* und *Telogenphase* verharrt. Am besten schließt man sich wohl der Meinung KLIGMANS (1959), an. Sie lautet: Die Anagenphase dauert Jahre, die Katagenphase 2—3 Wochen und die Telogenphase Monate (Abb. 9a—c). Das vollausgebildete Anagenhaar zeigt die meisten Mitosen im Bereich der Matrix unterhalb der *Auberschen Linie* (critical

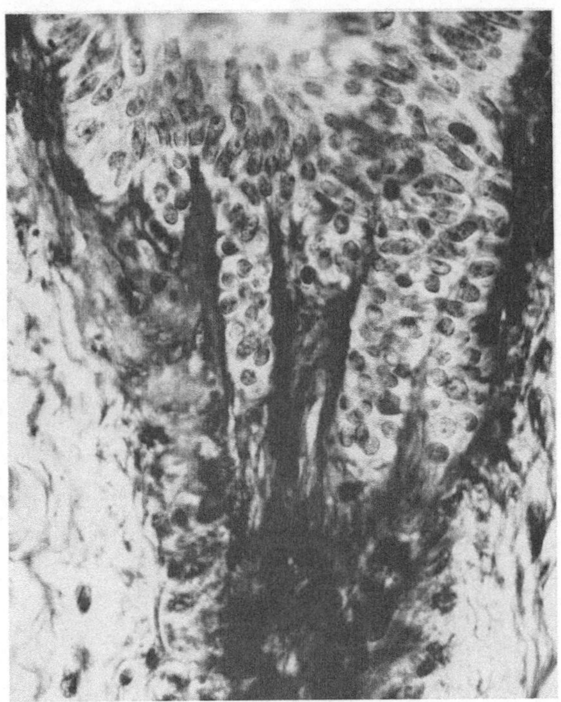

Abb. 11. Epithelstrang mehrfingerig. Azan-Färbung. Num. Apert. 0,63 Planapochromat. *1* äußere Wurzelscheide

level). Es kommen jedoch auch distal von dieser Kernteilungsfiguren vor. Wie weit diese Grenze eine wirkliche funktionelle Bedeutung hat, ist Gegenstand der Diskussion (KLIGMAN, 1959; MONTAGNA, 1962; BRAUN-FALCO, 1962; MORETTI, 1965). Unserer Meinung nach gilt nach wie vor der kritische Satz von PETERSEN (1935): ,,Wie sich indes Potenzen und prospektive Bedeutung auf die im Grunde der Zwiebel zusammenfließende Zellmasse verteilen, wissen wir nicht. Es handelt sich wohl auch hier um harmonisch äquipotentielles Bildungsgewebe.''

An der Peripherie des Bulbus differenzieren sich die Zellen. Schon sehr weit proximal erkennen wir die Zellströme des Marks, der Rinde, der Cuticulae und der inneren Wurzelscheiden. Auch unterhalb der Auberschen Linie findet eine Differenzierung statt. Melanocyten geben im Bulbus ihr Melanin an die Rindenzellen ab.

Die von Moretti (1965) nach Montagna (1962) geäußerte Meinung, daß die innere Wurzelscheide gewissermaßen als Schlepper für den Schaft angesehen werden könne, muß überdacht werden. Wohl verhornt die Henlesche Schicht früher als die Rinde, doch die Cuticularverzahnung

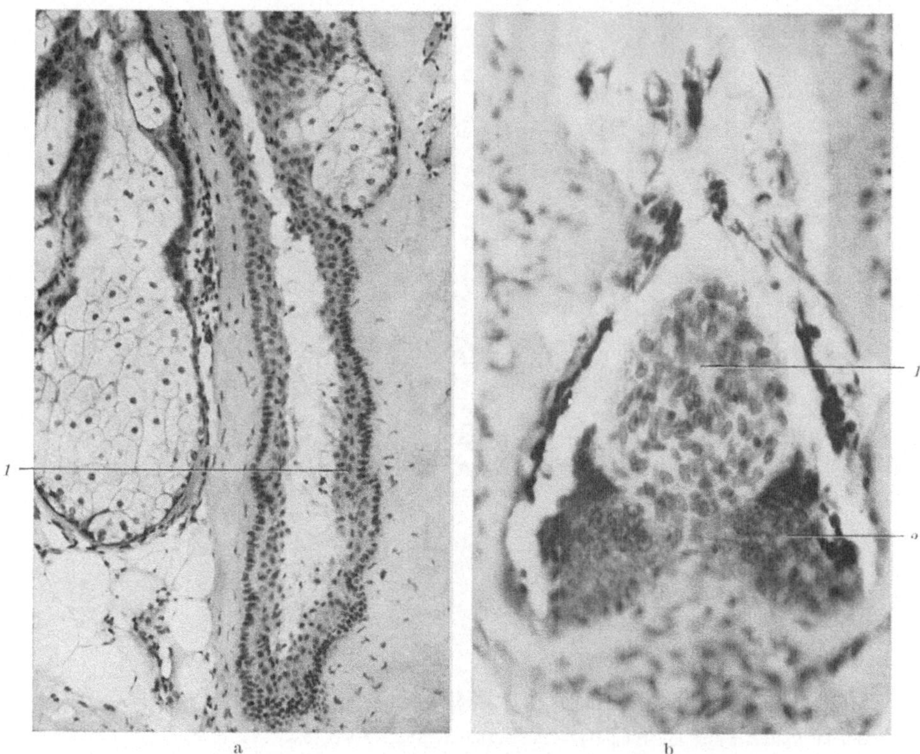

Abb. 12. a Leere äußere Wurzelscheide nach Extraktion des Haares. Hämatoxylin-Eosin. Num. Apert. 0,32 Planapochromat. *1* äußere Wurzelscheide. b Papille und Rest der Matrix nach Extraktion des Haares. Wie Abb. 12a. Num. Apert. 0,63 Planapochromat. *1* Papille; *2* Reste der Matrix

spricht gegen die Schlepperfunktion. Sie müßte sich bei einem solchen Vorgang voneinander lösen. Eher ist es vorstellbar, daß die Hornmassen des Schaftes im Aufrücken durch das Einrasten der Cuticulazähne gebremst würden und dadurch das noch weichere Haar in die hornig vorgeformte innere Wurzelscheide hineingepreßt würde.

Die Katagenphase ist in ihren Einzelheiten von Kligman (1959) und Braun-Falco (1965) beschrieben worden. Sie zeichnet sich etwa folgendermaßen ab:

Der Bulbus verhornt einschließlich der inneren Wurzelscheiden nach Sistieren der Mitosen in der Matrix (Abb.9b und 8c), die Glashaut verdickt sich, wird in Falten gelegt und schrumpft, die Papille rückt von der Matrix ab, ein Epithelstrang (Matrix — äußere Wurzelscheide) wächst entlang des Haarstiels nach caudal, die Papille vor sich herschiebend oder der Papille nachrückend (Abb.10 und 11). Man könnte auch sagen: In der Anagenphase halten sich Teilungs- und Differenzierungspotenz die Waage innerhalb der Matrix. In der Katagenphase kommt es zu einer Dissoziation dieser Potenzen: Die Differenzierung erfolgt distal bis zur letzten Möglichkeit, während sie proximal gänzlich sistiert und dafür die Teilung äquipotentieller Zellen allein besteht. In der Telogenphase sistiert die Differenzierung im alten Teil vollkommen, während sie im neuen Follikel einsetzt. Die undifferenzierten Zellen sind nach proximal gewandert, haben dort eine neue Matrixglocke um die Papille gebildet und von dort bereitet eine neue innere Wurzelscheide dem neuen Haar seinen Weg durch hornigen Zerfall innerhalb der neuen äußeren Wurzelscheide. Wir erinnern uns, daß die Frage, ob die Papille neugebildet wird, oder nur als alte weiterbestehen bleibt, lange Zeit Streitgegenstand der Anatomie war (HOEPKE, 1927).

Die Neubildung des Anagenhaars ist von CHASE auch in sechs Abschnitten geschildert worden (dazu siehe BULLOUGH u.a., 1958; MONTAGNA, 1962). Seit F.PINKUS sind manche Einzelheiten zum Wachstum des Follikels erarbeitet worden. An seiner Schau dieses Vorganges hat sich grundsätzlich nichts verändert.

Zur Demonstration dessen, was nach Extraktion der Haare an Follikelteilen übrig bleibt, mögen die Abb.12a und b dienen. Die Excisate, unmittelbar nach Herauszupfen der Haare angefertigt, zeigen, daß die Papille mehr oder weniger unversehrt durch jene Manipulation bleibt (Abb.12b). Während man von der inneren Wurzelscheide praktisch nichts mehr zu erkennen vermag, bleibt die äußere Wurzelscheide fast gänzlich erhalten.

Zusammenfassung

Die Gestalt der Anagen- und Telogenhaare wurde im Lupenpräparat, nach Fluorchromierung, an Excisaten im dicken Schnitt und in Mikroschnitten beschrieben. Der Follikelaufbau im Anagen, Katagen- und Telogenstadium sowie nach Extraktion der Haare wurde aufgezeigt.

Literatur

ATKINSON, S. C., and F. E. CORMIA: Blood supply of the normal scalp. Proc· XII. Int. Congr. Dermat. 1962.
BANDMANN, H.-J., u. K. BOSSE: Nicht veröffentlichte Untersuchungen.
BARGMANN, W.: Histologie und mikroskopische Anatomie des Menschen, 5. Aufl. Stuttgart: Thieme 1964.

Bosse, K.: Vergleichende Untersuchungen zur Physiologie und Pathologie des Haarcyclus unter besonderer Berücksichtigung seiner Synchronation. (Manuskript.)

Braun-Falco, O.: The histochemistry of the hair follicle. In: Montagna, W., u. R. A. Ellis (1958).
— Arch. klin. exp. Derm. 215, 63 (1962).
—, u. B. Rassner: Klinik, Pathogenese und Therapie der Alopecia areata. Fortschr. Prakt. Derm. u. Venerol. 5, 227 (1965).

Bullough, W. S., and E. B. Laurence: The mitotic activity of the follicle. In: Montagna, W., u. R. A. Ellis (1958).

Charles, A.: Exp. Cell Res. 18, 138 (1959).

Cormia, F. E.: Dermatologica (Basel) 88, 692 (1963).

Dry, F. W.: J. Genet. 16, 287 (1926).

Fleischhauer, K.: Z. Zellforsch. 38, 328 (1953).

Hausman, L. A.: zit. nach Horstmann, E. (1957).

Herschey, F. B.: Quantitative histochemistry of skin. In: Montagna, W., and W. C. Lobitz jr. (1964).

Hirsch, F.: Das Haar des Menschen. Ulm: Haug 1956.

Hoepke, H.: Die Haut. In: v. Möllendorffs Handbuch mikro. Anat. III. Berlin: J. Springer 1927.

Horstmann, E.: Die Haut. In: W. v. Möllendorffs Hdb. mikr. Anat. III/3 (Erg.-Werk). Berlin, Göttingen, Heidelberg: Springer 1957.
— Arch. klin. exp. Derm. 211, 18 (1960).

Kligman, A.: J. invest. Derm. 33, 307 (1959).

Lang, J.: Z. mikr.-anat. Forsch. 66, Heft 2 (1960).

Maron, H.: Derm. Wschr. 143, Heft 1 (1961).

Mercer, E. H.: Electron microscopy and the biosynthesis of fibres. In: Montagna, W., and R. A. Ellis (1958).

Montagna, W.: The structure and function of skin. New York and London: Academic Press 1962.
—, and R. A. Ellis: The biology of hair growth. New York: Academic Press 1958.
—, and W. C. Lobitz jr.: The epidermis. New York and London: Academic Press 1964.

Moretti, G.: Das Haar. In G. Stüttgen: Die normale und pathologische Physiologie der Haut. Stuttgart: Fischer 1965.

Oberste-Lehn, H.: Arch. Derm. 86, 770 (1962).

Petersen, H.: Histologie und mikroskopische Anatomie, 6. Abschnitt. München: Bergmann 1935.

Pinkus, F.: Die normale Anatomie der Haut. In J. Jadassohn, Hdb. Haut-Geschl.-Krh. I/1. Berlin: Springer 1927.

Pinkus, H.: Embryology of Hair. In: Montagna, W., u. R. A. Ellis (1958).
— Die mikroskopische Anatomie der Haut. In: J. Jadassohn: Hdb. Haut-Geschl. Krh., Erg.-Werk (A. Marchionini) Bd. I/2. Berlin, Heidelberg, New York: Springer 1965.

Rogers, G. E.: Structural and biochemical features of the hair follicle. In: Montagna, W., and W. C. Lobitz (1964).

Romeis, B.: Mikroskopische Technik. München: Leibniz 1948.

Rook, A.: Brit. J. Derm. 77, 3 (1965).

Sanderson, K. V., and H. Thiede: Brit. J. Derm. 73, 43 (1961).

Scott, E. J. von: Response of hair roots to chemical and physical influence. In: Montagna, W., u. R. A. Ellis (1958).

Schmidt, W. J.: Arch. Derm. **148**, 470 (1925).
— Z. Derm. **53**, 535 (1928).
— Z. Zellforsch. **15**, 188 (1932).
Stöhr, Ph., u. W. v. Möllendorff: Lehrbuch der Histologie. 24. Aufl. Jena: Fischer 1940.
Szabo, G.: The regional frequency and distribution of hair follicles in human skin. In: Montagna, W., u. R. A. Ellis (1958).
Witzel, M., u. O. Braun-Falco: Arch. klin. exp. Derm. **216**, 221 (1963).

G. Niebauer, Wien: Neurohistologie des Haares

Die weitaus größte Fläche der Haut des Menschen ist behaart und nur ein relativ kleiner Anteil ist unbehaart. Dieser scheinbar selbstverständliche Hinweis ist notwendig, denn in den meisten, auch modernen, Lehrbüchern wird das Kapitel Neurohistologie und Sinnesphysiologie der Haut hauptsächlich nach dem Muster der unbehaarten Hautareale besprochen, obgleich in der behaarten Haut eine wesentlich andere morphologische Situation vorliegt. Tatsächlich existieren auch in anatomischer und physiologischer Hinsicht viel mehr und gründlichere Arbeiten z.B. über die Meissnerschen Tastkörperchen der unbehaarten Haut als über den Aufbau und die Funktion der nervösen Umhüllung des Haares.

Eine kurze allgemeine Einführung ist notwendig. In der Haut lassen sich grundsätzlich zwei Arten nervöser Formationen unterscheiden: 1. das cerebrospinale (sensible) Nervensystem. Hier handelt es sich meistens um markhaltige Nervenfasern, die erst auf der Endbahn ihre Markscheide verlieren und 2. das autonome oder vegetative Nervensystem, dessen Endformation in Form des distalen nervösen Syncytiums bei geeigneter histologischer Technik in der Regel leicht von den sensiblen Fasern unterscheidbar ist.

Während das vegetative Nervensystem in allen Regionen, d.h. sowohl in der behaarten als auch in der unbehaarten Haut, einen weitgehend einheitlichen morphologischen Bau erkennen läßt, ist die Ausbreitung der sensiblen Fasern in der unbehaarten Haut wesentlich anders als in der behaarten Haut. Die in den Lehrbüchern dargestellten formenreichen Endigungsweisen der sensiblen Fasern sind eine fast ausnahmslose Eigenheit der unbehaarten Haut. Es sind dies vor allem die in den bindegewebigen Papillen gelegenen und mit dem Sammelbegriff „Meißnersche Tastkörperchen" bezeichneten Endorgane sensibler Nerven, die als Receptoren von Druck- und Berührungsempfindungen angesehen werden, und die im gesamten Corium gelegenen sensiblen Endformationen, die sich durch ein sehr weites Spektrum der Form auszeichnen und die teils bindegewebig eingekapselt sind und teils frei endigen (z.B. Krausesche Endkolben, Ruffinische Körperchen). Auch die schon fast intraepidermal gelegenen Merkelschen Tastscheiben kommen hauptsächlich in unbehaarten Regionen vor. In der Subcutis liegen die als Vater-Pacinische Lamellenkörper bezeichneten Bildungen; auch diese kommen in behaarten Regionen nur ausnahmsweise vor.

Es war naheliegend, diese verschiedenen Typen sensibler Endformationen mit verschiedenen Sinnesqualitäten zu identifizieren. Das von Frey, 1895, postulierte Schema „spezifischer Endkörperchen" war dann auch durch lange Zeit die Grundlage der Sinnesphysiologie der Haut. Es ist eigentlich erst den letzten beiden Jahrzehnten vorbehalten geblieben, besonders auf Grund vergleichender neurohistologischer Untersuchungen, die Lehre von den „spezifischen Endkörperchen" ins Wanken zu bringen. Insbesondere Weddell aus Oxford und Hagen aus Bonn haben darauf hingewiesen, daß in der behaarten Haut des Menschen nervöse Endkörperchen der oben genannten Typen fast ausnahmslos fehlen. Erst durch diese Untersuchungen wurde die volle Bedeutung der „nervösen Haarmanschette" als sensibles Receptororgan bekannt.

Die meisten Untersucher beschäftigen sich mit den sensiblen Nerven der Haare, während über die vegetative Innervation des Haares nur sehr wenige Berichte vorliegen. Die gründlichsten Untersuchungen über die sensible Innervation der Sinushaare bei den Säugetieren stammen um die Jahrhundertwende und später von Szymonowicz (Methylenblau-Methode) und Studien über die Innervation des Haares beim Menschen seit 1927 vor allem von Kadanoff, dann auch von Weddel u. Mitarb., Hoepke und Cauna (letztere mittels Silberimprägnationsmethoden). Über die vegetative Innervation des Haares haben besonders Boeke, John, Droz, Jabonero, Montagna und Thies berichtet.

Der histologische Nachweis der sogenannten doppelten, nämlich sympathischen und spinalen Innervation des Haares (Landau) hängt bis zu einem gewissen Grad von der angewandten histologischen Technik ab. Bei gelungenen Präparaten (in eigenen Untersuchungen Bielschowsky-Silbercarbonat- und die Osmiumzinkjodid-Methode) lassen sich die strukturellen Besonderheiten der beiden Systeme unterscheiden.

Für diesen Bericht wurden nur Terminalhaare bei Menschen über dem 20. Lebensjahr in den verschiedensten Regionen des Körpers untersucht[1]. Das Grundprinzip der Innervation ist sowohl an den kleinen Terminalhaaren (Wollhaare), als auch an den Borsten- und Langhaaren gleich, so daß ihre neurohistologische Besprechung gemeinsam erfolgen kann. Der Unterschied liegt mehr in der Quantität als im Ausbreitungsprinzip, doch sind die quantitativen Unterschiede in jeder Region so

---

[1] Danken möchte ich an dieser Stelle Frau Prof. Hagen in Bonn und Herrn Prof. Kadanoff in Sofia, die mir histologische Schnitte zur Verfügung stellten und wertvolle Hinweise gaben.

groß, daß sich auf Grund der eigenen Beobachtungen vorläufig noch keine Regeln aufstellen lassen.

Kadanoff fand allerdings eine gewisse Gesetzmäßigkeit. Nach ihm soll die Entfaltung der Nervenendigungen weniger von der Größe des Haares, sondern mehr von der Empfindlichkeit der betreffenden Hautstelle abhängen. So zeigen nach Kadanoff die kleinen Terminalhaare an Lippen, Kinn und Lidern eine weit größere Zahl von Nervenendigungen als die großen Kopfhauthaare.

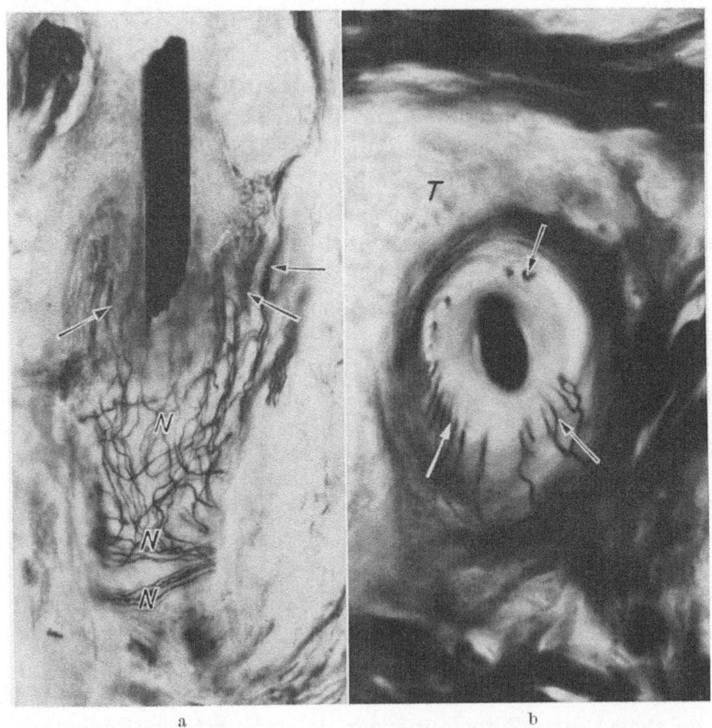

Abb. 1 a und b. Lippe, Silberimprägnation. a Nervenringgeflecht (*N*) und Palisaden (↗). 240fach. b Querschnitt durch ein Haar auf Höhe des Follikelhalses. Man sieht die palisadenartigen Endformationen im Bereich der äußeren Haarwurzelscheide (↗). *T* Talgdrüse. 600fach. Präp. von Prof. Kadanoff

Die Haare des Meerschweinchens (untersucht wurde Flankenregion) haben sowohl in neurohistologischer Hinsicht, als auch in Hinsicht auf die Rhythmik des Haarcyclus große Ähnlichkeit mit den menschlichen Haaren, weshalb eigene Untersuchungen auch bei diesen Versuchstieren durchgeführt wurden.

Es sind vor allem sensible Fasern, die den Haarfollikel innervieren. Hülsenartig bilden diese unmittelbar um die epidermale Wurzelscheide — also im Bereich des bindegewebigen Haarbalges — ein nervöses Gitterwerk (Abb. 1 a). Die Hauptmasse des Nervengitters liegt gewöhnlich an der oberen Einschnürung des Follikels, zwischen Einmündung der Talgdrüse und Ansatz des Haarmuskels.

Die zur Wurzel jedes Haares hinziehenden Nervenfasern — meist dickere markhaltige, aber auch einige marklose — stammen hauptsächlich aus dem Nervengeflecht des Stratum reticulare, zum Teil aber auch aus dem subpapillären Geflecht. Sie ziehen mehr oder weniger stark gewunden zur Haarwurzel, vor allem in Richtung Haarwurzelhals, wo sie unterhalb der Talgdrüse in den äußeren bindegewebigen Haarbalg eindringen. Allerdings treten Nerven manchmal auch unten, am Bulbus, an das Haar heran, um dann innerhalb des Haarbalges nach aufwärts zu ziehen (Stöhr 1928). Im bindegewebigen Haarbalg verzweigen sich dann die Nervenfasern gabelartig in dickere und feinere Ästchen, die unter Umständen fast parallel zur Haarwurzelachse aufsteigen, sich noch weiter teilen und auf Höhe des Haarwurzelhalses palisadenartige Endformationen bilden (Abb. 1, 2, 3). Nach Kadanoff entstehen durch die Aufteilung einer Nervenfaser 10—12 Palisaden, insgesamt 30—50, die sich der Glashaut dicht anlegen (Abb. 1 b). Die „Palisaden" sind stabförmige Endausbreitungen, die an der Basis meist verengt sind. Unter Umständen können sie auch umgekehrt, also bulbuswärts gerichtet, liegen.

Diese Form einer Nervenendigung wurde erstmals von Bonnet (1878) und Ranvier (1889) beschrieben und von letzterem als „Terminaison aux formes de spatula" bezeichnet. Während die Bezeichnung „spatelförmig" auf Grund der Gestalt der Nervenendigung gewählt wurde, bezieht sich die Bezeichnung „palisadenartige Endigung" (Botezat) oder „stachetenförmige Endigung" (Tello) auf ihre kranzartige Anordnung in der Gegend des Follikelhalses.

Weitere ringförmig verlaufende Nervenfasern ergänzen die geraden, als Palisaden endigenden Formationen zu einer Gitterstruktur und vervollständigen so in den meisten Fällen die nervöse Hüllschicht des Haares (Abb. 1 a). Diejenigen Nervenfasern, die das Ringgeflecht ausbilden, treten an mehreren Stellen, meist in der gleichen Ebene, an die Haarwurzel heran. In Übereinstimmung mit Jabonero ist es auch uns nicht gelungen, eine Beteiligung der palisadenartigen Endigungen am Aufbau der Ringgeflechte zu beobachten. Oft bestehen die Ringgeflechte aus dünnen, seltener aus dicken Nervenfasern mit Verikositäten. Jabonero bezeichnet diese als Nervenfasern mit „eigentümlichem Aussehen". Bei diesen ist dann eine morphologische Unterscheidung zwischen vegetativ oder sensibel oft nur schwer möglich. Ob auch die Ringgeflechte echte Endigungen bilden — wie sie Kadanoff beschreibt — konnte in den eigenen Präparaten nicht entschieden werden.

Dieses ringförmige Nervengeflecht (auch als „Nervenring" bezeichnet) wurde schon von Leydig 1859 und Jobert 1872 erwähnt und von Bonnet bei der Ratte ausführlich beschrieben. Szymonowicz hat dann statt „Nervenring" die Bezeichnung „ringförmiges Nervengeflecht" eingeführt.

Die Palisaden und Ringgeflechte liegen meist auf gleicher Höhe (sie bilden eben ein Gitterwerk), allerdings reichen die Palisaden meist etwas höher hinauf, d. h., sie enden dann über der oberflächlichsten Ringbildung. Meist liegen die Palisaden näher zur Glashaut als die Fasern des Ringgeflechtes.

KADANOFF hat am menschlichen Haar zwei Arten nervöser Endapparate beschrieben: Typus I ist durch das Vorhandensein von Palisadenendigungen allein charakterisiert und kommt selten vor. Typus II tritt häufiger auf und ist durch die gemeinsame Ausbildung des Nervenfaserringegeflechtes und der Palisadenendigungen charakterisiert. JABONERO, der allerdings hauptsächlich Haare von Tieren

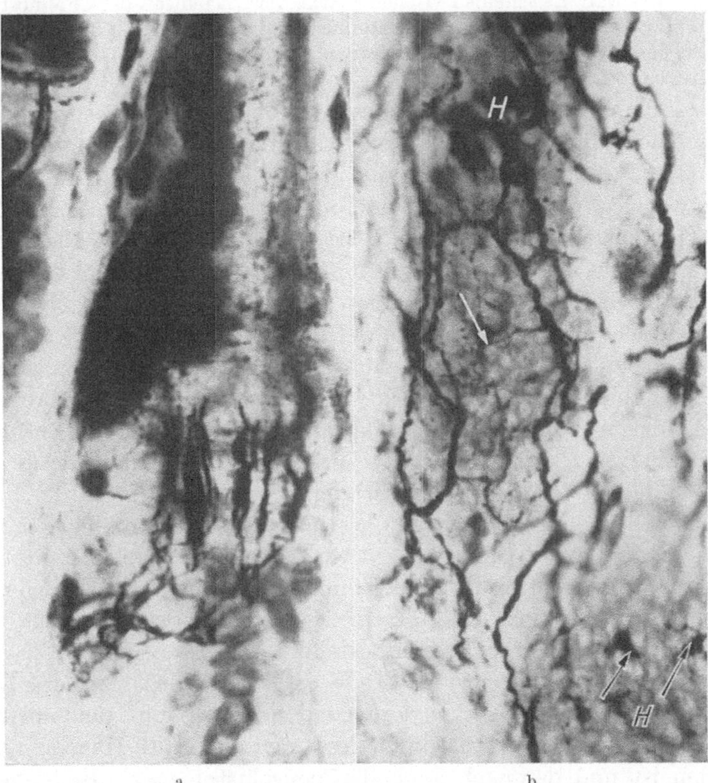

Abb. 2. a Stirnhaut, Osmium-Zinkjodid-Methode. Palisadenartige Endformationen und zuführende Nerven bei einem Haar im Telogenstadium. 900fach. b Lippe, Osmiumzinkjodid-Methode. Die Haarfollikel (*H*) sind im Netzwerk der vegetativen Endformation eingeschlossen. ↗ Dendritenzelle. 600fach

untersuchte, hat den Typus I nicht beobachtet, wohl aber einige Haare, die nur Ringgeflechtbildungen haben. Nach eigenen Beobachtungen ist am häufigsten die kombinierte Form. Die Quantität der Innervation wechselt auffallend und zeigt keine Beziehung zur Größe des Haares.

Es kommt also zur Ausbildung eines spezifischen, uneingekapselten Nervenapparates in den Wurzelscheiden des Haares. Er hat morphologisch eine gewisse Ähnlichkeit mit den Meißnerschen Tastkörperchen

(Cauna, 1959). In Ermangelung andersartiger sensibler Endformationen in behaarten Regionen muß angenommen werden, daß dieses Nervengitter als Receptor von Reizen dient, die auf die behaarte Haut treffen.

Thies u. Mitarb. (1957) verwendeten die Koelle-Gomori-Methode zur Darstellung der Cholinesterase und beschrieben sowohl Ringgeflechte als auch Palisaden an den menschlichen Haaren. Spezifische Cholinesterase wurde auch von Montagna u. Ellis (1957) nachgewiesen, wobei nur bei einem Teil der Haarfollikel die Reaktion positiv ausfiel und bei anderen, anatomisch völlig gleichartigen, die Reaktion negativ war. Es scheint zwischen Stärke bzw. Nachweis der Cholinesterasereaktion und dem Haarcyclus kein Zusammenhang zu bestehen. Montagna (1960) vermutet, daß diese Reaktion in den Nerven des Haarfollikels nur bei großer sensorischer Qualität positiv ausfällt.

Wie schon einleitend ausgeführt wurde, ist die Innervation des Haares eine doppelte, nämlich vegetativer und cerebrospinaler Natur. Vegetative Fasern werden im bindegewebigen Haarbalg und in der bindegewebigen Papille gefunden und bilden ein vielfach sehr enges Netzwerk typischer Struktur. Demnach ist auch das Haar, wie alle anderen Anhangsgebilde der Haut, in das die gesamte Cutis durchziehende Netz der vegetativen Endformation eingeschlossen (Abb. 2b). Meist handelt es sich um Nervenstränge, welche die Blutgefäße des Haarbalges begleiten. Demnach ist die Anordnung der vegetativen Fasern des Haarfollikels bis zu einem gewissen Grade eine Nachbildung der Verlaufsform des Gefäßnetzes (Abb. 3a). Die Hauptmasse des vegetativen Endnetzes liegt peripherwärts von der sensiblen Gitterhülse, also mehr in den äußeren Schichten des bindegewebigen Haarbalges. Auch im Bereich der bindegewebigen Papille, in der sensible Fasern meist fehlen, läßt sich ein mehr oder weniger dichtes Netz vegetativer Fasern in Nachbarschaft der Capillaren nachweisen. In Übereinstimmung mit den Beobachtungen von Droz scheinen sehr große Unterschiede bezüglich der Quantität vegetativer Fasern im Haarbereich zu bestehen.

Wie verhält sich die nervöse Hülle des Haares während des Haarcyclus? Darüber gibt es im vorliegenden Schrifttum nur unsichere Angaben. Obgleich die Anatomie des (menschlichen) Haares cyclusgebunden ist und demnach auch das neurohistologische Bild phasenhaften Veränderungen unterliegen müßte, wurde in den bisher durchgeführten neurohistologischen Untersuchungen darauf keine besondere Rücksicht genommen. Die im Schrifttum wiedergegebenen Abbildungen entsprechen eigentlich immer dem Zeitpunkt des maximalen Längenwachstums des Haares im Anagenstadium, wohl deshalb, weil hier die übersichtlichste topografische Situation gegeben ist.

Im Gegensatz zur Epidermis entstehen die Haare nicht in einem kontinuierlichen, sondern in einem rhythmischen Prozeß, wobei im Gegensatz zur synchronen Rhythmik bei Tieren mit Mauserung, beim Menschen oder z. B. auch beim Meerschweinchen die Rhythmen zeitlich verschieden ablaufen, so daß im histologischen Schnitt manchmal mehrere Stadien des Haarcyclus zu beobachten sind.

Es wurde anfangs darauf hingewiesen, daß die Masse der sensiblen
Hüllenformation des Haares knapp unter der Einmündung der Talg-
drüse, auf Höhe der oberen Einschnürung des Follikels liegt. Dies ist die
Übergangsregion von der sogenannten Permanent- zur Transientzone.
In dieser Zone zeigt der Haarbalg im Rahmen des Cyclus keine gröberen
anatomischen Veränderungen. Aus diesem Grunde scheint sich auch das

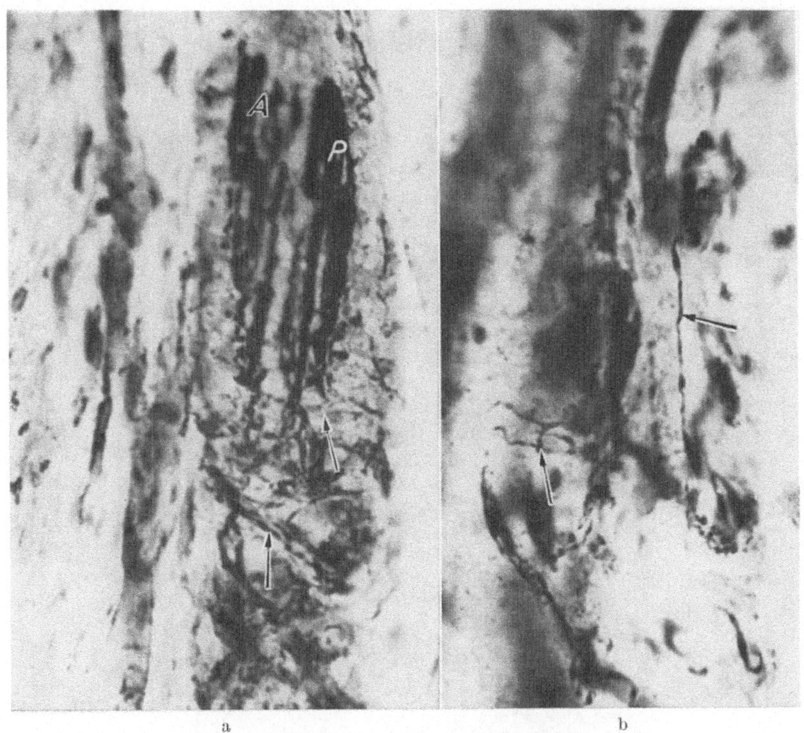

Abb. 3a und b. Stirnhaut, Osmiumzinkjodid-Methode. a Anagenstadium. *P* Palisaden; ← spiral-
tourig angeordnete vegetative Fasern, sich der Verteilung des Capillarnetzes anpassend. b Katagenstadium. Die vegetativen Fasern zeigen „degenerative" Veränderungen (↗). 900fach

sensible Nervengitter mit seiner lockeren und vielfach gewundenen Anordnung in seiner prinzipiellen Morphologie während des Haarcyclus
kaum zu verändern (Abb. 2a und 4).

Diese Feststellung kann natürlich nur mit Vorbehalt gemacht
werden, denn wir wissen bei unseren histologischen Beobachtungen eines
Haares im Katagen oder Telogen nicht, wie das an sich variable neurohistologische Bild vorher ausgesehen hat. Wir konnten nur nachweisen,
daß im Rahmen des Haarcyclus das Grundprinzip der gitterartigen
sensiblen Innervation im Bereich der oberen Einschnürung des Follikels

erhalten bleibt. Allerdings rückt im Telogen, in dem ja das Haar gegenüber dem Anagen wesentlich kürzer ist, die Nervenhülle viel näher zur Basis des Follikels und kann dann sogar unter der Basis zu liegen kommen (Abb. 2 a).

Größere Veränderungen sind hingegen im Bereich der vegetativen Innervation des Haares nachweisbar. Diese zeigen eine gewisse Übereinstimmung mit Veränderungen, die sich im follikulären und peri-

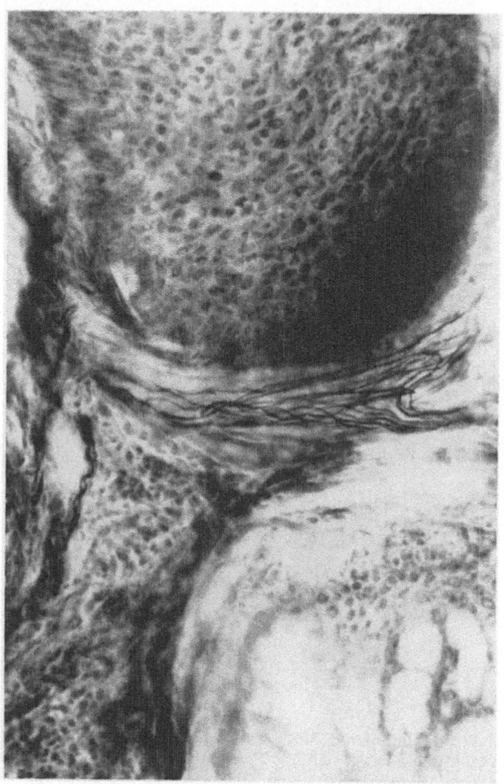

Abb. 4. Kopfhaut, Silberimprägnation. Katagenstadium. Das cerebrospinale Ringgeflecht im Bereich des Haarwurzelhalses. 400fach

follikulären Gefäßnetz beim Haarcyclus vollziehen. Die vegetative Endformation zeigt im Katagen eine ausgesprochene Dissoziation durch „granuläre Entartung", wobei eine deutliche quantitative Verminderung der nachweisbaren vegetativen Fasern eintritt (Abb. 3b). Man hat also im Katagen den Eindruck, als ob es im Bereich der vegetativen Innervation des Haares zu „degenerativen" Veränderungen kommen würde. Ob diese morphologisch faßbaren Veränderungen der vegetativen Endformation im Rahmen des Haarcyclus den Gefäßveränderungen vorausgehen oder nicht, ließ sich mit den von uns durchgeführten einfachen Untersuchungsmethoden nicht unterscheiden.

Auf welche Weise durch die vegetative und vielleicht auch durch die cerebrospinale Innervation das Wachstum des Haares beeinflußt wird, ist allerdings unbekannt. Bemerkenswert ist in diesem Zusammenhang folgender Hinweis: Im embryonalen Leben ist das Nervennetz die erste geordnete Struktur, die sich im Corium nachweisen läßt. TELLO folgert daraus, daß diese neurale Struktur die Weiterentwicklung der Haut beeinflusse und so auch die Bildung der Haarfollikel. RICHTER weist allerdings in seinem Handbuchartikel (1963) darauf hin, daß auf Grund tierexperimenteller und neurochirurgischer Erfahrungen — trotz der reichen nervösen Versorgung des Haarfollikels — den Nerven kein direkter Einfluß auf das Haarwachstum zukommen dürfte. Veränderungen der vegetativen Versorgung, die bei Alopecia areata und anderen Alopecieformen gefunden werden, dürften nicht primär die Alopecie bedingt haben, sondern sind wahrscheinlich sekundärer Natur, somit selbst eine Folge der Noxe, die zur Alopecie führt.

Zusammenfassend soll auf folgende Tatsachen besonders hingewiesen werden:

1. Die Haare sind doppelt innerviert, nämlich sensibel und vegetativ.

2. Die sensible Innervation des Haares ist histologisch durch spezifische Endformationen charakterisiert, die so verteilt sind, daß im Rahmen des Haarcyclus keine prinzipiellen gestaltlichen Veränderungen auftreten.

3. Die vegetative Innervation des Haares findet sich vor allem in Nachbarschaft der Blutgefäße und zeigt wie diese im Rahmen des Haarcyclus morphologisch faßbare Veränderungen, die am ehesten als „degenerativ" zu bezeichnen sind.

Literatur

BOEKE, J.: Innervationsstudien. IV. Die efferente Gefäßinnervation und der sympathische Plexus im Bindegewebe. Z. mikr.-anat. Forsch. **33**, 276 (1933).

BONNET, R.: Studien über die Innervation der Haarbälge der Haustiere. Gegenbaurs morphol. Jahrb. **4**, 387 (1878).

BOTEZAT, E.: Die fibrilläre Struktur von Nervenendapparaten in Hautgebilden. Anat. Anz. **30**, 321 (1907).

CAUNA, N.: Nerve supply of Meissner's corpuscles. Amer. J. Anat. **99**, 315 (1956).

— The mode of termination of the sensory nerves and its significance. J. comp. Neurol. **113**, 169 (1959).

DROZ, B.: Recherches sur le système nerveux végétatif de la peau: innervation sympathique des poils. Arch. Anat. micr. morph. exp. **43**, 299 (1954).

HAGEN, E.: Über die Nervenversorgung der Haut. Studium Generale 17, 513 (1964).

— H. KNOCHE, D. C. SINCLAIR, and G. WEDDELL: The role of specialized new terminals in cutaneous sensibility. Proc. roy. Soc. B **141**, 279 (1953).

HOEPKE, H.: Neue Befunde über die sensible Innervation der Haut. Acta neuroveg. (Wien) **18**, 49 (1958).

JABONERO, V.: Mikroskopische Studien über die Morphologie und die Morphopathologie der vegetativen Innervation der menschlichen Haut. I und II. Acta neuroveg. (Wien) **18**, 68, 354 (1958).

Jabonero, V., M. E. Bengoechea u. A. Perez Casas: Über die feinere Innervation der Haut. II. Die Innervation der Hautanhangsorgane. Acta neuroveg. (Wien) **23**, 305 (1962).

—, u. A. Perez-Casas: Über die feinere Innervation der Haut. I. Innervation der Epidermis, der Cutis und der Hautblutgefäße. Acta neuroveg. (Wien) **22**, 360 (1960).

Jobert, M.: Innervation des poils tactiles. L'Institut. Sect. **1**, 40 (1872).

John, F.: Zur vegetativen Nervenversorgung der menschlichen Haare und Haarmuskeln. Arch. Derm. Syph. (Berl.) **183**, 1 (1942).

Kadanoff, D.: Beiträge zur Kenntnis der Nervenendigungen im Epithel der Säugetiere. I. u. II. Z. ges. Anat. I. Abt. Z. Anat. Entwickl.-Gesch. **73**, 431 (1924).

— Über die Nerven in der äußeren Wurzelscheide der Haare des Menschen. Z. Zellforsch. **6**, 631 (1927/28).

— Über die Regeneration der hypolemmalen Nervenendigungen der Sinushaare nach Nervendurchschneidung. Z. Zellforsch. **8**, 176 (1928).

— Die Innervation der Haare des Menschen. Acta neuroveg. (Wien) **18**, 159 (1958).

Landau, E.: Quelques remarques sur l'innervation de la peau. Dermatologica (Basel) **89**, 289 (1944).

— Quelques remarques sur l'innervation de la peau. II. Dermatologica (Basel) **91**, 273 (1945).

— Les voies de l'influx nerveux. Lausanne: Libr. de l'Université 1948.

Montagna, W.: Advances in biology of skin. Vol. 1, Cutaneous innervation. Chapter IV: Pergamon Press 1960.

—, and R. A. Ellis: Histology and cytochemistry of human skin. XII. Cholinesterase in the hair follicles of the scalp. J. invest. Derm. **29**, 151 (1957).

Ranvier: Traité technique d'Histologie. Ed. II. Paris 1889.

Stöhr, Ph.: Das peripherische Nervensystem. Hb. d. Mikro. Anat. **4**, 143. Berlin: Springer 1928.

Stöhr, Ph., jr.: Handbuch der mikroskopischen Anatomie des Menschen. IV/5: Mikroskopische Anatomie des vegetativen Nervensystems. Berlin, Göttingen, Heidelberg: Springer 1957.

Szymonowicz, W.: Beiträge zur Kenntnis der Nervenendigungen in Hautgebieten. Arch. mikr. Anat. **45**, 624 (1895).

— Über die Entwicklung der Nervenendigungen in der Haut des Menschen. Z. Zellforsch. **19**, 356 (1933).

— Vergleichende Untersuchungen über die Innervation der Sinushaare bei den Säugern. I. Z. Anat. u. Entwickl.-Gesch. **105**, 459 (1936); II. Z. Anat. u. Entwickl.-Gesch. **106**, 85 (1937).

Tello, J. F.: Die Entstehung der motorischen und sensiblen Nervenendigungen. Z. Anat. Entwickl.-Gesch. **64**, 348 (1922).

— Genèse des transminaisons motrices et sensitives II., Transminaisons dans les poils de la souris blanche. Trav. Lab. Rech. Biol. Univ. Madrid **26**, 257 (1923/24).

— La degeneración y la regeneración de las terminaciones nerviosas de los pelos. Trab. Inst. Cajal Sec. fisiol. Madrid **34**, 2 (1942).

Thies, W.: Über die Morphologie des vegetativen Nervensystems in der menschlichen Haut nebst Untersuchungen über neuropathologische Veränderungen bei verschiedenen Hautkrankheiten. 3. Mitteilung. Z. Haut- u. Geschl.-Kr. **27**, 355 (1959).

—, u. L. F. Galente: Zur histochemischen Darstellung der Cholinesterasen im vegetativen Nervensystem der Haut. Hautarzt **8**, 69 (1957).

WEDDELL, G.: The multiple innervation of sensory spots in the skin. J. Anat. (Lond.) **75**, 441 (1941).
—, and S. MILLER: Cutaneous sensibility. Ann. Rev. Physiol. **24**, 199 (1962).
— W. PALLIE, and E. PALMER: The morphology of peripheral nerve terminations in the skin. Quart. J. micr. Sci. **95**, 483 (1954).
WINKELMANN, R. K.: The innervation of a hair follicle. Ann. N. Y. Acad. Sci. (1959).
ZYPEN, E., VAN DER: Über das Verhalten des Nervensystems im Narbengewebe der behaarten Haut. Acta neuroveg. (Wien) **21**, 41 (1960).

O. BRAUN-FALCO, Marburg/Lahn: Dynamik des normalen und pathologischen Haarwachstums*

Einführung

In dem vergangenen Jahrzehnt haben sich unsere Kenntnisse über die Struktur und Funktion der Haarfollikel beträchtlich erweitert [54, 84, 70, 82, 97, 102]. Die Anwendung moderner Methoden und vergleichende Untersuchungen am Tier erlaubten uns einen tieferen Einblick in die Phänomene der embryonalen Entwicklung des Haarfollikels [93, 94, 60], des Haarwachstums und der Faktoren, die es kontrollieren. Obwohl uns gerade in dieser Beziehung Tierversuche eine Fülle interessanter Befunde vermitteln und viele Analogien aufgedeckt haben, muß doch betont werden, daß gerade unser Wissen bezüglich der Kontrollmechanismen des Haarwachstums beim Menschen noch recht lückenhaft ist.

I. Dynamik des normalen Haarwachstums

Die verschiedenen Haartypen

Diese Tatsache wird schon deutlich, wenn wir uns die verschiedenen *Haartypen* und ihr Verhalten während des Lebens betrachten. Obwohl die Neubildung einzelner Haarfollikel vom Vellustyp auch beim Menschen unter experimentellen und pathologischen Bedingungen nicht ganz abzulehnen ist [63], haben die sorgfältigen Untersuchungen von SZABÓ [111] gezeigt, daß unter physiologischen Bedingungen die embryonal angelegte Zahl von Haarfollikeln auch in späteren Lebensabschnitten die gleiche bleibt (Schwankungsbreite in Abhängigkeit von der Körperregion [ohne Capillitium] von $880\pm60/cm^2$ bis $40\pm10/cm^2$). Man muß daraus folgern, daß die während der Embryonalzeit angelegten *Haarfollikel im Laufe des Lebens in der Lage sein müssen, in Abhängigkeit von bestimmten Kontrollmechanismen verschiedene Haartypen zu bilden* [86]. Das weiche, seidige, nicht pigmentierte und markfreie *Lanugo*-Haar

---

* Auszugsweise vorgetragen als Howard Fox Memorial Lecture, 6. 4. 1965 in New York.

27*

ist das erste, noch während der Fötalzeit gebildete Haar. Die hereditäre Persistenz von Lanugo-Haaren über die frühe Kindheit hinaus (Trichostasis lanuginosa Pinkus) oder die Rückkehr von Haarfollikeln zur Lanugo-Bildung (z. B. im Rahmen der männlichen Glatzenbildung) sind als krankhaft anzusehen [97, 98, 100].

Das Lanugo-Haarkleid wird in allen Körperregionen mit Ausnahme des Capillitiums bereits im 1. Lebensjahr durch das *Vellus*-Haar (= Wollhaar) ersetzt, welches ebenfalls fein, weich und marklos ist. Am behaarten Kopf dagegen sind nach dem Haarwechsel (siehe dazu Bosse u. Rubisz-Brzezińska [8]) die Haare jetzt dicker und werden als „Haare vom intermediären Typ" herausgestellt [98, 99]. Dieser Behaarungstyp bleibt bis zum Einsetzen der Pubertät, obwohl die Durchmesser der Kopfhaare bereits in der Kindheit unterschiedlich rasch zunehmen [42]. Mit Einsetzen der Pubertät wird das Vellus-Haar sukzessiv durch die *Terminal*-Behaarung ersetzt, ein Vorgang, der sich in überraschend geordneter Reihenfolge über Jahre hin abspielt. Zunächst erscheinen Terminal-Haare in der Regio pubis, dann in den Axillen und schließlich an Unterschenkeln, Oberschenkeln, Unterarmen, Abdomen, Glutaeen, Brust, Oberarmen und Schultern [96]. Auch im Gesicht erfolgt der Übergang vom Vellus-Haar zum Terminal-Haar in einer typischen Weise, zuerst an den seitlichen Partien der Oberlippe, dann am Kinn, an den seitlichen Wangen und im übrigen Bartgebiet. Warum zu einem bestimmten Zeitpunkt bei einem bestimmten endokrinen Zustand die einen Haarfollikel zur Bildung von Terminal-Haaren angeregt werden, nicht aber andere, ist uns bis heute unbekannt. Die *Intensität der Entwicklung der Gesichts- und Körper-Behaarung* ist bekanntlich beim Mann viel größer als bei der Frau, sonst aber nicht grundsätzlich unterschieden [6, 116]. Auch das Verteilungsmuster der Haare im Bereich des Mons pubis ist nur geschlechtstypisch, aber nicht geschlechtsspezifisch. Bei fast 4000 gesunden jungen Männern wurde in $\sim 4{,}6\%$ eine für das weibliche Geschlecht typische horizontale und in weiteren $10{,}2\%$ eine mehr kuppelförmige obere Begrenzung festgestellt [75], wie auch bei etwa 3% normaler Frauen zwischen 25—34 Jahren eine nach dem Nabel zu auslaufende und damit für den Mann typische Begrenzung der Schambehaarung registriert werden konnte [6]. Terminal-Haare an Brust und Extremitäten kommen bei Männern nur dreimal so häufig und an den Glutaeen sowie Schultern nur sechsmal so häufig vor wie bei Frauen [101]. Mit 50 Jahren haben schließlich etwa 40% der Frauen mehr oder weniger zahlreiche dickere Terminal-Haare im Gesichtsbereich. Die im mittleren Lebensalter sich entwickelnden *Terminal-Haare am äußeren Ohr* sind demgegenüber ein sehr viel mehr männliches Attribut (60mal häufiger beim Mann) [53, 56, 6] und ebenso wie die Achsel- und Bart-Behaarung in besonderer Weise auch von rassischen Faktoren abhängig [56, 84].

Schließlich muß darauf hingewiesen werden, daß der *Ersatz von Terminal-Haaren durch Haare vom Vellus-Typ am behaarten Kopf* bereits wieder in der Adoleszenz in 80% beim weiblichen und in nahezu 100% beim männlichen Geschlecht einsetzt und sich fortschreitend entwickelt. Dieser Vorgang ist verantwortlich zu machen für das Zurücktreten der Terminal-Behaarung der Stirnhaargrenze, in der Temporalregion und später auch im Scheitelbereich [5,55]. Er ist bekanntlich infolge Androgen-Abhängigkeit [57] bei Männern durchweg viel mehr ausgesprochen und stellt die früheste Manifestation der an sich physiologischen, genetisch vorher bestimmten Glatzenbildung vom männlichen Typ dar.

In *höherem Alter* [98] gehen die Terminal-Haare dort am frühesten wieder verloren, wo sie zuletzt erschienen sind. So ist es verständlich, daß die Körper-, Pubis- und Achsel-Behaarung bei beiden Geschlechtern — jedoch früher und stärker ausgeprägt bei Frauen — wieder geringer wird und auch die Achsel-Behaarung sich stärker und früher zurückbildet als die Behaarung im Bereich des Mons pubis.

Es ist aus diesen skizzenhaften Darstellungen zu ersehen, daß *die Qualität und Quantität des menschlichen Haarmusters*, wie ROOK [101] mit Recht hervorgehoben hat, *im Laufe des Lebens eigentlich nie den Zustand eines stabilen Gleichgewichts erreicht.*

Ohne auf Einzelheiten einzugehen (siehe dazu HAMILTON [52,54, 56—58]), soll hier nur soviel gesagt werden, daß die *Ausbildung alters- und geschlechtstypischer Behaarungsmuster an ein komplexes Zusammenwirken von rassischen, genetischen, endokrinen, altersgebundenen und milieubedingten Faktoren gebunden ist.* Wir müssen annehmen, und haben genügende Beweise dafür von Beobachtungen endokriner Störungen, daß die Haarfollikel in den verschiedenen Körperarealen trotz grundsätzlicher morphologischer Übereinstimmung einen eingeborenen Rhythmus besitzen und genetisch in ihrer Reaktionsfähigkeit gegenüber endokrinen und anderen Einflüssen in bestimmter Weise geprägt sind, obwohl wir zugeben müssen, daß wir die Kontrollmechanismen beim Menschen im Gegensatz zum Tier [44] nur in geringem Umfang übersehen [57,101,50].

Der Haarcyclus

Im Gegensatz zur kontinuierlichen Bildung von Talg und Horn an der Hautoberfläche erfolgt *das Wachstum aller Haare beim Menschen und warmblütigen Tieren* mit Ausnahme des Merinoschafes [110] *diskontinuierlich* oder besser gesagt cyclisch [82,97,86]. Der Haarcyclus umfaßt eine Phase aktiver Haarbildung: das *Anagen*, eine kurze Übergangsphase: das *Katagen* und eine Ruhephase: das *Telogen* [41]. Letzteres wird mit dem Eintritt des gleichen Follikels in einen neuen Cyclus unter Ausfall des Kolbenhaares abgeschlossen. Bei einer Reihe von Tieren (Maus,

Ratte, Kaninchen) erfolgt das Haarwachstum wellenförmig oder in bestimmten Arealen gleichsinnig. Dementsprechend befinden sich viele Haarfollikel in derselben Cyclusphase, d. h. in einem Zustand der Synchronisation. Beim Menschen und z. B. beim Meerschweinchen [119, 7] indessen ist dies nicht der Fall. Hier ist der Wachstumscyclus benachbarter Haare offensichtlich nicht synchronisiert. Vielmehr besitzt jeder Haarfollikel eine weitgehendere Individualität und befindet sich zu einer gegebenen Zeit in einer von benachbarten Follikeln unabhängigen Cyclusphase [117, 37, 38, 30, 97, 82, 86, 102].

Die *Dauer der einzelnen Phasen des Haarcyclus* beim Menschen ist abhängig von der Körperregion, wie bereits der Hinweis auf die Unterschiede in der Haarlänge zeigen kann. Am *behaarten Kopf* des Erwachsenen beträgt die Dauer des Anagen zwischen 2—6 Jahre [91], die Katagen-Phase etwa 2 Wochen und die Telogen-Phase durchschnittlich 3—4 Monate [64]. Daraus kann man berechnen, daß etwa 85—90% der Kopfhaare sich normalerweise im Anagen, $\sim$ 1% im Katagen und 9—14% im Telogen befinden sollten. — Die Wachstumsphase von Terminal-Haaren in anderen Körperregionen ist je nach deren Länge zugunsten der Dauer der Ruhephase verschoben. Für die *Augenbrauen* und *terminalen Ohrhaare* wurden eine Anagen-Zeit von 4—8 Wochen und eine Telogen-Zeit von 3 Monaten berechnet [37], für die Terminal-Haare am *Handrücken* eine Anagen-Dauer von 10 Wochen und eine Telogen-Dauer von 7 Wochen [25]. Der Cyclus der *Barthaare* umfaßt etwa 1 Jahr. Davon entfällt die meiste Zeit auf die Anagen-Phase und nur etwa 2,5 Monate auf das Telogen [86]. Die Terminal-Haare an *Armen* und besonders an den *Beinen* bleiben viel länger in der Telogen- als in der Anagen-Phase, während bezüglich der Haare in den *Achselhöhlen* und *der Regio pubis* die Ruhephasen kürzer sind als die Wachstumsphasen [117].

Über die *Mechanismen*, welche die *Dauer der einzelnen Phasen des Haarwachstumscyclus* der verschiedenen Haartypen beim Menschen unter physiologischen Bedingungen *kontrollieren*, bestehen heute noch keine gesicherten Vorstellungen. Das gilt insbesondere von der genetischen Kontrolle. Es ist wahrscheinlich, daß *normalerweise genetische Faktoren die Ansprechbarkeit des einzelnen Follikels gegenüber Hormonen* bestimmen. Beobachtungen bei Patienten mit endokrinen Störungen etc. lassen vermuten, daß Androgene und Glucocorticoide die Anagen-Phase von Körperhaaren verlängern, Cortison und Oestrogene den Eintritt von Haarfollikeln aus der Telogen- in die Anagenphase verzögern und auch Thyroxin vielleicht den Eintritt des Anagens fördert. Ferner bestehen einige Anhaltspunkte für die Auffassung, daß auch *nervöse Faktoren* die Haarwachstumsdauer beeinflussen können [4], während die *Blutversorgung* für die spezifische Wachstumspotenz des betreffenden Haares nicht von primärer Bedeutung zu sein scheint [32,33,43]. Viel besser sind hier unsere Kenntnisse bei Tieren [81,44].

Sehr interessant ist auch die Tatsache, daß die verschiedenen Haartypen des Menschen während der Anagen-Phase durch eine relative konstante *Wachstumsrate* gekennzeichnet sind, obwohl gewisse, klinisch nicht bedeutsame Abhängigkeiten von der Jahreszeit, dem Lebensalter und dem Geschlecht schon vor vielen Jahren beobachtet wurden [91,

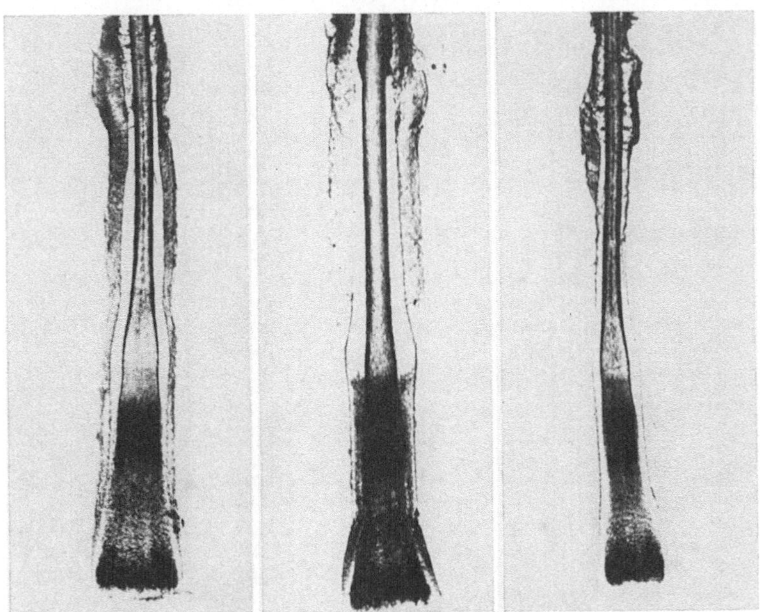

Abb. 1. Normale Anagen-Haare

92,97]. Als Durchschnittswerte für das tägliche Wachstum beim Erwachsenen können folgende Zahlen gelten:

Kopfhaar 0,35 mm, Kinnhaar 0,38 mm, Achselhaar 0,3 mm, Augenbrauen 0,16 mm [87,45]. Bei Frauen wachsen die Kopfhaare, bei Männern die Achselhaare rascher.

Haarwurzelformen

Nicht nur an der typischen morphologischen Struktur im histologischen Hautschnitt läßt sich, wie Herr BANDMANN vorhin aufgezeigt hat, leicht erkennen, ob sich ein Haarfollikel in der Anagen-, in der in ihrer Dynamik erst neuerdings klarer erfaßten [62,16] Katagen- oder aber in der Telogen-Phase befindet. Auch die Untersuchung der Haarwurzelportion epilierter Haare ist dazu geeignet und erspart Probeexcisionen.

Unter physiologischen Bedingungen findet man folgende Haarwurzelformen [109,108,24,23,121,17,120,18]:

1. Normale Anagen-Haare. Sie reißen bei der mechanischen Epilation im Bereich des mittleren bis oberen Bulbus ab. Wie Abb.1 zeigt, kann man die dunkle keratogene Zone des Haarschaftes gut erkennen. Die Haarmedulla ist oft gut sichtbar. Die innere (hellwirkende) und äußere (dunkel wirkende) Wurzelscheide sind entweder ganz, teilweise oder gar nicht vorhanden.

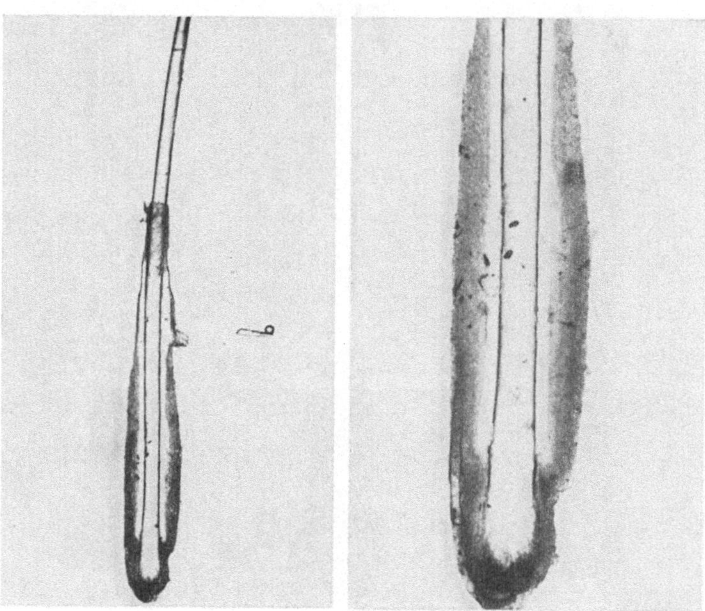

Abb.2. Normale Katagen-Haare

Das *histologische Äquivalent* des normalen Anagen-Haares ist der tief in der Subcutis stehende, wohl differenzierte Anagen-Follikel.

2. Katagen-Haare. Diese haben, wie BRAUN-FALCO u. KINT [16] jüngst darlegen konnten, in Abhängigkeit vom Grade der katagenen Entwicklung ein unterschiedliches Aussehen.

Im ganz frühen *Katagen I* sehen sie aus wie *dysplastische Haare (4).* Sie haben die gleiche Form wie normale Anagen-Haare, sind aber viel dünner. Der Durchmesser der Haarwurzel ist kleiner als der des Haarschaftes. Die dunkle keratogene Zone ist vorhanden. Die Gründe für die Ähnlichkeit mit einem dysplastischen Haar liegen in der Dedifferenzierung und Verkleinerung des Haarbulbus beim Eintritt in die Katagen-Phase [16]. Im *Katagen II* und *III* haben die Haarwurzeln bereits das Aussehen eines für die Telogen-Phase typischen Kolbenhaares, besitzen aber oft noch eine keratogene Zone und die Wurzelscheiden, die zunehmend kürzer werden (Abb. 2).

Den verschiedenen keratogenen Haarwurzelformen entsprechen auch *feingeweblich* gut faßbare Entwicklungsstufen innerhalb der Katagen-Phase (Katagen I, Katagen II und Katagen III nach BRAUN-FALCO u. KINT [16], siehe auch KLIGMAN [62]).

3. Telogen-Haare. Es handelt sich um die typischen Kolbenhaare (Abb. 3). Sie besitzen einen rundlichen oder keulenförmigen Haarkolben,

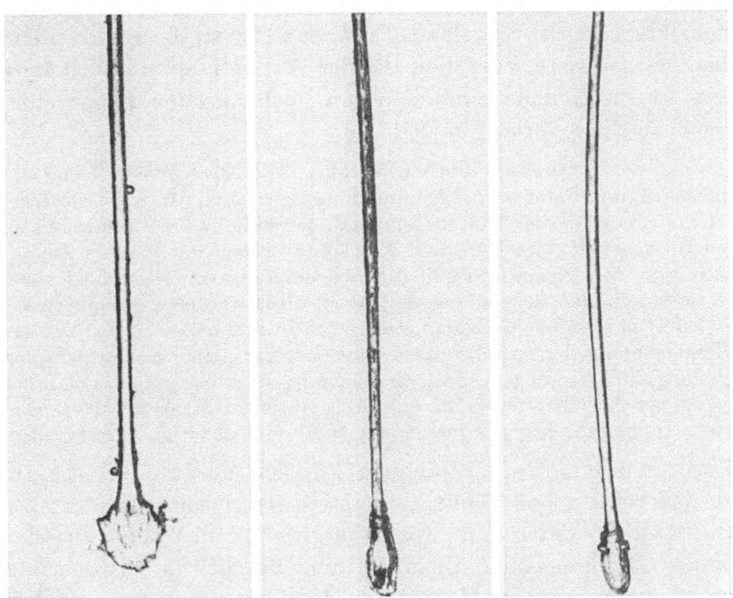

Abb. 3. Normale Telogen- oder Kolben-Haare

der im frühen Telogen nach außen hin gezahnt, im späten Telogen glatt erscheint [64]. Der Haarkolben ist entweder frei oder umgeben vom epithelialen Sack. Die keratogene Zone fehlt ebenso wie die Wurzelscheiden. Gelegentlich findet man Melanin im Kolben.

Histologisch entspricht diese Haarwurzelform dem telogen dedifferenzierten Haarfollikel mit hochstehendem Kolbenhaar.

4. Dysplastische und dystrophische Haare. Diese kommen unter normalen Verhältnissen nur selten vor. Da es sich um pathologische, anagene Haarwurzelformen handelt, sollen sie erst später dargestellt werden.

Die morphologische Beschaffenheit erlaubt es also ohne Schwierigkeit, aus dem morphologischen Verhalten der Haarwurzel eines epilierten oder ausgefallenen Haares einen direkten Rückschluß auf die funktionelle Phase des zugehörigen Follikels zu ziehen.

Das normale Haarwurzelmuster

Bedeutsame Aussagen über die *Haarwachstumsverhältnisse* lassen sich aus den Haarwurzeluntersuchungen dann gewinnen, wenn man, wie van Scott et al. [109] gezeigt haben, nicht nur einzelne Haare untersucht, sondern an *einem simultan epilierten Haarbüschel die verschiedenen Haarformen prozentual registriert*. Man erhält auf diese Weise einen Haarwurzelstatus oder ein *Haarwurzelmuster*. Dieses wurde wenig glücklich auch als Trichogramm bezeichnet [89, 86], obwohl nicht Haare oder Haarformen, sondern die verschiedenen Haarwurzelformen erfaßt werden und dementsprechend von einem *Trichorhizogramm* die Rede sein müßte.

Das methodische Vorgehen bei der Aufstellung eines Haarwurzelmusters ist im Grunde einfach, wenn auch einzelne Dinge eine sehr genaue Beachtung verlangen [19].

Uns hat sich folgendes Vorgehen bewährt: Mit einer Arterienklemme, deren Klemmbacken mit Fahrradventilgummi überzogen sind, wird jeweils ein Haarbüschel von etwa 70—90 Haaren temporal, parietal und occipital, bei circumscripten Haarausfällen am Herdrand und kontra-lateral mit *raschem* Zug epiliert. Zur Verhütung von trocknungsbedingten Schrumpfungsvorgängen im Haarwurzelbereich, wodurch die Beurteilung erschwert wird, werden die epilierten Haarbüschel sofort in eine feuchte Kammer eingebracht und möglichst bald untersucht. Die Differenzierung der zwischen zwei Objektträgern (einer davon mit paralleler Querriffelung) mit Wasser eingedeckten Haarwurzeln erfolgt mit einem Binokular-Mikroskop bei 31facher Vergrößerung. Die einzelnen Haarwurzeltypen werden registriert. Durch prozentuale Umrechnung erhält man das Haarwurzelmuster.

Maguire u. Kligman [72] haben kürzlich darauf aufmerksam gemacht, daß bei der Epilationstechnik stets der gleiche rasche Epilationszug angewendet werden muß, um zu vergleichbaren Werten zu gelangen. Sie fanden bei langsamer Epilation eine beachtliche prozentuale Zunahme an dysplastischen Haaren im Haarwurzelmuster von Gesunden infolge Überdehnung der Haarwurzeln. Wir [19] haben gleichartige Untersuchungen an Gesunden und Patienten mit Haarausfällen verschiedener Genese in größerem Maßstab durchgeführt und konnten feststellen, daß *langsame Epilation zu folgenden Veränderungen* im Haarwurzelmuster führt:

1. Zu einer prozentualen Verminderung normaler Anagen-Haare *mit* Wurzelscheiden.

2. Meist zu einer prozentualen Zunahme von Anagen-Haaren *ohne* Wurzelscheiden.

3. Zu einer hochsignifikanten prozentualen Zunahme von dysplastischen Anagen-Haaren *ohne* Wurzelscheide.

4. Zu einer geringfügigen und nicht signifikanten prozentualen Zunahme dystrophischer Haare.

5. Zu keiner Veränderung des prozentualen Anteils von Telogen-Haaren.

Es ist also notwendig, daß die Haarbüschel mit raschem Zug epiliert werden und die Epilationen möglichst von ein und demselben Untersucher durchgeführt werden. Eingesandtes Material ist daher nur mit Vorbehalten zu beurteilen (Näheres siehe bei BRAUN-FALCO u. RASSNER [19]).

Beim normalen Erwachsenen wurden meist Anagen-Werte um 85% respektive Telogen-Werte um 15% angegeben [108, 36, 71].

Eigene Untersuchungen [121] führten ohne Berücksichtigung von Lebensalter und Kopflokalisation zu folgenden *Durchschnittswerten:*

Tabelle 1

	Anagen %	Telogen %	Dystrophisch %
Männer	83	15	2
Frauen	88	11	1

Wie man sieht, ist die durchschnittliche *Haarwachstumskapazität* am behaarten Kopf, d. h. das Anagen-Telogen-Verhältnis, bei Frauen etwas größer als bei Männern.

Regionäre Differenzen waren bei *Frauen* nicht sicherzustellen, obwohl in Einzelfällen der Prozentsatz an Anagen-Haaren an der Schläfe am größten war. Im Gegensatz dazu fand sich *bei Männern* eine deutlichere Abhängigkeit des Haarwurzelmusters von der Kopfregion. Ohne Berücksichtigung des Lebensalters fanden wir folgende Werte:

Tabelle 2

	Anagen %	Telogen %	Dystrophisch %
Parietal	78	19	3
Occipital	83	15	2
Temporal	88	11	1

Material: 70 Männer.

Man kann daraus entnehmen, daß die Haarwachstumskapazität selbst bei gesunden Männern unterschiedlichen Alters in der Scheitelregion, d. h. der präsumtiven Glatzenbildung, am geringsten ist, wahrscheinlich weil hier die Anagen-Phasen zunehmend zeitlich kürzer werden (siehe auch oben). Dieser Zustand zeigt, daß auch die männliche Glatzenbildung als ein physiologisches Phänomen zu werten ist.

Auch vom *Lebensalter* wird das Haarwurzelmuster beeinflußt. Bei *Neugeborenen,* die mit Lanugo-Behaarung zur Welt kommen, konnte KOSTANECKI [68] durchschnittlich über 90% Telogen-Haare registrieren. BOSSE u. RUBISZ-BRZEZIŃSKA [8] haben von „Telogensynchronisation" gesprochen und festgestellt, daß der hohe Telogen-Prozentsatz im Haarwurzelmuster von *Säuglingen* zu Beginn des 1. Lebensjahres konstant abnimmt und erst gegen Ende des 1. Lebensjahres Werte um 20—25°/₀ Telogen-Haare erreicht. Natürlich hängt dies im Einzelfalle davon ab, zu welchem Zeitpunkt innerhalb des 1. Lebensjahres die Lanugo-Kolbenhaare durch nachwachsende Haare vom intermediären Typ ausgestoßen werden. Zweifellos erfolgt dieser Vorgang „mauserungsartig", wie STEIGLEDER u. SCHULTKA [113] betont haben. Danach ist die Haarwachstumskapazität während der *Kindheit* die höchste des ganzen Lebens. Im allgemeinen findet man am Capillitium 90°/₀ und mehr

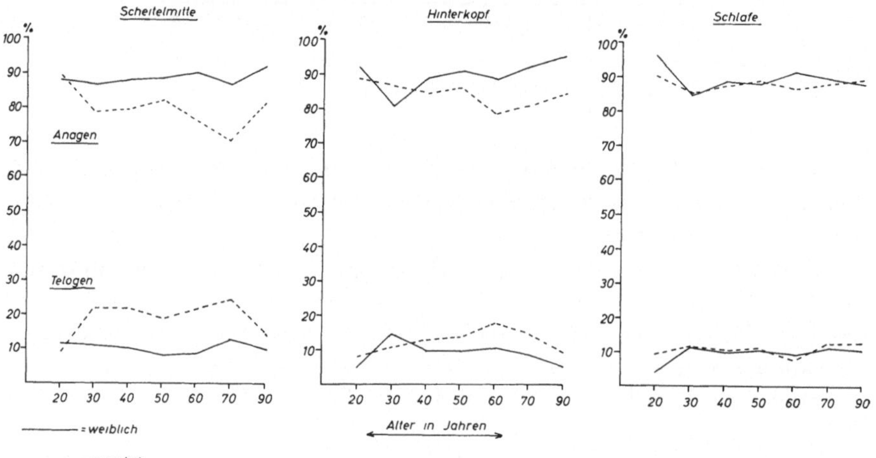

Abb. 4. Anagen-Telogen-Verhältnis an verschiedenen Regionen der Kopfhaut in Abhängigkeit von Alter und Geschlecht

Anagen-Haare. Aber bereits jetzt liegen die Telogen-Prozentsätze im fronto-parietalen Bereich etwas niedriger [89]. *Von der Pubertätszeit an* bleibt bei dem weiblichen Geschlecht normalerweise das Anagen-Telogen-Verhältnis während des ganzen Lebens relativ konstant. Beim männlichen Geschlecht gilt dies nur für die Schläfengegend, während in der Occipital- und besonders in der Parietalregion zwischen dem 3. und 8. Lebensdezennium eine Neigung zu höheren Telogen-Werten festzustellen ist (Abb. 4) [121].

Haarwurzelmuster von anderen Körperregionen sind bislang nur wenig erhoben worden, zumal sie auch klinisch von geringerer Bedeutung sind. Da die Terminal-Haare des Körpers viel kürzer sind als die Kopfhaare, d. h. eine viel kürzere Anagen-Phase besitzen, müssen im Haarwurzelmuster die Telogen-Prozentsätze prävalieren. Eigene orientierende Untersuchungen ergaben bei dichter terminaler Körperbehaarung und bei Hypertrichosen Werte zwischen 70 und 95°/₀ Telogen-Haare (Tab. 3).

Tabelle 3. *Haarwurzelmuster in verschiedenen Körperregionen*

Haargebiet		Geschlecht	Alter	Anagen %	Telogen %	Dystrophisch %
Augenbrauen	1.	♀	31	9	91	—
	2.	♀	50	15	85	—
	3.	♂	36	6	94	—
Brust	1.	♂	25	17	83	—
	2.	♂	26	37	63	—
	3.	♂	25	32	68	—
Schamgegend	1.	♀	23	35	65	—
	2.	♀	58	20	80	—
	3.	♀	20	19	81	—
Achselhöhlen	1.	♂	21	22	78	—
	2.	♀	33	21	79	—
	3.	♂	35	68	31	1
Arme	1.	♂	39	12	86	2
	2.	♂	25	18	82	—
	3.	♂	34	20	80	—
Beine	1.	♀	25	12	88	—
	2.	♀	29	29	67	4
	3.	♀	43	38	62	—

II. Dynamik des pathologischen Haarwachstums

Wenn wir uns nun den pathologischen Verhältnissen zuwenden, dann sollen aus Zeitgründen ebensowenig kongenitale *Aplasien* und *Dysplasien* der Haarfollikel besprochen werden wie auch Abnormalitäten der Haarfarbe und des Haarschaftes [97, 86, 102], obwohl es natürlich verlockend wäre, auf die erhöhte Argininbernsteinsäure-Ausscheidung im Urin bei *Monilethrix* und *Trichorhexis* nodosa [51, 34] einzugehen. Auch *Hypertrichose und Hirsutismus bei Frauen* [50, 46, 47, 126, 77, 125, 95, 122, 123, 39] können in diesem Zusammenhang nicht ausführlicher abgehandelt werden, zumal wir gerade auch hier über das Zusammenspiel und die Bedeutung genetischer, hormoneller und Alters-Faktoren für die Ausbildung der verschiedenen Intensitäten und unterschiedlichen Formen von Hirsutismus bislang nicht sehr viel wissen. In jedem Fall sind diese Fälle durch eine Verlängerung der Haarcyclen der betroffenen Follikel charakterisiert. Es ist die Frage, ob diese allein durch eine Verlängerung der Anagen-Phase zustande kommt. Nachdem wir in einem Fall von symptomatischer Hypertrichose nach Arzneimittel (Petnidan®) am Oberschenkel, Bauch und Oberarm sehr hohe Telogen-Prozentsätze fanden (85%, 90%, 91%), muß zumindestens auch eine Verlängerung der Telogen-Phase in Betracht gezogen werden. Hier sind also noch weitere Untersuchungen notwendig.

Wir wollen uns vielmehr den pathologischen Reaktionen des Haarfollikels zuwenden, die zum Haarausfall führen.

Reaktionsformen
des Haarfollikels unter pathologischen Bedingungen

Früher betrachtete und klassifizierte man die verschiedenen Formen von Haarausfällen vom klinisch-morphologischen Standpunkt aus. Wichtig für die Prognose des Arztes und entscheidend für den Patienten war die Frage, ob es sich um einen bleibenden Haarverlust handelt oder

Tabelle 4. *Permanente Alopecien*

I Kongenitale Alopecien
Atrichia congenita, Alopecien bei ektodermalen Dysplasien

II Zu Atrophie führende Dermatosen
Pseudopelade Brocq, Graham-Little-Syndrom, Folliculitis decalvans, Lupus erythematodes chronicus, Sclerodermia circumscripta, Lichen ruber planus atrophicans, Lupus vulgaris, Lues, Lepra, Favus etc.

III Zu Vernarbung führende Dermatosen
1. Narbige oder atrophische Hautdefekte
   durch mechanische, kalorische, aktinische, elektrische oder chemische Einwirkungen
2. Ulcerierende Dermatosen
   Tuberkulose, Lues, Lepra, bakterielle oder mykotische Infektionen, Virusinfektionen (z. B. Zoster gangraenosus)
3. Ulcerierende Tumoren

IV Zur Zeit: Glatzenbildung vom männlichen Typ
Beim Mann und bei der Frau (?)

---

nicht. So ergab sich zwanglos eine Einteilung in *temporäre* (= reversible) und *permanente* (= irreversible) *Alopecien*. Mit permanenten Alopecien ist zu rechnen (Tab. 4), wenn die Haarwurzeln durch entzündliche, vernarbende oder atrophisierende Hautaffektionen zerstört werden. Daß die männliche Glatzenbildung nicht immer ein völlig irreversibler Zustand sein muß, haben klinische Beobachtungen [69,57] und die Testosteron-Versuche von Papa u. Kligman [88] erwiesen. Temporäre Alopecien gehen auf zeitlich begrenzte Schädigungen der Haarmatrix zurück. Wie Tab. 5 erkennen läßt, können diese circumscript sein. Treffen die schädigenden Einflüsse auf hämatogenem Wege die mitotisch aktiven Haarwurzeln, so wird ein diffuser Haarausfall die Folge sein. Tab. 6 zeigt, daß die Ursachen hierfür sehr verschiedenartig sein können.

Beobachtet man die histologischen Veränderungen der infraseboglandulären, cyclusabhängigen Follikelportionen bei Haarausfällen verschiedener Ätiologie [21,14,15,11,23,22], so ist man immer wieder

Tabelle 5. *Temporäre Alopecien*

I Umschrieben

1. Physikalische Alopecien
   Trichotillomanie, „Säuglingsglatze", Röntgen-Strahlen, Alopecien bei Ekzem, Prurigo, Neurodermitis etc.
2. Chemische Alopecien
   Lokale Applikation von Cytostatica
3. Postinfektiöse Alopecien
   Impetigo contagiosa, Furunkel, Karbunkel, Erysipel, Mykosen
4. Entzündliche Alopecien
   Neurodermitis diffusa, umschriebene Lichenifikation, Ekzem
5. Alopecia areata

Tabelle 6. *Temporäre Alopecien*

II Diffus

1. Infektionen
   Typhus, Grippe, Erysipel, Lues II etc.
2. Chemikalien oder Arzneimittel
   Thallium, Cytostatica, Anticoagulantien, Pflanzentoxine (Leucenol aus Leucaena glauca und Mimosa pudica), Triparanol, Fluorbutyrophenon
3. Hormone
   Myxödem, Morbus Basedow, Schwangerschaft, postpartale Alopecie, Hypofunktionen der Hypophyse, ovarielle Erkrankungen etc.
4. Chronische Krankheiten
   Erythrodermien, Dermatomyositis, Eisenmangel-Anämie, Diabetes mellitus, zu Kachexie führende Krankheiten, maligne Neoplasien

erstaunt über die großen Ähnlichkeiten im histologischen Bild. Man muß daraus entnehmen, daß diese Veränderungen generell zwar krankheits-*typisch*, von wenigen Ausnahmen abgesehen aber *nicht* krankheits-*spezifisch* sind. Vielmehr deuten diese Befunde darauf hin, daß die *Haarbildende Matrix im Anagen gegenüber den verschiedensten Noxen — seien sie chemisch, cytostatisch, hormonell, infektiös oder entzündlich — in relativ gleichförmiger, man kann fast sagen stereotyper Weise registriert.*

Störungsanfällig ist die mitotisch aktive Haarmatrix im Anagen. In dieser Phase aktiven Haarwachstums steht die Haarwurzel tief im subcutanen Fettgewebe. Von den Haarmatrixzellen werden, im Sinne einer holokrinen Sekretion, Haarschaft mit Haarmark und Cuticula, ferner die innere Wurzelscheide gebildet. Die Tatsache, daß Kopfhaare täglich 0,35 mm wachsen, deutet bereits darauf hin, daß die Haar produzierende Haarmatrix ein Gewebe ungewöhnlich hoher mitotischer und metabolischer Aktivität darstellen muß. In der Tat ist die anagene *Mitose-Aktivität* am Capillitium so groß, daß sie innerhalb von 23 Std zu einem völligen Ersatz der gesamten germinativen Haarmatrix führt [107]. Die anagene Haarmatrix ist somit vergleichsweise der mitotisch aktivste

Gewebsverband des menschlichen Organismus. Bei der Maus fanden
wir [13] in guter Übereinstimmung mit Bullough u. Laurence [27],
daß sich während einer 4 Std-Periode 18% aller Matrixzellen eines
anagenen Haarfollikels in Mitose befinden (Abb.5). Daraus geht hervor,
daß jede Matrixzelle etwa alle 22 Std in eine Zellteilung eintritt, die
ihrerseits nicht länger als 25 min dauert. Da diese Zellen darüber hinaus
hochdifferenzierte synthetische energiefördernde Zelleistungen (Aufbau
von Haarkeratin, Haarmark, Cuticula, innerer Wurzelscheide) zu vollbringen haben, ist zu erwarten, daß sie über eine sehr hohe metabolische
Aktivität verfügen müssen.

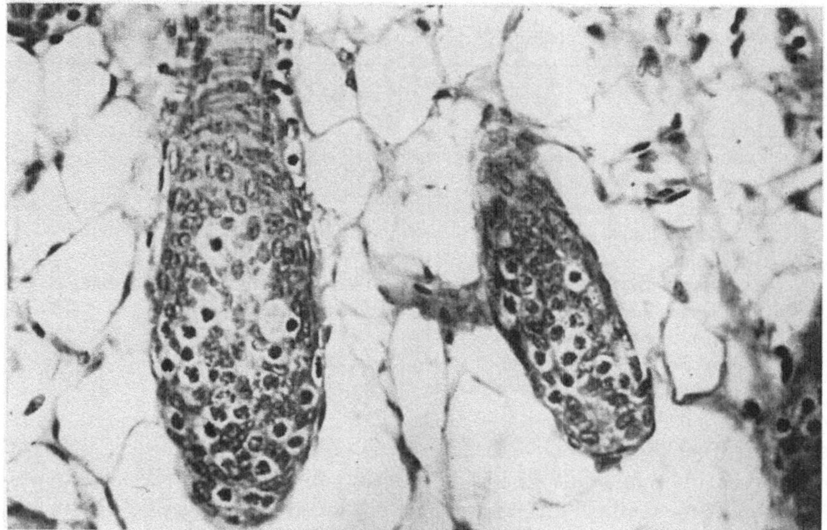

Abb.5. Haarfollikel der Albinomaus. Reichtum an Mitosen (Metaphasen), 4 Std nach s.c. Colchicin-
Injektion

   Dies zeigen nicht nur *histochemische Untersuchungen* [9,22,90,82], sondern auch
die *Notwendigkeit einer adäquaten Zufuhr von O_2 und Glucose* [26]. Ryder [103] fand
bei Mäusen C^{14}-markierte Glucose bereits nach 1 Std in den Haarbulbi. In vitro und
in vivo fördert das rasch verwertbare Glucose-6-Phosphat — allderings nur in einer
optimalen Konzentration — die Mitose-Aktivität in der Haarmatrix bei der Maus,
nicht dagegen Fructose-6-Phosphat [115,76]. Im Tierversuch haben auch parenterale Gaben von Panthenol und örtliche Applikation von Nicotinsäuremethylester
einen mitosefördernden Effekt auf die Matrixzellen anagener Haarfollikel. Auch
dieser ist übrigens streng dosisabhängig [49]. Auf der anderen Seite hemmen *alle
Substanzen, welche Enzyme des energieliefernden Stoffwechseïs inhibieren, auch
drastisch die mitotische Aktivität in den Haarbulbi* [27]. Durch Injektion kleinster
Mengen von Enzym-Inhibitoren gelingt es im Tierversuch, eine lokale Alopecie zu
erzeugen [20,21]. Ebenso haben Heparin und Heparinoide in vivo einen inhibieren-
den Effekt auf die Mitoserate im Haarbulbus von Albinomäusen [40]. Schließlich ist
bekannt, daß die *mitotisch und metabolisch inaktiven Follikel in der Telogen-Phase*

gegenüber schädigenden Einflüssen weitgehend unempfindlich sind. Dies konnte besonders gut am Einfluß von Röntgenstrahlen gezeigt werden [30,48,1,31,2].

Aus diesen Beobachtungen wird deutlich, daß die *während der Anagen-Phase mitotisch und metabolisch sehr aktiven Zellen der Haarmatrix schädigenden Einflüssen gegenüber außerordentlich leicht zugänglich sind.* Ob diese die Matrixzellen direkt treffen (z. B. Röntgenstrahlen [83], Enzym-Inhibitoren [20,21], Mitose-Inhibitoren [114], lokalisierte Entzündungen [14,15]) oder aber über den Blutweg (z. B. Cytostatica, Antikoagulantien, Triparanol, Thallium, Pflanzentoxine, Medikamente, A-Hypervitaminosen, schwere Krankheiten (siehe Zusammenfassung bei Rook [99]), in jedem Falle kommt es zu einer Störung des Stoffwechsels der mitotisch aktiven Matrixzellen anagener Haarfollikel durch Hemmung von Enzymen oder Enzymsystemen, d. h. zu einer „*Dysenzymosis der mitotisch aktiven Haarmatrix*" [10,12,14,15,21,24,22]. Diese „Dysenzymosis der mitotisch aktiven Haarmatrix" hat demnach eine *polyätiologische Bedingtheit. Histochemisch* äußert sie sich in einer Verminderung der Aktivität von Enzymen des energieliefernden Stoffwechsels [12,21,11,83,22] und *biologisch* in einer mehr oder minder starken Reduktion der mitotischen Aktivität der Matrixzellen im anagenen Haarbulbus mit Rückwirkung auf die Form der Syntheseprodukte: Haar und innere Wurzelscheide.

Die *Folgen* für die Haarfollikel und die weitere Haarproduktion hängen ab von der *Dauer* und der *Intensität* der Stoffwechselschädigung der Matrixzellen. Dabei ist eine *individuell unterschiedlliche Empfindlichkeit* der einzelnen Haarfollikel bemerkenswert.

Welche Reaktionsmöglichkeiten sind nun gegeben?

1. Die vorzeitige Beendigung der Anagen-Phase durch Eintritt in die Telogen-Phase. Diese Reaktion findet man am häufigsten. Hier geht der Haarfollikel unter dem Einfluß einer Schädigung vorzeitig, aber regelrecht über die Katagen-Phase ins Telogen über. Da der Haarfollikel im Telogen Noxen gegenüber weniger empfindlich ist, kann man diese Reaktion als eine Art Schutzmechanismus auffassen. Die Zahl an Telogen-Haaren nimmt entsprechend zu. Diese fallen am Ende der physiologischen Telogen-Phase (am behaarten Kopf nach 2—3 Monaten) aus, und es resultiert ein vermehrter Ausfall von Telogen-Haaren (= telogenes Effluvium [64]).

Wir haben den Eindruck gewonnen, daß diese Reaktion immer dann eintritt, wenn die Haarfollikel nur geringfügig geschädigt werden. Diese Vermutung scheint auch durch tierexperimentelle Untersuchungsergebnisse bestätigt zu werden. Zaun [124] fand unter lokaler Colchicinsalben-Behandlung vermehrt Telogen-Haare. Wie Abb. 6 zeigt, kommt es nach geringer Röntgendosis nur zu einer vorübergehenden Vermehrung von Telogen-Haaren, während größere Dosen zur Dystrophie führen.

Auch einmalige Applikation geringer Colchicin-Dosen führt nur zur vorübergehenden Telogen-Haar-Vermehrung (Abb. 7).

  2. *Der Übergang von der normalen Anagen-Phase in eine dystrophische Anagen-Phase.* Sind die schädigenden Einflüsse massiver, so verbleiben

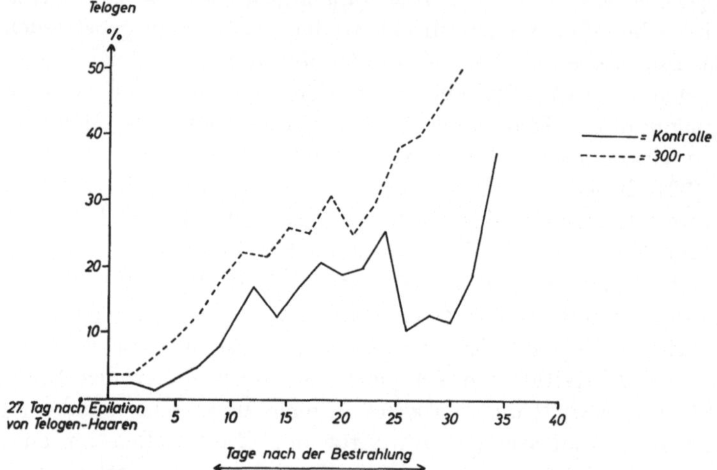

Abb. 6. Relative Telogen-Haar-Vermehrung beim Meerschweinchen nach einmaliger Röntgenbestrahlung (45 KV; 10 mA; 0,55 Al; FHA 30 cm) mit 300 r am 27. Tag nach Epilation von Kolben-Haaren

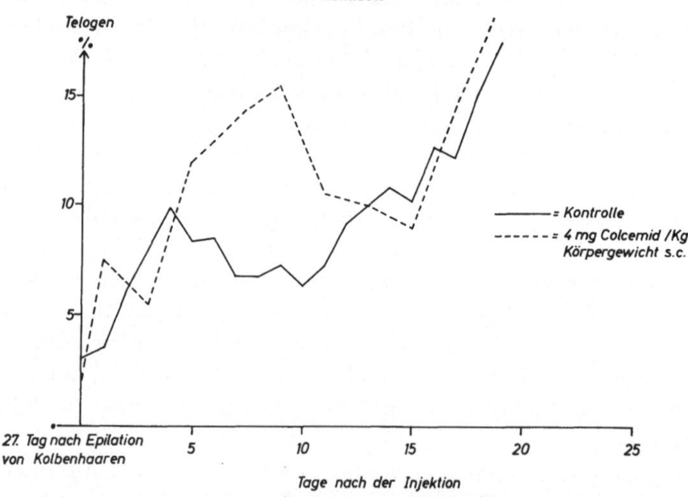

Abb. 7. Vorübergehende relative Telogen-Haar-Vermehrung beim Meerschweinchen nach einmaliger Colcemid-Injektion am 27. Tag nach Epilation von Kolben-Haaren

die Haarfollikel zwar in der anagenen Phase, unterliegen aber *dystrophischen Veränderungen.* Die Intensität der *Matrix-Dystrophie* ist abhängig von der Intensität der Hemmung der Mitose-Aktivität im Haarbulbus. Die *Folgen* sind katagenartige Verkürzung der dystrophischen infraseboglandulären Follikelportion mit qualitativen sowie quantitativen Veränderungen ihrer Synthese-Produkte. Die dermale Haarpapille nimmt gewöhnlich nicht an den dystrophischen Vorgängen teil und wirkt dadurch relativ zu groß, worauf besonders bei Alopecia areata hingewiesen wurde [105,106].

Man kann drei Intensitätsgrade unterscheiden [22]:

Matrix-Dystrophie I. Hier sieht man noch einen weitgehend normalen, tief in der Subcutis stehenden Haarfollikel. Die Haarmatrix ist aber ver-

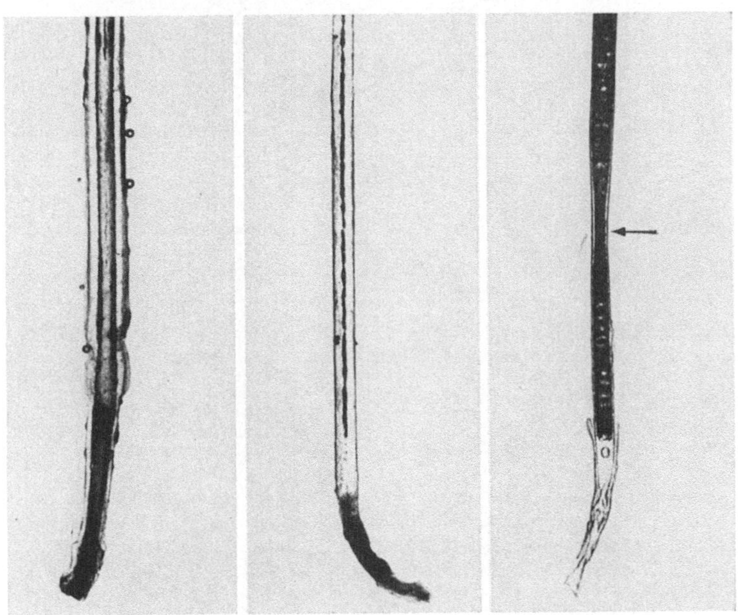

Abb. 8. Dysplastische Anagen-Haare mit und ohne Wurzelscheiden. Am rechten Haar Pohl-Pinkussche Marke. — Alopecia areata

dünnt. Die dermale Haarpapille wirkt daher relativ zu groß. Das Haar selbst kann bereits infolge geringerer Matrix-Aktivität verdünnt sein, Cuticula und innere Wurzelscheide sind aber noch erhalten.

Das *Äquivalent im Haarwurzelmuster* ist das *dysplastische Haar* (Abb. 8). Es hat die gleiche Struktur wie ein normales Anagen-Haar, ist aber dünner und besitzt eine stark verdünnte Matrix. Auch die Wurzelscheiden fehlen häufiger. *Es ist morphologisch nicht vom Katagen I-Haar zu unterscheiden* (siehe oben).

Matrix-Dystrophie II. Hier sind die Follikel als Follikel vom Anagen III—IV [105] anzusprechen (Abb. 9). Die infraseboglanduläre Follikelportion ist katagenartig verkürzt, der Haarbulbus steht im

Corium. Die Dystrophie hat zu einer deutlichen Volumenreduktion der Haarmatrix geführt und zu ihrer seitlichen Retraktion von der relativ zu großen Papille. Die Bildung von Haar und innerer Wurzelscheide ist stärker gehemmt. Der Haarschaft wird dünner und ist oft unvollständig verhornt. Er bricht an seiner schmalsten Stelle ab, um als *dystrophisches Haar* auszufallen.

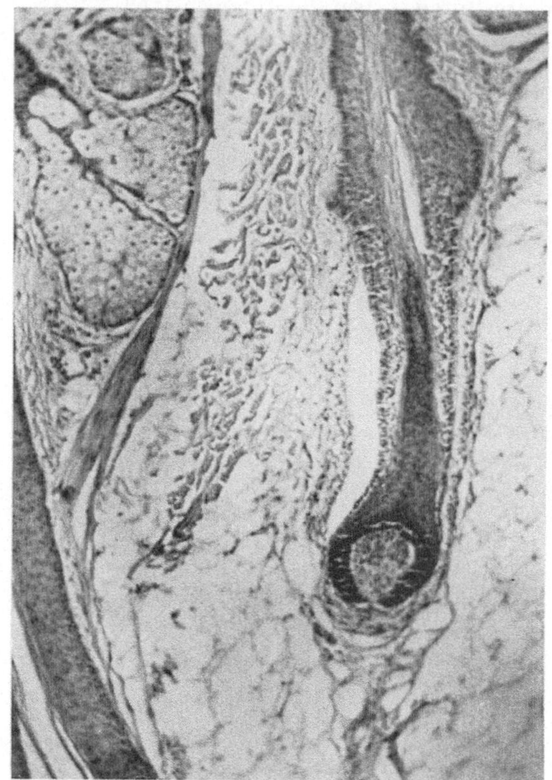

Abb. 9. Haarfollikel in dystrophischem Anagen: Matrix-Dystrophie II. — Alopecia areata

Das *Äquivalent im Haarwurzelstatus* ist also das *dystrophische Haar* (Abb. 10). Es besitzt keine Wurzelscheiden, ist dünn und am proximalen Ende zugespitzt. Die Länge der Spitze bzw. die Größe des Verjüngungswinkels ist ein gutes Maß für die Dauer und Intensität der Schädigung der Matrixzellen [105,24]. Abrupte Verkleinerung des Haarschaftdurchmessers weist auf plötzliche intensive Schädigung der mitotisch aktiven Haarmatrixzellen hin, wie sie unter physikalischen [104,108], cytostatisch-chemischen [11,74,104,109], entzündlichen [17] oder anderen Noxen [29,36,73,112,35,85,61,3] zustande kommen können. Dystrophische Haare fanden wir unter normalen Bedingungen am behaarten

Kopf nicht über 3% bei rascher Epilation. Die Dosisabhängigkeit der Intensität der Matrixdystrophie demonstriert Abb. 11. Wie man ferner erkennen kann, ist *die Matrix-Dystrophie eine Früh- oder Sofort-Reaktion.*

Matrix-Dystrophie III. Die Haarmatrix hat ihre mitotische Aktivität mehr oder weniger völlig eingestellt. Die Bildung von Haar und innerer Wurzelscheide ist entweder ganz aufgehoben oder es wird nur noch ein kurzes parakeratotisches Gebilde produziert (Abb. 12). Das Haar ist bereits abgebrochen und ausgefallen. Die inneren Wurzelscheiden fehlen. Die supraseboglanduläre Follikelportion wirkt stark verkürzt und ist

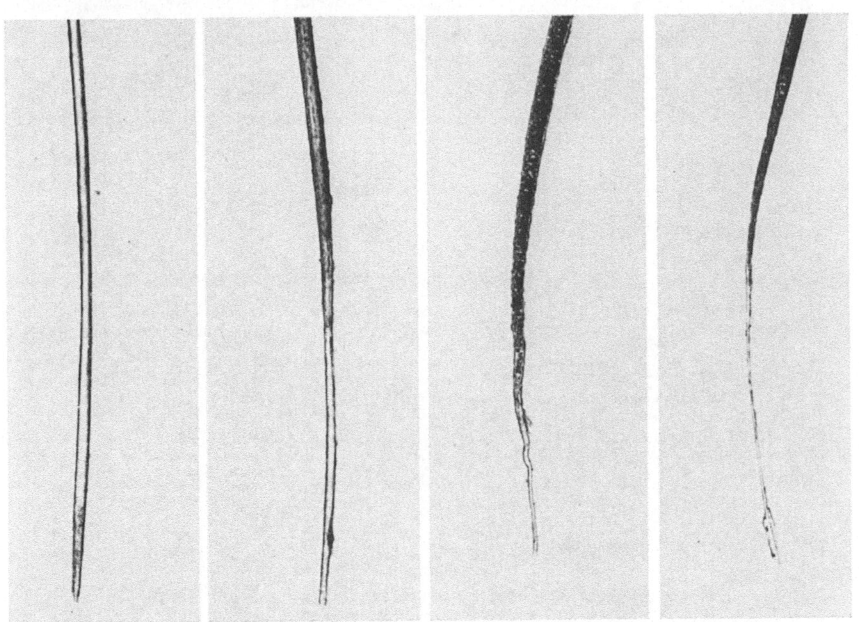

Abb. 10. Dystrophische Anagen-Haare mit unterschiedlichem Verjüngungswinkel. Haarwurzelscheiden fehlen stets. — Alopecia areata

zellig solide. Die Haarmatrix hat sich seitlich weitgehend von der dermalen Haarpapille zurückgezogen [3, 29]. Man kann diesen Zustand, der bei Alopecia areata vorkommt [22], aber auch in ähnlicher Form bei cytostatischen und anderen Alopecien beschrieben wurde [11, 14, 15, 21], auch als „*anagene Ruhephase*“ auffassen [22, 18], da anagene Aktivität mit Neuaufbau einer haarproduzierenden Matrix nach Beseitigung der Schädigung resultiert.

Da das Haar bei Matrix-Dystrophie III bereits ausgefallen ist, findet sich kein Äquivalent im Haarwurzelmuster.

Gelegentlich, wie bei Alopecia areata [67], können die regressiven Veränderungen auch zu lanugoartigen „Miniaturfollikeln“ führen, wie sie

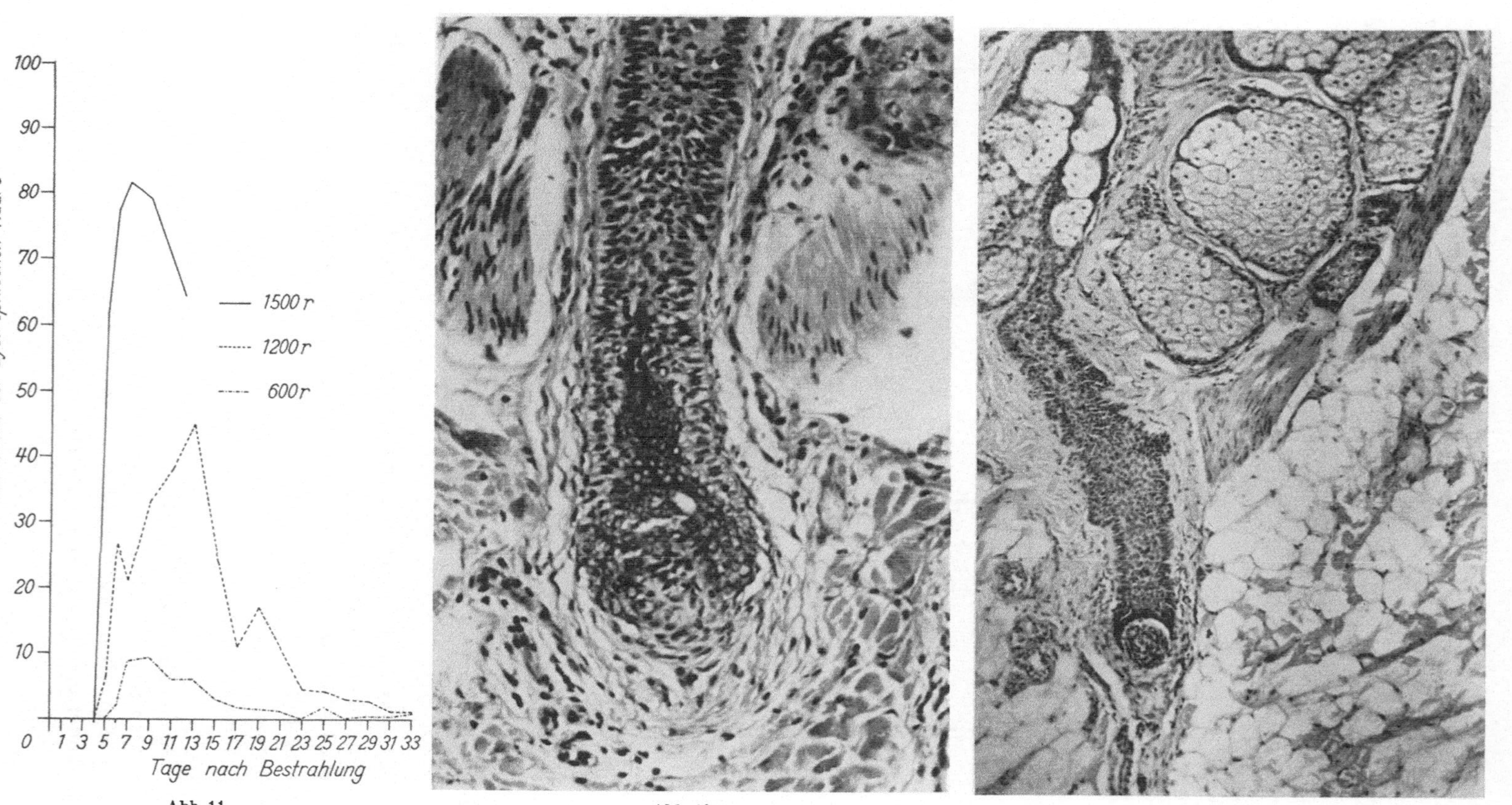

Abb. 11

Abb. 12a

Abb. 12b

Abb. 11. Abhängigkeit im Verhältnis dystrophischer Haarwurzeln im Haarwurzelmuster von der Höhe einer einzeitig verabfolgten Röntgenstrahlendosis (45 kV; 10 mA; 0,55 Al; FHA 30 cm) beim Meerschweinchen

Abb. 12a und b. Haarfollikel in dystrophischem Anagen: Matrix-Dystrophie III. a Alopecia areata; b Endoxan-Alopecie

auch beim physiologischen Altern an der Kopfhaut auftreten (Näheres dazu siehe Moretti [86]). Diese werden allerdings bei mechanischer Epilation zum Zwecke des Haarwurzelstatus ebensowenig erfaßt wie die für Alopecia areata charakteristischen Pélade-Haare (Abb. 13) (siehe dazu Braun-Falco u. Rassner [17,18]).

Die *Matrix-Dystrophie ist ein reversibler Vorgang.* Besteht sie nur für kurze Zeit, so läßt sich die Schädigung später am Haar als Pohl-Pinkussche Marke ablesen [91,92]. Im übrigen nimmt der Follikel nach Sistieren der Schädigung die anagene Aktivität wieder auf.

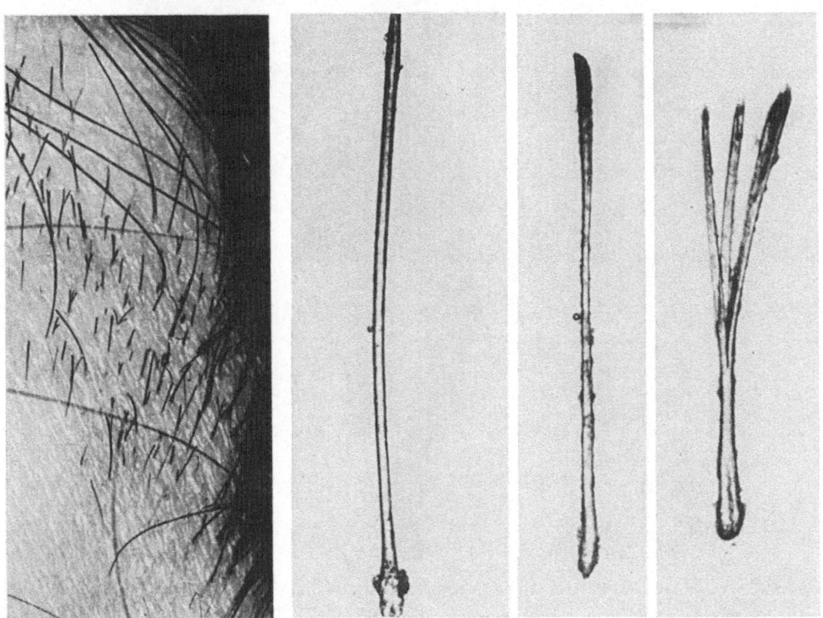

Abb. 13. Pélade-Haare aus dem Randgebiet eines rasch progredienten Herdes bei Alopecia areata

3. Die akute Matrix-Degeneration. Infolge starker Schädigung der mitotisch aktiven Haarmatrix kommt es plötzlich zur Nekrose der gesamten Haarmatrix („Degenerationsphase" [11]). Reste der nekrotischen Matrix am oberen Pol der Papille bilden zusammen mit Melaninschollen, Resten der inneren Wurzelscheide und der keratogenen Zone das „Degenerationsprodukt". Das Haar selbst bricht oberhalb der keratogenen Zone ab und fällt aus. Die Zellen der äußeren Wurzelscheide schließen sich unterhalb des Degenerationsproduktes und bilden den Haarkanal. Das trichomalazische [78] Degenerationsprodukt wird während der „Expulsionsphase" [11] durch den offenen Haarkanal nach außen befördert. Dabei ergeben sich Bilder, die ganz der von Miescher [78]

beschriebenen Trichomalazie gleichen. Unterhalb des passiv aufsteigenden Degenerationsproduktes schließt sich die katagenartig verkürzte
infraseboglanduläre Follikelportion zu einem soliden Zellstrang. Sein un-
terer Pol bleibt mit der dermalen Papille in Verbindung. Von dort aus entsteht nach Sistieren der Schädigung später wieder ein neuer anagener
Haarbulbus.

Akute Matrix-Degeneration als *Ausdruck schwerer Schädigung der
anagenen Haarmatrix* findet unter verschiedenen ätiologischen Be-

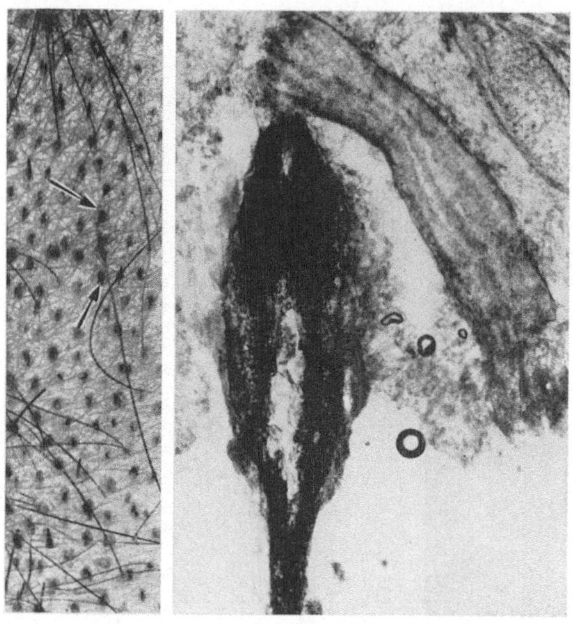

Abb. 14. Cheveux cadaverisées bei Alopecia areata. Bei Exprimierung der Comedo-artigen schwärz-
lichen Follikelverschlüsse findet man untergegangene Haarwurzeln mit Resten von Wurzelscheiden
und Melanin (rechte Bildseite)

dingungen (entzündliche Alopecien [14,15], Alopecia areata [22], cytostatischen [11] und enzyminhibitorischen Alopecien [20,21] statt. Zu
betonen ist, daß *nie alle Haarfollikel in dieser Weise reagieren*, sondern
offenbar nur die wenigen mit besonderer individueller Empfindlichkeit.
Bei Alopecia areata sind die betroffenen Haarfollikel bereits klinisch zu
erkennen, und zwar durch die schwärzlich comedoartigen Verschlüsse,
die man am Herdrand bei rasch progredienten Verlaufsformen sieht
(Abb. 14). Sie sind als „cheveux cadaverisées" von Besnier beschrieben
worden (Näheres siehe bei Braun-Falco u. Rassner [17,18]).

Gelangt — was gelegentlich vorkommt — das Degenerationsprodukt
bei akuter Matrix-Degeneration nicht durch den Haarkanal nach außen,
sondern durch die dünne äußere Wurzelscheide hindurch ins umgebende

Corium, so wird es zum Fremdkörper und induziert eine *Fremdkörper-Reaktion*. Solche *Trichogranulome* sind bei frischen Fällen von Alopecia areata nicht ganz selten, kommen aber auch bei anderen entzündlichen Alopecien vor [79,80,65,66,15].

Haarwurzelmuster unter pathologischen Bedingungen

Wie aus den bisherigen Ausführungen zu erkennen ist, ist die *Reaktion der mitotisch und metabolisch aktiven anagenen Haarmatrix* auf verschiedenste Noxen relativ einförmig. Sie hängt im wesentlichen von der Intensität und Dauer der Schädigung der Matrixzellen ab. Dabei ist aber eine unterschiedliche Empfindlichkeit der einzelnen Haarfollikel beachtenswert [11,22,18]. Leichtere Schädigungen führen zur vorzeitiger Beendigung der Anagen-Phase mit — dem Gesamtablauf nach aber durchaus noch als physiologisch zu bezeichnenden — Eintritt ins Katagen und Übergang ins Telogen. Die vermehrt gebildeten Kolbenhaare fallen gewöhnlich nach 2—3 Monaten aus und es resultiert eine Alopecie. *Schwerere Schädigungen* bedingen eine Matrix-Dystrophie, von deren Intensität und Dauer die Rückwirkung auf das Syntheseprodukt: „Haar" abhängen. *Ganz schwere Schädigungen* der Haar-Matrixzellen können schließlich zum Untergang der gesamten Haarmatrix führen (akute Haarmatrix-Degeneration [21,11,22,17,18]).

Bislang war es recht schwierig, wenn nicht sogar kaum möglich, allein aufgrund histologischer Untersuchungen meist weniger Haarfollikel in einer Probeexcision vom Capillitium, eine Aussage über den *Pathomechanismus von Alopecien* zu machen. Auch die mikroskopische Untersuchung ausgekämmter oder einzelner epilierter Haare führte nicht weiter, da sie ebenfalls verbindliche Aussagen nicht erlaubt. Erst die prozentuale Erhebung der verschiedenen Haarwurzeltypen am simultan epilierten Haarbüschel, d. h. die *Erhebung des Haarwurzelstatus*, hat uns hier weitergebracht. Wir gehen dabei so vor, daß wir bei circumscripten Haarausfällen, wie etwa bei Alopecia areata, aus dem Randgebiet des Herdes und kontra-lateral ein Haarbüschel epilieren. Bei diffusen Haarausfällen und auch bei Verdacht auf „Glatzenbildung vom männlichen Typ" beim männlichen und weiblichen Geschlecht epilieren wir in der Parietal-, Temporal- und Occipitalregion.

Wir konnten nun die Beobachtung machen, daß — abgesehen von der oben erwähnten individuell schwankenden Empfindlichkeit der einzelnen Haarfollikel gegenüber bestimmten schädigenden Einflüssen — die verschiedensten Formen von Haarausfällen bzw. Alopecien im Grunde durch nur drei Reaktionsmuster charakterisiert sind [23,24,22,17,18]:

1. Das telogene Haarwurzelmuster. Im Haarwurzelstatus ist dieses gekennzeichnet durch eine pathologische prozentuale Zunahme von Telogen-Haaren auf Kosten von normalen Anagen-Haaren. Wie Tab. 7

Tabelle 7. *Haarausfälle mit telogenem Haarwurzelmuster. („Kolbenhaar-Alopecien"*
oder „Telogen-Effluvium")

1. Haarausfall bei Neugeborenen und Säuglingen
2. Postpartaler Haarausfall
3. Postfebriler Haarausfall
4. Postinfektiöser Haarausfall
5. Haarausfall bei chronischen Krankheiten und malignen Neoplasien
6. Haarausfall bei Eisenmangelanämien
7. Haarausfall bei endokrinen Störungen
8. Haarausfall durch Cytostatica, Antikoagulantien, chemische Substanzen und Röntgenstrahlen in geringer Dosis
9. Alopecia areata mit langsamer Progression der Herde
10. Glatzenbildung vom männlichen Typ beim männlichen und weiblichen Geschlecht
11. Alopecia climacterica
12. Psychogener Haarausfall

zeigt, findet man rein telogene Haarwurzelmuster recht häufig. Man kann daraus entnehmen, daß polyätiologische, relativ geringfügige Schädigungen der mitotisch aktiven Haarmatrix mit vorzeitiger Beendigung der Anagen-Phase und Eintritt der betroffenen Haarfollikel in die Telogen-Phase beantwortet werden. Die Kolbenhaare werden gewöhnlich wie unter physiologischen Bedingungen gegen Ende der Telogen-Phase (2—4 Monate am Kopf) ausgestoßen. Es entwickelt sich eine diffuse Alopecie, die man auch als *„Alopecie vom Spättyp"* bezeichnen könnte. Kligman [64] spricht vom „Telogen-Effluvium". Uns erscheint dieser Begriff nicht glücklich, weil auch bei Alopecie-Formen mit einem andersartigen Haarwurzelmuster ausgekämmte und ausfallende Haare lediglich Kolbenhaare sein können. Wir bevorzugen daher die Bezeichnung „Telogene oder Kolbenhaar-Alopecie".

Die telogenen Alopecien sind meistens reversibel. Das gilt besonders für die Medikament-, Infektions- und chemisch-toxischen Alopecien.

Im allgemeinen nicht reversibel sind die Alopecia climacteria, die Glatzenbildung vom männlichen Typ bei Männern[1] und Frauen, manche Alopecien bei hormonellen Störungen und chronische, traktationsbedingte Alopecien infolge von Haartrachten (z. B. die in Marburg häufige „Alopecia hassica" bei den Bauersfrauen).

2. Das dystrophische Haarwurzelmuster. Es ist charakterisiert durch eine pathologisch prozentuale Zunahme an dystrophischen Anagen-Haaren bei entsprechender prozentualer Verminderung von normalen Anagen-Haaren. Eine prozentuale Zunahme an Telogen-Haaren besteht dabei nicht.

---

[1] Siehe dazu Rassner, B., H. Zaun u. O. Braun-Falco: Zum Pathomechanismus der männlichen Glatzenbildung. Arch. klin. exp. Derm. **216**, 307—318 (1963).

Das dystrophische Haarwurzelmuster ist selten und stets der Ausdruck einer recht massiven exogenen oder endogenen Schädigung der Haarfollikel durch toxische Einflüsse polyätiologischer Natur.

Die Haarproduktion wird mehr oder minder weitgehend eingestellt, die dystrophischen Haare werden sehr dünn, brechen innerhalb des Follikels ab und fallen — im Gegensatz zu telogenen Alopecien — bereits kurze Zeit nach der Schädigung (nach etwa 1—3 Wochen) aus. Man könnte hier die Bezeichnung „*Alopecie vom Frühtyp*" zur Charakterisierung wählen. Man hat diesen Haarausfall auch als „Anagen-Effluvium" herausgestellt. Wir bevorzugen hier die Bezeichnung „Dystrophische Alopecie", da diese Bezeichnung dem wahren Sachverhalt, wie er sich exakt aus dem Haarwurzelmuster ergibt, besser gerecht wird.

Bisher wurde dieses Haarwurzelmuster meistens bei schwer verlaufenden, cytostatischen Alopecien und bei Alopecia areata mit rasch progredienten Herden gesehen [11,24,17,18]. Wir haben dystrophische Haarwurzelmuster, wie Tab. 8 zeigt, aber auch bei schweren Verlaufsformen anderer Haarausfälle feststellen können.

Tabelle 8. *Haarausfälle mit dystrophischem Haarwurzelmuster. („Dystrophische Alopecien" oder „Anagen-Effluvium")*

1. Haarausfall durch Cytostatica, Antikoagulantien, chemische Substanzen (z. B. Thallium), Pflanzentoxine und Röntgenstrahlen in *höherer* Dosis
2. Postpartaler-, postinfektiöser-, postfebriler Haarausfall — *schwere Verlaufsformen* (etwa 15% der Fälle)
3. Alopecia areata — bei rascher Progression der Herde
4. Traktationsbedingte Alopecien; auch in Bezirken von Trichotillomanie

3. Das gemischte Haarwurzelmuster. Dieses ist gekennzeichnet durch eine pathologische, quantitativ variable prozentuale Zunahme von Telogen-Haaren *und* dystrophischen Anagen-Haaren bei entsprechender Verminderung von normalen Anagen-Haaren. Beim telogen-dystrophischen Typ sind Telogen-Haare, beim dystrophisch-telogenen Typ dystrophische Haare relativ stärker vermehrt.

Klinisch kann eine gemischte Alopecie (Tab. 9) durch Ausfall von dystrophischen Haaren (das wäre „anagen effluvium") und/oder von Telogen-Haaren (das wäre „telogen effluvium") gekennzeichnet sein. Erst durch die Erhebung des Haarwurzelstatus am einzeitig epilierten Haarbüschel lassen sich die wahren Verhältnisse (= gemischte Alopecie) erkennen.

Gemischte Haarwurzelmuster sind der morphologische Ausdruck dafür, daß *die Reaktion der einzelnen anagenen Haarmatrix auf ein und dieselbe Noxe beim gleichen Individuum unterschiedlich sein kann.* Die Ursache hierfür ist bislang ebensowenig bekannt, wie das Problem der

Tabelle 9. *Haarausfälle mit gemischtem Haarwurzelmuster*

1. Alopecia areata (in den meisten Fällen)
2. Chronisch-diffuse Alopecien bei Frauen, mit unbekannter Ursache (etwa 20% der Fälle)
3. Glatzenbildung vom männlichen Typ beim männlichen und weiblichen Geschlecht (etwa 20% der Fälle)
4. Diffuse Haarausfälle bei inneren Krankheiten (etwa 20% der Fälle)
5. Postpartale Alopecie (etwa 20% der Fälle)
6. Haarausfälle durch Antikoagulantien (etwa $30-40\%$ der Fälle) und Cytostatica (etwa 85% der Fälle)
7. Postinfektiöse und postfebrile Alopecien (etwa $20-25\%$ der Fälle)

Gewöhnung (Wiederwachstum der Haare nach anfänglicher toxischer Alopecie trotz Weitergabe eines Medikaments, z. B. Endoxan in gleicher Dosis wie früher) der Haarfollikel an eine Noxe aufgeklärt ist. Gemischte Haarwurzelmuster vom telogen-dystrophischen oder dystrophisch-telogenen Typ [24,17,18] weisen aber auch darauf hin, daß offensichtlich *rein telogene und dystrophische Alopecien nicht als starre Kategorien angesehen werden dürfen, sondern nur als Extreme, zwischen denen es Übergangssituationen gibt, die sich in Form eines gemischten Haarwurzelmusters erfassen lassen.*

Interpretation pathologischer Haarwurzelmuster

Ob eine Noxe zu einem telogenen, gemischten oder dystrophischen Haarwurzelmuster und zur entsprechenden Alopecie Veranlassung gibt, hängt letzten Endes nur ab vom Grade der Schädigung der Matrix anagener Haarfollikel, d. h. von der Dysenzymosis der mitotisch aktiven Haarmatrix.

So ist es auch verständlich, daß ein und dieselbe Noxe bei verschiedenen Patienten pathomechanisch verschiedene Formen von Haarausfall erzeugen kann (vgl. Tab. 7—9). Wir fanden z. B. bei *postpartaler Alopecie* bei 22 Patientinnen in 64% ein telogenes, in 18% ein gemischtes und in $13,5\%$ ein rein dystrophisches Haarwurzelmuster. Als ein anderes Beispiel können die Verhältnisse bei *Alopecia areata* gelten. Bei rasch progredienten Herden mit starker perifollikulärer Entzündung findet man im Herdrandbereich dystrophische oder gemischte Haarwurzelmuster vom dystrophisch-telogenen Typ, bei mehr stationären Verlaufsformen können rein telogene Haarwurzelmuster vorkommen (Tab. 10). Auch am klinisch nicht sichtbar erkrankten Capillitium sind die Haarwurzelmuster mehr vom telogenen bzw. gemischten Typ [24,17,18]. Am eindrucksvollsten sind diese Verhältnisse am Beispiel der Röntgenstrahlen-Reaktion zu studieren (siehe Abb. 6 und 11). Geringe Strahlendosen erhöhen die Telogen-Rate, stärkere führen zu telogen-dystrophischem oder sogar zu rein dystrophischem Haarwurzelmuster [118]. Diese Beispiele machen

Tabelle 10. *Haarwurzelmuster bei Alopecia areata*

	Anagen %	Telogen %	Dystrophisch %
Aus Randgebiet von Herden mit langsamer Progression (39 Patienten)	57	23	20
Aus Randgebiet von Herden mit rascher Progression (33 Patienten)	34	36	30
Von klinisch normalem Capillitium bei Patienten mit langsam progredienten Herden (39 Patienten)	69	19	12

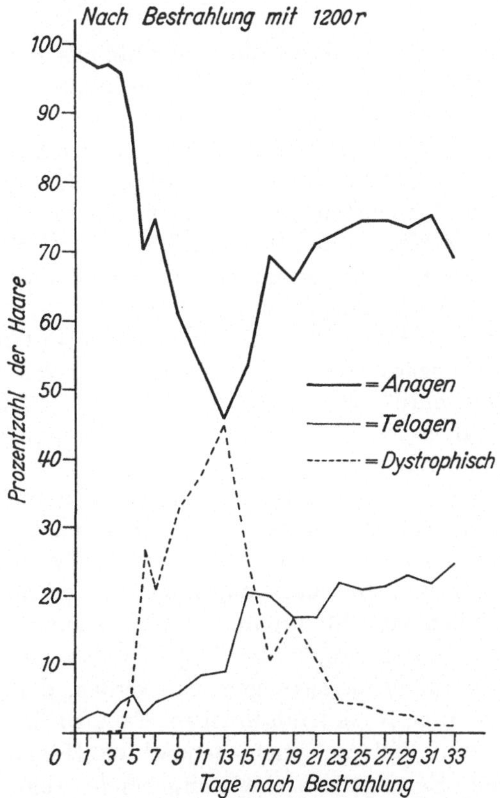

Abb. 15. Verhalten von Anagen-, Telogen- und dysplastischen Haaren nach einmaliger Röntgenbestrahlung (45 kV; 10 mA; 0,55 Al; FHA 30 cm) mit 1200 r am 22. Tag nach Epilation von Kolben-Haaren

verständlich, daß auch bei Alopecien durch ein und dieselbe Noxe von Fall zu Fall beachtliche Schwankungen im Haarwurzelmuster vorkommen können. Auch der *Zeitpunkt der Epilation* ist hier von großer Bedeutung (siehe Abb. 15). Man muß sich also bewußt bleiben, daß auch die pathomechanische Einteilung von Alopecien in telogene, dystrophische und gemischte Alopecien etwas Starres an sich hat und den wahren Verhältnissen nicht ganz gerecht ist.

Meine sehr verehrten Damen und Herren!

Wie wir hören konnten, haben sich unsere Kenntnisse auf dem Gebiete der Biologie des Haarwachstums beim Menschen in den letzten Jahren beachtlich erweitert. Trotzdem bleibt noch vieles ungeklärt, so insbesondere die Frage nach Kontrollmechanismen des normalen Haarwachstums, die Frage nach genetischen Einflüssen, nach der Wirkung von Hormonen oder Altersfaktoren auf die Haarfollikel in den verschiedenen Körperregionen.

Auf der anderen Seite sind wir dem Verständnis der Reaktionsmöglichkeiten von Haarfollikeln unter zu Haarausfall führenden pathologischen Bedingungen inzwischen ein bedeutendes Stück nähergekommen. Tierexperimentelle und klinische Untersuchungen haben zu der Erkenntnis geführt, daß es die mitotisch und metabolisch aktive Matrix anagener Haare ist, die verschiedensten schädigenden Einflüssen gegenüber äußerst empfindlich ist. Dies ist der Grund dafür, daß sich Schädigungen zumeist und zunächst am Kopfhaar auswirken — denn dort ist bekanntlich die anagene Haarwachstumsrate am größten.

Die Reaktionen des Haarfollikels sind abhängig vom Grad und von der Dauer der Stoffwechselstörung der mitotisch aktiven Haarmatrix („Dysenzymosis der mitotisch aktiven Haarmatrix" [10, 20—22, 18]). Die im einzelnen aufgezeichneten Reaktionsmöglichkeiten sind im allgemeinen relativ einförmig und nicht krankheitsspezifisch.

Durch die Erhebung des Haarwurzelstatus erhält man Haarwurzelmuster, welche einen feineren Einblick in den Pathomechanismus von Haarausfällen erlauben. Auf das telogene, dystrophische und gemischte Haarwurzelmuster wurde näher eingegangen und die verschiedenen Formen von Haarausfällen vom Standpunkt ihres Pathomechanismus als telogene, gemischte und dystrophische Alopecien interpretiert. Dabei konnte besonders darauf aufmerksam gemacht werden, daß Übergangsformen vorkommen. Eine Noxe kann in einem Falle zu einem telogenen und in einem anderen Falle zu einem gemischten Haarwurzelmuster Veranlassung geben. Es zeigt sich eine weitgehende Abhängigkeit der Haarwurzelmuster von Intensität und Dauer schädigender Einflüsse, der individuell unterschiedlichen Empfindlichkeit der einzelnen Haarfollikel und dem Zeitpunkt der Untersuchung.

Abschließend sei darauf hingewiesen, daß sich die Erhebung des Haarwurzelstatus nicht nur in der Beurteilung des Pathomechanismus von Haarausfällen, sondern auch zur Kontrolle therapeutischer Einflüsse eignet.

Literatur

[1] ARGYRIS, TH. S., and H. B. CHASE: Is the parenchyma or the stroma of an organ the primary target of x-irradiation? Exp. Cell Res. 11, 646—648 (1956).

[2] — — Effect of x-irradiation on differentiating hair follicles. Anat. Rec. 136, 445—451 (1960).

[3] ARNOLD, W., J. J. HERZBERG, E. LUDWIG u. H. STURDE: Die Dynamik des Haarausfalls bei Thallium-Vergiftung. Arch. klin. exp. Derm. 218, 396—414 (1964).

[4] BALUS, L.: Experiments on the relationship between the nervous system and hair growth. Brit. J. Derm. 73, 69—77 (1961).

[5] BEEK, C. H.: Calvities frontalis bei Frauen. Dermatologica (Basel) 93, 213—218 (1046).

[6] — A study on extension and distribution of the human body-hair. Dermatologica (Basel) 101, 317—331 (1950).

[7] BOSSE, K.: Growth and replacement of hair in the guinea pig, in: ROOK, A. J., and G. S. WALTON: Comparative physiology and pathology of the skin, p. 151—159. Oxford: Blackwell Scientific Publications 1965.

[8] —, u. J. RUBISZ-BRZEZIŃSKA: Der Haarwechsel des Säuglings. Arch. klin. exp. Derm. 221, 166—171 (1965).

[9] BRAUN-FALCO, O.: The histochemistry of the hair follicle, in: MONTAGNA, W., and R. A. ELLIS: The biology of hair growth, p. 65—90. New York: Academic Press 1958.

[10] — Die Bedeutung von Dysfermentien im Haarfollikel als Urasche temporärer Alopecien. Parfümerie u. Kosmetik 41, 53—54 (1960).

[11] — Klinik und Pathomechanismus der Endoxan-Alopecie als Beitrag zum Wesen cytostatischer Alopecien. Arch. klin. exp. Derm. 212, 194—216 (1961).

[12] — Zur Histotopographie der Cytochromoxydase in normaler und pathologisch veränderter Haut sowie in Hauttumoren. Arch. klin. exp. Derm. 214, 176—224 (1961).

[13] — Über die mitotische Aktivität in der Haarmatrix bei der Albinomaus während eines künstlich induzierten Haarcyclus. Arch. klin. exp. Derm. 215, 63—78 (1962).

[14] —, u. K. HASSENPFLUG: Umschriebene Lichenifikation am Kapillitium mit simultaner reversibler Alopezie. Derm. Wschr. 141, 201—211 (1960).

[15] — — Umschriebene temporäre Alopezie am Capillitium bei Neurodermitis diffusa mit Kopfhautbeteiligung. Derm. Wschr. 142, 1001—1011 (1960).

[16] —, u. A. KINT: Zur Dynamik der Katagenphase. Arch. klin. exp. Derm. 223, 1—15 (1965).

[17] —, u. B. RASSNER: Le radici dei peli e il loro stato nell'alopecia areata. Minerva derm. 38, Suppl. al N. 1, 235—245 (1963).

[18] — — Klinik, Pathogenese und Therapie der Alopecia areata. In: MARCHIONINI, A.: V. Fortbildungskurs über Fortschritte der praktischen Dermatologie, Venerologie und verwandter Gebiete, S. 227—242. Berlin, Heidelberg, New York: Springer 1965.

[19] — — Über den Einfluß der Epilationstechnik auf normale und pathologische Haarwurzelmuster. Arch. klin. exp. Derm. 223, 501—508 (1965).

[20] —, u. H. THEISEN: Über die Wirkung von Enzyminhibitoren auf das Haarwachstum bei Ratten. Arch. klin. exp. Derm. 208, 317—324 (1959).

[21] — — Histologische und histochemische Veränderungen bei temporärer Monojodacetat-Alopecie. Arch. klin. exp. Derm. 208, 539—558 (1959).

[22] Braun-Falco, O., u. M. Thianprasit: L'istologia e l'istochimica del follicolo pilifero nell'alopecia areata. Minerva derm. 38, Suppl. al N. 1, 252—269 (1963).

[23] —, u. H. Zaun: Zum Wesen der chronischen diffusen Alopecie bei Frauen. Arch. klin. exp. Derm. 215, 165—180 (1962).

[24] — — Über die Beteiligung des gesamten Capillitiums bei Alopecia areata. Hautarzt 13, 342—348 (1962).

[25] Bulliard, H.: Influénce de la section, et du rasage répeté sur l'évolution du poil. Ann. Derm. Syph. (Paris) 4, 386 (1923); zit. nach Butcher [28].

[26] Bullough, W. S., and E. B. Laurence: Energy relations of mitotic activity in mouse hair bulbs. Nature (Lond.) 178, 266—267 (1956).

[27] — — The mitotic activity of the follicle. In: Montagna, W., and R. A. Ellis: The biology of hair growth, S. 171—187. New York: Academic Press 1958.

[28] Butcher, E. O.: Development of the pilary system and the replacement of hair in mammals. Ann. N. Y. Acad. Sci. 53, 508—516 (1951).

[29] — Restitutive growth in the hair follicle of the rat. Ann. N. Y. Acad. Sci. 83, 369—377 (1959).

[30] Chase, H. B.: Growth of the hair. Physiol. Rev. 34, 113—126 (1954).

[31] — Physical factors which influence the growth of hair. In: Montagna, W., and R. A. Ellis: The biology of hair growth, p. 435—440. New York: Academic Press 1958.

[32] Cormia, F. E.: Vasculature of the normal scalp. Arch. Derm. 88, 692—701 (1963).

[33] Cormia, F., and A. Ernyey: Circulatory changes in alopecia. Arch. Derm. 84, 772—789 (1961).

[34] Crounse, R. G.: Trichorrhexis nodosa and amino acid metabolism. Arch. Derm. 86, 391 (1962).

[35] — J. D. Maxwell, and H. Blank: Inhibition of growth of hair by mimosine. Nature (Lond.) 194, 694—695 (1962).

[36] —, and E. J. van Scott: Changes in scalp hair roots as a measure of toxicity from cancer chemotherapeutic drugs. J. invest. Derm. 35, 83—90 (1960).

[37] Danforth, C. H.: Studies on hair with special reference to hypertrichosis. Arch. Derm. Syph. (Chic.) 11, 494—508, 637—653, 804—821 (1925).

[38] — Physiology of human hair. Physiol. Rev. 19, 94—111 (1939).

[39] Dayer, A.: Les hirsutismes. Schweiz. med. Wschr. 94, 1592—1593 (1964).

[40] Djahanschahi, D.: Das Verhalten der mitotischen Aktivität in der Haarmatrix unter dem Einfluß der Antikoagulantien Liquemin, Eleparon und Thrombocid. Inaug.-Diss., Mainz 1964.

[41] Dry, F. W.: The coat of the mouse (Mus musculus). J. Genet. 16, 287—340 (1926).

[42] Duggim, O. H., and M. Trotter: Changes in morphology of hair during childhood. Ann. N. Y. Acad. Sci. 53, 569—575 (1951).

[43] Ebling, F. J., and E. Johnson: Hair growth and its relation to vascular supply in rotated skin grafts and transposed flaps in the albino rat. J. Embryol. exp. Morph. 7, 417—430 (1959).

[44] — — The control of hair growth. Symp. Zool. Soc. Lond. No. 12, 97—130 (1964).

[45] Farber, E. M., and W. C. Lobitz: The physiology of the skin. Ann. Rev. Physiol. 14, 519—534 (1952).

[46] Fleck, F.: Die Androtrichie des Weibes. Derm. Wschr. 137, 593—608 (1958).

[47] GARDENGHI, G., e G. SERCHI: Ricerche di funzionalita'endocrina nella ipertricosi femminile. Rass. Derm. Sif. **11**, 161—166, 185—191 (1959).

[48] GEARY, J. R. jr.: Effect of roentgen rays during various phases of the hair cycle of the albino rat. Amer. J. Anat. **91**, 51—106 (1952).

[49] GEORGIEV, G.: Über den Einfluß von Panthenol, Adrenalin und Nicotinsäuremethylester auf die Mitoserate wachsender Haarfollikel bei der Albinomaus. Inaug.-Diss., Mainz 1960.

[50] GREENBLATT, R. B.: The hirsute female. Springfield: Ch. C. Thomas 1963.

[51] GROSFELD, J. C. M., J. A. MIGHORST, and T. M. G. F. MOOLHUYSEN: Argininosuccinic aciduria in monilethrix. Lancet **1964**, 789—791.

[52] HAMILTON, J. B.: Male hormone stimulation is prerequisite and an incitant in common baldness. Amer. J. Anat. **71**, 451—480 (1942).

[53] — A secondary sexual character that develops in men but not in women upon aging of an organ present in both sexes. Anat. Rec. **94**, 466—467 (1946).

[54] — (Editor): The growth, replacement and types of hair. Ann. N. Y. Acad. Sci. **53**, Art. 3, 461—752 (1951).

[55] — Patterned loss of hair in man: types and incidence. Ann. N. Y. Acad. Sci. **53**, 708—728 (1951).

[56] — Age, sex, and genetic factors in the regulation of hair growth in man: a comparison of Caucasian and Japanes epopulations. In: MONTAGNA, W., and R. A. ELLIS: The biology of hair growth, p. 399—433. New York: Academic Press 1958.

[57] — Effect of castration in adolescent and young adult males upon further changes in the proportions of bare and hairy scalp. J. clin. Endocr. **20**, 1309—1318 (1960).

[58] —, and H. TERADA: Interdependance of genetic, aging and endocrine factors in hirsutism. In: GREENBLATT, R. B.: The hirsute female. Springfield: Ch. C. Thomas 1963.

[59] JOHNSON, E.: Growth and replacement of hair in rodents. In: ROOK, A. J., and G. S. WALTON: Comparative physiology and pathology of the skin, p. 137—149. Oxford: Blackwell Scientific Publications 1965.

[60] JOSTOCK, P. J.: Die Embryonalentwicklung des menschlichen Haares. Inaug.-Diss., Würzburg 1964.

[61] KERDEL-VEGAS, F.: Generalized hair loss due to the ingestion of "Coco de Mono" (Lecythis ollaria). J. invest. Derm. **42**, 91—94 (1964).

[62] KLIGMAN, A. M.: The human hair cycle. J. invest. Derm. **33**, 307—316 (1959).

[63] — Neogenesis of human hair follicles. Ann. N. Y. Acad. Sci. **83**, 507—511 (1959).

[64] — Pathologic dynamics of human hair loss. I. Telogen effluvium. Arch. Derm. **83**, 175—198 (1961).

[65] KLINGMÜLLER, G.: Morphologische Veränderungen beim Abbau kranker Haarwurzeln. Hautarzt **5**, 115—118 (1954).

[66] — Alopecia areata. Mit besonderer Berücksichtigung der Therapie. Hautarzt **9**, 97—108 (1958).

[67] KOPF, A. W., and N. ORENTREICH: Alkaline phosphatase in alopecia areata. Arch. Derm. **76**, 288—295 (1957).

[68] KOSTANECKI, W.: Mündliche Mitteilung; zit. nach BOSSE [8].

[69] LA MARQUARD, H. S., and G. L. BOHN: Recurrent peptic ulcer with general hypertrichosis. Proc. roy. Soc. Med. **44**, 155 (1951); zit. nach ROOK [101].

[70] LUBOWE, I. I. (Editor): Hair growth and hair regenerating. Ann. N. Y. Acad. Sci. **83**, Art. 3, 359—512 (1959).

[71] Lynfield, Y. L.: Effect of pregnancy on the human hair cycle. J. invest. Derm. **35**, 323—327 (1960).

[72] Maguire, H. C., and A. M. Kligman: Hair plucking as a diagnostic tool. J. invest. Derm. **43**, 77—79 (1964).

[73] Malkinson, F. D., M. L. Griem, and P. H. Morse: Colchicine synergism of mouse hair root changes produced by x-ray irradiation. J. invest. Derm. **37**, 337—343 (1961).

[74] —, and Y. L. Lynfield: Colchicine alopecia. J. invest. Derm. **33**, 371—384 (1959).

[75] McGregor, D.: Distribution of pubic hair in a sample of fit men. Brit. J. Derm. **73**, 61—64 (1961).

[76] Mehranfar, S.: Das Verhalten der mitotischen Aktivität der Haarmatrix-zellen unter dem Einfluß von Stoffwechselmetaboliten in vitro bei Albino-Mäusen. Inaug.-Diss., Mainz 1961.

[77] Meyer, A.-E., u. H. Frahm: Zur Steroidbehandlung des gewöhnlichen Hirsutismus. Schweiz. med. Wschr. **90**, 1336 (1960).

[78] Miescher, G.: Trichomalacie. Arch. Derm. Syph. (Berl.) **183**, 117—129 (1942).

[79] — Alopecia areata "diffusa". Dermatologica (Basel) **91**, 215—217 (1945).

[80] — Trichomalacie. Dermatologica (Basel) **110**, 368—369 (1955).

[81] Mohn, M. P.: The effects of different hormonal states on the growth of hair in rats. In: Montagna, W., and R. A. Ellis: The biology of hair growth, p. 335—398. New York: Academic Press 1958.

[82] Montagna, W.: The structure and function of skin. II. Edition. New York: Academic Press 1962.

[83] —, and H. B. Chase: Histology and cytochemistry of human skin. X. x-irradiation of the scalp. Amer. J. Anat. **99**, 415—446 (1956).

[84] —, and R. A. Ellis: The biology of hair growth. New York: Academic Press 1958.

[85] —, and J. S. Yun: The effect of the seeds of leucaena glauca on the hair follicles of the mouse. J. invest. Derm. **40**, 325—332 (1963).

[86] Moretti, G.: Das Haar. In: Stüttgen, G.: Die normale und pathologische Physiologie der Haut, S. 506—553. Stuttgart: G. Fischer 1965.

[87] Myers, R. J., and J. B. Hamilton: Regeneration and rate of growth of hairs in man. Ann. N. Y. Acad. Sci. **53**, 562—568 (1951).

[88] Papa, C. M., and A. M. Kligman: Stimulation of hair growth by topical application on androgens. J. Amer. med. Ass. **191**, 521—525 (1965).

[89] Pecoraro, V., I. Astore, J. Barman, and C. I. Araujo: The normal trichogram in the child before the age of puberty. J. invest. Derm. **42**, 427—430 (1964).

[90] Petzoldt, D.: Enzyme des energieliefernden Stoffwechsels in der Haarmatrix während eines künstlich induzierten Haarcyclus. 27. Kongreß der Deutschen Dermatologischen Gesellschaft, 29. 9.—3. 10. 1965 in Freiburg.

[91] Pinkus, F.: Die normale Anatomie der Haut. In: Jadassohn, J.: Handbuch der Haut- und Geschlechtskrankheiten, I. Band, 1. Teil, S. 1—378. Berlin: Springer 1927.

[92] — Die Einwirkung von Krankheiten auf das Kopfhaar des Menschen. Berlin: S. Karger 1928.

[93] Pinkus, H.: Embryology of hair. In: Montagna, W., and R. A. Ellis: The biology of hair growth, p. 1—32. New York: Academic Press 1958.

[94] — Zur Entwicklung des Haarfollikels beim Menschen, insbesondere des Infundibulums des bindegewebigen Anteils. Hautarzt **10**, 164—170 (1959).

[95] Reisert, P. M.: Hirsutismus. Med. Klin. **55**, 1767—1772 (1960).

[96] Reynolds, E. L.: The appearance of adult patterns of body hair in man. Ann. N. Y. Acad. Sci. **53**, 576—584 (1951).

[97] Richter, R.: Die Haare. In: Marchionini, A.: Handbuch der Haut- und Geschlechtskrankheiten, Ergänzungswerk, I. Band, 3. Teil, S. 282—576. Berlin, Göttingen, Heidelberg: Springer 1963.

[98] Rook, A.: Normal and abnormal hair growth in old age. Geront clin. (Basel) **7**, 8—19 (1965).

[99] — Some chemical influences on hair growth and pigmentation. Brit. J. Derm. **77**, 115—129 (1965).

[100] — The growth and replacement of hair in man. In: Rook, A. J., and G. S. Walton: Comparative physiology and pathology of the skin, p. 191—199. Oxford: Blackwell Scientific Publications 1965.

[101] — Abnormal hair growth in man. In: Rook, A. J., and G. S. Walton: Comparative physiology and pathology of the skin, p. 231—241. Oxford: Blackwell Scientific Publications 1965.

[102] Rook, A. J., and G. S. Walton: Comparative physiology and pathology of the skin. Oxford: Blackwell Scientific Publications 1965.

[103] Ryder, M. L.: Nutritional factors influencing hair and wool growth. In: Montagna, W., and R. A. Ellis: The biology of hair growth, p. 305—334. New York: Academic Press 1958.

[104] Scott, E. J. van: Response of hair roots to chemical and physical influence. In: Montagna, W., and R. A. Ellis: The biology of hair growth, 441—449. New York: Academic Press 1958.

[105] — Evaluation of disturbed hair growth in alopecia areata and other alopecias. Ann. N. Y. Acad. Sci. **83**, 480—490 (1959).

[106] —, and T. M. Ekel: Geometric relationships between the matrix of the hair bulb and its dermal papilla in normal and alopecic scalp. J. invest. Derm. **31**, 281—287 (1958).

[107] — — and R. Auerbach: Determinants of rate and kinetics of cell division in scalp hair. J. invest. Derm. **41**, 269—273 (1963).

[108] —, and R. P. Reinertson: Detection of radiation effects on hair roots of the human scalp. J. invest. Derm. **29**, 205—212 (1957).

[109] — R. P. Reinertson, and R. Steinmuller: The growing hair roots of the human scalp and morphologic changes therein following amethopterin therapy. J. invest. Derm. **29**, 197—204 (1957).

[110] Slee, J., and H. B. Carter: A comparative study of fleece growth in Tasmanian fine merino and Wiltshire horn ewes. J. agric. Sci. **57**, 11 (1961); zit. nach Ebling [44].

[111] Szabó, G.: The regional frequency and distribution of hair follicles in human skin. In: Montagna, W., and R. A. Ellis: The biology of hair growth, p. 33—38. New York: Academic Press 1958.

[112] Schwartzmann, R. M., and J. O. Kirschbaum: The cutaneous histopathology of thallium poisoning. J. invest. Derm. **39**, 169—173 (1962).

[113] Steigleder, G. K., u. O. Schultka: Wechsel des Kopfhaares bei Kindern im 1. Lebensjahr. Z. Haut- u. Geschl.-Kr. **34**, 11—14 (1963).

[114] Strauss, R. E., and A. M. Kligman: The effect of mitotic poisons on hair growth in mice. J. invest. Derm. **22**, 515—519 (1954).

[115] Tehranian, M.: Über den Einfluß von α-Liponsäure, Glucose-6-Phosphat und Fructose-6-Phosphat auf die mitotische Aktivität anagener Haarfollikel der Albinomaus in vivo. Inaug.-Diss., Mainz 1964.

[116] Thomas, P. K., and D. G. Ferriman: Variation in facial and public hair growth in white woman. Amer. J. phys. Anthrop. **15**, 171 (1957); zit. nach Rook [98].

[117] Trotter, M.: The life cycles of hair in selected regions of the body. Amer. J. phys. Anthrop. **7**, 427—437 (1924).

[118] Wasen, R. von: Das Verhalten des Haarcyclus beim Meerschweinchen nach Bestrahlung mit verschieden hohen Röntgen-Dosen während eines künstlich induzierten Haarcyclus. Inaug.-Diss., Marburg 1965.

[119] Weitzel, U.: Biologische und histologische Untersuchungen über das Haarwachstum bei Meerschweinchen. Inaug.-Diss., Marburg 1965.

[120] Witzel, M.: Über das Wachstum des menschlichen Kopfhaares unter physiologischen Bedingungen. Inaug.-Diss., Marburg 1964.

[121] —, u. O. Braun-Falco: Über den Haarwurzelstatus am menschlichen Capillitium unter physiologischen Bedingungen. Arch. klin. exp. Derm. **216**, 221—230 (1963).

[122] Zabel, R.: Hypertrichose — Hirsutismus — Virilisierung. Aesthet. Med. **10**, 27—32 (1961).

[123] Zander, J., u. M. Fiebig: Der Hirsutismus. Ärztl. Mitt. (Köln) **60**, 65—77 (1963).

[124] Zaun, H.: Tierexperimentelle Untersuchungen zur Pathophysiologie der „gemischten Alopecie". Arch. klin. exp. Derm. **221**, 75—84 (1964).

[125] Zerssen, D. von: Zur Ätiologie und Pathogenese des gewöhnlichen Hirsutismus. Schweiz. med. Wschr. **90**, 1333 (1960).

[126] — A.-E. Meyer u. D. Ahrens: Klinische, biochemische und psychologische Untersuchungen an Patientinnen mit gewöhnlichem Hirsutismus. Dtsch. Arch. klin. Med. **206**, 334—360 (1960).

J. J. Herzberg, Bremen: Cytostatische Alopecien einschließlich Thallium-Alopecien

I.

Der Ausfall des Kopfhaares gehört zu den spezifischen „side effects" bei cytostatischer Therapie. Das kosmetisch insbesondere bei Frauen störende Effluvium findet sich gehäuft nach der Anwendung von Cyclophosphamid (J. Bernard, Méd. et Hyg., 1965; Falkson u. Schulz, 1962). Die Abklärung der dabei auftretenden Vorgänge am Follikel dürfte ebensosehr unsere Vorstellungen von der Pathophysiologie des Haarwechsels bereichern, wie wertvolle Anregungen geben für Modellversuche in der Erprobung neuer Cytostatica (Baer u. Witten, 1960/61) und letztlich diagnostische Bedeutung haben, wenn diese Stoffe als Abortiva (Maibach u. Maguire, 1964) bzw. zu Vergiftungen benutzt wurden. Die thematische Zusammenfassung der cytostatischen Effluvia deutet bereits an, daß nicht jeder Stoffklasse ein eigener Typ des Haarausfalls zukommt, sondern daß hier eine allgemeinere biologische Reaktion des Follikels vorliegt.

Der durch Thallium (Tl) verursachte Haarausfall ist bereits 1863 vom französischen Chemiker Lamy entdeckt und beschrieben worden.

Tl-Acetat wurde nach Sabouraud (1897) zur Depilation der mit Mikrosporie befallenen Kinderköpfe verwandt. Die Pathogenese dieses Effluviums wird jedoch erst seit einiger Zeit erforscht (Gross u. Mitarb., 1948; Thyresson, 1951; Widy, 1959, 1961; Schwartzman u. Kirschbaum, 1962; Eberhartinger, 1962; Arnold, Herzberg, Ludwig u. Sturde, 1963). Tl ist nur noch im Gebrauch als Rattenvertilgungsmittel, — homöopathische Präparate ausgenommen, — und spielt eine gewisse Rolle beim Suicid sowie gelegentlichen Mordfällen. Interessanterweise sind die Kenntnisse um die Giftwirkung des Tl in außerärztlichen Kreisen weiter verbreitet, als man annehmen sollte. So wird Tl in jene Länder, in denen jegliche Anwendung des Metalls, unter anderem auch als Nagetiergift, verboten ist, schwarz eingeführt, und zwar ausschließlich für kriminelle Zwecke (Jadassohn, 1963). Der ganz profuse, 2—3 Wochen nach der Gifteinnahme auftretende Haarausfall mit den charakteristischen Haar-„marken" nach Widy (1959) ist oft das wichtigste Zeichen bei einer sonst unklaren internen Symptomatik mit gastrointestinalen, zentral- und periphernervösen Störungen. In dieser diagnostischen Funktion nähert sich der Arzt dem Veterinär, der es gewohnt ist, aus den Veränderungen in der Dichte, Textur und Farbe des Haarkleides auf eine Mangelernährung bzw. Vergiftung zu schließen. Zwischen dem Ernährungs- und/oder Krankheitszustand (die genetische, Alters- und endokrine Situation einbegriffen) und dem Verhalten des Follikels gibt es demnach auch beim Menschen Beziehungen, welche sich im Trichogramm aufdecken lassen (Sidi u. Bourgeois-Spinasse, 1958; Hård, 1963; Rook, 1965).

II.

Wir haben Gelegenheit gehabt[1], insgesamt neun Tumorpatienten, welche unter Endoxan-Medikation standen, sowie zwei Kranke mit Tl-Intoxikation zu untersuchen. Der Haarwurzelstatus wurde an nicht epilierten Haaren erhoben, da, nach orientierenden Untersuchungen und in Übereinstimmung mit Baer u. Kopf, 1963/64; Maguire u. Kligman, 1964, das langsame Ausreißen von Haaren mit einer Klemme zu schwer deutbaren Artefakten führt und im besonderen Fall des Endoxan-Effluviums dabei das Verhältnis normaler zu pathologischen Anagenhaaren zugunsten ersterer verschoben wird. Dies ist umso verständlicher, wenn man, wie die Abb. 1 zeigt, die restierenden, wachsenden, langen Haare betrachtet. Beurteilt wurden deshalb die von selbst aus-

---

[1] Herrn Prof. Dr. D. Remy, Direktor der Medizinischen Klinik in Bremen, sowie den Herren Oberärzten Dr. Maring und Dr. Potjan sei an dieser Stelle für die Liebenswürdigkeit gedankt, sieben unter Endoxan stehende Patienten für diese Untersuchungen zur Verfügung gestellt zu haben. Der 2. Tl-Fall entstammt ebenfalls dieser Klinik, während der Fall Nr. 10 bereits veröffentlicht wurde: Arch. klin. exp. Derm. **218**, 396—414 (1964).

gefallenen bzw. einem leichten Zug am Tage der Probeexcision folgenden Haare. Die Stanzbiopsie wurde fast immer, 10 von 11 mal, auf der Scheitelhöhe praktiziert, weil dort das Effluvium am stärksten ausgeprägt war, während die seitlichen Partien der Kopfhaut oft noch eine dichte Behaarung zeigten (siehe Braun-Falco, 1961; Falkson u. Schulz, 1960, 1962, 1964). Die 4 μ-Serienschnitte wurden alternierend gefärbt mit Hämatoxylin-Eosin, van Gieson, Weigertscher Elastica, Gomori-Retikulin-Färbung, Toluidin-blau (pH 3,5), Hale, PAS und

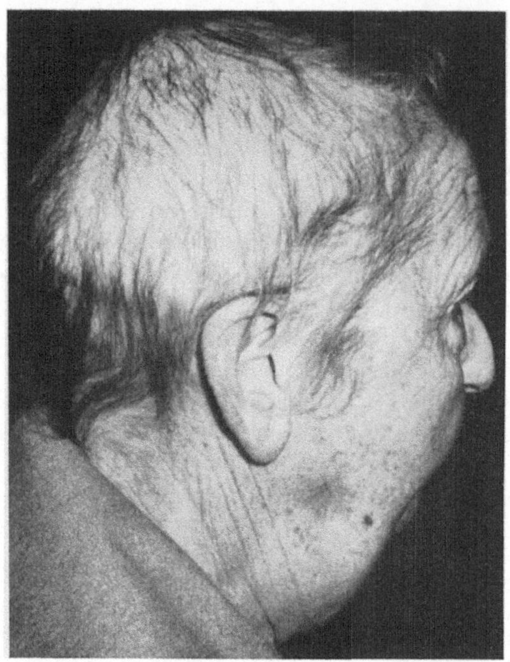

Abb. 1. W.A., 73 Jahre. Anagenes Effluvium nach 8,0 Endoxan, Höhepunkt des Haarverlustes

Alcianblau, jeweils mit Digestion, Feulgen-Reaktion und Melanin-Silberung. Auf die Darstellung der alkalischen Phosphatase mit β-Glycerophosphat in der Technik nach Gomori ist verzichtet worden, da die histotopischen Verhältnisse von Braun-Falco, 1961, eingehend studiert und als im wesentlichen normal beschrieben worden sind. Trichomalazische Haarfragmente im erweiterten Haarkanal supraseboglandulär wurden durch ihre Doppelbrechung im polarisierten Licht festgestellt. Haarwurzel- und Follikelstatus sowie die feingeweblichen Befunde sind in der Tab. 2 niedergelegt. Weitere Befunde siehe Tab. 1.

Als klinisch bemerkenswert werden herausgestellt: Es besteht keine direkte Relation zu anderen Nebenwirkungen der Endoxan-

Tabelle 1

Nr.	Name	Alter	Geschl.	Krankheit	Art der Therapie	Gesamtdosis Endoxan	PE am ..[1] Tag nach Therapiebeginn	Leuko am Tag der PE	Ort der PE
1	Le. M.	52	w.	Metast. Mamma-Ca.	Stoß-	5,0	41.	5200	Scheitelhöhe
2	Scha. H.	47	m.	Metast. Bronchial-Ca.	Stoß-	8,0	35.	3750	Scheitelhöhe
3	Scho.W.	65	w.	Metast. Lungen-Ca.	Dauer-	8,0	42.	3400/2000	Scheitelhöhe
4	Te. S.	71	w.	metast. Malignom, unbek. PT.	Stoß-	4,0	25.	1240	Scheitelhöhe
5	An.W.	65	w.	Gammaplasmocytom	Stoß-	3,0	32.	4400	Scheitelhöhe
6	Ze. H.	50	w.	metast. Ovarial-Sarkom	Stoß- u. Dauer-	15,0 i.v. u. mehr per- oral	108.[2]	normal	li. os parietale
7	Gr. J.	48	m.	metast. Bronchial-Ca.	Stoß-	6,0	30.	3280	Scheitelhöhe
8	Ib. M.	75	w.	metast. Vulva-Ca.	Stoß-	4,0	29.	8500	Scheitelhöhe
9	He. D.	62	m.	metast. Plattenepithel-Ca. der Haut	Stoß-	5,0	28.	5100	Scheitelhöhe
10	So. F.	19	m.	Suicid	Zelio-Paste	200 mg reines Tl.	36.[3]	normal	Scheitelhöhe
11	Ra. D.	31	w.	Suicid	Zelio-Körner	$2 \times {}^2/_3$ Packg.	13.[3]	normal	Scheitelhöhe

[1] Zeitpunkt des kräftigen Effluvismus.
[2] Kein sichtbares Effluvium.
[3] Ganz profuser Haarausfall.

Tabelle 2

Nr.	Name	Haarwurzelstatus	Follikelstatus[1]			Histologische Befunde											
			A	C	T	a	b	c	d	e	f	g	h	i	k	l	m	n
1	Le. M.	d A　D A　d T	+	+ + + +	+	−	+	−	−	+ +	−	−	+ +	+	+	+	−	−
2	Scha. H.	d A　D A　d T	+	+ + + +	−	+	+	+	+	+	+	+	+ +	+	+	+	−	−
3	Scho.W.	d A　　　d T	+	+ +	−	−	+	−	+	+	+	+	+	+	+	+	−	−
4	Te. S.	d A　　　d T	−	+	+	+	+	−	+	+ +	+	+	+	+	+	+	−	−
5	An.W.	d A	+	−	−	+	+	−	+	(+)	−	−	−	−	−	−	−	−
6	Ze. H.	d A	+	+	−	+	+	−	+	−	−	−	+	+	−	+	−	−
7	Gr. J.	d A	+	+	−	+	+	−	+	−	−	−	+	+	−	+	−	−
8	Ib. M.	d A　D A　d T	−	+	−	+	+	+	+	+	+	+	+	+	+	+	−	−
9	He. D.	d A　　　d T	+	−	+	+	+	+	+	+	+	+	−	−	−	+	−	−
10	So. F.	d A　D A　d T	−	+ + + +	−	+	+ +	+	+	+ +	+	+	+ + +	+ +	+	+ +	−	−
11	Ra. D.	d A　D A　d T	+	+ +	−	+	+	−	+	+	+	+	+ +	+	−	(+)	−	−

[1] Nur ausgefallene, nicht epilierte Haare.

Zeichenerklärung zu Tabelle 2

d A　Anagenhaar mit dystrophischer Matrix
D A　Anagenhaar mit stark dystrophischer Matrix
d T　dystrophisches Kolbenhaar
A　　Anagen
C　　Catagen bzw. catagenartig
T　　Telogen
a　　ostiofollikuläre Hyperkeratose
b　　cystische Erweiterung des Haarkanals supraseboglandulär mit trichomalacischen Haarresten
c　　cystische Erweiterung des Talgdrüsenausführungsganges
d　　Infiltrat im oberen Cutisbereich

e　　Matrixdystrophie verschiedenen Grades
f　　Melanocyten in der Matrix noch sichtbar vorhanden
g　　Pigment-„Inkontinenz“
h　　Glasmembran verdickt, gewellt, plissiert, sackförmig oder frakturiert
i　　Epithelstrang infraseboglandulär ungeordnet mit extracellulärem Pigment und gelegentlicher Zwiebelbildung
k　　relativ zu große Papille mit dichtgestellten überbasophilen Kernen
l　　verdickte bindegewebige Haarscheide
m　　Besonderheiten im Capillarsystem in Höhe der Papille
n　　Infiltrat unterhalb Citusmitte

Therapie, etwa der Leukocytendepression sowie sonstigen Erscheinungen der Toxikose, von Arzneimittelexanthem usw. Unter 3,0 Endoxan Gesamtdosis ist kein Haarausfall, auch bei stoßweiser i.v. Verabfolgung, zu beobachten. Im allgemeinen tritt das Effluvium nach 6,0 Gesamtdosis auf, etwa 3—4 Wochen nach Therapiebeginn. Nicht jeder mit Cyclophosphamid behandelte Kranke wird kahl. Auch ist das Ausmaß des Haarverlustes recht unterschiedlich. In keinem Fall waren die durch Endoxan induzierten Haarverluste auch nur annähernd so groß, wie diejenigen nach Tl-Intoxikation. Das Effluvium betraf fast ausschließlich das Kopfhaar und auch dort mit einer Prädilektion für die Krone des Haares. Augenbrauen-, Wimper-, Scham-, Achsel- und Flaumhaare des Körpers blieben vom Ausfall weitgehend bis völlig verschont. Soweit die schwerkranken Patienten am Leben blieben, wuchs das Haar nach ca. 6—8 Wochen wieder, obwohl die mit 6,0—8,0 Gesamtdosis beendete Stoßtherapie (zu 0,5—2,0 Endoxan in 500 ml Traubenzucker per Tropf) durch eine perorale Dauer- bzw. Erhaltungsbehandlung fortgeführt wurde. Die ausgefallenen Haare waren entweder oberhalb der keratogenen Zone abgebrochen und zeigten ein zugespitztes Bruchende, oder sie waren insgesamt dünn, farb- und glanzlos mit schmalem und pigmentierten Bulbus. Es gab auch Haare mit starker Pigmentierung des schaftdicken sowie solche mit schmalem Bulbus und innerer Wurzelscheide. Ganz selten fanden sich normale Anagenhaare. Ebenso selten wie normale, wachsende Haare wurden normale Kolbenhaare beobachtet, dagegen gehäuft dystrophische Kolbenhaare, d. h. insgesamt dünne, farblose Haarschäfte mit einem dazu in Relation passenden kleinen Kolben, der gelegentlich in einem epithelialen Sack steckte. Die Zahl der dystrophischen Kolbenhaare nahm, je länger das Effluvium dauerte, relativ zu und beherrschte in dem späten Stadium des Haarausfalles völlig das Bild.

Die histologischen und histochemischen Untersuchungen ergaben das zum Teil erhebliche Überwiegen katagenartig hochgestiegener Follikel in 4 von 9 Fällen, die Anwesenheit von zu gleichen Teilen Anagen- und Katagen-Follikeln zweimal, Katagen- und Telogen-Follikeln einmal sowie in 2 Fällen keine im Serienschnitt angetroffenen Katagen-Stadien. — Bei der Tl-Intoxikation überwog in beiden Fällen die katagenartige Umwandlung der Follikel. — Eine ostiofollikuläre Hyperkeratose (9 von 11 Fällen), die zum Teil stark ausgeprägte, cystische, sackförmige Erweiterung der Haarkanäle oberhalb der Talgdrüsenmündung, gefüllt mit trichomalazischen Haarresten (11 von 11 Fällen), die gelegentlich zu beobachtende Ektasie der Talgdrüsenausführungsgänge (4 von 11 Fällen) und das wohl als sekundär zu den intrafollikulären Vorgängen anzusehende banalzellige, schüttere, jedoch scharf begrenzte perivasculäre Infiltrat im oberen Cutisdrittel bilden die den bleibenden Teil des

Follikels charakterisierenden Abweichungen von der Norm, wobei prinzipielle Unterschiede zwischen dem Endoxan- und dem Tl-Effluvium nicht bestanden.

Besonders einschneidende Veränderungen zeigte die Matrix, weniger bei den noch wachsenden Anagen VI-, als bei den in allen Phasen anzutreffenden Katagen-Follikeln. Man sah eine Verschmälerung der die Papille glockenförmig umfassenden unteren Bulbusteile, das langsame Zurückweichen dieser dann zangenförmig aussehenden Partien von einer in Relation zum Bulbus immer größer erscheinenden Papille, das Kürzerwerden der „Branchen" der Zange und letztlich die Auflösung der unteren Bulbusteile zugleich mit der Verschmälerung und der Volumenabnahme der oberen Bulbuspartien, etwa so, wie dies Kligman in seinen Untersuchungen zur Röntgenepilationswirkung vorzüglich dargestellt hat (P. Flesch, 1954). Nur ganz selten wurde die von Braun-Falco beschriebene akute Matrixdystrophie beobachtet. In den meisten Fällen sind schon sehr frühzeitig die Melanocyten nicht mehr erkennbar. Wir können uns jedoch der Aussage nicht ganz anschließen, daß die Melanocyten der Haarmatrix als erste auf die Noxe reagieren und die Pigmentbildung einstellen. Noch bei erheblicher Matrixdystrophie sind Dendridenführende, gut pigmentierte Melanocyten in den oberen Bulbusanteilen zu sehen. Pathologisch dagegen war die als Pigmentinkontinenz zu bezeichnende Streuung grober Pigmentkörner über die Bulbusreste, die dermale Papille sowie die bindegewebige Haarscheide. Die naturgemäß mit der katagenartigen Umwandlung einhergehende Ausbildung eines soliden Epithelstranges infraseboglandulär — dessen zentrale zellige Unordnung bei Erhaltung der Zellmorphe ebenso auffiel wie die extracellulär anzutreffende grobe Pigmentkornverstreuung —, die Abknickung dieser Stränge, die gehäufte, nicht immer gänzlich pathologische Bildung von schalenförmig zusammengelegten Zellen (Zwiebeln), die Lückenbildung zwischen der äußeren palisadenförmigen Schicht kuboider oder zylindrischer Zellen und der Glasmembran war in 9 von 11 Fällen das weiterhin auffälligste Merkmal. Mit dieser Veränderung zusammen hing die gewaltig verdickte, gewellte, „plissierte", sackförmige oder frakturierte, PAS-positive, bei unserer Untersuchung elastica-freie Glasmembran, welche sich histochemisch (PAS, Alcianblau, Hale) nicht von der Norm unterschied. Im Gegensatz zum normalen Katagen steigt bei der katagenartigen Umwandlung der Follikel kein werdendes Kolbenhaar mit hoch. Die in den Kolben später einbezogene keratogene Zone sowie Teile der Matrix werden nach intrafollikulärem Bruch des Haares ausgestoßen, ein Vorgang, der als Expulsionsphase von Braun-Falco gekennzeichnet wurde. Beim Aufsteigen zieht die dem soliden Epithelstrang dichtauffolgende dermale Papille einen nicht infiltrierten, gut vascularisierten bindegewebigen Strang hinter sich her.

Keine der Capillaren ist erweitert oder zeigt sonst eine auffällige Reaktion. Die bindegewebige Haarscheide erscheint besonders in den ringfaserigen Partien verdickt. Die zunächst dichtzellige dermale Papille, welche in den Anfangsstadien der langsamen Matrixdystrophie als relativ zu groß ausgesprochen werden muß und deren Einzelelemente durch eine Überbasophilie des Kernes auffallen (siehe Scott u. Ekel, 1958) verkleinert sich in dem Maße, wie der Follikel nach oben steigt. Unterhalb der Talgdrüsen hat die dermale Papille etwa die gleiche Größe, wie der Norm entspricht. Die histochemischen Untersuchungen des Vorgangs der katagenen Umwandlung der Follikel erbrachten keine wesentlichen Abweichungen von dem regelrechten Katagenstadium.

In ein und demselben Präparat finden sich nicht nur Anagen VI-, Katagen- und seltener Telogen-Stadien nebeneinander, sondern auch Follikel mit unterschiedlicher katagenartiger Aufwärtsbewegung. Die Differenzen sind jedoch nicht so groß, als daß z. B. ganz junge Katagenstadien neben solchen mit fast beendeter Aufwärtsbewegung nebeneinander ständen. Innerhalb einer Serie findet man jedoch ziemlich große Unterschiede in der Dynamik der Follikel. — Tl-Ausscheidungsbilanzen, über welche Arnold (1964) berichtete, lassen erkennen, daß die Konzentration im Urin und Kot kontinuierlich über Wochen hin abfällt, von einzelnen, durch Stoffwechselregulation bedingten Tagesschwankungen abgesehen. 8 Wochen nach der Giftaufnahme sind die Tl-Ausscheidungen im Urin und Kot größenordnungsmäßig gleich, während zuvor mehr im Urin, später mehr in den Faeces ausgeschieden wird. Während einer 16wöchigen Beobachtungszeit (Fall Nr. 10) konnte Arnold feststellen, daß 55% des Tl mit dem Urin und 45% auf dem Darmwege eliminiert wurden. Insgesamt 70—80% des Tl werden im ersten Monat ausgeschieden, jedoch lassen sich noch 5 Monate nach der Intoxikation Spuren von Tl im Kot nachweisen, welche auf eine sehr langsame Mobilisation dieses giftigen Metalls aus Gewebsdepots schließen läßt. — Die besonders ausgeprägte Speicherung von Tl (Tl^{204}) im Haarfollikel ist 1951 experimentell von Thyresson (audioradiographisch) sowie 1962 von Schwartzman u. Kirschbaum beobachtet worden.

III. Diskussion der Ergebnisse

Der Haarausfall nach cytostatisch wirksamen Substanzen, bei Vergiftung mit Tl oder pflanzlichen Toxinen sowie nach jonisierender Bestrahlung weist folgende gemeinsame klinische Symptome auf:

1. Das Effluvium setzt *frühzeitig* ein, etwa 1—4 Wochen nach Therapiebeginn oder Intoxikation.

2. Der Haarverlust ist *erheblich*.

3. Es ist vorwiegend das *Capillitium*, und hier auch wieder die Krone, betroffen.

4. Die *Dauer* des Haarausfalls beträgt zwischen 2 und 3 Wochen bis zu 3 Monaten.

5. Der Haarausfall ist *reversibel* (Ausnahme ionisierende Strahlen bei bestimmter Dosishöhe).

6. Es fehlt eine lineare Beziehung zwischen der Höhe der Einzel- und Gesamtdosis, der Verabfolgungsart und dem Einsetzen des Effluviums (Ausnahme: ionisierende Strahlen, bei denen feste Relationen zwischen der Anzahl dystrophischer Haare, dem Zeitintervall nach Bestrahlung und der Dosis bestehen (van Scott u. Reinertson, 1957; van Scott, Reinertson u. Steinmüller, 1957; H. B. Chase, 1958; van Scott, 1958; Crounse u. van Scott, 1960).

Es bestehen im übrigen keinerlei Beziehungen zu etwaigen toxischen und allergischen Nebenwirkungen der Cytostatica. — Wir beobachteten nie Haarausfall unter 3,0 Endoxan Gesamtdosis, in 8 von 9 Fällen dagegen bei Mengen zwischen 6,0 und 8,0, verabfolgt zumeist als sogenannte massive Stoßdosis im i.v. Tropf.

7. Der Follikel *gewöhnt* sich an die Noxe, so daß es nur selten, nach großem zeitlichen Intervall zwischen zwei Medikamentapplikationen, zu einem erneuten Effluvium kommt (Kligman, 1961; Waelsch u. Svobodavá, 1965). Die Gewöhnung an die Droge ist bekannt bei der Verabfolgung von Endoxan (siehe umfangreiche Endoxan-Literatur), beim Colchicin (Malkinson u. Lynfield, 1959), Amethopterin, Aminopterin (Grubner, 1951). Selbst nach profusem Haarausfall kann eine Dauer- bzw. Erhaltungstherapie (mit Cyclophosphamid) oder die Fortsetzung der Behandlung in gleicher Dosis (Colchicin) den Nachwuchs nicht nennenswert hemmen oder gar unterdrücken. Im Gegenteil, es wird über dichteren Nachwuchs zum Teil welligen Haares und, bei zuvor grauem oder rotem Haar über das Nachwachsen schwarzpigmentierter Haare berichtet (Fakson u. Schulz, 1962).

Die klinischen Symptome zu 1—3 weisen das Effluvium sofort als ein anagenes aus. Auch nach dem Haarwurzel- und Follikelstatus (Scott u. Reinertson, 1959; Widy, 1959/1961; Braun-Falco, 1961; E. Ludwig, 1961) handelt es sich bei unseren Kranken in jedem Fall um ein *anagenes Effluvium im weiteren Sinn*, entsprechend der Definition von Arnold, Herzberg, Ludwig u. Sturde, 1964. Die anagenen Haare fanden sich in allen Stadien der Dystrophie, wobei auch solche beobachtet wurden, bei denen die Schädigung lediglich zu einer Verschmälerung des Schaftes oberhalb der keratogenen Zone geführt hat und kein Bruch eingetreten war (anagenes Effluvium nach Kligman). — Geht man vom bioptisch erhobenen Befund aus, dem nach Baer u. Kopf, 1963, ohnehin der Vorzug zu geben ist, so konnte gezeigt werden, daß die Mehrzahl der anagenen Follikel auf der Höhe des Effluviums einen leeren Haarkanal aufwiesen, weil sie ihre Haare durch intrafollikulären Bruch verloren hatten. Diese Fraktur oberhalb der keratogenen Zone, für den Haarausfall nach Tl bereits 1898 von JEANSELME beschrieben, ist mittelbare Folge der Hemmung der mitotischen Aktivität der Matrixzellen und des dadurch bedingten Substanzmangels des Haares.

Einen ähnlichen Effekt muß man jenen Toxinen zuschreiben, welche als Aminosäureanaloge die Umwandlung der Matrixzellen in keratinisierte Elemente verhindern (Leucenin, Mimosin u. a. pflanzliche Toxine). — Die Teilungsgeschwindigkeit der Haarmatrixzellen ist etwa fünfmal so groß, als diejenige einer Epidermiszelle (BULLOUGH u. LAURENCE, 1958). Rechnerisch ergibt sich eine Verdoppelung der Matrixzellen alle 13 bis 23 Std bei Fehlen eines sonst sehr deutlichen Tag-Nacht-Rhythmus in der Teilungsfrequenz. Es ist verständlich, daß bei einer so hohen Mitoserate die Zellen auf cytostatisch wirksame Substanzen mit der Hemmung der mitotischen Aktivität antworten.

Die übriggebliebene keratogene Zone sowie schon teilweise verhornte Matrixzellen finden sich, besonders gut zu beobachten im polarisierten Licht, häufig in den sackförmig erweiterten Haarkanälen oberhalb der Talgdrüsenmündungen. Ich stimme durchaus BRAUN-FALCO, 1961, zu, wenn er, in dynamischer Betrachtungsweise, diesen Akt als Expulsionsphase bezeichnet. Die nicht ohne eine banalentzündliche Begleitreaktion ablaufende Ausstoßung der oft trichomalacischen Haarreste könnte nun, da die Hemmung der mitotischen Aktivität der Matrixzellen für sich allein keinen Anstoß zum Haarwechsel geben soll[2], jene Veränderung im System der Gewebshomoeostase (CHASE, 1958) bewirken, welche die Überführung des befallenen anagenen Follikels ins Telogen einleitet. In diesem Zusammenhang sei an die, das Anagen induzierende Wirkung des Abbrechens von Telogenhaaren oberhalb des Kolbens (CHASE, 1958), an das Haarauszupfen (DANFORTH, 1925), an den Effekt von Pinselungen mit Methylcholanthren auf die Zellen der Kapsel (des Kolbens) erinnert (CHASE u. MONTAGNA, 1951).

Das „Alles-oder-Nichts-Gesetz" gilt beim anagenen Effluvium nach cytostatisch wirkenden Substanzen für die in der Matrix schwer geschädigten Haare und die nicht beeinflußten Anagen-VI-Follikel. Außerhalb dieses Gesetzes stehen die weiterwachsenden Haare, welche als Zeichen der Schädigung einen Schnürring oder besser eine Schaftverschmälerung oberhalb der keratogenen Zone erkennen lassen sowie die mit fortschreitendem Haarausfall im Verhältnis zu Anagenhaaren zahlreicher werdenden, zum Teil dystrophischen Kolbenhaare. Letztere beherrschen das Bild vollständig kurz vor dem Durchbruch neuer Haare, wie eigene Untersuchungen sowie die Befunde von MALKINSON u. LYN-

---

[2] KLIGMAN (1961) definiert sein anagenes Effluvium als eine Ausnahme vom „Alles-oder-Nichts-Gesetz", d. h. hierbei beantworte der Follikel den Stress eben *nicht* mit einem Haarwechsel, sondern verbleibe im Anagen.

Field, 1959, Ludwig, 1961, ergeben haben. Die darin unter anderem sichtbare Acceleration des Haarcyclus, insbesondere des Telogenstadiums, könnte erklärt werden durch eine unvollständig keratinisierte Verzahnung des Kolbenhaares, wie sie P. Flesch, 1954, nach der Einwirkung von Röntgenstrahlen beschrieben hat. Es ist auch durchaus nicht von der Hand zu weisen, daß die bislang als geschützt betrachteten Kolbenhaare durch Noxen beeinflußt werden. Sie reagieren dann nicht wie die wachsenden Haare durch Einstellung der mitotischen Aktivität, sondern umgekehrt mit dem Ausbruch einer neuerlichen Teilungsphase (Montagna u. Chase 1956; Chase, 1958; Montagna, 1962; Montagna u. Yun, 1963; Herzberg u. Mitarb., 1964; Weidenreich-Sherwin u. Herrmann, 1964; Kostanecki, 1964). — Dystrophische Kolbenhaare finden sich bei Menschen mit fortgeschrittener Geschwulstkrankheit schon vor Anwendung der Cytostatica sowie in geringen Mengen auch bei älteren Menschen ohne Tumorleiden (Rook, 1965; Crounse u. E. van Scott, 1960; eigene Untersuchungen, 1965).

Für die symptomatische Natur des anagenen Effluviums im weiteren und engeren Sinn spricht die Tatsache, daß Substanzen und Gifte mit einer sehr unterschiedlichen chemischen Struktur, Pharmakodynamik und Toxicität ein und dieselbe Art von Haarausfall hervorrufen. Von den cytostatisch wirksamen Substanzen werden genannt: Amethopterin (Methotrexat), 6-Merkapto-Purin, Triäthylen-Thiophosphat, 5-Fluorourazil, Colchicin, Actinomycin D. u. C, Cyclophosphamid, Trenimon, Aminopterin sowie die pflanzlichen Gifte: Leucenol (Leucenin), Mimosin (als Tyrosinantagonisten), die Inhaltsstoffe der Brasilnuß, das Thallium, das Monojodacetat und andere Chemikalien (E. van Scott, Reinertson u. Steinmüller, 1957; van Scott, 1958; Malkinson u. Lynfield, 1959; Kligman, 1961; Braun-Falco, 1961; Falkson u. Schulz, 1960, 1962, 1964; Walther, 1961; Kepp, 1962; Nobel, 1962; Maibach u. Maguire, 1964; Arnold, Herzberg, Ludwig u. Sturde, 1964; Rook, 1965; Moretti, 1965; u. a.). Der eigentliche Wirkungsmechanismus dürfte ein von Stoff zu Stoff sehr unterschiedlicher sein. Vom Cyclophosphamid weiß man, daß es den Energiestoffwechsel der Zelle kaum, die Proteinsynthese dagegen schwer schädigt. Man hat mit radioaktiv markiertem P^{32} festgestellt, daß Phosphor in Lipoidphosphat und labiles Nucleotidphosphat eingebaut wird, daß dagegen die Biosynthese der DNS gestört ist (Liss u. Palme, 1964). Das Monojodacetat stört umgekehrt durch Hemmung der Triosephosphatdehydrogenase den Energiestoffwechsel. Tl soll mit der Cystin-Synthese interferieren (Gross u. Mitarb., 1948; Moretti, 1965). Bullough u. Laurence, 1958, haben beobachtet, daß die mitotische Aktivität in der Haarmatrix der Maus durch jede Substanz gehemmt wird, welche die Sauerstoffzufuhr reduziert oder ein brauchbares Kohlenhydratsubstrat entzieht. Die Folsäureantagonisten inhibieren die

RNS-Synthese, während gewisse Aminosäureanaloge wahrscheinlich auf die Keratinbildung in störender Weise einwirken (P. FLESH, 1954; THYRESSON, 1951). FALKSON u. SCHULZ, 1960, 1964, halten den Endoxan-Effekt für radiomimetisch, eine Ansicht, welcher von BRAUN-FALCO aufgrund histochemischer Analysen widersprochen wird. (Unterschiede in der Darstellung der alkalischen Phosphatase nach Röntgen und Endoxan-Einwirkung). Experimentelle Erfahrungen mit dem Encyminhibitor Monojodacetat, mit dem beim Versuchstier eine temporäre Alopecie zu erzeugen ist, lassen BRAUN-FALCO u. Mitarb., 1961, einen neuen Begriff prägen: *Die Dysfermentie der Matrix*, welche im Mittelpunkt ihrer pathogenetischen Betrachtungen bei cytostatisch verursachtem Haarausfall steht (BRAUN-FALCO u. THEISSEN, 1959).

Während das Tl mit der Cystin-Synthese und/oder Utilisation interferiert, handelt es sich bei einigen pflanzlichen Toxinen um Tyrosinanaloge, welche für diesen Haarausfall verantwortlich gemacht werden. So das Leucenol (Leucenin) aus Leucaena glauca (MONTAGNA u. YUN, 1963), das Mimosin aus Mimosa pudica, identisch mit dem Leucenol und ebenfalls ein Tyrosin-Antagonist (CROUNSE et al., 1962; ROOK, 1965). I. KERDEL-VEGAS (1964) beschreibt einen derartigen, 8 Tage nach Genuß von 70—80 mandelähnlichen Samen einer Lecythisart aufgetretenen Haarausfall bei einem Jäger. Neben schweren Vergiftungserscheinungen, welche sehr rasch nach der Aufnahme der „Brasilnüsse" (Coco de Mono, Lecythis ollaria) einsetzten, zeigte sich ein profuser Ausfall der Kopf- und Barthaare, aber auch der Körperhaare. Das Effluvium war reversibel. Man kann sich gut vorstellen, daß der Einbau von Aminosäureanalogen zu einer schweren Störung der Proteinsynthese in den Haarmatrixzellen (Keratinbildung) führt (SIMS, 1964). Der Vielzahl und Verschiedenheit der Noxen entspricht die Aussage von BULLOUGH u. LAURENCE (1958) daß eine Hemmung der mitotischen Aktivität durch Stoffe mit einem sehr unterschiedlichen Angriffspunkt erzielt werden kann. Daneben muß man aber auch an die Interferenz toxisch wirkender Substanzen mit der Keratinbildung denken.

In diesem Zusammenhang erscheint es erwähnenswert, daß neben der eindrucksvollen Matrixdystrophie auch Veränderungen der bindegewebigen Anteile des Follikels beobachtet werden. So die Verschiebung in der Größenrelation von Bulbus und dermaler Papille (v. SCOTT u. EKEL, 1958), die Überbasophilie der dichtgedrängten Zellkerne der dermalen Papille, die Verdickung der bindegewebigen Scheide des Follikels, besonders der Ringfaserschicht. Da der Haarwechsel nach KLIGMAN (1961) durch Kräfte induziert wird, welche mehr auf die Papille und/oder die Vascularisation als auf das Follikelepithel einwirken, sind diese feingeweblichen Erscheinungen vielleicht nicht ohne Bedeutung.

Das innerhalb von 6—8 Wochen nach Haarausfall wieder einsetzende Haarwachstum — diese Zeitspanne gilt in etwa für alle reversiblen anagenen Effluvia — macht meiner Ansicht nach zwei Hilfsvorstellungen erforderlich, über welche bereits anläßlich des Studiums des Tl-Effluviums berichtet wurde. Einmal scheinen unterschwellige Mengen der Noxe wachstumsfördernd zu wirken, wie dies Montagna u. Yun auch für das Leucenol, Herzberg u. Mitarb. für das Thallium postulieren. Da die Masse der schwer geschädigten, ins Telogen überführten Follikel in so kurzer Zeit das auf das 3—4 Monate normal bezifferte Telogenstadium noch nicht absolviert haben kann, stellt sich die Frage, ob das Kolbenhaarstadium ohne Kolbenhaar etwa in kürzerer Zeit abläuft, oder ob der intrafollikuläre Bruch des Haarschaftes oberhalb der keratogenen Zone ebenso wachstumsfördernd wirkt, wie der Abbruch des Kolbenhaares oberhalb des Kolbens. Kligman (zit. bei P. Flesh, 1954) stellte eine Beschleunigung des Haarwechsels nach Röntgenbestrahlung fest, wobei der Ablauf der einzelnen Phasen sich, außer in zeitlicher Sicht, nicht sehr viel vom Normalen unterschied. Daß im übrigen die Ruhephase dem Haar nicht den Schutz gewährt, wie dies Kligman vermutete, ist aus den Untersuchungen von Chase, Weidenreich-Sherwin u. Herrmann bekannt. Das Wiederwachsen der Haare ist beschleunigt, wenn die zur Epilation führende Bestrahlung mit Röntgen während des Telogenstadiums appliziert wurde, das Wachstum von bestimmten Tumoren nach Pinselungen mit Methylcholantren tritt gehäuft auf, wenn es im Telogenstadium erfolgt. Diese Beobachtungen schließen eine Beeinflussung des Telogenstadiums durch Noxen irgendwelcher Art jedenfalls nicht aus (Malkinson u. Lynfield, 1959).

Die zweite Hypothese betrifft die mosaikartige Versetzung der Cyclen, wenn das Haar wieder nachgewachsen ist (Malkinson u. Lynfield, 1959; Herzberg u. Mitarb., 1964). Der rasche, an sehr vielen Anagen-VI-Follikeln sich gleichzeitig abspielende Haarverlust müßte in einen synchron-phasischen Haarnachwuchs einmünden, wenn nicht irgendwelche Kräfte dabei interferieren würden. Das von Chase (1958) herausgestellte System der Homoeostase wäre geeignet, die vorbestehenden Verhältnisse, d. h. die mosaikartige Verteilung der Cyclen auf dem Capillitium wieder herzustellen. Dies ist ohnehin der Fall beim reinen anagenen Effluvium nach Kligman. — Es bietet sich hierbei die Gelegenheit, im Modellversuch jenen Biostimulatoren und Inhibitoren nachzuspüren, welche den Haarwechsel regeln. — Bei der Tl-Intoxikation könnte das nur sehr langsam über Monate hin aus Gewebsdepots mobilisierte und eliminierte Gift unterhalb einer bestimmten Schwellendosis die wachstumsanregende Substanz sein.

Wenn man abschließend die Reaktionsmöglichkeiten des Haar-Follikels auf Stress betrachtet, dann ist es gerechtfertigt zu folgern, daß das in physiologischen Bahnen ablaufende telogene Effluvium einen anderen Angriffspunkt haben muß als das in jedem Fall — zumindest in der Auslösung — unphysiologische, durch eine Hemmung der mitotischen Aktivität der Matrixzellen bzw. eine Interferenz in der Keratinsynthese gekennzeichnete anagene Effluvium. Der plötzliche Übergang ins Telogen ist meiner Ansicht nach abhängig in erster Linie von dem Ausmaß der Matrixdystrophie bzw. des Substanzmangels im Haarschaft und nicht so sehr von der Art und Menge der zugeführten Droge. Die gezielte experimentelle Auslösung derartiger, reversibler Effluvia dürfte ebensosehr eine Bedeutung haben bei der Austestung cytostatisch wirksamer Substanzen (BAER u. WITTEN, 1960/61) wie bei der Ausweitung unserer Kenntnisse vom normalen und pathologischen Haarwechsel.

Zusammenfassung

Berichtet wurde über eigene klinische, histochemische und histologische Untersuchungen bei dem durch Cyclophosphamid und Tl hervorgerufenen Haarausfall. Das dabei beobachtete anagene Effluvium im weiteren Sinn wurde mit den in der Literatur beschriebenen ähnlichen reversiblen Effluvia nach anderen Cytostatica sowie nach der Einwirkung von Pflanzentoxinen verglichen. Eine Reihe von Hilfsvorstellungen wird entwickelt, um

1. den plötzlichen Übergang ins Telogen,

2. den schnellen Nachwuchs nach oft profusem Haarausfall und

3. das nicht synchron-phasische Wiederwachsen der Haare bei diesem Haarausfall zu erklären.

Literatur

ARNOLD, W., J. J. HERZBERG, E. LUDWIG u. H. STURDE: Die Dynamik des Haarausfalls bei Thallium-Vergiftung. Arch. klin. exp. Derm. **218**, 396—414 (1964).
BAER, R. L., and ALFRED W. KOPF: Year book of dermatology 1963/64. Bemerkung der Herausgeber, S. 283. Chicago: Year Book Med. Publ.
—, and V. H. WITTEN: Year book of dermatology. Bemerkung der Herausgeber, S. 286. Chicago: Year Book Med. Publ. 1960/61.
BRAUN-FALCO, O.: Beitrag zur Kenntnis des Haarausfalls unter cytostatischer Chemotherapie. Derm. Wschr. **144**, 1083—1084 (1961).
— Klinik und Pathomechanismus der Endoxan-Alopecie als Beitrag zum Wesen cytostatischer Alopecien. Arch. Derm. **212**, 194—216 (1961).
—, u. R. RASSNER: Le Radici dei peli e il loro stato nell' alopecia areata. Minerva derm. Vol. **38**, Suppl. 1, 235—245 (1963).
—, u. H. THEISEN: Über die Wirkung von Enzyminhibitoren auf das Haarwachstum bei Ratten. Arch. klin. exp. Derm. **208**, 317—324 (1959).
— — Histologische und histochemische Veränderungen bei temporärer Monojodacetat-Alopecie. Arch. klin. exp. Derm. **208**, 539—558 (1959).
— — Experimentelle Untersuchungen über temporären Haarausfall nach intracutaner Injektion von Enzyminhibitoren und die dadurch ausgelösten Veränderungen im Haarfollikel. Med. Kosmetik 8, 181—185 (1959).

Bullough, W. S., and E. B. Laurence: The mitotic activity of the follicle. In: Montagna, W., and R. A. Ellis: The biology of hair growth. New York: Acad. Press 1958.

Chase, H. B.: Physical factors which influence the growth of hair. In: Montagna, W., and R. A. Ellis: The biology of hair growth. New York: Acad. Press 1958.

—, and W. Montagna: Relation of hair proliferation to damage induced in mouse skin. Proc. Soc. exp. Biol. (N. Y.) 76, 35—37 (1951).

Crounse, R. G., J. D. Maxwell, and H. Blank: Inhibition of growth of hair by Mimosine. Nature (Lond.) 194, 694—695 (1962).

—, and E. J. van Scott: Changes in scalp hair roots as a measure of toxicity from cancer chemotherapeutic drugs. J. invest. Derm. 35, 83—90 (1960).

Danforth, C. S.: Factors affecting the growth of hair. Arch. Derm. Syph. (Chic.) 12, 195—201 (1925).

Eberhartinger, Chr.: Die diagnostische Bedeutung von Haarveränderungen bei Thalliumvergiftung. Wien. med. Wschr. 112, 329—330 (1962).

Endoxan-Sammelreferate, Bd. 1—5, Asta-Werke AG., Chem. Fabrik, Brackwede, 1961—1965.

Falkson, G., and E. J. Schulz: Endoxan-Alopecia. Brit. J. Derm. 72, 296—301 (1960).

— — Skin changes in patients treated with 5-fluorouracil. Brit. J. Derm. 74, 229—236 (1962).

— — Skin changes caused by cancer chemotherapy. Brit. J. Derm. 76, 309—314 (1964).

Flesh, P.: Hair growth, Cap. 26 in: Rothman, St.: Physiology and biochemistry of the skin. The Univ. Chicago Press 1954.

Gross, P., E. Runne, and J. W. Wilson: Studies on the effect of thallium poisoning of the rat. J. invest. Derm. 10, 119—134 (1948).

Grübner, R.: Effect of aminopterin on epithelial tissues. Arch. Derm. Syph. (Chic.) 64, 688—699 (1951).

Hård, St.: Nonanemic-iron deficiency as etiologic factor in diffuse loss of hair in scalp. Acta derm.-venereol. (Stockh.) 43, 562—569 (1963).

Herzberg, J. J.: Les altérations histopathologiques dans un cas d'intoxication au Thallium. Bull. Soc. franç. Derm. Syph. 70, 213—214 (1963).

— Das menschliche Haar. Studium generale 17, 461—471 (1964).

Jadassohn, W.: Diskussions-Bemerkung. Bull. Soc. franç. Derm. Syph. 70, 214—215 (1963).

Jeanselme, E.: Sur le mécanisme de l'alopécie produite par l'acétate de Thallium. Bull. Soc. franç. Derm. Syph. 9, 374—377 (1898).

Kepp, R.: Chemotherapie bei bösartigen Erkrankungen des weiblichen Genitale. Mkurse ärztl. Fortbild. 12, 399—400 (1962).

Kerdel-Vegas, F.: Generalised hair loss due to ingestion of "Coco de Mono" (Lecythis Ollaria). J. invest. Derm. 42, 91—94 (1964).

Kligman, A. M.: The human hair cycle. J. invest. Derm. 33, 307—316 (1959).

— Pathologic dynamic of human hair loss. Arch. Derm. Syph. (Chic.) 83, 175—198 (1961).

Kostanecki, W.: Theoretical and practical significance of studies on hair cycle. Ref. Zbl. Haut- u. Geschl.-Kr. 117, 55 (1964).

Liss, E., u. G. Palme: Der Einfluß von alkylierenden Cytostatica auf dem Nucleinsäurestoffwechsel von Ehrlich-Aszites-Tumorzellen. Mitteilungsdienst GBK. NRW 3, 457—487 (1964).

Ludwig, E.: Pathognomische Haarbefunde bei Thallium-Vergiftung und deren Deutung. Hautarzt 12, 456—459 (1961).

MAGUIRE, H. C., and A. M. KLIGMAN: Hair plucking as a diagnostic tool. J. invest. Derm. **43**, 77—79 (1964).

MAIBACH, H. J., and H. C. MAGUIRE: Acute hair loss from drug induced abortion. New Engl. J. med. **270**, 1112—1113 (1964).

MALKINSON, F. D., and Y. L. LYNFIELD: Colchicine-Alopecia. J. invest. Derm. **33**, 371—384 (1919).

MONTAGNA, W.: The structure and function of skin. New York: Sc. Ed. Acad. Press 1962.

—, and H. B. CHASE: Histology and cytochemistry of human skin. Irradiation of the scalp. Amer. J. Anat. **99**, 415—446 (1956).

—, and J. S. YUN: The effect of the seeds of leucaena glauca on the hair follicles of the mouse. J. invest. Derm. **40**, 325—332 (1963).

MORETTI, G.: Das Haar. In: G. STÜTTGEN: Die normale und pathologische Physiologie der Haut. Stuttgart: G. Fischer 1965.

NOBEL, J.: Erfahrungen bei der cytostatischen Behandlung mit Tris-äthylen-imino-benzochinon (Trenimon). Zbl. Gynäk. **84**, 1749—1754 (1962).

ROOK, A.: Some chemical influences on hair growth and pigmentation. Brit. J. Derm. **77**, 115—129 (1965).

SCHWARTZMAN, R. M., and J. O. KIRSCHBAUM: The cutaneous histopathology of thallium poisoning. J. invest. Derm. **39**, 169—173 (1962).

SCOTT, E. J. VAN: Response of hair roots to chemical and physical influence. In: MONTAGNA, W., and R. A. ELLIS: The biology of hair growth. New York: Academic Press 1958.

—, and TH. M. EKEL: Geometric relationship between matrix of hair bulb and its dermal papilla in normal and alopecic skalp. J. invest. Derm. **31**, 281—287 (1958).

—, and R. REINERTSON: Detection of radiation effects on hair roots of the human scalp. J. invest. Derm. **29**, 205—212 (1957).

— — and R. STEINMÜLLER: The growing hair roots of the human scalp and morphologic changes therein following amethopterine therapy. J. invest. Derm. **29**, 197—204 (1957).

SIDI, E., and M. BOURGEOIS-SPINASSE: Commonest current causes of femine alopecia. Ref. Yearbook of Dermatology 1959/60, p. 251. New York: Yearbook Med. Publ.

SIMS, R. T.: The incorporation and fate of H^3-tyrosine in the hair-cortex of rats observed by autoradiography. J. Cell Biol. **22**, 403—412 (1964).

THYRESSON, N.: Experimental investigation on thallium poisoning in the rat. Distribution of thallium, especially in the skin and excretion of thallium under different experimental conditions. A study with the use of radioactive isotope Tl 204. Acta derm.-venereol. (Stockh.) **31**, 3—27 (1951).

TRENIMON. Literatur-Sammlung der Farben-Fabriken Bayer, Leverkusen.

WAELSCH, J. H., u. H. SVOBODAVÁ: Klinische Erfahrungen mit Endoxan bei Hämoblastosen und malignen Tumoren. Fortschr. Therap. **16**, 651—654 (1965).

WALTHER, H.: Diffuse narbenlose Alopecie bei Colitis ulcerosa und toxisch-medikamentös bedingte Alopecie durch ein Cystostaticum. Derm. Wschr. **144**, 1084 (1961).

WEIDENREICH-SHERWIN, R., and F. HERRMANN: The phase of the hair cycle at the time of chemical carcinogen exposure and epidermal tumor development. Dermatologica (Basel) **128**, 232—238 (1964).

WIDY, W.: Die Pigmentansammlung in den Haarwurzeln bei Thalliumvergiftung Hautarzt **10**, 216—218 (1959).

Widy, W.: Pigment changes in the hair roots in thallium poisoning. Ref. Zbl. Haut- u. Geschl.-Kr. **112**, 111 (1962).

Witzel, M., u. O. Braun-Falco: Über den Haarwurzelstatus am menschlichen Capillitium unter physiologischen Bedingungen. Arch. klin. exp. Derm. **216**, 221—230 (1963).

E. Ludwig, Hamburg: Über das endokrine Substrat der diffusen weiblichen (andro-genetischen) Alopecie

Die diffuse weibliche Alopecie, die bisher noch keinen Eingang in die Lehrbücher der Dermatologie gefunden hat, ist klinisch durch eine mehr

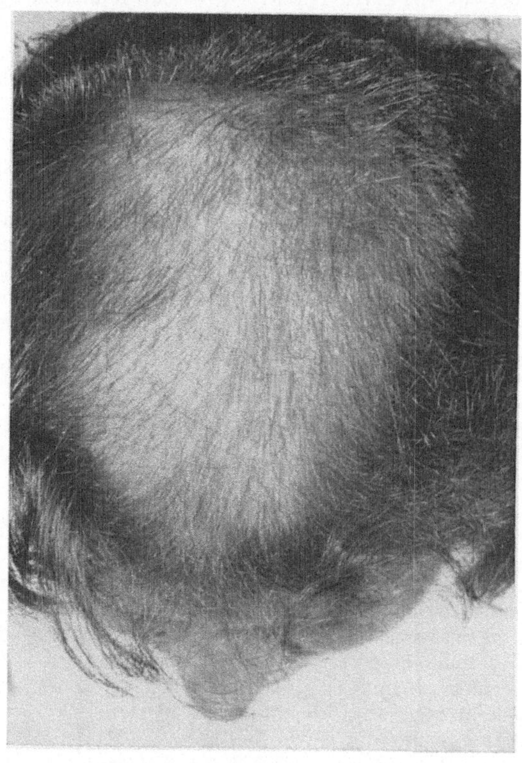

Abb. 1. Scheitel einer 26 jährigen Patientin mit andro-genetischer Alopecie. Mittlere Testosteronausscheidung: 33,9 µg/24 Std Urin

oder minder ausgeprägte Lichtung des Haares am Scheitel gekennzeichnet, die unmittelbar hinter der Stirnhaargrenze beginnt und bis hinter den Wirbel reicht. In den meisten Fällen sind die Haare einfach schütter, d.h., die Abstände zwischen den einzelnen Haaren sind deutlich vergrößert. Die Haare können im befallenen Gebiet aber auch dünner im

Kaliber, kürzer und pigmentärmer sein (Abb. 1). In schweren Fällen ist
die Lichtung so hochgradig, daß die Kopfhaut durch die Haare durch-
schimmert. Wohl als Variante anzusehen ist eine nur bei Frauen in der
Menopause zu beobachtende, käppchenförmig um den Wirbel angeordnete Lichtung. Relativ selten sind praktisch kahle Scheitel, die kaum
von einer männlichen Glatze zu unterscheiden sind. (Abb. 2). Man begegnet diesen Bildern eigentlich nur im Senium, bei virilisierenden Prozessen
und bei hochdosierter Testosteronzufuhr. Die Kopfhaut ist in allen
Fällen unauffällig. Eine geradezu konstante Begleiterscheinung ist aber
eine ölige Seborrhoe, die im schnellen Fetten der Haare zum Ausdruck

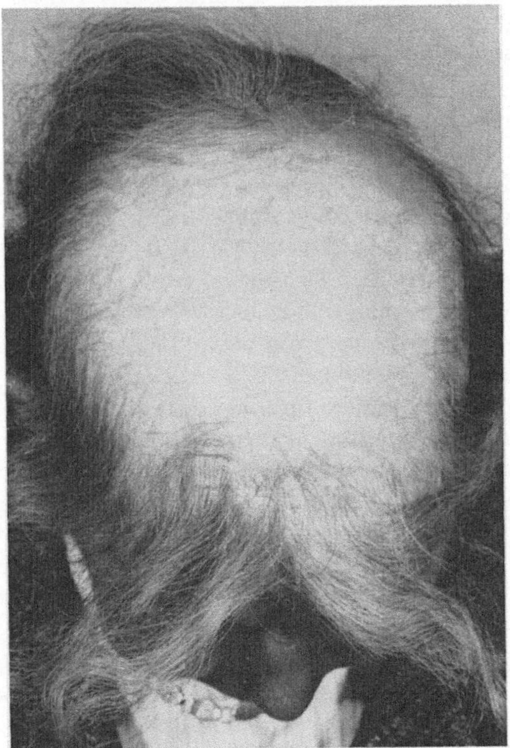

Abb. 2. Scheitel einer 68jährigen Patientin mit andro-genetischer Alopecie. Erhaltener Saum von
Haaren entlang der Stirn-Haargrenze

kommt. Vermehrter Haarausfall (Effluvium) ist häufig, aber keineswegs
obligat.

Anlaß zu den nachstehenden Untersuchungen war die von mir seit
Jahren wiederholt zum Ausdruck gebrachte [8—10] von BEHRMAN [5],
BARMAN, PECORARO u. ASTORE [4], MAGUIRE u. KLIGMAN [12] sowie
AYRES [3] geteilte Auffassung, daß es sich bei diesen Alopecien um das

weibliche Äquivalent der männlichen Glatze bzw. ganz einfach um die Glatze bei der Frau handelt.

Unter diesen Umständen war es naheliegend, bei der diffusen weiblichen Alopecie eine vermehrte Androgenproduktion zu vermuten. Daß die Kopfhaarfollikel der Frauen mit diffuser Lichtung des Haares derart androgenempfindlich seien, daß sie schon auf die geringen, bei der Frau physiologischerweise vorhandenen Androgenmengen reagieren würden, erschien recht unwahrscheinlich.

Dem Nachweis dieser vermuteten vermehrten Androgenproduktion stand lange Zeit das Fehlen einer geeigneten Methode entgegen. Die zur Verfügung stehende Bestimmung der urinären 17-Ketosteroide konnte keinen Aufschluß geben, da sie über die Ausscheidung des biologisch weitaus aktivsten Androgens, nämlich des Testosterons, viel zu wenig aussagt. So stammen beim Manne von den ca. 10 mg 17-Ketosteroiden im 24 Std-Urin nur 1 mg, bei der Frau von ca. 7 mg 17-Ketosteroiden/24 Std nur ca. 0,3—0,4 mg aus dem Testosteronabbau. Ein normaler 17-Ketosteroidwert schließt demnach eine vermehrte Testosteronausscheidung keineswegs aus. Auch die fraktionierte chromatographische Untersuchung der 17-Ketosteroide, die in der Regel eine signifikante Erhöhung der Fraktion IV (Adrosteron) ergab [11], lieferte nicht mehr als einen Hinweis auf eine möglicherweise vermehrte Testosteronausscheidung. Die Voraussetzungen für die Aufklärung des postulierten endokrinen Substrates der weiblichen diffusen Alopecie waren erst gegeben, nachdem es möglich geworden war, die Testosteronausscheidung im Urin mit Hilfe zuverlässiger Methoden zu bestimmen. Nachdem die von Voigt u. Mitarb. entwickelte Methode zur quantitativen Testosteronbestimmung im Urin [14] zur Verfügung stand, wurden die Normalwerte bestimmt. Sie betrugen bei Frauen im geschlechtsreifen Alter 9,7 µg und bei Frauen in der Menopause 6,2 µg/24 Std-Urin. Bei Männern fanden sich bei deutlicher Altersabhängigkeit im Urin 5—10mal mehr Testosteron als bei Frauen [13]. Diese Werte stimmen gut mit den von verschiedenen Autoren nach anderen Methoden gewonnenen Werten überein.

Im Besitz dieser Normalwerte wurde in Zusammenarbeit mit Voigt und Apostolakis die Testosteronausscheidung bei 31 geschlechtsreifen Frauen mit diffuser Alopecie bestimmt. Gleichzeitig wurde auch die Ausscheidung der drei hauptsächlichen Oestrogene: Oestron, Oestradiol und Oestriol nach Ittrich sowie die Ausscheidung an hypophysären Gonadotropinen in HMG-Einheiten im Maus-Uterus-Test gemessen.

Wie aus der Tabelle ersichtlich, lag die mittlere Testosteronausscheidung mit 18,5 µg 100% höher als beim Normalkollektiv. Dieser Mittelwert von 18,5 µg liegt praktisch im gleichen Bereich wie der Mittelwert der Testosteronausscheidung einer Gruppe von 13 Patientinnen mit idiopathischem Hirsutismus [1].

Tabelle. *Testosteronausscheidung bei diffuser weiblicher (androgenetischer) Alopecie (geschlechtsreife Frauen)*

Lfd. Nr.	Name	Alter	Alopecie-grad	Erbliche Belastung	Seborrhoe oleosa	Hirsu-tismus	Testosteron (μg/24 Std Urin)
1	M. A.	31	+	+	—	—	7,1
2	A. B.	31	+ +	+	+	—	22,9
3	L. B.	30	+	—	+	+	18,2
4	V. B.	30	+ +	+	+	—	29,2
5	G. C.	35	+	—	+	+	13,1
6	I. D.	31	+ +	—	+	—	19,2
7	G. E.	30	+ +	+	+	—	30,2
8	G. G.	26	+	+	+	—	23,2
9	K. G.	28	+ +	+	+	—	20,8
10	A. H.	35	+	—	—	—	10,5
11	C. H.	23	+	+	+	+	15,9
12	M. H.	25	+ +	+	+	+	17,5
13	R. H.	31	+ +		—	—	23,8
14	S. H.	20	+	—	+	—	16,1
15	T. H.	25	+	—	+	—	17,3
16	U. T.	24	+	+	+	—	21,8
17	G. K.	27	+ +	—	—	—	14,7
18	C. L.	33	+ +	+	—	—	20,1
19	H. L.	18	+ +	+	+	—	20,3
20	J. L.	31	+	—	+	+	17,4
21	M. L.	31	+	+	+	—	25,7
22	U. L.	44	+ +	+	—	—	19,1
23	H. M.	32	+ +	—	+	+	10,3
24	E. P.	20	+ +	+	+	+	11,1
25	A. S.	35	+	+	+	—	18,4
26	I. S.	17	+	—	+	—	12,2
27	M. S.	34	+ +	+	+	—	13,1
28	U. S.	31	+	+	+	+	22,3
29	W. S.	28	+	—	+	—	28,0
30	S. W.	22	+	—	+	—	27,5
31	M. Z.	25	+ +	+	+	—	7,8

Mittelwert: 18,5

Demgegenüber fielen Oestrogen- und Gonadotropinwerte durchwegs in den altersentsprechenden Normbereich. Die Testosteronbestimmungen wurden ausnahmslos in den ersten 10 Tagen nach Einsetzen der Menstruation vorgenommen. Man kann sagen ein glücklicher Umstand, denn später ergab sich, daß die Testosteronausscheidung bei der normalen Frau im Verlaufe des Cyclus erhebliche Schwankungen aufweist (Abb. 3). Es zeigten sich zwei Gipfel, ein niedriger mit Werten bis zu 20 μg zur Zeit der Ovulation und ein höherer mit Werten bis zu 28 μg am Ende der Gelbkörperphase unmittelbar vor Beginn der Menstruation [2].

Nach diesem Einblick in die physiologische Testosteronausscheidung wurden die Testosteronwerte bei 2 Patientinnen mit diffuser Alopecie über einen ganzen Cyclus bestimmt. Gleichzeitig wurde auch die Epitestosteron-, Pregnandiol-, Oestrogen- und hypophysäre Gonadotropinausscheidung gemessen (Abb. 4 u. 5). Die Testosteronausscheidung zeigte auch hier die schon erwähnten Gipfel, die absoluten Werte lagen aber zu jedem Zeitpunkt wesentlich höher als bei den beiden normalen Frauen. Die Oestrogen-Pregnandiol- und Gonadotropinwerte lagen durchwegs im Normbereich.

Schließlich wurde die Testosteronausscheidung bei diesen beiden Patientinnen unter der Verabreichung des Gestagens Lynestrenol® (Oestr.-4en-17β Hydroxy-17β-Äthinyl) 4—6 Wochen lang verfolgt. Das Präparat wurde in täglichen Dosen von 5 mg über 3 Wochen gegeben.

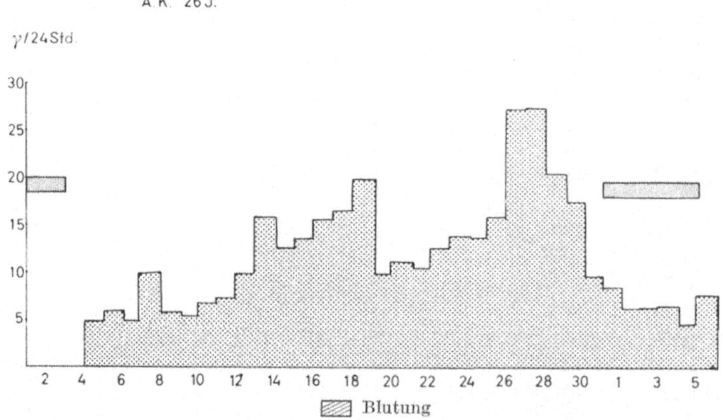

Abb. 3. Testosteronausscheidung einer 26jährigen Frau mit normalem Kopfhaar während eines Cyclus

Wie aus den Abb. 3 und 4 ersichtlich, sank die Testosteronausscheidung unter der Verabreichung dieses wirksamen Gestagens auf normale und sogar subnormale Werte ab und die beiden Gipfel blieben aus. Gleichzeitig schien die ölige Seborrhoe, gemessen am Fetten der Haare abzunehmen.

Zur Zeit werden weitere Patientinnen mit diffuser Alopecie mit zwei chemisch verschiedenen Gestagenen in doppeltem Blindversuch behandelt und neben dem Verhalten der Testosteronausscheidung auch auf mögliche klinische Veränderungen hin beobachtet. Durch diese Ergebnisse dürfte die entscheidende Rolle des Testosteron bei der Pathogenese der diffusen weiblichen Alopecie hinreichend belegt sein.

Der Diskussion dieser Befunde sei hier ein kurzer Überblick über die Veränderungen voraus geschickt, die Testosteron am Haarkleid des Menschen bzw. an dessen verschiedenen „pilo-sebaceous units" bewirkt.

In erster Linie ist Testosteron für die Bildung jener Terminalhaare verantwortlich, die nach der Pubertät beim Mann auftreten, nämlich der

Barthaare, der Haare an Brust und Bauch, einschließlich der oberen Pubeshaare, sowie in späteren Jahren auch der Vibrissae und Tragi. Darüber hinaus scheint Testosteron auch für das Auftreten der allgemein als ambosexuell geltenden Scham- und Achselhaare unerläßlich zu sein.

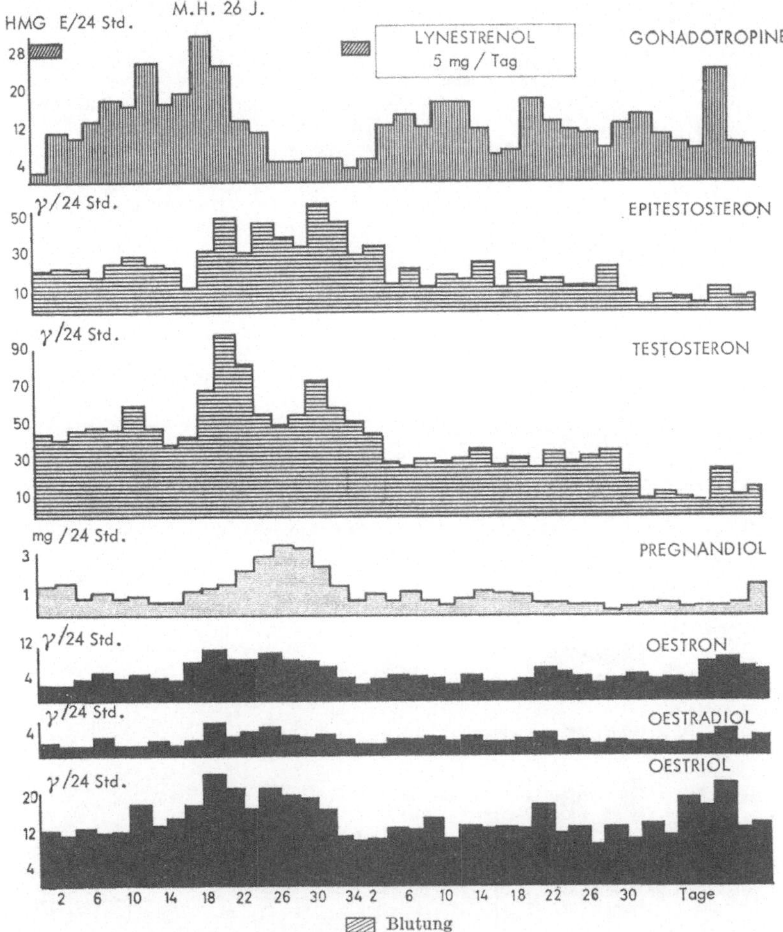

Abb. 4. Hormonausscheidung einer 26 jährigen Patientin (Nr. 12 der Tabelle) mit diffuser (androgenetischer) Alopecie während eines Cyclus ohne Medikation (li. Hälfte) und eines Cyclus unter Verabreichung von 5 mg Lynestrenol® täglich (re. Hälfte)

(GREENBLATT [6]). Schließlich erfolgt das bei Männern physiologische Zurückweichen der Stirnhaargrenze und die Ausbildung einer angedeuteten Einbuchtung an den Stirn-schläfenwinkeln (Calvities frontalis adolescentium) unter dem Einfluß des Testosterons.

An den Talgdrüsen führt Testosteron zu einer Hypertrophie und dadurch zu einer gesteigerten Talgproduktion [15, 17].

An den Haaren des menschlichen Scheitels vermag Testosteron die Glatzenbildung auszulösen, einen charakteristischen Prozeß, der von Montagna [13] als retrograde Metamorphose bezeichnet wurde. Dieser besteht darin, daß die Haarfollikel des Scheitels in Miniaturfollikel um-

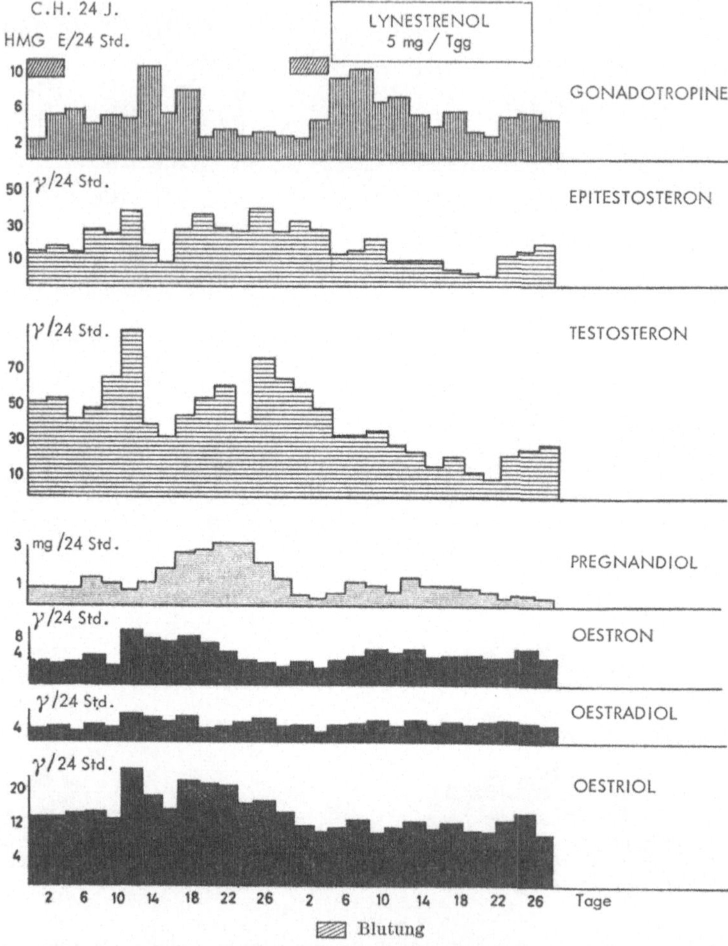

Abb. 5. Hormonausscheidung einer 24jährigen Patientin (Nr. 11 der Tabelle) mit diffuser (androgenetischer) Alopecie während eines Cyclus ohne Medikation (li. Hälfte) und eines Cyclus unter Verabreichung von 5 mg Lynestrenol ® täglich (re. Hälfte)

gewandelt werden und dementsprechend immer feinere und vor allem kurzlebigere Haare produzieren. Gegen Ende dieses sich über Jahre erstreckenden Vorganges werden nur noch Flaumhaare gebildet und schließlich fällt der größte Teil der betroffenen Follikel einer irreversiblen Atrophie anheim. Ausgangspunkt dieses regressiven Prozesses, der die

Talgdrüsen verschont, ist — wie die eingehenden histologischen Untersuchungen von MAGUIRE u. KLIGMAN zeigen — der bindegewebige Anteil des Haarfollikels.

Während nun die stimulierende Wirkung des Testosterons auf die Sexualhaare im engeren Sinne relativ unabhängig von der genetischen Konstellation ist, vollzieht sich die retrograde Metamorphose der Scheitelhaare nur bei Vorliegen eines genetischen Faktors, auf den noch eingegangen werden soll.

Aufgrund dieser Testosteronauswirkungen findet sowohl das fast konstante, und so lange fehlinterpretierte Zusammentreffen der diffusen weiblichen Alopecie mit einer öligen Seborrhoe, als auch die gehäufte Vergesellschaftung zwischen diffuser Alopecie und Hirsutismus eine befriedigende Erklärung.

Der Nachweis einer pathologisch gesteigerten urinären Testosteronausscheidung bei völlig normalen Oestrogenwerten gestattet, die Behauptung, jener Autoren zu widerlegen, die einen Oestrogenmangel für die diffuse Alopecie verantwortlich machen und erlaubt es in einem wesentlichen Punkt auch MAGUIRE u. KLIGMAN zu widersprechen. Diese Autoren betonen und begründen zwar die Identität zwischen der männlichen Glatze und der diffusen weiblichen Alopecie, die sie „common female baldness" nennen, behaupten aber, daß sich bei der weiblichen Glatze bei Fehlen sonstiger, auf eine Endokrinopathie hinweisender Symptome eingehende endokrinologische Untersuchungen nicht lohnten.

Daß für das Zustandekommen der diffusen weiblichen Alopecie *neben* einer „ausreichenden" Testosteronproduktion auch ein *genetischer* Faktor, nämlich eine gesteigerte Ansprechbarkeit der Scheitelhaarfollikel auf Androgene erforderlich ist, läßt sich unschwer beweisen. *Keine* der 13 untersuchten Patientinnen mit idiopathischem Hirsutismus, über die von STARČEVIĆ, BECKER u. TAMM [17] berichtet wurde, zeigte eine Lichtung des Haares. Auch nicht eine extrem hirsute Patientin. Dabei lag die Testosteronausscheidung dieser hirsuten Patientinnen etwa ebenso hoch wie die der Patientinnen mit diffuser Alopecie. Das Ausbleiben einer Lichtung des Haares bei den Hirsuten bei gleich hohen Testosteronwerten läßt sich nur durch das Fehlen des für die Glatzenbildung erforderlichen genetischen Faktors erklären. Genügte eine vermehrte Testosteronproduktion für die Entstehung einer diffusen Alopecie, so hätten alle Hirsuten eine zumindest angedeutete Lichtung des Haares aufweisen müssen. Umgekehrt hatten 8 der 31 Patientinnen mit diffuser Alopecie einen Hirsutismus leichten Grades. Dies besagt, daß die erhöhte Testosteronproduktion dieser Frauen ausreichte, um eine Behaarung vom männlichen Typ hervorzurufen. Wenn nicht alle Patientinnen mit diffuser Alopecie einen Hirsutismus aufwiesen, so spricht das für eine genetisch bedingte unterschiedliche Androgenempfindlichkeit auch der Sexualhaarfollikel.

Auch von den vielen Frauen, die heutzutage wegen klimakterischer Beschwerden über längere Zeit mit Testosteron-Oestradiol-Mischpräparaten behandelt werden, reagiert nur ein kleiner Teil mit Ausbildung einer diffusen Alopecie.

Dieses Resultieren der diffusen weiblichen Alopecie aus dem Zusammenwirken eines hormonellen (androgenen) und eines genetischen Faktors hat mich veranlaßt, die diffuse weibliche Alopecie als andro-genetische Alopecie zu bezeichnen und diese Bezeichnung auch für die wesensgleiche männliche Glatze vorzuschlagen. Die gesteigerte Androgenempfindlichkeit der Haarfollikel des Scheitels ist erblich. Von den 102 Patientinnen mit andro-genetischer Alopecie, über die ich in einer früheren Arbeit berichtet habe [11], waren 82 entweder Töchter eines Glatzenträgers oder einer Mutter mit ähnlich gelichteten Haaren. Die von Smith u. Wells durchgeführten Familienuntersuchungen haben ergeben, daß 77% der Blutsverwandten ersten Grades ihrer 56 Patientinnen mit einer „male type alopecia" ähnlich behaftet waren. Von den 85 von Maguire u. Kligman untersuchten Patientinnen mit einer „female pattern baldness" hatten eine ungewöhnlich hohe Anzahl einen oder mehrere Verwandte mit einer sogenannten Alopecia praematura. Nach Ansicht der letztgenannten Autoren erfolgt die erbliche Übertragung der Glatze durch ein autosomales Gen von unterschiedlicher Expressivität, das für seine Manifestation eine ausreichende Menge Androgene und ein gewisses Alter erfordert. Eine Überprüfung dieser Angaben wäre eine lohnende Aufgabe für die Humangenetiker.

Zum Schluß noch ein Wort über die therapeutischen Möglichkeiten, die sich auf Grund der erhaltenen Untersuchungsergebnisse abzeichnen. Da man davon ausgehen darf, daß für das Zustandekommen der andro-genetischen Alopecie der Frau außer der erwähnten erblichen Veranlagung ausschließlich die vermehrte Testosteronproduktion verantwortlich sein dürfte, darf man erwarten, daß eine Normalisierung des Testosteronspiegels auch zu einer Rückbildung jener Erscheinungen führt, die eine Folge der vermehrten Testosteronproduktion darstellen. Hamilton hat gezeigt, daß die männliche Glatzenbildung durch Kastration — gleichbedeutend mit einer weitgehenden Ausschaltung des Testosterons — auf jener Entwicklungsstufe gestoppt wird, die zum Zeitpunkt der bilateralen Orchidektomie erreicht war. Es kann sogar in bescheidenem Umfange zu einem Nachwuchs von Haaren, als Ausdruck einer Regeneration noch nicht irreversibel geschädigter Follikel kommen [6]. Die Erfahrung lehrt ferner, daß eine, durch über mehrere Jahre durchgeführte Testosteronzufuhr hervorgerufene diffuse Alopecie bei der Frau allein durch Absetzen des Testosterons, oder testosteronhaltiger Mischpräparate, deutlich gebessert werden kann. Da es nach den bisher durchgeführten Bestimmungen möglich erscheint, die Testosteronproduktion durch Verabreichung von Gestagenen auf physiologische Werte herabzusetzen, bestehen berechtigte Aussichten auf eine wirksame Therapie oder zumindest *Prophylaxe* eines Leidens, das zwar weder Leben noch Gesundheit bedroht, aber kosmetisch ungemein störend ist und die betroffenen Frauen seelisch auf das schwerste belastet.

Literatur

[1] APOSTOLAKIS, M., E. LUDWIG u. K. D. VOIGT: Testosteron-, Oestrogen- und Gonadotropinausscheidung bei diffuser weiblicher Alopecie. Klin. Wschr. **43**, 9—15 (1965).

[2] APOSTOLAKIS, M., Z. STARČEVIĆ, and K. D. VOIGT: Testosterone excretion during the menstrual cycle Acta endocr. (Kbh.) Suppl. **100**, 48 (1965).

[3] AYRES, S.: Conservative surgical management of male pattern baldness. Arch. Derm. **90**, 492—499 (1964).

[4] BARMAN, J. M., V. PECORARO y J. ASTORE: Alopecias difusas. Arch. argent. Derm. **12**, 323—331 (1962).

[5] BEHRMAN, H. T.: The scalp in health and disease, p. 173. St. Louis: C. V. Mosby 1952.

[6] GREENBLATT, R. B.: Factors influencing the growth of sexual hair. In: GREENBLATT, R. B.: The hirsute female. Springfield, Ill.: Ch. C. Thomas 1963.

[7] HAMILTON, J. B.: Effect of castration in adolescent and young adult males upon further changes in the proportions of bare and hairy scalp. J. clin. Endocr. **20**, 1309—1318 (1960).

[8] LUDWIG, E.: Der heutige Stand unseres Wissens über die Glatze. Hautarzt **13**, 337—339 (1962).

[9] — Die weibliche Glatze. Parfümerie und Kosmetik **43**, 373—378 (1962).

[10] — Die androgenetische Alopecie bei der Frau. Arch. klin. exp. Derm. **219**, 558—564 (1964).

[11] — Diffuse Alopecia in women: its clinical forms and probable causes. J. Soc. Cosmetic chemists **15**, 437—446 (1964).

[12] MAGUIRE, H. C., and A. M. KLIGMAN: Common baldness in women. Geriatrics **18**, 329—333 (1963).

[13] MONTAGNA, W.: Hair growth and regeneration. Ann. N. Y. Acad. Sci. **83**, 362—364 (1959).

[14] MORER-VARGAS, F., u. H. NOWAKOWSKI: Die Testosteronausscheidung im Harn männlicher Individuen. Acta endocr. (Kbh.) **49**, 443—452 (1965).

[15] RONY, H. R., and S. J. ZAKON: Effect of androgen on the sebaceous glands of human skin. Arch. Derm. **48**, 601—604 (1943).

[16] SMITH, M. A., and R. S. WELLS: Male-typ alopecia, alopecia areata and normal hair in women. Arch. Derm. **89**, 95—98, 155—158 (1964).

[17] STARČEVIĆ, Z., H. BECKER u. J. TAMM: Testosteronausscheidung bei Hirsutismus. 65. Tagung der Nordwestdeutschen Ges. f. innere Med., Oldenburg 1965.

[18] STRAUSS, J. S., A. B. KLIGMAN, and P. E. POCHI: The effect of androgens and oestrogens on sebaceous glands. J. invest. Derm. **39**, 139—155 (1962).

[19] VOIGT, K. D., U. VOLKWEIN u. J. TAMM: Eine Methode zur Bestimmung der Testosteronausscheidung im Urin. Klin. Wschr. **42**, 642—645 (1964).

W. Gertler, Berlin: Die Therapie der Alopecien*

Über die Therapie der Alopecien zu sprechen, ist eine undankbare Aufgabe. So bedeutsam die neuen Forschungsergebnisse auf dem Gebiet der trichologischen Grundlagenforschung sind, so haben sie bisher die Ursache gerade der häufigsten zum Haarausfall führenden Prozesse nicht klären können und damit eine wissenschaftlich begründete Therapie nicht auffinden lassen. Die Therapie der wichtigen Formen des Haarausfalls beruht deshalb auch gegenwärtig noch auf umstrittenen Vorstellungen, wenn nicht überhaupt auf Empirie. So nimmt es nicht wunder, daß in der aufgeblähten Literatur Mitteilungen über in der Regel nach Polypragmasie eintretende Einzelerfolge dominieren. Dabei verschätzt man sich öfter in den causalen Zusammenhängen. Nicht selten werden — wie so oft in der Medizin — vorzeitig günstige Berichte gegeben, die man sich später zu korrigieren scheut. Vergessen wird aber, wie auch sonst, in auffallendem Grade die Selbstheilungstendenz des Organismus.

Alopecie bedeutet Haarausfall „wie bei der Fuchsfähe", die vor dem Partus erst umschrieben um das Gesäuge herum, dann diffus und flächenhaft die locker gewordenen Haare an der Ventralseite des Rumpfes ausreißt. Der Begriff Alopecie umfaßt deshalb ebenso wie den umschriebenen auch den diffusen Haarausfall. Angeborene Haarmangelzustände sollten demnach nicht als Alopecien, sondern als Hypo- oder Atrichien bezeichnet werden. Sie sind bis auf die Möglichkeit gewisser chirurgischer Korrekturen der Therapie nicht zugänglich.

Alopecie ist ein Symptom vieler Krankheiten der Haut und/oder der inneren Organe. Sie tritt bei Hautkrankheiten in Abhängigkeit vom Efflorescenzentyp umschrieben oder diffus-flächenhaft, bei Infektionskrankheiten, Intoxikationen, bei chronischen Entzündungen innerer Organe (z. B. Lebercirrhose), bei Trophangioneurosen (z. B. Adynie, Syringomyelie), neuroendokrinen Störungen aber in der Regel nur diffus auf.

Wenn wir von Haarausfall sprechen, denken wir in erster Linie an den Ausfall des Kopfhaares, da dieser als kosmetische Störung am ehesten wahrgenommen wird. Zu wenig beachtet wird, daß bei zahlreichen Formen des umschriebenen und diffusen Haarausfalls auch die übrige Behaarung betroffen wird. Sofern Alopecie als ein Symptom von dermatischen oder internen Krankheiten auftritt, fällt ihre Behandlung mit der der Grundkrankheit zusammen, wobei die Unterstützung durch Vitamine (A, B_2, D_3) gelegentlich von Nutzen zu sein scheint.

Es bedarf keiner Erläuterung, daß diffuse und herdförmige Alopecien im Bereich von nicht narbig abheilenden Hautkrankheiten wie dem Ekzem, der Psoriasis vulgaris, der Trichophytie nach deren Abheilung

---

* Das Referat wurde für den erkrankten Herrn Prof. W. Gertler vorgetragen von Herrn Doz. Dr. med. habil. N. Sönnichsen.

spontan verschwinden. Atrophisch oder narbig abheilende umschriebene Hautkrankheiten des behaarten Kopfes (Lichen ruber atrophicans, Lupus erythematodes, Lupus vulgaris, serpiginöse Lues, Favus) müssen aus prophylaktischen Gründen durch histologische Untersuchung möglichst frühzeitig sichergestellt und behandelt werden. Bei der prognostisch zweifelhaften Folliculitis decalvans liegt der Schwerpunkt auf der örtlichen Darreichung von Corticosteroidzubereitungen, denen nach Epilation der sichtbar erkrankten Follikel Breitbandantibiotica inkorporiert werden. Die Kombination mit unspezifischer Reizkörpertherapie oder mit der Verabreichung von Autovaccine ist nach wie vor zu empfehlen. Nach KALZ und BEHRMAN ist bei Fällen von Kopfhautatrophie mit Follikelkeratosen, die einen signifikant erniedrigten Vitamin A-Blutspiegel aufweisen, die Behandlung mit Vitamin A (6 Wochen lang täglich 150000 IE), eventuell unter Zusatz von wöchentlich 200—500 mg Vitamin E erfolgreich.

Als Rarität konnte ich eine ausgedehnte Atrophie der Kopfhaut bei Granulomatosis pseudosklerodermiformis chronica beobachten, die jahrelang als Lupus vulgaris erfolglos mit tuberculostatischen Mitteln behandelt worden war. Der Prozeß kam nach örtlichen subcutanen Injektionen von Δ_1-Dehydrohydrocortison zum Stillstand.

Hier schließt sich die torpid fortschreitende Pseudopelade (Brocq) als die prognostisch ungünstigste Alopecie an. GOTTRON, der einige Male bei Diabetikern Übergang in Folliculitis decalvans beobachtete, sieht in ihr deren chronische Form. Eigene Erfahrungen zwingen mich, die Pseudopelade weiterhin als nosologische Einheit anzuerkennen und nicht in den Etat pseudopéladique (Degos) aufgehen zu lassen, wenngleich zahlreiche Krankheiten des behaarten Kopfes schließlich in diesen einmünden. Die gelegentliche Schwierigkeit der histologischen Trennung gebe ich zu, aber der Beginn und Verlauf ist sicher anders.

Nur kurz erwähnt sei die (wohl infektiöse) Alopecia parvimaculata (Dreuw). Wie die letzte von HÖFER veröffentlichte kleine Zwickauer Epidemie zeigt, die nicht mit Mikrosporie vergesellschaftet war, hat die von DREUW angegebene antibacilläre bzw. antiseborrhoische örtliche Behandlung mit Salicylsäure, Resorcin, Schwefel- und Holzteerpräparaten auch heute noch ihre Erfolge und dient der Verhütung der sich sonst später ausbildenden pseudopelade-artigen Hautatrophie.

Die Prophylaxe steht auch im Vordergrund bei der Alopecia marginalis traumatica. Bei der nationalen grönländischen Haartracht der Frauen vornehmlich erkannt, stieg die Häufigkeit bei uns, als die Pferdeschwanzfrisur Mode wurde. Die Alopecia marginalis traumatica sieht man besonders bei blonden Seborrhoikerinnen. Rechtzeitiges Aufgeben der schädigenden Prozedur verhütet die sonst zu erwartende Follikelatrophie.

Einige Bemerkungen zur Alopecia mucinosa (Mucinosis follicularis), die 1957 von H. Pinkus herausgestellt wurde. Wie bekannt, existieren schon frühere Beschreibungen von Kreibich (1926) sowie von Lehner und Szodoray (1939). Die Alopecia mucinosa als verschleimendes Ödem des Follikeltalgdrüsensystems ist als besondere Gewebsreaktion bei länger bestehenden Erythemen und flachen Infiltraten zu bewerten. In erster Linie kommt sie vor bei Mycosis fungoides und bei Reticulose, aber auch bei Erythrodermie Brocq, beim seborrhischen Ekzem und bei Lupus erythematodes. Zu behandeln ist das entsprechende Grundleiden. Mit der Normalisierung der follikelbetonten haarlosen, runden, ellipsoiden oder streifenförmigen Herde kehrt in Wochen bis Monaten das Haarwachstum zurück. Eine zusätzliche Behandlung mit mäßigen Röntgendosen halte ich für überflüssig. Die Verabreichung von Corticosteroiden (etwa von 30 mg Prednison ausgehend), die auch das jeweilige Grundleiden beeinflußt, ist dagegen günstig. Meines Erachtens besteht kein Grund zur Anerkennung einer besonderen idiopathischen Form.

Reversibel sind die accidentellen hormonalen Alopecien, als deren wichtigste die postpartale Alopecie, sodann die Alopecien, die im Gefolge von Krankheiten der Schilddrüse und der Nebenschilddrüsen auftreten, zu nennen sind. Während der Schwangerschaft und im Puerperium ist Haarausfall selten; im Gegenteil erlebt man immer wieder, daß auch ein diffuser Haarausfall durch Schwangerschaft vorübergehend aufgehalten wird, um einige Wochen post partum weiterzuschreiten. Postpartaler Haarausfall tritt zwischen dem 2. und 4. Monat nach der Entbindung auf und regeneriert sich nach Monaten. Er wiederholt sich in der Regel nach jeder neuen Schwangerschaft, bleibt aber aus, wenn vor Eintritt der zweiten postpartalen Menses erneut Schwangerschaft eingetreten ist. Betroffen wird vornehmlich der Vorderkopf, ausschließlich der Gegend des Scheitelwirbels (Schiff u. Kern, 98 Fälle). Eine Behandlung ist meist nicht erforderlich.

Schütterwerden des gesamten Langhaares (einschließlich der Hirci und Pubes) stellt sich ein bei Hypothyreoidismus (Myxödem). Charakteristisch ist dabei eine sich aus kleinen Flecken zusammensetzende bandartige Alopecie an der Stirnhaargrenze im Sinne der hohen Stirn oder im Nacken („Kasuarhals") sowie die diffuse Lichtung des lateralen Anteils der Augenbrauen, das sogenannte „Hertoghe-Symptom". Der Haarausfall kann bis zur totalen Alopecie führen. Therapeutisch ist hormonale Substitution erforderlich.

Der diffuse Haarausfall bei Hyperthyreoidismus geht nach Beschränkung der Überfunktion der Schilddrüse zurück. Symptomatisch kann Vitamin A in höheren Dosen gegeben werden.

Haarausfall bei Hypoparathyreoidismus (calciprive Form der Tetanie) bessert sich durch vorsichtige Gaben von Dihydrotachysterin (AT 10).

Wenn ich nun auf die progrediente Form des diffusen (prämaturen) Ausfalls des Kopfhaares zu sprechen komme, so berühre ich damit die häufigste Art des Haarausfalls. Auf diesem ätiologisch umstrittenen

Gebiet hat jeder Dermatologe seine therapeutischen Erfahrungen. Meist werden antiseborrhoische Haarwässer verordnet, die Salicylsäure, Schwefel und Teerprodukte enthalten. Wirksamer ist der Spiritus, wenn er außerdem noch gefäßerweiternde Substanzen enthält. Er muß in die Kopfhaut einmassiert werden. Neuerdings haben sich statt des früher in der Regel angewandten Campher Methylaminonaphthol (K5) und verschiedene Nicotinsäureester eingebürgert. Wenn diese Behandlung bei regelmäßiger Reinigung der Kopfhaut mit einem reizlosen Waschmittel (etwa jede Woche) täglich intensiv durchgeführt wird, so kann man damit den diffusen Haarausfall erheblich aufhalten. Höhensonne sollte zur Schonung der Haare vermieden, notfalls durch Vitamin D_3 ersetzt werden.

Die Erfahrung lehrt, daß es keinen progredienten diffusen Haarausfall ohne Seborrhoe gibt. Es gibt aber Seborrhoiker mit nur diskretem Defluvium capillitii. Dies ist bei trockener Seborrhoe (Pityriasis sicca), die beim weiblichen Geschlecht vorherrscht, im allgemeinen schon weit geringgradiger als bei öliger Seborrhoe (Seborrhoea oleosa). Die Anerkennung der Seborrhoe als Bedingung für die Entstehung des diffusen Haarausfalls widerspricht nicht der genetischen Bedingtheit der Stirnecken beim Mann und den topischen und zeitlichen Abweichungen seines Auftretens bei beiden Geschlechtern. Diese dürften mit einer graduell verschiedenen Ansprechbarkeit der Follikel, besonders der Haarmatrix, auf Androgene bei Verschiedenheit des Androgen/Oestrogenquotienten zusammenhängen.

Durch antiseborrhoische Behandlung kann man das Wachstum der durch die Seborrhoe in ihrem Wachstum begünstigten Mikroflora herabsetzen, dadurch zusätzliche Entzündungen der Kopfhaut verhüten und so versuchen, die Verkürzung des Haarcyclus durch Verlängerung der Anagenphase zu verhüten. Meiner Erfahrung nach wirkt die antiseborrhoische Therapie beim vorzeitigen männlichen, dem Haarstatus nach vorwiegend Kolbenhaar-Defluvium (BRAUN-FALCO u. Mitarb.) nicht wesentlich schlechter als beim diffusen weiblichen, dem Haarstatus nach dystrophischen Defluvium der Kopfhaut, und ich kann mich deshalb vorläufig noch nicht dazu entschließen, bei der diffusen Kopfhaaralopecie vom Haarstatus her die Prognose abzuleiten, zumal auch ein gemischtes Defluvium sowohl beim diffusen männlichen als auch beim diffusen weiblichen Haarausfall beobachtet wird.

Die diffuse Alopecie von Frauen im geschlechtsreifen und postklimakterischen Alter wird relativ häufig beobachtet. Lokalisiert ist sie am Vorderkopf mit Verstärkung in der Wirbelgegend. Die Wahrung der Stirnhaargrenze und das nicht seltene Weiterschreiten in die Schläfengegend unterscheidet sie klinisch von der männlichen Alopecia praematura. Gelegentlich herdförmig verstärkter Haarausfall führt zu

diffusen haararmen rundlich-ovalen und streifenförmigen Arealen, die
von den scharf umschriebenen Areataherden und den derbglänzenden,
einzelne Haargruppen enthaltenden Pseudopeladestreifen schon klinisch
meist trennbar sind. Ätiologisch wird an Schwankungen der Oestrogenproduktion gedacht, wobei sich durch vorübergehende Minderungen des
Oestrogenspiegels intermittierend ein relativer Hyperandrogenismus ausbilden kann. Ludwig spricht deshalb von der androgenetischen Alopecie
bei der Frau, während sie von französischen Autoren als alopécie féminine
hypoestrogénique bezeichnet wird. Sollten sich die neuen Ergebnisse von
Apostolakis u. Mitarb. allgemein bestätigen, so kann annähernd an
einen absoluten Hyperandrogenismus gedacht werden. Einschränkend
sind allerdings die — auch methodisch bedingten — großen individuellen
Schwankungen der Oestrogen- und Testosteronausscheidung zu bewerten. Relativ häufig findet man einen niedrigen Serumeisenspiegel
ohne Anämie (Werte unter $70\gamma^0/_0$), der nur gelegentlich durch verstärkte
Menstruationsblutungen erklärbar ist. Eisentherapie neben Oestrogen-
zufuhr soll den Zustand bessern. Haben sich (wie öfter in der Wirbelgegend) umschriebene Herde gebildet, so bringt die Unterspritzung der
Kopfschwarte mit wäßrigen Oestrogenlösungen gelegentlich Besserung.
Meine Erfahrungen stimmen mit denen Funks und Wendelbergers
überein.

Neben der örtlichen antiseborrhoischen Behandlung werden noch
einige innerlich anzuwendende Behandlungsmittel des diffusen Haarausfalls empfohlen: es sind Vitamine (Pantothensäure und Pyridoxin,
Vitamin B_{12}, Vitamin D, Vitamin K_5 (Methylaminonaphthol) und gefäßerweiternde Substanzen. Die Pantothensäure (Panthenol, das im Körper
zu Pantothensäure oxydiert wird) wurde 1944 von Juon in Form von
örtlichen Einreibungen, kombiniert mit peroraler Verabreichung von
Tabletten, zur Haarwuchsförderung eingeführt. Später erhöhte Juon die
perorale Dosis und setzte neben täglichen Einreibungen i.v. Injektionen
an. Der Haarausfall soll in 14 Tagen abgestoppt werden. Mehrfach wurde
über gleichzeitige Behandlung mit Vitamin B_{12} berichtet. Pyridoxin
(B_6, Adermin), 1958 von Ernst u. Söltz-Szöts im Hinblick auf das an
ein seborrhoisches Ekzem erinnernde Mangelsymptom empfohlen, wird
jeden 2. Tag in der Dosierung von 200 mg i.v. injiziert (bis zu einer
Gesamtdosis von 2 g). Bei der Vitamin D_2-Behandlung der Hauttuberkulose wurde von Beutnagel u. Friederich als Nebenbefund
(neben atopischem Haarwuchs) Nachwachsen von Kopfhaaren im
Bereich kahler Stellen beobachtet. Während ich mit Panthenol und
Pyridoxin beim diffusen (seborrhoischen) Haarausfall keine nennenswerten Erfolge gehabt habe, glaube ich unter protahierter Vitamin D_2-
Behandlung von gelegentlichen Besserungen sprechen zu können. Sofern
mit der Verabreichung der Vitamine der Haarboden gleichzeitig mit

gefäßerweiternden Substanzen eingerieben wurde, werden Erfolge verständlicher. Wieweit innerlich verabreichte gefäßerweiternde Mittel (Theophyllin, Nicotinsäureester) einen therapeutischen Wert haben, ist nicht sicher zu entscheiden. Leider beziehen sich die Erfolgsmitteilungen häufig auf in gleicher Weise behandelte Alopecia-areata-Fälle, so daß selbst mit den am meisten empfohlenen Präparaten die Ausbeute bei der schwierig zu behandelnden diffusen Alopecie recht mager ausfällt.

Aufgrund der Beobachtung, daß bei einem Pneumoniekranken unter der Behandlung mit Anabolicis die Haare auffällig nachwuchsen, wurden solche bei Alopecia praematura versucht. Nach 10—16 Wochen langer Behandlung bei sieben jungen Männern war ein Erfolg festzustellen (SCHELLSCHLÄGER 1962). Alopecia areata reagierte aber auch hiermit besser. Eine spätere Mitteilung des Autors, wieweit der Erfolg vollständig und anhaltend war, ist mir nicht bekannt.

Von den zahlreichen diätetischen Maßnahmen, die zur Verringerung der Seborrhoe empfohlen werden, ist wissenschaftlich gesichert die Vermeidung des Genusses roher Eier und die Einschränkung des Fettes, Diäten, die den Biotinverbrauch herabsetzen und einem Biotinmangel vorbeugen. Biotinmangel führt zur Zunahme des Cholesterins auf der Haut, das wiederum ein ausgezeichneter Nährboden für Pityrosporon ovale darstellt. Biotinmangel ist jedoch im Hinblick auf die hohe bakterielle enterale Biotinsynthese nur bei erhöhtem Biotinbedarf in der Schwangerschaft, während der Laktation in Kombination mit hoher Fettzufuhr oder mit dem häufigen Genuß roher Eier zu erwarten. Im übrigen ist er nur beim Morbus Leiner im Säuglingsalter gesichert, in dem die enterale Biotinsynthese noch ungenügend entwickelt ist.

Nun zur sogenannten „Glatzenoperation". Bei ihr handelt es sich um einen Eingriff, der das Effluvium praematurum zu stoppen und Glatzenbildung zu verhüten zum Ziele hat. Die theoretische Grundlage für den Eingriff bildet die These von M. SCHEIN (1903), daß die Ursache der Glatzenbildung in der zirkulationshemmenden Spannung der im Stirnbereich mit der Galea aponeurotica fest verwachsenen Kopfhaut liegt. Die Anspannung der Kopfhaut soll beim Mann wegen des intensiveren Wachstums seines Schädels stärker sein als bei der Frau. Die Durchtrennung der Galea im Stirnbereich beabsichtigt eine Verbesserung der Ernährung der Haarmatrix.

Verschiedene Varianten der Kopfhautentspannungsoperation SCHEINs sind zu diesem Zweck entwickelt und je nach dem Ausmaß der Durchtrennung der Stirnmuskulatur bzw. der Galea als Frontalotomie (KESSLER), Epicraniotomie (WEGENER) und Galeatomie (HUMPLIK) bekannt geworden. In einem gedrängten Übersichtsreferat ist es nicht möglich, auf das Für und Wider der verschiedenen Methoden der chirurgischen Entspannung der Kopfhaut einzugehen. SANTLER hat 1961 die Diskrepanzen zwischen den ätiopathogenetischen Vorstellungen und dem Operationseffekt in einem kritischen Artikel herausgestellt. Er hat nachgewiesen, daß bei Anwendung einzelner Methoden die Entspannung der Galea überhaupt nicht erreicht wird. Die Indikation ist schwer zu stellen, denn wenn man das palpatorische Ergebnis für die Entscheidung heranzieht, so dürfte es keine Glatzenträger mit gut verschiebbarer Kopfhaut geben. Es gibt aber solche in großer Anzahl und ebenso Männer mit schwer verschieblicher Kopfhaut, die ein prächtiges Kopfhaarkleid tragen. O. Dietz, der in Berlin über 600 Glatzenoperationen durchgeführt hat, bemühte sich in den letzten Jahren um exakte Untersuchungsmethoden (unter anderem Wiedererwärmungszeit, Quaddelresorptionszeit, spreading effect), um zu einer genauen Indikationsstellung für die sogenannte Glatzenoperation zu gelangen. Dieser sehr kritisch veranlagte Autor ist im Hinblick auf die Häufigkeit der anatomischen Bedingtheit des prämaturen Haarausfalls und der Glatzenbildung beim Mann sehr zurückhaltend.

Auf der Tagung der Deutschen Gesellschaft für Ästhetische Medizin in Regensburg (1963) zog H. Bruck aufgrund eigener Erfahrungen eine Bilanz der Galeatomie. Er gab nur großen und radikalen Eingriffen eine Erfolgschance, sofern — unabhängig vom Alter — „die Patienten noch über eine gute Haarqualität verfügen" und redete einer über viele Jahre ausgedehnten Nachbehandlung und -kontrolle das Wort. In der Diskussion hat E. Ludwig die Tatsachen zusammengefaßt, die die Grundlagen der „Spannungstheorie" M. Scheins und damit der chirurgischen Prophylaxe der Glatze erschüttern.

Wenn ich noch anfüge, daß die perorale und örtliche Verabreichung von Corticosteroiden bei der Alopecia seborrhoica kaum Erfolge aufzuweisen hat, so beschließe ich damit eine unbefriedigende Bilanz. Man muß feststellen, daß — abgesehen von einzelnen Zufallserfolgen — auch heute noch nur die örtliche Behandlung mit antiseborrhoischen und gefäßerweiternden Mitteln sowie durchblutungsfördernden Maßnahmen eine Verlangsamung des Fortschreitens des genetisch-hormonell bedingten konstitutionellen Prozesses verspricht. Der Grad des Erfolges hängt in erster Linie von der Regelmäßigkeit und Intensität der Durchführung der Behandlung ab. Zum Beschluß meines Abwägens der einzelnen Behandlungsmittel und Behandlungsmethoden der diffusen Alopecie gegeneinander möchte ich ein altes bewährtes Medikament nicht unerwähnt lassen. Es hat mir als ultimum refugium in manchen Fällen gute Dienste geleistet, wenn neuere Mittel versagten: es ist das Arsen, von dessen Wirksamkeit ich, wenn ich es in hoher Dosierung lange genug gab, immer wieder beeindruckt war.

Günstiger ist die therapeutische Situation bei der Alopecia areata, die — wie man immer mehr erkennt — wohl eine entzündliche Allgemeinerkrankung unbekannter Ursache darstellt oder auch eine kreislaufbedingte Genese hat. Ohne eine Eignung dafür zu haben, ist sie im Laufe der Zeit zu einem Testobjekt für Haarwuchsmittel geworden. Denn die Alopecia areata hat eine hohe Selbstheilungstendenz. Es ist anzunehmen, daß spontan oder mit geringer Unterstützung durch erprobte gefäßerweiternde Mittel wie Quarzlampenbestrahlung und die alte Besnier-Lösung (neuerdings vielfach durch Nicotinsäureester verdrängt) der größte Teil der Alopecia areata-Erkrankungen in $^1/_2 - 1$ Jahr abheilt.

Bei Menschen mit einer angeborenen (vielfach hereditären) Schwäche der Haarbildung bzw. Minderwertigkeit der Hautanhangsorgane — häufig verbunden mit Hyperthyreose — braucht das Nachwachsen der Haare länger als 1 Jahr, manchmal 2 Jahre und mehr, und es besteht Neigung zu Rezidiven. Bei manchen Menschen treten schon während der Abheilung der Herde Rezidive auf; überflügeln sie jene zeitlich, so kommt es zu Alopecia areata decalvans. Bei der Untersuchung wird dann oft zufällig entdeckt, daß auch die sonstige Körperbehaarung mangelhaft ausgeprägt, die sekundäre Geschlechtsbehaarung schütter, die Lanugobehaarung am Körper mangelhaft entwickelt ist. Daß die Lanugobehaarung nicht im Zuge der Erkrankung an Alopecia areata ausgefallen ist, erkennt man an demselben Zustand bei nicht an Alopecia areata erkrankten Blutsverwandten und an dem Ausbleiben des Erfolges an der Lanugo nach Wiederwachsen des Kopfhaares. Es steht hier ähnlich wie mit der von G. KLINGMÜLLER vor kurzem erneut herausgestellten Stichelung der Fingernägel. Daß es auch eine Alopecia areata der Lanugobehaarung gibt, soll damit nicht bestritten werden.

Die Alopecia areata decalvans hat man früher nicht wirksam behandeln können. Gelegentliche Erfolge mit hochdosiertem UV-Licht (bis zur Blasenbildung), mit Grenzstrahlen, mit Röntgenepilationsdosen sind Ausnahmen.

Die Erfolge mit Thallium D_6 sind wohl als Zufallserfolge in der Erholungsphase zu bewerten. Die Aufpfropfung einer Alopecia areata auf ein bestehendes Leiden setzt die Selbstheilungstendenz herab oder verzögert sie. So habe ich bei einer ca. 45 jährigen Frau mit chronischer subacider Gastritis, die 17 Jahre lang wegen Alopecia areata totalis eine Perücke trug, unter Cystin/Pepsin/Salzsäure und Pankreatin die Haare wieder wachsen sehen. Eine meiner Alopecia areata totalis-Kranken mit gleichzeitiger Perniciosa heilte unter einem Leberpräparat ab, ein 10 jähriger Junge nach Tonsillektomie. Vielleicht ist das Ansprechen der Alopecia areata auf Insulinschocks und auf Ansäuerung mit NH_4Cl ähnlich zu erklären.

Von den internen Methoden der Behandlung der Alopecia areata decalvans hat sich nur die 1952 von ROTHMAN (u. DILLAHA) inaugurierte Behandlung mit Glucocorticoidpräparaten bewährt. Diese Methode hat eine Wende in der prognostischen Beurteilung der Alopecia areata decalvans herbeigeführt. Solche Glucocorticoidkuren dürfen nur bei Fehlen jeglicher Kontraindikationen durchgeführt werden. Sie bedürfen eines monatelangen stationären Aufenthaltes. Die Corticosteroide müssen so lange verabreicht werden, bis Selbstheilung erfolgt ist. Die Dauer der Kur kann wegen der verschiedenen Lagerung der Fälle nicht schematisch festgelegt werden. Da man die individuellen Faktoren nur teilweise übersehen kann, ist es zweckmäßig, ein Dosierungsschema zu wählen, das eine so hohe Anfangsdosis und so breite Abbaustufen aufweist, daß diese vernachlässigt werden können. Die Anfangsdosis ist so lange zu verabreichen, bis das Haarwachstum, das in der Regel gruppiert einsetzt, die ganze Kopfhaut lückenlos betroffen hat. Das ist nach meinen Erfahrungen bei Verabreichung von mindestens 50 mg Prednison (10 Tabletten) (Fluormethylprednisolon etwa die Hälfte) in 40—50 Tagen der Fall. Danach setze ich die Dosis alle 10—15 Tage je um 5 mg (1 Tablette) herab. Sobald ich 30 mg (6 Tabletten) erreicht habe, bleibe

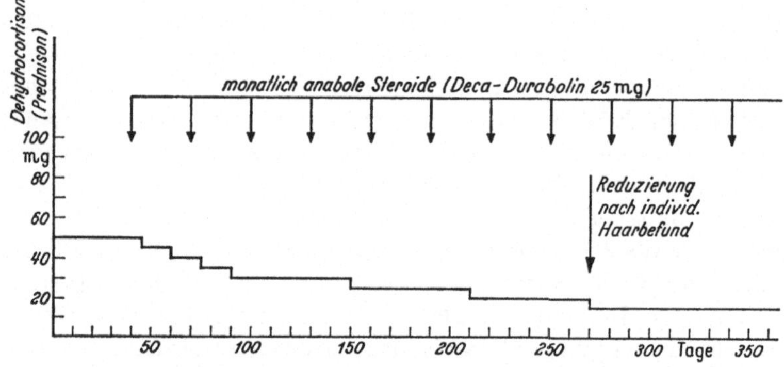

Abb. 1. Protahierte perorale Behandlung der Alopecia areata decalvans

ich auf jeder Stufe je 60 Tage stehen, so daß ich erst nach 270 Tagen die Dosis von 15 mg (3 Tabletten) erreiche. Während dieser 9 Behandlungsmonate ist die Selbstheilung in der Regel erreicht, so daß man langsam weiter abbauen kann (vgl. Abb. 1). Die längere Dauer der Kur (sie beträgt 12—15 Monate) rentiert sich insofern, als Rückschläge und Rezidive ausbleiben. Die auch von Schuppli geforderte vorsichtige Reduzierung der Anfangsdosis und ein monatelanges Ausschleichen des Mittels ist wichtiger als die absolute Höhe der Anfangsdosis. Daß bei den hohen Corticosteroiddosen Anabolica, gegebenenfalls auch Antibiotica gegeben werden müssen, versteht sich von selbst. Unausbleibliche reversible Nebenerscheinungen, wie Facies lunata, Amenorrhoe, müssen dabei in Kauf genommen werden. Da es sich um eine sehr differente Behandlungsmethode handelt, muß ein strenger Indikationsmaßstab angelegt werden. Im wesentlichen werden es Kinder, Mädchen und junge Frauen sein, bei denen aus sozialen Gründen eine Kur mit Corticosteroiden in Betracht zu ziehen ist. Zugeredet werden sollte keinem Kranken.

Nahe lag, zur Verringerung der Dosis zwecks Abschwächung der Nebenerscheinungen, die örtliche Behandlung mit Corticosteroiden zu versuchen. Die intrafokale Injektion und die Einreibung oder Inunktion boten sich an. Die erstere Methode hat Anhänger bei der gewöhnlichen Alopecia areata gefunden. Sie ist jedoch subjektiv unangenehm und durch einfachere und billigere Verfahren ersetzbar, zumal die Haare jeweils nur in dem unterspritzten Herd nachwachsen. Eine gewisse Berechtigung hat sie bei der Erkrankung der Augenbrauen.

Die percutane Applikation ist nicht nur von der Corticoiddosierung, sondern auch vom Vehikel abhängig, in das die Corticosteroide inkorporiert werden. Bei Darreichung in Haarspiritus muß, wie aus der Mitteilung von Schöldgen u. Stüttgen zu schließen ist, die Dosierung so hoch gewählt werden, daß bereits Nebenerscheinungen zu erwarten sind. Diese sind eben proportional der Größe der Resorptionsfläche. Die Überwindung der Allgemeinkrankheit, die der Alopecia areata zugrunde liegt, kann aber mit der lokalen Corticoidverabreichung nicht erreicht werden. Die örtliche Corticosteroidbehandlung bleibt deshalb eine symptomatische Methode. Wenn nicht Selbstheilung eintritt, wachsen die Haare nach, so lange Corticosteroide in genügend hoher Dosierung gegeben werden; wird die Behandlung unterbrochen, fallen sie wieder aus. Im Gegensatz dazu nimmt die protrahierte perorale Behandlung mit hochdosierten Corticoiden, da unter ihrem Schutz meist die Spontanheilung vor sich geht, den Charakter eines Heilmittels des krankhaften Gesamtzustandes an, weswegen auch Rezidive in der Regel ausbleiben.

Ehe ich zum Abschluß meiner Darlegungen komme, will ich noch auf die sensationelle Mitteilung von Fiebig u. Gerlich „Ein neuer Weg zur Behandlung der Alopecien" hinweisen. Auf die theoretischen Grundlagen des aus retikulärem Gewebe, speziell der Milz, gewonnenen, der Klasse der Lipide angehörenden Wirkstoffs, von den Autoren als „Induktin A" bezeichnet, kann ich aus Zeitgründen nicht eingehen. Ganz allgemein soll „die Differenzierung", d. h. „die Synthese strukturierten Proteins", durch diesen Wirkkörper „induziert" werden. In der Vorstellung, daß den nicht narbigen Alopecien im wesentlichen Differenzierungsstörungen innerhalb des Follikels zugrundeliegen, wurde dieser Stoff in alkoholischer Lösung (durch UV-Licht aktiviert) bei Alopecia areata und Alopecia diffusa in die Kopfhaut eingerieben. Leider läßt sich das bisherige Ergebnis nicht als überragend hinstellen. Nachuntersuchungen nach längeren Zeitintervallen müssen durchgeführt, neue Beobachtungen gesammelt werden. Dabei sollte die gewöhnliche Alopecia areata nicht als Testobjekt genommen werden.

Mein Bestreben war die Sichtung der mir wichtig erscheinenden Literaturberichte aufgrund eigener Erfahrung. Ich habe es vermieden, statistische Ergebnisse vorzutragen, sie hätten Exaktheit nur vorgetäuscht. Aus unvollständigen Prämissen kann es nicht gelingen, einwandfreie Schlüsse zu ziehen. Zusammengefaßt kann man feststellen, daß wir in der Therapie der Alopecia areata decalvans vorwärtsgekommen sind. Im übrigen besitzen wir viele moderne Mittel, aber kaum größere Erfolge als vor Jahrzehnten. Ob wir Fortschritte in der Behandlung und Verhütung des progredienten diffusen männlichen und weiblichen Haarausfalls erwarten können, hängt von dem Fortgang der Grundlagenforschung ab. Und hier ist vieles im Gange, was uns hoffnungsvoll stimmt.

Literatur

Alverdes, L., u. G. Schmidt: Behandlungsergebnisse fortgeschrittener Fälle von Alopecia areata mit Prednison. Derm. Wschr. **144**, 1342 (1961).

Apostolakis, M., E. Ludwig u. K. D. Voigt: Testosteron-, Oestrogen- u. Gonadotropinausscheidung bei diffuser weiblicher Alopecie. Klin. Wschr. **43**, 9 (1965).

Behrman, H. T.: The scalp in health and disease. St. Louis: C. V. Mosby 1952.

Berger, R. A.: Alopecia areata of eyebrows-corticosteroids. Arch. Derm. Syph. (Chic.) **83**, 151 (1961).

Beutnagel, I., u. H. C. Friederich: Beeinflussung pathologisch gestörten Haarwachstums durch Vitamin D_2 in hohen Dosen. Neue med. Welt **1950**, 779.

Binazzi, M., et T. Wirdis: Les alopécies féminines hypoestrogéniques. Ann. Derm. Syph. (Paris) **89**, 382 (1962).

Bruck, H. G.: Bilanz der Galeatomie. Aesthet. Med. **14**, 41 (1965).

Dietz, O.: Mündl. Mitteilung.

Dillaha, C. J., and S. Rothman: Treatment of alopecia areata totalis et universalis with cortisone acetate. J. invest. Derm. **18**, 5 (1952).

Ernst, G., u. J. Söltz-Szöts: Neue Methode zur Behandlung des seborrhoischen Haarausfalls mit Vitamin B_6. Kosmet. **7**, 201 (1958).

Fiebich, M., u. N. Gerlich: Ein neuer Weg zur Behandlung der Alopecien. Z. Haut- u. Geschl.-Kr. **38**, 317 (1965).

Flöter, W.: Die Anwendung des Nicotinsäurebenzylesters (Rubriment) in der Dermatologie. Z. Haut- u. Geschl.-Kr. **19**, 115 (1955).

Foldes, E.: Approach to a therapy of baldness. Acta derm.-venereol. (Stockh.) **35**, 334 (1955).

Friederich, H. C., u. H. Friedrich: Zur Frage der internen Therapie von Alopecien. Aesthet. Med. **13**, 45 (1964).

Funk, Fr.: Hormonale (Cyren B) Haarwuchsförderung. Hautarzt **2**, 468 (1951).

— Zur Therapie der Alopecia areata mit synthetischem Oestrogen und Prednison. Derm. Wschr. **136**, 1057 (1957).

Gill, K. A., and D. L. Baxter: Alopecia totalis. Treatment with fluocinolone acetonide. Arch. Derm. Syph. (Chic.) **87**, 384 (1963).

Grund, G., u. K. Cremer: Lokale Cortisonbehandlung der Alopecia seborrhoica. Aesthet. Med. **12**, 259 (1963).

Hard, St.: Non-anemic iron deficiency as an etiologic factor in diffuse loss of hair of the scalp in women. Acta derm.-venereol. (Stockh.) **43**, 562 (1963).

Juon, M.: Résultats cliniques obtenus avec l'acides panthothénique dans les maladies du cuir chevelin. Dermatologica (Basel) **91**, 310 (1945).

— Vergleichende klinische Untersuchungen über die Wirkung von Pantothensäure. Kosmet. **4**, 97 (1958).

— Alopecia areata im Lichte der modernen Forschung. Zbl. Haut- u. Geschl.-Kr. **119**, 1 (1965).

Kalz, F.: Cicatricial alopecia and Vitamin A. Arch. Derm. Syph. (Chic.) **78**, 740 (1958).

Klingmüller, G.: Alopecia areata. Hautarzt **9**, 97 (1958).

Lańcucki, J., A. Pawtowski u. E. Bernhardt: Insulinschocks in der Therapie der Alopecia areata (poln.). Przegl. derm. **47**, 385 (1960).

Ludwig, E.: Die androgenetische Alopecie bei der Frau. Arch. klin. exp. Derm. **219**, 558 (1964).

Noaghea, G., u. M. Hontaru: Ergebnisse der Prednison- und Meladininbehandlung der Alopecia totalis gravis. Derm.-Vener. (Buc.) **10**, 355 (1965).

Pawlowski, A., u. W. Kostanecki: Einfluß von Biotin auf den Zustand der Haarwurzeln und die Talgsekretion bei Frauen mit Alopecia areata. Przegl. derm. L II, 265 (1964).

Santler, R.: Gesichtspunkte zur sog. Glatzenoperation. Hautarzt **12**, 516 (1961).

Schellschläger, W.: Behandlung von Alopecia areata und Alopecia praematura mit anabolen Steroiden. Hautarzt **13**, 522 (1962).

Schiff, B. L., and B. Kern: Study of postpartum alopecia. Arch. Derm. Syph. (Chic.) **87**, 609 (1963).

Schöldgen, W., u. G. Stüttgen: Möglichkeiten und Grenzen einer lokalen Alopeciebehandlung mit Cortisonderivaten in alkoholischer Lösung. Aesthet. Med. **9**, 125 (1960).

Schuppli, R.: Die Resultate der Behandlung der Alopecia areata mit Millicorten. Dermatologica (Basel) **122**, 171 (1961).

Smelov, N. S., u. A. V. Braitsev: Die Ergebnisse der Behandlung mit Meladinine von Kranken mit Alopecie und Vitiligo. Vestn. Derm. Vener. **35**, 27 (1961).

Toulant, A.: A propos du traitment de la pelade par des injections d'acide pantothénique. Presse therm. dimar. **94**, 73 (1954); ref. Zbl. Haut- u. Geschl.-Kr. **99**, 275 (1957).

Weber, G., u. C. Karnop: Statistische Vergleiche unserer Behandlungsergebnisse bei diffusen und umschriebenen Alopecien. Derm. Wschr. **149**, 457 (1964).

Wendlberger, J., u. E. Tscherne: Behandlungserfolge bei Frauen mit neuroendokrin bedingtem Haarausfall. Med. Klin. **50**, 1469 (1955).

Zaun, H.: Echte Glatzenbildung („male pattern baldness") bei Frauen. Z. Haut- u. Geschl.-Kr. **35**, 35 (1963).

J. Söltz-Szöts, Wien: Zur Therapie der Alopecien

In diesem Referat sollen die therapeutischen Erfahrungen, welche an der Wiener II. Universitäts-Hautklinik in den letzten 10 Jahren bei drei charakteristischen Formen des nichtnarbigen Haarausfalles gewonnen wurden, aufgezeigt werden. Diese sind 1. die männliche Glatzenbildung, 2. Haarausfall bei jungen, geschlechtsreifen Frauen, 3. Haarausfall bei Frauen im und nach dem Klimakterium.

Auf die Therapie des nichtnarbigen Haarausfalles, bedingt durch infektiöse, toxische und exogene Schäden, schwere endokrine Störungen sowie der Alopecie areata, soll in diesem Zusammenhang nicht näher eingegangen werden.

Die Ätiologie der männlichen Glatzenbildung ist auch heute noch unbekannt. Viele in diesem Zusammenhang diskutierten Ursachen halten einer kritischen Betrachtung nicht stand. Diese sind: die Seborrhoe im Zusammenhang mit Haarausfall, die sogenannte, durch erhöhte Spannung der Galea bedingte Druckatrophie der Haarpapillen. Der Einfluß androgener Hormone [11].

Die einzige, seit Jahrzehnten gesicherte Tatsache ist auch heute noch die Erblichkeit der Glatzenbildung. Auch bei 55% unserer männlichen Patienten mit Haarausfall wurde in der Familienanamnese eine Neigung zur Glatzenbildung gefunden.

Die Bedeutung der Seborrhoe für den Haarausfall ist umstritten. Bei vielen Männern kommt es trotz hochgradiger Seborrhoe zu keiner Glatzenbildung, andererseits finden wir Haarausfall bei Männern mit normaler Talgdrüsensekretion oder sogar auffallend trockenem Hautorgan. Das gleiche gilt für die Beziehung zwischen Schuppenbildung und Glatzenentstehung, wobei für dieses Geschehen der Ausdruck Alopecia pityroides sicher fälschlich gebraucht wird. Am ehesten kann man sich der Ansicht Steins [14] anschließen, nach dem die Seborrhoe den Haarausfall fördert, diesen jedoch nicht bedingt. Es zeigt sich jedoch, daß Haarausfall bei bestehender Seborrhoe oleosa schwerer zu beeinflussen ist als ohne Zeichen von Seborrhoe. Eine bei Haarausfall vorhandene Seborrhoe muß demnach unbedingt mitbehandelt werden.

Die Bedeutung von sogenannten Spannungszuständen im Bereich der Kopfschwarte für den Haarausfall ist mit soviel Widersprüchen behaftet, daß dieser Theorie bis jetzt keine Beweiskraft zukommt [13].

Über die sicher vorhandene Bedeutung endokriner Faktoren und hier in erster Linie der androgenen Hormone für die Glatzenbildung, sind die Untersuchungen noch im Fluß. Konkrete Aussagen können bis jetzt jedoch noch keine gemacht werden.

Das histologische Bild beim männlichen Haarausfall — Material wurde von zwölf Patienten mit beginnender Glatzenbildung bioptisch entnommen — ist uncharakteristisch und gibt ebenfalls keinen Hinweis auf dessen Ätiologie.

Da wir die Ätiologie des Haarausfalls beim Manne nicht kennen, ist auch eine kausale Therapie nicht möglich. Unser therapeutisches Handeln beschränkt sich demnach auf reines Experimentieren. Erfolge dabei müssen mit größter Vorsicht beurteilt werden, da unserer Erfahrung nach der Haarausfall beim Mann in etwa 20% der Fälle auch ohne Therapie zum Stillstand kommt.

Das gleiche gilt auch für den Haarausfall bei Frauen im geschlechtsreifen Alter. Obwohl sich in den letzten Jahren in der Literatur zahlreiche Veröffentlichungen finden, die darauf hinweisen, daß Frauen im Erwachsenenalter in zunehmendem Maße an einer Alopecie erkrankten (ausführliche Literatur bei Braun-Falco u. Zaun [3]). Dieser chronisch diffuse Haarausfall bei Frauen, mit teilweise cyclischem Verlauf, ist bisher seiner Pathogenese und seiner Ätiologie nach nicht aufgeklärt. Es wurden wohl hormonelle [2, 10], psychische, traumatische Faktoren, Störungen des Eisenspiegels [6] neben den auch hier vorhandenen Erbfaktoren in ursächlichen Zusammenhang gebracht, jedoch war bisher eine exakte Beweisführung für die Ursache des Haarausfalls nicht möglich. In eigenen Untersuchungen zeigten Ketosteroidausscheidung, Schilddrüsenfunktionsproben, Schilddrüsen-Histologie, Eisenspiegelwerte sowie neurologische Befunde keine signifikanten Abweichungen von der Norm.

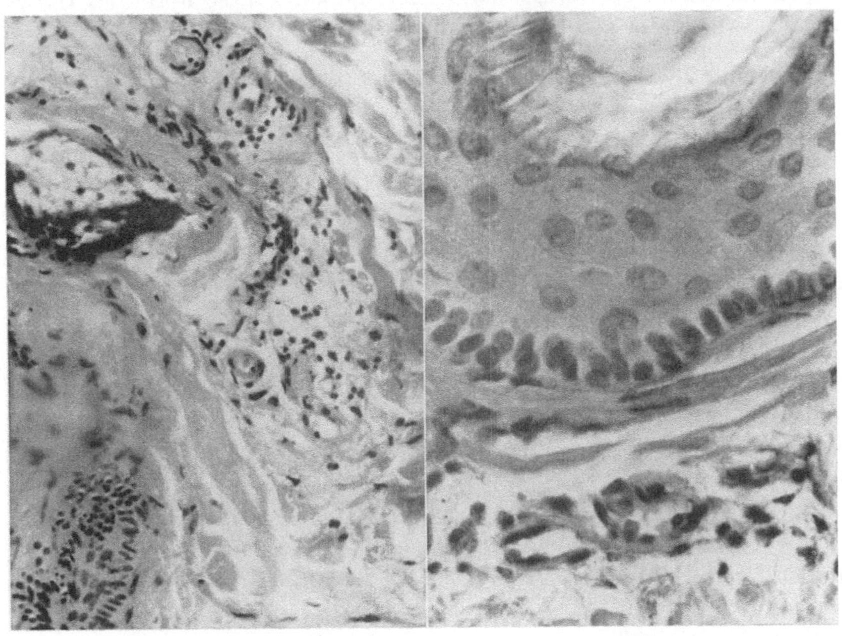

Abb. 1Abb. 2

Abb. 1 und 2. Engstellung der perifollikulären Gefäße; Intima- und Mediaverdickung

Als subjektive Beschwerden wurden von 10% der Frauen neuralgieforme Beschwerden im Bereich der Kopfhaut angegeben.

Einige ätiologische Hinweise finden wir für die käppchenförmige, um den Wirbel angeordnete Alopecie, die fast ausschließlich im oder nach dem Klimakterium beobachtet wurde. LUDWIG [10] hält diese Alopecieform in Übereinstimmung mit SABOURAUD [12] und BEHRMAN [1] für das weibliche Äquivalent der männlichen Glatze. Hervorgerufen durch erbliche Veranlagung unter dem Einfluß von Androgenen.

In früheren eigenen Untersuchungen [9] konnten bei diesen Patientinnen signifikant gegenüber der Norm verminderte Hauttemperaturen an der Stirn-Haar-Grenze gemessen werden. Weiter wurden bei diesen häufiger zu Durchblutungsstörungen führenden Grundkrankheiten wie Diabetes, Arteriosklerose und anderes gefunden. Bemerkenswert ist auch bei diesen Fällen das gehäufte Vorkommen von Haarausfall ohne oder nur mit geringen seborrhoischen Manifestationen. Histologisch finden wir — es wurde von 16 Frauen Gewebe aus der Kopfhaut bioptisch entnommen — eine auffallende Engstellung an perifollikulären Gefäßen, unter Umständen auch Intima- und Mediaverdickung ohne wesentliche entzündliche Begleitreaktion (Abb. 1 und 2). Durch eine rein hyperämisierende Therapie kann diese Form des Haarausfalls, wie später gezeigt wird, gut beeinflußt werden.

Folgende Behandlungsmethoden wurden versucht:

A. Allgemein wirksame Präparate:

I. Vitamine: 1. Vitamin A; 2. Vitamin D; 3. Panthenol; 4. Vitamin B_6.

II. Hormone: 1. Prednisolon; 2. Cyren B (Diäthyldioxystilbendipropionat).

III. Gefäßerweiternde Therapie: Nicotinsäure-Kombinationspräparat.

IV. Antirheumatica.

B. Operative Therapie und C. Lokaltherapie.

Eine Reihe von Patienten jeder Gruppe erhielt Placebos oder blieb unbehandelt.

Erfolg der Therapie wurde nach der Zahl der täglich ausfallenden Haare bewertet. Eine gleichzeitig vorhandene Seborrhoe oleoas wurde vermerkt. Behandelt wurden über 2000 Patienten beiderlei Geschlechts. In der folgenden Übersicht werden jedoch nur Patienten aufgeführt, die 12 Monate und länger — einzelne bis zu 4 Jahren — nachbeobachtet und kontrolliert wurden.

A. Allgemein wirksame Präparate

I. Vitamine

1. Vitamin A. Gegeben wurden 50000 E täglich durch 4 Wochen.

2. Vitamin D. Gegeben wurde das Vitamin entweder in Stoßform oder dauernd in niedriger Dosierung durch 4 Wochen.

3. Panthenol. Gegeben wurden 500 mg dreimal wöchentlich i.m., 15—20mal.

Mit allen drei Präparaten kam es zu einer Besserung des Haarausfalles in etwa 20% der Fälle. Damit konnte kein Unterschied gegenüber mit Placebos behandelten Patienten nachgewiesen werden. Vitamin B_6: Gegeben wurden als Einzeldosis 200—300 mg eines der handelsüblichen Präparate 2—3mal wöchentlich i.v. bis zu einer Gesamtmenge von 2000—3000 mg. Behandelt wurden 371 Patienten, davon waren 146 Männer zwischen 17. und 45. Lebensjahr, 188 Frauen zwischen 17. und 40. Lebensjahr sowie 37 Frauen im oder nach dem Klimakterium.

Ergebnisse. Bei 205 (55,28 %) der von uns auf diese Weise behandelten Patienten gelang es den Haarausfall deutlich zu bessern. Die besten Ergebnisse wurden bei Frauen zwischen dem 17. und 40. Lebensjahr erzielt — Besserung in 60,11 % der Fälle. Bei den Männern war eine Beeinflussung des Haarausfalles in 52,73 % der Fälle möglich. Am schlechtesten sprachen Frauen im und nach dem Klimakterium auf diese Art der Therapie an. Bei diesen war eine Besserung in 40,53 % der Fälle möglich (Tab. 1).

Tabelle 1. *Behandlungsergebnisse mit Vitamin B_6*

	Zahl	gebessert	unverändert
♂	146	77	69
Prozent	100	52,73	47,27
♀ (Alter 17—40 Jahre)	188	113	75
Prozent	100	60,11	39,89
♀ (Klimakterium)	37	15	22
Prozent	100	40,53	59,47
Gesamt	371	205	166
Prozent	100	55,28	44,72

Tabelle 2. *Behandlungsergebnisse mit Vitamin B_6 in Beziehung zur Seborrhoe*

	Zahl	gebessert	unverändert
Mit Seborrhoe oleosa	147	57	90
Prozent	100	38,77	61,23
Ohne Seborrhoe oleosa	224	148	76
Prozent	100	72,2	27,8
Gesamt	371	205	166
Prozent	100	55,28	44,72

Weiter zeigte es sich, daß Patienten, bei denen gleichzeitig eine Seborrhoea oleosa bestand, nur in 38,77 % der Fälle eine Besserung des Zustandes gelang, während der Haarausfall bei Patienten ohne Seborrhoe in 72,2 % der Fälle gut zu beeinflussen war (Tab. 2).

Etwa 6—12 Monate nach Absetzen der Therapie kam es bei einer Reihe von Fällen zum Wiederauftreten des Haarausfalls, der durch neuerliche Vitamin B_6-Gaben beherrscht werden konnte.

II. Hormone

Gegeben wurden kleine Prednisolondosen, 10—15 mg täglich per os oder 12,5—25 mg Delphicort zweimal wöchentlich lokal. Außerdem wurden lokal Injektionen von Cyren B versucht. Die bisher zu kleine

Anzahl der auf diese Weise behandelten Patienten läßt eine endgültige Beurteilung der Ergebnisse noch nicht zu. Doch wurde bis jetzt damit keine augenscheinliche Besserung des Krankheitsbildes beobachtet.

III. Gefäßerweiternde Therapie

185 ambulante Patienten mit Haarausfall wurden mit dem Ziel die Durchblutung der Kopfhaut zu steigern, behandelt. Geschlecht, Alter der Patienten sowie Intensität einer bestehenden Seborrhoe wurde vermerkt. Bei der Methodik wurde Wert gelegt auf gezielte Anwendung sowie Vermeidung einer zu starken Gegenregulation. Dies konnte durch Umspritzung der zur Kopfhaut führenden Arterien mit Novocain und

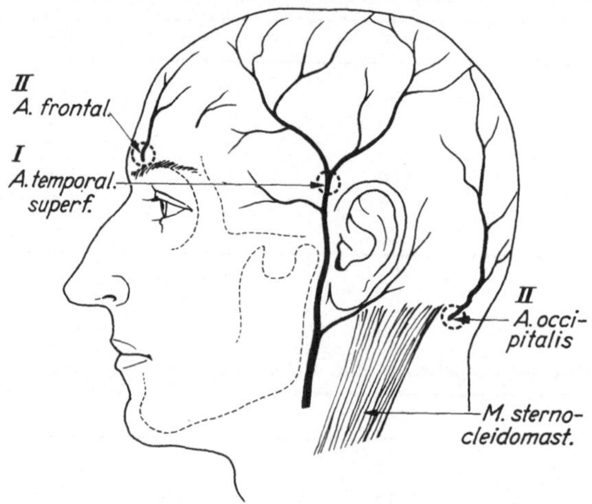

Abb. 3. Injektionsstellen am Capillitium

dadurch Blockierung der die Arterien begleitenden sympathischen Fasern erreicht werden. Zur Unterstützung wurde gleichzeitig ein Nicotinsäurekombinationspräparat gegeben, das unter der großen Zahl von gefäßerweiternden Mitteln für die geplante Behandlung geeignet schien. Eine Ampulle enthält 50 mg Acetylcholin und 1 mg Mestinon, das neben einer längerdauernden Cholinesterasehemmung eine Direktwirkung auf die neurohormonalen Zellen hat sowie 100 mg β-Pyridilkarbinol (Nicotinsäurealkohol), wodurch eine Tonusherabsetzung der Gefäßmuskulatur eintritt, die im Vergleich zur Wirkung des Nicotinsäuresalzes langsamer zustande kommt, da die Säure erst allmählich freigesetzt wird.

Den Patienten wurde jeden 2. Tag 10 cm³ 1% Novocain mit einer halben Ampulle des Kombinationspräparates lokal injiziert. (Pro Kur 15—25 Injektionen.) Im Schema werden die Injektionsstellen der Kopfhaut dargestellt (Abb. 3).

1. A. temporalis. Diese versorgt den Großteil der Kopfhaut. Injektionsstelle vor der Ohrmuschel, knapp oberhalb des Processus zygomaticus, des Os temporale, wo auch der Puls zu tasten ist.

2. A. occipitalis. Sie versorgt die Kopfhaut im Bereich der Hinterhauptschuppe und des occipitalen Abschnittes der Scheitelbeine. Injektionsstelle hinter und etwas oberhalb des M. sternocleidomastoideus.

3. A. frontalis. Sie versorgt gemeinsam mit Ästen der A. temporalis die Stirnhaut. Injektionsstelle wie unter 1., da reichlich Anastomosen vorhanden sind.

In einem Vorversuch wurde

10 Patienten ein Kombinationspräparat $+ 1^0/_0$ Novocain auf die vorher angegebene Weise;

10 Patienten ein Kombinationspräparat $+$ physiologische NaCl;

10 Patienten $1^0/_0$ Novocain und

10 Patienten physiologische NaCl lokal gespritzt.

Die stärkste Rötung der Gesichtshälfte und die am längsten anhaltende Hyperämie konnte mit der Kombination Novocain und dem Nicotinsäurepräparat erzielt werden.

Ergebnisse: Bestehender Haarausfall wurde ausschließlich bei Frauen im und nach dem Klimakterium beeinflußt ($56{,}2^0/_0$).

Ungefähr 6 Wochen nach Abschluß der Behandlung setzte der Haarausfall wieder ein, ohne in einer Nachbeobachtungszeit von 6 Monaten die frühere Intensität zu erreichen. Wird die Behandlung jedoch mit einem peroral gegebenen gefäßwirksamen Präparat weitergeführt, kommt es zu keinem neuerlichen Haarausfall.

Eine bestehende Seborrhoe konnte in keinem der Fälle beeinflußt werden. Subjektive Beschwerden wie Kopfschmerzen und Spannungsgefühl wurden weitgehend gebessert (Tab.3).

Tabelle 3. *Behandlungsergebnisse mit gefäßerweiternder Therapie*

	Zahl	Seborrhoe	gebessert	unverändert
♂ Bis 45 Jahre	53	41	2	51
♂ Nach 45 Jahre	2	2	0	2
♀ Bis 45 Jahre	41	32	2	39
♀ Nach 45 Jahre	89	11	$50\ (56{,}2^0/_0)$	39
Gesamt	185	86	54	131

Tabelle 4. *Operative Behandlung des Haarausfalls*

	Zahl	gebessert	unverändert
Mit Seborrhoe oleosa	33	0	33
Ohne Seborrhoe oleosa	59	21	38
Gesamt	92	$21\ (22{,}7^0/_0)$	$71\ (77{,}3^0/_0)$

IV. Antirheumatica

Da etwa $10^0/_0$ der von uns behandelten Frauen neuralgieforme Beschwerden im Bereich der Kopfhaut angaben, wurden Antirheumatica gegeben. Mit diesen Präparaten allein wurde wohl eine Besserung der subjektiven Beschwerden erzielt, doch konnte damit der bestehende Haarausfall nicht signifikant beeinflußt werden.

B. Operative Behandlung des Haarausfalls

Bei 113 Männern — 18—37 Jahre alt — wurde versucht, bestehenden Haarausfall mittels Galearesekretion zu beeinflussen. Der Hautschnitt wurde in einer Stirnfalte, ca. 2 cm oberhalb der Glabella und ca. 3 cm lang geführt. Nach Darstellung und Durchtrennung der Musculi frontalis und ihrer Zwischensehnen, erfolgt die Resektion eines großen Teiles der Pars frontalis, der Galea durch Schnittführung bis zum Periost des Os frontale. Nach exakter Blutstillung erfolgt Verschluß des Hautschnittes durch Knopfnähte und Druckverband. Die Methode ist ähnlich der von Humplik [8] angegebenen Art der Operation.

92 dieser so behandelten Patienten wurden 14 Monate bis 2 Jahre danach beobachtet. Eine Seborrhoea oleosa der Kopfhaut wurde bei 33 Patienten $(35,8^0/_0)$ gefunden.

Haarausfall konnte durch die Operation bei 21 Patienten $(22,7^0/_0)$ gebessert werden, während bei den übrigen 71 $(77,3^0/_0)$ keine Besserung eintrat. Bei Patienten mit gleichzeitig bestehender Seborrhoe konnte der Haarausfall in keinem der Fälle beeinflußt werden. Das Alter der Patienten hatte keinen Einfluß auf den therapeutischen Erfolg der Operation (Tab. 3).

C. Lokaltherapie

Die Lokaltherapie bestand bei vorhandener Seborrhoe in Behandlung derselben mit Eidotterkopfwäsche und schwefelteerhältigen Alkoholen, Ultraviolett- und Buckybestrahlungen (300 r/12 kV fünfmal in 14 tägigen Intervallen).

Bei Patienten in höherem Lebensalter wurden zusätzlich gefäßerweiternde Substanzen lokal appliziert.

Diskussion

Haarausfall beim Mann und mehr noch bei der Frau stellt ein kosmetisches Problem dar. In Einzelfällen kann es aber dabei sogar zu schweren neurotischen Zustandsbildern kommen. In Ermangelung einer kausalen Therapie ist die Behandlung bisher über ein Versuchen nicht hinausgekommen. Dabei sind jedoch therapeutische Maßnahmen, die einschneidend in das Wesen des Organismus eingreifen und diesen unter Umständen schaden können, unbedingt zu vermeiden. Von diesem

Grundsatz war bisher unser therapeutisches Handeln beeinflußt und ließ uns von einer hochdosierten Hormontherapie, deren Erfolg keineswegs sicher ist, Abstand nehmen.

Vitamin A, Vitamin D und Bepanthen wurden — angeregt durch günstige Behandlungsergebnisse, über die in der Literatur berichtet wurde — gegeben, ohne daß wir die guten Erfahrungen bestätigen konnten. Eine Kombination von Vitaminen mit niederdosiertem Thallium, wie dies von FRIEDERICH u. Mitarb. [5] angegeben wurde, konnte in Ermangelung eines entsprechenden Präparates noch nicht versucht werden.

Vitamin B_6 wurde aus der Überlegung, daß das Krankheitsbild der Rattenpellagra — diffuser Haarausfall, verbunden mit Nervosität — durch einen Vitamin B_6-Mangel bedingt wird, gegeben [7].

Wie frühere [4] und die vorliegenden Ergebnisse zeigen, hat sich dieses Vitamin in der Behandlung des Haarausfalles gut bewährt, wobei die von uns gewonnenen Erfahrungen von VIALKOWITSCH [15] bestätigt wurden. Diese Behandlungsmethode ist um so mehr empfehlenswert, als eine Überdosierung oder Hypervitaminose praktisch nicht möglich ist.

Die operative Behandlung des Haarausfalls wurde von uns wieder aufgegeben, da die beobachtete Erfolgsquote von 22,7% auch ohne Therapie erzielt werden konnte.

Da beim Haarausfall der Frauen im und nach dem Klimakterium neben hormonellen Faktoren auch in vielen Fällen eine herabgesetzte Durchblutung der Kopfhaut besteht, beweisen 1. das histologische Bild, 2. gegenüber der Norm verminderte Hauttemperaturen, 3. das gehäufte Vorkommen von zu Durchblutungsstörungen führenden Grundkrankheiten, 4. das gute Ansprechen auf eine gefäßerweiternde Therapie und 5. das Wiederauftreten des Haarausfalles nach Absetzen derselben.

Die Lokaltherapie soll auf eine Behandlung der Seborrhoe und auf eine Hyperämisierung der Kopfhaut im höheren Alter beschränkt bleiben. Der Seborrhoe-Behandlung kommt um so mehr Bedeutung zu, als bei bestehender Seborrhoe die durch die Allgemeintherapie erzielten Ergebnisse schlechter sind.

Zusammenfassung

Unter einer Reihe von versuchten Behandlungsmethoden bei männlicher Glatzenbildung und beim diffussen weiblichen Haarausfall konnte nur mit Vitamin B_6 eine signifikante Wirkung erzielt werden.

Eine der Ursachen des weiblichen Haarausfalls im und nach dem Klimakterium ist eine bestehende Durchblutungsstörung der Kopfhaut. Bei diesen Fällen kann mit einer hyperämisierenden Therapie das Zustandsbild gebessert werden.

Literatur

[1] BEHRMAN, H. T.: The Scalp in health and disease. St. Louis: C. V. Mosby 1952.
[2] BINAZZI, M., u. T. WIRDIS: Ann. Derm. Syph. (Paris) 89, 382 (1962).
[3] BRAUN-FALCO, O., u. H. ZAUN: Arch. klin. exp. Derm. 215, 165 (1962).
[4] ERNST, G., u. J. SÖLTZ-SZÖTS: Med. Kosmetik 1958, 201.
[5] FRIEDERICH, H. C., u. H. FRIEDERICH: Aesthet. Med. 13, 45 (1964).
[6] GARD, S.: Acta derm.-venereol. (Stockh.) 43, 562 (1963).
[7] GRUND, G.: Ärztl. Prax. 6, 17 (1954).
[8] HUMPLIK, H.: Wien. med. Wschr. 1959, 495.
[9] KRUSPL, W., u. J. SÖLTZ-SZÖTS: Z. Haut- u. Geschl.-Kr. 30, 50 (1961).
[10] LUDWIG, E.: Arch. klin. exp. Derm. 219, 558 (1964).
[11] RASSNER, B., H. ZAUN u. O. BRAUN-FALCO: Arch. klin. exp. Derm. 216, 307 (1963).
[12] SABOURAUD, R.: Maladies du cuir chevelin. Vol. I, p. 243 (1902).
[13] SANTLER, R.: Hautarzt 12, 516 (1961).
[14] STEIN, R. O.: zit. nach GALEWSKY, E. In: H. JADASSOHN: Handbuch der Haut- und Geschl.-Kr. 13/1. Berlin: Springer 1932.
[15] VIALKOWITSCH: zit. bei FRIEDERICH 1964.

W. JADASSOHN, Genf: Korreferat zur Therapie

Es gibt Kollegen, die überzeugt sind, daß der Haarausfall bei Frauen häufiger ist als das früher der Fall war. Auch wir haben den Eindruck in der Privatpraxis, daß uns je länger je mehr Frauen wegen Haarausfall konsultieren. Wir haben aber den Eindruck, daß uns je länger je mehr Frauen wegen Haarausfall konsultieren, der noch physiologisch ist.

SIMONS hat 1952 festgestellt, daß bei Frauen zwischen 20 und 30 Jahren ein durchschnittlicher täglicher Haarausfall von 60 Haaren noch normal ist, während H. PINKUS die obere Grenze mit 100 Haaren angibt.

Tabelle

Durchschnittszahl der täglich ausgefallenen Haare	Anzahl der Patientinnen
0— 20	7
21— 40	8
41— 60	11
61— 80	8
81—100	8
101—120	2
121—140	2
141—160	2
161—180	0
181—200	0
201—220	2

Schon seit einigen Jahren geben wir jeder Frau, die uns wegen Haarausfall konsultiert, ohne Rücksicht auf das Alter und auf den Untersuchungsbefund, 10 Kuverts mit, in die sie die täglich ausfallenden Haare sammeln und uns dann zukommen lassen soll. Sehr oft sieht die „Patientin", oder zum mindesten sehen wir auf den ersten Blick, daß gar kein Haarausfall besteht. Dieses Verfahren wenden wir seit Jahren an, und auch WIEDMANN führt es durch. Wir stellen bei den Patientinnen auch noch eine Blutsenkungsreaktion und eine Bordet-Wassermannreaktion an.

Bei den letzten 50 Fällen haben wir nun die in den 10 Kuverts enthaltenen Haare, die uns jede Patientin hat zukommen lassen, gezählt und den täglichen Durchschnitt berechnet. Wie die Tabelle zeigt, hat die Hälfte dieser Frauen, die in keiner Weise ausgesucht waren, außer daß sie uns wegen Haarausfall konsultierten, täglich nicht mehr als 60 Haare im Durchschnitt verloren. Diese Zahl ist nach Simons physiologisch. Vergleichen wir mit dem Wert von H. Pinkus (100 Haare täglich), so können wir feststellen, daß nur 8 von unseren 50 Patientinnen mehr als 100 Haare im Tag verloren. Sechs unserer Patientinnen hatten wenig Haare, aber keinen Haarausfall. Wir haben unsere Patientinnen, die weniger als 100 Haare im Durchschnitt verloren, beruhigt, aber nichts verschrieben.

Es scheint uns wahrscheinlich, daß die Zahl der wegen Haarausfall konsultierenden Patientinnen zunimmt, weil die Reklame von Haarbehandlungsinstituten und Haarbehandlungsmedikamenten immer aufdringlicher wird.

Traumatische Alopecie. Wir haben im Laufe der Jahre 2 Patientinnen beobachtet, bei denen der „Pferdeschwanz", respektive ein Haarschopf in eine Maschine geriet. Unter nur geringen Schmerzen und fast ohne Läsionen der Haut, wurden auf einen Ruck in einem Fall etwa $^4/_5$, im andern etwa $^1/_4$ der Haare ausgerissen. Für beide Unfälle waren Zeugen vorhanden. Die Haare sind ohne jede Behandlung ganz normal wieder nachgewachsen.

Zur peroralen Corticosteroidbehandlung der Alopecia areata. Obwohl mir die Erfolge der peroralen Corticosteroidbehandlung, speziell bei der totalen oder fast totalen Alopecia areata, bekannt waren, habe ich mich lange nicht entschließen können, diese Methode anzuwenden. Ich scheute mich, bei Patientinnen, die sich einigermaßen an ihr Leiden gewöhnt hatten, Illusionen zu erwecken. Ich habe in der Diskussion zu einem Vortrag von Schuppli gesagt, daß es meiner Ansicht nach aus psychologischen Gründen kontraindiziert sein kann, bei Alopecia areata totalis eine Behandlung durchzuführen. Ich meinte, „lieber ein Ende mit Schrecken als ein Schrecken ohne Ende". Zurückgehalten hat mich auch der Satz von Schuppli: Bei etwa 50% der behandelten Patienten traten Nebenwirkungen auf. Schon nach der Demonstration von Lenggenhager auf dem schweizerischen Dermatologenkongreß 1954 hatte es mich gelockt, bei geeigneten schweren Fällen von Alopecia areata Corticosteroide zu versuchen. Dann kam unter anderen Arbeiten speziell diejenige von Schuppli hinzu. So habe ich mich endlich entschlossen, das von Schuppli empfohlene Dexamethason (Millicorten) zu versuchen, aber nicht über 1 mg pro die hinaus zu gehen (bei Kindern entsprechend weniger), während Schuppli 2—3 mg pro die gab.

Wir möchten jetzt drei Fragen diskutieren:

1. Kann man auch mit 1 mg Millicorten (also mit $^1/_2$—$^1/_3$ der Schupplischen Dosierung) Haarwachstum veranlassen? Diese Frage können wir ohne weiteres bejahen. Wir haben (im Gegensatz zu Schuppli) unsere Patienten nicht schon nach 2—3 Wochen kontrolliert, aber nach 4—5 Wochen war meist deutliches Haarwachstum feststellbar.

2. Wie steht es mit Nebenwirkungen? Wir konnten keine Nebenwirkungen feststellen, auch wenn die Behandlung viele Monate, ja wesentlich länger als ein Jahr dauerte.

3. Die Frage nach den Resultaten können wir noch nicht beantworten, unsere Patientenzahl ist viel zu klein. Wir haben die Patienten zur Kontrolle immer dem Hausarzt oder einem Internisten zugewiesen. Häufig sind wir über das Resultat nicht orientiert worden, meist haben wir den Patienten neben dem Millicorten (1 mg pro die) auch noch Trepocid (Stovarsol, Spirocid) (25 mg), jeden 2. Tag 1 Tablette, verordnet, weil J. Jadassohn das seinerzeit empfohlen hat. Nicht immer konnte eine Spontanheilung sicher ausgeschlossen werden. Das Behandlungsverfahren ist also sicher noch ganz ungenügend ausgearbeitet. Soviel können wir aber heute schon sagen: Einzelnen Patienten, die sich mit ihrem Leiden keineswegs abgefunden hatten, haben wir sicher einen großen Dienst geleistet.

Ein 25jähriger Mann, der seit 10 Jahren an einer Alopecia areata totalis litt, hat seit 18 Monaten wieder einen behaarten Kopf und könnte jetzt im Zimmer den Hut abnehmen, wenn er sich nicht so sehr an ihn gewöhnt hätte.

Ein Patient von 40 Jahren litt seit 1961 an Alopecia areata, gelegentlich wurde er mit Corticosteroiden behandelt, sie hätten aber wegen Nebenwirkungen immer wieder abgesetzt werden müssen. Jetzt nimmt er seit Januar dieses Jahres 1 mg Millicorten, was er ohne irgendwelche Beschwerden erträgt. Er freut sich über seine, allerdings schneeweißen, Haare.

Ein Patient von 31 Jahren hat seit 1962 eine fast totale Alopecia areata. Seit März 1963 hat er eine Millicorten-Behandlung, die wir Ende 1964 abgesetzt haben (der Patient hatte keinerlei Beschwerden). Das Resultat war ausgezeichnet. Wir haben ihn aufgefordert, sich sofort beim geringsten Rückfall zu melden, wir haben aber nichts mehr von ihm gehört.

Die 51jährige Patientin, die seit Jahrzehnten an Alopecia areata litt, mußte wegen des Leidens seit Januar 1963 eine Perücke tragen. Im Mai 1963 begann die Millicorten-Kur. Im Januar 1964 brach sie die Behandlung ab, weil das Resultat ideal war, und im Mai kam sie sich zeigen.

Ich will Sie nicht weiter mit Krankengeschichtsauszügen langweilen, wir könnten noch verschiedene Fälle anführen. Ich möchte aus alldem nur eine Schlußfolgerung ziehen: Es lohnt sich bei Alopecia areata totalis und bei Alopecia areata-Fällen, die auf andere Therapie nicht reagieren und die die Patienten sehr unglücklich machen, einen Versuch mit kleinen, über lange Zeit gegebenen Dexamethason-(Millicorten-)Dosen durchzuführen. Ein solches Vorgehen ist nach unseren Erfahrungen auch bei anderen Dermatosen ungefährlich.

Literatur

JADASSOHN, J.: Dermatologie, S. 392. Wien, Bern: Weidmann 1938.
LENGGENHAGER, R.: Dermatologica (Basel) **108**, 441 (1954).
PINKUS, H.: Handbuch der Haut- und Geschlechtskrankheiten I/2, S. 85. Berlin, Göttingen, Heidelberg: Springer 1964.
SCHUPPLI, R.: Dermatologica (Basel) **122**, 171 (1961).
WIEDMANN, A.: Wien. med. Wschr. **114**, 674 (1964).

Aussprache

E. LUDWIG, Hamburg: Ich möchte sehr dafür plädieren, den grundsätzlichen Unterschied zwischen dem *Vorgang* Haarausfall und dem *Zustand* bzw. *Folgezustand* Lichtung des Haares, Kahlstelle oder Kahlheit auch durch die Bezeichnung Effluvium und Alopecie zum Ausdruck zu bringen. Haarausfall (Effluvium) und Minus an Haaren (Alopecie) verhalten sich etwa so zueinander wie Hämorrhagie zu Anämie.

Nicht jede Hämorrhagie führt zu einer Anämie, und umgekehrt ist erst recht nicht jede Anämie auf eine Hämorrhagie zurückzuführen.

Es gibt genügend Beispiele für Haarausfälle (z. B. post partum, bei Seborrhoe oleosa), die zu keiner wahrnehmbaren Lichtung des Haares führen, und umgekehrt diffuse Lichtungen des Haares bzw. Kahlstellen, die zustandegekommen sind, ohne daß jemals vermehrter Haarausfall registriert worden wäre (z. B. narbig-atrophische Alopecien, Fälle von andro-genetischer Alopecie). Bezeichnend für solche Fälle die Aussage von Patienten: „Ich weiß nicht, wo meine fehlenden Haare geblieben sind."

G. KLINGMÜLLER, Würzburg (zum Vortrag von BANDMANN): Sieht man das fingerartige Wiederwachsen der Haarfollikel immer?

F. HERRMANN, Frankfurt a.M. (zum Vortrag von HERZBERG): Auf die Frage, ob ein „regulierendes" Zentrum bei dem von Herrn HERZBERG beobachteten ununterbrochenen Haarwachstum gestört sei, vermag ich nicht zu antworten. Es scheint mir aber naheliegend, an einen Defekt des Mechanismus zu denken, durch welchen das thyreotrope Hormon der Hypophyse periodisch von der Nebennierenrinde her inaktiviert wird, da mangelnde Schilddrüsenwirkung (Trijodthyronin) dem Anagen entgegenwirkt [Dermatologica (Basel) **128**, 232—238 (1964)].

Wenn auch der Effekt der verschiedenen Noxen klinisch meist ziemlich gleichförmig zu sein scheint, müssen für das Verständnis seiner Entstehung die Insulte im einzelnen beachtet — und zur Wachstumsphase des Haares in Beziehung gesetzt werden, in welcher die Einwirkung stattfindet. Für die Wirkung der Antimitotica ist selbstverständlich die Verhinderung der Matrixzellenvermehrung im Anagen verantwortlich. Metalle wie Thallium und Blei beseitigen vermutlich die Sulfhydril-Gruppen in der „keratogenen" Zone des wachsenden Haares durch Sulfidbildung, wodurch dysplastische Veränderungen entstehen. Unterschiedliche Wirkungen sind zu erwarten, wenn solche Einflüsse stattdessen den ruhenden Follikel treffen; auch wenn ein frühes (I—IV) und nicht ein fortgeschrittenes Anagen (V und VI) vorliegt. Eine eindrucksvolle Verschiedenheit in der Auswirkung gleichartiger Insulte auf das Haarwachstum in Abhängigkeit von der Cyclusphase, zu welcher der Insult stattfindet, zeigt sich im Effekt von Röntgenstrahlen auf wachsendes Haar einerseits — und auf ruhendes andererseits. Nur ein Bruchteil der Strahlendosis, die zur „Epilation" des Mäusefelles im Telogen erforderlich ist, genügt zur Erzeugung vollständigen Haarausfalls bei Anwendung in der Anagen-Phase. Wir haben gezeigt, daß der Effekt im Anagen durch Dystrophie der Matrix nach Mitosenschädigung bedingt ist, während die Strahlenmenge zur Zeit des Telogens die Wandung des Haartrichters so weit zur Verödung bringen muß, daß dieser die Haare nicht mehr halten kann [J. invest. Derm. **37**, 13—23 (1961)].

H. Storck, Zürich (zum Vortrag von Herzberg): Wäre es nicht denkbar, zur Ermöglichung einer dauernden Röntgenepilation beim Damenbart mit kleinen Dosen, hormonell vorerst die Haare in die anagene, d. h. empfindliche Phase, zu versetzen und anschließend daran, kleindosiert, nicht schädigend, zu bestrahlen?

G. Klingmüller, Würzburg (auf die Frage von Herzberg nach zentralem Haarwachstum): Die Monilethrix wurde früher von mir als endogene zentrale Rhythmusstörung angesehen. Heute meinen wir, daß sie nicht primär zentralgesteuert ist, sondern mit einer Stoffwechselstörung (Argininsuccinurie) verbunden sein kann.

Dagegen möchte noch heute die früher beschriebene einseitige diffuse, bei einem Kopfschußverwundeten beobachtete Alopecie auf einen zentralen Haarwachstumsort schließen lassen.

G. Jörgensen, Göttingen (zum Vortrag von Ludwig): Herr Ludwig führt drei Autoren an, die eine „familiäre" Belastung bei der diffusen weiblichen Alopecie von ca. 60—80% erwähnen. Die Autoren schließen aus ihren Untersuchungen auf einen autosomalen Erbgang. Diese Ansicht ist sicherlich nicht richtig. Gegen sie sprechen vor allem drei Punkte:

1. nach den Mendelschen Regeln ist bei vollständiger Penetranz nur eine Erkrankungswahrscheinlichkeit für die Eltern bzw. die Geschwister der Kranken von 50% zu erwarten;

2. spricht die große Variabilität der Erscheinungen gegen Monogenie und für Polygenie;

3. unterliegen Hormone ganz allgemein — im Gegensatz zu den Enzymen (Ein-Gen-Ein-Enzym-Hypothese) — polygener Steuerung. Die Ursache der Fehlinterpretation liegt in der Häufigkeit des Merkmals. Ganz allgemein sind häufige Merkmale genetisch besonders schwer analogisierbar, wie z. B. das Merkmal der Nasenscheidenwandverschiebung (in europäischen Populationen in 70% der Bevölkerung vorkommend) zeigt, für das dominante Vererbung angenommen wurde und dem sicherlich Polygenie zugrunde liegt. Nur sorgfältige klinische Untersuchungen und kritische genetische Interpretation werden eine Klärung bringen können; das gilt auch für die „Beziehungen" zwischen weiblicher und männlicher Glatzenbildung.

H. Kaffarnik, Würzburg (zum Vortrag von Ludwig): Im Rahmen von gemeinsam mit Herrn Husmann durchgeführten endokrinologischen Untersuchungen bei Frauen mit Virilismus konnten wir bei zwei Patientinnen, die gleichzeitig eine Alopecia diffusa aufwiesen, papierchromatographisch eine deutliche Vermehrung der Androgenausscheidung im Urin nachweisen. Möglicherweise handelt es sich in beiden Fällen ebenfalls um eine andro-genetische Alopecie.

H. C. FRIEDERICH, Tübingen (zum Vortrag von GERTLER): Erblindung als unerwünschte Nebenwirkung nach der Einspritzung eines Medikaments ist aus der alten Paraffinom-Literatur bekannt. Verwiesen wird auf den Fall von HURD und HOLDEN in der Dissertation von G. OSE (Inauguraldiss., Leipzig 1904).

S. HAGERMAN, Lund/Schweden (zum Vortrag von GERTLER): In einer schwedischen Klinik sah man auch eine einseitige Erblindung nach i.c. Injektion von einem Corticosteroid in die Kopfhaut.

R. SCHMITZ, Eßlingen (zum Vortrag von GERTLER): Die hohen Steroiddosen bei Alopecia areata könnten doch bezwecken, daß für die Dauer der Krankheit diese von ihrem Symptom Haarausfall getrennt wird, so lange, bis sie erloschen ist.

H. ZAUN, Homburg/Saar (zum Vortrag von LUDWIG): Es erscheint mir wichtig, darauf hinzuweisen, daß bei Frauen zwei Formen von „diffuser Alopecie" mit größerer Häufigkeit vorkommen, von denen die von LUDWIG besprochene Form wohl das seltenere Ereignis darstellt. Neben der „andro-genetischen Alopecie", die das Pendant zur männlichen Glatze ist und stets auf bestimmte Areale des Capillitiums beschränkt bleibt, kennen wir einen das gesamte Capillitium betreffenden kryptogenen — mutmaßlich polyätiologischen — diffusen Haarausfall der Frauen, der im Gegensatz zur weiblichen Glatze eine gewisse Neigung zur Spontanheilung zeigt. In der Hautklinik Homburg konnten wir in den letzten 3 Jahren etwa 70 Fälle von kryptogener diffuser chronischer Alopecie und nur 5 andro-genetische Alopecien bei Frauen beobachten, wobei beide Formen sowohl bei jungen Frauen als auch nach der Menopause aufgetreten waren. Die differentialdiagnostische Abgrenzung dieser beiden Alopecieformen, die prognostisch wichtig ist, ist mit Hilfe der Haarwurzeluntersuchung sehr gut möglich, da bei andro-genetischer Alopecie in den von der Krankheit nicht betroffenen Arealen ein normales und in den betroffenen Arealen fast stets ein telogenes Haarwurzelmuster gefunden wird, während bei kryptogener diffuser Alopecie stets im Bereich des gesamten Capillitiums ein gegenüber der Norm verändertes — meist gemischtes — Wurzelmuster vorliegt.

H. ZAUN, Homburg/Saar (zum Vortrag von BRAUN-FALCO): Zur Methodik der Einbettung der epilierten Haare (Frage von Prof. KALKOFF): Da eine Austrocknung der Haarwurzeln zu Deformierungen führt, die eine genaue Typenbestimmung unmöglich machen können, und da es bei längerer Aufbewahrung in wäßrigem Milieu zu Aufquellungen kommt, die die Differenzierung gleichfalls erschweren, bringen wir die Haarwurzeln unmittelbar nach der Epilation in Paraffin. liquid. In diesem Milieu, das sich in unserem trichologischen Labor seit 2 Jahren bestens bewährt hat, behalten die Haarwurzeln über viele Wochen ihre Struktur unverändert bei und können bedenkenlos aufbewahrt (Anm.: auch verschickt!) werden, falls die Differenzierung nicht sofort erfolgen kann oder später Vergleichsuntersuchungen durchgeführt werden sollen.

J. HERZBERG, Bremen (zum Vortrag von BRAUN-FALCO): HERZBERG fragt, wo etwa die Forschung steht im Hinblick auf mögliche zentrale, d. h. humorale Regler des Haarwachstums, und stellt dabei folgenden, einer späteren ausführlichen Publikation vorbehaltenen Fall zur Debatte:

65jähriger Mann, in dessen Vorgeschichte außer einer Polyneuritis 1958 und einem flüchtigen Ikterus 1963 nichts Auffälliges ist. Beginn der Erkrankung etwa

im Juni 1964 mit Geschmacksstörungen. Seit Anfang August 1964 bemerkte er ein
erstaunliches Längenwachstum aller Körperhaare. Die Hypertrichose ist es dann
auch, neben den Geschmacksstörungen (er schmeckt gar nichts mehr), welche am
4. 9. 1964 zur Aufnahme in der Medizinischen Klinik der Städtischen Krankenanstalten Bremen (Prof. REMY) führt und die konsiliarische dermatologische Beratung zur Folge hat. In der Tat bietet der Patient ein ungewöhnliches Bild:
Früher normal behaart, mit noch vollem grauem Kopfhaar, zeigt er jetzt ein weiß-
lich-glänzendes, seidenweiches Flaumhaar-Fell im Gesicht, bis zu 4 cm lange Augen-
wimpern, ein von der oberen Thoraxapertur über Hals-Nacken zum Kopfe heran-
wachsendes Terminalhaar, in welches auch das Lanugo-Haarwachstum von Nase,
Wangen und seitlichen oberen Gesichtspartien einmündet. Wie man einen Rasen
mäht, müssen, damit der Patient überhaupt noch sehen kann, die Haare in der
Augenumgebung regelmäßig gekürzt werden. Auch die Achsel- und Schamhaare
sind 10—12 cm lang und verbergen, wie hinter einem Schleier, das Genitale.
Hypertrichose der Terminalhaare auf dem Rücken, auf der Brust und an den
Extremitäten.

Die eingehende, von Prof. Dr. K. D. VOIGT im Hormonlabor der II. Med.
Univ.-Klinik Hamburg durchgeführte Analyse der Hormonausscheidung im Urin
ergibt: Normale Ausscheidung an Testosteron. Ebenso eindeutige Herabsetzung
der Ausscheidung von Gonadotropin, wie Erhöhung der Cortisol- und Cortisol-
Metaboliten-Ausscheidung. Der Patient verstarb am 9. 12. 1964 an einem me-
tastasierten Gallenblasenwandcarcinom. Der Tumor war bereits lange zuvor durch
Leberbiopsie an seinen Lebermetastasen bekannt. Der Verdacht auf eine Hypo-
physen- und/oder Hypothalamus-Störung, der sich ja aus den Hormonanalysen
ergab, konnte durch eine eingehende Untersuchung des Gehirns sowie der Hypophyse ausgeschlossen werden (Prof. Dr. K. J. ZÜLCH, Max Planck-Institut für
Hirnforschung, sowie Prof. Dr. SCRIBA, Path. Institut Bremen).

Fest steht, daß hier ein humoraler Faktor wirksam geworden ist, der zur
anagenen Synchronisierung des Haarwuchses an allen Haartypen des Körpers
führte und dem nur ganz wenige ähnlich gelagerte Fälle in der Weltliteratur an die
Seite zu stellen sind, unter anderem auch solche, bei denen Carcinom und Hypertrichose zusammentreffen.

W. JADASSOHN, Genf: 1. In Genf kann man sich jetzt Thallium-haltiges
Rattengift nicht mehr so leicht beschaffen wie früher.

2. Es wurden zwei Schwestern mit Kolbenhaarhypotrichie auf der Jahres-
versammlung der Schweizerischen Dermatologischen Gesellschaft 1964 demonstriert.

W. SOLTERMANN, Thun/Schweiz (zum Vortrag von JADASSOHN): Ich hatte
Gelegenheit, in der Dermatologischen Klinik Bern ein Kind zu sehen, dem ein Zopf
durch eine Maschine abgerissen wurde. Der Zopf wurde ohne Verletzung der Kopfhaut abgerissen, die Haare sind völlig nachgewachsen.

Andererseits sah ich eine Skalpierung bei einer Frau, die mit den Haaren in
eine Transmission geriet. Sie brachte den Skalp mit in die Klinik. Er wurde wieder
aufgenäht und wuchs zu drei Viertel an. Ein Viertel nekrotisierte.

H. C. FRIEDERICH, Tübingen (zum Vortrag von JADASSOHN): Ein Haar zer-
reißt bei einer Belastung von 60—70 g (BASLER), vorher dehnt es sich erheblich in
der Länge. Eine mechanisch bedingte, nicht narbige Alopecia durch Abriß der
Haarschäfte nach Einklemmen in die Tür ohne Verletzung der Haut wurde von
mir (GOTTRON, H. A., und W. SCHÖNFELD: Dermatologie und Venerologie, Bd. III,
Teil 2, S. 866) abgebildet. Die Muskelkraft des Armes reicht offensichtlich nicht aus,
um Haare samt der Kopfhaut auszureißen. Aus diesem Grunde benutzen die In-
dianer zum Skalpieren auch Skalpiermesser, um die Kopfhaut abzulösen.

Kurze wissenschaftliche Mitteilungen zum III. Thema, Podiumsgespräch mit Diskussion der Referate und Kurzvorträge

Samstag, den 2. Oktober 1965

Nachmittags

Vorsitzender: O. Braun-Falco, Marburg

Ehrenvorsitzende: C. Carrié, Dortmund, L. Chmel, Bratislawa, O. Frühwald, Hamburg, H. Götz, Essen, A. Greither, Düsseldorf, J. Konopik, Prag

G. F. Klostermann und G. Jörgensen, Göttingen: Recessiv vererbte Alopecie und Nageldystrophie mit Heterocygoten-Manifestation

Einige dermatologische Erscheinungsbilder haben mehr den Wert von Symptomen als von Krankheitseinheiten. Das wird beispielsweise an einer Anzahl erblich bedingter Anomalien deutlich, wenn wir bei gleichem klinischen Befund unterschiedlichen Erbmodus aufdecken.

Unter den ektodermalen Dysplasien, die mit Haarmangel einhergehen, unterscheiden wir nach der Einteilung Franceschettis (1952) die Major-Form oder Anhidrosis hypotrichotica mit Hypodontie von Siemens (1921, 1929) und die Minor-Form, die hidrotische ektodermale Dysplasie, deren Kenntnis vor allem auf die großen Familienbeobachtungen von Jacobsen (1928) sowie Clouston (1929) zurückgeht. Die wesentlichen Symptome der ersteren sind Hypotrichose unterschiedlichen Grades bis zur vollständigen Atrichie, vollständige Anhidrose, Hypodontie und gegebenenfalls Mißbildung vorhandener Zähne; die der letzteren ebenfalls Hypotrichose bis zur völligen Kahlheit, Nagelhypoplasie, oft auch vermehrte Pigmentierung über Gelenkstreckseiten — bei erhaltener Schweißsekretion und ohne angeborenen Zahnmangel.

Die weit überwiegende Zahl der veröffentlichten Fälle und die kritische Durchsicht der älteren Publikationen hat gezeigt, daß die Major-Form recessiv X-chromosomal, die Minor-Form dominant autosomal vererbt wird. Doch gibt es auch einzelne Beobachtungen, die bei der großen Dysplasie dominanten Erbgang erörtern ließen, und es sind kongenitale Alopeciefälle ohne Anhidrose und Hypodontie veröffentlicht worden, die auf Grund von Konsanguinität der Eltern recessiven Erbmodus nahelegen (Literatur bei Franceschetti).

Wir können die Sammlung erbbiologisch besonderer Fälle ergänzen durch die ungewöhnliche und uns aus der Literatur noch nicht bekannte

Beobachtung einer offensichtlich recessiv vererbten Minor-Dysplasie mit Heterozygoten-Manifestation.

An der Einordnung unserer Beobachtung in die hidrotische ektodermale Dysplasie, die Minor-Form Franceschettis, besteht kein Zweifel. Das 5 Jahre alte, geschwisterlose Mädchen ist seit Geburt haarlos. Es fehlen sowohl das Haupthaar als auch die Cilien, Supercilien und Körperbehaarung. Erst bei sorgfältigem Absuchen des Capillitiums, besser mit der Lupe, findet man hier vereinzelte feinste, kurze Härchen. Die Follikel sind vorhanden. — Die Nagelplatten aller Finger- und Fußnägel sind nach distal zunehmend dünner als der Norm entspricht, dabei aber von einem ungleichmäßigen, durch longitudinale Kämme und Furchen gebildeten Relief. Sie sind sämtlich verkürzt und bedecken durchschnittlich nur etwa die proximalen zwei Drittel der Nagelbetten. Ihr freies Ende ist nicht bogig, sondern unregelmäßig geformt, oft wie ausgefranst. (Diapositive zum klinischen Bild.)

Das Kind vermag — wie Anamnese und durchgeführter Schwitzversuch nach Minor ergeben — zu schwitzen. Das Gebiß, einschließlich der röntgenologisch nachgewiesenen bleibenden Zahnanlagen, ist altersentsprechend normal. — Die Haut über den Grund- und Interphalangealgelenken der Finger ist eben angedeutet chagrinlederartig verdickt, in der Farbe jedoch höchstens eine Spur ins Grau abweichend. — Sonstige Befunde: Knick-Senk-Spreizfuß beiderseits und Genua valga, Sitzkyphose, Schädeldeformation im Sinne eines angedeuteten Hydrocephalus, fragliche, noch nicht kontrollierte, laterale Spalte im Bereich des 2. Sakralwirbels.

Die histologischen Befunde entsprechen den 1950 von Friederich beschriebenen Veränderungen mit nur quantitativen Abweichungen, von denen die starke zahlenmäßige Verminderung der Talgdrüsen am auffälligsten ist.

Aus Befund und Anamnese der beiden miteinander blutsverwandten Eltern ist erwähnenswert: Die Mutter bekam erst im Alter von $1^1/_2$ Jahren Kopfhaare. Auch die Cilien und Supercilien seien erst zur gleichen Zeit sichtbar geworden. Das Haupthaar ist jetzt kräftig und voll. Die Schambehaarung ist jedoch relativ dünn und im Einzelhaar nicht länger als etwa 1 cm. Die Achselbehaarung wird rasiert und war von uns nicht zu kontrollieren. — Der Vater hat sehr schwach ausgeprägte Körperbehaarung. Der Status an Brust und Bauch, die völlig kahl sind, sowie an den Extremitäten entspricht dem eines Jünglings. Dem entspricht auch der feminine Typ der Schamhaarbegrenzung und der schwache Bartwuchs, der sich auf den unmittelbaren Kinnbereich beschränkt und Rasur nur zweimal wöchentlich erforderlich macht. Kein Backenbart. — Beide Eltern können schwitzen. Sie sind frei von Nagelveränderungen und Gebißanomalien.

Vater und Mutter unserer Probandin bieten also deutliche Hinweise auf Verzögerungen in der Entwicklung oder gewisse Mängel in der Ausprägung des Haarkleides.

Wenn man diese — bei Kind und Eltern — erhobenen Befunde der Haarunterentwicklung insgesamt den genetisch typischen, also dominant vererbten, Minor-Fällen zuordnen wollte, müßte man für den äußerst eindrucksvollen phänotypischen Unterschied zwischen den beiden Generationen allein unterschiedliche Expressivität eines heterozygoten Gens verantwortlich machen und der Tatsache der Blutsverwandtschaft der Eltern alle Bedeutung absprechen — und man müßte dennoch feststellen, daß das Beobachtungsgut den typischen Fällen in einem wichtigen Punkt nicht entspricht. Es hat sich nämlich bei den dominanten Minor-Fällen als gesetzmäßig gezeigt, daß bei variabler Haardysplasie die Nageldysplasie konstantes Symptom in allen Generationen ist und keine Generationssprünge macht. Die Nageldysplasie fehlt aber bei den Eltern unserer Probandin völlig.

Ausschlaggebend für die genetische Deutung ist jedoch die Tatsache der Verwandtenehe der Eltern, deren Bedeutung zu ignorieren geradezu abwegig wäre. Es würde uns unter diesen Umständen als gezwungen erscheinen, die große Differenz in der Symptomatik zwischen Eltern und Kind — mit diskreten Veränderungen einerseits und

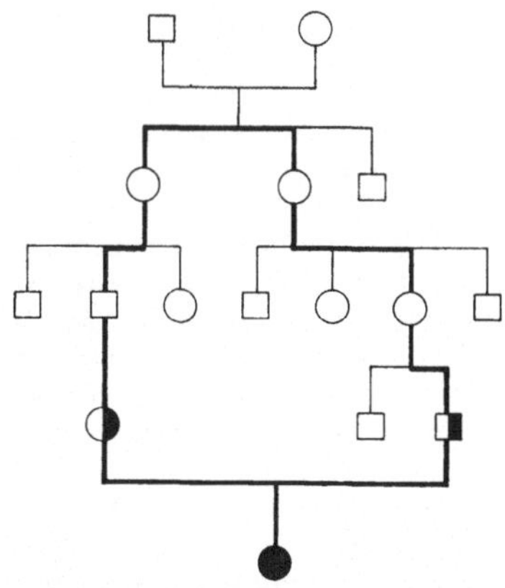

Abb. 1. Sippentafel der Familie K.-Heterozygoten-Manifestation: halb geschwärztes Symbol, Homozygoten-Manifestation: voll geschwärztes Symbol. Fett gedruckte Linien: Weg des krankmachenden Gens

plötzlich in der Familie auftretendem Vollbild andererseits — anders zu verstehen als bedingt durch eine Differenz der zugrundeliegenden Gendosis im Sinne der Heterozygotie (Eltern) bzw. Homozygotie (Kind). Die Probanden-Eltern sind Vetter und Base 2. Grades. Sie haben also zweifellos beide das in der Gesamtbevölkerung seltene krankmachende Gen aus der gleichen Familie, von einem ihrer gemeinsamen Urgroßeltern geerbt. Beide haben sie es dann an ihr einziges Kind weitergegeben, das, im Hinblick auf das pathogene Gen reinerbig, nun die volle klinische Symptomatologie der Minor-Dysplasie aufweist (Abb. 1).

Die Deutung dieser Familienbeobachtung als im Vollbild recessiv vererbte Anomalie bei der Probandin mit Heterozygoten-Manifestation bei den Eltern erscheint uns zwingend.

Heterozygoten-Manifestation ist aus dem Bereich vererbter abweiger Stoffwechselreaktionen geläufig, im Rahmen klinisch-morphologischer

Genäußerung, wie wir sie an unseren Beispielen zeigen konnten, jedoch ungewöhnlich. Unsere Beobachtung darf daher besonderes erbbiologisches Interesse beanspruchen.

Literatur

Clouston, H. R.: J. Canad. med. Ass. **21**, 18 (1929).
Franceschetti, A.: Dermatologica (Basel) **106**, 129 (1953).
Friederich, H. C.: Derm. Wschr. **121**, 409 (1950).
Jacobsen, A. W.: J. Amer. med. Ass. **90**, 686 (1928).
Siemens, H. W.: Arch. Derm. Syph. (Berl.) **136**, 69 (1921), und Hdb. Haut- u. Geschlechts-Kr. (Jadassohn) Bd. 3, S. 1. Berlin: Springer 1929.

Aussprache

H. W. Siemens, Leiden: Ich möchte noch einmal die Frage aufwerfen, auf die schon der Vortragende am Ende seiner Mitteilung flüchtig hingewiesen hat: Was können wir aus dieser mehr kasuistischen Mitteilung *Allgemeines* lernen? Die simple Feststellung von regelmäßiger Dominanz und Rezessivität ist ja allmählich ausgeschöpft. Mit der weiteren Entwicklung der familien-pathologischen Forschung sind aber neue Fragestellungen aufgekommen: Bei der Dominanz z. B. das Aufsuchen abortiver Formen zur Erforschung der Manifestationsschwankungen, bei der Rezessivität die subtilste Untersuchung der Heterocygoten, um sie an minimalen und versteckten Symptomen zu erkennen. Daß man damit Erfolge haben kann, hat uns die Untersuchung der Vortragenden von neuem an einem sehr überzeugenden Beispiel gezeigt. So ermuntert sie uns weiterhin zu der sehr subtilen Untersuchung aller, auch der gesunden, Familienmitglieder des Patienten, woraus folgt, daß für die weitere Entwicklung der dermatologischen Vererbungsforschung vor allem ein guter, erfahrener und zuverlässiger dermatologischer *Kliniker* nötig ist, gegebenenfalls natürlich in Zusammenarbeit mit einem Genetiker.

K. Bosse, München: Zur Biologie des Haarwachstums

Das Phänomen der physiologischen temporären Synchronisation des primär nicht synchronisierten Haarcyclus des Meerschweinchens wurde 1964 beschrieben (Bosse u. Kostanecki).

Es konnte damals mittels fortlaufender Haarstatusbestimmungen an trächtigen Tieren gezeigt werden, daß während der letzten Wochen ante partum der Anteil an Telogenhaaren bis zu $100^0/_0$ oder nahezu $100^0/_0$ ansteigt und bei einem Teil der Tiere nach dem Partus auf nahezu $0^0/_0$ abfällt. Während es sich bei der Telogenisierung um die Zeit des Partus um ein regelmäßig auftretendes Phänomen, eine physiologische „Telogensynchronisation" handelt, betrifft die nachfolgende „Anagensynchronisation" nur einen Teil der Tiere. Die Verschiebungen der Anagen/Telogenrelation sind gelegentlich von dem klinischen Bild eines Effluvium post partum begleitet. Die Beobachtung wurde mit dem Effl. p p. der Frau verglichen.

Eine „physiologische Anagensynchronisation" findet man dagegen beim Neugeborenen und Säuglingsmeerschweinchen.

Diese mittels fortlaufender Haarstatusbestimmungen gewonnenen Ergebnisse konnten jetzt histologisch bestätigt werden (Abb. 1a und b und 2a und b)[1].

Der physiologische Wechsel von synchronisiertem und nicht synchronisiertem Haarwachstum bei ein und derselben Tierart steht im Widerspruch zu unseren bisherigen Vorstellungen über die grundsätzliche Verschiedenheit der bekannten Haarwachstumsformen bei Mensch und Meerschweinchen einerseits (unsynchronisiertes Haarwachstum) und

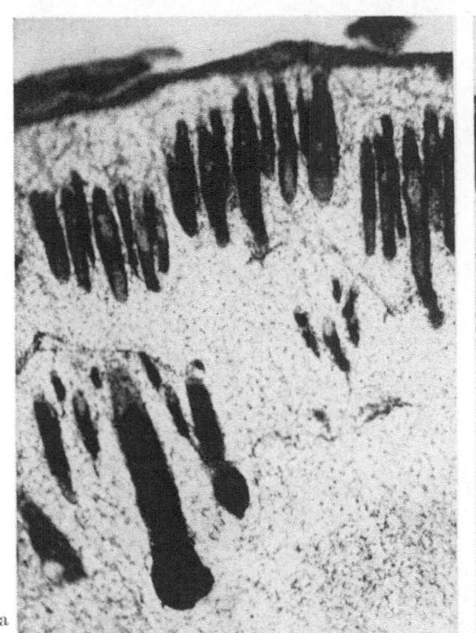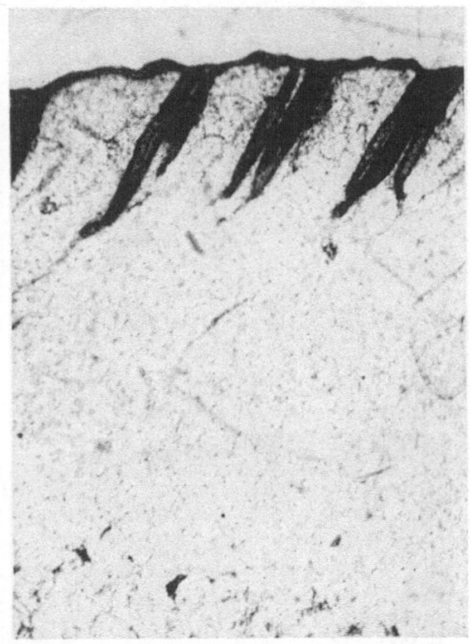

Abb. 1. a Unsynchronisiertes Haarwachstum des erwachsenen Meerschweinchens (Lupenvergrößerung). b Telogensynchronisation bei weiblichem Meerschweinchen 3 Tage post partum (Lupenvergrößerung)

Maus bzw. Ratte (synchronisiertes Haarwachstum) andererseits. Da die Beobachtung grundlegende biologische Folgerungen erlaubt, wurde zunächst versucht, das Phänomen experimentell zu reproduzieren.

So gelingt mittels zeitlich begrenzter Verabreichung von Östriol die Provokation einer weitgehenden Telogenisierung des Haarkleides mit anschließender Verschiebung der Anagen/Telogenrelation zugunsten der Anagenhaare. Die Veränderungen unter Östriolmedikation sind durchaus mit denjenigen vergleichbar, welche im Verlauf von Trächtigkeit, Partus und post partum beobachtet werden.

Pathophysiologisch dürften damit letztere ihre Ursache in der Hemmwirkung der Oestrogenderivate auf das Nachwachsen der Anagenhaares

---

[1] Für mikrotechnische Hilfe danke ich Herrn Priv.-Doz. Dr. H. J. BANDMANN.

und durch eine Verlängerung der Ruhephase während der Trächtigkeit besitzen (Mohn, 1958). Eine vermehrte Ausscheidung der Oestrogenderivate ist wie bei der Schwangerschaft des Menschen auch bei der Trächtigkeit der meisten Tierarten bekannt (Heidermanns u. Kirchner-Kühn, 1964).

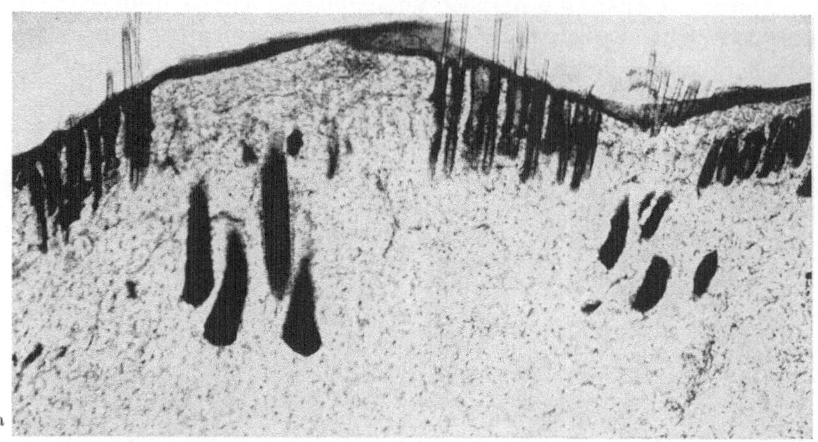

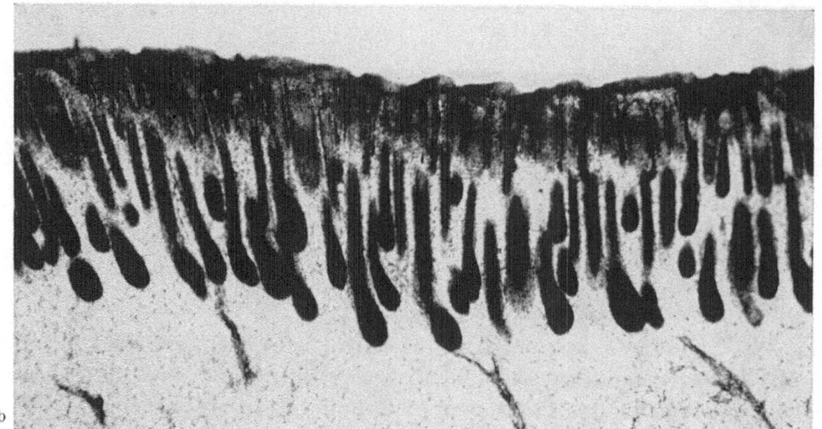

Abb. 2. a Unsynchronisiertes Haarwachstum des erwachsenen Meerschweinchens 3 Wochen post partum (Lupenvergrößerung). b Anagensynchronisation des neugeborenen Meerschweinchens (Lupenvergrößerung)

Ob es sich um eine direkte Einwirkung der Oestrogene oder eine indirekte via Hypophyse bzw. Nebenniere handelt, ist noch nicht endgültig geklärt.

Durch Hyperoestrogenismus bedingte Haarausfälle sind auch bei männlichen und weiblichen Hunden bekannt. Sie sind ebenso wie das Effl. p.p. des Hundes, des Meerschweinchens und des experimentell durch

Östriol provozierte Effl. des Meerschweinchens klinisch durch den symmetrischen Befall von Flanken- und Bauchregion sowie der inneren Oberschenkel gekennzeichnet. Sie unterscheiden sich klinisch eindeutig von den experimentell durch entzündliche Noxen auslösbaren Haarausfällen des Meerschweinchens. Es erscheint wahrscheinlich, daß auch der Haarausfall, welcher bei jungen Frauen gelegentlich nach Anwendung von Antikonzipientien beobachtet wird, auf den Anteil an Oestrogenderivaten zurückzuführen ist und somit ein jatrogen ausgelöstes „Effluvium post partum" darstellt.

Tabelle 1. *Beziehung zwischen Haarwechsel, Haarwachstum und Sexualcyclus bei Mensch und Tier. (Daten über Brunstrhythmus zusammengestellt nach Angaben von Benesch, 1952)*

	Wildtiere [1]	Haustiere Laboratoriumstiere	Mensch
Haarwechsel	periodisch von der Jahreszeit abhängig	Lockerung der jahreszeitlichen Periodik	aperiodisch
Haarwachstum	synchron	synchron, z. T. nicht synchron	nicht synchron
Oestrus	periodisch von der Jahreszeit abhängig	Lockerung der jahreszeitlichen Periodik	praktisch kein Einfluß der Jahreszeit auf Cyclus
	monoestrisch (dioestrisch)	(dioestrisch) polioestrisch	fortlaufender Cyclus

[1] Arktischer und gemäßigter Zonen.

Auf die biologischen Korrelationen und Regulationen weist uns der Vergleich von Brunstcyclus und Haarwechsel bei Tieren und Menschen hin (Tab. 1). Man findet bei Wildtieren arktischer und gemäßigter Breitegrade eine festgelegte jahreszeitliche Periodik für beide Funktionen. Die jahreszeitliche Gebundenheit wird sowohl hinsichtlich des Haarwechsels als auch des Brunstcyclus bei Haus- und Laboratoriumstieren gelockert und beim Menschen nahezu völlig aufgehoben. Als Regulationsmechanismus für die jahreszeitliche Periodik ist die zahreszeitliche Photoperiodik dieser Breitengrade anzusehen.

Wichtig für das biologische Verständnis der verschiedenen Haarwachstumsformen ist die Beobachtung, daß auch bei Wildtieren der jahreszeitlich gebundene periodische Ablauf des Haarwechsels geschlechtsabhängige Unterschiede zeigt (Tab. 2): Es besteht nämlich für die weiblichen Tiere eine zeitliche Abhängigkeit zwischen Setzzeiten und dem darauf folgenden Haarwechsel. Der Haarwechsel zeigt bei den

Tabelle 2. *Haarwechsel und Partus bei einheimischem Wild (zusammengestellt nach eigenen Beobachtungen und Angaben von Prof. Ernst, Anzing)*

	Partus		sichtbarer Haarwechsel beendet
Rehwild	Mitte Mai bis Mitte Juni	Schmalreh	Anfang Juni
		alte Böcke	Mitte Juni (Ende)
		Geißen	Ende Juni (Anfang Juli)
		Geltegeiß	früher
Rotwild	Ende Mai bis Ende Juni	jüngere Tiere	Anfang bis Mitte Juni
		alte Hirsche	Mitte bis Ende Juni
		führende Tiere	Mitte bis Ende Juni
Muffelwild	Ende März bis Ende April	Widder	„besonders lang"
		führende Tiere	Anfang bis Ende Mai
Fuchs	März	Rüde	schon im Mai beendet „rot"
		Fähe	Ende Mai bis Ende Juni

führenden Muttertieren einen anderen Ablauf als bei den nicht führenden weiblichen Tieren, Jungtieren und männlichen Tieren derselben Art (Rehwild, Rotwild, Muffelwild und Fuchs). In Analogie zum Effl. p.p. bei Mensch, Meerschweinchen und Hund läßt sich somit auch der periodisch (synchronisiert) ablaufende Frühjahrshaarwechsel bei weiblichen Wildtieren als Effl. p.p. deuten.

Abschließend läßt sich feststellen, daß das Effl. p.p. bei allen Formen des Haarwachstums vorkommt und beim Menschen etwas überspitzt als stammesgeschichtliches Rudiment eines periodischen von der Jahreszeit abhängigen Haarwechsels interpretiert werden kann.

Zusammenfassung

1. Das Phänomen der temporären physiologischen Synchronisation des primär nicht synchronisierten Haarwuchses am Meerschweinchen (Bosse u. Kostanecki) wurde durch histologische Untersuchungen bestätigt.

2. Durch Östriolmedikation kann tierexperimentell beim Meerschweinchen ein dem Effl. p.p. ähnlicher Haarausfall erzeugt werden.

3. Es wird auf spontane durch Hyperoestrogenismus bedingte Haarausfälle beim Hund hingewiesen.

4. Es erscheint wahrscheinlich, daß das Vorkommen von Haarausfall bei Frauen nach der Anwendung von Antikonzipientien durch den Anteil letzterer an Oestrogenderivaten bedingt ist.

5. Es wird die biologische Korrelation von Brunstcyclus und Haarwachstum vergleichend aufgezeigt.

6. Das Effl. p.p. des Menschen läßt sich als stammesgeschichtliches Rudiment eines jahreszeitlich gebundenen periodischen Haarwechsels interpretieren.

Literatur

Bosse, K., u. W. Kostanecki: Die temporäre physiologische Synchronisation des Haarcyclus beim Meerschweinchen. Hautarzt **15**, 305 (1964).

Heidermanns, C., u. I. Kirchner-Kühn: Die Ausscheidung von Wirkstoffen im Harn von Wild- und Nutztieren. III. Forschungsberichte des Landes Nordrhein-Westfalen Nr. 1217. Köln und Opladen: Westdeutscher Verlag 1964.

Mohn, M. P.: The effect of different hormonal states on the growth of hair in rats. In: The biology of hair growth, ed. by W. Montagna and R. A. Ellis. New York, London: Academic Press Inc. 1958.

Weitere Literaturangaben siehe in:

Bosse, K.: Vergleichende Untersuchungen zur Physiologie und Pathologie des Haarwechsels unter besonderer Berücksichtigung seiner Synchronisation. (In Vorbereitung.)

Aussprache

K. Salfeld, Marburg/Lahn: Bei unserem Krankengut mit diffusem Defluvium beobachten wir eine jahreszeitliche Abhängigkeit: Wir sehen vermehrt Haarausfall, beginnend im Frühherbst mit allmählicher Normalisierung bis zum Frühjahr hin.

Sind solche Beobachtungen auch anderenorts gemacht worden?

Bestehen hier eventuell noch Beziehungen zum jahreszeitlichen Haarwechsel, der im Tierreich bekannt ist?

D. Petzoldt, Marburg/Lahn: Enzyme des energieliefernden Stoffwechsels in der Haarmatrix während eines künstlich induzierten Haarcyclus[*]

Das Wachstum des Haares ist letztlich die Folge der hohen mitotischen Aktivität der Haarmatrixzellen. Untersuchungen am Haarcyclus der Maus zeigen, daß jede Zelle der Haarmatrix während der Periode des stärksten Haarwachstums etwa alle 22 Std in eine neue Mitose eintritt [5]. Der Vorgang der Zellteilung erfaßt somit innerhalb eines Tages jede Matrixzelle.

Man könnte erwarten, daß während der Phase des Haarwachstums eine Erhöhung des energieliefernden Stoffwechsels in den mitotisch aktiven Matrixzellen eintritt, da einmal während der Vorgänge der Zellteilung Energie verbraucht wird, zum anderen weil die Matrixzelle zu ihrer Reduplikation Energie benötigt [12]. In diesem Sinne sprechen auch einige früher erhobene histochemische und biochemische Befunde [7],

---

[*] Durchgeführt mit Mitteln der Deutschen Forschungsgemeinschaft.

aus denen deutlich wird, daß die anagene Matrixzelle durch relativ hohe Aktivitäten von Enzymen des energieliefernden Stoffwechsels gekennzeichnet ist [4, 10, 2].

Zur genaueren Erfassung jenes Mechanismus, der die Energie für die mitotisch aktive Haarmatrix liefert, untersuchten wir mit histo-

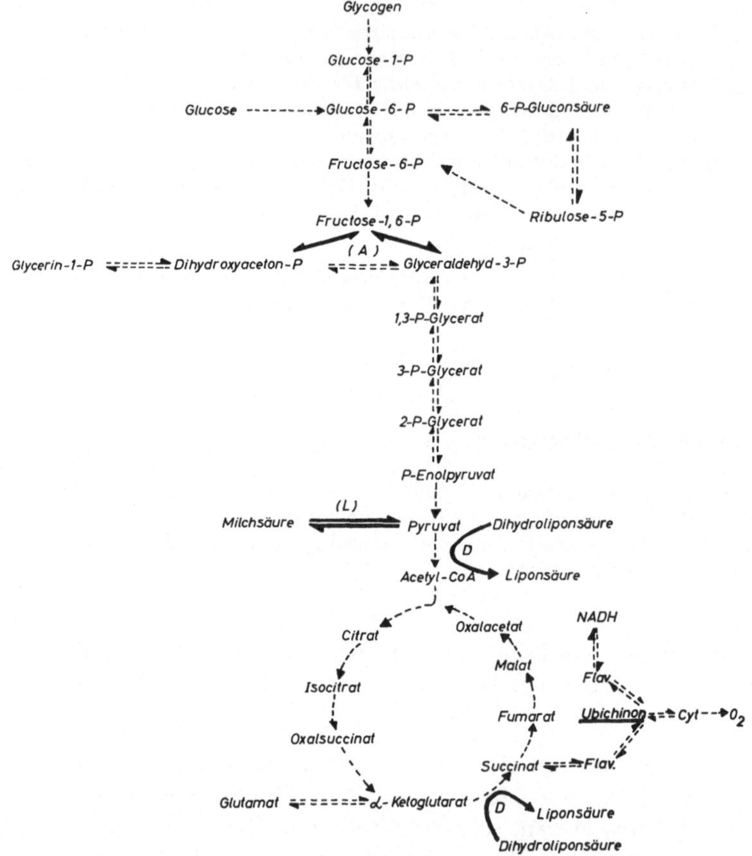

Abb. 1. Schema des energieliefernden Stoffwechsels. Die stark ausgezogenen Striche bezeichnen die Reaktionen, die histochemisch erfaßt wurden. *A* Aldolase; *L* Lactatdehydrogenase; *D* Dihydroliponsäuredehydrogenase

chemischer Methodik das Verhalten von Enzymen des energieliefernden Stoffwechsels in der Haarmatrix während eines künstlich induzierten Haarcyclus.

Unsere Versuchsanordnung war folgende:

Bei 150 Ratten wurde durch Ausrupfen eines größeren Büschels von Telogenhaaren ein Haarcyclus induziert. Nach dem Ausrupfen wurden alle 1—2 Tage fünf Ratten getötet, die epilierten Hautareale entnommen

und an Kryostatschnitten die histochemischen Reaktionen durchgeführt.
Im einzelnen wurden — nach vorheriger Aceton- oder Alkoholfixierung
des Gewebes — die Enzyme Aldolase [1] Lactatdehydrogenase [11,6],
Dihydroliponsäuredehydrogenase [3], die sogenannten Diaphorasen [8]
(NADH- und NADPH-Tetrazoliumreduktasen [15]) und das für die
oxydative Phosphorylierung wichtige Ubichinon untersucht. Die Aus-

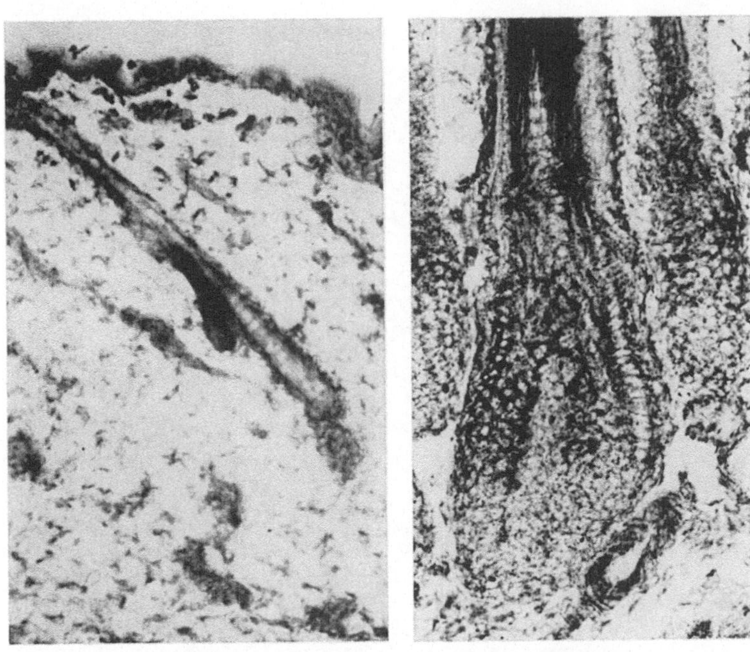

Abb.2   Abb.3

Abb.2. Telogenhaar der Rattenhaut. Deutlich positiver Ausfall der histochemischen Reaktion auf Lactatdehydrogenase in den Zellen des ruhenden Haarkeimes. Mikr. Vergr. 70fach

Abb.3. Anagenhaar der Rattenhaut. Mäßig positiver Ausfall der histochemischen Reaktion auf Lactatdehydrogenase im unteren Haarbulbus der Haarmatrix. Mikr. Vergr. 70fach

wahl der Enzyme ermöglichte die Erfassung des energieliefernden Stoffwechsels an verschiedenen Stellen (Abb.1).

Alle diese getesteten Enzyme zeigten im Verlaufe des Haarcyclus ein
weitgehend gleichartiges Verhalten. Entgegen unseren Erwartungen
kam es während der mitotisch aktivsten Anagenphase (Anagen VI) nicht
zu einer Vermehrung der Enzymaktivität anzeigenden Formazan-
granula in der Haarmatrix. Die histochemischen Reaktionen fielen vielmehr in den Zellen des ruhenden Haarkeims genau so stark aus, wie in
den mitotisch aktiven Matrixzellen des vollen Anagenstadiums
(Anagen VI). In einigen Fällen hatte man den Eindruck, daß die Intensität der histochemischen Reaktion in den Zellen der anagenen Haar-

matrix (Anagen VI) eher geringer war als in den Zellen des ruhenden Haarkeims (Abb. 2 und 3).

Ähnlich verhielt sich Ubichinon. Der histochemisch faßbare Ubichinongehalt der Matrixzellen nahm während der mitotisch aktiven Anagenphase (Anagen VI) nicht zu, sondern blieb vielmehr auffallend gering (Abb. 4 und 5).

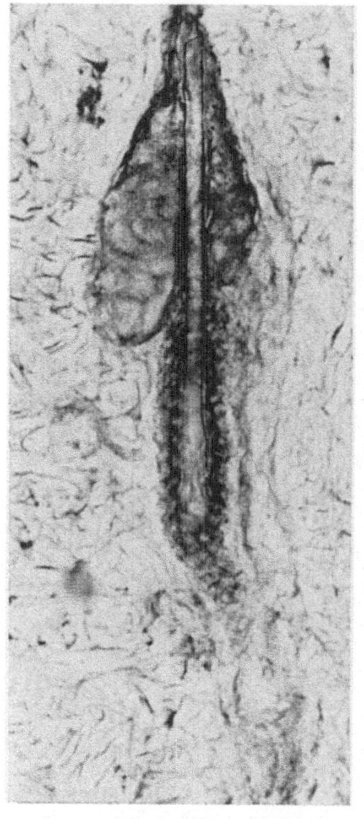

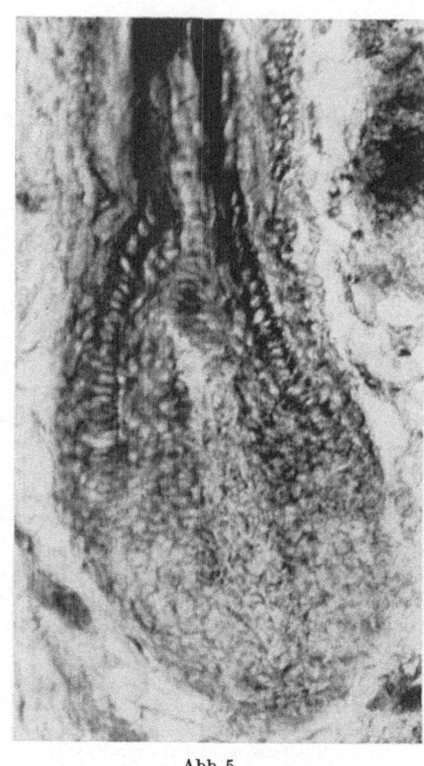

Abb. 4   Abb. 5

Abb. 4. Telogenhaar der Rattenhaut. Mäßig positiver Ausfall der histochemischen Reaktion auf Ubichinon in den Zellen des ruhenden Haarkeimes. Mikr. Vergr. 90fach

Abb. 5. Anagenhaar der Rattenhaut. Nur mäßig positiver Ausfall der histochemischen Reaktion auf Ubichinon in den Zellen des unteren Haarbulbus der Haarmatrix. Mikr. Vergr. 70fach

Diese Befunde können zunächst überraschen. Sie geben nämlich entgegen möglicher Erwartungen keinen Hinweis darauf, daß sich der energieliefernde Stoffwechsel und die oxydative Phosphorylierung der Matrixzellen während der vollen Anagenphase erhöht.

Eher verständlich wird dieses Verhalten, wenn man sich einige elektronenmikroskopische Befunde vergegenwärtigt. Von elektronenmikroskopischen Untersuchungen ist bekannt, daß die Zahl der Mitochondrien in den Matrixzellen sehr klein ist [13]. Die Enzyme des energieliefernden

Stoffwechsels sind zum großen Teil an Mitochondrien gebunden. Auch das für die oxydative Phosphorylierung wichtige Ubichinon ist vorwiegend ein Bestandteil mitochondrialer Membranen [9]. Wenn nun aus unseren histochemischen Untersuchungen gefolgert werden kann, daß die voll-anagene Haarmatrix (Anagen VI) nicht durch eine hohe Aktivität von Enzymen des energieliefernden Stoffwechsels gekennzeichnet ist, so steht dieser Befund in guter Übereinstimmung mit der Mitochondrien-Armut der Matrixzellen.

Unsere Befunde möchten wir als Bestätigung der Auffassung werten, nach der die anagene Haarmatrix keine hoch differenzierten enzymgebundenen synthetischen Leistungen zu vollbringen hat, sondern daß ihre Aufgabe in der Reduplikation der einzelnen Zellstrukturen besteht. Dieser Aufgabe wird die anagene Matrixzelle anscheinend gerecht, ohne daß eine histochemisch faßbare Aktivierung der Enzyme des energieliefernden Stoffwechsels eintritt.

Grundsätzlich anders scheinen die Stoffwechselverhältnisse erst dann zu werden, wenn die Zellen synthetische Leistungen im Rahmen der Zelldifferenzierung zu vollbringen haben. Das aber ist erst dann der Fall, wenn die Matrixzelle aus der Haarmatrix ausscheidet und in den oberen Bulbus aufsteigt.

Literatur

[1] ABE, T., and N. SHIMIZU: Histochemical method for demonstrating aldolase. Histochem. 4, 209—212 (1964).

[2] ARGYRIS, T. S.: The distribution of succinic dehydrogenase and non-specific esterase in mouse skin throughout the hair growth cycle. Anat. Rec. **125**, 105—119 (1956).

[3] BALOGH, K.: Dihydrolipoic dehydrogenase activity of acyl-coenzyme A, demonstrated histochemically. J. Histochem. Cytochem. **12**, 404—412 (1964).

[4] BRAUN-FALCO, O.: The histochemistry of the hair follicle. In: The biology of hair growth, ed. by W. MONTAGNA and R. A. ELLIS. New York: Acad. Press 1958.

[5] — Über die mitotische Aktivität in der Haarmatrix bei der Albinomaus während eines künstlich induzierten Haarcyclus. Arch. klin. exp. Derm. **215**, 63—78 (1962).

[6] BRODY, J. A., and K. W. ENGEL: Effects of phenazine methosulfate in histochemistry. J. Histochem. Cytochem. **12**, 928—929 (1964).

[7] BULLOUGH, W. S., and E. B. LAURENCE: The mitotic activity of the follicle. In: The biology of hair growth, ed. by W. MONTAGNA and R. A. ELLIS. New York: Acad. Press 1958.

[8] BURSTONE, H. S.: Enzyme histochemistry and its application in the study of neoplasms, p. 515. New York: Acad. Press 1962.

[9] CRANE, F. L.: Quinones in lipoprotein electron transport systems. Biochemistry 1, 510—517 (1962).

[10] HASHIMOTO, T.: Histochemical studies on various dehydrogenases related to glucose metabolism of the human skin. Skin Res. **3**, 245—276 (1961).

[11] HESS, R., D. G. SCARPELLI, and A. G. E. PEARSE: The cytochemical localization of oxidative enzymes II. Pyridine nucleotide linked dehydrogenases. J. biophys. biochem. Cytol. 4, 753—760 (1958).
[12] MAZIA, D.: Mitosis and the physiology of cell division. In: The cell, ed. by J. BRACHET and A. E. MIRSKY, vol. III. New York: Acad. Press 1961.
[13] MONTAGNA, W.: The structure and function of skin. New York: Acad. Press 1956.
[14] RAPOPORT, S. M.: Medizinische Biochemie, 2. Aufl. Berlin: VEB Verlag Volk und Gesundheit 1964.
[15] TRANZER, J. P., and A. G. E. PEARSE: Cytochemical demonstration of ubiquinones in animal tissues. Nature (Lond.) 199, 1063—1066 (1963).

H. C. FRIEDERICH, Tübingen: Veränderungen des Haarkleides am behaarten Kopf nach operativen Eingriffen an der Kopfschwarte

Operative Eingriffe am behaarten Kopf aus dermatologischer Indikation sind häufig notwendig. Neben Atheromen bzw. Follikularcysten werden Organnaevi (Naevus sebaceus, Naevus pilosus, Naevus vasculosus, Neavus syringo-cystadenomatosus papilliferus, Naevus lipomatodes superficialis usw.), kombinierte Organnaevi und Angiome excidiert. Die Aplasia cutis congenita circumscripta, die circumscripte Sklerodermie des behaarten Kopfes können erfolgreich operativ angegangen werden, wenn der Kranke und die Ausdehnung der Krankheit es erlauben. Neoplasmen mit Sitz und Primärentwicklung in der Kopfhaut, Metastasen von Neoplasmen fernliegender Organe mit Absiedlung in die Kopfhaut-Tumoren des Schädelinnern mit Durchbruch durch das Schädeldach und Kontinuitätswachstum in die Kopfhaut stellen im dermatologischen Krankengut eine Seltenheit dar und gehören in chirurgische Versorgung — werden operiert, wenn der behandelnde Dermatologe der operativen Behandlung, nicht zuletzt wegen der Strahlenfolgezustände an Kopfschwarte und Schädelknochen, vor der Strahlentherapie den Vorzug gibt. Endlich können Neurinome, Fibrome, die Keloidacne einmal die Indikation zum Eingriff darstellen.

Sehr viel seltener erfolgt die operative Beseitigung irreversibler, narbiger Haarverluste verschiedenster Genese. Das Ziel der Operation ist hier entweder eine definitive Ausschaltung der Manifestation einer Hautkrankheit am behaarten Kopf, die Beseitigung eines narbigen Krankheits- oder Behandlungsfolgezustandes oder endlich eines unästhetischen Status. WELTIS Auffassung, daß die letztere Operation in erster Linie von Psychopathen gewünscht wird, hat vieles für sich.

Der prothetischen Deckung eines irreversiblen Haarverlustes durch eine Teil- oder Totalperücke ist stets — falls technisch möglich — eine einzeitige oder auch mehrzeitige plastische Deckung vorzuziehen, denn eine restitutio ad integrum als medikamentöser Therapieerfolg dürfte hier nicht mehr zu erwarten sein. Liegt doch jene besondere „mesenchymale und epitheliale Konstellation nicht mehr vor, die in der Anlage der Haut gegeben ist, die beim Haarwechsel in regelmäßiger Form wiederkehrt und für die Bildung eines jeden Haares vorauszusetzen ist".

Eine solche Vorstellung macht es verständlich, daß therapeutische Bestrebungen heute darauf gerichtet sind, irreversible Haarverluste durch Heranbringen behaarter Areale auszugleichen. Leben wir doch in einer Zeit, in der durch subjektive Überbewertung des Haarkleides in der Beurteilung des eigenen Körperbildes, Haarverlust als schwere Störung, d. h. als Einbruch in das vom Körperbild geprägte Selbstbewußtsein vom Menschen empfunden wird.

Methodik und Ergebnisse

Drei Wege zur operativen Deckung von irreversiblen Behaarungsdefekten, im Sinne der Begriffsbestimmung nach SCHNEIDER, bieten sich an:

1. das Heranbringen benachbarter behaarter Hautareale durch Dehnung, Schwenkung oder Rotation.

2. Die Transplantation behaarter Hautabschnitte.

3. Die Glatzenoperationen, um die es allerdings wieder so ruhig geworden ist, so daß ich mich auf die Schilderung der angewandten Methodik beschränken darf.

1. Aus dermatologischer Indikation erfolgt das „Heranbringen" benachbarter behaarter Hautareale in einen Behaarungsdefekt durch Dehnung, Schwenkung oder Rotation in erster Linie in der Tumor- bzw. Naevuschirurgie, in seltenen Fällen auch einmal, als „ultimo ratio", in der Behandlung von Haarverlusten, „bei denen die Therapie ihr Recht verloren hat" (SACK).

Bei der chirurgischen Entfernung flächenhafter Behaarungsdefekte verschiedenster Genese kommt man im allgemeinen mit einem bzw. zwei Rotations- oder Schwenklappen aus. Aus ästhetischen Erwägungen — funktionell liegen keine zwingenden Gründe vor — sollte eine Defektdeckung an der Spenderstelle durch Schwenkung oder Verschiebung ohne Zuhilfenahme haarloser Transplantate angestrebt werden. Erfahrungsgemäß lassen sich an der Kopfhaut, ob der mangelnden Dehnbarkeit der Kopfschwarte, nur relativ kleine Defekte durch Dehnung und direkte Naht „spannungslos" (Voraussetzung für einen ungestörten Heilverlauf) verschließen. Mit Hilfe von Rotations- und Schwenklappenplastiken ist es dagegen erstaunlicherweise verhältnismäßig einfach, größere Defekte — bis zu fünf auf 5 cm — vom Verlauf her befriedigend zu verschließen. Entsprechende Beispiele finden sich bei BROCQ u. RAMADIER; BRUCK; DE STEFANO, FRIEDERICH; FRIEDERICH u. MÖRICKE;

Limberger; Limberger u. Friederich; Sanvenero-Roselli; Schmidt; Schuchardt; Zwicker u. a.

Falls technisch vertretbar, dürfte bei der Deckung größerer Behaarungsdefekte, insbesondere dann, wenn Bedenken hinsichtlich der Voraussetzungen an der Empfängerstelle bestehen, die auch durch hohe Complamingaben nicht ausgeräumt werden können (Röntgen-Folgezustand, Narbe, Rezidiv eines Carcinoms nach Röntgen-Bestrahlung, narbige Alopecie nach Lupus erythematodes, Lichen ruber, circumscripte Sklerodermie), dem einmaligen kurativen Eingriff ein mehrzeitiges Verfahren vorzuziehen. Ein solches Vorgehen scheint mir hinsichtlich der Ergebnisse risikoloser. Mit der „Mehrzeitigkeit" läuft ein „Lappentraining" parallel, das durch die Ausbildung einer intensiveren Vascularisation wieder dem Endeingriff zugutekommt und zwar in Einzelfällen so, daß eine Hypertrichosis im Lappengebiet gegenüber der nicht operierten Seite — im demonstrierten Fall Schläfengebiet — eindeutig feststellbar ist.

Flächenhafte narbige Haarverluste machen ein mehrzeitiges Vorgehen notwendig:

1. Abschnitt. In der ersten manchmal auch noch in der zweiten Sitzung (Intervall 6—8 Wochen) werden Serienexcisionen (Dehnungsplastiken) aus dem haarlosen Abschnitt unter Ausnutzung von Elastizität und Dehnbarkeit der Haut der gesunden und kranken Umgebung entnommen. Der Zweck dieser Eingriffe ist die Verkleinerung der Defekte. Gleichzeitig wird eine Form erarbeitet, die es dem Operateur erlaubt, im nächsten Operationsabschnitt den Defekt vom funktionellen und ästhetischen Gesichtspunkt her befriedigend zu verschließen. „Es ist erstaunlich, wie dehnbar die menschliche Haut ist" sagte Napoleon, als er den Bauch Friedrich I., jenes württembergischen Souverains sah, der 2 m lang und 4 Zentner schwer war. Diese Erkenntnis eines medizinischen Laien gilt es im ersten Abschnitt auszunutzen.

2. Abschnitt. In der darauffolgenden Sitzung wird der noch vorhandene Behaarungsdefekt durch das Rotieren oder Schwenken benachbarter behaarter Kopfhautabschnitte gedeckt oder, wenn ein Restdefekt persistiert, eine Lappennekrose eintritt, kann der abschließende Verschluß des Defektes durch ein Vollhauttransplantat — technisch am einfachsten entnommen aus der Haut über der Hinterhauptschuppe, gedeckt werden. Der Verschluß der Spenderstelle durch eine Dehnungsplastik ist die technisch ansprechendste Lösung. Demonstriert wird ein eigener Fall — mit exzessiv subjektiver Überbewertung einer Narbe nach Verbrennung der linken Schläfe im Kindesalter, der nach diesem Verfahren behandelt wurde.

2. Aus dem bisher Gesagten ergibt sich die zweite Möglichkeit der Defektdeckung, die Transplantation behaarter Areale in haarlose ehe-

mals behaarte Abschnitte, mit dem Endziel, dort einen irreparablen Behaarungsdefekt zu beseitigen.

Entsprechende Bemühungen in der Wiederherstellungschirurgie und operativen Dermatologie (Lupus-Carcinomchirurgie) Behaarungsdefekte am behaarten Kopf oder an den Wimpern auszugleichen (BARSKY; KRUSIUS; LEXER; LIMBERGER; MATTHEWS; MUTOV; TANZER) sind Ihnen ja aus dem Schrifttum bekannt. Neue Aktualität hat das Verfahren in der „operativen Therapie des Dermatologen" durch das Vorgehen ORENTREICHS bekommen. ORENTREICHS Versuche knüpfen an die Transplantationsversuche von HAXTHAUSEN; COMEL; SPENCER u. TOLMACH (Verhalten von Transplantaten bei der Vitiligo), HAXTHAUSEN (Morphaea und Acrodermatitis atrophicans); SAGHER (Amyloidose), NAEGELI; DE QUERVAIN u. STALDER (fixes Antipyrinexanthem) URBACH u. SIDERAVICIUS (Methodik der passiven Übertragung der Überempfindlichkeit), WISE u. SULZBERGER; KNOWLES; DECKER u. KANDLE (fixes Phenolphthaleinexanthem), LOVEMANN (fixes Alluratexanthem), HURLEY u. SHELLEY (Hyperhidrosis), CHAGRIN (Lupus erythematodes), Versuche jüngerer Autoren, über deren Ergebnisse noch diskutiert werden soll, an. ORENTREICH ging es bei seinen Versuchen am Modell verschiedener Hautkrankheiten (Vitiligo, Psoriasis vulgaris) um die Bestimmung der „Donor-Dominance" auch bei der Alopecia praematura, Areata, Alopecia cicatricata. Das Modell war mit der Stanze gewonnene, im Durchmesser 6—12 mm große, zunächst im Uhrzeigersinn verschobene, später linear aneinandergelegte, von Fett und Galea befreite Vollhauttransplantate. Die bei irreparablen Haarverlusten eingesetzten Transplantate erbrachten ausgezeichnete Ergebnisse. VALLIS, FEIT, LEBON — die Transplantate VALLIS sind nicht größer als 5 mm im Durchmesser, die von FEIT 3 mm, die von LEBON 3—5 mm, bestätigen ORENTREICH. In eigenen Fällen habe ich in Anlehnung an die Erfahrungen bei der Wiederherstellung der Augenbraue 4×2 cm große Transplantate mit dem abgebildeten Erfolg eingesetzt. Die Schwierigkeit eines solchen Vorgehens aus dermatologischer Indikation liegt eindeutig darin, daß im allgemeinen Behaarungsdefekte zur Deckung kommen, denen Zerstörung der Haarpapille aus verschiedensten Ursachen an der Empfängerstelle zugrunde gelegt werden müssen (in eigenen Fällen Röntgen-Folgezustände, Narben), die das Ergebnis beeinträchtigen können. ORENTREICHS Hinweis auf die schlechteren Ergebnisse bei narbigen Alopecien sind zu beachten. Man sollte allerdings mit der endgültigen Beurteilung des Endergebnisses zurückhaltend sein, da partielle Nekrosen des Transplantates nicht unbedingt einen Haarverlust des Transplantates nach sich ziehen müssen. Änderungen nach dem Guten und Bösen können nach 6—8 Wochen noch auftreten. Zuverlässiger ist auf jeden Fall die Defektdeckung durch Rotation oder Schwenkung.

3. Die sogenannten Glatzenoperationen (Frontalotomie, Epicraniotomie, Galeotomie).

Kesslers Überlegung, durch operative Entspannung der Kopfschwarte haarwuchssteigernd zu wirken, löste eine Reihe operativer
Modifikationen aus (Bruck; Higuchi; Humplik; Nürnbergk; Schör-
cher; Wegener), denen im Grunde die gleiche Vorstellung zugrunde-
liegt. Entscheidend scheint mir die Bemerkung Brucks zu sein, daß die
Art der Schnittführung von sekundärer Bedeutung sei, wichtig hingegen,
daß beim Hautschnitt keine Nerven und größeren Gefäße durchtrennt
werden. Dies gelingt sowohl bei einer Schnittführung in der Augenbraue
(Wegener) als auch in der Stirnmitte (Humplik). Die Wirksamkeit des
beiderseitigen Retroauriculärschnittes (Higuchi, Durchtrennung der
Occipitalismuskulatur) ist umstritten, desgleichen die Wirksamkeit der
bogenförmigen Excision aus der Galea nach Durchtrennung der Muskulatur (Humpliks Galeotomie). Sicher ist hier nicht der Ort, den Wert
dieser Operationen zu diskutieren. Dies ist auf den Kongressen der
DGAM 1959 und 1964 ausführlich geschehen. Ich kann auch nicht zu der
Arbeit von Dietz Stellung nehmen, die 1965 erschien. (Durchtrennung
des M. frontalis, bilaterale Mobilisation bis zur Stirnhaargrenze, Durchtrennung der Sehnen, Resektion 1 cm breit der Sehne des M. frontalis.)
Dietz behauptet, daß bei entsprechender strenger Indikation ein Sistieren des Haarausfalles und damit eine Verhinderung oder wesentlich
hinaus gezögerte Glatzenbildung zu erwarten ist. Darum sollte dieser
prophylaktische Eingriff sobald als möglich ausgeführt werden. Die
letztere Bemerkung ist einleuchtend. Sie deckt sich mit einer früheren
Diskussionsbemerkung Brucks, der primär aus gleichen Erwägungen,
ebenfalls für eine Frühoperation eintrat. 1964 stellte der diesbezüglich
außerordentlich erfahrene Bruck fest, daß die ursprünglich in diese Art
von Operation gesetzten Erwartungen nur zu einem Teil eingetroffen sind.
Eine positive Wirkung, wenn sie eintritt, hält nur etwas über 5 Jahre an,
dann ist der Zustand wieder meist wie vor der Operation. Bei fortgeschrittenen Glatzenbildungen sind die in die Operation gesetzten Erwartungen jedenfalls fehlgeschlagen. Gute Resultate wurden nur beobachtet, wenn das Spannungsgefühl bei den Kranken das vorherrschende
Symptom darstellte. Den Ausführungen Brucks habe ich aus eigener
Erfahrung nichts zuzufügen. Bei der Excision von Hautstreifen an der
Stirnhaargrenze, im demonstrierten Fall operative Beseitigung eines
Lupus Erythematodes bzw. multiple Keratomata senilia —, und Nackenhaargrenze (Keloidacne), hatte ich den Eindruck einer postoperativen
Haarwuchsnormalisierung im Bereich des unterminierten Haarbodens,
ohne daß auch nur Versuche einer „Entspannungsoperation" an Muskeln
oder Sehnen unternommen worden wären. In den „stimulierten" Zonen
war allerdings postoperativ der Haarboden nicht pathologisch verändert.

Besprechung der Ergebnisse

Faßt man den Verlauf und die Ergebnisse der drei ausführlicher geschilderten Operationsmethoden zusammen, so ergeben sich daraus eine Reihe klinischer Beobachtungen, aus denen sich Folgerungen von allgemeiner Bedeutung ableiten lassen.

Die Ergebnisse der Dehnungs-, Verschiebelappen- und Schwenklappenplastiken sind, was die Heilung der Manifestation der Erkrankung des Hautorgans am behaarten Kopf betrifft, zufriedenstellend. Aber auch die Behaarungsdefekte sind mit dem Eingriff beseitigt. Das ist der Fall bei Verschiebung behaarter Areale in Defekte, die von unverändertem Haarkleid zirkulär umgeben sind als auch für die Deckung von Defekten, die an Narbenfelder oder an die Stirnhaar- oder Nackengrenze angrenzen.

Diese klinischen Ergebnisse lassen sich zunächst mit einer Blutversorgung der Lappen (Schonung der großen Gefäße, Bildung eines Kollateralkreislaufes) erklären. Sie sind, wie sie aus den Abbildungen sahen, dauerhaft, obwohl die lokalen, den Haarverlust induzierenden Gegebenheiten des Wundbettes nicht ausgeschaltet erscheinen, also z. B. die so häufig zitierte „äußere" oder „innere" Obliteration der peripheren Durchblutung des gesamten Haarbodens oder die Michelsonsche Vorstellung von der primären Involution der Blutgefäße mit nachfolgender Rückbildung der epithelialen und fibrösen Elemente der Haut (Theorie von der Altersalopecie auf dem Boden einer Endarteritis fibrosa obliterans KÖLLIKERS, MICHELSONS, SACKS). Es ist schwer, diese Vorstellungen mit der guten Anheilung der Schwenk- und Verschiebelappen in ein durch Krankheit (Lupus erythematodes) oder Therapie (Röntgenbestrahlung) „vorgeschädigtes" Wundbett in Übereinstimmung zu bringen, noch weniger läßt sich die postoperative Haarwuchsnormalisierung damit vereinbaren.

Auch die Diskussion der sehr nüchternen, ablehnenden Ergebnisse BRUCKS über die verschiedenen Formen der „Glatzenoperationen" zur Ausschaltung der „Scheinschen" Zugwirkung des M. frontalis et occipitalis auf die Ernährung des Haarbodens regen zum Zweifel an der Stichhaltigkeit der zugrundeliegenden Theorie für jede Krankenbeobachtung an. Es ist nicht der Ort zu diskutieren, ob sie richtig oder falsch ist. Das Problem der Behandlung des Haarverlustes oder der „Glatze" wurde durch diese Operationen offensichtlich nicht gelöst. Die Fallzahl der eigenen Beobachtungen mit postoperativer Haarwuchsnormalisierung nach Eingriffen an der Haut der Stirn- und Nackenhaargrenze ist noch zu klein, um definitive Schlüsse ziehen zu können. Sie bedarf der Ergänzung.

Die Resultate der Transplantation behaarter Wolfe-Krause-Lappen sind nicht überraschend, wenn man sie in die Ergebnisse der dermatolo-

gischen Hauttransplantatforschung einordnet. Orentreichs, Kling-
manns, Vallis, Feits u. Lubowes, Lebons und eigene Ergebnisse
sprechen für die „Donor-Dominance", also für die Beibehaltung der
„Unversehrtheit der charakteristischen Eigenschaften des Transplantats" auch am Implantationsort. Pflanzt man ein behaartes Transplantat in einen haarlosen Bezirk, wachsen dort fast regelmäßig alle
Haare. Überträgt man einen haarlosen Abschnitt auf den behaarten
Kopf, wachsen dort keine Haare. Damit liegen Verhältnisse vor wie sie
Gerstein u. Freemann nach der Transplantation von Vollhautlappen in
sonnengeschädigte und Friederich, Tritsch, Göltner, Ziegenbalg,
Heim-Thasler, Serafini in röntgengeschädigte Umgebung, Friederich in Hautabschnitte mit circumscripter Sklerodermie mitteilte.

Die von Schmidt beobachtete unerwünschte Haarwuchssteigerung
nach Einpflanzung — im beschriebenen Fall die Umwandlung von
Lanugohaaren in einem Wolfe-Krause-Lappen (an der Stirn implantiert)
in lange kräftige Haare —, spricht letzten Endes im gleichen Sinne. In
einem eigenen Fall konnte ich Ihnen Beobachtungen nach Dehnungsplastiken, Verschiebelappenplastiken demonstrieren, wo der Haarwuchs
auf der operierten Seite eindeutig stärker war als auf der korrespondierenden. Es liegt also unter solchen Verhältnissen keine „Recipient-
Dominance" sondern eine gesteigerte „Donor-Dominance" vor. Miß-
lungen ist allerdings bei der Deckung eines Sarkoms eine Transplantation der Behaarung des Mons pubis auf den behaarten Kopf, die unter
den Schmidschen Voraussetzungen erfolgen sollte, weil ein Sarkom aus
dem Schädeldach rezidivierte.

Die Feststellung Orentreichs, daß Haare im Transplantat in
Textur und Farbe mit der Spenderstelle identisch sind, sind zu bestätigen. Farbänderungen der Haarschäfte, z. B. weiße Haare, wie man
sie zuweilen über Neurinomen oder Lipomen einmal sieht, formale
Änderungen des Haarschaftes, wie z. B. krauses Haar bei sonst glattem
Kopfhaar über Neurinomen, konnten bei allen Transplantationsmetho-
den nicht beobachtet werden.

Bisher hatte ich noch keine Gelegenheit, die Behauptung Orentreichs zu überprüfen, nach der sich die Haare des Transplantates nach
der Implantation im gleichen Abschnitt des Haarwuchscyclus befinden,
wie an der Spenderstelle.

Richtig ist sicher Orentreichs Feststellung, daß die Behaarung des
Implantates unabhängig vom „schicksalhaften" Behaarungsstatus des
Haarmangels und seiner Umgebung persistieren kann. Es entstehen
Bilder, auf denen die bisherige Behaarungslinie zwar weiter zurück-
reicht, die Behaarung der Transplantate aber bestehen bleibt. Dies
konnte ich Ihnen auch nach Anlage von Verschiebeplastiken gegenüber
der korrespondierenden Seite in einem eigenen Fall nachweisen. Die

Ergebnisse bei der Behandlung narbiger Alopecien durch Transplantate sind in eigenen Fällen gering besser als bei ORENTREICH. Viele Faktoren sprechen dafür, daß dies durch die Größe der Transplantate bedingt ist, die in den eigenen Fällen erheblich umfangreicher sind, als in denen von ORENTREICH. Ich habe mich hier an LEXER gehalten.

Am Ende meiner Ausführungen drängt sich geradezu der Gedanke auf, das Versagen der Lokaltherapie bei der Glatze und narbigen Alopecie mit Haarwässern (sie hyperämisiert, desinfiziert und beseitigt indirekt haarwuchshemmende Faktoren und nicht mehr), die bescheidenen Ergebnisse der medikamentösen Therapie und endlich die nicht überzeugenden Erfolge der „Glatzenoperationen" auf einen Nenner zu bringen. Durch alle diese therapeutischen Maßnahmen gelingt es eben nicht, jene „besseren" Verhältnisse zu schaffen, die durch Verschiebung und Transplantation erzeugt werden.

Jene „besseren" Verhältnisse scheinen allerdings nicht anders als die phasischen Abläufe der Einheilungsvorgänge (SCHMID), nach der Entnahme des Excisionsstückes zu sein. Das gilt für den „Lappentraining" beim mehrzeitigen Eingriff in gleicher Weise als für die Wundheilung bei der Rotation und Verlegung und auch für die freie Transplantation. Eigene klinische Erfahrungen sprechen für einen vielschichtigen Vorgang, der von Fall zu Fall verschieden ist.

Entscheidend ist sicher schon das „Stadium der plasmatischen Zirkulation", die Ernährung durch Diffusion aus dem Lagergewebe in das Transplantat (über dessen Wundfläche), 30 min bis 2 Std nach der Operation. Wir tragen ihm Rechnung, indem ein Verband angelegt wird, der zwar andrückt aber nicht komprimiert. Aber auch im Stadium der Revascularisation, die am 2., 3. Tag beginnt — im Tierversuch erreichen die Gefäße der Verbindungsstelle Corium-Epidermis eines Vollhautlappens schon nach 48 Std — offensichtlich eine Versorgung des neu eingepflanzten Haarbodens, wie er durch klassische therapeutische Maßnahmen nicht erzielt werden kann. Ob hier die Arterien des verpflanzten Lappens rekanalisiert werden (BELLMANN) oder überleben, scheint mir zunächst unerheblich. Die Dicke der Transplantate — sie ist wegen der notwendigen Haarwurzeln unvermeidlich — begünstigt allerdings degenerative Vorgänge zwischen dem 4.—8. Tag, die wir durch gefäßerweiternde Mittel der Puringruppe (Complamin) auszugleichen suchen, deren Wirkung auf arterielle und venöse periphere Durchblutungsstörungen außer Zweifel steht. Diese „kritische Phase" der Transplantation zwischen dem 4.—8. Tag darf aber nicht unterschätzt werden. Sie besteht und kann den Erfolg der ganzen Operation in Frage stellen. In der Phase der Organisation (4.—10. Tag) sind am 7. Tag histochemisch Epithelzellen im Haarfollikel zu erkennen (CONVERSE). Ich kann mich der Ansicht THOMPSONS vom Klinischen her nicht anschließen, daß alle

Hautanhangsgebilde regelmäßig zugrundegehen und nur diejenigen Anhangsgebilde Überlebenschance haben, die zufällig Anschluß an die Ausführungsgänge des Lappens gefunden haben. Das sind Symptome einer gestörten Einheilung (Schmid). Lexers Auffassung vom Zugrundegehen eines gewissen Teils der Haarbälge, der sich jedoch aus eigenen Mitteln wieder rasch regeneriert, kommt den klinischen Erfahrungen am nächsten.

Unter diesen Gesichtspunkten kommt Heilungs- und Regenerationsvorgängen im Einstichkanal und an der Stelle des Medikamentendepots bei der vor kurzen von Adam aus der Tübinger Klinik mit Recht kritisierten Lokalinjektionsmethode der Alopecien (Corticosteroide, Hormone, Novocain) eine besondere Bedeutung zu. Eigene im Rahmen der Keloidprophylaxe angestellte Versuche haben ergeben, daß Triamcinolonkristallsuspension (Delphicort) 18 Tage nach der Injektion in der Kopfhaut noch sichtbar ist. Es ist also wahrscheinlich, daß die geschilderten Heilungsmechanismen im Stichkanal und um das Medikamentendepot den Wert der verabreichten Arznei noch erhöhen. Die zuweilen nach Injektion auftretenden reversiblen Atrophien sprechen doch ebenfalls für den phasischen Ablauf eines Vorganges, der nicht allein auf das verabreichte Pharmakon zurückgeführt werden kann, dessen haarwuchsstimulierende Wirkung durch die Therapie ausgenutzt werden soll. Wir suspendieren in jede Operationswunde am behaarten Kopf Triamcinolonkristallsuspension zum Zweck der Keloidprophylaxe und aus den genannten Gründen.

Im weitesten Sinne ist in diesem Zusammenhang die Hypertrichosis, die Stimulierung der Haarproduktion, an der Stelle exogenen mechanischen Reizes (Hypertrichosis der Sackträger) postoperativ nach Dermabrasion ausgedehnter hyperkeratotischer Veränderungen des Vorderhauptes (Pickrell; Matton; Huger; Pound) zu erwähnen. Der „spannungslose Verschluß der Wundränder ist zwar die Voraussetzung für eine komplikationslose Heilung, doch kann ein geringer, postoperativer Zug auf die Wundränder nicht ausgeschlossen werden, der allerdings, wenn er zu stark ist, — wir wissen das von Lifting-Operationen — Nekrosen bedingt, unter normalen Heilungsbedingungen, offensichtlich aber auch günstigen Einfluß auf das Haarwachstum haben kann.

Zusammenfassung

Der prothetischen Deckung eines irreversiblen Haarverlustes durch eine Total- oder Teilprothese ist stets — falls technisch möglich — eine einzeitige bzw. mehrzeitige plastische Deckung mit behaarten Hautlappen vorzuziehen. Drei Methoden kommen dabei zur Anwendung: Das Heranbringen bzw. Hineinschwenken benachbarter Hautareale durch Dehnung oder Rotation, die freie Transplantation behaarter

Hautareale, die sogenannten „Glatzenoperationen". Die Technik der Operationen wird an Beispielen erläutert. Der negativen Bewertung Brucks hinsichtlich der sogenannten Glatzenoperationen wird zugestimmt. Zufriedenstellende Ergebnisse wurden mittels Dehnung oder Schwenkung erzielt, eventuell nach Durchführung mehrzeitiger Eingriffe. Die Ergebnisse Orentreichs konnten anhand einer modifizierten Operationsmethode bestätigt werden. Eigene Untersuchungen sprechen ebenfalls eindeutig für ein Donor-Dominance bei Transplantationen behaarter Hautareale im Rahmen der Therapie narbiger Haarverluste. Durch die Heilungs- und Regenerationsvorgänge des Operationsfeldes werden lokale Verhältnisse geschaffen, die Behandlungsergebnisse ermöglichen, die durch andere Methoden nur schwer zu erzielen sind. Entsprechende Beispiele mit postoperativer Haarwuchssteigerung im Bereich des unterminierten Haarbodens werden demonstriert. Voraussetzung für dieses Phänomen sind intakte Haartalgdrüsensysteme im Operationsfeld am Haarboden. Die Bedeutung der operativen Therapie des Dermatologen, in der Behandlung irreparabler Haarverluste sei abschließend unterstrichen. Sie stellt im dermatologischen Schrifttum kein Novum dar, sondern knüpft sachlich an die Transplantationsversuche älterer Dermatologen an, deren Ergebnisse im therapeutischen Sinn ausgewertet werden.

Literatur

Adam, W.: Arzneinebenwirkungen an der Haut durch neue Medikamente. Therapiewoche (im Druck).

Baermann, G., u. P. Linser: Beiträge zur chirurgischen Behandlung und Histologie der Röntgenulcera. Münch. med. Wschr. **51**, 918 (1904).

— — Über die lokale und allgemeine Wirkung der Röntgenstrahlen. Münch. med. Wschr. **51**, 996 (1904).

Bandtlow, O.: Untersuchungen über Wiederbeginn des Stoffwechsels in Hauttransplantaten. Langenbecks Arch. klin. Chir. **306**, 73 (1964).

Barsky, A. J.: The scalp. The eyebrow. zit. bei Orentreich.

Bellmann, S.: zit. bei Schmid, M. A.

Brocq, P., et J. O. Ramadier: Chirurgie du cuir chevelu. Affections de la chevelure et du cuir chevelu. Von A. Desaux (1953).

Bruck, H. G.: Die Epicraniotomie. In: Ärztl. Kosmetik von H. Th. Schreus, Bd. 7, S. 6 (1960).

— Bilanz der Galeotomie. Aesthet. Med. **13**, 131 (1964).

Comel, M.: Modificazioni delle alterazioni cutanee della vitiligo e della sclerodermia in zona trapianto cutanea. Dermatologica (Basel) **95**, 3666 (1948).

Chargin, L.: Recurrence of lupus erythematosus in grafted skin. Arch. Derm. Syph. (Chic.) **61**, 532 (1950).

Clemmesen, Th.: The early circulation in split skin grafts. Acta chir. scand. **124**, 11 (1962).

Converse, J. M., and D. L. Ballantyne: Distribution of diphosphoridine nucleotide diaphorase in rat skin autografts and homografts. Plast. reconstr. Surg. **30**, 415 (1962).

CONVERSE. J. M., M. FILLER, and D. L. BALLANTYNE: Vascularisation of split-thickness skin autografts in the rat. Transplant. Bull. **3**, 22 (1965).

DIETZ, O.: Nachbeobachtung und Spätergebnisse bei der operativen Behandlung der Glatzenbildung. Dtsch. Gesundh.-Wes. **19**, 1413 (1965).

FEIT, L. J., and J. J. LUBOWE: Surgical approach to the treatment of male pattern baldness. Derm. Dig. **3**, 69 (1964).

FRIEDERICH, H. C.: Erkrankungen der Haare und des Haarbodens beim Menschen. In: GOTTRON-SCHÖNFELD: Dermatologie u. Venerologie, III/2. Stuttgart: Thieme 1959.

— Über die Behandlung ulceröser Röntgenfolgezustände an der Haut des Menschen. Z. Haut- u. Geschl.-Kr. **35**, 42 (1963).

— Schwenklappenplastiken. Derm. Wschr. **150**, 39 (1964).

— Rehabilitation durch korrektive Dermatologie. In: Rehabilitation von H. BIALONSKI (1965).

—, u. E. LEHMANN: Einzeitige Radikaloperation von Hautcarcinomen des Schädels mit anschließender plastischer Deckung durch Verschiebelappen. Z. Haut- u. Geschl.-Kr. **30**, 1 (1961).

—, u. J. LEONHARDT: Fibrosarkom der Dura unter dem Erscheinungsbild eines ulcerierten Hautcarcinoms. Arch. klin. exp. Derm. **210**, 453 (1965).

—, u. K. D. MÖRICKE: Über die Dehnbarkeit und Verschiebbarkeit der Haut unter klinischen und experimentellen Aspekten. Arch. klin. exp. Derm. **215**, 496 (1963).

—, u. H. WEYHBRECHT: Zur sogenannten Aplasia curis congenita circumscripta. Derm. Wschr. **129**, 409 (1954).

FUNK, C. F.: Diskussionsbemerkung zu H. G. BRUCK. In: Ärztl. Kosmetik von H. TH. SCHREUS, Bd. 7, S. 11 (1960).

GALEWSKY, E.: Seborrhoea capitis und Alopecia seborrhoica. In: JASDASSOHN: Hdb. Haut- u. Geschl.-Kr. 13/1. Berlin: Springer 1932.

GERSTEIN, W., u. R. G. FREEMAN: Transplantation of actinically damaged skin. J. invest. Derm. **41**, 445 (1963).

GÖLTNER, E.: Beitrag zur Behandlung von Strahlenulcera im Schädelbereich. Aesthet. Med. **10**, 279 (1961).

HAXTHAUSEN, H.: Pathogenesis of allergic eczema elucitated by transplantation experiments on identical twins. Acta derm.-venereol. (Stockh.) **23**, 438 (1942).

— Studies on the pathogenesis of morphea, vitiligo. Acrodermatitis atrophicans by means of transplantation experiments. Acta derm.-venereol. (Stockh.) **27**, 352 (1947).

HEIN-THÄSLER: Erwünschte und unerwünschte ulceröse Röntgenfolgezustände der Haut. Inaug.-Diss., Tübingen 1965.

HUMPLIK, H.: Alopecia praematura. Wien. med. Wschr. **109**, 495 (1959).

HURLEY, H. J., and W. B. SHELLEY: Acquired emotional sweating in transplants. Arch. Derm. Syph. (Chic.) **75**, 815 (1957).

KESSLER, E. A.: Verhinderung der Glatzenbildung durch kosmetische Operation. Ärztl. Prax. **8**, 39 (1956); **9**, 3 (1957).

— Zur Technik der „Glatzenoperation". Ärztl. Prax. **11**, 176 (1959).

— Der heutige Stand der Frontalotomie. Ärztl. Prax. **13**, 494 (1961).

KLIGMAN, A.: Facts and fancies on the care of the hair and nails. J. S.C. med. Ass. **55**, 1011 (1962).

KLEINE-NATROP, H. E.: Die operative Therapie des Dermatologen. Beiträge zur modernen Therapie, Vorträge und Diskussionsbemerkungen der 7. Weimarer Therapietagung 1961 sowie Originalarbeiten und Übersichtsreferate, hrsg. v. P. G. HESSE. Jena: Fischer 1962.

KNOWLES, F. C., H. B. DECKER, and R. P. KANDLE: Phenolphthalein dermatitis. An experimental study including reproduction of the eruption in skin transplantats. Arch. Derm. Syph. (Chic.) 33, 227 (1936).

KÖLLICKER: zit. bei SACK.

LAAKE, CH.: Sklerodermia circumscripta (en coup de sabre), operativ korrigiert. Derm. Wschr. 148, 336 (1963).

LEBON, P.: The treatment of baldness with homologous punch grafts. Brit. J. Derm. 75, 170 (1963).

LEXER, A.: In: Chirurgische Operationslehre von BIER, BRAUN u. KÜMMEL, Bd. 1, S. 400 (1917).

— Wiederherstellungschirurgie. Leipzig: A. Barth 1919.

LIMBERGER, S.: Plastisch-chirurgische Behandlungsmöglichkeiten am dermatologischen Krankengut (Univ.-Hautklinik Tübingen). Z. Haut- u. Geschl.-Kr. 25, 183 (1958).

— Epikraniotomie bei Alopecia praematura. Ref.: Derm. Wschr. 139, 482 (1959).

— Epikraniotomie bei Alopecia seborrhoica. Ref.: Derm. Wschr. 139, 482 (1959).

— Die operative Behandlung des Haarverlustes. Medizinische 1959, 1559.

— Die Indikation für plastische Eingriffe bei dermatologischen Erkrankungen. Therapiewoche 10, 115 (1959).

—, u. H. C. FRIEDERICH: Rotationslappenplastik bei der Behandlung irreversibler narbiger Haarverluste. Z. Haut- u. Geschl.-Kr. 27, 325 (1959).

— — u. W. UNDEUTSCH: Zur Behandlung der Kopfschwartenneoplasmen. Derm. Wschr. 141, 190 (1960).

LOVEMAN, A. B.: Experimental aspect of fixed eruptions due to allurate, a compound of allonal. J. Amer. med. Ass. 102, 97 (1934).

MICHELSON: zit. bei SACK.

MUTOU, Y., and K. BOO-CHAI- Transplantation of hair for eyelash replacement. Plast. reconstr. Surg. 29, 573 (1962).

NAEGELI, C., F. DE QUERVAIN u. W. STALDER: Nachweis des cellulären Sitzes der Allergie beim fixen Antipyrinexanthem (Autotransplantationen, Versuch in vitro). Klin. Wschr. 9, 924 (1930).

NUERNBERGK: zit. bei LIMBERGER.

ORENTREICH, N.: Autografts in Alopecia and other selected dermatological conditions. Ann. N. Y. Acad. Sci. 83, 463 (1959).

PICKRELL, K., G. MATTON, W. HUGER, and E. POUND: Dermabrasion of extensive keratotic lesions of the forehead and scalp. Plast. reconstr. Surg. 30, 32 (1962).

ROSSELLI: zit. bei LIMBERGER.

SACK, A.: Haarkrankheiten. In: Handbuch der Hautkrankheiten von F. MRAČEK, IV/II (1909).

SAGHER, F.: Experimental study on the absorption of the amyloid in localized amyloidosis by skin grafting. Arch. Derm. Syph. (Chic.) 53, 342 (1946).

SANVENERO-ROSELLI, G.: Chirurgia plastica del naso. Roma: Luigi Pozzi 1931.

— Plastiken im Bereich der Wange, Orbita, äußere Nase. Zbl. Chir. 78, 2077 (1953).

— zit. bei LIMBERGER.

SCHEIN, M.: zit. bei GALEWSKY.

SCHMID, E.: Die Transplanpation nach Krause in der plastischen Chirurgie. Zbl. Chir. 78, 37 (1953).

— Diskussionsbemerkung zu H. G. BRUCK. In: Ärztl. Kosmetik von H. TH. SCHREUS, Bd. 7, S. 11 (1965).

SCHMID, M. A.: Die freie Verpflanzung flächenförmiger Hautlappen. In: Vorträge aus der praktischen Chirurgie Nr. 73 (1965).

Schneider, W.: In: Schönfeld, W.: Lehrbuch der Haut- und Geschlechtskrankheiten, 9. Aufl. Stuttgart: Thieme 1965.

Serafini, G.: Treatment of burn-scars of the face by dermabrasion and skin grafts. Brit. J. plast. Surg. **15**, 308 (1962).

Schwetlick, W.: Die Frontalotomie. Ärztl. Prax. **13**, 983 (1961).

Spencer, G. A., and J. A. Tolmach: Exchange grafts in vitiligo. J. invest. Derm. **19**, 1 (1952).

Tanzer, R. C.: zit. bei Vallis.

— Burn contracture of the neck. Plast. reconstr. Surg. **33**, 207 (1964).

Tritsch, H.: Bestrahlungsfolgen an der Haut und ihre Behandlung. Internist. Prax. **3**, 621 (1963).

Urbach, E., u. B. Sidaravicius: Zur Kritik der Methoden der passiven Übertragung der Überempfindlichkeit. Klin. Wschr. **9**, 2095 (1930).

Vallis, C. P.: Surgical treatment of the receding hairline. Plast. reconstr. Surg. **33**, 247 (1964).

Wegener, E. H.: Schlußwort zu: Kessler; Ärztl. Prax. **11**, 177 (1959).

— Diskussionsbemerkung zu: H. G. Bruck. In: Ärztliche Kosmetik von H. Th. Schreus, Bd. 7, S. 6 (1960).

Welti, M.: Diskussionsbemerkung. Arch. klin. exp. Derm. **219**, 693 (1964).

Wiehl, R.: Die Nackenhaut in ihrer besonderen neuralen Reaktionsfähigkeit. Z. Haut- u. Geschl.-Kr. **18**, 61 (1955).

Wise, F., and M. Sulzberger: Drug eruptions. Arch. Derm. Syph. (Chic.) **27**, 549 (1933).

Wittig, R.: Topographische Verteilung der Organnaevi am behaarten Kopf. Z. Haut- u. Geschl.-Kr. **20**, 105 (1956).

Ziegenbalg, H.: Therapie der Strahlenschäden der Haut. Aesthet. Med. **14**, 74 (1965).

Zwicker, M.: Das freie Transplantat bei der Versorgung von Schädelweichteildefekten. Med. Kosm. **7**, 206 (1959).

Aussprache

G. Klingmüller, Würzburg: Richter gab von mir im Handbuch, Abb. 6, ein Bild eines kleinen Jungen mit Alopecia areata fere totalis, bei dem nach offener Verletzung ein Haarbüschel in der Narbe wieder wuchs. Solche Reizungen führen also auch zur Anregung vom Haarwachstum.

L. Farkas, Budapest: Alopecien im Kindesalter

In den letzten Jahren hat sich die Zahl der Kinder stark vermehrt, an deren Kopfhaut die Angehörigen fleckige oder vollständige Haarausfälle beobachtet haben.

In der Auslösung dieser können ektogene und endogene Faktoren eine Rolle spielen. Ektogene Ursache ist z. B., daß der Säugling sich ununterbrochen hin und her dreht oder sich mit rhythmischen Kopfbewegungen einschläfert, und durch diesen ständigen mechanischen Insult brechen die Haare ab. Oder eine andere Ursache, welche bei Säuglingen, Kleinkindern und auch bei Schulkindern nicht selten vorkommt, ist, daß sie ihre Haare um die Finger winden und sie ausreißen. Auch andere ektogene Ursachen können Haarausfall auslösen, wie z. B. wiederholte Schädel-Röntgen-Aufnahmen oder Chemikalien, z. B. Thalliumacetat, das man früher in Form von Salbenbehandlung bei Haarpilzerkrankungen angewandt hat; es wird auch jetzt noch in einzelnen Gegenden als Rattengift verwendet.

Endogene Ursachen, die bei der Auslösung von Alopecie eine Rolle spielen können, sind z. B. vorausgegangene Infektionskrankheiten, nach deren Ablauf, oft erst viele Wochen später, die Haare sich verdünnen, locker werden und ausfallen.

Beim Eintritt der Pubertät kann eine großgradige Seborrhoea entstehen, die Haare werden fett, aus welchem Grunde die Kopfhaut zur Entfettung oft gewaschen wird, die Haare brechen ab, und schließlich fallen sie aus. Bei Knaben haben wir Fälle gesehen, die in eine früh eintretende Glatze übergingen. Der Vorgang fängt bei den Schläfen an, er verbreitet sich nach der Mitte, die kahlen Flächen konfluiren, und das Haar bleibt nur am Genick bestehen. Die Haut glänzt, später wird sie atrophisch.

Alopecie kann sich auch zu anderen Hautkrankheiten gesellen, z. B. infolge von Erysipelas kann auch vorübergehende Alopecie auftreten; oder sie gesellt sich zu Ekzemen der behaarten Kopfhaut, usw.

Runde, scharf begrenzte Haarausfälle, an deren Peripherien lockere, leicht ausziehbare, ausrufungszeichenähnliche, abgebrochene Haare zu sehen sind, beobachten wir oft bei Kindern in den verschiedensten Altersklassen, bei denen dieser Prozeß teils spontan, ohne jedwede Behandlung zurückgehen kann. Er verbreitet sich jedoch oft auf weitere Gebiete, auf die ganze behaarte Kopfhaut, auf die Augenbrauen, die Augenlider, bei größeren Kindern auf die Haare der Achselhöhle und der Genitalien. Das ist eine maligne Form.

Zur Zeit ist die Ursache der Alopecien unbekannt. Es werden angenommen infektiöse Agenten, fokale Infektionen im Zusammenhang mit den Zähnen, Tonsillen, Ohren, Nebenhöhlen. Andererseits sieht man die Ursache in den eingetretenen funktionalen Störungen in der Haarpapille, aber es ist nicht festgestellt, welche Störungen sie beeinflussen. — Die einzelnen Autoren kamen auf die verschiedensten, allgemein bekannten Feststellungen. — Interessant ist die Mitteilung von PASTINSZKY, der die Alopecie in frischen Fällen bei Erwachsenen vielmals mit Vitiligo beobachtet hat und fand, daß die Haut mit Alopecie pigmentarm und wegen Talgdrüsenhyperplasien elfenbeinfarbig ist. Die ausrufungszeichenähnlichen Haare zeigten ebenfalls Pigmentstörungen sowie Keratinfestigkeit.

In einem im Jahre 1963 erschienenen Referat wurde die umschriebene und totale Form separiert, welch letztere hauptsächlich bei Kindern

beobachtet wurde. — Nach Müller und Winkelmann ist sie in 10%
familiären Ursprungs. — Sabouraud beobachtetete in 20% seiner Fälle,
daß sie durch akute Emotionen, z.B. Todesfall in der Familie, ausgelöst
werden kann. — Greenberg fand bei 73% eine psychische Ursache. —
Nach Sutton wird die Alopecie areata durch Bedrängnisse begleitet,
auch kommt sie bei nervösen Schock-Emotionen, vielmals Todesfällen,
Heirat, Scheidung, vor. — Bei einem männlichen Patienten von Rogers
ist sie gelegentlich der Entbindungen seiner Frau aufgetreten.

Einige der obenerwähnten Autoren führen das Entstehen der Alopecia
areata schon auf psychische Auslösegründe zurück. In den letzten 10 Jahren wurde die Aufmerksamkeit von immer mehr Autoren in diese Richtung gelenkt. Viele von ihnen nehmen eine Stellung dafür, andere jedoch
dagegen. — (Panconesi u. Mantelassi fanden bei $90,2\%$ psychische
Abnormalitäten. — Laut Greenberg spielen Probleme der Vergangenheit eine Rolle. — Dagegen steht die Beobachtung von Macalpine. —
In Israel untersuchte Spitzer solche Gruppen, die einem Stress ausgesetzt waren. Er fand keine grundlegenden Unterschiede zwischen den
alten Eingewanderten und den Herkömmlingen der Kriegsereignisse.)

Über unsere Erfahrungen berichte ich im nachfolgenden, nachdem
wir im Laufe der Jahre viele Kinder mit Alopecia areata, bzw. totaler
Alopecia behandelt haben. Einen interessanten Fall, wo der Kahlheit
drei Jahre früher eine Nageldystrophie vorherging, haben wir auch mitgeteilt. In diesem Fall hat auch Mangel an B-Vitamin eine Rolle gespielt,
neben den psychogenen Faktoren. Nach diesem Fall dachten wir daran,
daß in den übrigen ähnlichen Fällen, wo wir keinen Focus gefunden
haben, der psychogene Faktor keinesfalls außer acht gelassen werden
darf. — Sabouraud u. Miescher berichteten auch von ähnlichen
Fällen, in welchen Nagelveränderungen der Alopecie vorhergegangen
waren.

Seit dem mitgeteilten Fall achteten wir in gesteigertem Maße auf die
psychischen Faktoren bei unseren Patienten bei Alopecia areata und
totalis, die sich teils aus persönlichen, andererseits aus familiären Ana-
mnesen eingestellt haben, und kamen zu überraschenden Konklusionen. —
Bei unseren bisher beobachteten Kinderpatienten, deren Zahl bereits
etwa um 40 liegt, erhielten wir über 91% solcher Angaben, nach denen
psychische Gründe am Zustandekommen der Alopecie stark mitgespielt
haben.

Oft ist es Furcht vor Prügeln, z.B. weil das Kind linkshändig ist und
man versucht, es mit Gewalt zum Gebrauch der rechten Hand umzustel-
len. — Oder die Eltern, eventuell auch der Lehrer, prügeln das Kind aus
Benehmensgründen, und aus diesem Grunde fürchtet das Kind, in der
Schule zu sein, jedoch gleichzeitig auch, nach Hause zu gehen. — In
anderen Fällen verspotten und verprügeln es die Geschwister, teils weil

es das Kleinste unter ihnen ist, oder wegen der Enuresis nocturna. — Sehr oft spielt unter den Auslösegründen das ungeordnete Familienleben eine Rolle, die Trunksucht des Vaters, Streitigkeiten, Schlägereien zu Hause. Das Kind fürchtet sich davor, was abends sein wird, wenn der Vater nach Hause kommt. — Es kommt auch vor, daß das Kind infolge des ungeordneten Familienlebens — oder mangelhafter Wohnungsverhältnisse — von einem Verwandten zum anderen kommt, es wird ständig nach Hause gebracht, dann wieder anderswo versetzt, es wird ständig vom gewöhnten Kreis abgeschnitten, von den Schulkameraden, Freunden. Es kommt in eine andere Stadt oder in ein anderes Heim. In mehreren Fällen ist es schon vorgekommen, daß die Scheidung der Eltern oder ihre neue Ehe oder ein Kind aus dieser neuen Ehe die Grundlage zur Bildung der Alopecie waren. Wir haben sogar auch einen solchen Patienten gehabt, der sich in dem Sinne geäußert hat, daß er das neugeborene Geschwisterchen, das ihm im Wege steht, einfach eliminieren wird, nachdem man nunmehr dasselbe liebt und er nur eine Last mehr sei. — Wieder bei anderen galt als Auslösegrund die schwere Krankheit der geliebten Eltern oder von Familienmitgliedern.

Im Laufe der Behandlung in unserem Spital offenbaren sich die Kinder nach einer Zeit spontan und erzählen, was die Ursache ihres Kummers und ihrer Zurückgezogenheit sei. Entweder einer der Ärzte oder die Lieblingsschwester oder unser Psychologe gewann das Zutrauen dieser Kinder für sich. In diesen Fällen versuchten wir, den Eltern beizubringen, wie sie sich gegenüber dem Kind benehmen sollen. Zum Beispiel haben wir ein Mädchen, das aus einem Heim zu uns gekommen war, mit dem neuen Gatten ihrer Mutter befreundet, der es dann immer besucht und mit Kleinigkeiten überrascht hat und schließlich dem Mädchen mitteilte, daß er es nicht mehr ins Heim zurückläßt, sondern er wird es mit sich nach Hause nehmen. Das Mädchen äußerte vorher zu einer Zimmergefährtin, daß es Selbstmord begehen würde, wenn man es ins Heim zurückführt, wo es zwar gut untergebracht sei, doch zu Hause sei es nunmehr überflüssig, weil die Mutter vom neuen Gatten ein Kind bekommen wird. — In einem anderen Fall, wo die Mutter den vierjährigen Buben stets auf den Friedhof zum Grabe des Vaters führte, damit er den Vater nicht vergesse, haben wir den Buben mit dem neuen Gatten zu Ausflügen, zum Match, zum Radfahren geschickt. Vor ca. 2 Monaten hat man uns den Buben als einen heiteren, dichthaarigen vorgestellt, mit gesunder Laune, der sich seinem 5jährigen Alter entsprechend benahm.

In der Mehrzahl unserer Fälle hat die psychische Therapie einen Dauererfolg gezeitigt. — Bloß bei einem Geschwisterpaar konnten wir einen Übergangserfolg erreichen. Der Vater kehrte nämlich bald wieder zum Alkohol zurück, inszenierte grobe Auftritte, und bei beiden Kindern recidivierte die Alopecie. Das 14 Jahre alte Mädchen trägt eine Perücke, welche durch den Vater — beim Wechseln der Frisurenmode — jeweils ausgetauscht wird.

Ein 12 jähriger Patient, ein Bube, bei dem es zum drittenmal zum Recidive kam, ist in sich zurückgezogen, still, von sehr gutem Benehmen, lebt unter guten materiellen Verhältnissen, wird mit allem Luxus versehen, ist an den Vater stark gebunden, von der Mutter spricht er nie, und wir glaubten, daß das seinem Alter nach geistig weit überentwickelte Kind etwas verschweigt, dessen es sich schämt. Doch am letzten Tag vor meiner Abreise wurde mir alles klar. Der Bub befindet sich wieder bei uns mit einer totalen Alopecie. Sein Vater suchte mich allein auf und erzählte, daß das Kind voller Zwangsgefühle sei. Daneben haßt es fast die Schwester, weil sie hübsch ist, viel leichter als es lernt und weil die Mutter das Mädchen viel schicker kleidet. — Auf die gestellte Frage über seine Ehezustände erzählt der Vater, daß, seitdem er verheiratet ist und seine Prüfungen abgelegt hat — er wurde Fliegeringenieur, spricht perfekt vier Sprachen —, die Frau nicht mitgegangen, sondern ganz primitiv geblieben ist und nicht mehr zu ihm paßt. Sie leben nicht miteinander, sondern nur nebeneinander. Das Kind weiß alles und fürchtet sich vor Scheidung, und nicht ohne Grund. Es fürchtet sich bei Nacht davor, daß der Vater nicht mehr zurückkehre.

Natürlich suchen wir bei keinem einzigen Fall nur die psychischen Gründe, vielmehr untersuchen wir sie in aller Hinsicht. Wir sanieren die in Frage kommenden Foci (Tonsillen, Zähne, Nebenhöhlen, Magen-Darm-System, Darmwurm etc.). Wir führen eine gründliche internistische und Laboratoriumsuntersuchung durch. In einem großen Teil unserer Fälle, wo hartnäckige, durch längere Zeit bestehende oder totale Alopecie vorhanden war, haben wir auch Steroid-Behandlung mit gutem Erfolg unternommen, neben örtlicher Therapie (Haaralkohol, Lichttherapie). — Bei dreien unserer Patienten, bei dem einen jetzt sogar das dritte Mal, kam es ohne jede Behandlung, bloß auf Grund des Milieuwechsels, zur Spontanheilung.

Unsere Folgerung ist daher auf Grund des vorher Gesagten, daß bei Alopecien im Kindesalter, außer der gewissenhaften Aufklärung aller in Frage kommenden möglichen Ursachen, die psychischen Faktoren nicht außer acht gelassen werden dürfen. Besonders sind es die Fälle, die allen Behandlungen Widerstand leisten, in denen wir an die Möglichkeit psychischer Gründe denken sollen.

Aussprache

PH. BIEBER, Sarreguemines/Frankreich: Psychogene Faktoren existieren sicher bei der Pathogenese der Alopecia areata. — Könnte man nicht generell sagen „Neurodetermination" der Areata ?

Beispiele: Häufigkeit der Areata bei Epileptikern. Große Häufigkeit in einem in Sarreguemines beobachteten Krankengut von „arrierés profunds" (oligophrene Kinder aller möglichen Ätiologien).

Auf 20 beobachtete Dermatosen (allgemein) waren fünf Areatafälle, die übrigens therapeutisch sehr schwer zu beeinflussen waren.

Bezüglich Therapie mit Corticosteroiden — Kontraindikationen dieser Medikation bei Epileptikern! Wäre es nicht wenigstens theoretisch zu bedenken, daß eine Cortisontherapie in hohen Dosen bei Disponierten (siehe EEG-Befunde) eine latente Epilepsie auslösen könnte?

M. Juon, Lausanne/Schweiz: Die interessanten Befunde von Frau Farkas sind im Einklang mit denjenigen von Panconesi und Juon, die auf eine psychosomalische Ätiologie vieler Alopecia-areata-Fälle hinweisen (siehe Zentralblatt für Haut- u. Geschl.-Kr.). Daraus ergibt sich die Wichtigkeit einer psychosomatischen Therapie mit leichten Beruhigungsmitteln und besonders des psychisch wertvollen Einflusses des Arztes auf die deprimierten Patienten.

Trotz der interessanten und meist guten Erfolge der Corticosteroide sollten die klassischen Behandlungsmethoden wie Massage, Salben etc. nicht vergessen werden.

L. Andreassi, Siena: Die Untersuchung der Schilddrüsenfunktion mit J¹³¹ bei der Alopecia areata

Die Hypothese einer endokrinen Genese bei Alopecia areata (A.a.) knüpft sich an die neurotrophische Theorie der Krankheit selbst an und wurde aufgeworfen, als die Gültigkeit der parasitären Ätiologie zu weichen begann. Im Jahre 1906 schon hatte Jaquet [10] auf die Zweckmäßigkeit hingewiesen, nicht den Alopecia-Fleck zu untersuchen, sondern das ganze Individuum. Es waren vor allem Levy-Frankel u. Juster [12] die, zweckmäßigerweise einige Symptome bewertend, welche die Affektion begleiten, die Wichtigkeit des „sympatisch-endokrinen" Systems bei der Genese des krankhaften Prozesses ins rechte Licht stellten, indem sie die A.a. als eine neurovegetative Dystonie betrachteten, die durch eine Störung der Schilddrüsenfunktion hervorgerufen wird.

Das Studium der Beziehungen zwischen der A.a. und der Schilddrüse hat in der Folge eine bedeutende Entwicklung erfahren und heute wissen wir, daß, abgesehen von Fällen, bei denen die A.a. in Patienten erscheint, die von schweren Schilddrüsenkrankheiten befallen sind, wie das M. Basedow oder das Myxödem [6, 7, 15, 16] mehr oder weniger offenbare, nicht selten an der Grenze der Norm stehende Schildrüsenstörungen sich bei einer erheblichen Anzahl von Fällen mit der A.a. vergesellschaften können. Die Bestimmung des Grundumsatzes, die oft bei solchen Patienten ausgeführt wird, um das Problem zu klären, hat Daten geliefert, die, auch wenn sie vorwiegend für Hyperthyreoidismuszustände aussagen [1, 6, 7, 9, 11—13, 17, 18] im allgemeinen doch widersprechend sind, da Zustände normaler Schilddrüsenfunktionen [5, 9, 15] und sogar

Zustände von Hypothyreoidismus festgestellt wurden [7—9,18]. Überdies wird die Bestimmung des Grundumsatzes zum Zwecke der Funktionsuntersuchung der Schilddrüse heute als eine nicht sehr glaubwürdige Technik angesehen, die aus mehreren Gründen zu oft trügerisch ist, während solche Methoden größeres Vertrauen genießen, die J^{131} verwenden.

Letztere Methoden jedoch sind für die Untersuchung der Schilddrüsenfunktion bei der A.a. nur selten verwendet worden und mit noch fragmentarischen Resultaten [14,16].

Aus diesen Gründen und, um zum Zwecke der Kenntnis des Arguments einen weiteren Beitrag zu liefern, haben wir es für nützlich erachtet, bei einer Gruppe von Patienten, die von A.a. befallen waren, die Schilddrüsenfunktion mit J^{131} zu studieren. Wir bestimmten bei ihnen die Schilddrüsenaufnahme des J^{131} und das PB J^{131}/Plasma J^{131} (Plasmaumwandlungsverhältnis des J^{131}).

Gegenstand dieser Untersuchung waren 62 Individuen. Von diesen waren 27 normal, 35 im Alter zwischen 5 und 63 Jahren waren von verschiedenen klinischen Formen der A.a. befallen.

Jedem dieser Patienten wurden per os 20—30 Mikrocuries des J^{131} verabreicht, nachdem man die Tätigkeit in Schlägen pro Minute mit einem Szintillationszähler bestimmt hatte. Indem sich der Szintillator mit der Haut des Halses an der Stelle der höchsten Aufnahme in Berührung befand, wurde nach 24 Std in Schilddrüsenhöhe die Tätigkeit bestimmt, deren Wert, wie bekannt ist, mit vorhergehender Korrektur — wegen der physischen Dekadenz des J^{131} —, geteilt durch Berechnung der Dose und multipliziert durch 100, die prozentuale Schilddrüsenradiojodaufnahme in der 24. Std ausdrückt.

Immer in der 24. Std wurden bei jedem Individuum 5—6 cm³ Blut entnommen und in Reagensgläschen mit Oxalat aufgenommen. Von jeder Probe wurden mit vorausgehender Zentrifugation 2 cm³ Plasma entfernt; diesem wurde eine gleiche Menge 20% Trichloressigsäure zugesetzt. Nach Trennung obenstehender Flüssigkeit vom Niederschlag und darauffolgender Waschung des letzteren mit 2 cm³ destilliertem Wasser wurden beide Fraktionen auf das Volumen von je 5 cm³ gebracht: die obenstehende Flüssigkeit mit destilliertem Wasser und das Präcipitat mit 4% NaOH. Bei beiden Proben wurde sodann die Radioaktivität bestimmt: Indem man den Wert, der von der Probe erhalten wurde, die das Präcipitat enthielt, durch die Summe der Werte von beiden teilte und mit 100 multiplizierte, wurde das Plasmaumwandlungsverhältnis in der 24. Std bestimmt.

Wie bekannt, sind die Grenzen, innerhalb derer die Werte der Schilddrüsenaufnahme und das Plasmaumwandlungsverhältnis des J^{131} in der 24. Std als normal zu betrachten sind, noch nicht definitiv festgesetzt.

Tabelle 1. *Von A.a. befallene Individuen*

Nr.	Geschlecht	Alter	Schilddrüsenaufnahme Proz. von J^{131} in der 24. Std	$PBJ^{131}/Plasma\text{-}J^{131}$ in der 24. Std	Sitz der A.a., klinische Beobachtungen
1	♂	23	61	41	Bart, 1 Fleck
2	♂♂	46	72	44	Bart, 1 Fleck
3	♀♀	36	50	47	Hinterhauptsgegend, 1 Fleck — Dyschromie
4	♂	5	40	37	Hinterhauptsgegend, 1 Fleck
5	♀	62	57	40	Temporo-parietale Gegend, zahlreiche Flecke
6	♂	57	65	50	Bart, zahlreiche Flecke
7	♂	18	30	34	A.a. vom Typ Ophiasis
8	♀♀	24	77	50	Hinterhauptsgegend, 1 Fleck
9	♀♀	32	56	47	Stirngegend, 1 Fleck, Rezidiv
10	♂	27	60	51	Behaarter Kopf, zahlreiche Flecke
11	♀♀	39	67	54	A.a. vom Typ Ophiasis
12	♀♀	63	64	45	Allgemeine A.a.
13	♀♀	40	39	37	Behaarter Kopf, zahlreiche Flecke
14	♀♀	17	67	41	Hinterhauptsgegend, 2 Flecke
15	♀	19	56	43	Hinterhauptsgegend, zahlreiche Flecke
16	♂	16	57	41	Temporoparietale Gegend, 2 Flecke
17	♂	32	32	29	Hinterhauptsgegend, 1 Fleck
18	♂	30	52	44	Totale A.a., leichter Exophthalmus
19	♀	41	69	52	Hinterhauptsgegend, 3 Flecke, Erythematodes
20	♂	33	75	39	Bart, 3 Flecke, Dyschromie
21	♂	32	71	49	Hinterhauptsgegend, Bart, 4 Flecke, Rezidiv
22	♀	33	54	48	Behaarter Kopf, zahlreiche Flecke, Vitiligo
23	♀	26	54	40	Hinterhauptsgegend, 1 Fleck, Schwangerschaft
24	♂	37	63	37	Schläfengegend, 1 Fleck
25	♀♀	50	29	32	Behaarter Kopf, zahlreiche Flecke
26	♂	14	37	34	Behaarter Kopf, zahlreiche Flecke, Rezidiv
27	♀	21	60	47	A.a. vom Typ Ophiasis
28	♀♀	54	47	40	Schläfengegend, 1 Fleck
29	♀♀	52	75	39	A.a. vom Typ Ophiasis
30	♂	30	66	39	Bart, 1 Fleck
31	♂	27	59	48	Behaarter Kopf, zahlreiche Flecke
32	♂♂	38	69	39	Bart, 2 Flecke
33	♂♂	27	48	36	Allgemeine A.a.
34	♂♂	37	31	30	Hinterhauptsgegend, 1 Fleck
35	♂	43	47	46	Schläfengegend, 1 Fleck

Tabelle 2. *Normale Individuen*

Nr.	Geschlecht	Alter	Schilddrüsen-aufnahme Prozent von J^{131} in der 24. Std	PBJ ^{131}/ Plasma-J^{131} in der 24. Std	Nr.	Geschlecht	Alter	Schilddrüsen-aufnahme Prozent von J^{131} in der 24. Std	PBJ^{131}/ Plasma-J^{131} in der 24. Std
1	♂	43	50	48	15	♀	24	52	45
2	♀	37	42	40	16	♂	24	48	38
3	♂	54	45	41	17	♀	24	43	39
4	♀	23	36	38	18	♀	17	49	39
5	♀	39	45	40	19	♂	35	46	41
6	♀	36	55	49	20	♂	36	44	41
7	♀	53	39	37	21	♂	6	58	45
8	♀	25	51	43	22	♂	23	44	41
9	♂	31	54	42	23	♂	28	58	46
10	♂	37	55	48	24	♂	12	48	41
11	♀	64	50	51	25	♂	33	51	46
12	♀	30	47	39	26	♀	18	40	36
13	♂	27	47	41	27	♀	15	40	40
14	♀	41	40	38					

Der größte Teil der Autoren jedoch betrachtet als normal den Wert von 45% ($\pm$ 10) für die Schilddrüsenradioaufnahme und von 40% ($\pm$ 10) für das Plasmaumwandlungsverhältnis J^{131}. Diese Daten stimmen übrigens vollkommen mit den Resultaten überein, die wir bei der Gruppe der normalen Individuen erhielten.

Mit Beziehung auf diese Werte hat sich die Schilddrüsenradiojodaufnahme bei den von uns untersuchten Patienten mit A.a. auf folgende Art verhalten: In 60% war sie höher als die Norm, bei 20% ergab sie normale Werte und bei den übrigen 20% bot sie unter der Norm stehende Werte. Das Phänomen scheint weder mit dem Alter noch mit dem Geschlecht korrelat. Auch die Schwere des krankhaften Prozesses scheint in dieser Hinsicht keine Wichtigkeit zu besitzen, da sehr leichte Fälle, wie z.B. Fall Nr. 8, hohe Werte der Schilddrüsenradioaufnahme registrieren ließen, wogegen ziemlich schwere Fälle, wie Fall Nr. 18 und Nr. 33 niedrige Werte zeigten. Unter den verschiedenen klinischen Formen hat die A.a. des Bartes die höchsten Werte der Schilddrüsenradiojodaufnahme geboten, doch ist diese Beobachtung vielleicht nicht von besonderer Wichtigkeit.

Auch wenn sich die Werte der Schilddrüsenradiojodaufnahme im Durchschnitt höher gezeigt haben als der Norm entspricht, so doch nicht die des Plasmaumwandlungsverhältnisses-J^{131}, das nur in einigen Fällen die Grenze von 50% überschritten hat, mit einem mittleren Wert von 42% bei allen untersuchten Individuen.

Auf Grund unserer Resultate scheint es also, daß die Schilddrüse des von A.a. befallenen Patienten dazu neigt, Jod in größerer, über der Norm stehender Menge aufzunehmen, aber nicht Jodhormone im Übermaß in

den Kreislauf zu bringen. Das Phänomen ist nicht konstant, der Prozentsatz von Fällen, wo es sich findet, ist ohne weiteres als signifikativ zu
betrachten.

Nach den neuesten Ansichten der italienischen Schule von Genua[4,5]
könnte sich die A.a., die durch ein pathologisches Gewebe charakterisiert
und an Mucopolysacchariden besonders reich ist, unter dem histopatho-

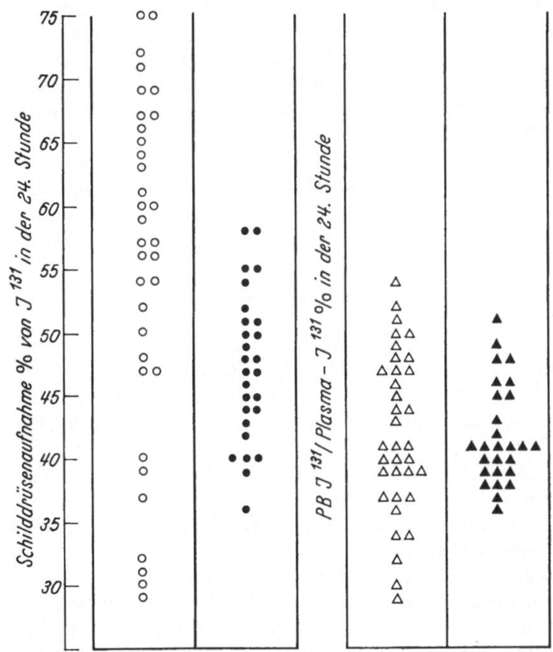

Abb. 1. Die graphische Darstellung zeigt das Verhalten von Schilddrüsenaufnahme und von Plasmaumwandlungsverhältnis des J[131] in der 24. Std bei normalen (● ▲) und von A. a. befallenen (○ ▵)
Individuen

logischen Gesichtspunkt neben die Myxodermien stellen. In diesen beiden
Affektionen bestünde eine vermehrte, für die Hautveränderung verantwortliche Inkretion des TSH [2,3].

Immerhin sind die gegenwärtigen Kenntnisse über die Natur und die
Eigenschaften des TSH noch sehr gering. So weiß man noch nicht, ob das
TSH ein gleichförmiges Hormon ist, oder ob es nicht vielmehr ein in
mehrere Substanzen zerlegbarer Faktor ist. Neben einem die Synthese
und die Hormonabgabe stimulierenden Hormon wird die Existenz weiterer Faktoren zugegeben, unter denen der exophthalmisierende (EPS) der
wichtigste zu sein scheint, der auch auf das Bindegewebe einwirkt. Diese
letztere Fraktion, die vielleicht für die Schilddrüsenveränderungen verantwortlich ist, denen man bei der A.a. begegnet, würde auch bei der
Genese der Hauterscheinungen der Dermatose interferieren.

Unsere Untersuchung hat uns Resultate geliefert, die, mit dieser Hypothese übereinstimmend, dazu neigen, ihre Stichhaltigkeit zu bestätigen.

Literatur

[1] Artom, M.: La ghiandola tiroide in Dermatologia. Atti 23 Congr. SIDES G. ital. Derm. Sif. 158—233 (1927).

[2] Asboe-Hansen, G.: The variability in the hyaluronic acid content of the dermal connective tissue under the influence of thyroid hormone. Acta derm.-venereol. (Stockh.) **30**, 221—230 (1950).

[3] — A survey of the normal and pathological occurrence of mucinons substances and mast cells in the dermal connective tissue in man. Acta derm.-venereol. (Stockh.) **30**, 338—347 (1951).

[4] Baccaredda-Boy, A., and C. Giacometti: Metachromasia, mast-cells and thyrotropinemia in alopecia areata. Ital. gen. Rev. Derm. **3**, 7—14 (1962).

[5] —, e Coll.: L'alopecia areata. Rel. 46° Congr. Naz. SIDES Genova (1963).

[6] Bertaccini, G.: La ghiandola tiroide in dermatologia. Atti 23° Congr. SIDES G. ital. Derm. Sif. 233—278 (1927).

[7] Cappelli, E.: In: La clinica dell'alopecia areata. Min. Derm. Atti SIDES 38, suppl. 1/III, 209—235 (1963).

[8] Covisa, J. L., y L. Solla: Metabolismo basal en la pelada y en el acne. Act. dermo-sifiliogr. (Madr.) **22**, 733—737 (1930).

[9] Friederich, H. C.: Erkrankungen der Haare und des Haarbodens beim Menschen. Dermatologie u. Venerologie, Bd. III, S. 799—909. Stuttgart: Thieme 1959.

[10] Jacquet, M.: A propos de la soi-disant epidemie familiale de Briey. Ann. Derm. Syph. **7**, 131—141 (1906).

[11] Juster, M. E.: Pelade et examens endocrinologiques. Bull. Soc. franç. Derm. Syph. **56**, 65—67 (1949).

[12] Levy-Franckel, A., et E. Juster: Recherches sur le mecanisme physiopathologique de la pelade. Ann. Derm. Syph. (Paris) **9**, 285—294 (1928).

[13] López, B.: Contribución al conocimiento de la etiopatogenia y tratamiento de la pelada. Act. dermo-sifiliogr. (Madr.) **42**, 788—799 (1951).

[14] Rodríguez Morales, J. A.: Estudio clínico-estadístico de la acción de los antitiroideos en la alopecia areata. Act. dermo-sifiliogr. (Madr.) **54**, 507—508 (1963).

[15] Sabouraud, R.: La pelade. Nouvelle Pratique Dermatologique, VII, 159—210. Paris: Masson 1936.

[16] Scheer, K. E., u. H. J. Endres: Künstlich radioaktive Isotope. Dermatologie u. Venerologie, B. II/T. 1, S. 188—210. Stuttgart: Thieme 1958.

[17] Sparacio, B.: La ghiandola tiroide in dermatologia. Bologna: Cappelli 1928.

[18] Winkler, M.: Über die Alopecia areata maligna und deren Verlauf. Dermatologica (Basel) **94**, 377—384 (1947).

Aussprache

H. Kaffarnik, Würzburg: In der Radiojodtest-Ambulanz der Medizinischen Poliklinik Würzburg konnten wir auch routinemäßig mehrere Patienten mit Alopecia areata untersuchen. Bisher fielen uns bei diesen Kranken keine Besonderheiten auf. Die von Herrn Andreassi mitgeteilten Ergebnisse ähneln den Befunden bei hypophysär kompensierter Hyperplasie der Schilddrüse (Jodmangelstruma).

W. Thies, Berlin: Vergleichende histologische Untersuchungen bei Alopecia areata und narbig-atrophisierenden Alopecien

Die systematischen Untersuchungen über den Cyclus der Haarentwicklung unter physiologischen und pathologischen Verhältnissen der letzten Jahre (cf. van Scott, Reinertson u. Steinmüller 1957; Montagna u. Ellis 1958; Kligman 1959, 1961; Crounse u. van Scott 1960; Braun-Falco u. Zaun 1962; Rassner, Zaun u. Braun-Falco 1963; Witzel u. Braun-Falco 1963; Zaun 1964) haben eine Reihe neuer Erkenntnisse vermittelt. Dabei ist auch den feingeweblichen Veränderungen bei der Alopecia areata besondere Aufmerksamkeit zuteil geworden (van Scott 1958; van Scott u. Ekel 1958; Kalkoff u. Macher 1958; Braun-Falco 1961; Braun-Falco u. Zaun 1962; Braun-Falco u. Rassner 1965), wodurch neue Einblicke in ihren Pathomechanismus gewonnen wurden. Darüber hinaus konnten Braun-Falco u. Zaun (1962) auch in klinisch anscheinend gesunden Anteilen des Capillitiums aufgestiegene Haarfollikel (Mikrofollikel) mit Matrix-Dystrophie sowie eine geringfügige entzündliche perivasculäre Infiltration auffinden, was dafür zu sprechen scheint, daß es sich bei der Alopecia areata um eine diffuse Erkrankung des gesamten Capillitiums mit unterschiedlicher Akzentuierung des krankhaften Prozesses handelt.

Bei unseren histologischen Untersuchungen an Serienschnitten von Alopecia-areata-Herden fanden wir degenerative Veränderungen an den Haarmatrixzellen, wie sie in dem uns zugänglichen Schrifttum bisher nicht beschrieben worden sind, worüber im folgenden berichtet werden soll.

Material. Zur Verfügung standen insgesamt 26 Exzisate von Alopecia-areata-Patienten mit unterschiedlicher Krankheitsdauer (3 Wochen bis zu vielen Jahren), die in Serienschnitten aufgearbeitet wurden. Außer den Routinefärbungen sowie der Osmiumzinkjodidmethode zur Darstellung des nervösen Gewebes wurden folgende Färbemethoden durchgeführt: Hale-PAS, Alcianblau-PAS, Toluidinblau, saures Orcein und die Gomori-Methode zur Gitterfaserdarstellung.

Ergebnisse. Neben den bekannten und in allen untersuchten Fällen nachweisbaren entzündlichen Veränderungen in Form peribulbärer und intrapapillärer lympho-histiocytärer Infiltrate, vor allem um die Proliferationshaare in der Subcutis, sieht man an den anagenen Haarwurzeln als auffälliges Kennzeichen eine mehr oder minder ausgeprägte Degeneration von Matrixzellen, und zwar vornehmlich oberhalb der Apex der Papille (Abb. 1—3). Diese erscheinen als aus dem Verband herausgelöste, in der Regel intensiv eosinophil tingierte Zellkomplexe mit pyknotischen Kernen und einzelnen eingewanderten kleinen Rundzellen. Bisweilen ist der Kern überhaupt nicht mehr angefärbt, man sieht dann lediglich noch homogene eosinophile schollige Massen, offenbar bedingt durch inter-

und intracelluläre Flüssigkeitsansammlung, die als trübe Schwellung oder hyaline Umwandlung imponiert.

Bezüglich der von Auber (1962) sowie Montagna u. van Scott (1958) vertretenen Auffassung, wonach der Haarbulbus aus zwei Abschnitten bestände, die durch eine durch den größten Durchmesser der Papille gezogene „critical level" getrennt seien und nur der untere Bulbusabschnitt die mitotisch aktiven undifferenzierten Matrixzellen enthalte, während in dem oberen Bulbusanteil lediglich eine Weiterdifferenzierung erfolge, möchten wir in Übereinstimmung mit Kligman (1959), der nach Colchicin reichlich Mitosen oberhalb der „kritischen Ebene" nachweisen konnte, auch diesen Abschnitt als der Haarmatrix zugehörig ansehen. Wie die Mikrophotos zeigen, finden sich in unseren Präparaten jedenfalls die degenerierten Matrixzellen ganz bevorzugt in den oberen Bulbusabschnitten, jenen Anteilen, die außerdem noch die Melanocyten der Haarbulbi enthalten.

Infolge dieser degenerativen Veränderungen an den proliferierenden Haarwurzeln nimmt die Zahl der Kernteilungsfiguren ab; es resultiert daraus eine stärkere Atrophie des Haarbulbus mit unvollständig entwickelter innerer Wurzelscheide sowie Hemmung der Haarschaftbildung sowohl hinsichtlich der Länge wie des Umfangs (Abb. 3). Gleichzeitig

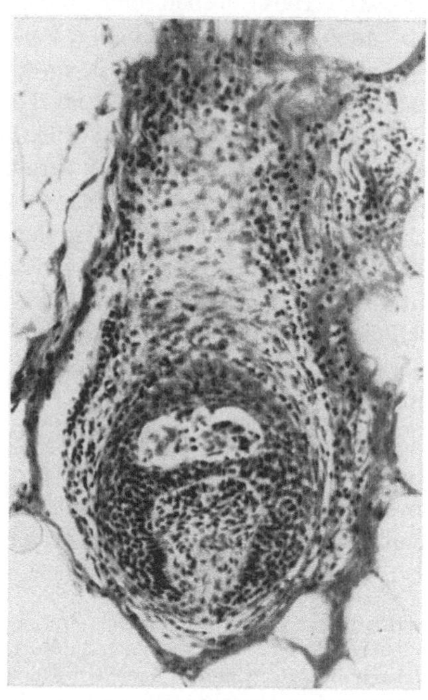

Abb. 1. Alopecia areata. Proliferationshaar mit atrophischer Haarmatrix und degenerierten Matrixzellen oberhalb der von lympho-histiocytären Infiltraten durchsetzten Papille. Massives, vorwiegend rundzelliges peribulbäres Infiltrat. H.-E. Numerische Apertur 0,32

besteht eine Hemmung der Melaninproduktion mit Abgabe des Melanins an die in der Haarpapille bzw. im Haarstengel gelegenen Bindegewebszellen.

Die Degeneration der Haarmatrixzellen bedingt weiterhin einen vorzeitigen Übergang derartiger Follikel über das Katagenstadium in die Telogenphase mit Aufsteigen und Rückbildung des Bulbus. Diese Follikel sind mit der Ausbildung eines gegenüber der Norm verkleinerten schlanken Bulbus, einer dünnen inneren Wurzelscheide und eines unvollständig verhornten, dünnen, vielfach nicht über die Talgdrüseneinmündungsstelle hinauswachsenden Haares in ihrem Entwicklungsstadium dem Anagen IV in der Klassifikation von CHASE, RAUCH u. SMITH (1951) vergleichbar.

Dementsprechend findet man bei älteren Alopecia-areata-Herden infolge schwerer bzw. anhaltender Schädigung der Haarmatrix neben vermehrt katagenen Haarwurzeln zahlenmäßig ein Überwiegen hoch-

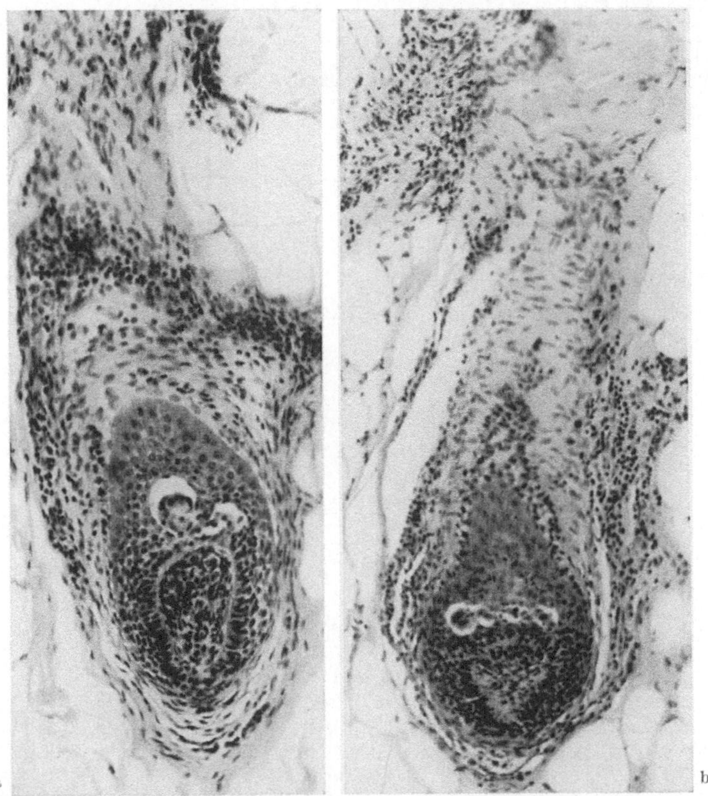

Abb. 2a und b. Alopecia areata. a Proliferationshaar mit ausgeprägter Matrixzelldegeneration und Einwanderung von kleinen Rundzellen aus der Papille. b Degeneration und Dissoziation der suprapapillären Matrixzellen. Atrophie des Haarbulbus eines anagenen Haarfollikels. Intrapapilläres und peribulbäres kleinzelliges Infiltrat. H.-E. Numerische Apertur 0,32

sitzender, in der mittleren Cutis gelegener, mehr oder minder dystrophische Follikel (Miniaturfollikel), während typische Kolbenhaarstadien kaum angetroffen werden. Die in Coriummitte befindlichen atrophischen Haarwurzeln erweisen sich in unseren Präparaten in Übereinstimmung mit den Untersuchungen von KALKOFF u. MACHER, BRAUN-FALCO u. ZAUN weitgehend frei von entzündlichen Infiltraten. Eine auffällige Reduzierung der Gesamtzahl der Follikel konnten wir auch bei jahrelangem

Bestehen einer Alopecia areata, z. B. in Form der besonders hartnäckigen Ophiasis, nicht feststellen.

Die geschilderten degenerativen Veränderungen an den Matrixzellen
der proliferierenden Haarwurzeln mit der begleitenden peribulbären
Entzündung bedingen die Haarwachstumsstörung mit Vorherrschen

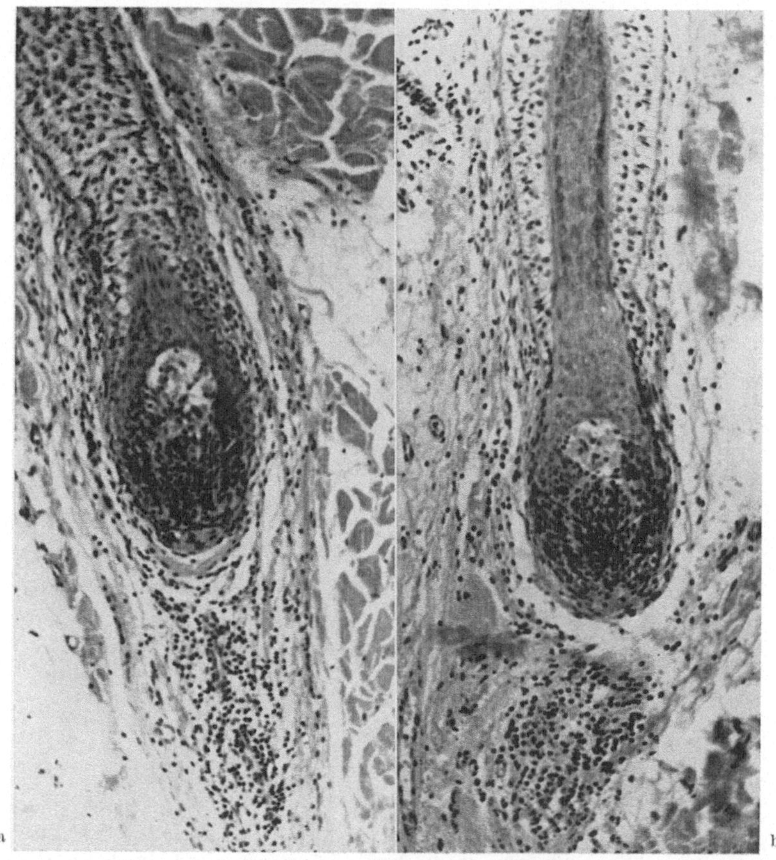

Abb. 3a und b. Alopecia areata. a Atrophischer Bulbus eines Proliferationshaares mit Dissoziation
der suprapapillaren Matrixzellen und Einwanderung von Rundzellen. Dichtes Infiltrat perifollikulär
und im Haarstengel. b Proliferationshaar mit verschmälerter innerer Wurzelscheide, beginnende
Dissoziation der suprapapillären Matrixzellen mit Einwanderung von Rundzellen. Lymphocytäres
Infiltrat im Haarstengel, intrapapillär und perifollikulär. H.-E. Numerische Apertur 0,32

dystrophischer Haare. So überrascht es nicht, daß entsprechende histochemische Untersuchungen auf eine Abnahme der oxydativen Stoff-
wechselleistungen der Matrixzellen hinzuweisen scheinen, wie dies am
Verhalten der Cytochromoxydase-, der Bernsteinsäuredehydrogenase-
und der Succinodehydrogenase-Aktivität gezeigt werden konnte (Braun-

Falco 1961; Braun-Falco u. Theisen 1959; Sonoda 1961), weshalb Braun-Falco für die Alopecia areata auch den Begriff der „Dysenzymosis der mitotisch-aktiven Haarmatrix" geprägt hat. Welch eine hohe mitotische und damit Stoffwechselaktivität die Haarmatrix des wachsenden Haares beim gesunden Menschen entfaltet, erhellt die Tatsache, daß nach van Scott u. Ekel die Haarmatrix in 24 Std ihre Zellzahl etwa verdoppelt.

Aus den Untersuchungen von Steigleder, Kudicke u. Kamei (1962) über die Aminopeptidasenaktivität in normaler Haut wird andererseits die Abhängigkeit der Reaktionsstärke in und um den Haarfollikel von dem jeweiligen Stadium des Haarcyclus deutlich, wobei das frühe Anagen und die relativ kurze Katagenphase durch eine besondere Enzymaktivität ausgezeichnet sind.

Die übrigen histologischen Veränderungen bei der Alopecia areata, wie Erweiterung der mit Hornmassen erfüllten Follikeltrichter, die Beimengung von reichlich Mastzellen in den peribulbären und perivasculären Infiltraten, weichen in unseren Präparaten von den im Schrifttum mitgeteilten Befunden nicht ab. Gelegentlich fanden wir eine diffuse oder auch mehr umschriebene Anhäufung von Hale- bzw. Alcianblau-positivem Material im perifollikulären Bindegewebe, das sich in der Toluidinblau-Färbung allerdings nur in einzelnen Fällen metachromatisch verhielt und damit als hochpolymeres saures Mucopolysaccharid anzusehen ist.

Möglicherweise erklärt sich dadurch die bei einzelnen Kranken bisweilen auffällig sulzig-ödematöse Beschaffenheit der Haut in den haarlosen Bezirken.

Hingegen fanden wir in unseren Präparaten keinen Anhalt für einen hyperergischen Gefäßprozeß mit Leukocytoklasie im Sinne einer hyperergischen Vasculitis (Arteriolitis allergica cutis), wie ihn Braun-Falco u. Rassner (1965) in einigen Fällen beobachten konnten.

Aus unseren histologischen Befunden wird ersichtlich, daß der von zahlreichen Autoren supponierten Schädigung der Haarmatrix bei der Alopecia areata auch morphologisch faßbare und bisher nicht beschriebene degenerative Veränderungen der undifferenzierten Matrixzellen zugrunde liegen. Daraus resultiert dann die Matrixdystrophie mit dem verkleinerten und verschmälerten Bulbus, der nach den geometrischen Untersuchungen von van Scott u. Ekel (1958) stärker reduziert ist als die Papille infolge einer mehr oder minder starken Hemmung der Mitose-Rate. Entsprechend dem Grad und der Dauer der Matrixschädigung kommt es zu einer unterschiedlich schweren Störung der Haarbildung, wie mangelhaft ausgebildete innere Wurzelscheide, unvollständige Haarkeratinisation mit Erhaltenbleiben cellulärer Strukturen im Haarschaft und Atrophie des unteren Follikelanteils (Mikrofollikel). Außerdem können die geschädigten Matrixzellen der Proliferationshaare Melanin nicht mehr aufnehmen.

Bei einer genügend großen Zahl von Kontrolluntersuchungen an Exzisaten Hautgesunder aus der Kopfhaut sowie bei Patienten mit anderen Dermatosen einschließlich der chronischen diffusen Alopecie haben wir niemals der Alopecia areata vergleichbare degenerative Veränderungen an den Matrixzellen finden können.

Auch bei den letztlich in eine narbig-atrophisierende Alopecie ausmündenden Krankheitszuständen wie der des *Erythematodes chronicus discoides* der Kopfhaut und des Lichen ruber follicularis decalvans ist die Haarmatrix allenfalls sekundär mitbeteiligt. Bei letzterem beschränken sich die initialen Veränderungen auf die oberen und mittleren Follikelanteile in Form perifollikulärer lympho-histiocytärer, die äußere Wurzelscheide in charakteristischer Weise usurierender Infiltrate, die schließlich zu einem völligen Untergang der Follikel führen. Daneben begegnet man gelegentlich spärlichen, subepidermal gelegenen entzündlichen Infiltraten, die infolge einer begleitenden Degeneration der Basalzellen die charakteristischen hyalinen homogenen Schollen aufweisen, woraus letztlich eine mehr oder minder deutliche Atrophie der Epidermis mit Verlust der Reteleisten resultieren kann.

Die differentialdiagnostischen Schwierigkeiten der Abgrenzung eines Erythematodes des Capillitiums bei Fehlen sonstiger typischer Gesichtsherde von einem Lichen ruber follicularis können hier nur angedeutet werden. Das Gemeinsame mit dem Lichen ruber follicularis besteht darin, daß neben den um die oberen und mittleren Follikelanteile orientierten Infiltraten eine Degeneration der Basalzellen der Epidermis und der äußeren Wurzelscheide angetroffen wird, die durch ein teils inter-, teils intracelluläres Ödem bedingt ist, offensichtlich als Begleiterscheinung des beträchtlichen Ödems der oberen Cutisschichten. Daneben sind beim Erythematodes die Blut- und Lympghefäße stärker erweitert. Ein erheblicher Anteil an Plasmazellen in den perivasculär und perifollikulär lokalisierten Infiltraten spricht in Zweifelsfällen, also vor allem bei isoliertem Befall der Kopfhaut, nach eigenen Beobachtungen in Übereinstimmung mit Spier u. Keilig (1953) gegen einen Lichen ruber follicularis decalvans. Als wesentliches Unterscheidungsmerkmal gegenüber der Alopecia areata ist für die zu einer narbigen Alopecia führenden Krankheitsprozesse die Einbeziehung der äußeren Wurzelscheide herauszustellen.

Wenn auch die Pathogenese der Alopecia areata heute weitgehend aufgeklärt ist, so sind wir über deren Ursache noch auf Vermutungen angewiesen. In Übereinstimmung mit den histologischen Befunden anderer Autoren darf als gesichert gelten, daß es sich bei der Alopecia areata im Gegensatz etwa zu der sogenannten Alopecia praematura um eine *primär-entzündliche Alopecie* handelt. Die in Frühstadien anzutreffende peribulbäre und intrapapilläre lymphohistiocytäre Infiltration mit der

Einwanderung von Entzündungszellen in die Haarmatrix — bis zu einem gewissen Grad an das histologische Substrat der Ekzemreaktion erinnerd — läßt arbeitshypothetisch an die Möglichkeit der Manifestation eines allergischen Prozesses vom Typ der cellulären Spätreaktivität denken, wobei Bestandteile bzw. Produkte der besonders stoffwechselaktiven Matrixzellen organfremden und damit antigenen Charakter gewonnen und die Erzeugung zellständiger Antikörper hervorgerufen haben mögen.

Für die Beteiligung immunologischer Vorgänge an der Pathogenese der Alopecia areata spricht bis zu einem gewissen Grade auch die von Fivaz (1953) in 72,5% ermittelte Lymphocytose bei insgesamt 51 klinisch durchuntersuchten Kranken mit kreisrundem Haarausfall, während Lymphknotenvergrößerung der Nacken-Hals-Region nur bei zwei Patienten nachweisbar war. Eigene entsprechende Untersuchungen hierüber sind noch nicht abgeschlossen. Auch der mittlerweile von zahlreichen Untersuchern bestätigte therapeutische Effekt mit Corticosteroiden bei Alopecia areata läßt sich durchaus mit der Annahme einer antiallergischen und antiinflammatorischen Wirkung erklären.

Zwar sind mit der Annahme einer Autoimmunisation gegen Haarmatrixzellen, zu deren Sicherung selbstverständlich weitere experimentelle Untersuchungen erforderlich wären, noch keinesfalls alle Probleme der Alopecia areata gelöst. Insbesondere wäre zu prüfen, unter welchen Bedingungen bzw. welchen vermittelnden physikalischen, mikrobiellen oder chemischen Faktoren die Haarmatrixzellen antigene Eigenschaften im Einzelfall gewinnen können und welche lokalen Faktoren gerade auch im Hinblick auf die Transplantationsversuche von Vilanova u. de Moragas (1963) für die Haarwachstumsstörungen bedeutungsvoll sind. Auch wäre zu berücksichtigen, daß bei der Annahme immunologischer Vorgänge das Reaktionsausmaß und -stärke unter anderem von der Fähigkeit zur cellulären Antikörperbildung abhängig sein dürfte. Die gelegentlich anzutreffende Syntropie von Alopecia areata und Vitiligo verdient unter Berücksichtigung der jüngst von Langhof, Feuerstein u. Schabinski (1965) gefundenen präcipitierenden Melaninantikörper im Serum von Vitiligo-Patienten besondere Beachtung. Bei dem in einem Teil der Fälle zumindest nachweisbaren herdförmigen Charakter der Alopecia areata mögen neurovegetative Einflüsse auf die Durchströmung der Haarpapille von Bedeutung sein.

Zusammenfassung

Anhand von Serienschnitten bei 26 Alopecia-areata-Kranken wird erstmals auf histologisch wahrnehmbare degenerative Veränderungen an den Matrixzellen proliferierender Haarwurzeln hingewiesen, die für die Haarbildungsstörung von entscheidender Bedeutung zu sein scheinen, da sie weder in Kontrollschnitten von Biopsien aus der gesunden Kopfhaut noch bei anderen narbig atrophisierenden Alopecien wie Erythematodes chronicus oder Lichen ruber follicularis angetroffen werden. Als Ursache für die Matrixdegeneration bei der Alopecia areata wird ein allergischer Mechanismus vom Typ der cellulären Spätreaktivität gegen die Haarmatrixzellen in Betracht gezogen, so daß die Alopecia areata zu den Autoaggressionskrankheiten zu rechnen wäre. Für die Untermauerung dieser Hypothese sind jedoch weitere klinische und experimentelle Untersuchungen erforderlich.

Literatur

Auber, L.: Trans. Roy. Soc. Edinburgh 62, Pt I, 191 (1952); zit. nach Montagna and van Scott (1958).

Braun-Falco, O.: Zur Histotopographie der Cytochromoxydase in normaler und pathologisch veränderter Haut sowie Hauttumoren. Arch. klin. exp. Derm. 214, 176 (1961).

—, u. B. Rassner: Klinik, Pathogenese und Therapie der Alopecia areata. Fortschr. prakt. Derm. u. Vener., Bd. V, S. 227. Berlin, Heidelberg, New York: Springer 1965.

—, u. H. Theisen: Histologische und histochemische Veränderungen bei temporärer Monojodacetat-Alopecie. Arch. klin. exp. Derm. 208, 539 (1959).

—, u. H. Zaun: Zum Wesen der chronischen diffusen Alopecie bei Frauen. Arch. klin. exp. Derm. 215, 165 (1962).

— — Über die Beteiligung des gesamten Capillitiums bei Alopecia areata. Hautarzt 13, 342 (1962).

Chase, H. B., H. Rauch, and V. W. Smith: Critical stages of hair development and pigmentation in the mouse. Physiol. Zool. 24, 1 (1951).

Crounse, R. G., and E. J. van Scott: Changes in scalp hair roots as a measure of toxicity from cancer chemotherapeutic drugs. J. invest. Derm. 35, 83 (1960).

Fivaz, L.: Alopecia areata. Ergebnisse klinischer Untersuchungen an der dermatologischen Klinik Bern. Bern: Diss. 1953.

Kalkoff, K. W., u. E. Macher: Über das Nachwachsen der Haare bei der Alopecia areata und maligna nach intracutaner Hydrocortisoninjektion. Hautarzt 9, 441 (1958).

Kligman, A. M.: The human hair cycle. J. invest. Derm. 33, 307 (1959).

— Pathologic dynamics of human hair loss. I. Telogen Effluvium. Arch. Derm. Syph. (Chic.) 83, 175 (1961).

Langhof, H., M. Feuerstein u. G. Schabinski: Melaninantikörperbildung bei Vitiligo. Hautarzt 16, 209 (1965).

Montagna, W., and R. A. Ellis: The biology of hair growth. New York, London: Academic Press 1958.

Rassner, B., H. Zaun u. O. Braun-Falco: Zum Pathomechanismus der männlichen Glatzenbildung. Arch. klin. exp. Derm. 216, 307 (1963).

Scott, E. J., van: Morphologic changes in pilosebaceous units and anagen hairs in alopecia areata. J. invest. Derm. 31, 35 (1958).

—, and T. M. Ekel: Geometrical relationships between the matrix of the hair bulb and its dermal papilla in normal and alopecic scalp. J. invest. Derm. 31, 281 (1958).

— R. P. Reinertson, and R. Steinmüller: The growing hair roots of the human scalp and morphologic changes therein following amethopterin therapy. J. invest. Derm. 29, 197 (1957).

SONODA, S.: Succinic dehydrogenase in alopecia areata. Jap. J. Derm. **71**, 660 (1961).

SPIER, H. W., u. W. KEILIG: Lichen ruber follicularis decalvans (Graham Little-Syndrom) und seine Beziehungen zur Pseudopelade Brocq. Hautarzt **4**, 457 (1953).

STEIGLEDER, G. K., R. KUDICKE u. Y. KAMEI: Die Lokalisation der Aminopeptidasenaktivität in normaler Haut. Arch. klin. exp. Derm. **215**, 307 (1962).

VILANOVA, X., y J. M. DE MORAGAS: Alopecia areata: injertos e histologia. Act. derm.-sifiliogr. (Madr.) **54**, 337 (1963).

WITZEL, M., u. O. BRAUN-FALCO: Über den Haarwurzelstatus am menschlichen Capillitium unter physiologischen Bedingungen. Arch. klin. exp. Derm. **216**, 221 (1963).

ZAUN, H.: Tierexperimentelle Untersuchungen zur Pathophysiologie der „gemischten Alopecie". Arch. klin. exp. Derm. **221**, 75 (1964).

Aussprache

G. KLINGMÜLLER, Würzburg: Die Deutung der Alopecia areata, wie THIES sie überlegt, könnte eine Stütze ex juvantibus in der Cortisonwirkung finden.

Symposion I
Mykologie

Freitag, den 1. Oktober 1965

Leitung: H. Götz, Essen

Thema: Die Fußmykose als Volksseuche

H. Götz, Essen: Einführung

Zum mykologischen Symposion darf ich Sie herzlich begrüßen. Zwar hegte ich erst die Befürchtung, die große Zahl der Referenten könnte die der Zuhörer übersteigen. Nun freue ich mich, daß Sie durch Ihre rege Anteilnahme diese Bedenken zerstreut haben.

Das Thema, das wir jetzt abhandeln wollen, lautet: Die Fußmykose als Volksseuche. Das klingt vielleicht etwas provozierend, und mancher von Ihnen wird fragen: „Ist es denn wirklich berechtigt, von einer Volksseuche zu sprechen?" Ich meine ja, wenn wir die ständig steigenden Infektionszahlen beobachten. Natürlich liegen die Verhältnisse regional unterschiedlich, abhängig davon, ob Sie mykologische Untersuchungen in einem Industriegebiet durchführen oder bei einer ländlichen Bevölkerung. Ein Beispiel sei hier zitiert:

1963 haben wir in Essen in zwei Bergwerken bei über 2000 Knappen Untersuchungen durchgeführt und fanden einen Pilzbefall von 67%. Ein Jahr später wiederholten wir diese Untersuchungen. Wenn sich auch nicht alle Bergleute erneut kontrollieren ließen, so konnten wir doch immerhin nochmals rund 1000 überprüfen. Nun zeigte sich, daß in der Gruppe, die 1963 in 67% der Fälle eine Dermatomykose aufwies, 1 Jahr später eine weitere Zunahme erfolgt war. Die Infektionsquote war auf 72% der Fälle gestiegen. Um einen besseren Einblick in die Epidemiologie der Fußmykose zu gewinnen, hatten wir nun bestimmte Unterteilungen vorgenommen. So stellten wir eine Gruppe auf, die durch entsprechende Hautsymptome klinisch krank war und gleichzeitig auch mikroskopisch oder kulturell Pilze aufwies. Als wir diese Gruppe 1 Jahr später wieder untersuchten, waren es zwar nur noch 700 Bergleute, die sich zur Kontrolle einfanden. Doch zeigte sich nun, daß in 91% der Fälle der Pilz immer noch nachweisbar war, davon in 8% der Fälle in latenter

Form, d.h. ohne klinische Symptome. Eine Fußmykose flammt also bald auf, bald klingt sie wieder ab, und es kann durchaus sein, daß Sie in der Sprechstunde eine Untersuchung auf eine Pilzinfektion der Zehenzwischenräume durchführen, ohne daß Sie klinische Veränderungen bemerken. In Wirklichkeit befindet sich aber der Pilz noch immer im Stratum corneum. Nur eine bestimmte Zeit bleibt alles ruhig, doch dann kommt es, und aus unseren Studien geht das sehr schön hervor, plötzlich zu einem neuen Aufflammen mit akuten Symptomen, was für eine Fußmykose typisch ist. Bemerkenswert war auch, daß 200 Bergleute, die bei der ersten Untersuchung völlig gesund waren (sie hatten weder klinische Veränderungen, noch konnten wir mikroskopisch oder kulturell einen Pilz finden), 1 Jahr später in 34% der Fälle ein Dermatophyton beherbergten. Zwei Drittel dieser Gruppe ließen eine akute Form erkennen. Aus diesen Angaben mögen Sie ersehen, daß dem Thema „Die Fußmykose als Volksseuche" tatsächlich eine Infektiosität zugrunde liegt. Gelegentlich werde ich gefragt, ob denn die Pilzinfektion der Füße wirklich so zu fürchten sei, wie in Fachkreisen allgemein behauptet wird. Meines Erachtens spielt hier der Zeitfaktor eine wichtige Rolle. Eine Pilzinfektion tritt nicht gleich bei der ersten Berührung mit den Erregern ein. Das ist eine Tatsache, die wir aufgrund unserer Studien folgern konnten. Je länger nämlich ein junger Mensch, der als Bergarbeiter seine berufliche Laufbahn beginnt, in einer Kohlengrube tätig ist, um so größer wird die Wahrscheinlichkeit, sich zu infizieren. Diesen Schluß konnten wir aufgrund bestimmter Altersgruppierungen ziehen.

Die folgenden Vorträge beschäftigen sich mit der Klinik, der Epidemiologie, insbesondere den Faktoren, die eine Infektion fördern oder hemmen können. Auch die Therapie wird berücksichtigt. In Anbetracht der großen Zahl der Referate wird leider die Diskussion etwas zu kurz kommen, weshalb ich Sie um Verständnis bitte. Ich darf nun als ersten Herrn Kollegen Braun bitten, mit seinem Vortrag zu beginnen.

H. Braun, Leipzig: Zur Klinik und Differential-Diagnose der Tinea pedis

Will man der Fußmykose als Volksseuche erfolgreich entgegentreten, so ist es unumgänglich notwendig, einen Überblick über den Umfang dieser Erkrankung zu besitzen. Gewiß wird es ortsgebundene Unterschiede in der Häufigkeit geben, die durch die jeweilig vorherrschende Industrie, die geographische Lage, klimatische Faktoren, Kleidungssitten u. a. m. bedingt sind. Auch wenn der personelle Faktor noch Berücksichtigung in dieser Frage finden muß, sind die erheblichen Differenzen in der Statistik der Durchseuchungsziffern ohne weiteres nicht zu erklären. Ganz abgesehen von dieser Frage steht die wohl heute überall anerkannte Tatsache, daß sich die Erreger in einer Wandlung bezüglich ihrer Häufigkeit befinden.

Wie Götz in seinem Handbuchbeitrag sehr schön anhand ausgiebiger Literaturzitate aufzeigt, schwanken die Erkrankungsziffern wohl am meisten durch die Art und Weise, in der die Diagnose gestellt wird. Sehr häufig wird von einzelnen Autoren angenommen, die Tinea pedis zeige ein morphologisch so typisches Bild, daß es ohne weiteres gestattet sei, die Diagnose rein klinisch zu stellen. Aber auch diejenigen Autoren, die diese Auffassung teilen, differieren in der Haufigkeit ihrer Erkrankungs- ziffern sehr erheblich, beispielsweise Wilson mit 96,55% in einem militärischen Übungslager, Memmesheimer (mit 48% bei Bergarbei- tern). Wilde dagegen erfaßte bei Bergarbeitern eine Durchseuchungs- ziffer von 70%. Davon bleibt die bekannte Tatsache unberührt, daß ge- wisse Berufsgruppen einen durchschnittlich höheren Durchseuchungs- grad aufzeigen als andere (Memmesheimer). Auch die morphologischen Akzente, welche die jeweiligen Autoren wie Fraser, Wilson, Wilde, Polemann u. a. für die klinische Diagnose als signifikant anzuerkennen glaubten, spielt bei der Diskrepanz der klinisch diagnostizierten zu den mikroskopisch gesicherten Fällen nicht die ausschlaggebende Rolle, nach Gentles u. Holmes, Götz u. a. Nach unseren Erfahrungen weist der letzt- genannte Autor mit voller Berechtigung darauf hin, daß, wenn schon die Diagnose Tinea pedis rein klinisch gestellt werden soll, man die morpho- logischen Veränderungen der Nägel unbedingt in die klinische Diagnostik mit einbeziehen sollte. Sieht man sich die tabellarische Übersicht zu der Frage, ob die Diagnose Tinea pedis allein vom morphologischen Gesichts- punkt her zu stellen ist, in dem schon zitierten Handbuchbeitrag von Götz an, so muß man zu der Erkenntnis gelangen, daß die rein morpho- logisch gestellte klinische Diagnose der Tinea pedis nie und nimmer aus- reichend ist. Mit dieser Feststellung sind wir uns völlig darüber im klaren, daß die mikroskopische Sicherung der klinisch gestellten Verdachts- diagnose Tinea pedis eine starke Belastung in zeitlicher Hinsicht für die tägliche fachärztliche Praxis bedeutet. Die meist bereits von dem Patien- ten selbst oder auch anderweitig erfolgte Vorbehandlung seines Haut- leidens wird häufig die mikroskopische Sicherung der Verdachtsdiagnose beim ersten angefertigten Präparat scheitern lassen. Wiederholungs- untersuchungen sind also unbedingt erforderlich, sofern die Sicherung der Diagnose durch das Mikroskop überhaupt Erfolg haben soll. Auch selbst die Präparation des zu untersuchenden Gebietes durch Anlegen eines Heftpflasterverbandes, permanantes Tragen von Dederon- oder Perlon- geweben direkt auf der suspekten Hautstelle, die auch des Nachts nicht abgenommen werden, vermögen zwar eine gewisse Verbesserung in der Ausbeute der mikroskopisch positiven Pilzpräparate zu geben, machen aber mitunter auch noch weitere mikroskopische Nachuntersuchungen nicht überflüssig. Trotz dieser weiteren Erschwernis in der täglichen Arbeit möchten wir dennoch an dem Prinzip festhalten, daß die Diagnose Tineda pedis niemals ausschließlich nach morphologisch-klinischen Gesichtspunkten gestellt werden sollte, sondern zumindest die mikroskopische Sicherung des Pilznachweises für die obenerwähnte Diagnose eine unabdingbare Notwendigkeit darstellt.

Die mit der mikroskopischen Untersuchung von pilzhaltigem Material verbundenen möglichen Fehlerquellen sollten um so mehr Beachtung finden, als sehr häufig die Entnahme und die Aufarbeitung des zu untersuchenden Materials Hilfskräften überlassen werden muß. Vielleicht wäre es eine dankbare Aufgabe für die Vorstände unserer beiden Gesellschaften, die Ausbeute an mikroskopisch gesicherten Fällen von Mykosen eventuell dadurch zu verbessern, daß wir eine generelle Empfehlung zu einer optimalen Materialentnahme mit einem besonderen Hinweis auf die möglichen Fehlerquellen bei dieser Untersuchung herausgeben. Schwieriger wird die Entscheidung darüber, ob die durch das mikroskopische Präparat abgesicherte klinische Diagnose Tinea pedis noch in jedem Falle einer kulturellen Untermauerung bedarf. Dies wird sich in der Praxis trotz organisatorischem Aufbau von mykologischen Zentren nicht immer verifizieren lassen. Für klinische Einrichtungen mit einem eigenen mykologischen Laboratorium sollte die mehrmalige kulturelle Untersuchung bei dem Verdacht einer Tinea pedis absolut verbindlich werden. Nur so werden wir in die Lage versetzt, den unzweifelhaften Anstieg der Tinea pedis anhand vergleichbarer Statistiken exakt zu beweisen und zum anderen etwas Reales auszusagen über den bekannten Erregerwandel der Tinea pedis. Auch unsere Aussagekraft über die sich noch heute in der Diskussion befindliche Problematik, ob es eine echte mykogene Phlegmone und ein echtes mykogenes Erysipel gibt, würde durch eine derartige regelmäßige kulturell gesicherte Untersuchung fundamentiertere Formen annehmen. Dieses Problem ist natürlich nur in komplexer Untersuchungsmethodik anzugehen. Nach unseren Erfahrungen reichen zur Lösung dieser Frage die von uns bisher angewendeten Verfahren, wie Pilznachweis in einer künstlich gesetzten Cantharidenblase, der Versuch des Pilznachweises im Punktat der regionären Lymphknoten und der bakteriologische Nachweis der die Tinea pedis begleitenden Bakterien nicht aus. Ein genauer personeller Pilzkataster eines Patienten, der mikroskopisch, kulturell, bakteriologisch und eventuell in Sonderfällen fluorescenzmikroskopisch abgesichert ist, könnte uns bei der Lösung dieser Frage wahrscheinlich weiterhelfen. In der Frage nach den Beziehungen der Dermato-Mykosen zu den bakteriellen Superinfektionen wird sicherlich auch die von Götz herausgestellte Untersuchung der Zehennägel bei der Tinea pedis nochmals wertvoll werden. Vielleicht gibt uns die Unter-

suchung der Nägel auf Pilze bei Phlegmonen und Erysipelen des Fußrückens den Schlüssel in die Hand zur Lösung der Frage, ob solche
Phlegmonen und Erysipele immer bakterieller oder vielleicht auch
mykogener Natur sind, ganz abgesehen von der Möglichkeit, daß beide
Faktoren natürlich zusammen wirksam werden können. Ebenso könnte
sich durch derartige methodische Untersuchungen das Problem der
Vasculitis allergica mykotica (Szodoray) oder des nodösen Erythems
mykogener Genese nach Hering u. a. noch besser gestalten lassen unter
besonderer Berücksichtigung natürlich des personalen Faktors nach
Gottron.

Wenn wir hiermit einige Vorschläge für eine erfolgreichere Diagnostik
der Tinea pedis und damit auch ihrer besseren Bekämpfung vorgebracht
haben, so wird es trotzdem noch erforderlich sein, auf die zuerst erhobene
Forderung nach der Zweckmäßigkeit, die rein klinisch gestellte Diagnose
auf Tinea pedis zumindest durch den mikroskopischen Pilznachweis zu
sichern, nochmals auch aus differential-diagnostischen Gründen hinzuweisen. Der Beweis hierfür soll anhand einiger Diapositive geführt werden.
Es handelt sich hierbei um Fälle, die mit der Diagnose Tinea pedis in die
Ambulanz unserer Klinik eingewiesen worden sind. Die Zahl der vor-
geführten Fälle resultiert aus einem Zeitraum von $^1/_4$ Jahr bei täglichem
Durchgang von ungefähr 40—60 Neuzugängen pro Tag, eine Zahl, die
uns das Ausmaß dieser Dinge und damit ihre Wichtigkeit für die mykologische Praxis vor Augen führen soll.

Herr Götz hat bereits auf der letzten Tagung der Gesellschaft für
Medizinische Mykologie in Leipzig auf die differential-diagnostische
Bedeutung der sogenannten Acceleratoren in der Gummiindustrie hingewiesen, die ein akutes Kontaktekzem bei manchen Patienten hervorrufen können, das unter dem Bild nach klinisch-morphologischen Gesichtspunkten einer Tinea pedis verlaufen kann. Aber auch die Kombination eines akuten Kontaktekzems durch derartige Acceleratoren mit
einer zusätzlichen oder vorausgegangenen mykotischen Infektion ist
natürlich möglich.

So soll im folgenden auf die von uns in obenerwähntem Zeitraum beobachteten Fälle eingegangen werden.

1. Pilznachweis mikroskopisch und kulturell: Trichophyt. rubrum.
Trotz viermal täglich 250 mg Grizin keine Abheilung über 3 Monate
hindurch. Jetzt ist der Pilznachweis der Nägel fünfmal Ø, der Haut
ebenfalls Ø, Kalium bichrom. epicutan stark + sowie Leder der getrage-
nen Stiefel Epoxyd Schuhkleber Ø.

2. Pilznachweis mikroskopisch und kulturell: Tr. mentagrophytes,
aber jetzt akutes Kontaktekzem nach Phenol und Resorcin, das in einer
angewendeten Schüttelmixtur enthalten war.

3. Pilznachweis stets Ø, Chrom epicutan +. Abheilung in 14 Tagen unter blander Therapie und Tragen von Kunststoffsandaletten. Epoxyd Ø.

4. Dermatitis pratensis. Pilze dreimal Ø, Kultur Ø, Johanniskraut epicutan +.

5. Mikrobielles Ekzematid. Pilznachweis achtmal mikroskopisch, kulturell Ø, fluorescenzmikroskopisch Ø, Bakterienkultur dreimal Staphylococcus aureus haemolyticus. Chloramphenicolempfindlich. Abheilung in 6 Tagen unter Chloramphenicolsalbe.

6. Pilznachweis in sechsmaligen Versuchen mikroskopisch und kulturell Ø. Behandelnder Arzt hatte klinisch Tinea angenommen und eine dichlordioxyphenylsulfid-haltige Tinktur verordnet (Ovitrol).

Epicutantest mit Dichlordioxyphenylsulfid ++.

7. und 8. Akutes Kontaktekzem durch das Fell pelzgefütterter Schuhe. Ursol epicutan +, Pelzfutter epicutan +. Knöchel nicht mitbefallen, an dieser Stelle war das Pelzfutter durch Lederflecken ersetzt. 2 Monate als Tinea behandelt.

9. und 10. 3 + 5 Wochen als Tinea pedis behandelt. Pilznachweis mehrmals mikroskopisch und kulturell Ø, auch auf Candida.

Morphologisch und histologisch: Psoriasis vulgaris.

11. Einweisungsdiagnose: Schwerste bullöse Interdigitalmykose. Pilznachweis stets Ø. Es handelt sich um ein Erythema exsudativum multiforme.

O. Male, Wien: Zur Pathogenese der Onychomykose (Zusammenfassung)

Die Onychomykose steht zwar nur in einer mittelbaren, jedoch sehr wesentlichen Beziehung zur Fußmykose. Bekanntlich stellen (Zehen-) Nagelmykosen zufolge ihrer weiten Verbreitung sowie außergewöhnlichen Chronizität eine der wichtigsten (Re-)Infektionsquellen der Fußhaut dar. Hauptursache der Chronizität dürfte neben der auch heute noch schwierigen Therapeutisierbarkeit, vor allem die unverhältnismäßig häufige Griseofulvinresistenz der Affektion sein. Da das Therapieversagen, wie sich beweisen ließ, in den meisten Fällen weder durch das Antimyceticum noch durch die Pilze bedingt sein kann, liegt es nahe, die Gründe dafür am Patienten selbst zu suchen. In erster Linie kommen hier resistenzvermindernde und damit mykosedisponierende „onychotrope" Individualfaktoren in Frage, deren Existenz zwar seit längerem diskutiert wird, die aber bisher nicht objektiviert werden konnten. Da diese früher hauptsächlich nur theoretisch interessante Frage im gegenständlichen Zusammenhang vor allem praktische Bedeutung erlangte, wird die Problematik nochmals aufgegriffen.

In der Annahme, daß die besagten Individualfaktoren — bekanntlich sind es meist zirkulatorische, nervale, physikalische (mechanische oder traumatische) und seltener endokrine sowie chemische Störungen — am Nagelorgan zu einem strukturellen oder substantiellen Niederschlag oder wenigstens zu einer Wachstumsdysfunktion führen müßten, wurden folgende Untersuchungen ausgeführt: 1. In vitro-Bestimmung der Resistenz ausgewählter Nägel gegen Dermatophyten; 2. histologische Befundungen von Nagelplatten und 3. vergleichende Messung der Nagelwachstumsgeschwindigkeit.

Die tabellarische Aufstellung sowie die genauere Auswertung von Untersuchungsmaterial bzw. ermittelten Befunden erfolgt an anderer Stelle.

Ganz allgemein ergibt sich: 1. Sichere Unterschiede in der Resistenz der Nagelplatten waren nicht feststellbar. 2. Eine Reihe nichtmykotischer Strukturanomalien der Nagelplatte sowie 3. deren höhergradige Bradyplasie wurden einerseits bei Bestehen individueller Störungen, andererseits bei Therapieresistenz von Onychomykosen signifikant vermehrt angetroffen.

Von praktischem Interesse ist, daß sich in der überwiegenden Mehrzahl der Fälle die Wachstumsgeschwindigkeit der Nagelplatte als Maßstab für den voraussichtlichen Erfolg einer Griseofulvintherapie — zu deren Indikationsstellung sie demnach heranzuziehen wäre — erwies.

R. D. G. Ph. Simons, Amsterdam/Holland: Über die Dyshidrosis bei der Tinea pedis. Das Mykid-Konzept im Jahre 1965

Die Problematik der Dyshidrose als Dermatophytid einer Tinea pedis ist noch immer eine rätselhafte Angelegenheit. Es handelt sich bei der Dyshidrose um ein dreifaches Problem:

1. Ist die sogenannte Dyshidrose in der Tat eine echte Dyshidrose? Das heißt: steht sie wirklich in Beziehung zu den Schweißdrüsen?

2. Ist die Dyshidrose eine durch Waschmittel usw. bedingte Kontaktdermatitis, wie so häufig angenommen wird?

3. Stellt die Dyshidrose eine Id-Reaktion auf die eine oder andere Pilz- oder Bakterieninfektion dar, insbesondere auf die Fußmykose?

Zur ersten Frage ist zu bemerken, daß die sogenannte Dyshidrose selten in den Ausführungsgängen der Schweißdrüsen lokalisiert ist, weshalb die Bezeichnung „Dyshidrose" unzutreffend ist. Ich meine daher, daß Bezeichnungen wie „*Pompholyx*", d. h. „Vesiculae" oder „*Akrovesikulation*" zutreffender wären. Will man aber die Bezeichnung Dyshidrose für ein alphabetisches Register beibehalten, dann sollte man höchstens nur von „dyshidrosiformer Eruption" sprechen.

Zur Frage, ob es sich um eine Kontaktdermatitis handeln könnte, ist zu bemerken, daß viele Handekzeme als Kontaktdermatiden durch synthetische Waschmittel diagnostiziert werden. Wenn diese Diagnose richtig wäre, müßte an Stelle der nur auf die Finger beschränkten vesiculösen Efflorescenzen eine ausgedehnte Dermatitis vorliegen. Mit der Durchführung von Intracutantests, die von spezifischer Bedeutung für die verschiedenen Kontaktdermatitiden sein sollen, betreten wir bei den dyshidrosiformen Eruptionen schlüpfrigen Boden, denn die Ergebnisse solcher Testproben sind bei diesen Affektionen schwierig zu beurteilen, weil die Haut (auch in scheinbar gesunden Bezirken) abnorm reagieren kann und ein positiver Ausfall des Tests die Folge einer von SCHUPPLI, KALKOFF u. JANKE sowie von NILZEN, BAER, SIMONS beschriebenen unspezifischen, *dissoziierten Überempfindlichkeit* der Haut sein kann.

Der dritte Punkt zum Problem Pompholyx, den ich heute besprechen will, betrifft keine lokale, sondern eine fokale Id-Reaktion auf Fußmykosen.

Nun sind Begriffe wie „Fußmykose" oder „Tinea pedis" nicht streng abgegrenzt. Einerseits versteht man darunter Affektionen, bei denen entweder kulturell verschiedene Arten von pathogenen Dermatophyten bzw. hefeartigen Organismen oder nur mikroskopisch Mycelien oder Hefen nachgewiesen werden, deren Pathogenität ohne kulturelle Untersuchung nicht feststeht. Andererseits rechnet man dazu auch Fälle, bei denen überhaupt keine mykologische Untersuchung durchgeführt und die Diagnose Tinea pedis rein klinisch gestellt wurde. Es sind sogar Publikationen erschienen, in denen von „*klinischer*" *Tinea pedis* und von „*klinisch suspekten*" Fällen die Rede ist. Auf einer solchen Diagnostik beruht wahrscheinlich ein Artikel, in dem behauptet wird, daß 90% der Bevölkerung der USA an einer Dermatomykose leiden (STEGNER).

Der Mechanismus der Id-Reaktion ist nicht abgeklärt. MIESCHER nahm an, die Pilze würden beim Gehen in die Fußsohle einmassiert und gelangten dann in die Blutbahn. Mehrere Autoren haben Pilzelemente im Blut nachgewiesen (JADASSOHN; STUTTER; JESSNER; ARZT und FUSCH sowie PECK et al.). Nach der Auffassung dieser Autoren sollten die Pilze dann in die Haut der Hand gelangen (warum nicht wo anders hin?). Letzteres ist jedoch nicht der Fall. Deshalb stellte WILLIAMS (1921) eine Theorie auf, nach der die sterilen Bläschen der Dyshidrose eine *Id-Reaktion*, und zwar ein „Dermatophytid" darstellen sollen.

Die Id-Reaktion soll die folgenden Forderungen erfüllen:

1. In der Haut oder an einer anderen Körperstelle muß ein mykologischer Focus nachweisbar sein.
2. Sie soll nach Behandlung des Focus negativ werden.

3. Eine Irritation des Primärherdes soll ein Aufflammen der Eruption zur Folge haben.

4. Der Patient soll im Intracutantest mit einem dermatophytischen Antigen positiv reagieren.

5. Der Pilz soll im peripheren Blut nachweisbar sein.

Um die letzte Forderung (Nr. 5) vorwegzunehmen, sei bemerkt, daß der Nachweis von Antigenen im Blut für die Annahme eines allergischen Zustandes nicht obligat ist. Der Nachweis von Pilzelementen im peripheren Blut bei dem sogenannten Mykid wurde von allen modernen Autoren denn auch bald als eine zu strenge Forderung fallengelassen. Ein eingreifender Abstrich an diesen Forderungen wurde ferner vollzogen, als man die erste und wichtigste Bedingung (Nr. 1), nämlich den Nachweis eines mykotischen Herdes, nicht länger als wesentlich betrachtete. Für solche Fälle prägten Bloch u. Naegeli die Bezeichnung „*Spättrichophytid*". Sie unterschieden positive Trichophytinreaktionen, die sich auf frühere Infektionen beziehen (früherer Zustand = „*prior state*") und solche, die durch eine noch bestehende oder sogar nur wahrscheinlich bestehende Infektion hervorgerufen werden (gegenwärtiger Zustand = „*present state*").

Weil die erste Forderung hinfällig geworden war, wurde auch der zweiten und dritten Forderung die Basis entzogen. Die Annahme einer Beseitigung bzw. Provokation eines unbekannten Focus ist eine hypothetische Konstruktion. Die zweite und dritte Forderung bieten also auch keine Stütze mehr für die Id-Konzeption.

Eine weitere Schwächung der Id-Konzeption bedeutet der Umstand, daß man von einem positiven Intracutantest gegenüber einem dermatophytischen Antigen nicht weiß, ob er auf einer noch bestehenden oder auf einer vorausgegangenen Infektion beruht. Selbst bei einer nachgewiesenermaßen bestehenden Pilzinfektion könnte eine positive Reaktion auf eine alte Infektion hinweisen, und das um so mehr, als zur Bereitung von Testantigenen in der Regel ein Gemisch von Pilzstämmen verwendet wird. Anfänglich wurde angenommen, daß die Reaktion nur bei der tiefen Erscheinungsform der Mykose positiv ausfalle (Bloch; Jadassohn; Neisser; Plato; Fuhs). Nach späteren Mitteilungen können jedoch auch oberflächliche Mykosen positive Reaktion hervorrufen (Jessner; von Graffenried; Rajka; Williams; Miescher). Und schließlich haben mehrere Autoren (Stutter; Rochachefsky et al.; Ninomiya; Simons usw.) einen positiven Ausfall der Testprobe bei Personen *ohne* nachweisbare Pilzinfektion beobachtet. Es werden Prozentsätze von 50% gemeldet. Andererseits ist die Reaktion oft negativ bei Patienten, bei denen eine Pilzinfektion vorliegt (gegenwärtiger Zustand) oder früher vorgelegen hat (früherer Zustand). Überdies ist die Frage nicht entschieden, ob die *direkte* oder die *verzögerte Reaktion* ausschlaggebend sei. Selbst die Hersteller des Pilzantigens geben keine eindeutigen Richtlinien für das Ablesen der Reaktion. Eine weitere Schwierigkeit rührt daher, daß manche Autoren eine maximal positive Korrelation zwischen direkter Trichophytinreaktion und dem Erreger T. rubrum (einer bei der Tinea pedis weniger häufigen Species als z. B. dem T. mentagrophytes) feststellten, während andere eine maximal positive Korrelation zwischen dem häufiger vorkommenden Erreger T. mentagrophytes und der verzögerten Trichophytinreaktion ermittelten (Lewis u. Hopper; Cremer).

Auch gibt es Autoren, die die Spezifität der Testproben bestreiten (Arnold; Robinson; Rosen u. Peck; Sobel usw.), denn es hatte sich gezeigt, daß mindestens 12% der mykosefreien Personen eine falsch-positive direkte, und mindestens 14% eine falsch-positive verzögerte Reaktion aufwiesen (Schuppli; Ten Cate; Simons; Wilson usw.). Schließlich wurde die Möglichkeit, daß bei dyshidrosiformen Eruptionen der Patienten eine unspezifische oder dissoziierte Überempfindlichkeit gegenüber verschiedenen Antigenen vorkommt, zu wenig berücksichtigt (Baer; Schuppli; Simons). Die schlagartige Reaktion der Haut infolge einer polyvalenten oder dissoziierten Überempfindlichkeit, bei der der Patient auf die verschiedensten Antigene positiv reagiert, sowie die oben erwähnte Häufigkeit falsch-positiver Reaktionen, haben die Grundlagen der letzteren Forderung, daß der Patient im Intracutantest mit Pilzantigenen positiv reagieren soll, stark erschüttert.

Schließlich ist noch eine epidemiologische Besonderheit zu erwähnen, die zur Klärung des Zusammenhanges zwischen der Tinea pedis und dem häufig für ein Dermatophytid gehaltenen Handekzem beitragen dürfte, nämlich die mit einer Häufung der dyshidrosiformen Handekzeme einhergehende Zunahme der Pilzinfektionen. In dieser Beziehung geben die Publikationen von Götz wichtige Hinweise. An Hand der Unterlagen des Jahres 1938 machte Götz in Hamburg die Beobachtung, daß der Anteil der Pilzinfektionen 4,3% aller dermatologischen Fälle ausmachte: 1949 war dieser Prozentsatz auf 9% angestiegen. Götz fand die Häufigkeit der Dermatophytide ebenfalls verdoppelt. Als er aber die Häufigkeit der „dyshidrotischen Ekzeme" gleichfalls statistisch für die Jahre 1938 und 1949 bestimmte wie für die Pilzinfektionen, betrugen die Prozentsätze für 1938 3,7 und für 1949 3,5%. *Im Gegensatz zu den Pilzinfektionen lag demnach bei den dyshidrotischen Handekzemen keine Zunahme vor.*

Die Problematik der Tinea pedis und ihrer Id-Hautreaktionen harrt noch großenteils der Klärung, insbesondere, weil das Handekzem auch der intensivsten und konsequentesten bactericiden bzw. fungiciden und antibiotischen (Griseofulvin) Therapie trotzt. Die Breite der Behandlung und das Mißlingen der fungiciden Therapie erklärt sich aus dem Umstand, daß viele Tinea pedis-Fälle keine primäre Mykose, sondern sekundär infizierte (mykotisierte) Ekzeme sind. Viele Faktoren weisen in die Richtung einer besonderen ekzemartigen Dermatose, bei der viele dem humanen Terrain angepaßte Pilze oder Candida-artige Mikroorganismen wachsen. Die Pompholyx weist einen jahreszeitlichen Rhythmus auf, heilt spontan ab und rezidiviert erneut. Die Möglichkeit, daß es sich um eine an den Enden der Phalangen lokalisierte Hauterkrankung mit sekundärer Infektion oder Mykotisation handeln könnte, ist noch nicht erschöpfend genug studiert worden. Das ganze Problem müßte daher aufs neue bearbeitet werden. Es ist wohl denkbar, daß die dyshidrosiformen Eruptionen eine selbständige Erkrankung der Acren darstellen, also eine *idiopathische* an Stelle einer *Id-Affektion,* und daß daher die Id-Konzeption als überholt gelten muß.

Literatur

Simons, R. D. G. Ph.: Investigations into dyshidrosiform eruptions. Basel: Karger Publ. 1963.

K. H. Schulz, Hamburg: Allergie bei Fußmykosen

I. Wie viele andere Infektionen führen auch Pilzinfektionen zur Bildung humoraler Antikörper und zur Entwicklung einer Allergie vom verzögerten Typ. Die Sensibilisierung des Organismus gegen Dermatophyten kann unter anderem dadurch nachgewiesen werden, daß sich Hautreaktionen mit Trichophytin auslösen lassen. Die Trichophytinreaktion stellt im allgemeinen eine allergische Spätreaktion dar und ähnelt darin der Tuberkulin-Reaktion (Reaktionsmaximum nach 24 bis 48 Std). Es kommen aber auch urticarielle, durch freie Antikörper vom Reagintyp bedingte Sofortreaktionen vor (Sulzberger u. Kerr, 1930; Marcussen, 1937; W. Jadassohn u. Suter, 1951; Lindemayr u. Luger, 1953), die in seltenen Fällen über den Injektionsbezirk hinausgreifen und dann zu generalisierter Urticaria, Schleimhautschwellungen, Asthma und anaphylaktischem Schock führen können (Götz, 1962).

Zu den Ausnahmen dürfte die folgende Beobachtung gehören: Eine 52jährige Patientin, deren Anamnese keine Besonderheiten aufwies, war an einer Mykose der Fußsohlen, Zwischenzehenräume und Zehennägel erkrankt. Im Anschluß an eine intracutane Trichophytin-Injektion entwickelten sich am Ort der Injektion, an der übrigen Haut sowie an den Schleimhäuten Hämorrhagien. Es ließ sich nachweisen, daß dieser hämorrhagischen Diathese eine Thrombocytopenie zugrunde lag (Thrombocytenzahl 10000), die sich auf dem Boden einer Allergie gegen Trichophytin entwickelt hatte.

Die Bemühungen um die Isolierung, Identifizierung und Standardisierung der antigen wirksamen Komponenten aus Dermatophyten sind noch keineswegs als abgeschlossen zu betrachten. In immunologischen Untersuchungen, die zum Teil mit neueren Gel-Diffusionsverfahren unter Einbeziehung der Immunelektrophorese durchgeführt worden sind, ließ sich zeigen, daß Dermatophyten und andere pathogene Pilze mehrere Antigene enthalten, deren Gehalt von den sehr unterschiedlich gehandhabten Züchtungs- und Gewinnungsbedingungen abhängig ist. Bei den serologisch faßbaren Antigenen handelt es sich im wesentlichen um komplex zusammengesetzte Polysaccharide, die einen geringen Gehalt an Stickstoff aufweisen können (SEELIGER, 1963, 1965). W. JADASSOHN u. Mitarb. untersuchten Trockentrychophytin verschiedener Pilzarten und fanden bei Anwendung der Schultz-Dale-Technik einerseits Antigene mit ausgesprochener Artspezifität und andererseits solche, die in allen untersuchten Trichophytonarten vorhanden waren.

Es ist noch nicht ausreichend geklärt, ob die durch Trichophytin hervorgerufenen Frühreaktionen durch das gleiche Antigen verursacht werden wie die Reaktionen vom Spättyp. In diesem Zusammenhang verdienen kürzlich von BARKER, CRUICKSHANK, MORRIS u. WOOD erhobene Befunde Interesse. Die Autoren konnten aus Kulturen von Trichophyton mentagrophytes ein Glykopeptid isolieren, das bei Mensch und Meerschweinchen sowohl Früh- als auch Spätreaktionen auslöste. Abbau des Kohlenhydratanteils führte zu einer Verringerung der Sofortreaktionen, während die Elimination der Peptide mit einem Verlust der Spätreaktivität einherging.

Die praktisch-diagnostische Bedeutung der Trichophytin-Hautreaktion dürfte nur gering einzuschätzen sein. Die Gründe darin liegen vor allem in der großen Verbreitung von Pilzinfektionen, insbesondere von Fußmykosen, in der langdauernden Persistenz der Allergie nach Abheilung der Infektion und in der Tatsache, daß allergische Kreuzreaktionen die Regel sind. Erst wenn hochgereinigte Antigene zur Verfügung stehen, die ein hohes Maß an Spezifität besitzen, könnte eine Verbesserung der Situation auf diesem Gebiet erwartet werden.

II. Die Frage, ob allergene Beziehungen zwischen einer Penicillin- und Pilzallergie bestehen, ist wiederholt bearbeitet worden. Auf Grund von klinischen Beobachtungen, wonach bei mykotisch infizierten Patienten im Anschluß an erstmalig verabfolgte Penicillingaben exanthematische Eruptionen auftraten, sowie auf Grund der von mehreren Autoren getroffenen Feststellung, daß bei Pilzkranken und auf Trichophytin reagierenden Personen in einem höheren Prozentsatz positive Intracutanteste auf Penicillin erhalten wurden als bei nichtinfizierten und trichophytin-negativen Menschen, sind solche Zusammenhänge angenommen worden (siehe FEGELER, 1958; GÖTZ, 1962).

Auf der anderen Seite sollte nicht übersehen werden, daß im Laufe der Jahre zahlreiche pilzinfizierte Patienten mit Penicillin behandelt worden sind, ohne daß Exacerbationen der Mykoseherde, Mykide oder andere allergische Erscheinungen aufgetreten sind.

Betrachtet man das Problem von der Seite der Penicillinallergie, so ist festzustellen, daß bei der weitaus größten Zahl der Allergiker eine Sensibilisierung durch frühere Einwirkung von Penicillin wahrscheinlich ist.

In unserem Krankengut der letzten 4 Jahre, das 203 Fälle umfaßt, war nur bei 5 Patienten anamnestisch kein vorangegangener Kontakt mit Penicillin zu eruieren.

Durch die Untersuchungen von Levine, de Weck u. a. kann heute als gesichert angenommen werden, daß als eigentliches Hapten nicht das Penicillinmolekül als solches, sondern vielmehr bestimmte Zwischenprodukte des Penicillinabbaus anzusehen sind, in erster Linie die Penicillensäure bzw. die Penicilloylgruppierung, die reaktionsfähige Gruppen enthalten, über die eine Konjugation an körpereigene Proteine und somit die Bildung eines Vollantigens erfolgen kann.

Insgesamt erscheint die Annahme einer Sensibilisierung des Organismus gegen Penicillin durch eine Infektion mit Trichophytonarten auf Grund der bisher vorliegenden Befunde noch nicht ausreichend bewiesen. Bei der großen Verbreitung von Mykosen ist die Möglichkeit, daß bei den in Frage kommenden Fällen lediglich eine Koinzidenz vorliegt, nicht auszuschließen (E. Rajka, Fehér u. Török, 1964). Immunologische Untersuchungen unter Berücksichtigung der angegebenen Untersuchungsergebnisse über den Mechanismus der Penicillinallergie könnten auf diesem Gebiet weiterführen.

III. Die Frage, ob eine Pilzinfektion, insbesondere eine Fußmykose, die Sensibilisierungsbereitschaft gegen andersartige Allergene begünstigt, ist auf Grund arbeits-dermatologischer Beobachtungen mehrfach diskutiert worden (Memmesheimer; Wilde u. a.). Die zu diesem Thema durchgeführten tierexperimentellen Untersuchungen von Götz u. J. Schulz sowie Grimmer u. Rust hatten ein negatives Ergebnis, insofern als eine Vorinfektion der Versuchstiere mit Trichophytonarten keinen fördernden Einfluß auf eine nachfolgende Kontaktsensibilisierung mit Dinitrochlorbenzol hatte.

Nun darf auf Grund klinischer und experimenteller Untersuchungen als ausreichend gesichert gelten, daß Entzündungen und Infektionen der Haut und der Schleimhäute, wozu auch die Mykosen gehören, Wegbereiter für eine nachfolgende Sensibilisierung sein können, insbesondere dann, wenn das fakultative Allergen am Ort der Entzündung einwirkt (siehe Lindemayr u. a.). Die nicht geringe Zahl von allergischen Kontaktreaktionen auf lokal angewendete Antimykotica sind vielleicht so zu erklären. Auch bei anderweitig bedingten Kontaktdermatitiden im Bereich der Füße fanden wir in fast allen Fällen eine Interdigitalmykose.

Ein weiterer Gesichtspunkt ergibt sich, wenn man über den Rahmen der Allergie hinausgeht und die allgemeine, unspezifische Hautempfindlichkeit betrachtet. Untersuchungen von MONCORPS sprechen dafür, daß Entzündungen zu einer unspezifischen Steigerung der Hautempfindlichkeit führen können. Speziell für die Fußmykosen ist diese Frage offenbar noch nicht ausreichend untersucht.

Der Fragenkomplex, der die Beziehungen zwischen Pilzinfektion und Allergie betrifft, ist umfangreich und vielschichtig. Nur einige Punkte konnten hier angedeutet werden. Die weitere Bearbeitung dieses Gebietes dürfte auch für klinisch-praktische Belange nicht aussichtslos sein.

Literatur

BARKER, S. A., C. N. D. CRUICKSHANK, J. H. MORRIS, and S. R. WOOD: The isolation of trichophytin glycopeptide and its structure in relation to the immediate and delayed reaction. Immunology (Lond.) 5, 627 (1962).

DE WECK, A. L., and G. BLUM: Recent clinical and immunological aspects of penicillin allergy. Int. Arch. Allergy 27, 221 (1965).

FEGELER, F.: Nebenwirkungen der Antibiotikatherapie vom mykologischen Standpunkt. Mykosen 2, 26 (1959).

GÖTZ, H.: Die Pilzkrankheiten der Haut durch Dermatophyten. Handbuch d. Haut- u. Geschl.-Krh., Erg.-Werk, Bd. IV, Teil 3. Berlin, Göttingen, Heidelberg: Springer 1962.

—, u. J. SCHULZ: Zur Frage der Beziehungen zwischen Pilzinfektion und epidermaler Sensibilisierung gegen Dinitrochlorbenzol beim Meerschweinchen. Arch. klin. exp. Derm. 203, 577 (1956).

—, u. W. THIES: Zur Beurteilung des Ausfalls der intracutanen Penicillinreaktion. Arch. f. Dermat. (Berl.) 194, 91 (1952).

GRIMMER, H., u. S. RUST: Tierexperimentelle Untersuchungen über den Einfluß der tiefen Trichophytie auf die epidermale Sensibilisierung durch Dinitrochlorbenzol. Arch. Derm. (Berl.) 194, 663 (1952).

JADASSOHN, W.: Delayed hypersensitivity to fungal antigens. Proc. IVth Internat. Congress of Allergology New York, October 1961, p. 220. New York: Pergamon-Press 1962

—, and M. SUTER: A propos de la réaction urticarienne immédiate à la trichopytine. Acta allerg. (Kbh.) 4, 150 (1951).

LEVINE, B. B.: Immunochemical mechanisms involved in penicillin hypersensitivity in experimental animals and in human beings. V. Internat. Kongreß f. Allergologie, Madrid, Oktober 1964, S. 66. Madrid: Editorial Paz Montalvo 1964.

LINDEMAYR, W.: Arzneimittelexantheme. Wien: M. Maudrich 1954.

—, u. A. LUGER: Klinischer Beitrag zur Bedeutung der urtikariellen Trichophytin-Frühreaktion. Z. Haut- u. Geschl.-Kr. 14, 243 (1953).

MARCUSSEN, P. V.: Relationship of the urticarial to the inflammatory reaction to trichophytin. Arch. Derm. Syph. (Chic.) 36, 494 (1937).

MEMMESHEIMER, A. M.: Die Bedeutung der Pilzinfektion für die Berufskrankheiten der Haut. Ärztl. Wschr. 1950, 985.

Moncorps, C.: Hautreizschwellen bei langfristiger Beobachtung fokusbehafteter Hautkranker. Z. Haut- u. Geschl.-Kr. 3, 273 (1947).

Rajka, E., E. Fehér u. H. Török: Penicillinallergie. Allergie u. Asthma 10, 269 1964.

Seeliger, H. P. R.: Immunbiologisch-serologische Nachweisverfahren bei Pilzerkrankungen. In: Handbuch d. Haut- u. Geschl.-Kr., Erg.-Werk, Bd. IV, Teil 4. Berlin, Göttingen, Heidelberg: Springer 1963.

— Standardization and assay of skin test antigens for mycotic diseases. In: Progr. in Immunobiological Standardization, Bd. 2, S. 154. Basel, New York: S. Karger 1965.

Sulzberger, M. B., and P. S. Kerr: Trichophytin hypersensitiveness of urticarial type, with circulating antibodies and positive transference. J. Allergy 2, 11 (1930).

Wilde, H.: Die Bedeutung der „gelenkten Hyperergie" (Klinge) bei beruflichen Hauterkrankungen. Derm. Wschr. 122, 783 (1950).

D. Janke, Fulda: Erfahrungen über die Tinea pedis in der täglichen Praxis

Herrn Prof. Götz danke ich für die Einladung und Themastellung, das Problem der Tinea pedis aus dem Sichtwinkel der dermatologischen Praxis zu behandeln.

Ehe ich über spezielle eigene Erfahrungen berichte, steht die Frage offen: Wie häufig kommt Tinea pedis bei den die Sprechstunde aufsuchenden Hautkranken vor, und kann eine Zunahme zahlenmäßig oder schweregradmäßig in den letzten Jahren festgestellt werden?

Die Zahlen an Neuzugängen von Tinea pedis meiner Praxis für die Jahre 1961—1964 betrugen im Vergleich zur Gesamtzahl der neuzugegangenen Hautkranken und nach Schweregrad unterteilt:

Von 6921 Hautkranken in 4 Jahren kamen 320 wegen Tinea pedis in Behandlung — das sind 4,6%. Etwa jeder zwanzigste Patient kam wegen behandlungsbedürftiger Tinea pedis. Hinsichtlich Schweregrad fanden sich bei 15% dieser 320 Patienten geringfügige Veränderungen vorwiegend auf die Zehenzwischenräume beschränkt mit Schuppung, teils Maceration und angedeuteter Bläschenbildung, bei 61% stärkere Ausprägung dieser Erscheinungen mit entzündlichen Veränderungen teils übergreifend auf Fußsohlen, Fußränder und Fußrücken und bei 24% intensive Ausbreitung auf Fußsohlen und Fußrücken teils aufsteigend am Unterschenkel oder mit Mykiden einhergehend.

Während dieser 4 Jahre fällt ein Anstieg der Tinea pedis auf, der jedoch im gleichen Verhältnis zu einem allgemeinen Anstieg von Hautkranken steht. Innerhalb dieser Zeit ist eine Zunahme von schwereren Befunden festzustellen. Das etwas häufigere Vorkommen bei weiblichen Patienten entspricht der jetzigen Geschlechterverteilung in der Bundesrepublik mit 54% Frauen und 46% Männern.

Diese Zahlenverhältnisse bei Patienten der dermatologischen Praxis sollen mit denen bei Patienten einer dermatologischen Klinik verglichen werden, da alle Zahlenangaben im Schrifttum über die Morbidität doch vom Patientenmaterial der Kliniken und großen Krankenhäuser bzw. von besonderen Kollektiven gewonnen wurden und dabei ein Rückschluß auf die Verhältnisse bei der Gesamtbevölkerung nicht ohne weiteres möglich ist.

Zum Vergleich wird das große Zahlenmaterial von 10 Jahren der Univ.-Hautklinik Hamburg herangezogen, das KIMMIG von MUND und v. BEHM in Dissertationen bearbeiten ließ.

Bei den 16 391 stationär behandelten Patienten im Zeitraum von 10 Jahren betrug der Anteil von Tinea pedis 7,2$\%$ — bei den im gleichen Zeitraum ambulant in der Poliklinik behandelten 116 687 Patienten betrug der Anteil von Tinea pedis 3,2$\%$.

Auch bei dem Patientengut der Hamburger Hautklinik ist im Laufe von 10 Jahren ein Anstieg von Tinea pedis festzustellen, jedoch auch wieder im etwa gleichen Verhältnis zu einem nachweisbaren Anstieg der hautkranken Patienten von 10 547 im Jahre 1951 auf 17 928 im Jahre 1960. Somit liegt die Prozentzahl von Tinea pedis in der dermatologischen Praxis annähernd in der Mitte zwischen den Prozentzahlen der ambulant und stationär in der Klinik behandelten Fußmykosen. Es darf angenommen werden, daß die Tinea pedis etwa 5$\%$ aller die Behandlung aufsuchenden Hautkranken ausmacht.

Folgende Fragestellungen sind für die Praxis in therapeutischer Hinsicht von Bedeutung:

Sind alle als Tinea pedis in Erscheinung tretenden Hautveränderungen an den Füßen auch wirklich Mykosen, und welche Pilze werden bei den Fußmykosen nachgewiesen?

Die Tabelle zeigt die Ergebnisse pilzkultureller Untersuchungen bei 413 Patienten des Stadt- und Landkreises Fulda, welche mit klinisch suspekter Tinea pedis die dermatologische Sprechstunde aufsuchten. Das von den Fuldaer Hautärzten in ihrer Praxis entnommene Schuppenmaterial konnte ich gemeinsam mit ENSGRABER im Staatlichen Medizinaluntersuchungsamt Fulda (Direktor: Prof. M. KRÜPE) kulturell untersuchen. Von 413 untersuchten Patienten wurden bei 291 = 70$\%$ aus Schuppen von den Füßen Pilze gezüchtet, bei 122 = 30$\%$ zeigte sich kein Pilzwachstum. Dieser auch von anderen Untersuchern (ARIEVICH; GÖTZ; OTT; SCHIRREN u. Mitarb.; STURDE u. MEIER; WÍSSEL; WREDE) bei klinisch suspekter Tinea pedis gefundene Prozentsatz negativer Kulturbefunde schwankt zwischen 20$\%$ und 50$\%$. Etwa 30$\%$ der als Tinea pedis angesehenen Hautveränderungen an den Füßen werden sicherlich nicht durch Pilze verursacht.

Tabelle. *Kulturelle Pilzbefunde bei klinisch suspekter Tinea pedis in der dermatologischen Praxis (Fulda 1961—1965)*

Patientenzahl	Pilzwachstum		kein Pilzwachstum	
413	291	70%	122	30%

308 *Pilzbefunde* (17 Doppelinfektionen) bei 291 Patienten

Dermatophyten			Hefen			Schimmelpilze		
138		45%	106		34%	64		21%
T. mentagr. granulär	39	28%	Cand. alb.	16	15%	Penicill.	18	28%
T. mentagr. flaumig	69	50%	Cand. paraps.	25	24%	Asperg.	6	9%
						Mucor	6	9%
T. rubrum	21	15%	sonstige Cand.	51	48%	Scopul.	8	13%
sonstige Dermatophyten	9	7%	sonstige Hefen	14	13%	sonstige Schimmel	26	41%

Bei den interdigitalen Hautveränderungen an den Füßen handelt es sich um ein Syndrom, wobei außer Fadenpilzen und Hefen auch andere Ursachen wie pathogene Bakterien und Kokken (Marples u. Bailey), Ekzeme, Kontaktdermatitis und Dyshidrosis beteiligt sind.

Die bei 291 Patienten gezüchteten Pilze teilen sich auf in 45% Dermatophyten, 34% Hefen und 21% Schimmelpilze, wobei für die Schimmelpilze die krankheitsverursachende Bedeutung noch ungeklärt ist.

An Dermatophyten fanden wir vorwiegend die flaumige Variante des T. mentagrophytes, früher als Kaufmann-Wolf-Pilz bezeichnet. In geringerem Prozentsatz züchteten wir das granuläre T. mentagrophytes und T. rubrum. Auf die mykologisch interessante Frage, ob eine Differenzierung zwischen T. mentagrophytes und T. rubrum noch berechtigt ist, kann an dieser Stelle nicht näher eingegangen werden. Ich möchte T. rubrum, das vorwiegend bei der Großstadtbevölkerung gezüchtet wird, als Domestikationsvariante des T. mentagrophytes ansehen, das in ländlicher Gegend noch überwiegt.

Die Zunahme der Hefepilzbefunde in den letzten Jahren wird von anderen Untersuchern bestätigt (Schirren; Rieth; Pingel u. Hansen). Candida parapsilosis fand sich häufiger als Candida albicans. Bemerkenswert häufig war der kulturelle Nachweis von Candida parapsilosis bei Fußmykosen von Bergleuten des hessischen Kalibergbaues. C. parapsilosis kommt auch vorwiegend bei den 51 in der Tabelle als „sonstige Candida" aufgeführten Hefezüchtungen in Frage. Es handelt sich dabei um Candidastämme der genannten Bergleute, die infolge therapiebedingter morphologischer Veränderungen nicht einwandfrei klassifiziert werden konnten, jedoch nach Beurteilung der Voruntersuchungen der C. parapsilosis zugeordnet werden müssen.

Bei den Schimmelpilzen fanden wir am häufigsten Penicillium und Scopulariopsis.

Drei Punkte der bisherigen Feststellungen erscheinen mir von Wichtigkeit mit therapeutischen Konsequenzen:

1. Etwa 30% klinisch suspekter Tinea pedis sind keine Mykosen.

2. Als Erreger der Tinea pedis werden in zunehmendem Maße Hefepilze der Gattung Candida nachgewiesen.

3. Bei Interdigitalmaceration zunehmender Nachweis von Schimmelpilzen, denen bisher keine pathogene Bedeutung beigemessen wird.

Auf die Therapie der Tinea pedis kann nur kurz eingegangen werden, und ich möchte mich auf die Mitteilung eigener Erfahrungen beschränken.

Die große Zahl handelsüblicher antimykotischer Präparate beweist, daß es kein „Mittel der Wahl" gibt. Für den Behandlungserfolg ausschlaggebender als die Wahl des antimycetischen Wirkstoffes ist die Wahl des im Einzelfall zweckmäßigsten Vehikels, da nach den Grundsätzen der Ekzemtherapie behandelt werden muß (KALKOFF u. JANKE).

Die Mehrzahl der Fußmykosen, insbesondere die vesiculöse und intertriginöse Form einschließlich der klinisch meist nicht unterscheidbaren Bakterien- und Kokkeninfektionen sowie interdigitalen Ekzeme, können bei kombinierter Anwendung der farblosen Solutio Castellani und einer Schwefel- bzw. Tumenol- oder Vioform-Schüttelmixtur beherrscht werden. Aus der Vielzahl antimykotischer Fertigpräparate bevorzuge ich Benzoderm und Fungichthol, da die hierin als antimycetische Wirkstoffe enthaltenen Fettsäuren infolge ihres physiologischen Vorkommens in Schweiß und Haarfett besonders hautverträglich sind.

Bei stärker ekzematisierten und auch entzündlichen Formen verwende ich mit Erfolg die Ihnen bekannte Wilkin-Sonsalbe unterlegt mit farbloser Solutio Castellani. Corticosteroid-Zusätze zeigen oft günstige Beeinflussung besonders langzeitig bestehender entzündlicher Formen; gute Erfahrungen machte ich mit einer Kombination von Locacorten und Vioform in Pasten- und Salbengrundlage, die von der CIBA AG. demnächst in den Handel gebracht wird.

Die Kombination von Nystatin und Triamcinolon-Azetonid als Moronal V-Salbe „Squibb" bewährt sich bei ekzematisierten Formen mit Candida-Befunden. Nur wenige antimycetische Substanzen vermögen Candida ausreichend zu hemmen und noch weniger die verschiedenen Schimmelpilze. Außer dem Nystatin sei das Antibioticum Pimaricin mit beachtlicher Hemmwirkung gegen Candida erwähnt, das als Pimafucort in Form von Salbe und Lotio im Handel ist. Bei anhaltenden Schimmelpilzbefunden verwende ich mit Erfolg das Antibioticum Variotin, das in vitro noch bei einer Verdünnung von 1:100000 deutliche Wachstumshemmung von Aspergillus und Penicillium zeigt und in der handelsüblichen Supral-Salbe enthalten ist. Abschließend möchte ich noch den günstigen Einfluß antimykotischer Seifen erwähnen, wie z. B. Fungichthol-Seife oder Benzoderm-Seife (Janke).

Da es bei der Behandlung der Tinea pedis noch kein „Mittel der Wahl" gibt und Griseofulvin die anfänglichen Hoffnungen nicht erfüllt hat, wird der Therapieerfolg davon abhängen, mit welchem Geschick der behandelnde Arzt die zahlreichen antimycetischen Wirkstoffe nach den Grundsätzen der Ekzemtherapie einzusetzen vermag.

Literatur

Arievich, A. M.: Vestn. Derm. Vener. **36**, 45 (1962); ref. Zbl. Haut- u. Geschl.-Kr. **114**, 584 (1963).

Behm, I. v.: Inaug.-Diss., Hamburg 1962.

Götz, H.: In J. Jadassohn: Handbuch der Haut- und Geschlechtskrankheiten, Bd. IV/3, S. 302—305. Berlin, Göttingen, Heidelberg: Springer 1962.

Janke, D.: Z. Haut- u. Geschl.-Kr. **34**, 347 (1964).

Kalkoff, K.-W., u. D. Janke: Mykosen der Haut. In: Dermatologie und Venerologie, hrsg. von H. A. Gottron u. W. Schönfeld, Bd. II/2, S. 1140. Stuttgart: Thieme 1958.

Marples, M. J., and M. J. Bailey: Brit. J. Derm. **64**, 379 (1957).

Mund, J.: Inaug.-Diss., Hamburg 1963.

Ott, E.: Z. Haut- u. Geschl.-Kr. **34**, 39 (1963).

Schirren, C., H. Rieth, J. Ch. Pingel u. P. Hansen: Arch. Hyg. (Berl.) **140**, 423 (1956).

Sturde, H. C., u. H. Meier: Z. Haut- u. Geschl.-Kr. **31**, 345 (1961).

Wíssel, K.: Dermatologica (Basel) **113**, 156 (1956).

Wrede, E.: Mykosen **8**, 66 (1965).

H. Kresbach, Graz: Über die Häufigkeit der Fußpilzflechte im Grazer Einzugsgebiet

Der Anteil mykologisch verifizierter Fälle von „Fußpilzflechte" am stationären und ambulatorischen Gesamtkrankengut der Universitäts-Hautklinik Graz (jährlich etwa 6000 Patienten) hat sich von 1956 bis 1964 von 1,5% auf 5,7% *erhöht*. Besonders die beiden letzten Jahre des Berichtszeitraumes haben eine merkliche Erhöhung der Fallzahlen ergeben. Die Fußmykose war und ist mit Abstand die häufigste mykotische Affektion unseres Krankengutes. Der Prozentsatz positiver Pilzkulturen aus mikroskopisch positivem Untersuchungsmaterial lag durchschnittlich bei etwa 80%. Mit der Zunahme der Fälle war eine *Umschichtung im Erregerspektrum* verbunden, welche sich namentlich ab 1963 deutlich abzeichnete (Tabelle). Deren wichtigstes Ergebnis ist die starke Zunahme von Trichophyton rubrum bei gleichzeitiger Abnahme von Trichophyton mentagrophytes. Trichophyton rubrum ist damit derzeit — im Gegensatz zur Situation vor wenigen Jahren — der häu-

Tabelle. *Die Erreger der Fußpilzflechte 1956—1964*
(1434 Fälle mit positiven Pilzkulturen)

	1956—1962 (885 Fälle) %	1963 (273 Fälle) %	1964 (276 Fälle) %
Tr. rubrum	26,5	49,4	47
Tr. mentagrophytes	61	39	39
Tr. tonsurans	0,2	—	0,4
E. floccosum	3,6	1,8	3,2
Scopulariopsis	1,1	1,8	2,1
Hefepilze	7	7,6	7,6

figste Erreger unserer Fälle mit Fußmykose. Bei den gegenwärtig herrschenden Verhältnissen überwiegen die Männer mit 405 Fällen über 268 Frauen (Verhältnis 1,5:1). Die Vorherrschaft des Trichophyton rubrum über Trichophyton mentagrophytes ist bei den Männern wesentlich ausgeprägter als bei den Frauen; auch Epidermophyton floccosum scheint bei Männern häufiger als bei Frauen vorzukommen. Unter den Hefepilzen überwiegt bei beiden Geschlechtern Candida albicans (21 von 42 Fällen); weitere Hefezüchtungen betrafen Candida parapsilosis, Candida humicola, Candida rekaufii, Torulopsis candida, Torulopsis famata und Torulopsis dattila.

Was das *klinische Erscheinungsbild* der Fußpilzflechte betrifft, so liegt die interdigital-erosive Fußmykose unterschiedlicher Ausprägung mit jeweils 59% (Männer) bzw. 56% (Frauen) Häufigkeit deutlich an der Spitze. Diese Form zeigt auch am häufigsten eine Mitbeteiligung der Zehennägel. Die Aufschlüsselung der übrigen Lokalisationen förderte einen gewissen Geschlechtsunterschied zu Tage: Bei den Männern liegt mit etwa 17% Häufigkeit der kombinierte Befall der Zehenzwischenräume und der Fußsohlen (meist unter einem vesiculo-squamösen, seltener unter einem squamös-hyperkeratotischen Bild) an zweiter Stelle; an dritter Stelle folgt mit etwa 11% Häufigkeit die Kombination Zehenzwischenräume + Fußrücken oder Fußränder, an vierter Stelle mit etwa 9% die reine Plantarmykose. Andere Lokalisationen (z.B. isolierter Fußrücken- oder Fersenbefall) waren bei beiden Geschlechtern ganz selten. Bei den Frauen liegt hingegen die isolierte (meist vesiculöse) Plantarmykose mit etwa 16% Häufigkeit an zweiter Stelle, gefolgt von der kombinierten interdigital-plantaren Form mit etwa 11% und dem kombinierten Befall der Zehenzwischenräume und der Fußrücken oder Fußränder mit etwa 9%.

Beziehungen zwischen einem bestimmten Erreger und dem klinischen Erscheinungsbild ließen sich im allgemeinen nicht feststellen. Hefepilze fanden sich allerdings so gut wie ausschließlich nur in interdigitaler Lokalisation. Trichophyton rubrum scheint an den Fußsohlen eine gewisse Neigung zu squamös-hyperkeratotischen Erscheinungsbildern zu besitzen. Doppel- bzw. Mischinfektionen sind in unserem Krankengut bis jetzt auffallend selten. Wir konnten in den letzten beiden Jahren nur 5 derartige Fälle feststellen: Bei 4 Fällen mit Interdigitalmykosen (3 Männer, 1 Frau) wurde dreimal Trichophyton mentagrophytes und jeweils Candida albicans, Candida humicola bzw. Scopulariopsis und einmal Trichophyton rubrum und Epidermophyton floccosum gezüchtet. Von einem Fall mit einer vesiculös-squamösen Pilzflechte an den Zehen wurden Trichophyton rubrum und Candida humicola isoliert.

Was die *Ursachen der Häufigkeitszunahme* der Fußpilzflechte bei unseren Klinikpatienten betrifft, so möchten wir neben einem zweifellos vorhandenen epidemiologischen Faktor auch einen „diagnostischen Faktor" nicht ganz außer acht lassen. Das Interesse an mykologischen Krankheitsbildern und mykologischen Untersuchungen ist in den letzten 5—10 Jahren — einer allgemeinen Entwicklung folgend — merklich angestiegen. Auch aus diesem Grund erschien uns eine Analyse des Krankheitsbildes „Fußpilzflechte" nach einigen allgemeinen Gesichtspunkten nicht uninteressant.

Was zunächst die *Altersverteilung* der Kranken betrifft, so befanden sich 79% der Männer und 74% der Frauen im (wirtschaftlich und beruflich bedeutsamen) Alter zwischen 20 und 60 Jahren. Das Hauptgewicht lag dabei bei den Männern im 6. und bei den Frauen im 4. Lebensjahrzehnt. Kinder unter 10 Jahren waren überhaupt nicht vertreten, Jugendliche zwischen 10 und 20 Jahren nur zu 8 bzw. 7%. Die *volkswirtschaftliche Bedeutung* der Fußpilzflechte wird durch die Tatsache unterstrichen, daß 52% der Männer und 60% der Frauen ausschließlich wegen dieses Leidens die stationäre und/oder ambulatorische Behandlung der Klinik aufgesucht haben und solcherart mehr minder lange Krankenstände, Arbeitsunterbrechungen bzw. eingeschränkte Arbeitsfähigkeit auf sich nehmen mußten. Bei 41,5% der Männer und 34% der Frauen bestand die Fußpilzflechte neben einem anderen, in erster Linie behandlungsbedürftigen Haut- oder Geschlechtsleiden. Nur bei 6,5% der Männer und 6% der Frauen wurde sie als bis dahin unbekannter oder unbeachteter Nebenbefund aufgedeckt. Kranke aus städtischem Milieu überwiegen um ein geringes (56% der Männer, 57% der Frauen) über solche aus ländlichen Wohngebieten. Wertet man die *Berufe* der Kranken aus, so ergibt sich folgendes: Bei den Männern stehen demnach, wenn man die Pensionisten und Schüler abrechnet, 80% der Betroffenen im Berufs- und Erwerbsleben. Das größte Kontingent stellen handwerkliche Professionisten, unter denen wir häufig Schlosser festgestellt haben. Der im Verhältnis zu den meist selbständigen „Handwerkern" sehr niedrige Prozentsatz der Werksarbeiter kann wahrscheinlich auf betriebsärztliche

Überwachung und entsprechende hygienische und sanitäre Maßnahmen (Prophylaxe) in Großbetrieben zurückgeführt werden. Bei den Frauen stehen 84% der Erkrankten im Arbeitsprozeß. Der hohe Anteil der nur im Haushalt Tätigen ist — unter anderem — auch wegen der Möglichkeit von Familieninfektionen gewiß nicht ohne Belang. Berufssportler scheinen in unserem Krankengut nicht auf. Sportliche „Nebenbeschäftigung" ist einer genauen Registrierung entgangen.

Zusammenfassend können wir — an Hand eines allerdings nicht ganz auslesefreien Materials — feststellen, daß die Fußpilzflechte auch in unserem Gebiet an Häufigkeit und damit an fachdermatologischer und sozialmedizinischer Bedeutung zunimmt.

R. Vanbreuseghem, E. Tritsmans, P. Dockx, D. Gelis und G. Soetaert, Antwerpen/Belgien: Fußmykosen bei verschiedenen Berufsgruppen in Belgien

Die vorliegende Arbeit faßt die Ergebnisse eines großen Teils aller *klinischen* und *mykologischen* Beobachtungen über Fußmykosen bei Sportlern in Belgien zusammen. Obwohl nicht ganz vollständig, gibt sie doch eine ausreichende Vorstellung von der Häufigkeit dieser Hauterkrankung und über deren Ursachen wieder. Letztere waren bereits Gegenstand früherer Veröffentlichungen, während andere noch studiert werden. Die Beobachtungen von Vanbreuseghem, Peeters u. Tritsmans (1952), später von Tritsmans u. Vanbreuseghem (1955) bezogen sich auf 3 Gruppen von Personen aus der Gegend von Antwerpen: auf Schwimmer, Leichtathleten und auf die Gruppe jener beiläufig untersuchten Personen, die keinen Sport — es sei denn gelegentlich — betreiben. Alle diese Personen wurden einer klinischen Fußuntersuchung unterzogen. Die Diagnose „Fußmykose" wurde gestellt, wenn eines der folgenden Symptome oder eine Kombination der 3 Symptome vorlag: Rhagaden in den Zehenzwischenräumen, insbesondere zwischen der 4. und 5. Zehe, Bläschenbildung, Schuppung. Von jedem, bei dem die Diagnose „Fußmykose" gestellt wurde, erfolgte eine mikroskopische Untersuchung der Schuppen und eine Überimpfung auf Nährböden nach Sabouraud bzw. nach Sabouraud unter Zugabe von Antibiotica. Die Zahl der angelegten Kulturen pro Patient betrug zwischen 6—8.

Die geschilderte Technik mit geringer Variation, die bereits veröffentlicht wurde oder in der endgültigen Veröffentlichung noch mitgeteilt wird, wurde auch bei den anderen Beobachtungen verwendet. Die Variationen sind nicht solcher Natur, daß sie die Ergebnisse wesentlich ändern, noch einen Vergleich unmöglich machen.

Von 152 Schwimmern, die mindestens einmal pro Woche ein Hallenbad besuchten, waren 61 (40 %) klinisch an Fußmykose erkrankt. Die mikroskopische Untersuchung war 38 mal positiv. Die Kultur zeigte 37 mal Dermatophyten und dreimal eine Candida albicans. Die Zusammenfassung der mikroskopischen und kulturellen Untersuchungsresultate ergab 43 Fälle, d. h. 28,3 % einer durch Dermatophyten bedingten Fußmykose. Von 155 Leichtathleten, die zweimal 2 Std pro Woche Sport trieben und keinen Gemeinschaftsduschraum besuchten, waren 38 (24,5 %) klinisch an Fußmykose erkrankt. Nur 4 von diesen wurden durch eine mikroskopische Untersuchung als mykotisch bedingt erkannt. Dagegen ergab die angelegte Kultur sechsmal Dermatophyten und viermal Candida albicans-Stämme. Die Zusammenfassung der mikroskopischen und kulturellen Untersuchungsergebnisse zeigt, daß bei den Leichtathleten die Häufigkeit der Fußmykose nur 4,5 % der Fälle betrug.

Die dritte Gruppe von 176 Nichtsportlern umfaßte 27 Fälle einer klinischen Fußmykose (16 %), fünfmal positive mikroskopische Untersuchungen und sechsmal Dermatophyten-Kulturen. Die Häufigkeit der bewiesenen Fußmykose belief sich in dieser Gruppe auf 3,5 % der Fälle.

49 Dermatophyten-Stämme konnten isoliert werden: davon 26 mal *Trichophyton rubrum* (21 Schwimmer, 4 Leichtathleten, 1 Nichtsportler), 22 mal *Trichophyton interdigitale* (15 Schwimmer, 5 Nichtsportler und 2 Leichtathleten), 1 mal *Epidermophyton floccosum* (1 Schwimmer).

Der Einfluß des Alters und des Geschlechtes konnte bei den Schwimmern studiert werden. Von 152 Schwimmern waren 93 jünger als 14 Jahre, und 7 unter ihnen (7,5 %) litten an einer Fußmykose. 59 Schwimmer waren älter als 14 Jahre, die Mehrzahl davon erwachsen. Von ihnen hatten 36 eine Fußmykose, was einer Häufigkeit von 61 % entspricht. Ferner betrieben 68 von ihnen seit weniger als einem Jahr Schwimmsport und boten nur 2 Fälle einer Fußmykose (2,9 %), während 84 von ihnen, die seit mehr als 1 Jahr im Schwimmsport tätig waren, 41 mal (48,9 %) eine Pilzaffektion aufwiesen. Weitere Nachforschungen ließen erkennen, daß von diesen 84 Schwimmern 45 höchstens 1—2 mal pro Woche schwammen. Von diesen besaßen 17 eine Fußmykose (37,8 %), während 39 mindestens dreimal pro Woche schwammen und 24 mal (61,6 %) das Pilzleiden hatten.

Der Einfluß des Geschlechtes machte sich in dem Sinne bemerkbar, daß bei 68 Männern 25 mal eine Fußmykose (36,8 %), bei 84 Schwimmerinnen dagegen 18 mal eine Fußmykose (21,4 %) auftrat. Wir vermerken noch, daß die Leichtathleten sich auf beide Geschlechter verteilten: 53 von ihnen waren jünger als 12 Jahre, 47 waren zwischen 12 und 15 Jahre alt, 55 waren älter als 15 Jahre mit einem Durchschnittsalter, das zwischen 20—25 Jahren lag. Die Nichtsportler waren gleichfalls beiderlei Geschlechts mit einem Durchschnittsalter von ungefähr 17 Jahren. Eine zweite Untersuchungsreihe führte einer von uns (SOETAERT)[1] bei 348 belgischen Soldaten durch, die in 3 Gruppen aufgeteilt wurden: eine Gruppe umfaßte 67 Soldaten aller Altersklassen und verschiedener Berufe, bei denen beiläufig im Laboratorium auf klinische Zeichen im Sinne einer Fußmykose geachtet wurde. Eine zweite Gruppe umfaßte 100 Schüler einer Militärschule mit einem Durchschnittsalter von 20 Jahren, die einer scharfen Disziplin und Hygiene unterworfen waren und außerdem verschiedene Sportarten betrieben. Schließlich gab es noch eine dritte Gruppe von 181 Soldaten, die durchschnittlich 35 bis 40 Jahre alt waren, alle in der gleichen Kaserne wohnten und verschiedenen Berufen zugehörten. Gruppe 1 wies 19 mal klinisch eine Fußmykose (28 %) auf. Davon waren 8 Fälle mikroskopisch positiv (12 %) und 9 kulturell positiv (Dermatophyten) = 13,4 %, d. h. bei Zusammenfassung dieser beiden Ergebnisse: 10 Fälle einer Fußmykose (14,9 %). In der 2. Gruppe zeigte sich eine klinische Fußmykose von 32 %. Davon waren 11 % mikroskopisch positiv und genau so viele kulturell (Dermatophyten) positiv. Das waren 11 Fälle einer Fußmykose (11 %). Die 3. Gruppe umfaßte dann 49 Fälle einer klinischen Fußmykose (26 %). 12 positiven mikroskopischen Ergebnissen (6,6 %) stehen 10 positive Kulturen (5,5 %) gegenüber = 13 Fälle einer echten Fußmykose (7,1 %).

Von 30 isolierten Dermatophyten-Stämmen ergab sich 26 mal ein *Trichophyton interdigitale* (7 in der ersten, 10 in der zweiten, 9 in der dritten Gruppe), dreimal ein *Trichophyton rubrum* (1 in jeder Gruppe und einmal ein *Epidermophyton floccosum* (in der ersten Gruppe).

Eine dritte Untersuchungsreihe (GELIS)[2] beschäftigte sich mit Fabrikarbeitern oder Bergleuten aus der Gegend um Lüttich. Eine erste Gruppe bestand aus 25 Fabrikarbeitern, die damit beschäftigt waren, Bleirohre mit geteerter Jute zu verkleiden, alle mit klinischer Fußmykose. Die mikroskopische Untersuchung war zweimal positiv, die kulturelle Untersuchung dreimal positiv. Die Häufigkeit der echten Fußmykose betrug 12 %. Die zweite Gruppe umfaßte 98 Zinköfenarbeiter, die bei erhöhter Temperatur arbeiteten und die die unteren Extremitäten durch schwere Lederschnürstiefel und hohe Gamaschen schützten. Bei diesen Arbeitern wurden 84 Fälle einer Fußmykose (85 %) beobachtet. Sie zeigten 32 mal ein positives mikroskopisches Ergebnis und 36 mal eine positive Kultur (Dermatophyten = 36,7 %). Die Häufigkeit beträgt 36,7 % einer erwiesenen Fußmykose. Hinzuzufügen ist noch, daß bei 22 (20 %) gleichzeitig Hefekulturen wuchsen. Zwei dieser durch Dermatophyten infizierten Arbeiter waren mit mehrtägigem Arbeitsausfall erkrankt. Die

---

[1] SOETAERT, G.: 1965. Laboratorium des Militärhospitals in Brüssel (Direktor: Dr. F. DELPORTE).

[2] GELIS, D.: 1965. Dermatologische Abteilung des Hospital Baviere in Lüttich (Direktor: Prof. Dr. S. LAPIÈRE).

dritte Gruppe bestand aus 155 Kohlengrubenbergleuten. Bei 96 von ihnen (61,2 %) fanden wir eine klinische Fußmykose vor. 25 Fälle waren mikroskopisch und 28 kulturell (Dermatophyten) positiv. Diese Befunde zeigten sich bei 31 Fällen einer echten Fußmykose (20 %).

Insgesamt wurden 67 Dermatophyten-Stämme isoliert: 37 mal ein *Trichophyton interdigitale* (2 in Gruppe I, 15 in Gruppe II, 20 in der Gruppe III), 27 mal ein *Trichophyton rubrum* (20 in Gruppe II, 7 in Gruppe III), dreimal ein *Epidermophyton floccosum* (1 in jeder Gruppe).

Schließlich wurde eine vierte Untersuchungsreihe (Dockx)[3] in einer dermatologischen Abteilung durchgeführt. 66 Kranke wurden unter denjenigen ausgesucht, die sich wegen irgendeiner dermatologischen Affektion vorstellten, die aber gleichzeitig klinische Zeichen einer Fußmykose aufwiesen. In keinem Fall waren der Grund der Konsultation diese Symptome. Immerhin gaben 26 unter ihnen auf Befragen Pruritus, Wärmesensation oder selbst Schmerzen an. Ihr Alter war wie folgt: 3 waren mindestens 10, 8 waren 11—20 Jahre, 7 von 21—30, 13 von 31—40, 13 von 41—50, 9 von 51—60, 8 von 61—70 und 5 von 71—80 Jahre alt. 29 von ihnen waren weiblichen und 37 männlichen Geschlechts. Die mikroskopische Untersuchung war achtmal positiv, die Kultur achtmal (Dermatophyten: dreimal Trichophyton mentagrophytes, zweimal Trichophyton rubrum, zweimal Epidermophyton floccosum und einmal Trichophyton interdigitale). Das ergibt 10 (15 %) Fälle einer bestätigten Hautmykose. Außer den Dermatophyten wurden in 8 Fällen Hefen isoliert und 52 mal Bakterien.

Aus der Befragung der Kranken ergab sich, daß 12 von 66 Sport trieben, 9 davon Schwimmsport. Bei 18 Personen schien die Fußpflege unzureichend zu sein. Von 44 anderen trugen 32 Nylonsocken, hingegen 12 andere vornehmlich Wollsocken. Keinerlei Zusammenhänge mit dem Beruf oder der Jahreszeit konnten im Hinblick auf die Intensität der Symptome gefunden werden.

Alle unsere Beobachtungen, die sich auf 1175 Belgier beiderlei Geschlechts, aller Altersklassen, verschiedener Berufe und Tätigkeiten beziehen, zeigen: die Symptome der Fußmykose sind also weit verbreitet. Eine ihrer Ursachen sind die Dermatophyten, die aber in einigen Fällen mit Hefen und Bakterien kombiniert sind. Obwohl das nicht aus dieser Studie hervorgeht, hat doch einer von uns (R. V.) festgestellt, daß Staphylococcus aureus oft beteiligt und daß eine Mischinfektion durch zwei oder drei Mikroorganismen (Dermatophyten, Hefen und Staphylokokken) nicht ungewöhnlich ist. Als Hauptursachen wurden vor allem der wiederholte Kontakt mit Wasser, Aufenthalt in Gemeinschaftsduschräumen, der Gebrauch von Strümpfen, Schuhen oder Kleidungsstücken (Ga-

---

[3] Dockx P.: Dermatologische Abteilung, Academisch Ziekenhuis, Gent (Direktor: Prof. J. Pierard).

maschen), die die Verdunstung des Schweißes verhindern, aufgedeckt. Andere Untersuchungen lassen den Einfluß von Klima und Jahreszeiten erkennen. Es ist augenscheinlich, daß die Symptome einer Fußmykose noch aus anderen Gründen als mikrobiologischen entstehen können.

Was die Dermatophyten anbelangt, so sind das *Trichophyton rubrum*, das *Trichophyton mentagrophytes* oder seine Variante das *Trichophyton interdigitale* am häufigsten isoliert worden, dagegen das *Epidermophyton floccosum* nur ausnahmsweise. Jedoch können in anderen Ländern andere Dermatophyten als Ursache einer Fußmykose auftreten (Vanbreuseghem, 1964). Es ist gleichfalls bewiesen — entgegen einer weitverbreiteten Meinung —, daß das Trichophyton rubrum in tropischen Gegenden nicht viel häufiger angetroffen wird.

Zusammenfassung. Die klinischen Symptome der Fußmykose sind ein Syndrom, das man nicht behandeln sollte, ohne vorher eine gründliche mikrobiologische Untersuchung durchgeführt zu haben.

Literatur

Dockx, P.: Häufigkeit der Fußmykosen bei Untersuchungen in der Hautklinik der Med. Akademie von Gent (in Flämisch) (1965). (Mémoire de l'Institut de Médecine Tropicale «Prince Léopold» Anvers. Non publié).

Gelis, D.: Incidence de l'Athlete's Foot chez des ouvriers du bassin liégeois, 1965 (Mémoire de l'Institut de Médecine Tropicale «Prince Léopold» Anvers. Non publié).

Soetaert, G.: Incidence de l'Athlete's Foot chez les militaires de l'armée belge 1965 (Mémoire de l'Institut de Médecine Tropicale «Prince Léopold» Anvers. Non publié.)

Tritsmans, E., u. R. Vanbreuseghem: Über das Vorkommen von Fußmykosen bei belgischen Sportlern (in Flämisch). Belg. T. soc. Geneesk. 13, 625—633 (1955).

Vanbreuseghem, R.: Dermatophytes isolated from europeans back from Central Africa. 3, 11—16 (1964).

— P. Peeters et E. Tritsmans: Note préliminaire sur l'athlete's foot chez des sportifs belges. Arch. belges Derm. 3, 343—349 (1952).

R. Franquet, J. Beurey, J.-M. Mougeolle, G. Percebois und P. Lectard, Nancy: Die Fußmykosen an der Dermatologischen Klinik in Nancy

Wir beabsichtigen nicht, im folgenden erschöpfende statistische Resultate über Fußmykosen im Gebiet von Nancy zu bringen. Nach dem gegenwärtigen Stand ist es uns aus zwei Gründen unmöglich:

1. Seit insbesondere Mykostatin und Griseofulvin sich in der Alltagspraxis durchgesetzt haben, behandeln viele Ärzte ihre Patienten selbst, ohne ihre klinische Diagnose durch eine mykologische Untersuchung zu bestätigen. Daraus ergeben sich bedauerliche Lücken unserer Kenntnisse in der medizinischen Mykologie und eine Verschwendung an Zeit und Geld, die oft genug eine zwecklose und lästige Behandlung bedingen.

2. Ebenso sicher entgeht uns eine Anzahl von Personen mit leichter intertriginöser Form oder mit einer Onychomykose, die diese Infektionsherde nicht erkennen oder vernachlässigen bis zu dem Tag, an denen sie zu lästig werden. Es bleiben uns daher im Centre de Dermatologie nur solche Patienten, die von sich aus kommen oder die durch ihren Hausarzt geschickt werden. Im letzten Falle kommen sie zumeist dann zu uns, wenn die Diagnose einer Mykose nicht eindeutig ist. Daher beschränken wir uns darauf, Ihnen unsere klinischen, mykologischen und statistischen Befunde mitzuteilen, die nur auf den Fällen beruhen, bei denen der Erreger durch seine klinischen Symptome oder durch Kultur nachweisbar war.

Mykologie

Bis jetzt haben wir hinsichtlich der Fußmykosen bei 66 Kranken außer Candida albicans nur gezüchtet: Trichophyton rubrum, Trichophyton mentagrophytes (in weitem Sinne verstanden) und Epidermophyton floccosum, d. h. also, die üblichen drei Dermatophyten dieser Affektionen.

Wie in den Ländern gleicher geographischer Breite ist in Nancy bei weitestem der häufigste Erreger der Fußmykosen das *Trichophyton rubrum*: mit 32 Fällen sind das 48,4% der Fußmykosen, die wir beobachtet haben. Daraus geht hervor, daß dieser Erreger, den man bei uns vor 15 Jahren noch nicht sah, dazu neigt, die anderen Dermatophyten beim Befall der Füße zu verdrängen, aber ebenso bei den verschiedenen Mykosen der glatten Körperhaut. Dies gilt insbesondere für das Ekzema marginatum von Hebra, das in 66% der Fälle durch *Trichophyton rubrum* und zu 34% durch das *Epidermophyton floccosum* verursacht wurde. Das *Trichophyton mentagrophytes* schließt sich mit 21 Fällen an, das sind 31,8%. An letzter Stelle folgt das *Epidermophyton floccosum* mit 5 Fällen, das sind 7,5%. Es stimmt, daß dieser letzte Erreger nur ausnahmsweise die Nägel befällt, was auch aus unseren Befunden hervorgeht.

Schließlich müssen wir dieser Aufzählung 5 Fälle hinzufügen, bei denen die Gegenwart des Dermatophytons durch die mikroskopische Untersuchung zwar nachgewiesen wurde, der Erreger aber wegen zu geringen Untersuchungsmaterials oder wegen der Verunreinigung der Kultur trotz Zugabe von Aktidion nicht gezüchtet werden konnte.

Obwohl der *Favus* in unserem Gebiet nicht außergewöhnlich ist, und zwar wegen des beträchtlichen nordafrikanischen Bevölkerungsanteiles, haben wir hier bisher keine Onychomykose durch Trichophyton schönleinii feststellen können. Ebenso haben einige uns zur Behandlung anvertraute Patienten aus tropischen Gebieten oder Nordafrika nicht zu einer ungewöhnlichen Bereicherung unserer heimischen Dermatophytenflora geführt.

An Fußcandidosen und Onychopathien der Zehen durch *Candida albicans* konnten wir relativ wenige Fälle (5) beobachten, obwohl wir sehr häufig Paronychien oder Onychien der Hände durch Candida albicans, insbesondere bei Frauen, aufdeckten. Um die mykologischen Betrachtungen zu beenden, seien kurz vier mykotische Mischinfektionen beschrieben: Ein Kranker zeigt eine stark nässende Intertrigo des rechten Fußes, aus der Candida albicans zugleich mit Epidermophyton floccosum gezüchtet wurde. Zwei andere waren mit Candida albicans und Trichophyton rubrum infiziert. Ein Patient litt endlich an einer Onychie aller 20 Nägel, aus denen ein Trichophyton rubrum und ein Trichophyton mentagrophytes isoliert wurden. Das ist zwar nicht außergewöhnlich, aber auch nicht sehr häufig.

Eine letzte Tatsache verdient unterstrichen zu werden: Wie bereits andere Autoren, konnten wir eine gewisse Seltenheit an Mykosen der Füße und Zehen bei Kleinkindern feststellen, obwohl doch gerade sie so empfänglich für andere Pilzkrankheiten sind: z. B. für die häufig ausgedehnten und heftigen Infektionen durch Trichophytien der Gruppe verrucosum, die wir jedes Jahr gegen Ende des Winters bei den Kindern in Lothringen sehen.

Klinische und statistische Beobachtungen

Es handelt sich entweder um eine reine Onychomykose oder eine abgegrenzte Intertrigo oder aber um eine Intertrigo und ein Ekzem, das auf die Nachbarschaft mit oder ohne Onychomykose übergreift.

Wir können unsere klinischen und statistischen Überlegungen wie folgt zusammenfassen:

1. 20 Fälle einer Onychomykose der Zehen. Das Trichophyton rubrum zeigt einen klaren Vorsprung, da wir es 14 mal nachweisen konnten, während das Trichophyton mentagrophytes nur fünfmal gefunden wurde. Der letzte Fall wurde nicht identifiziert. Zwei unserer Kranken litten an einer Onychomykose aller 20 Nägel.

Eine Candida albicans wurde nicht gefunden.

7 von 20 Fällen zeigten eine reine Onychomykose ohne zusätzliche Hautveränderungen. Andererseits zeigten Patienten die Kombination mit einer Intertrigo der Zehenzwischenräume. Der klinische Beginn scheint sich gleichermaßen auf den Nagel wie auf den Zehenzwischenraum zu erstrecken.

Der von einem Trichophyton rubrum oder mentagrophytes befallene Nagel zeigt gemeinsame charakteristische Symptome, die es gestatten, eine Trichophytie zu diagnostizieren. Der Nagel ist verdickt, trocken und hat seinen Glanz verloren. Sein distales Ende zerbröckelt leicht. Seine Farbe ist im allgemeinen leicht grau oder stellenweise weißlich. Er ist nicht mehr homogen. Einige feine graue Streifen, weißgefleckt, von wechselnder Oberflächenbeschaffenheit, sind je nach Alter der Krankheit zu erkennen. Sie beginnt am distalen Teil des Nagels und schreitet allmählich bis zur Matrix fort.

In zwei Fällen, in denen wir ein Trichophyton rubrum gezüchtet hatten, litten unsere Onychomykose-Kranken gleichzeitig an einer Psoriasis.

2. 53 Fälle einer Intertrigo der Füße sind untersucht worden. 16 davon waren Reininfektionen, 37 traten zusammen mit einer Onychomykose (zehnmal), mit einer benachbarten erythemato-squamösen Dermatose (zwölfmal), einer vesiculösen Dyshidrosis der Hände (fünfmal) oder mit anderen mykotischen Körperläsionen (siebenmal) oder auch mit feuchten ekzematösen Dermatosen (zweimal) oder mit einer palmo-plantaren Keratodermie (einmal) auf.

Jene zwei mit einer nässenden Dermatose kombinierten Fälle waren durch Candida albicans bedingt. Alle anderen durch Trichophyton oder Epidermophyton hervorgerufenen Intertrigo-Fälle näßten nicht. Der Zehenzwischenraum war erythemato-squamös, trocken, glatt, stark gerötet und glänzend, ohne Vesiculae. Dabei erschien die Epidermis dünner und atrophisch. Die benachbarten Zehen waren oftmals befallen, manchmal sogar völlig ergriffen, ebenso wie Rücken und Sohle des Fußes. Die Dermatose bildete dabei einen erythematösen Ring, der 1 oder 2 cm weit auf die Grundphalanx der Zehen übergriff. Dieser geographischen Morphe kommt eine große pathognomonische Bedeutung zu. Die Ränder zeigten eine charakteristisch schuppende Peripherie. Im allgemeinen juckt die Dermatose stark. Das klinische Bild war praktisch gleich, ob es sich nun um ein Trichophyton rubrum oder ein Trichophyton mentagrophytes oder um ein Epidermophyton floccosum handelte.

Das Bild der nichtnässenden Hauttrichophytie erschien uns absolut spezifisch: 2 Fälle, die mit einer nässenden Dermatose vom ekzematösen Typ kombiniert waren, zeigten als Erreger eine Candida albicans. Das gleichzeitige Auftreten der interdigitalen Dermatophytie und einer Mykose des Körpers mit gleichem Erreger wurde mehrere Male beobachtet. Das Trichophyton rubrum wurde einmal bei einem Ekzema marginatum von Hebra und das Epidermophyton floccosum in zwei anderen klinisch gleichen Fällen gefunden. Zwei Trichophytien mit multiplen annulären Herden der glatten Körperhaut wurden gleichfalls aufgedeckt. Sie waren mit einer Intertrigo verbunden. Aus beiden Affektionen züchteten wir das Trichophyton rubrum. Es scheint daher eine Selbstinfektion von einer Körperstelle auf die andere zu erfolgen.

3. Wir haben nur *3 Fälle einer plantaren Mykose* beobachtet, ohne andere Hautläsionen: in einem Fall bedingt durch das Trichophyton rubrum, in einem anderen durch das Trichophyton mentagrophytes. Es handelte sich dabei um vesiculöse, stark juckende Dermatosen, die besonders deutlich am medialen Fußsohlenrand zu erkennen waren. Der dritte Fall bezog sich auf eine Superinfektion mit einem Trichophyton mentagrophytes einer Elektrokoagulationswunde.

Allergologische Ergebnisse

Bei 48 unserer Kranken wurden verschiedene Tests mit Vaccinen des Institut Pasteur durchgeführt (Tabelle). Spätreaktionen waren nicht selten. Die Testergebnisse sollten daher bei den Kranken 6—8 Tage später nachkontrolliert werden. Wir haben nur eine einzige starke Herdreaktion bei einer Trichophyton rubrum-Infektion gefunden.

Unsere Ergebnisse sind in der folgenden Tabelle wiedergegeben:

Tabelle. *Testreaktion bei verschiedenen Pilzarten in Hautläsionen*

Mykologie		Trichophytine Pasteur $^1/_{100}$	Candidine pasteur $^1/_{10\,000}$	Epidermophytine $^1/_{100}$
Trichophyton rubrum	23 Fälle	11	12	7
Trichophyton mentagrophytes	15 Fälle	11	5	6
Epidermophyton floccosum	5 Fälle	1	4	2
Candida albicans	5 Fälle	3	4	3

Einige Beobachtungen verdienen hervorgehoben zu werden:

1. Die Häufigkeit positiver Reaktionen auf Candidin ($^1/_{10\,000}$), ohne daß dieser Erreger tatsächlich nachgewiesen wurde. Dieser Befund ist wohl bekannt.

2. Wenige häufige positive Ergebnisse bei Tests mit Trichophytin, wenn eine Trichophytie nicht vorliegt. Positive Ergebnisse sind daher verhältnismäßig zuverlässig.

3. Unregelmäßige positive Testergebnisse mit Trichophyton-Vaccine bei sicheren Trichophytien: 22 positive Reaktionen von 38 Fällen mit Fußmykose. Dabei trat eine einzige Herdreaktion auf (Trichophyton rubrum). Der Test ist also nur in 57% der Fälle positiv. Es ist daher die Intertrigo-Gruppe, die in der Mehrzahl der Fälle positive Reaktionen gibt. Das trifft besonders dann zu, wenn gleichzeitig eine Dyshidrosis der Hände vorliegt, noch mehr aber, wenn das Trichophyton mentagrophytes der Erreger ist. Tatsächlich ist es dieser Pilz, der uns am häufigsten positive Resultate liefert (in 11 von 15 Fällen). Diese Beobachtung der begünstigenden Sensibilisierung durch das Trichophyton mentagrophytes ist allgemein bekannt und wurde von den Autoren bestätigt.

Wir sprechen hier nicht über die Therapie, aber eine Tatsache sei festgehalten: einige Kranke heilen schnell, andere rezidivieren unaufhörlich, trotz gezielter örtlicher Behandlung und Gaben von Griseofulvin.

Hier kann eine ungenügende Behandlung vorliegen, aber man kann sich auch fragen, ob nicht ein Unterschied in der Empfindlichkeit der Stämme gegenüber lokalen und allgemeinen therapeutischen Maßnahmen besteht.

H. Teller und R. Fichtenbaum, Berlin: Schwimmsport und Fußmykosen

Die Bedeutung der öffentlichen Badeanstalten für die Verbreitung der Fußpilzinfektionen wird im Fachschrifttum immer wieder hervorgehoben.

Die Frage einer Korrelation zwischen intensivem Schwimmsport in öffentlichen Badeanstalten und erhöhtem Mykosebefall der Schwimmer hat bisher eine relativ geringe systematische Bearbeitung gefunden.

Gemeinsam mit Fichtenbaum haben wir daher in den letzten Jahren klinische, mikroskopische, zum Teil auch kulturelle Reihenuntersuchungen bei Schwimmsportlern und dem Personal öffentlicher Badeanstalten sowie zum Vergleich bei Rasensportlern und entsprechenden Kontrollgruppen ohne besondere sportliche Betätigung durchgeführt.

Ergänzend wurden kulturelle Raumuntersuchungen in zwei städt. Hallenbädern und einem Freibad, welche den Schwimmern zum Training dienten, vorgenommen. Dabei ergaben sich folgende zahlenmäßigen Ergebnisse.

1. Wir fanden bei 580 Schwimmsportlern in 65,3% mykoseverdächtige Hauterscheinungen und konnten in 34,8% den Pilznachweis führen.

2. Mit dem Alter nimmt die Mykosehäufigkeit bei den Schwimmern zu.

3. Die einem häufigen Training unterworfenen Wettkampfmannschaften der Vereine zeigen eindeutig die höchsten Erkrankungsprozentsätze.

4. Mit der Dauer der Vereinszugehörigkeit steigt die Infektionsrate.

5. Das Personal der Badeanstalten weist ebenfalls auffallend hohe Erkrankungsziffern auf.

6. Bei den Rasensportlern liegt der Prozentsatz nachgewiesener Pilzbefunde niedriger als bei den Schwimmern, jedoch höher als bei den Kontrollgruppen.

7. Als Kontrollgruppen dienten uns für die Schulkinder und Jugendlichen die von Scheffler im Jahre 1958 untersuchten Schüler aus Berlin-Neuköllner Schulen, die im Vergleich zu den Schwimmern einen wesentlich geringeren Erkrankungsbefall aufweisen.

8. Zur Kontrolle für die erwachsenen Schwimmer untersuchten wir 232 Patienten klinisch-chirurgischer Abteilungen, die nicht länger als 3—5 Tage auf den Stationen lagen und keine besondere sportliche Betätigung ausgeübt hatten. Auch bei ihnen liegt die Erkrankungsrate wesentlich niedriger als bei den altersgleichen Schwimmern. Die gefundenen Differenzen ließen sich statistisch sichern.

9. Kulturelle Untersuchungen bei 110 Schwimm- und Rasensportlern ergaben in 70,9% den Nachweis von Trichophyton rubrum und in 23,6% von Trich. mentagrophytes. Dieser Befund gleicht etwa dem von Grimmer in Berlin in den Jahren 1952—1956 errechneten Häufigkeitsverhältnis 70:30 bei Trichophyton rubrum und Trichophyton mentagrophytes-Erkrankungen.

Bei den kulturellen Raumuntersuchungen in den Hallenschwimmbädern kamen 69 Bodenproben vornehmlich von den Fußböden der Umkleidekabinen, der Duschräume, der Gänge und der Schwimmbeckenumrandung nach der Methode von Gentles auf Kimmig-Diagnostik-Agar zur Untersuchung. Achtmal konnten wir dabei Trichophyton mentagrophytytes, einmal Trichophyton rubrum und viermal Trichophyton terrestre anzüchten. In dem nach der Haarködermethode von Vanbreuseghem untersuchten Schlammrückstand des Schwimmbeckenwassers sowie in dem aus den Bodenmatten der medizinischen Badeabteilungen der beiden Hallenbäder untersuchten Staub konnten keine Pilze nachgewiesen werden. Die gleiche Methode wandten wir für die Untersuchungen von Boden und Staubproben aus dem Freibad an. Hier wuchs in zehn der elf Proben Keratomyces Ajelloi, in vier Proben außerdem Trichophyton terrestre an.

Das relativ magere Ergebnis bei den Raumuntersuchungen weist darauf hin, daß die Räumlichkeiten der öffentlichen Badeanstalten keineswegs als Brutstätten pathogener Pilze angesehen werden können. Lattenroste, die als gefährliche Infektionsquellen bekannt sind, gibt es in den Bädern nicht mehr. Betont muß auch werden, daß die Materialentnahmen in den Bädern vor der obligaten täglichen Desinfektionsreinigung durchgeführt wurden. Für die erhöhte Infektionsrate bei den Schwimmern müssen daher vornehmlich der in den Bädern besonders leichte Direktkontakt mit infektiösem Material vom Kranken zum Gesunden sowie als infektionsbegünstigende Faktoren die Maceration und die dadurch bedingte leichtere Verletzbarkeit der Fußhaut verantwortlich gemacht werden.

K. Nishio *, Münster: Die Häufigkeit der Fußmykosen in Japan

Japan ist ein Inselland, das aus vier großen sowie zahlreichen kleineren Inseln besteht, die sich von Norden nach Süden ausbreiten. Daher gibt es in den einzelnen Gebieten beträchtliche Temperatur- und Feuchtigkeitsunterschiede. Ob diese unterschiedlichen klimatischen Verhältnisse in bezug auf die Häufigkeit der Fußmykose eine entscheidende Rolle

---

* Zur Zeit Gastarzt an der Haut- und Poliklinik am Klinikum Essen der Universität Münster (Dozent der Universität Kyushu, Fukuoka/Japan).

spielen, versuchten wir durch neue Statistiken der Universitäts-Hautklinik sowie der öffentlichen Krankenanstalten in sechs Gebieten Japans zu analysieren. Danach betrug der Anteil der Dermatomykosen in diesen Gebieten 4—8% am Gesamtkrankengut. 40% der Dermatomykosen entfielen allein auf die Tinea pedis et manus. Eine zahlenmäßige Abhängigkeit der Tinea pedis von den sehr verschiedenartigen klimatischen Bedingungen konnten wir nicht feststellen.

An unserer Universitäts-Hautklinik Kyushu schwankte in den letzten 38 Jahren (1927—1964) der Anteil der Dermatomykosen am jährlichen dermatologischen Krankengut zwischen 4 und 8%. Für die einzelnen Tinea-Arten ergeben sich in den letzten 38 Jahren gewisse jährliche Schwankungen. Der prozentuale Anteil der einzelnen Dermatomykosen zueinander blieb aber verhältnismäßig konstant. Jedoch ist in den letzten 5 Jahren ein langsamer Anstieg zu beobachten, der hauptsächlich bei der Tinea pedis et manus festzustellen ist. Diese Mykose, deren Anteil im Jahre 1945 noch bei 31% aller Dermatomykosen lag, hat seitdem weiter zugenommen und im Jahre 1955 den Spitzenwert von 76,8% erreicht. Heute entfällt der größte Teil der Mykosen auf die Tinea pedis et manus. Die T. unguium, die seit 1932 eine rückläufige Tendenz aufwies, nahm mit dem Anstieg der Tinea pedis et manus in den letzten 10 Jahren wieder zu. Die Tinea pedis wird auch an den anderen Hautkliniken von sechs geographischen Regionen am häufigsten festgestellt.

Drei Dermatophytenarten, und zwar das Trichophyton mentagrophytes, das T. rubrum und das Epidermophyton floccosum, sind bei der Tinea pedis et manus in erster Linie zu nennen. Andere Arten haben heute keine größere Bedeutung mehr. Auch in Japan hat sich die Pilzflora im Laufe der Zeit gewandelt, insbesondere vor und nach dem 2. Weltkrieg. Vor dem Krieg überwog das T. mentagrophytes, aber im Verlauf der Nachkriegszeit nahm das T. rubrum allmählich zu, und im Jahre 1955 hatten wir an unserer Klinik ein Verhältnis des T. rubrum zum T. mentagrophytes wie 2:1. Die Ausbreitung des T. rubrum ist in den einzelnen Gebieten etwas unterschiedlich. In den Landschaften Mitteljapans ist sie nicht so deutlich wie in den Nord- und Südgebieten. Aber auch in Japan gilt die Zunahme des T. rubrum als gesichert, wie es Götz und später andere Autoren für Deutschland nach dem Kriege nachwiesen. Das E. floccosum, das eine nicht so große Rolle spielt, ist in allen Gebieten fast gleichmäßig vertreten. Im Süden kommt es aber am seltensten vor.

Für die Ausbreitung der Fußmykosen kann unter Umständen die Lebensweise oder das Lebensmilieu eine große Rolle spielen. Im allgemeinen läuft der Japaner im eigenen Haus entweder barfuß, nur mit Strümpfen oder mit Pantoffeln umher. Im täglichen Leben trägt er häufig eine offene Fußbekleidung, wie Sandalen usw. Es ist aber keines-

wegs leicht festzustellen, inwieweit diese Gewohnheit, nur leichtes Schuhwerk zu tragen, einen Einfluß auf die Morbidität der Fußmykosen hat. In
diesem Zusammenhang zitieren wir Untersuchungen von Nisheura et
al., die sie bei 3467 Berufstätigen in einer pharmazeutischen Fabrik
durchgeführt haben. Bei 1006 Arbeitern, also 27,5% der Probanden,
wurde klinisch eine Fußmykose diagnostiziert. Bei geschlossenem Schuhwerk, wie Leinen-, Gummi- und Lederschuhen wurden die meisten
Tinea pedis-Fälle festgestellt und zwar 74,3% (746 von 1006 Arbeitern).
Dagegen betrug die Erkrankung an einer Fußmykose bei Arbeitern mit
offener Fußbekleidung wie Sandalen, Strohsandalen und Pantoffeln nur
25,7% (260 von 1006 Arbeitern). Aus diesen Untersuchungen geht hervor,
daß die Art der Fußbekleidung einen Einfluß auf die Häufigkeit der T.
pedis hat. Denn bei den Arbeitern mit geschlossener Fußbekleidung
findet man eine höhere T. pedis-Erkrankung.

S. Borelli, München: Vorkommen und Häufigkeit der Tinea pedum als konditionelle Berufskrankheit

Bei anderen Hautpilzerkrankungen als denen des Formenkreises
Tinea pedum seu manum ist der Nachweis der Berufsabhängigkeit vielfach leichter zu führen und eindeutiger. Das gilt besonders in der *Landwirtschaft* für die *Trichophytie* (z.B. Kochs, 1940; Hrad, 1940; Fowle
u. Georg, 1947; Bernhardt, 1947; Gate u. Acondert, 1949), für
Actinomyces-Erkrankungen (Mathis u. Fink jr., 1940; Navarro u.
Martin, 1941; Preininger, 1941; Linden, 1942; Linke u. Mechelke,
1948), für *Chromoblastomykosen* (Weidenmann u. Rosenthal, 1941;
Emmons u. Halley, 1941; Saxton, Hatcher u. Derrik, 1947; Calero,
1948; Gullier u. Radaody-Ralarosy, 1940; Lewis, 1940; Dosa, 1941;
Bush, 1941), für *Sporotrichosen*, für diese auch im mexikanischen *Töpfereigewerbe* und bei *Gärtnern* Bernavides, Navarro u. Martin, 1941),
ferner für *Sporotrichosen, Blastomykosen, Coccidioidomykosen, Histoplasmosen* bei *Berufsgruppen, die häufig Kontakt mit pilzinfiziertem
Material* haben, wie Holz, Erde, Filz, Fellen, Tieren (Raphael, Schwarz,
1953) und für *Krankenpflegepersonal* sowie *medizinisch-technisches* Personal (Semmola, 1940; Raphael, Schwarz, 1953; Navarro u. Martin,
1941; Graham, 1941; Gastineau u. Spolyar, 1941; Moore u. Ackermann, 1947; Madden, 1947).

Bei *Tinea pedum* (et/seu manum) scheint der Durchschnittsbefall der
gesamten Bevölkerung 6—9% zu betragen (Stein, 1951; Memmesheimer, 1951; Wilde, 1951; Götz, 1952). Die Durchschnittsmorbidität
im Beruf wird von Memmesheimer (1951) mit 15% angegeben.

Eine Extrem-Durchseuchung fand sich bei den *Bergarbeiter-Berufen* mit 24—70% in Deutschland, z.B. bei Koch mit 33%, bei Memmesheimer mit 62%, bei Wilde (1951) unter 10.092 Untersuchten mit 70%. In Niederschlesien bei Mierzecki mit 21,3% der Untertagearbeiter, mit 17,5% der Übertagearbeiter, in Bulgarien bei Schaulov in Plovdiv mit 11%. Huriez in Frankreich fand Tinea pedum bei Bergarbeitern dreimal öfter als bei anderen Berufen.

In diesem Zusammenhang ist bemerkenswert die Beobachtung von Wilde, 1953, daß ältere Bergleute interdigital am Fuß einen Durchschnitts-pH-Wert von 6,8 aufwiesen und häufiger an Tinea erkrankt waren als jüngere Bergleute, bei denen ein interdigitaler pH-Wert von 6,66 gemessen wurde. Mit Teer und Pech arbeitende Berufe sollen übrigens *nicht* zur Tinea pedum disponiert werden!

Faßt man die häufig genannten Berufe zusammen, so ergibt sich folgendes Ergebnis:

Tabelle 1. Tinea pedum-Morbidität

Soldaten	bis 79%	Metallarbeiter	bis 40%
Bergarbeiter	bis 70%	Büroangestellte	
Gummiwerk-Arbeiter	47%	Sportler	12%
Maschinisten, Heizer	42%	Normal-Bevölkerung	bis 9%*
Angestellte der Badeanstalten	40%		

* Wahrscheinlich aber doch mehr!

Wir selbst haben z.B. in der Metallindustrie in Reihenuntersuchungen (mit Manok, 1961) an 3265 Arbeitern das in der Tab. 2 dargestellte Ergebnis erzielt.

Spätere Untersuchungen mit Düngemann an 7000 Arbeitern der gleichen Branche erbrachten — nur als Befragungsergebnis — anamnestische Durchschnittszahlen bis 23,5%.

Interessant war, daß wir bei Öl-Acne-Trägern noch über den genannten Prozentsatz von 17% hinaus gehäuft Tinea pedum antrafen. Bei 557 Tinea-Kranken von 3265 untersuchten Metallarbeitern hatten 73% Öl-Acne, während der Normaldurchschnitt nur 21,4% Öl-Acne betrug. Anders berechnet hatten 699 Öl-Acne und von diesen fast 52% Tinea pedum, gegenüber dem Durchschnitt von 17% bei Metallarbeitern. Die Öl-Acne in diesen Berufen ist eine Folge der Berufsnoxen, der Disposition, aber insbesondere auch eine Frage der täglichen gründlichen Reinigung nach der Arbeit, d.h. der Prophylaxe. Die Häufigkeit bei Öl-Acne-Patienten deutet also auch auf eine gewisse Vernachlässigung. Vielleicht kann die Tinea pedum hier zwar als konditionelle Berufsdermatose, aber gleichfalls als Folge eines Prophylaxe- und Säuberungsmangels aufgefaßt werden.

Es fragt sich, ob man noch von einem Bevölkerungs-Normal-Durchschnitt von 4—9% Tinea pedum ausgehen darf. Die in den genannten Berufen von anderen Autoren und uns ermittelten Durchschnittswerte liegen jedenfalls statistisch erheblich über dieser allgemeinen Bevölkerungsmorbidität. Soweit Wärme, Feuchtigkeit, Verschmutzung der Füße, Gummistiefel und Massenbenutzung der Waschräume zum Arbeitsmilieu gehören, wird man die erhöhte Morbidität als kondi-

Tabelle 2
Übersicht über die Häufigkeit der Tinea interdigitalis bei Metallarbeitern

Abteilung	Gesamtzahl	Zahl der an Tinea pedis interdigitalis Erkrankten	Prozentsatz der Erkrankten
Preßwerk	1120	191	17,00
Lackiererei	377	29	7,60
Karosseriewerk	69	21	30,46
Karosserie-Fertigmontage	78	4	5,00
Polsterei	50	—	—
Fertigmontage	29	1	3,00
Automaten	216	46	21,29
Ausgleichsgetriebe	75	11	14,60
Lenkung	28	2	7,10
Härterei	27	11	40,74
Oberflächenveredelung	113	29	25,31
Achsenbau	150	28	18,66
Motoren	371	87	43,40
Ersatzteilfabrikation	87	8	9,10
Werkzeugbau	201	35	17,41
Plastikraum	54	7	13,00
Schweißmaschinen	34	4	11,70
Versuchsabteilung	65	13	20,00
Andere Abteilungen	121	30	24,76
Insgesamt	3265	557	17,00

tionelle Berufskrankheit auffassen müssen. Das bedeutet, letztlich kann die Tinea pedum konditionelle Berufskrankheit in allen großen Industriebetrieben sein, da eine Ersterkrankung, Wiedererkrankung oder eine Verschlimmerung durch die Bedingungen des Arbeitsplatzes, wenn auch meist nicht durch die Noxen der Arbeit selbst, zustande kommt.

Bislang wird ungeachtet dieses Sachverhaltes die Tinea pedum (et/seu manum) im Rahmen der Berufskrankheiten — Nr. 46 — kaum berücksichtigt. Bei einer wenn auch geringeren allgemeinen Durchseuchung der Bevölkerung mit einer Krankheit ist die Abgrenzung im Einzelfall gutachtlich sehr behindert, ob die Krankheit nun wirklich allein berufsbedingt ist. Meines Erachtens muß jedoch von einer erhöhten Morbiditätsziffer in den Betrieben an dem Faktor als konditioneller Berufskrankheit Rechnung getragen werden.

Noch bedeutsamer wird die Frage dadurch, daß die Existenz einer Tinea interdigitalis die Basis für die Entwicklung von spezifischen Berufsallergien und Berufsekzemen bilden kann, z. B. für Allergien gegen Gummiacceleratoren bei Gummistiefelträgern (FEGELER, 1963; FABRY, 1963) oder jede andere Berufsnoxe.

Eine andere Form von berufsbedingten mit Tieren in Zusammenhang stehenden Schäden ist in der Entstehung von Kontakt-Dermatitiden und -Ekzemen auf in den Betrieben verwandte Antimycotica der Fuß-Duschen zu sehen.

Die aufgeführten Fakten müßten künftig berücksichtigt werden durch:

1. Ausarbeitung geeigneter und laufend der Entwicklung angepaßter Vorschläge, Merkblätter u. dgl. seitens der Deutschen Mykologischen Gesellschaft zur Durchführung geeigneter Maßnahmen in den Betrieben zur Prophylaxe und Bekämpfung der Tinea pedum seu manum als konditionelle Berufskrankheit.

2. Ausarbeitung von Richtlinien für die Bedingungen, unter denen die Tinea pedum (et/seu manum) der BK-Ziffer 46 zuzuordnen ist.

3. Aktivierung der Berufsgenossenschaften, der Staatlichen Gewerbeärzte und Gewerbeaufsicht, bei Kontrollen der Betriebe auf die Erstellung von Prophylaxeeinrichtungen zu dringen, aber auch diese selbst unter Kontrolle zu halten.

4. Einflußnahme auf die Werkärzte mit dem Ziel, die Belegschaften regelmäßig auf Tinea interdigitalis zu kontrollieren und die Ausnützung der möglichen Prophylaxe durch die Belegschaftsmitglieder sicherzustellen.

Zusammenfassung

Es wurde ein Überblick über die Häufigkeit der Tinea pedum (et/seu manum) in einzelnen Berufen gegeben. Die Frage der konditionellen Berufskrankheit wurde besprochen. Es sollten grundsätzliche Maßnahmen im arbeitsdermatologischen Bereich hinsichtlich der Einordnung in die BK-Nr. 46 sowie vor allem der Prophylaxe in den Betrieben getroffen werden.

L. Chmel und M. Valentová, Bratislava: Animale Dermatophyten als Erreger der Fußpilzflechte

Als Unterlage für die Studie der von zoophilen Dermatophyten hervorgerufenen Fußpilzflechte diente das elfjährige Material (1954—1964) der Dermatologischen Klinik und unseres Nationalen referenz-mykologischen Laboratoriums in Bratislava, das 3066 Patienten mit positiver Dermatophytenkultivation umfaßt (außer jenen, bei denen die mykotische Erkrankung durch Trichophyton mentagrophytes, var. interdigitale, Trichophyton rubrum und Epidermophyton floccosum hervorgerufen wurde). Die Kultivationsergebnisse zeigten einerseits, daß in der Kultivationssumme die zoophilen Dermatophyten mit $90,3\,^0/_0$ vertreten sind, anderseits, daß in der Summe der zoophilen Dermatophyten die Gesamtzahl von Trichophyten verrucosum $(1377 - 49,7\,^0/_0)$ und Trichophyton gypseum (T. mentagrophytes) $(1361 - 49,1\,^0/_0)$ $98,8\,^0/_0$ aller zoophilen Dermatophyten darstellt. Aus den übrigen zoophilen Fadenpilzen wurden Microsporum gypseum 23 mal $(0,8\,^0/_0)$, Trichophyton mégninii 6 mal $(0,2\,^0/_0)$, Trichophyton quinckeanum 2 mal $(0,1\,^0/_0)$ und Trichophyton equinum 1 mal isoliert.

Die allgemein gültigen Gesetzlichkeiten der Übertragung des Erregers für alle Infektionskrankheiten wurden zum Anlaß einer komplexen Analyse, die aus den Erkenntnissen der grundlegenden bekannten biologischen Eigenschaften von T. verrucosum und T. gypseum hervorgeht. Wir verfolgten nicht nur diejenige, die sich aus der spezifischen — durch Entwicklung erworbenen — Leistungsfähigkeit einer gewissen Dermatophytenart, an einem spezifischen Gastgeber zu parasitieren sowie auch in den Bedingungen des Außenmilieus zu überleben, ergeben, sondern auch jene — hauptsächlich soziale — Faktoren, welche die Quantität sowie auch die Qualität der Infektionsübertragung auf das weitere Individuum steigern.

Bei einer näheren Beobachtung können wir leicht eine markante Verschiedenheit in den Übertragungswegen der T. verrucosum- und der T. gypseum-Infektion feststellen. Die T. verrucosum-Infektion hat ihre Hauptquelle im Rindvieh, von dem sie auf den Menschen direkt oder öfter indirekt übertragen werden kann mittels kontaminierter Hände, Gegenstände zur Viehpflege, Kleidung, Stalleinrichtung bzw. der Gegenstände, an denen das von Parasiten kontaminierte Haar oder Schuppen aus den Erkrankungsherden haftenbleiben.

Für die T. gypseum-Infektion stellen die Hauptquelle die Kleinsäuger, die Muriden, dar, von denen die Infektion auf den Menschen nur indirekt übertragen wird. Die Muriden leben entweder frei in der Natur oder sie konzentrieren sich vor allem in den Speichern und in den Futter- und Streuschobern. Die epidemiologische Bedeutung der Futtermittel und des Strohs wird auch durch den Umstand gesteigert, daß gerade mit diesem kontaminierten Material der Landwirt am häufigsten in Kontakt kommt.

Das relativ seltene Vorkommen der von zoophilen Dermatophyten hervorgerufenen Fußpilzflechte nimmt ein vielseitigeres Studium in Anspruch. Um das faktographische Material in breiteren Beziehungen behandeln zu können und eine Unterlage für konkretere Schlüsse zu schaffen, unterwarfen wir einer Analyse die ganzen unteren Gliedmaßen. Diese bilden nämlich 27 $\%$ aller Körperlokalisationen.

Die angedeutete Verschiedenheit des Zustandekommens der Übertragung der T. gypseum- und T. verrucosum-Infektion deutete gewisse weitere Sonderlichkeiten an. So zeigt z. B. die in der Tabelle angeführte Verteilung der durch zoophile Dermatophyten hervorgerufenen Dermatomykosen der unteren Gliedmaßen nach Erregern und Lokalisation, daß bei 238 bei uns registrierten Patienten mit Pilzherden der unteren Gliedmaßen in 128 Fällen, d.h. in 53,8 $\%$, der Erreger das T. gypseum, in 107 Fällen, d.h. in 45 $\%$, T. verrucosum, in 2 Fällen M. gypseum und einmal T. equinum war.

Was die Erreger anbelangt, traten markant in den Vordergrund die 78,1 $\%$ der T. gypseum-Infektionen des distalen Teiles der unteren Gliedmaßen, im Vergleich mit den 48,6 $\%$ der T. verrucosum-Infektionen von derselben Lokalisation, bzw. mit 21,9 $\%$ der T. gypseum-Infektionen des proximalen Teiles der unteren Gliedmaßen.

Umgekehrt ist das Verhältnis der T. verrucosum-Infektionen (51,4 $\%$) des proximalen Teiles der unteren Gliedmaßen zu den T. gypseum-Infektionen (21,7 $\%$) von derselben Lokalisation. Im ganzen kann man bemerken, daß das Vorkommen der Pilzherde bei den T. gypseum-

Infektionen markant auf den Unterschenkel, vor allem auf seinen distalen Teil, konzentriert ist, während bei den T. verucosum-Infektionen die Pilzherde gleichmäßiger an den ganzen Gliedmaßen verteilt sind.

Durch eine Analyse von Dermatomykosen der unteren Gliedmaßen auch nach Geschlecht der Befallenen zeigte es sich, daß bei Männern überwiegend die unteren Gliedmaßen von der T. verrucosum-Infektion befallen sind, während bei Frauen die T. gypseum-Infektion hoch überwiegt. Dabei wird bei Männern der proximale, bei Frauen der distale Teil der unteren Gliedmaßen befallen. Am auffallendsten ist der Unterschied im Befall des Unterschenkels von der T. gypseum-Infektion, die bei Frauen bis 51,7%, gegen 14,4% bei Männern darstellt, und bei der T. verrucosum-Infektion, die bei Männern nahezu viermal öfters als bei Frauen beobachtet wird. x^2 gleicht 21,7, was bei einem Freiheitsgrad einer Wahrscheinlichkeit des Irrtums von weniger als 0,001 entspricht.

Die Analyse unterstützte unsere Voraussetzungen, und sie betont die Verschiedenheit der Momente, die bei dem Zustandekommen der Übertragung der T. gypseum- und T. verrucosum-Infektion zur Geltung kommt. Daraus kann geurteilt werden, daß zu den wichtigsten Faktoren beim Entstehen der zooanthroponosen Infektion die Dauer und Enge des Kontaktes des kranken Tieres (als Infektionsquelle) mit dem Menschen sowie auch der Charakter der Arbeit, die Kleidung und Fußbekleidung der Landwirte gehört.

Der markante Befall der unteren Gliedmaßen bei Frauen, vor allem des distalen Teiles, von der T. gypseum-Infektion kann durch ihre größere Teilnahme an der Manipulation mit Futtermittel und Stroh in den landwirtschaftlichen Einrichtungen erklärt werden, wobei sie in einem von Muriden kontaminierten Material geradezu waten. Strümpfe und Röcke bieten fast keinen oder nur einen minimalen Schutz gegen die Infektion des Unterschenkels. T. verrucosum-Infektionen der Melkerinnen kommen am oberen Rumpfteile vor.

Der markante Befall von der T. verrucosum-Infektion vor allem des proximalen Teiles der unteren Gliedmaßen bei Männern ist hauptsächlich durch die Viehpflege bedingt. Bei ihrem engen Kontakt mit dem kranken Vieh bleibt leicht das von Parasiten kontaminierte Haar an ihrer Oberkleidung haften und bei dem An- und Ausziehen der Hosen bzw. bei der Toilette gelangt es leicht auch auf die nackte Haut, vor allem des Oberschenkels. Eine nicht geringe Rolle spielt hier gewiß auch die Übertragung der Infektion durch die Hände. Gegen die Infektion von unten sind die Gliedmaßen bei Männern verhältnismäßig genügend durch die Hosen und Stiefel geschützt.

Die von zoophilen Dermatophyten hervorgerufene Fußpilzflechte stellt nur 7,7% der Infektionen der unteren Gliedmaßen dar, was 2,2% aller Körperlokalisationen gleich ist. Dies kann dadurch erklärt werden, daß die Landwirte nur sehr selten ohne Fußbekleidung arbeiten. Von 20 befallenen Füßen wurde T. gypseum 12mal, T. verrucosum 7mal und M. gypseum 1mal isoliert. Ihre niedrige Gesamtzahl erlaubt jedoch keine näheren Schlußfolgerungen zu machen, und es könnte nur eine Verallgemeinerung der vorhergehenden Erkenntnisse zugelassen werden.

Tabelle. *Durch zoophile Dermatophyten hervorgerufene Dermatomykosen der unteren Gliedmaßen. Verteilung nach Lokalisation und Erreger*

Lokalisation	Verteilung der Erreger %					
	T. verruc.		T. gyps.	M. gyps.	T. equin.	Insgesamt
Sitzteil	10,3 / 11	51,4 21,9	4,7 / 6	• / 1	• / —	7,6
Oberschenkel	41,1 / 44		17,2 / 22	• / —	• / 1	28,1
Unterschenkel	43,0 / 46	48,6 78,1	68,8 / 88	• / —	• / —	56,3
Fuß	5,6 / 6		9,3 / 12	• / 1	• / —	8,0
Insgesamt % / Anzahl	100 / 107		100 / 128	• / 2	• / 1	100 / 238

Zusammenfassend kann festgestellt werden, daß unsere Befunde auf einen Zusammenhang einzelner Pilzinfektionen mit der professionellen Exposition hinweisen. Es wird wieder die Ansicht bestätigt, daß eine mit komplex ausgewerteter epidemiologischer Analyse verbundene Klinikerarbeit Zusammenhänge entdecken kann, die sonst der Aufmerksamkeit entgehen könnten und die auch für die Prävention von größter Bedeutung sind.

Zusammenfassung

Als Unterlage zum Studium dienten 3066 Patienten, bei denen die Erreger in 90,3 % die zoophilen Dermatophyten waren.

Auf Grund einer komplexen Bewertung der epidemiologischen Analyse und der klinischen Beobachtungen wurde festgestellt, daß die Verschiedenheiten in der Verteilung der T. verrucosum- und T. gypseum-Infektionen im allgemeinen und bei Männern und bei Frauen im besonderen nicht nur von den biologischen Eigenschaften des Erregers, sondern auch von anderen — hauptsächlich sozialen — Faktoren bedingt sind, welche die Quantität und Qualität der Infektionsübertragung potenzieren und mit der Profession und der Infektionsaussetzung im Zusammenhang stehen.

Die von animalen Dermatophyten hervorgerufene Fußpilzflechte stellt nur 7,7% der Infektionen der unteren Gliedmaßen bzw. 2,2% aller Körperlokalisationen dar.

H. Paldrok, Stockholm/Schweden: Ein Beitrag zur serologischen Verwandtschaft der Fußmykosen verursachenden Dermatophyten

Der Verfasser hat zusammen mit Dr. K. R. Sundström (Institut für Physiologische Botanik, Uppsala, Direktor Prof. N. Fries) die serologische Verwandtschaft der Dermatophyten des Emmons-Conantschen Systems [2] untersucht und gefunden, daß diese Pilze eine größere serologisch verwandte Einheit bilden, sich aber zugleich in drei Untergruppen

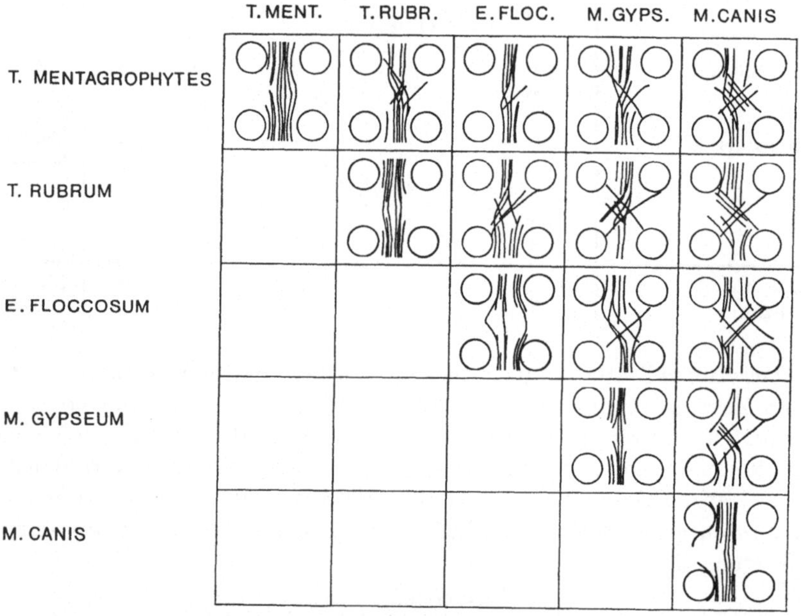

Abb. 1. Die Prüfung der serologischen Verwandtschaft der die Fußmykosen verursachenden Dermatophyten mittels der Agar-Gel-Präcipitationsmethode

einteilen lassen, bei denen das Trichophyton mentagrophytes, das Microsporum gypseum und das Microsporum canis als Prototypen gelten. Das Epidermophyton floccosum nimmt hingegen eine Sonderstellung zwischen dem T. mentagrophytes und dem M. gypseum ein [3].

Die Untersuchung wurde durchgeführt mittels der Agar-Gel-Präcipitationsmethode nach Ouchterlony mit Pilz-Vollantigenen und Kaninchensera. Die Durchführung des Tests geschah nach einer Modifikation von Abelev [1], d.h. kreuzweise in vier Brunnen (Abb. 1):

Antigen A links oben, Antigen B links unten, Serum B rechts oben, Serum A rechts unten. Bei einer solchen Anordnung treten im Bilde die für zwei Pilzstämme gemeinsamen Linien senkrecht auf, während die für einen Pilzstamm artspezifischen Linien kreuzweise dargestellt sind. Zur Beurteilung des Verwandschaftsgrades der einzelnen Pilzstämme untereinander dienen dann einerseits die Anzahl der gemeinsamen Linien, andererseits die Anzahl der artspezifischen Linien, durch welche sich die Pilze voneinander unterscheiden.

In der Abb. 1 geben wir die Resultate wieder, die wir mit den die Fußmykose verursachenden Pilzen erhielten und verglichen sie mit denen der zwei anderen Prototypen der Dermatophytengruppe, M. gypseum und M. canis.

Es zeigt sich, daß die die Fußmykosen verursachenden Arten (T. mentagrophytes, T. rubrum und E. floccosum) serologisch unter sich in sehr naher Verwandtschaft stehen. Das M. gypseum, das trotz seines häufigen Vorkommens im Erdboden nur selten Fußmykosen verursacht, liegt von dieser Verwandtschaft etwas weiter entfernt. Das M. canis schließlich, das als Erreger von Fußmykosen kaum in Betracht kommt, weist gegenüber den die Fußmykosen verursachenden Pilzarten die meisten artspezifischen Linien auf.

Literatur

[1] ABELEV, G. I.: Folia biol. 6, 56 (1960).
[2] CONANT, N. F., D. S. MARTIN, D. T. SMITH, R. D. BAKER, and J. L. CALLAWAY: Manual of Clinical Mycology. Philadelphia and London: W. B. Saunders Company 1946.
[3] PALDROK, H., and K. R. SUNDSTRÖM: On the serological relationship of dermatophytes. (In Vorbereitung.)

A. R. MEMMESHEIMER, Kassel: Spielen fungistatische Substanzen im Blut eine Rolle bei Fußmykosen?

Dermatophyten wachsen bekanntlich in der Regel nur in den Nägeln, Haaren und in der keratinhaltigen Epidermis, während sie in die wesentlich nährstoffreichere Cutis oder in innere Organe nicht eindringen. Selbst wenn es in Tierversuchen gelegentlich gelang, lebende Dermatophyten in inneren Organen nachzuweisen, so waren die Pilze jedoch stets von schlecht durchblutetem Granulationsgewebe umgeben (STERNBERG, TARBET, NEWCOMER u. WINER; NEWCOMER, WRIGHT, STERNBERG). Frühere Untersuchungen von SAEVES, JESSNER, JESSNER u. HOFFMANN, SULZBERGER, JADASSOHN, AYRES u. ANDERSON und von PECK, ROSENFELD u. GLICK bestätigten die schon früher geäußerten klinischen Vermutungen, daß eine fungistatische Substanz im Blut das Dermatophytenwachstum hemmt. Neuere Arbeiten von Lorincz, Priestley u. Jacobs, von Roth, Boyd, Sagami u. Blank, von Memmesheimer, McNall u. Sternberg zeigten, daß es sich bei der gegen Dermatophyten wirksamen fungistatischen Blutserumsubstanz um einen hitzelabilen, teilweise dialysierbaren und unbeständigen Hemmungsfaktor handelt, der kein Komplement zu seiner Wirkung benötigt. Mit Hefepilzen durchgeführte Experimente, wie sie einerseits von Caroline, Taschdjian, Kozinn u. Schade und andererseits von Landau, Dabrowa, Newcomer u. Rowe durchgeführt wurden, ergaben nun, daß nicht mit Eisen abgesättigtes, d. h. freies Transferien das Wachstum von Candida albicans hemmt. Ob dies auch auf die Dermatophyten-Fungistase zutrifft, müssen weitere Experimente erst noch zeigen. Denn die Untersuchungen von Roth u. Goldstein und von Roth u. Mitarb. legten die Vermutung nahe, daß es sich bei der Dermatophyten-Fungistase und bei der Hefe-Fungistase um verschiedene Hemmfaktoren des Blutserums handelt.

Bei der Fußmykose handelt es sich um eine Hautpilzerkrankung, die in den zivilisierten Ländern aller Kontinente in den letzten Jahrzehnten laufend zugenommen hat, wie Untersuchungen von Götz, Polemann und vielen anderen gezeigt haben. Für die Ausbreitung der Fußmykose werden gewisse berufliche Dispositionen (z. B. Bergbau, Militärdienst), die öffentlichen Bädereinrichtungen und die zivilisatorische Errungenschaft des Schuhetragens verantwortlich gemacht, um nur die wichtigsten zu nennen. Sind aber nur äußere Ursachen für die Pilzinfektionen der Füße verantwortlich zu machen, oder spielt auch eine Verminderung der Blut-Fungistase eine Rolle bei der Entwicklung von Fußmykosen? Um diese Frage zu untersuchen, wurden folgende Versuche angestellt.

Versuchsmethodik

Zur Prüfung der fungistatischen Aktivität des Blutserums wurde mit leichten Abwandlungen die Methode von Memmesheimer u. Mitarb. übernommen, wie sie 1962 entwickelt worden war. Zur Untersuchung wurde ein Pilzstamm von Mikrosporum gypseum verwandt, der ursprünglich aus einem oberflächlichen Trichophytieherd am linken Unterarm bei einer 18jährigen Patientin isoliert worden war[1].

M. gypseum wurde auf Grütz-Kimmig-Agar (0,5% Pepton, 0,5% Glycerin, 0,5% NaCl, 1% Glucose, 1,5% Standard-Nährbouillon Merck in einem 3% Agar) in Petri-Schalen gezüchtet. Von 11—17 Tage alten Kolonien wurden die Sporen gewonnen: Die Kolonien wurden mit 0,9% NaCl-Lösung überschichtet und mit einem flachen Spatel betupft. Die

---

[1] Für die Überlassung des Stammes bin ich Frau Dr. med. Renate Wulf, Leiterin des Mykologischen Laboratoriums der Hautklinik am Stadtkrankenhaus Kassel, zu großem Dank verpflichtet.

Sporensuspension wurde dann durch ein Mullfilter gegossen, um größere Mycelteile zurückzuhalten, und die Sporenzahl in dieser gefilterten Suspension mit Hilfe einer Fuchs-Rosenthal-Zählkammer ermittelt.

Insgesamt wurden 58 Patienten mit einer Fußpilzerkrankung auf ihre fungistatische Aktivität des Blutserums hin untersucht. Bei sämtlichen Patienten konnten im entnommenen Hautmaterial mikroskopisch und kulturell Dermatophyten nachgewiesen werden. Die Art der Fußmykose war:

Hautmykose der Füße	33
Haut- und Nagelmykose der Füße	10
Fußmykose und Eczema marginatum Hebra	12
Fußmykose und follikuläre Trichophytie	3

Die Häufigkeit der einzelnen kulturellen Ergebnisse war:

Trichophyton rubrum	49
Trichophyton mentagrophytes	8
Epidermophyton floccosum	1

Bei jedem dieser 58 Patienten wurden 15—20 cm³ Blut entnommen. Nach Retraktion des Blutkuchens wurde das Serum abpipettiert und bei — 18°C eingefroren. Vor dem Gebrauch ließ man das Serum bei Zimmertemperatur wieder auftauen, und ein Teil des Serums wurde im Wasserbad bei + 56°C 45 min lang inaktiviert. In Glasröhrchen wurde eine Sporensuspensionsmenge von 100000—150000 Sporen einpipettiert und dann von jedem Patientenserum 2 cm³ Serum oder 2 cm³ inaktiviertes Serum beigegeben. Nach gutem Mischen der Sporen mit dem Serum wurden die Röhrchen 22—23 Std lang bei — 5°C im Eisschrank und anschließend $1^1/_2$ Std bei + 37°C im Brutschrank bebrütet. Um sicher zu sein, daß während dieser Inkubationszeit noch keine Sporen ausgekeimt waren, wurde anschließend eine Differentialzählung der Sporen durchgeführt. Die Röhrchen wurden dann zentrifugiert, die Seren abgeschüttet und den am Boden liegenden Sporen 1,5 ml von flüssigem Grütz-Kimmig-Nährmedium (0,5% Pepton, 0,5% Glycerin, 0,5% NaCl, 1% Glucose, 1,5% Standard-Nährbouillon Merck in Aqua dest.) zugefügt. Alle Röhrchen kamen dann 2 Std lang auf eine Schüttelmaschine, und abschließend wurde von jedem Röhrchen eine Differentialzählung der ausgekeimten und der nicht ausgekeimten Sporen durchgeführt.

Diskussion der Untersuchungsergebnisse

Da der pilzhemmende Serumfaktor sehr kurzlebig ist, wie aus den Arbeiten von LORINCZ u. Mitarb., MEMMESHEIMER u. Mitarb., RITZ, ROTH u. Mitarb. hervorgeht, muß eine jede Untersuchung der Serum-Fungistase so beschaffen sein, daß die Ergebnisse schon nach kurzer Zeit ablesbar sind. Unter dem Mikroskop kann man schon wenige Stunden, nachdem die Pilzsporen in ein flüssiges Nährmedium gebracht wurden, die erste Mycelsprossung beobachten. Je stärker nun der fungistatische Effekt des Serums ist, desto mehr wird die Mycelbildung der Pilzsporen in den ersten Stunden gehemmt.

Die Fungistase des Serums wurde nun in der Weise ermittelt, daß die Ergebnisse der Differentialzählung der gekeimten und nicht ausgekeimten Sporen sowohl beim normalen Serum als auch beim inaktivierten Serum miteinander verglichen wurden. Wie in der Einleitung bereits gesagt wurde, handelt es sich bei dem pilzhemmenden Serumfaktor um eine hitzelabile Substanz, die bei 56°C zerstört wird. Die Fungistase des Serums kann am einfachsten dadurch bestimmt werden, daß man den Prozentsatz der nicht ausgekeimten Sporen beim Serum und beim inaktivierten Serum miteinander vergleicht: Je stärker die pilzhemmende Wirkung, desto geringer der Prozentsatz ausgekeimter Sporen des Serums im Vergleich zum inaktivierten Serum. War der Prozentzahlenunterschied 5 oder höher, so gilt dies als starke Fungistase, betrug er 2—4, so wird dies als schwache Fungistase bezeichnet. Von den eigenen Untersuchungsergebnissen sei folgendes erwähnt:

Bei 45 der 58 untersuchten Seren, d.h. bei rund 77,5%, war eine deutliche Fungistase vorhanden, bei weiteren 10 Seren (rund 17,3%) war eine geringgradige Fungistase nachweisbar, während nur bei drei Seren (5,2%) nach der hier verwendeten Methode keine pilzhemmende Wirkung im Blutserum zu beobachten war. Bei diesen drei Fällen handelt es sich zweimal um Patienten, die u. a. eine Nagelmykose der Füße zeigten, und einmal um einen Fall von Interdigitalmykose der Füße. Von den übrigen 8 Fällen mit einer Onychomykose der Füße wiesen 5 eine starke Fungistase und 3 eine schwache auf. Bei den restlichen 20 Fällen einer reinen Interdigitalmykose der Füße (d.h. kein Pilzbefall von Ferse, Fußsohle usw.) war 19 mal eine starke Fungistase und 1 mal eine schwache Fungistase nachweisbar. Es kann also aus den vorliegenden Untersuchungen kein Schluß auf irgendeinen Zusammenhang zwischen fehlender Fungistase und einem bestimmten klinischen Erscheinungsbild gezogen werden. Bei allen 3 Fällen von nicht nachweisbarer Serum-Fungistase war kulturell T. rubrum nachweisbar. Von den 15 Patienten, bei denen außer den Füßen noch andere Körperregionen Pilzbefall zeigten, fallen 10 unter die Gruppe starke Fungistase, 4 unter die Gruppe schwache Fungistase und 1 Patientin unter die Gruppe fehlende Fungistase. Die Patientin zeigte eine Onychomykose der Großzehennägel sowie Herde von Trichophytia superficialis an den Fußrücken, beiden Unterschenkeln und am rechten Knie.

Es kann also abschließend gesagt werden, daß bei Patienten mit Fußmykosen die fungistatischen Substanzen im Blut im allgemeinen nicht vermindert sind. Die Ursache für das Auftreten einer Fußmykose scheint also nicht in einer Abwehrschwäche des Blutes gegenüber Pilzen zu liegen. Die Ursache müßte vielmehr in den äußeren Faktoren gesucht werden, die eine Dermatophytenbesiedlung der Haut begünstigen, und/ oder im Fehlen einer lokalen Immunität der Haut, die von EPSTEIN u. GRÜNMANDEL, JANKE, WENK u. a. besonders nach einer vorausgegangenen abgeheilten Hautmykose nachgewiesen werden konnte.

Literatur

AYRES, S., and N. P. ANDERSON: Inhibition of Fungi in cultures by blood serum from patients with "Phytid" reactions. Arch. Derm. Syph. (Chic.) **29**, 537—547 (1934).

CAROLINE, L., C. L. TASCHDJIAN, P. J. KOZINN, and A. L. SCHADE: Reversal of serum fungistasis by addition of iron. J. invest. Derm. **42**, 415—419 (1964).

EPSTEIN, ST., u. S. GRÜNMANDEL: Untersuchungen über die spontane Abheilung von oberflächlichen Trichophytien. Arch. Derm. Syph. (Berl.) **161**, 395—428 (1930).

GÖTZ, H.: Pilzkrankheiten der Haut durch Dermatophyten. In: J. JADASSOHN, Handbuch der Haut- u. Geschlechtskrankheiten, Ergänzungswerk von A. MARCHIONINI, 4. Band, 3. Teil, S. 298—351. Berlin, Göttingen, Heidelberg: Springer 1962.

JADASSOHN, W.: Beitrag zur Genese der Allergie bei Impfmykosen. Arch. Derm. Syph. (Berl.) **153**, 476—481 (1927).

JANKE, D.: Zur diagnostischen Bedeutung des Nachweises von Pilz-Antikörpern im Canthariden-Blaseninhalt. Hautarzt **16**, 354—356 (1965).

JESSNER, M.: Zur Pathogenese der Trichophytide. Arch. Derm. Syph. (Berl.) **136**, 416—424 (1921).

— Pilzzüchtung aus dem Blute bei tiefer Trichophytie ohne Lichen trichophyticus. Zbl. Haut- u. Geschl.-Kr. **6**, 73 (1923).

—, u. H. HOFFMANN: Der Einfluß des Serums Allergischer auf Trichophytonpilze. Arch. Derm. Syph. (Berl.) **145**, 187—192 (1924).

LANDAU, J. W., N. DABROWA, V. D. NEWCOMER, and J. R. ROWE: The relationship of serum transferrin and iron to the rapid formation of germ tubes by Candida albicans. J. invest. Derm. **43**, 473—482 (1964).

LORINCZ, A. L., J. O. PRIESTLY, and P. H. JACOBS: Evidence for a humoral mechanism which prevents growth of dermatophytes. J. invest. Derm. **31**, 15—17 (1958).

MEMMESHEIMER, A. R., E. G. McNALL, and T. H. STERNBERG: Studies of fungistatic activity in normal human blood serum. Sabouraudia **2**, 1—7 (1962).

NEWCOMER, V. D., E. T. WRIGHT, and T. H. STERNBERG: A study of the host-parasite relationship of T. mentagrophytes and T. rubrum when introduced into the granuloma pouch of rats. J. invest. Derm. **23**, 359—373 (1954).

POLEMANN, G.: Klinik und Therapie der Pilzkrankheiten, S. 115—135. Stuttgart: Thieme 1961.

RITZ, R.: Über den Nachweis einer das Pilzwachstum hemmenden Substanz des Serums pilzinfizierter Menschen. Dermatologica (Basel) **123**, 253—264 (1961).

ROTH, F. J., C. C. BOYD, S. SAGAMI, and H. BLANK: An evaluation of the fungistatic activity of serum. J. invest. Derm. **32**, 549—556 (1959).

—, and M. I. GOLDSTEIN: Inhibition of growth of pathogenic yeasts by human serum. J. invest. Derm. **36**, 383—388 (1961).

SAEVES, I.: Experimentelle Beiträge zur Dermatomykosenlehre. Arch. Derm. Syph. (Berl.) **121**, 161—236 (1916).

STERNBERG, T. H., J. E. TARBET, V. D. NEWCOMER, and L. H. WINER: Deep infection of mice with trichophyton rubrum. J. invest. Derm. **19**, 373—384 (1952).

SULZBERGER, M. B.: Experimentelle Untersuchungen über die Dermatotropie der Trichophytonpilze. Arch. Derm. Syph. (Berl.) **157**, 345—357 (1929).

WENK, P.: Über die Ursachen der Selbstheilung der experimentellen Meerschweinchen-Trichophytie. Z. Tropenmed. Parasit. **13**, 201—218 (1962).

R. KADEN, Berlin: Können Schimmelpilze eine Fußmykose hervorrufen?

Mit der Frage über die Pathogenität von Schimmelpilzen bei Fußmykosen wird ein heikles Problem angeschnitten. Es ist allseits bekannt, daß nach der kritiklosen Anerkennung eines jeden Schimmelpilzes und uferloser Ausweitung der Schimmelmykosen nunmehr die Periode der Skepsis eingetreten ist. In den letzten Jahrzehnten wird man bei der Lektüre der Kasuistik über Schimmelpilzdermatosen ein immer drückenderes Unbehagen hinsichtlich der Erregernatur der gefundenen Pilze nicht mehr los [BENEDEK (1958), KADEN (1963), GÖTZ (1965)]. Die Anzahl derer, die durch Nachweis eines seltenen oder auffälligen Schimmelpilzes die Diagnostik der Mykosen um eine weitere Krankheit vermehren wollen [JUNG (1952), JANKE (1953), FEGELER (1965)], ist im Vergleich zu den zwanziger Jahren verschwindend gering geworden.

Mit der Bedeutung der Schimmelpilze als Anflugkeime, Kontaminanten, Allergen oder auch als Erreger hat man sich auf der 3. Tagung der Deutschsprachigen Mykologischen Gesellschaft im Jahre 1963 eingehend beschäftigt und kam zu dem Ergebnis, daß diese Pilzgruppe vorsichtig abwägend zu beurteilen ist [KADEN (1965a), RIETH (1965)].

Zur Erörterung der fraglischen Schimmelpilzpathogenität wurden bei allen klinischen Formen der Fußmykose einschließlich der Zehennagelmykose an unserer Klinik die mykologische Beurteilung des Untersuchungsmaterials überprüft und die kulturellen Ergebnisse statistisch verarbeitet.

Mykologie des eigenen Krankengutes

1. Kulturelle Interpretation. Ausgehend von der Tatsache, daß jedes mykologische Untersuchungsmaterial zumeist durch Schimmelpilze verunreinigt ist, und daß in den Kulturanlagen die eigentlichen pathogenen Pilze durch das üppige Wachstum dieser Schmarotzer unterdrückt werden, sind grundsätzlich Nährböden mit Cycloheximid-Zusatz verwendet worden. Bei einer Wirkstoffkonzentration von 0,05% wird zwar das Wachstum aller Schimmelpilz selektiv gehemmt, jedoch nicht gänzlich unterdrückt.

Die Beurteilung der Kulturen darf sich keinesfalls auf nur eine einzelne Schimmelpilzkolonie beziehen. Die Entscheidung soll weitgehend von quantitativen Faktoren abhängig gemacht werden. Lediglich ein auffälliges Überwiegen und Eindeutigkeit des Schimmelpilzwachstums in allen Kulturanlagen berechtigten zur diagnostischen Erwägung [BLANDIN (1965)]. Heterologe Arten und nur vereinzeltes Wachstum müssen als Verunreinigung abgetan und als negativ beurteilt werden. Es läßt sich unter diesen Voraussetzungen nicht vermeiden, daß die Interpretation bei der kulturellen Schimmelpilzdiagnostik gelegentlich im *Ermessen des Mykologen* steht, der im Einzelfall die vorliegenden Kolonien entweder auffällig und somit von klinischem Interesse findet oder sie in die negative Kulturbefundung einreiht.

2. Statistik. Unter diesen mykologischen Voraussetzungen sind die Kulturbefunde von 1727 suspekten Fuß- und Zehennagelmykosen der letzten 3 Jahre — von 1962—1964 — statistisch untersucht worden. 43 $^0/_0$ negative Befundung und 48 $^0/_0$ Dermatophyten ergeben zusammen 91 $^0/_0$ eindeutige Resultate. Nach weiterem Abzug von 7 $^0/_0$ Hefen und Mischkulturen verbleiben lediglich noch 2 $^0/_0$, bei denen Schimmelpilze als bedeutungsvoll anzusehen waren. Dieses zahlenmäßige Ergebnis weist auf die Bedeutungslosigkeit der Schimmelpilze als mykotische Erreger hin und steht mit den klinischen Erfahrungen bei Fußmykosen im Einklang.

Argumentationen beim Pathogenitäts-Problem

1. Es hat sich gezeigt, daß die kulturelle Schimmelpilzbefundung von der *mykologischen Methodik* und *Beurteilung* weitgehend abhängig ist.Von der ubiquitären Anwesenheit von Schimmelpilzen als Anflugkeime, auf deren Häufigkeit und Bedeutung ADAM u. LUCKE (1965) in sorgfältigen Untersuchungen erneut hingewiesen haben, muß Kenntnis genommen werden, um eine Verunreinigung als Fehlerquelle bei der Beurteilung entsprechend in Rechnung stellen zu können. Bei diesen Verhältnissen hat sich der Cycloheximid-Pilzagar seit einem Jahrzehnt gut bewährt [GEORG (1953)], zumal sich dadurch vereinzelte Schimmelpilzvorkommen nicht nur unterdrücken lassen, sondern auch die Ausbeute an Dermatophyten beachtlich vergrößert wird.

2. Mehrfache Wiederholungen der mykologischen Untersuchung und *immer wieder der gleiche* kulturelle Pilznachweis sind weitere Forderungen für die Herausstellung als Erreger. Vorübergehende exogene Einflüsse, die zu einer gehäuften Schimmelpilzbesiedlung führen können, müssen anamnestisch geklärt werden. Da die Skala der Schmarotzer, die auf gesunden und erkrankten Hautpartien ansässig sind, ein buntes Bild von Hunderten Schimmelpilzarten darstellt, sind heterologe Kulturbefunde klinisch bedeutungslos.

3. Der histologische Erregernachweis verliert bei Schimmelpilzen seine Beweiskraft, da er keine Aussage über die Pathogenität erlaubt, sondern nur ihre *Anwesenheit* dokumentiert. Dieser Sachverhalt ist erfahrungsgemäß bei Anflugpilzen entsprechend zu berücksichtigen. Allein die Anwesenheit als solche kann eine Täuschung sein, falls die beobachteten Pilzelemente erst sekundär durch Verwendung eines verschimmelten histologischen Farbstoffs auf das Präparat gekommen sind [KADEN (1965 b)].

Die feingeweblichen Reaktionen, die bei tiefen Mykosen in der Cutis untereinander ähnliche Bilder anzunehmen pflegen, sind bei Befall der oberflächlichen Epidermis oder des Nagels naturgemäß nicht nachweisbar und erlauben bei tiefen Schimmelpilzprozessen durch ihre *monotone Reaktionslosigkeit* zumeist auch keine Klärung der Pathogenitätsfrage. Immerhin sind von JANKE (1950) bei Hemisporose celluläre Infiltrate mit dreischichtigem Wandaufbau, wie sie bei tiefen Pilzinfektionen zur Beobachtung gelangen, beschrieben worden.

4. Tierpathogenitätsprüfungen führen mit Schimmelpilzen zu unübersehbaren Schwierigkeiten. Abgesehen von der unterschiedlichen Empfindlichkeit sogar innerhalb einer einzigen Rasse, hängt das Ergebnis vom Infektionsmodus und von weiteren, teils unbekannten Faktoren ab. Deshalb ist man sich im allgemeinen einig, daß auch diese Resultate zurückhaltend zu bewerten sind und keinen Beweis für die Menschenpathogenität darstellen.

5. Experimentelle Reproduktionen von Schimmelpilzinfektionen haben sich auch bei gewissenhaften Beimpfungen als unzuverlässig erwiesen. Trotz wiederholter Malträtierung der menschlichen Haut mit massiven Dosen von Aspergillus fumigatus haben die ausgedehnten Infektionsversuche von MEMMESHEIMER jr. (1960) zwar zu entzündlichen Hautschädigungen geführt, jedoch ließen sich bei Kontrolluntersuchungen in der Epidermis niemals Pilze nachweisen.

6. Primärkrankheiten, von denen Diabetes mellitus oder konsumierende Prozesse wohl die bekanntesten sind, bilden durch Resistenzminderung des Wirtsorganismus erst die Voraussetzungen für ein pathogenes Verhalten der Schimmelpilze. Diese *prädisponierenden* Zusammenhänge sind unumstritten und stehen mit der Ökologie der Schimmelpilze im Einklang. Am Beispiel des Aspergillus fumigatus hat MARPLES (1965) auf ihr bevorzugtes Wachstum auf organischem Detritus oder geschädigtem Gewebe hingewiesen. In diesen Fällen kann das an und für sich saprophytäre Wachstum pathogenen Charakter annehmen und zur sekundären Exacerbation bestehender Hautveränderungen führen. Diese Gefahren sind an den Füßen wegen der bekannten großen Kontaktmöglichkeiten mit Schimmelpilzen besonders groß.

Abwägung der Argumentationen

Die angeführten Argumente und Gegenargumente umfassen lediglich einen Teil wichtiger Kriterien und sind keinesfalls vollständig (Tabelle). Ihr Gewicht ist deutlich zugunsten der *Einwände* gegen eine Pathogenitätsanerkennung verschoben. Am überzeugendsten sind die Einwände, die sich durch die Unmöglichkeit der experimentellen Reproduktion einer sogenannten Schimmelpilzinfektion an der menschlichen Haut geltend machen, gefolgt von den Kriterien hinsichtlich Kultur, mykologischer Wiederholung, Tierpathogenität und Primärkrankheiten. Die Histologie entkräftet die Einwände am wenigsten, und ihre Resultate lassen sich bezüglich des Pilznachweises gegebenenfalls sogar als Argument für Pathogenität verwerten.

Tabelle. *Abwägende Argumentationen beim Pathogenitätsproblem der Schimmelpilze*

Kriterium	Pathogenität	
	Argument	Einwand
Kulturelle Interpretation	+	+ + +
Mykologische Wiederholungsuntersuchung	+	+ + +
Histologie { Gewebsbild	$\varnothing$	+ +
Histologie { Pilznachweis	+ +	+ +
Tierpathogenität	+	+ + +
Experimentelle Reproduktion	O	+ + + +
Primärkrankheiten	+	+ + +

Gradeinteilung der Gewichtigkeit: +   + +   + + +   + + + +; ohne Gewicht: O; Unbrauchbarkeit: $\varnothing$.

Zusammenfassung

Bei Verwendung von Cycloheximid-Pilzagar und Zurückhaltung in der Bewertung lediglich vereinzelter Schimmelpilzkolonien konnte anhand von 1727 Kulturbefunden auf die zahlenmäßig geringe Bedeutung der Schimmelpilze bei Fußmykosen hingewiesen werden. Unter Auswertung weiterer ausgewählter Argumente ist daher eine Fußmykose durch Schimmelpilze im allgemeinen abzulehnen, da sie nur in Ausnahmefällen denkbar ist.

Literatur

ADAM, W., u. H.-J. LUCKE: Häufigkeit und Bedeutung von Anflugschimmeln. In H. GRIMMER u. H. RIETH: Krankheiten durch Schimmelpilze b. Mensch u. Tier. Berlin, Heidelberg, New York: Springer 1965.

BENEDEK, T.: Pilzinfektionen. In A. GRUMBACH u. W. KIKUTH: Die Infektionskrankheiten des Menschen und ihre Erreger, Bd. II. Stuttgart: Thieme 1958.

BLANDIN, P. D.: Vorkommen von Schimmelpilzen bei Hand- und Fußmykosen. In H. GRIMMER u. H. RIETH: Krankheiten durch Schimmelpilze b. Mensch u. Tier. Berlin, Heidelberg, New York: Springer 1965.

FEGELER, F.: Scopulariopsis und Cephalosporium als Erreger von Dermatomykosen. In H. GRIMMER u. H. RIETH: Krankheiten durch Schimmelpilze b. Mensch u. Tier. Berlin, Heidelberg, New York: Springer 1965.

Georg, L. K.: Use of a cycloheximide medium for isolation of dermatophytes from clinical materials. Arch. Derm. Syph. (Chic.) 67, 355 (1953).

Götz, H.: Zur Problematik der Schimmelpilze als pathogene Organismen. In H. Grimmer u. H. Rieth: Krankheiten durch Schimmelpilze b. Mensch u. Tier. Berlin, Heidelberg, New York: Springer 1965

Janke, D.: Zur Kenntnis der Hemisporose. Arch. Derm. Syph. (Berl.) 190, 95 (1950).

— Kasuistik seltener Mykosen. Hautarzt 4, 387 (1953).

Jung, H.-D.: Zur Kenntnis der Scopulariopsis species. Arch. Derm. Syph. (Berl.) 195, 77 (1952).

Kaden, R.: Die Schimmelpilzdermatosen. In A. Marchionini: Handb. d. Haut- u. Geschl.-Kr., Ergänzungswerk, Bd. IV/4. Berlin, Göttingen, Heidelberg: Springer 1963.

— Zum Pathogenitäts-Problem der Schimmelpilze in der Dermatologie. In H. Grimmer u. H. Rieth: Krankheiten durch Schimmelpilze b. Mensch u. Tier. Berlin, Heidelberg, New York: Springer 1965a.

— Diskussionsbemerkung. 5. Tagg. Dtsch. Mykol. Gesellsch., München 1965b.

Marples, M. J.: The ecology of the human skin. Springfield, Ill.: Ch. C. Thomas Publish. 1965.

Memmesheimer, A. R., jr.: Experimentelle Aspergillose beim Menschen. In H. Grimmer u. H. Rieth: Krankheiten durch Schimmelpilze b. Mensch u. Tier. Berlin, Heidelberg, New York: Springer 1965.

Rieth, H.: Persönliche Mitteilung (1965).

W. Meinhof, Marburg: Hefen bei Fußpilzflechten

In den Zusammenstellungen mykologischer Untersuchungsbefunde von Patienten mit dem klinischen Bild einer Tinea pedis findet man fast stets übereinstimmend die Feststellung, daß der Nachweis von Dermatophyten nur in begrenztem Umfange gelingt. Bei den in Marburg in den letzten 4 Jahren untersuchten Fußmykosen (1874 Fälle) konnten Dermatophyten bei 29,3% nachgewiesen werden. Bei weiteren 17,9% wurden in der Kultur Hefepilze nachgewiesen. Dieser Befund führt zu der Frage, ob die Hefepilze ebenso wie Dermatophyten Erreger der Fußmykose sein können.

Von verschiedenen Krankheitsbildern wissen wir, daß Hefepilze als Erreger bestimmter Dermatosen in Frage kommen, so z.B. von der chronischen Paronychie, von der Candida-Intertrigo oder von der Erosio interdigitalis blastomycetica der Hände.

Die Entscheidung, welche Bedeutung den Hefebefunden bei Fußmykosen zukommt, wird dadurch erschwert, daß auch bei der Untersuchung nicht pathologisch veränderter Haut der Zehenzwischenräume Hefepilze nicht selten isoliert werden. Amerikanische Autoren [1,6] fanden Hefepilze in etwa 16%, Götz wies 1947 sogar bei 43% der untersuchten Fälle Hefen nach. Bei einer Reihenuntersuchung, die in Marburg an 200 Studenten mit gesunden Interdigitalräumen durchgeführt wurde, wuchsen Hefepilze in 17,5% der angelegten Kulturen. SCHIRREN untersuchte 500 Personen und fand auf gesunder Haut durchschnittlich bei 25% Hefen.

Die angeführten Zahlen zeigen, daß Hefepilze bei dem klinischen Bild der Tinea pedis kaum häufiger angetroffen werden als auf normaler Haut des Interdigitalraumes. Dennoch kann man nicht den Schluß ziehen, daß die Hefen in jedem Falle als harmlose Saprophyten anzusehen sind. HANSEN wies bereits darauf hin, daß „bei kritischer Beurteilung der Hefen als ätiologischer Faktor bei Fußmykosen zu berücksichtigen ist, daß man die Hefen unterteilen muß in solche, die nachweislich immer apathogen bleiben und solche, die pathogene Eigenschaften haben, wie z. B. Candida albicans".

Unter diesem Gesichtspunkt haben wir gegeneinandergestellt, wie häufig Candida albicans bei den Dermatosen zu finden ist, für die die pathogenetische Bedeutung von Hefen allgemein anerkannt ist, und wie häufig Candida albicans bei Fußmykosen und auf gesunder Haut anzutreffen ist.

Bei Candida-Intertrigo und bei chronischen Paronychien wurde unter 362 Patienten in 297 Fällen, das ist in 82% Candida albicans nachgewiesen. Bei der Erosio interdigitalis blastomycetica wuchs Candida albicans bei 92% von 39 Patienten, während nur bei 8% andere Hefe-Arten gefunden wurden. Bei diesen Krankheitsbildern überwiegt also Candida albicans bei weitem. Ein völlig anderes Bild ergibt sich bei Untersuchung gesunder Haut. SCHIRREN konnte Candida albicans nur bei 4,2% aller isolierten Hefen feststellen, während andere Candida-Arten 20,6% und Torulopsis-Arten 49,5% der nachgewiesenen Arten ausmachten. Und wiederum ähnlich wie bei Untersuchungen der normalen Haut, fanden wir auch bei den Fußmykosen Candida albicans nur selten: Unter den 335 gezüchteten Hefen war Candida albicans mit 10,4% vertreten, während andere Candida-Arten 40,3% und Torulopsis-Arten 35,8% ausmachten. Trichosporon cutaneum lag in 7,5% der Hefekulturen vor. Wir finden also bei den Fußmykosen Hefen mit sicher pathogenen Eigenschaften überraschend selten. Daraus ergibt sich die Notwendigkeit, gerade bei Fußmykosen über den einfachen Nachweis von Hefen hinaus eine genauere Identifizierung der gefundenen Arten vorzunehmen.

Aus dem klinischen Bild allein läßt sich bei der Fußmykose nicht einmal mit Sicherheit sagen, ob überhaupt eine Hefebesiedlung vorliegt oder nicht. Macerative Formen der Tinea pedis, die im Erscheinungsbild an die Erosio interdigitalis blastomycetica erinnern, erwiesen sich häufig bei der mykologischen Untersuchung als pilzfrei. Für diesen Zustand hat GÖTZ den Ausdruck „Interdigitalmaceration" vorgeschlagen. In anderen Fällen finden sich lediglich Bakterien [5]. Schließlich liegt bei einem nicht geringen Teil der macerativen Formen der Tinea pedis eine reine Dermatophyten-Infektion vor.

Für die Therapie von Fußmykosen, bei denen Hefen nachgewiesen wurden, ist die Berücksichtigung des klinischen Bildes von besonderer Bedeutung. Eine rein saprophytäre Hefebesiedlung läßt sich oft bereits durch austrocknende Maßnahmen bei den nässenden Formen oder durch Ablösung der Schuppen bei den trockeneren Formen der Fußmykose erreichen. Diese unspezifischen Maßnahmen haben den Vorteil, daß eine spätere Kontrolluntersuchung nicht beeinträchtigt wird, bei der in manchen Fällen dann doch noch Dermatophyten gefunden werden können.

Literatur

[1] DOWNING, J. G., R. N. NYE, and S. M. COUSINS: Investigations of the fungous flora of apparently normal skins. Arch. Derm. Syph. (Chic.) **35**, 1087—1092 (1937).

[2] GÖTZ, H.: Ein Beitrag zur Pilzflora klinisch gesunder Haut. Derm. Wschr. **119**, 659—664 (1947/48).

[3] — Die Pilzkrankheiten der Haut durch Dermatophyten. In: J. JADASSOHN: Handbuch der Haut- u. Geschlechts-Kr., Ergänzungswerk, hrsg. von A. MARCHIONINI, Band IV/3. Berlin, Göttingen, Heidelberg: Springer 1962.

[4] HANSEN, P.: Fußmykosen durch Hefepilze im Industriebetrieb. In C. SCHIRREN u. H. RIETH: Hefepilze als Krankheitserreger bei Mensch und Tier. Berlin, Göttingen, Heidelberg: Springer 1963.

[5] JANKE, D.: Zur Problematik der Dermatomykologie unter Zugrundelegung der Pilzflora von Westfalen. Derm. Wschr. **122**, 987—989 (1950).

[6] MARWIN, R. M.: Relative incidence of candida labicans on the skins of persons with and without skin diseases. J. invest. Derm. **12**, 229—232 (1949).

[7] SCHIRREN, C.: Hefepilze auf gesunder Haut. In C. SCHIRREN u. H. RIETH: Hefepilze als Krankheitserreger bei Mensch und Tier. Berlin, Göttingen, Heidelberg: Springer 1963.

D. HANTSCHKE, Essen: Der Einfluß von Bakterien auf das Dermatophytenwachstum in vitro

Humanpathogene Pilze können in ihrer Entwicklung durch saprophytische Mikroorganismen überwuchert, gehemmt oder ganz unterdrückt werden. Diese Eigenschaften entfalten unter anderem Schimmelpilze wie Penicillium griseofulvum — OXFORD et al. (1939) isolierten aus diesem Pilz das Antibioticum Griseofulvin —, aber auch Bakterien wie Staphylococcus aureus (FEGELER, 1958; VANBREUSEGHEM, 1964), Staphylococcus albus (FEGELER, 1958) sowie Pseudomonas aeruginosa (FEGELER, 1958; SIERRA u. VERINGA, 1958; BERNHARDT, 1963; TUMALAEV, 1964 u. a.).

Heute versucht man, die ungünstigen Einflüsse der verschiedensten Mikroorganismen auf das Wachstum der Hautpilze auszuschalten, indem man den Anzuchtsmedien verschiedene hemmende Substanzen gegen die Begleitflora zugibt. Zur Unterbindung des Bakterienwachstums dienen Kalium- oder Natriumtellurit (Dunkan, 1948; Götz, 1950), Furacin (Kitamura, 1955), die Kombination Penicillin mit Streptomycin (Thompson, 1945; Boeing u. Laffer, 1957 u. a.), Terramycin (Raubitschek, 1954), Chloromycetin (Coudert u. Murat, 1954), Achromycin (Andleigh, 1959), zur Unterdrückung der Schimmelpilzentwicklung aber Actidion (Georg et al., 1951; Georg, 1953 u. a.).

In unserem Mykologischen Laboratorium wurde für die Anzucht der Dermatophyten aus Haar-, Haut- und Nagelmaterial ein Nährboden mit Kaliumtellurit- und Actidionzusatz nach Götz u. Hertlein (1959) verwendet. Die mit diesem Spezialnährboden erzielten Kulturergebnisse waren durchaus zufriedenstellend. Kaliumtellurit hemmt zwar das Bakterienwachstum, unterbindet es aber nicht vollständig. Denn auf der Kulturfläche der beimpften Röhrchen wurde immer ein mehr oder weniger dichter, schwarzer Bakterienrasen festgestellt. Als eine der Ursachen für den gelegentlichen negativen Ausfall der Pilzkultur bei mikroskopisch positivem Befund wurde daher das nicht gänzlich unterdrückte Bakterienwachstum auf den Anzuchtsubstraten angesehen. Diese Vermutung fand ihre Bestätigung. In einigen Kulturröhrchen — der mikroskopische Pilzbefund war positiv — konnte nämlich kurz nach der Aussaat des Untersuchungsmaterials Mycelwachstum festgestellt werden. Es fiel aber in sich zusammen und war bald nicht mehr nachweisbar, wenn sich gleichzeitig eine bestimmte Bakterienart auf der Kulturfläche entwickelte. Das Substrat verfärbte sich dann gelblich dunkelbraun bis schwärzlich, wobei sich die Nährbodenoberfläche durchgehend mit einem feinen, durchsichtigen Bakterienfilm überzog.

Im Verlauf von 2 Monaten wurden 52 verschiedene Stämme dieses Bacteriums aus Kulturröhrchen isoliert, die mit Untersuchungsmaterial vorwiegend aus den Interdigitalräumen beschickt worden waren. Die Reinkulturen dieser Stämme wurden weiter untersucht. Hier sei nur zusammenfassend mitgeteilt, daß es sich um die Art Pseudomonas aeruginosa (Schroeter) Migula handelte.

In zahlreichen variierten Versuchen konnte nachgewiesen werden, daß alle Pseudomonas-Stämme das Wachstum von Mikrosporum canis, M. audouinii, M. gypseum, T. verrucosum, T. schoenleinii und sechs weitere Trichophyton-Arten, ferner das Epidermophyton floccosum, aber auch Scopulariopsis brevicaulis, Aspergillus niger und A. fumigatus größtenteils oder ganz hemmten. Um daher eine bessere Ausbeute bei der Züchtung der Pilze aus Untersuchungsmaterial zu bekommen, mußte ein Ziel sein, die Entwicklung von Ps. aeruginosa zu unterbinden. Auf einen Nährboden, der 40 E Penicillin und 40 E Streptomycin je Milliliter Substrat enthielt, wurden die 52 Pseudomonas-Stämme übertragen. Bis auf drei Stämme, die sich etwas schwächer entwickelten, zeigten alle anderen Isolierungen und die Kontrollen ein üppiges Wachstum. Auf Grund dieses Ergebnisses wurden die 52 Stämme orientierend mit Hilfe des Blättchentestes auf ihre qualitative Empfindlichkeit gegen elf Antibiotica geprüft. Nur Colistin hemmte alle Pseudomonas-Stämme im Wachstum. Deshalb gaben wir dieses Antibioticum verschiedenen Nährmedien in steigenden Konzentrationen zu. Bei 80 γ Colistin je Milliliter Nährboden wuchs keiner der Pseudomonas-Stämme mehr, während sie sich auf den Colistin-freien Kontrollen gut entwickelten.

Wiederholt konnte aber festgestellt werden, daß nicht nur Ps. aeruginosa, sondern auch einige Staphylococcus aureus-, Escherichia coliund Proteus vulgaris-Stämme das Dermatophytenwachstum negativ beeinflußten. Da sich Colistin gegenüber Staphylokokken- und Proteus-Arten als unwirksam erwies und sich eine zunehmende Anzahl von Bakterienarten gegenüber Penicillin und Streptomycin als resistent herausstellte, wählten wir als weiteren Nährbodenzusatz Novobiocin. Auch dieses Antibioticum wurde in unterschiedlichen Konzentrationen einigen Nährsubstraten zugegeben. Letztere wurden mit zahlreichen Bakteriengemischen beimpft, die wir aus den mit Untersuchungsmaterial beschickten Pilzanzuchtröhrchen mit Kaliumtelluritzusatz gewannen. Erst bei einem Zusatz von 100 γ Novobiocin je Milliliter Nährboden gelang es, die bis dahin unbeeinflußten Bakteriengemische in ihrem Wachstum vollständig zu unterdrücken.

Nach diesen Vorversuchen wurden einem Grütz III-Agar, der zusätzlich 3 g Yeast-Extrakt/l enthielt, sowie einem Bierwürze-Agar die Antibiotica Actidion (300 γ/ml), Colistin (80 γ/ml) sowie Novobiocin (100 γ/ml) und 2 ml/l einer 10%igen Kaliumtelluritlösung als Indicator für Bakterienwachstum bei einer Temperatur von etwa 50° C zugegeben. Probeweise überimpften wir auf diese Nährböden wiederholt Mikrosporum-, Trichophyton-Arten und Epidermophyton floccosum. Als sich keine Wachstumshemmung der Dermatophyten durch die oben erwähnten Zusätze gegenüber den Kontrollen herausstellte, verwendeten wir diese beiden Nährböden für die Routineuntersuchungen. Der gebrauchsfertige Nährboden kann einen Monat bei 5° C im Kühlschrank aufbewahrt werden, ohne daß eine nennenswerte Inaktivierung der Antibiotica erfolgt.

Nach über einjähriger Erprobung hat sich dieser modifizierte Grütz III-Agar mit Zusätzen gegenüber dem reinen Kaliumtelluritmedium für die Kultur von humanpathogenen Pilzen aus Untersuchungsmaterial als wirksamer erwiesen. Betrug bei 300 positiven Nativpräparaten bei gleichzeitiger Verwendung des Kaliumtelluritnährbodens die kulturelle Ausbeute schon 76%, so konnte mit dem neu erprobten Nähragar in 94% der Fälle ein positives Ergebnis erzielt werden. Bakterienwachstum ließ sich bei der Einsaat von Hautmaterial auf dieses Medium nicht mehr nachweisen. Dadurch entwickelten sich die Dermatophyten viel schneller, und nach 10—12 tägiger Kulturdauer kann bereits der größte Teil der Dermatophyten bestimmt werden.

Bakterien können also das Wachstum von Dermatophyten stark beeinträchtigen oder ganz hemmen, wie die hier wiedergegebenen Versuchsergebnisse zeigen. Durch den Zusatz von 80 γ Colistin/ml und 100 γ Novobiocin/ml zum Pilzanzuchtsnährboden gelingt es aber, die Bakterienentwicklung gänzlich zu unterdrücken. Die Pilzzüchtungsergebnisse können dadurch erheblich gesteigert werden.

Literatur

ANDLEIGH, H. S.: Use of Achromycin in the preparation of selective media for fungi. Mycopathologia (Den Haag) appl. 12, 159—162 (1959).

*BERNHARDT, H.: Die Beeinflußbarkeit des Hefewachstums durch Bakterien der Mundschleimhaut. Zbl. Bakt., I. Abt. Orig. 189, 316—325 (1963).

BOEING, P. J., and N. C. LAFFER: A preliminary report on a selective medium for the isolation of pathogenic fungi. J. Bact. 54, 90—91 (1947).

COUDERT, J., et M. MURAT: Intérêt du milieu de Sabouraud à la chloromycétine pour l'isolement des dermatophytes et des champignons levuriformes. Ann. Biol. clin. 12, 185—186 (1954).

*DUNCAN, J. T.: Mycology in relation to dermatology. Modern trends in dermatology von MACKENNA, p. 224. London: Butterworth & Co. 1948.

FEGELER, F.: Nebenwirkungen der Antibioticatherapie vom mykologischen Standpunkt. Mykosen 2, 50—68 (1958).

GEORG, L. K.: Use of a cycloheximide medium for isolation of dermatophytes from clinical materials. Arch. Derm. Syph. (Chic.) 67, 355—361 (1953).

— L. AJELLO, and M. A. GORDON: A selective medium for the isolation of Coccidioides immitis. Science 114, 387—389 (1951).

GÖTZ, H.: Gegenwärtige Probleme und Ergebnisse der Dermatomykosenforschung. Z. Haut- u. Geschl.-Kr. 8, 3—15 (1950).

—, u. E. M. HERTLEIN: Förderung der Züchtung von Dermatophyten durch Cycloheximid-Kaliumtellurit-Selektivnährboden und Soforteinsaat des Untersuchungsmaterials. Derm. Wschr. 139, 8—13 (1959).

*KITAMURA, T.: Fundamental experimentation of media containing furan derivatives for the isolation of dermatophytes. Jap. J. Derm. 65, 325 (1955).

OXFORD, A. E., H. RAISTRICK, and P. SIMONART: Studies in the biochemistry of micro-organisms. Griseofulvin, $C_{17}H_{17}O_6Cl$, a metabolic product of Penicillium griseofulvum Dierckx. Biochem. J. 33, 240—248 (1939).

RAUBITSCHEK, F.: Antibiotics and their action on pathogenic fungi. II. Penicillin and streptomycin; Terramycin. J. invest. Derm. 22, 359—361 (1954).

SIERRA, G., and H. A. VERINGA: Effect of oxy-chlororaphin on the growth in vitro of Streptomyces species and some pathogenic fungi. Nature (Lond.) 182, 265 (1958).

THOMPSON, L.: Note on a selective medium for fungi. Proc. Mayo Clin. 20, 248—249 (1945).

*TUMALAEV, N. R., 1964: Antagonisticheskie vzaimootnosheniya mezhdu mikrobomantogonistom iz roda Pseudomonas i dermatofitami v pochve i navoze.

Die mit * gekennzeichneten Arbeiten lagen nur als Referat vor.

(Antagonistische Verhältnisse zwischen einem antagonistischen Bakterium der Gattung P. und Dermatophyten in Erde und Dung). Trud. vses. nauch.-issl. Inst. sel. khoz. Mikrobiol. **18**, 51—54 (1963).
Vanbreuseghem, R.: Mündliche Mitteilung (1964).

C. Carrié und M. Kühl, Dortmund: Der Einfluß der Fußbekleidung auf die Pilzinfektion

Bevor wir über eigene Untersuchungen berichten, sei stichwortartig an einige Sachverhalte erinnert:

Die Fußbekleidung besteht in der Regel aus Strümpfen und Schuhen, Sandalen oder Pantoffeln. Sie ist in verschiedener Hinsicht für die Haut bedeutsam. Die Fußbekleidung kann z.B. *Infektionsquelle* sein, vornehmlich, wenn sie zuvor von anderen Personen getragen wurde (z.B. Gemeinschaftslager, bei der Bundeswehr) und eine Desinfektion nicht ausreichend war. Es erübrigt sich, die Infektionsmöglichkeiten für die Fußbekleidung hier zu erörtern.

Wir beschränken uns bei den folgenden Ausführungen auf die Strümpfe. Die Haftfähigkeit von Pilzen an verschiedenen Strumpftextilien wird unterschiedlich beurteilt. Während die einen Autoren keine signifikanten Unterschiede fanden, wurden solche von anderen festgestellt; sie waren jedoch aufgehoben, sobald das Gewebe bzw. Gewirke inkrustiert mit Hautoberflächensubstanzen und damit ein guter Nährboden geschaffen worden war. Da dies wohl nahezu immer der Fall ist, dürfte die Haftfähigkeit bei den heutigen gebräuchlichen Textilien praktisch gleich sein. Die üblichen Waschvorgänge, auch unter Zusatz von Waschmitteln, reichen nicht aus, um eine Strumpfinfektion zu beseitigen. Notwendig wäre eine Erhitzung auf 100 Grad. Nach Untersuchungen von Carrié und ferner von Renbourn ist das zur Zeit nur bei Polyester- und Baumwoll-Strümpfen möglich. Alle anderen Strumpfmaterialien — z.B. Wolle, Perlon, Kunstseide — werden durch Hitze geschädigt, bzw. unbrauchbar. Die antimykotische Ausrüstung ist zwar wirksam, wird aber durch wiederholte Waschungen immer geringer, bzw. aufgehoben.

Bisher wurden Wirkungen auf Grund direkten Kontaktes der Fußbekleidung mit der Haut kurz aufgezeigt. Im nachfolgenden werden Fragen aufgegriffen, die Reaktionen der Hautoberfläche auf Strumpfbekleidung betreffen, also Effekte durch eine eventuelle *Änderung der physikalischen Verhältnisse*.

Die Fußbekleidung ist ein wesentlicher Faktor für das *Mikroklima* und damit auch für das Angehen einer Infektion und den Ablauf einer eventuellen Pilzerkrankung. Es sei nur kurz erinnert, daß das Tragen von Sandalen oder sonstigem luftigen Schuhwerk günstig ist, daß Gummistiefel, aber auch Lederstiefel ungünstig wirken. Strumpfmaterial wurde in seiner Wirkung für das Mikroklima unterschiedlich beurteilt. Die Stellungnahmen basieren auf einige Jahre zurückliegenden Untersuchungen. Es interessiert jetzt nach mehrjähriger Weiterentwicklung, bzw. Veränderung der Oberfläche der einzelnen Fasern und damit auch des Gewebes und Gewirkes, ob eine Behinderung der Abdünstung unter bestimmten Bedingungen heute noch nachweisbar ist.

Zur Versuchsanordnung. Es wurden von im Handel befindlichen Strümpfen aus Wolle, Perlon, Baumwolle und Kunstseide die Beinlängen und ein Teil des Fußrückens entfernt und der Rest, im folgenden kurz „Füßli" genannt, im Versuch verwandt. Die Probanden trugen die Füßli jeweils 2 Std bei einer Beschäftigung im Gehen. Die Füßli wurden, wie auch vor dem Versuch, gewogen. Die Versuchsperson trat sodann mit dem Vorfuß fest auf ein Stück Filterpapier. Die Gewichtszunahme des Papiers wurde ebenfalls protokolliert. Ferner wurden Zimmertemperatur, Luftfeuchtigkeit und Luftbewegung gemessen. Es wurden jeweils mehrere Versuchspersonen an einem Tag und bei jeder Versuchsperson auch mehrere Füßli erprobt.

Wir berichten jetzt über einige *Ergebnisse.*

Die Gewichtszunahme der Füßli betrug im Mittel:

Tabelle

Zahl der Messungen	Material	mittlere Gewichtszunahme mg
58	Wolle	373,2
60	Perlon	73,8
60	Baumwolle	237,5
60	Kunstseide	273,6

Die Unterschiede in der Gewichtszunahme sind also bei Wolle und Baumwolle/Kunstseide und Perlon erheblich.

Wie verhält es sich nun mit den Schweißrückständen an den Füßen? Die Mittelwerte der Gewichtszunahme betragen für: Baumwolle 2,5 mg; Kunstseide 2,6 mg; Wolle 3,2 mg; Perlon 3,5 mg.

Aus den Versuchen geht hervor, daß ein Unterschied bei Baumwolle- und Kunstseide-Füßli geringfügig ist, bzw. nicht besteht. Ebenso ist der Unterschied zwischen Wolle und Perlon gering. Dagegen ist die Differenz zwischen Baumwolle/Kunstseide einerseits und Wolle/Perlon andererseits deutlich.

Die Versuche zeigen wohl weiter, daß in relativ kurzen Zeiträumen erhebliche Änderungen in industriellen Produkten einschließlich solcher aus dem Tier- und Pflanzenreich erzielt werden, daß solche Änderungen bedeutsam sein können für die Haut und ihre Funktionen. Es reicht somit nicht aus, z.B. textiltechnische Daten zur Kenntnis zu nehmen und etwa physikalische Messungen durchzuführen. Es müssen vielmehr vom Dermatologen die entsprechenden physiologischen, bzw. pathophysiologischen Fragen unter Berücksichtigung der physikalischen und textiltechnischen Daten überprüft werden.

W. Adam, Tübingen: Der gegenwärtige Stand der Griseofulvin-Therapie der Tinea pedis

Der aktuelle Stand einer bestimmten Therapie wird beurteilt aus der Summe möglichst vieler Erfahrungen mit dieser Behandlungsart. Überblickt man das vorliegende Schrifttum über Resultate der Griseofulvin-(G)-Behandlung der Tinea pedis (Tp), so ergibt sich dabei zunächst — und wie bei keiner anderen Dermatomykose — ein *uneinheitliches* Bild. Diese Feststellung wird am anschaulichsten belegt durch einen Vergleich der von den einzelnen Autoren als notwendig angegebenen Behandlungszeiten einer Fußmykose. Von 18 Untersuchern wurde als nötige Therapiedauer — durchschnittlich oder für einen größeren Prozentsatz an Einzelfällen — genannt: *1—4 Wochen* ([8] 1959; [28] 1960; [43] 1960; [4] 1962; [27] 1962), *bis 8 Wochen* ([14] 1959; [18] 1962; [31] 1962; [16] 1963), *bis 20 Wochen* ([5] 1959; [24] 1960; [34] 1960; [6] 1961; [41] 1961), *mehr als 20 Wochen* ([11] 1959; [49] 1959; [39] 1960; [50] 1963).

Diese Unterschiede ergeben sich offenbar nur zum geringsten Teil aus einer unterschiedlichen Zusammensetzung des Krankengutes in klinischer und mykologischer Hinsicht, sondern vor allem aus *verschiedenen Zeitpunkten der Nachuntersuchung* der Patienten und aus unterschiedlichen Kriterien, die bei der Feststellung des Therapieergebnisses angewendet wurden. Die auffallenden Differenzen sind so im wesentlichen davon abhängig, ob über *Früh-* oder *Spätresultate* der G-Behandlung der Tp berichtet wird, ob ferner nur von klinischer Beeinflussung, d. h. Besserung die Rede ist, oder ob neben einer Abheilung der Krankheitszeichen auch mikroskopische und/oder kulturelle *Pilzfreiheit* des erkrankt gewesenen Gebietes überprüft wurde oder ob schließlich die Feststellung der Heilung auch mit *Nachkontrollen* hinsichtlich der Rezidivfreiheit nach kürzerer und längerer Beobachtungszeit verbunden war. Unter diesen Gesichtspunkten ergibt sich, daß die anwachsende allgemeine Erfahrung parallel geht mit *zunehmender Skepsis* gegenüber dem Erfolg einer G-Behandlung der Fußmykose: Während zunächst in den Berichten über Ergebnisse der G-Therapie die Tp meist zusammen mit den (günstigen) Resultaten dieser Behandlung bei Fadenpilzinfektionen der lanugobehaarten Haut besprochen wurde, rückte sie — etwa von 1960 ab — an die gleiche (weniger günstige) Stelle wie die Onychomykosen der Fingernägel, ja nach der Erfahrung mancher Autoren noch hinter die Fadenpilz-Infektionen der Zehennägel. Allgemein läßt sich feststellen: Je später nach Therapiebeginn und je genauer untersucht wurde, desto ungünstiger wurden die Behandlungsresultate.

Dabei zeigt das therapeutische Vorgehen im allgemeinen *keine* besonderen Verschiedenheiten: Hinsichtlich der angewendeten Einzeldosen wurden vorwiegend 1,0—1,5 g, bzw. bei Verwendung des mikrofeinen G die Hälfte dieser Dosis täglich gegeben; die Intervallbehandlung wurde gerade bei der Tp weniger geübt.

Seit dem Hinweis von CROUNSE (1963) — und auch unabhängig davon (z. B. MATANIĆ, 1963) — wird häufiger auf die verbesserte G-Resorption nach fettreicher Mahlzeit aufmerksam gemacht — eine Empfehlung, die aber aus praktischen Gründen gerade bei langen Behandlungszeiten und besonders im jetzigen Zeitpunkt der Diskussion um die Rolle des Nahrungsfettes beim Zustandekommen von Gefäßkrankheiten nicht unproblematisch ist.

Zunehmend angewendet wird jetzt auch eine *zusätzliche*, vor allem keratinerweichende und abschuppende *Lokaltherapie* ([1] 1959; [9] 1960; [15] 1960; [25] 1960; [36] 1960; [38] 1960; [4] 1962; [18] 1962; [2] 1963), und zwar sowohl unter dem besonders von GÖTZ (1959) herausgestellten Gesichtspunkt, daß das Therapieergebnis wesentlich mitbestimmt wird durch Epidermisdicke und -regenerationsrate und die Tendenz des Erregers zum Tiefenwachstum in der verdickten Hornschicht, als auch nach den Ergebnissen von ROTH u. BLANK (1960) über die Nachweisbarkeit der G-Wirkung in verschiedenen Schichten des Stratum corneum.

Trotz einer solchen kombinierten Behandlung werden aber die *Spät*resultate einer G-Therapie der Tp zurückhaltend beurteilt: Zum Beispiel waren in den nachuntersuchten Fällen von KRÜGER u. KAUL (1964) nur 26% der männlichen und 44% der weiblichen Kranken erscheinungsfrei geworden. Unter den von BERTINO (1961) nachbeobachteten Kranken, deren G-Behandlung mindestens 1 Jahr zurücklag und die bei Abschluß der Therapie klinisch geheilt und mikroskopisch pilzfrei waren, fanden sich 41 Fälle mit Fußmykosen: Nur 31 davon waren bei der Nachuntersuchung als geheilt anzusehen; 7 Fälle waren ungeheilt, bei 3 Patienten fand sich eine „latente" Mykose mit fehlenden oder geringfügigen klinischen Erscheinungen, aber positivem Pilzbefund. Noch ungünstiger waren die von POLANO (1964) nach dreijähriger Erfahrung mit G mitgeteilten Ergebnisse: Die Rezidive von Fußmykosen betrugen innerhalb eines Halbjahres-Zeitraumes etwa 50%. In den Fällen von SYLVEST (1962) wurden von 23 Patienten mit Dermatomykosen an Händen und Füßen nur 3 erscheinungsfrei — wogegen von 82 Kranken mit Mykosen anderer Lokalisation 77 durch G-Behandlung geheilt worden waren.

Positive mykologische Befunde bei eindeutiger klinischer Heilung wurden häufiger beobachtet (z.B. [13] 1961; [45] 1964); die klinischen Erscheinungen schwinden oft schneller als die Erreger. Ob hierfür allerdings die G-Behandlung verantwortlich ist, muß offen gelassen werden, da schon Schramek (1916) in der weiteren Umgebung von Epidermophytieherden Dermatophyten auf gesunder Haut fand, Memmesheimer (1949) offenbar persistierende Erreger in klinisch abgeheilten Herden histologisch nachwies und sich bei den kürzlich publizierten Untersuchungen von Götz (1964) unter 576 klinisch erscheinungsfreien Bergleuten 289 latente Mykoseträger fanden (vgl. auch [21] 1965 und [22] 1965).

Im übrigen wurde auch das umgekehrte Verhalten beobachtet (z.B. [23] 1959), daß nämlich die Dermatophyten aus manchen Tp-Herden verschwanden, das klinische Bild aber unverändert blieb. Auch diese Erfahrung ist schon aus der Zeit vor der G-Therapie bekannt: Einerseits weiß man, daß Bakterien und Hefen eine ursprünglich durch Dermatophyten bedingte Tp nach Beseitigung der Fadenpilze weiterführen können, andererseits haben die Untersuchungen von Fegeler (1959) gezeigt, daß in manchen Fällen geradezu ein Antagonismus zwischen Bakterien und Pilzen besteht.

Hinsichtlich der *Lokalisation* der Tp ist eine häufige Erfahrung, daß der *4. Zwischenzehenraum* mit und ohne zusätzliche Lokaltherapie *besonders schwer pilzfrei* wird: Unter den Fällen von Russel (1960) ließen sich in einer großen Anzahl auch nach einjähriger Behandlung noch Pilze nachweisen; nach mehr als halbjähriger G-Therapie waren 38 von 48 Patienten, die Williams (1961) beobachtete, noch positiv; nach den Erfahrungen von Livingood u. Mitarb. (1960) sprachen interdigitale und hyperkeratotische Tp-Formen schlecht auf die G-Behandlung an. Götz ([18] 1962) spricht der vesiculösen Form der Fußmykose eine etwas bessere Heilungschance zu als der intertriginösen und der squamöshyperkeratotischen Tp — eine Feststellung, die sich auch an unserem eigenen Krankengut teilweise bestätigte.

In den Beobachtungen von Simonson u. Mitarb. (1961) sprachen die durch Trichophyton rubrum verursachten Fälle von Tp erheblich schlechter auf die G-Behandlung an als die durch Trichophyton mentagrophytes hervorgerufenen. Auch die gegenteilige Erfahrung wurde berichtet ([32] 1963). Indessen dürfte der früher häufig diskutierten und vielfach systematisch untersuchten (z.B. Knoth u. Mitarb., 1962) G-*Empfindlichkeit der Erreger* für die klinischen Endresultate — wenigstens der Therapie der Tp — *keine* wesentliche Bedeutung zukommen. Das ergibt sich zum einen aus der ziemlichen Einförmigkeit der Erregerspecies — Trichophyton mentagrophytes und Trichophyton rubrum stellen überall das weitaus größte Kontingent —, zum anderen aus unserer eigenen Beobachtung, daß sich mit der Empfindlichkeitsprüfung für eine Species zwar bestimmte Häufungen in einer Empfindlichkeitsstufe zeigen, daß aber daneben auch weniger gut und besser empfindliche Stämme gefunden werden, so daß letzten Endes die ganze Skala von Abstufungen — nur mit unterschiedlicher Häufigkeitsverteilung — besetzt ist. Gegen eine (maßgebliche) Beteiligung der Erregerempfindlichkeit am Behandlungsresultat sprechen auch die experimentellen Ergebnisse von VERTOMMEN (1963), sowie besonders die von BALFANZ (1963) aus unserer Klinik mitgeteilte Beobachtung von zahlreichen Fällen mit *Mehrfach-Infektionen* gleicher Patienten, bei denen trotz langer Behandlung mit G die Fußmykose klinisch und mykologisch bestehenblieb, während gleichzeitig sogar Nagelpilzinfektionen abheilten. Offensichtlich kommt somit der *Lokalisation* der Mykose eine weitaus größere Bedeutung für deren therapeutische Beeinflußbarkeit zu, als dem Erreger, was im übrigen auch aus anderweitigen klinischen Beobachtungen und aus den Erfahrungen von LA TOUCHE (1960) an Tieren hervorgeht. Gleichzeitig sprechen die zuletzt genannten Beobachtungen auch gegen die Überbewertung einer mangelhaften G-Resorption als einer möglichen Ursache für die schlechte therapeutische Beeinflußbarkeit der Tp.

Untersucht man die *Einzelfaktoren* des Komplexes „Lokalisation" hinsichtlich ihrer möglichen Rolle beim Zustandekommen der wenig günstigen Therapieresultate der Fußmykosen im Vergleich z.B. zur oberflächlichen Trichophytie, so ist zunächst noch einmal an die unterschiedliche *Hornschichtdicke* zu erinnern, die nach den Messungen von GÖTZ (1959) bei einer Tinea an Händen und Füßen durchschnittlich 20fach so stark ist wie an der Körperhaut. Ferner wird der Fußschweißbildung eine die G-Wirkung beeinträchtigende und gleichzeitig die Mykose begünstigende Rolle zugesprochen (z.B. [47] 1960), der bakteriellen oder Hefe-Mischinfektion, Durchblutungsstörungen ([46] 1963) und sonstigen, noch unbekannten Individualfaktoren ([18] 1962). Diese Aufzählung zeigt eine weitgehende Übereinstimmung mit den „Terrainfaktoren", die schon seit langem als bestimmend für Ätiologie, Pathogenese und Therapieergebnis der Fußmykosen diskutiert werden.

Es hat somit den Anschein, als ob durch die G-Behandlung der Tp *nicht so sehr neue* Fragen aufgeworfen würden, als vielmehr neuerlich die Notwendigkeit unterstrichen worden sei, die *alten*, bisher ungelösten Fragen einer Antwort näherzubringen.

Zusammenfassung

Nach dem gegenwärtigen Stand der Erfahrung läßt sich die Tinea pedis, soweit sie durch Fadenpilzinfektion bedingt ist, durch orale Griseofulvin-Behandlung in vielen Fällen zwar klinisch bessern, aber nur schwer zur endgültigen Abheilung bringen. Was sich dem Dauererfolg der Therapie entgegenstellt, ist die Rezidivneigung der Erkrankung, ferner das Problem der latenten Mykosen, offenbar einer Analogie zu den bakteriellen Dauerausscheidern, schließlich die häufige Unterwanderung der Fadenpilzinfektion durch Bakterien und/oder Hefen und das multifaktorielle Problem der Lokalisation mit Hornschichtdicke, feuchter Kammer in den Interdigitalräumen und sogenannten Individualfaktoren unbekannter Art. Diesen Faktoren gegenüber spielen eine individuell unterschiedliche G-Wirkung und eine etwaige ungenügende Erregerempfindlichkeit kaum eine Rolle. Ohne zusätzliche, vor allem keratolytische Lokalbehandlung ist jeder Therapieerfolg fraglich; ohne genügend lange Nachbeobachtung der Kranken bleibt das endgültige Behandlungsergebnis zweifelhaft.

Literatur

[1] ADAM, W.: Externe und interne Therapie von Dermatomykosen und ihre Indikation. Medizinische **1959**, 1980.

[2] — Neuzeiliche Behandlung von Pilzkrankheiten der Haut. Therapiewoche **13**, 192 (1963) .

[3] BALFANZ, U.: Ergebnisse der Griseofulvin-Therapie. Inaug.-Diss., Tübingen **1963**.

[4] BARLOW, A. J. E.: Griseofulvin bei der Behandlung chronischer Infektionen durch Trichophyton rubrum. In: H. GÖTZ: Die Griseofulvinbehandlung der Dermatomykosen, S. 64. Berlin, Göttingen, Heidelberg: Springer 1962.

[5] — F. W. CHATTAWAY, G. K. HARGREAVES, and C. J. LA TOUCHE: Griseofulvin in treatment of persistent fungal infections of the skin. Brit. med. J. **1959 II**, 1141.

[6] BERTINO, B.: Spätresultate der peroralen Behandlung der Mykosen mit Griseofulvin. Dermatologica (Basel) **123**, 173 (1961).

[7] BLANK, H., and F. J. ROTH jr.: The treatment of dermatomycoses with orally administered griseofulvin. Arch. Derm. Syph. (Chic.) **79**, 259 (1959).

[8] — J. G. SMITH jr., F. J. ROTH jr., and N. ZAIAS: Griseofulvin for the systemic treatment of dermatomycoses. J. Amer. med. Ass. **171**, 2168 (1959).

[9] CASALIS, F.: La griséofulvine et les dermatomycoses. Presse méd. **68**, 2183 (1960).

[10] CROUNSE, R. G.: Effective use of Griseofulvin. Arch. Derm. Syph. (Chic.) **87**, 176 (1963).

[11] ESTEVES, J., and H. NEVES: Griseofulvin. Therapeutic results in different dermatomycosis after 22 weeks of treatment. Effect on experimental dermatomycosis in man. Dermatologica (Basel) **119**, 148 (1959).

[12] FEGELER, F.: Nebenwirkungen der Antibioticatherapie vom mykologischen Standpunkt. Mykosen **2**, 50 (1959).

[13] FISCHER, E.: Die experimentell-pharmakologischen Grundlagen der Griseofulvin-Behandlung. Dermatologica (Basel) **123**, 153 (1961).

[14] FLINT, A., R. R. FORSEY, and B. USHER: Griseofulvin, a new oral antibiotic for the treatment of fungous infections of the skin. Canad. med. Ass. J. **81**, 173 (1959).

[15] FRAIN-BELL, W., and C. J. STEVENSON: Report on a clinical trial with griseofulvin. Trans. St. John's Hosp. derm. Soc. (Lond.) **1960**, Nr. 45.

[16] GARTMANN, H.: Erste Erfahrungen mit Griseofulvin „fine particle" bei der Behandlung von Hautmykosen. Münch. med. Wschr. 105, 730 (1963).

[17] GÖTZ, H.: Experimentelle und klinische Beobachtungen bei der Behandlung der Tinea manuum, pedum, corporis et unguium mit Griseofulvin. Hautarzt 10, 539 (1959).

[18] — Indikation und Gegenindikation der Griseofulvin-Therapie. In: Fortschr. prakt. Derm.-venerol. IV, S. 152. Berlin, Göttingen, Heidelberg: Springer 1962.

[19] — Die Pilzkrankheiten der Haut durch Dermatophyten. Handb. d. Haut- u. Geschl.-Kr., Erg.-Werk IV, 3, S. 386. Berlin, Göttingen, Heidelberg: Springer 1962.

[20] — Pilzinfektionen im Bergbau. Münch. med. Wschr. 106, 1992 (1964).

[21] — H.-C. STURDE u. D. HANTSCHKE: Häufigkeit und Rolle der Pilzinfektionen im Bergbau. Dermatologica (Basel) 130, 130 (1965).

[22] — — — Die Häufigkeit der Pilzinfektionen bei Bergleuten. Hautarzt 16, 62 (1965).

[23] GOLDMAN, L., R. H. PRESTON, and J. SCHWARZ: Topical griseofulvin therapy of that which is called tinea pedis. Acta derm.-venereol. (Stockh.) 39, 454 (1959).

[24] — J. SCHWARZ, R. H. PRESTON, A. BEYER, and J. LOUTZENHISER: Current status of griseofulvin. J. Amer. med. Ass. 172, 532 (1960).

[25] HEWITT, J., J.-J. MEYER DE SCHMID, L. RICHON, P. DESVIGNES et P. KAUFMANN: Résultats de l'application clinique de la griséofulvine á l'hôspital Broca. Bull. Soc. franç. Derm. Syph. 67, 36 (1960).

[26] KNOTH, W., R. C. KNOTH-BORN u. H. RANFT: Über die unterschiedliche Wirkung von Griseofulvin in vitro auf verschiedene Pilzarten. In: H. GÖTZ: Die Griseofulvinbehandlung der Dermatomykosen, S. 14. Berlin, Göttingen, Heidelberg: Springer 1962.

[27] KOCH, H.: Erfahrungen mit Griseofulvin in der Poliklinik. In: H. GÖTZ: Die Griseofulvinbehandlung der Dermatomykosen, S. 87. Berlin, Göttingen, Heidelberg: Springer 1962.

[28] KROGH, H. K.: Griseofulvin. T. norske Lægeforen 80, 89 (1960); ref. Zbl. Haut-Geschl.-Kr. 106, 201 (1960).

[29] KRÜGER, H., u. A. KAUL: Ergebnisse bei der Nachuntersuchung von Griseofulvin-behandelten Dermato- und Onychomykosen. Z. Haut- u. Geschl.-Kr. 37, 362 (1964).

[30] LIVINGOOD, C. S., M. BRANNEN, R. L. ORDERS, J. B. KOPSTEIN, and J. W. REBUCK: Effect of prolonged griseofulvin administration on liver, hematopoietic system, and kidney. Arch. Derm. Syph. (Chic.) 81, 760 (1960).

[31] LONGHIN, S., T. TEODOSIU, S. ANTONESCU u. A. HUSSAR: Über die Behandlung mit Griseofulvin bei Dermatomykosen. Ref. Zbl. Haut- u. Geschl.-Kr. 113, 23 (1962/63).

[32] MATANIĆ, V.: Beitrag zur Problematik der oralen Behandlung der Dermatomycosen. Z. Haut- u. Geschl.-Kr. 35, 239 (1963).

[33] MEMMESHEIMER, A. M.: Zur Histologie der Epidermophytie. Arch. Derm. Syph. (Berl.) 187, 134 (1949).

[34] PETER, H.: Die Therapie der Dermatomykosen mit Griseofulvin. Wien. klin. Wschr. 72, 261 (1960).

[35] POLANO, M. K., H. P. JEREMIASSE, and P. KANAAR: Exhibit of results of 3 years griseofulvin treatment. Dermatologica (Basel) 128, 90 (1964).

[36] PRAZAK, G., J. S. FERGUSON, J. E. COMER, and B. S. McNEIL: Treatment of tinea pedis with griseofulvin. Arch. Derm. Syph. (Chic.) 81, 821 (1960).

[37] Roth, F. J., jr., and H. Blank: The bioassay of griseofulvin in human stratum corneum. Arch. Derm. Syph. (Chic.) **81**, 662 (1960).

[38] Round-table discussion (Internat. Sympos. on Griseofulvin and Dermatomycoses 1959). Arch. Derm. Syph. (Chic.) **81**, 866 (1960).

[39] Russel, B., W. Frain-Bell, C. J. Stevenson, R. W. Riddel, N. Djavahiszwili, and S. L. Morrison: Chronic ringworm infection of the skin and nails treated with griseofulvin. Lancet **1960 I**, 1141.

[40] Schramek, M.: Befunde bei Pilzkrankheiten der Hände und Füße. Arch. Derm. Syph. (Berl.) **121**, 630 (1916).

[41] Simonson, L., N. B. Kanof, and S. Blau: Oral griseofulvin in dermatologic practice. Antibiot. Med. **8**, 52 (1961).

[42] Sylvest, B.: The systematic and local treatment of dermatophytoses with griseofulvin. Acta derm.-venereol. (Stockh.) **42**, 139 (1962).

[43] Témime, P., G. Tramier, P. Y. Castelain et L. Mathurin: Le traitement des dermatomycoses superficielles par la griséofulvine. Bull. Soc. franç. Derm. Syph. **67**, 116 (1960).

[44] Touche, C. J. la: Griseofulvin in natural and experimental infections in cats and chinchillas. Trans. St. John's Hosp. derm. Soc. (Lond.) **1960**, Nr.45.

[45] Trizna, I. B.: Clinico-morphological changes in cases of dermatomycosis during treatment with griseofulvin. Antibiotiki (Mosk.) **9**, 1003 (1964); ref. Zbl. Haut- u. Geschl.-Kr. **119**, 44 (1965).

[46] Vertommen, J.: Contribution à l'étude de la sensibilité des dermatophytes à la griséofulvine. Arch. belges Derm. **19**, 105 (1963).

[47] Williams, D. I.: The clinical value of griseofulvin. Trans. St. John's Hosp. Derm. Soc. (Lond.) **1960**, Nr.45.

[48] — La griséofulvine et ses applications thérapeutiques. Thérapeut. **37**, 121 (1961).

[49] — R. H. Marten, and I. Sarkany: Griseofulvin. Brit. J. Derm. **71**, 434 (1959).

[50] Yountef, R.: Oral and topical treatment of tinea pedis. Clin. med. ital. **70**, 2015 (1963).

H. Rieth, Hamburg: Resistenz-Tests mit Erregern von Fußmykosen

Bei Versagen der Griseofulvintherapie taucht immer häufiger die Frage nach der Griseofulvinempfindlichkeit des Erregers auf. Es wird auf resistente Stämme verwiesen, die noch wuchsen, nachdem 3,2% Griseofulvin dem Nährboden zugesetzt waren (Thurner). Andererseits ist wiederholt über reproduzierbare Empfindlichkeit noch bei Griseofulvinverdünnungen zwischen 1:1 Million bis 1:50 Millionen berichtet worden (Götz; Dittmar; Crownse).

Die Frage des Lösungsmittels und der Zusammensetzung des Nährbodens spielt dabei keine unbedeutende Rolle (Adam u. Steitz; Ashton u. Rhodes), doch lassen sich damit allein die großen Empfindlichkeitsunterschiede nicht befriedigend erklären.

Ob der Therapieresistenz (Grimmer), also dem Ausbleiben der Heilung, eine Resistenz in vivo entspricht und ob mit dieser eine Resistenz in vitro parallel läuft, ist bisher nicht eindeutig geklärt. Überhaupt bewegen sich die Vorstellungen vom Wirkungsmechanismus des Griseofulvins noch weitgehend im Theoretischen.

Es ist deshalb sehr zu begrüßen, wenn durch experimentelle Arbeiten (Meyer-Rohn; Böhme; Böhme u. Ziegler; Ziegler; Heite u. Rümmler) neue Erkenntnisse gewonnen werden, die Ansatzpunkte erbringen können, um die Stagnation in der Griseofulvinforschung zu überwinden.

Eigene Untersuchungen

Um einen Überblick zu gewinnen, mit welcher Griseofulvinempfindlichkeit bei Dermatophytenstämmen zu rechnen ist, die frisch vom Patienten isoliert wurden, sammelten wir in fortlaufender Reihenfolge ohne Auswahl 200 Stämme, und zwar 140 Trichophyton rubrum, 44 Trichophyton mentagrophytes, 2 Trichophyton quinckeanum, 2 Trichophyton megninii, 1 Trichophyton verrucosum, 4 Trichophyton species (Stamm Olexa) und 7 Epidermophyton floccosum. Ein Teil der Patienten war mit Griseofulvin vorbehandelt, der größere Teil jedoch nicht.

Die Testung erfolgte im Reihenverdünnungstest auf Kimmig-Agar. Griseofulvin wurde so in Dimethylformamid gelöst, daß die Endkonzentration von Dimethylformamid im Nährboden 1% betrug. Unter diesen Bedingungen ließ sich Griseofulvin nur begrenzt im Nährboden in Lösung halten. Bei einer Verdünnung von 1:10000 kam es bereits zur Kristallbildung, die bei der Konzentrationsstufe 1:5000 so stark war, daß von einer gleichmäßigen Griseofulvinverteilung im Nährboden keine Rede mehr sein konnte.

Das Ergebnis der Testungen überraschte: Nur 12 von 200 Stämmen wiesen eine Empfindlichkeit von 20 γ/ml oder darunter auf. Alle 44 Trichophyton mentagrophytes-Stämme waren ziemlich unempfindlich; die Konzentration für totale Wachstumshemmung lag bei 200 γ/ml oder noch darüber. Die Empfindlichkeit von 95 der getesteten 140 Trichophyton rubrum-Stämme lag in derselben Größenordnung wie bei T. mentagrophytes; 8 Stämme hatten eine Empfindlichkeit von 20 γ/ml und darunter; 37 Stämme lagen zwischen diesen Werten. Die 9 übrigen Trichophyton-Arten waren unterschiedlich empfindlich. Epidermophyton floccosum war besser empfindlich. Bemerkenswert ist, daß Stämme darunter waren, die von therapieresistenten Fällen isoliert worden waren. Therapieresistenz bedeutet also nicht Resistenz in vitro.

Bei der mikroskopischen Untersuchung fiel immer wieder auf, daß nicht nur das Luftmycel wenig oder gar nicht griseofulvinempfindlich ist, sondern daß die im Agar verlaufenden Hyphen, aus denen sich das Luftmycel entwickelt, keinen Curling-Effekt zeigen. Das Aussehen dieser Hyphen unterscheidet sich auffällig von den griseofulvinempfindlichen geschlängelten Hyphen.

Diese resistent erscheinenden Hyphen, die an die Oberfläche des Agars streben und dort normal aussehende Conidien hervorbringen, sind jedoch nicht absolut griseofulvinunempfindlich. Die daraus hervorgehenden Seitenzweige können wieder gut griseofulvinempfindlich sein.

Das Nebeneinander von gut empfindlichen und scheinbar ganz unempfindlichen Hyphen am selben Mycel ist auch in vivo eine Erklärung dafür, daß ein Teil der Pilzelemente nur wenig durch Griseofulvin geschädigt wird. Sehr auffällig zeigen sich die Unterschiede bei Griseofulvinkonzentrationen von $0{,}1-5\,\gamma/\text{ml}$, also in einem Bereich, in dem sich auch die Blutspiegelwerte nach oraler Griseofulvingabe befinden (Heite); auch der Griseofulvingehalt von Nagel und Haar kann in dieser Größenordnung liegen, abhängig von der Zufuhr, der Resorption, dem Abbau in der Leber und anderen Organen und schließlich entscheidend abhängig von der Ablagerung des Griseofulvins im Keratin.

Mit steigender Griseofulvinkonzentration sinkt jedoch die Zahl der schwach griseofulvinempfindlichen Hyphen, so daß sich die therapeutische Chance erhöht, wenn es gelingt, die Griseofulvinkonzentration im Keratin zu erhöhen.

In diesem Zusammenhang sei angeregt, einmal sehr kritisch zu überprüfen, ob die Gesamtmenge des im Keratin abgelagerten Griseofulvins von der Höhe des Griseofulvinblutspiegels abhängt oder von der Gesamtmenge der Griseofulvinzufuhr. Damit wird die Frage aufgeworfen, ob die Hälfte des mikrofeinen Griseofulvins tatsächlich im Keratin — nicht im Blutserum! — die gleiche Menge an abgelagertem Griseofulvin ergibt wie die volle Dosis Standard-Griseofulvin.

Als praktische Schlußfolgerung ist bei anfänglichem Versagen der Griseofulvintherapie trotz Nachweis eines Dermatophyten die Dosierung stufenweise zu erhöhen.

Abschließend sei betont, daß sich unter den 200 getesteten Stämmen keiner befand, der als völlig griseofulvinresistent hätte bezeichnet werden müssen. Selbst diejenigen Stämme, die bei einer Verdünnung von $1:5000$ noch sehr gut wuchsen und üppiges Luftmycel mit Konidien bildeten, wiesen im Agar Mycelteile auf, die noch bei einer Verdünnung von $1:5$ Millionen mit typischem Curling-Effekt reagierten.

Zusammenfassung

200 von Patienten isolierte Dermatophytenstämme wurden auf Kimmig-Agar im Reihenverdünnungstest auf ihre Griseofulvinempfindlichkeit getestet. Von 140 Trichophyton rubrum-Stämmen wiesen 8 eine Empfindlichkeit von $20\,\gamma/\text{ml}$ und darunter auf, 95 lagen bei $200\,\gamma/\text{ml}$ und darüber, die übrigen 37 Stämme dazwischen. Alle 44 Trich. mentagrophytes-Stämme waren nur schwach empfindlich, $200\,\gamma/\text{ml}$ und darüber. 9 andere Trichophyton-Arten (Trich. quinckeanum, Trich. megninii,

Trich. verrucosum, Trich. species Stamm Olexa) wiesen unterschiedliche Empfindlichkeit auf. 7 Stämme von Epidermophyton floccosum lagen zwischen 20 und 100 γ/ml. Mikroskopische Untersuchungen der unter Griseofulvinwirkung stehenden Stämme erbrachten einige pathomorphologische Befunde, die dafür sprechen, daß die Hyphen desselben Mycels unterschiedlich griseofulvinempfindlich sind.

Literatur

Adam, W., u. K. Steitz: Zur Testung von Dermatophyten auf ihre Empfindlichkeit gegen Griseofulvin. Ärztl. Forsch. 14, 144 (1960).

Ashton, G. C., and A. Rhodes: Griseofulvin and dimethylformamide. Chem. and Ind. 1955, 1183.

Böhme, H.: Untersuchungen über die Wirkung von Griseofulvin auf Microsporon canis. 3. Mitt. Mykosen 4, 113 (1961).

—, u. H. Ziegler: Untersuchungen über die Wirkung von Griseofulvin auf Microsporon canis. 1. Mitt. Mykosen 3, 57 (1960).

Crownse, R. G.: Human pharmacology of griseofulvin. J. invest. Derm. 37, 529 (1961).

Dittmar, W.: Experimentelle Grundlagen zur mikrobiologischen Griseofulvinbestimmung im Serum. Mykosen 7, 15 (1964).

Götz, H.: Experimentelle und klinische Beobachtungen bei der Behandlung der Tinea manuum, pedum, corporis et unguium mit Griseofulvin. Hautarzt 10, 539 (1959).

Grimmer, H.: Griseofulvin. Mykosen 3, 124 (1960).

Heite, H.-J.: Zur Pharmakologie des Griseofulvins. In: H. Götz u. H. Rieth: Die Griseofulvinbehandlung der Dermatomykosen. Berlin, Göttingen, Heidelberg: Springer 1962.

—, u. J. Rümmler: Zur Hemmwirkung menschlicher Seren auf Trichophyton mentagrophytes nach oraler Griseofulvingabe. Mykosen 6, 79 (1963).

Meyer-Rohn, J.: Manometrische Messungen an Dermatophyten unter der Einwirkung von Griseofulvin. In: H. Götz u. H. Rieth: Die Griseofulvinbehandlung der Dermatomykosen. Berlin, Göttingen, Heidelberg: Springer 1962.

Thurner, J.: In vitro-Studien über Griseofulvin. Mykosen 5, 54 (1962).

Weinstein, G. D., and H. Blank: Quantitative determination of griseofulvin by a spectrophotofluorometric assay. Arch. Derm. Syph. (Chic.) 81, 746 (1960).

Ziegler, H.: Untersuchungen über die Wirkung von Griseofulvin auf Microsporon canis. 2. Mitt. Mykosen 4, 19 (1961).

H. Tronnier, Tübingen: Über die physikalische Wirksamkeit von Antimykotica an der menschlichen Haut

Als erwünschter physikalischer Effekt — neben der antimykotischen Wirksamkeit — ist bei Rezepturen zur Behandlung von Mykosen die Trocknung und Entquellung der Haut im Sinne der sogenannten „Trockenlegung des Sumpfes" (Schneider [15]) anzusehen.

Ob ein solcher Effekt bei Anwendung bestimmter Antimykotica vorhanden ist und wenn ja, ob er ausgenutzt wird oder werden kann, soll im folgenden untersucht sein. Der Einfluß des Terrains für die Entstehung und Exazerbation der Mykosen ist zwar heute grundsätzlich unbestritten (z. B. [10]), es mehren sich aber die Stimmen (z. B. [3, 5, 16, 17]), die generell einen Pilznachweis, z. B. bei Veränderungen in den Interdigitalräumen der Füße, zur Sicherung der Diagnose fordern, da keineswegs alle Veränderungen gerade an diesen Stellen wirklich auch Mykosen sind. Der mikroskopische oder kulturelle Nachweis gelingt nur bei etwa 20 [3, 17] bis 50% [16] der Fälle. Ob in den übrigen Fällen doch Pilzinfektionen vorliegen, ob andere Erreger eine Rolle spielen [16] oder ob es sich einfach um Abnützzungserscheinungen im Sinne der Interdigitalmaceration durch ein zu ungünstiges „Mikroklima" (Carrié [2]) handelt, bleibt offen.

Eine zweite Form der Mykose, bei der eine physikalische Wirkung der Therapeutica von Interesse ist, bereitet ähnliche differentialdiagnostische Schwierigkeiten, nämlich die dyshidrotische Form an den Händen, und zwar als Mykose oder Mykid. Sie ist oft nur schwer von der genuinen Dyhidrosis abzugrenzen und wird, ganz besonders in der Abheilungsphase, also unter dem Bild der Dyshidrosis lamellosa sicca, oft zu Unrecht als primär mykotisch angesehen [9].

Für eine „austrocknende" Therapie dieser beiden Erscheinungsformen an der Haut, also der Mazeration bei der voll ausgebildeten Erosio interdigitalis und der Dyshidrosis ergeben sich praktische Unterschiede. Die erste kann durch Austrocknung behandelt und ihr Rezidiv verhütet werden. Die Dyshidrosis betrifft nach Hermann primär die ekkrine Schweißdrüse und ihren Ausführungsgang und ist sekundär durch „Austrocknung" erfolgreich zu behandeln.

Die von der Zusammensetzung her für eine austrocknende Therapie in Frage kommenden Rezepturen sind der Puder und die Lösung bzw. die Tinktur.

Wir haben insgesamt 6 Lösungen und Tinkturen, und zwar zwei Triphenyl-methan-Farbstoffe (Brillantgrün und Gentianaviolett), eine kationaktive quarternäre Verbindung (Paraffinyl-triphenyl-phosphonium-bromid), ein anionaktives Tensid (Na.-Laurylsulfat) sowie die Arningsche Tinktur im Hinblick auf ihre Beeinflussung der Feuchtigkeitsabgabe der Haut überprüft. Es handelte sich mit Ausnahme der Arningschen Tinktur dabei um 1%ige wäßrige Lösungen. Die Messungen an der gesunden Haut erfolgten im Wechsel an den Unterarmen und Oberschenkeln, im Mittel 30 min nach Auftragen. Gemessen wurde mit der früher beschriebenen Kapselmethode [20] bei einer Raumtemperatur von 25°C und 45% relativer Luftfeuchtigkeit. Das Ergebnis des an 6 gesunden Versuchspersonen durchgeführten Versuches zeigt die folgende Tabelle, in der die prozentuale Feuchtigkeitsabgabe nach Behandlung, bezogen auf den Wert vor der Behandlung, aufgetragen wurde.

Alle Rezepturen mit Ausnahme der kationaktiven Lösung führen zu einer Abnahme der Feuchtigkeitsabgabe. Sie zeigen mithin zunächst einen Abdeckeffekt. Der Unterschied zwischen Brillantgrün und Gentianaviolett muß auf die unterschiedlich hohen Ausgangswerte der normalen Haut zurückgeführt werden.

Vergleicht man nun für die 5 Präparate mit einer Abschwächung der Feuchtigkeitsabgabe die Einzelwerte, so findet man bei niedrigen Ausgangswerten eine Zunahme der Feuchtigkeitsabgabe nach Behandlung, bei hohen dagegen in der Regel eine Abnahme. Das bedeutet, daß die geprüften Rezepturen zwar eine Entquellung der Hornschicht bei ungehinderter Verdunstungsmöglichkeit bewirken, bei vermehrter Wasserabgabe, also z. B. bei einer Transpiration, aber abdeckend wirken.

Für die mitgeprüfte kationaktive Verbindung gilt grundsätzlich das gleiche, wie frühere Untersuchungen [18] bei höherer Raumtemperatur zeigten. Es ließ sich dann ebenfalls eine konzentrationsabhängige Feuchtigkeitsabnahme der Haut nach der Behandlung nachweisen. Insgesamt scheint aber der Bereich der entquellenden Wirkung bei diesem Präparat größer zu sein als bei den anderen geprüften.

Tabelle. *Feuchtigkeitsabgabe der Haut nach Behandlung mit Antimykotica in Prozent (bezogen auf 100% für die unbehandelte Haut)*

Präparat	Feuchtigkeitsabgabe %
Brillantgrün	44
Gentianaviolett	92
Kation. Tensid	127
Anion. Tensid	59
Tinct. Arning	61

Puder können in Abhängigkeit von ihrer Zusammensetzung eine erhebliche Menge freies Wasser z. B. aus der Transpiration aufnehmen [4], dagegen kann gebundenes Wasser z. B. von der Haut im Sinne einer Entquellung in nur wenigen Prozent gebunden werden [4]. Selbst vorgetrocknete Puder können nur eine geringfügige Abnahme der relativen Luftfeuchtigkeit in einer geschlossenen Kammer bewirken. Auch an der vorgequollenen menschlichen Haut kann nach Puderanwendung eine Abnahme der Feuchtigkeitsabgabe, die einer Aufnahme durch den Puder entspricht, von nur 8% [19] nachgewiesen werden. Der entquellende Effekt der Puder an der Haut ist also insgesamt nicht sehr groß und auch seine Aufnahme für freies Wasser, z. B. in einem Interdigitalraum, ist in maximal 2 Std erschöpft [19].

Die praktischen Konsequenzen für die Therapie und Prophylaxe der Erosio interdigitalis und der Dyshidrosis mit derartigen Rezepturen sind nun, zunächst einmal ohne Berücksichtigung der Ätiologie, folgende:

1. Eine „Trockenlegung" der Interdigitalräume ohne Öffnen der geschlossenen Kammer, z. B. durch einen Gazestreifen zwischen den Zehen, ist nicht möglich.

2. Unterstützend haben sich Bäder mit anionaktiven Tensiden bewährt, weil diese durch Herauslösen der entsprechenden Stoffe (n.m.F.) das Wasserbindungsvermögen der Hornschicht generell herabsetzen[14].

3. Eine trocknende Puderwirkung in den Interdigitalräumen bei geschlossener feuchter Kammer, also z.B. in der Prophylaxe, ist bald erschöpft.

4. Zur Entquellung der Hornschicht eignen sich die üblichen Farbstoff-Lösungen. Bei stärkerer Feuchtigkeitsabgabe muß mit einer Abdeckung durch Schichtbildung auf der Haut gerechnet werden.

Bei der Dyshidrosis hat sich uns folgende Therapie bewährt:

1. Tägliches, unter Umständen mehrfaches Baden in anionaktiven Tensiden, z.B. Dulgon-Schaumbad.

2. Gleichzeitig Bekämpfung des einzelnen Bläschenschubes mit einem Cortico-Steroid-Spray, z.B. Volon-A.

3. Nach Abklingen der akuten Note kann auf Farbstofflösungen zur Entquellung der Hornschicht oder — bei sicherer mykotischer Genese — auch auf Arningsche Tinktur oder Steinkohlenteer übergegangen werden.

4. Ein unter dieser Behandlung auftretender neuer Bläschenschub — eventuell als Folge der Abdeckwirkung — kann dann meist ohne Änderung der Behandlung durch erneute kurzzeitige Therapie mit dem Cortico-Steroid-Spray über die Farbstoff- oder Teerschicht abgefangen werden.

In der reinen Prophylaxe, z.B. im Rahmen der Betriebshygiene, erscheint eine Behandlung nicht sicher mykotisch bedingter interdigitaler Hautveränderungen durch Lösungen und Puder vom Standpunkt ihrer physikalischen Wirkung anders als in der oben skizzierten kombinierten ärztlichen Behandlung insgesamt als wenig sinnvoll. Auf die Zweckmäßigkeit derartiger Maßnahmen im Hinblick auf ihren antimykotischen Effekt [1,6,8,13] möchte ich hier ebensowenig eingehen wie auf die in letzter Zeit diskutierte Möglichkeit der Sensibilisierung im Rahmen einer solchen prophylaktischen Verwendung von Antimykotica [7,12,21].

Zusammenfassung

Nach einem Hinweis auf die keineswegs immer gesicherte mykotische Ursache der Erosio interdigitalis und der Dyshidrosis, einschließlich der lamellosa-sicca-Form, wird die mögliche physikalische Wirkung von Lösungen bzw. Tinkturen und Pudern bei diesen Erkrankungen untersucht.

Lösungen wirken entquellend, wenn die Feuchtigkeitsabgabe der Haut nicht zu groß ist. In diesem Falle kommt ihr Abdeckeffekt zum Tragen. Puder können mehr freies Wasser aufnehmen als entquellend wirken. Ihre Kapazität, z.B. in dem einzelnen Interdigitalraum ist aber zeitlich eng begrenzt.

Voraussetzung einer Wirkung in den Interdigitalräumen ist die „Öffnung" der feuchten Kammer durch Gazestreifen zwischen den Zehen. Bei der Dyshidrosis können Cortico-Steroid-Sprays den Bläschenschub unterbinden, und eventuelle Rezidive können durch die Farbstofflösungen hindurch damit behandelt werden. Eine Austrocknung der Hornschicht ist bei beiden Erkrankungen durch häufige Tensid-Bäder zu erreichen.

In der (betrieblichen) Prophylaxe dieser Erkrankungen ist mit den erwähnten Rezepturen kein physikalisch bedingter günstiger Effekt zu erwarten.

Literatur

[1] AICHINGER, F.: Berufsdermatosen **5**, 296 (1957).

[2] CARRIÉ, C.: Hautarzt **15**, 362 (1964).

[3] CREMER, G.: Arch. belges. Derm. **19**, 98 (1963).

[4] CZETSCH-LINDENWALD, H. V., u. F. SCHMIDT-LA BAUME: Salben, Puder, Externa, 3. Aufl. Berlin, Göttingen, Heidelberg: Springer 1950.

[5] Fegeler, F.: Diskussionsbemerk. z. STÜTTGEN (s. dort).

[6] GÖTZ, H.: Z. Haut- u. Geschl.-Kr. **8**, 5 (1950).

[7] — Diskussion z. WOEBER u. GREGORCZYK (s. dort) sowie zu PANKOK.

[8] HANSEN, P., u. H. RIETH: Berufsdermatosen **5**, 244 (1957).

[9] HARTUNG, J.: Persönliche Mitteilung.

[10] KALKOFF, K. W., u. D. JANKE: Mykosen der Haut. In H. A. GOTTRON u. W. SCHÖNFELD: Dermatologie und Venerologie, Bd. II/2. Stuttgart: G. Thieme 1958.

[11] OTT, E.: Z. Haut- u. Geschl.-Kr. **34**, 39 (1963).

[12] PANKOK, E.: Arch. klin. exp. Derm. **219**, 555 (1964).

[13] SCHILLER, H.: Int. J. Prophyl. Med. **6**, 17 (1962).

[14] SCHNEIDER, W.: Vortr. Kongr. Ung. Derm. Ges. 21.—24. 4. 1965 in Budapest.

[15] — H. TRONNIER u. H. WAGNER: Reinigung und Pflege der Haut. In: H. A. GOTTRON u. W. SCHÖNFELD: Dermatologie und Venerologie, Bd. I/2. Stuttgart: G. Thieme 1962.

[16] STÜTTGEN, G.: Vortr. 2. Tagg. d. Dtsch. Tropenmed. Ges., 5./6. 3. 1965 in Düsseldorf.

[17] STURDE, H. C., D. HEIMANN u. H. RIETH: Z. Haut- u. Geschl.-Kr. **34**, 216 (1963).

[18] TRONNIER, H.: Aesthet. Med. **10**, 187 (1961).

[19] — Z. Haut- u. Geschl.-Kr. **39**, 354 (1965).

[20] — H. BUSSIUS u. I. VOLLBRECHT: Parf. u. Kosm. **42**, 13 (1961).

[21] WOEBER, K. H., u. K. GREGORCZYK: Arch. klin. exp. Derm. **219**, 546 (1964).

Symposion II
Venerologie

Freitag, den 1. Oktober 1965

Leitung: H.-J. Heite, Freiburg

Thema: Therapieversager bei der Gonorrhoe

H.-J. Heite, Freiburg: Einführung

Seit einigen Jahren stehen wir in aller Welt dem eigenartigen Phänomen gegenüber, daß die Häufigkeit der Geschlechtskrankheiten langsam aber stetig zunimmt. Die Bekämpfung der Geschlechtskrankheiten wird in der Bundesrepublik dadurch besonders erschwert, weil durch das Fehlen einer jeglichen Meldepflicht keinerlei Überblick über die Epidemiologie der Geschlechtskrankheiten seit über 10 Jahren gewonnen werden konnte. Besonders unübersichtlich werden die Verhältnisse bei der Gonorrhoe, da in vielen Fällen eine Penicillinbehandlung ohne exakte Diagnose zum therapeutischen Erfolg führt. Häufig weiß der Arzt daher nicht einmal, ob er die (echte) Geschlechtskrankheit Gonorrhoe behandelt hat oder eine Genitalinfektion, hervorgerufen durch anspruchslose Neisseriaarten.

Weiterhin ist in den letzten Jahren der Trend unverkennbar, daß die sogenannten „Pseudogonokokken" als Erreger von Genitalinfektionen erheblich an Häufigkeit zunehmen. Damit geht Hand in Hand eine zunehmende „klinische Antibioticaresistenz" von Urethritiden, die mikrobiologisch vielfach nicht näher diagnostiziert werden.

Ich möchte meinen, daß bei Fortschreiten dieser Entwicklung in ähnlichem Sinne, epidemiologische und klinische Probleme auf uns zukommen, deren Problematik und Aufgabenbereich in dem vorliegenden Symposion diskutiert werden sollen. Das ist der Grund, weshalb ich als Thema für das Symposion „Therapieversager bei der Gonorrhoe" vorgeschlagen habe.

Wir werden mikrobiologische und epidemiologische Gesichtspunkte zu diskutieren haben und anschließend versuchen, beide Betrachtungsweisen zu einer ärztlichen Stellungnahme zu vereinigen.

H. Storck und P. Rinderknecht, Zürich: Mikrobiologie der Neisseriagruppe

Einleitung

Nachdem die Venereologen Ende der 40er Jahre infolge der bekannten Beobachtungen über die rasch zunehmende Resistenz der Gonokokken gegenüber den Sulfonamiden auch bezüglich der Behandlungserfolge mit Penicillin ungerechtfertigterweise pessimistisch gestimmt waren, hatten wir 1949 mit Rinderknecht, Fries u. Flury [12,13] festgestellt, daß häufig eine sogenannte Penicillinresistenz der Gonokokken auf sogenannte „Pseudogonokokken" zurückzuführen war. Es gelang uns damals, mittels Kulturverfahren und Differenzierung der verschiedenen, aus dem Anogenitalbereich gewonnenen Vertreter der Neisseriagruppe nachzuweisen, daß ein Teil dieser Keime gegenüber Penicillin bis 200 mal resistenter sein kann als Gonokokken. Wir empfahlen daher, bei fraglichen Penicillinresistenzen, bei möglichen Reinfektionen oder bei forensisch wichtigen Fällen die kulturelle Identifizierung der Keime, sowie auch die Bestimmung eines Antibiogramms. Unsere damalige Einstellung hat sich bis heute nicht geändert.

Nach neueren Erfahrungen scheinen auch gramnegative Keime der Mimeagruppe penicillinresistente Gonorrhoen zu imitieren [8,15].

Mikrobiologie der Gonokokken und Pseudogonokokken

Neisseriagruppe

Was die *Mikrobiologie* der *Neisseriagruppe* anbelangt, so handelt es sich um unbewegliche, gramnegative, aerobe oder fakultativ anaerobe Kokken, meist in Paaren angeordnet. Die Größe beträgt ungefähr 0,6 bis 1,0 μ. Die Neisseriavertreter wachsen meist schlecht auf gewöhnlichen Nährmedien und sind häufig pathogen. Einzelne Vertreter fermentieren spezifisch oxydativ wenige Kohlenhydrate; Indol wird nicht produziert, Nitrate oder Nitrite werden reduziert. Katalase und Cytochromoxydase werden in großer Menge erzeugt. Einige Arten sind hämolytisch [2,6,9]. Bis heute wurden über 15 Arten differenziert.

Die pathogenetisch wichtigsten und best untersuchten Vertreter der Neisseriagruppe sind N. gonorrhoea und N. meningitis. Zu den weniger bedeutenden und bezüglich Nährmedien anspruchsloseren Neisseriaarten gehören die N. catarrhalis, N. flavescens, N. gigantea, N. flava, perflava, fulva sicca, subflava u.s.w., die meist aus dem Respirationstrakt, gelegentlich auch aus der Genitalregion isoliert werden können [6,10,12,13]. Tab. 1 zeigt die spezifischen Zuckervergärungspotenzen der einzelnen Neisseriaarten.

Die *Kulturverfahren* für Gonokokken wurden in den letzten Jahren durch die Entwicklung des Transportmediums nach Stuart [9,10,

Tabelle 1. *Zuckervergärung der verschiedenen Neisseriaarten*
nach Bergey [3]

Bakterien	Dextrose	Lactose	Maltose	Laevulose	Mannit	Sucrose
Gonokokken	+	—	—	—/—	—	—
Meningokokken	+	—	+	—/—	—	—
Neisseria subflava	+	—	+	—	—	—
Neisseria fulva	+	—	+	+	—	+
Neisseria fulva sicca	+	—	+	+	—	+
Neisseria sicca	+	—	+	+	—/±	+
Neisseria perflava	+	—	+	+	+	+
Neisseria flava	+	—	+	+	—	+
Neisseria flavescens	—	—	+	—	—	—
Neisseria gigantea	—	—	+	—	—	—
Micrococcus catarrhalis	—	—	+	—	—	—

11,14] und semisynthetischer, in stets gleicher Zusammensetzung erhältlicher Nährmedien wesentlich erleichtert und vervollkommnet [1,3,4]. Es sei hier nur kurz und übersichtsweise auf die in unserem Laboratorium bewährten Verfahren hingewiesen, welche vom Zeitpunkt der Abimpfung über Kultur, Isolierung bis zur Differenzierung und Resistenzbestimmung der Gonokokken 5—14 Tage in Anspruch nehmen.

Abimpfung und Transport. Die Abimpfung geschieht ab Urethra und Cervix in der Klinik oder in irgendeiner Praxis mit kohleimprägnierten Wattestäbchen, die in Röhrchen mit Stuart-Ringertz-Transportmedium eingesteckt und an unser bakteriologisches Laboratorium verschickt werden [14,11]. [(Siehe a) in Tab. 2.]

Tabelle 2. *Kulturmethoden und Resistenzbestimmung bei Gonokokken*

a) Stuart- (Ringertz-) Medium für Transport
Na-Thioglykolat, kein Nährstoff, pH 7,4, 1% Agar, Methylenblau

b) CTA-Medium (BBL) + Dextrose + Blut für Kultur
CTA: Cystine, Trypticase, Agar, Na_2SO_3, Phenolrot + 0,5% Agar + 1% Dextrose + 3 Teile defibr. Blut auf 1 Teil CTA.
Bebrütung in CO_2-Anreicherung (Kerze).

c) CTA-Medium (BBL) + Zucker zur Differenzierung
CTA-Medium (ohne Agar, Dextrose, Blutzusatz), aber mit je 1% Zusatz von Dextrose, Maltose, Lactose, Saccharose, Mannit, Laevulose.

d) Penicillintiterbestimmung
α CTA-Medium + 0,004 E bis 16 E Penicillin pro Milliliter.
β Filter-Methode auf Eugon-Levinthal (oder Ascitesagar)-Platten.

Das Prinzip des Mediums ist Reduktion durch Natriumthioglycolat, Fehlen eines Nährstoffes, günstige Elektrolytkonzentration durch Zugabe von Calciumchlorid, Methylenblauzugabe, als Indicator wegen möglicherweise unerwünscht eingetretener Oxydation, Beimischung von Kohle an den Wattenträger zur Inaktivierung der bacteriostatischen Wirkung von eventuellen Fettsäuren aus Agar. Wir konnten die schwedischen Beobachtungen bestätigen, daß die Sofortkulturen nach der erwähnten Abimpfung den positiven Ausstrichpräparaten parallel gehen, so daß sie noch nach 24 Std, etwas weniger nach 36 Std Transportdauer gelingen.

Kultur und Isolierung. Die beimpften Kohlewattestäbchen werden auf Platten mit blutangereichertem, üppigem Nährmedium [siehe b) in Tab. 2] ausgestrichen, in Kohlensäure angereicherter Atmosphäre, z. B. durch Abbrennenlassen einer Kerze, während 24—72 Std bebrütet, unter dem Stereomikroskop beobachtet, und die verdächtigen Kulturen auf CTA oder Ascitesschrägagar überimpft.

Nachdem wir früher mit 20% Ascites angereicherte Kochblut-Agarplatten nach WARREN-CROWE benutzten, bevorzugen wir heute — wegen Mangel an Ascites — das semisynthetische Medium CTA des Baltimore Biological Laboratory [1], welches Trypticase, Agar, Natriumchlorid, Natriumsulfit und Phenolrot enthält; diesem Medium wird zur Anreicherung für die anspruchsvollen Gonokokken 1% Dextrose, 3 Teile defibriniertes Rinderblut und zur Verfestigung 0,5% Agar zugegeben.

Die meist durchsichtigen und schleimigen Gonokokkenkolonien unterscheiden sich dem geübten Auge von den verschiedenen anderen Neisseriaarten [12,13]. Kultur und Isolierung benötigen 3—6 Tage, können aber bei penicillinvorbehandelten Fällen bis 8 Tage dauern.

Differenzierung und Resistenzbestimmung. (1—2 Tage.) Die auf CTA-Schrägagar rein kultivierten Stämme werden in CTA-Medium mit Zusatz von verschiedenen Kohlenhydraten, nämlich je 1% Dextrose, Lactose, Maltose, Mannit, Laevulose und Saccharose zur Differenzierung gezüchtet [vgl. c) in Tab. 2]. Bei Vergärung schlägt die rosarote Farbe des Phenolrotzusatzes in Gelb um. Gleichzeitig werden die Stämme einerseits auf CTA-Mediumröhrchen + Dextrose und Phenolrot mit abgestuften Penicillinzusätzen von 0,004—0,4 E Penicillin/ccm verimpft [vgl. d) in Tab. 2], andererseits auf Ascitesagar- oder Eugon-Levinthal-Platten, auf welchen die Wachstumshemmung mit den bekannten antibioticahaltigen Filterplättchen festgestellt wird. Der Eugon-Agar hat eine ähnliche Zusammensetzung wie das CTA-Medium.

Mit der Oxydasereaktion, nämlich durch Übergießen der Kultur mit 1%iger Tetramethyl-Paraphenylendiamin-Hydrochloridlösung können die oft sehr schwach sichtbaren Hemmzonen besser markiert werden (Abb. 1). Die Ablesung des Testes muß jedoch sofort nach Eintreten der Dunkelfärbung erfolgen.

Mimeagruppe

Die von DE BORD [4] 1939 erstmals beschriebenen Mimeaarten, die ebenfalls aus eitrigen Sekreten des Genitaltraktus isoliert werden können, sind gramnegative, gelegentlich gramlabile, eingekapselte, pleomorphe kurze Stäbchen, die durch vermehrte Färbung an den Polen Diplokokken vortäuschen können [15]. Sie wachsen auf Agar bei 22° und 37°C in

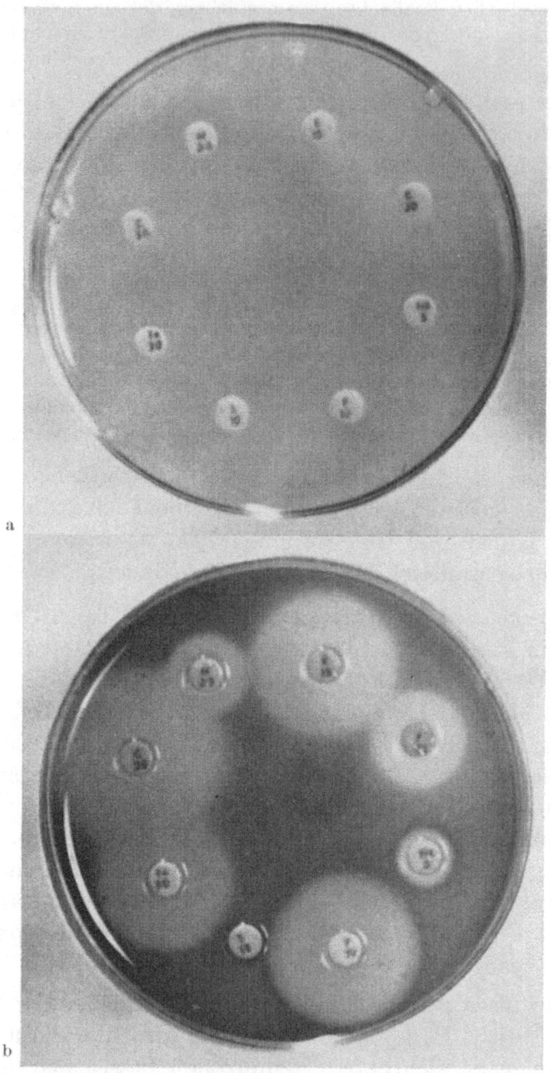

Abb. 1 a und b. Oxydasereaktion: Durch Übergießen der Kultur mit 1%iger Tetramethyl-Para-phenylendiamin-Hydrochloridlösung werden die oft sehr schwach sichtbaren Hemmzonen besser markiert. a Gonokokken Antibioticatest, ohne Oxydasereaktion; b Gonokokken Antibioticatest, mit Oxydasereaktion

Zucker. In Subkulturen wandeln sich die coccoiden Formen immer mehr üppigen, weißen, glänzenden, glatten Kolonien, vergären verschiedene in Stäbchen um. Entsprechend einigen Wachstumsdifferenzen können vier Arten charakterisiert werden. Sie sind meist penicillinresistent, aber empfindlich auf Tetracycline und Sulfonamide und verursachen oft epidemisch sogenannte penicillinresistente Gonokokkeninfektionen. Wir selbst haben wenig eigene Erfahrungen über diese zweite Art der „Pseudokokken".

Zur „Penicillinresistenz" der Gonokokken

Um uns objektiv über eine eventuell zunehmende Resistenz der Gonokokken gegenüber Penicillin Rechenschaft zu geben, kultivieren wir seit 1960 jeweils in den Monaten Januar bis März von jedem, die Klinik aufsuchenden Gonor-rhoe-Kranken die betreffenden Keime, differenzieren dieselben mit der Zucker-vergärungsmethode und bestimmen die Penicillinwachstumsschwelle mit erwei-tertem Antibiogramm. Dadurch bekom-men wir relativ auslesefreie, jährlich ver-gleichbare Gruppen. Während der übrigen Monate des Jahres werden Gonokokken wie früher nur in problematischen Fällen kultiviert.

Berücksichtigt man, in der Zeitspanne von 1960—1965, die Zahl derjenigen Go-nokokkenstämme, die bei 0,16 E/cm^3 oder mehr noch wachsen [5,7], findet man eine signifikante Zunahme der Penicillin-resistenz (Tab.3), und zwar besonders in den Jahren 1963 und 1964. Berücksichtigt man bei der Gonokokkenwachstumshem-mung durch Penicillin die Mittelwerte mit ihren Streuungen, so erhält man bei $F = 2,28$ mit $p = 0,05$ eine knapp ab-gesicherte Signifikanz. Offenbar hat die „Penicillinresistenz" der Gonokokken bei in vitro-Hemmversuchen in den letzten 3 Jahren zugenommen.

Interessant für das weitere therapeu-tische Vorgehen bei vermindert penicillin-empfindlichen Stämmen, d. h. bei Stäm-men, deren Titer in der Verdünnungs-reihe über 0,16 E/ml liegen, sind vielleicht die Antibiogramme von fünf kürzlich

40*

Tabelle 3. *In vitro-Penicillinschwellen der Gonokokkenstämme. Januar—März 1960—1965, total 184 Stämme*

Penicillin E	0,004	0,008	0,016	0,032	0,08	0,16	0,4	0,8	2	4	8	Zahl der Stämme	> 0,16	%
1960	1	2	8	6				2		1		20	3	15
1961		4	11	3		3						21	3	14
1962		2	15	15			1	1				34	2	6
1963		1	12	22	2				2	2		41	4	10
1964	2	3	11	9		6	3	1				35	10	28
1965		2	9	7	2	4	9					33	13	39
Total	3	14	66	62	4	13	13	4	2	3		184	35	19

Tabelle 4. *Antibioticatest von fünf penicillinresistenten Gonokokkenstämmen. Difco-Filtertest auf Eugon-Levinthal-Agarplatten bei CO_2-Anreicherung. Gonokokkenstämme vom März—April 1965*

normale Hemmungszonen	Penicillintiter	Penicillin 5—10	Strepto-mycin 4—7	Chloro-mycetin 5—12	Tetra-cyclin 5—9	Erythro-mycin 6—11	Novo-biocin 4—8	Kana-mycin 4—9	Neo-mycin 4—7	Sulfon-amid 4—7	Antibioticaresistenz
Gonokokken-stamm I	+ 0,4 E	—	—	8	4	4	1	2	1	2	Penicillin Streptomycin Neomycin Novomycin Kanamycin Sulfonamid Erythromycin
II	+ 0,4 E	—	—	4	5	6	2	3	3	4	Penicillin Streptomycin Novomycin Neomycin Kanamycin Chloromycetin
III	+ 0,4 E	—	—	11	5	7	4	3	3	5	Penicillin Streptomycin Neomycin Kanamycin
IV	+ 0,4 E	—	—	10	8	8	8	4	5	8	Penicillin Streptomycin
V	+ 0,4 E	—	—	13	7	—	7	4	4	8	Penicillin Streptomycin Erythromycin

Zahlen = Hemmzonen, fettgedruckt = resistent.

isolierten Gonokkenstämmen. Wie schon mehrmals beobachtet und publiziert, bestand gleichzeitig eine Streptomycinresistenz. Gegenüber den anderen getesteten Antibiotica fand sich keine Regel: dieses oder jenes Antibioticum kann unwirksam sein (Tab. 4).

Die Prüfung des therapeutischen Ansprechens der Gonokokkenfälle auf die üblichen 0,6 Mega Penicillin zeigte wiederum bei den Stichproben 1961, 1964 und 1965 Schwierigkeiten bei Titern von 0,16 und mehr E/cm³. Diese Fälle hielten aber in der Regel auf Chloromycetin (4 Tage je $3 \times 0,5$ g per os) oder auf 1,2 Mega Penicillin (Tab. 5). Im heutigen Zeitpunkt sollte also $1 \times 1,2$ Mega oder besser $1 \times 2,4$ Mega Penicillin genügen.

Tabelle 5. *Therapieerfolg von 55 Gonorrhoefällen Januar—März 1961, 1964 und 1965 mit 0,6 Mega Penicillin*

Wachstumsschwelle bei	0,004	0,008	0,016	0,032	0,16	0,4 E/cm³
Behandlung mit 0,6 Mega Penicillin						
geheilt	1	8	21	12	1	—
nicht geheilt	—	—	1	1	7	3

Weitere Behandlung der „resistenten" Fälle

Wachstumgrenze bei E/cm³	keine Heilung	Heilung
0,016	—	Chloromycetin $1 \times$
0,032	—	0,6 Mega Penicillin $1 \times$
0,16	Chloromycetin $1 \times$	1,2 Mega Penicillin $1 \times$ Chloromycetin $4 \times$
0,4	1,2 Mega Penicillin $1 \times$	1,2 Mega Penicillin $4 \times$ Chloromycetin $3 \times$

Zusammenfassung

Durch die verbesserten neuen Kulturmethoden lassen sich Gonokokken und Pseudogonokokken, auch nach Abimpfung an entlegenen Orten und Versand in ein bakteriologisches Laboratorium züchten, differenzieren und auf Empfindlichkeit gegenüber Antibiotica prüfen. Bei sogenannter „Penicillinresistenz" muß immer an eine Pseudogonorrhoe gedacht werden, einerseits nach Infektionen mit anderen Vertretern der Neisseriagruppe, andererseits mit Erregern der Mimeagruppe.

Eine Abnahme der Penicillinempfindlichkeit bei gesicherten Gonorrhoen läßt sich nach unseren Erfahrungen in den letzten 2 Jahren feststellen.

Literatur

[1] Baltimore Biological Laboratory Inc.: Products for the microbiological laboratory. Baltimore 1958.

[2] BERGER, U.: Die anspruchslosen Neisserien. Ergebn. Mikrobiol. **36**, 97 (1963).

[3] Bergey's Manual of Determinative Bacteriology (1948). Vgl. auch: J. Bact. **39**, 119 (1939).

[4] Bord, G. G. de: Mechanisms invalidating the diagnosis of gonorrhea by the smear method. J. Bact. **38**, 119 (1939).

[5] Giessing, H. C., and K. Ödegaard: Sensitivity of the gonococcus to antibiotica and treatment of gonorrhoea (100 cases). Acta derm.-venereól. (Stockh.) **44**, 132—136 (1964).

[6] Graber, C. D., R. C. Scott, W. E. Dunkelberg, and K. R. Dirks: Isolation of Neisseria catarrhalis from 3 patients with urethritis and a clinical syndrome resembling gonorrhea. Amer. J. clin. Path. **39**, 36 p (1963).

[7] Kaiser, L., u. P. Rinderknecht: Diagnose und Therapie der Gonorrhoe mit besonderer Berücksichtigung der Penicillinresistenz. Praxis **50**, 931—933 (1961).

[8] Meyer-Rohn, J.: Gonorrhoe und unspezifische Urethritis. Dtsch. med. Wschr. **90**, 164—166 (1965).

[9] Reyn, A.: Laboratory identification of Neisseria gonorrhoeae. W.H.O. (Geneva) Expert Committee on gonococcal infections 5. 10. 1962.

[10] — B. Korner et M. Weil Bentzon: Transport du matériel pour la culture de Neisseria gonnorhoeae. O.M.S. Genève 23. 11. 1960.

[11] Ringertz, O.: A modified Stuart medium for the transport of gonococcal specimens. Acta path. microbiol. scand. **48**, 105—112 (1960).

[12] Storck, H., P. Rinderknecht u. K. Fries: Beitrag zur Frage des kulturellen Gonokokkennachweises, der „Pseudogonokokken" und der Gonorrhoe-Penicillin-Resistenz. Dermatologica (Basel) **99**, 305 (1949).

[13] — — u. E. Flury: Über Penicillinresistenz von Gonokokken, „Pseudogonokokken" und Staphylokokken. Dermatologica (Basel) **103**, 243 (1951).

[14] Stuart, R. D.: Diagnosis and control of gonorrhoea by bacteriological cultures. Glasgow med. J. **27**, 131 (1946).

[15] Svihus, R. H., E. M. Lucero, R. J. Nicolajczyk, and E. E. Carter: Gonorrhea-like syndrome caused by penicillin-resistent Mimeae. J. Amer. med. Ass. **177**, 121—124 (1961).

F. Fegeler, Münster: Notwendigkeit und Technik der kulturellen Diagnostik von Gonokokken

Durch die Einführung der Antibioticatherapie ist der Standpunkt „sine diagnosi nulla therapia" in der Behandlung der Gonorrhoe häufig verlassen worden. Dies hat gerade für die Venerologie bedenkliche Konsequenzen. Auf die kulturelle Diagnostik der Gonokokken wurde deshalb oft verzichtet, weil sie mit Schwierigkeiten verbunden ist. Daß sie in bestimmten Situationen aber notwendig ist, und zwar um so mehr, je weniger ein Arzt mit ihrer Diagnostik vertraut ist, daran besteht kein Zweifel. Hierfür gibt es klinische, forensische und wissenschaftliche Gründe.

Klinische Indikationen bestehen besonders bei der chronischen Gonorrhoe. Auch dem Erfahrenen ist es nicht immer möglich, aus dem Abstrichpräparat mit Sicherheit die Diagnose einer Gonorrhoe zu bestätigen oder auszuschließen, abgesehen davon, daß das Auffinden der

Gonokokken schwierig sein kann und erst nach wiederholten Abstrichen oder nach Provokation gelingt. Forensisch spielt die absolut sichere Diagnose bei Beschuldigung der Infektionsquelle, insbesondere auch in Ehescheidungsprozeßen, eine Rolle. Wissenschaftlich stehen zur Zeit Überprüfungen der Antibioticaempfindlichkeit bzw. Probleme der Resistenzentwicklung an erster Stelle, worauf im Rahmen dieses Kolloquiums noch eingegangen wird. Eigene Untersuchungen wurden nach dem Schema in Tab. 1 durchgeführt.

Tabelle 1. Untersuchungsplan

a) Primäre Untersuchungen

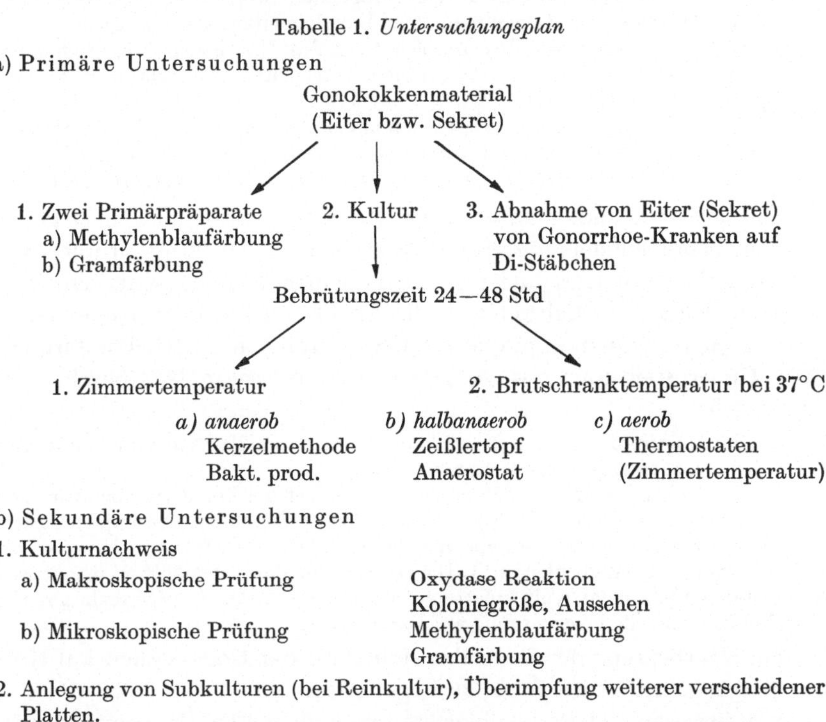

b) Sekundäre Untersuchungen

1. Kulturnachweis

    a) Makroskopische Prüfung   Oxydase Reaktion
                                           Koloniegröße, Aussehen
    b) Mikroskopische Prüfung   Methylenblaufärbung
                                           Gramfärbung

2. Anlegung von Subkulturen (bei Reinkultur), Überimpfung weiterer verschiedener Platten.

3. Gefriertrocknung von in Reinkultur gezüchteten Gonokokken in Ampullen.

4. Überprüfung der Lebensdauer oder Lebensfähigkeit der Gonokokken in der Ampulle.

5. Überprüfung der Lebensfähigkeit gewachsener Gonokokken.

6. Überprüfung der Lebensfähigkeit der Gonokokken im Transportmilieu.

7. Überprüfung der Lebensfähigkeit der Gonokokken bei Zimmertemperatur.

Die Technik der Züchtung der Gonokokken ist nicht ganz einfach. Am besten gelingt sie, wenn das Untersuchungsmaterial direkt vom Infektionsherd auf den Nährboden überimpft wird. In letzter Zeit sind aber auch Transportmedien entwickelt worden, die den Versand von gonokokkenhaltigem Material und die anschließende Kultur möglich machen. Insbesondere bei chronischer Gonorrhoe, bei der fast immer eine Mischinfektion vorliegt, empfiehlt sich der Zusatz von selektiv hemmenden Zusätzen. Für wissenschaftliche Untersuchungen sind darüber hinaus Dauerkulturen notwendig. Es ist selbstverständlich nicht möglich, im Rahmen dieses Symposions auf alle Nährböden einzugehen. Am bekanntesten ist die von Neumann durchgeführte Untersuchungsmethode mit dem Casper-Bielingschen-Pferdeblutwasseragar, bei der zwei bzw. drei Platten unter unterschiedlicher atmosphärischer Spannung angelegt werden. Weitere geeignete Nährböden sind der Schokoladenblutagar; bewährt hat sich auch der Zusatz von Ascites zum Nährboden (McLeod).

Wir selbst verwenden für unsere Untersuchungen das GC-Medium von Difco mit einem Supplement-Zusatz A oder B. Der Supplementzusatz B ist im wesentlichen ein steriles Hefekonzentrat, während dem Supplementzusatz A außerdem noch Kristallviolett zugesetzt ist. Zur Anreicherung des Nährbodens verwenden wir Bactohämoglobin. Die Untersuchung wird in unserer Klinik nach folgendem Schema durchgeführt:

Als Transportmedium nehmen wir einen halbstarren Agar folgender Zusammensetzung: 500 ml Aqua dest., 0,3% Agar-Agar, 0,01% p.-Aminobenzoesäure, 2,0% Pepton, 0,003% Kristallviolett, wie er von Granitz-Thurner beschrieben wurde.

Soll uns Gonokokkenmaterial zur Klinik eingesandt werden, so geben wir den behandelnden Ärzten ein Röhrchen mit einem Stieltupfer und ein Röhrchen mit dem angeführten Transportmedium. Kurz vor dem Abstrich wird der Stieltupfer in das leicht erwärmte Transportmilieu getaucht und mit dem so präparierten Stieltupfer ein Abstrich unternommen. Dieser Stieltupfer mit Go.-Material wird steril in das Röhrchen zurückgegeben.

Bei der Überimpfung des Gonokokkenmaterials vom Transportmilieu auf Kulturmedien ergaben sich folgende Ergebnisse:

Aus der Tab. 2 ergibt sich, daß nach 24 Std, selbst bei Zimmertemperatur, sich die Gonokokken noch vom Transportmedium auf GC-Medium überimpfen lassen. Will man einen Gonokokkenstamm über längere Zeit lebensfähig erhalten, so bestehen hierfür zwei Möglichkeiten. 1. Die Überimpfung der Gonokokken in gewissen Zeitabständen von einer Kulturplatte auf die andere. 2. Die Gefriertrocknung der Gonokokken oder die Überimpfung auf Dauerkulturen.

Bei Überprüfung der Überlebensfähigkeit der Gonokokken auf Kulturmedien erhielten wir folgende Ergebnisse:

Von insgesamt 11 Gonokokkenstämmen gingen bei Überimpfung von der Primärkultur nach 7 Tagen noch 1, nach 5 Tagen noch 3, nach 4 Tagen noch 3, nach 3 Tagen noch 10 und nach 2 Tagen alle 11 Stämme an. Will man daher einen Gonokokkenstamm auf diese Weise sicher lebensfähig erhalten, so ist die Überimpfung innerhalb von 2 Tagen notwendig. Aber trotz dieser regelmäßigen Überimpfung gehen manche Stämme nach einigen Subkulturen ein. Die Überlebensfähigkeit der Gonokokken nach der von uns geübten Gefriertrocknungsmethode war unterschiedlich. Wie aus Tab. 4 ersichtlich, hängt die Überlebensfähigkeit der Gonokokken nicht von der Dauer der Gefriertrocknung ab. Warum der eine Stamm bei der Gefriertrocknung seine Vitalität behält, der andere nicht, hängt von verschiedenen, nicht immer sicher zu eruie-

Tabelle 2. *Anzahl der positiven Kulturergebnisse nach Überimpfung von Transportmedium*

Anzahl der Versuche	Überimpfung nach × Std	Ergebnisse	
		positiv	negativ
a) Gonokokken von Kulturmedien			
6	10	5	1
6	24	5	1
1	48	1	—
1	72	1	—
b) Gonokokkeneiter			
4	10	3	1
3	24	3	—

Tabelle 3
Überlebensfähigkeit der Gonokokken auf Kulturmedium (B-Platte, halbanaerobes Milieu) bei elf Stämmen

Anzahl der Tage	Anzahl der überlebenden Stämme
7	1
5	3
4	4
3	10
2	11

Tabelle 4. *Überlebenszeit der Gonokokken nach Gefriertrocknung*

Anzahl der untersuchten Stämme	Dauer der Gefriertrocknung in Wochen	Wachstumsergebnis	
		positiv	negativ
8	1	1	7
6	4	5	1
2	6	1	1
4	7	2	2
3	9	2	1
3	20	2	1
26		13	13

renden Faktoren ab. Die Technik und der Zeitpunkt des Einfrierens. — Primär oder Subkultur —, die Vitalität des jeweiligen Stammes, spielen hierbei sicher eine Rolle.

Zum Wachstum benötigen die Gonokokken ein halbanaerobes Milieu. Dies kann man auf verschiedene Weise erreichen, einmal nach der bekannten Kerzelmethode und zweitens durch Aufbewahrung in Anaerostaten. Wir selbst verwenden für unsere Züchtung die gleichen Anaerostaten wie beim TPI-Nelsontest mit Manometeransatz. Wie saugen den Anaerostaten bis auf 300 mm Hg Unterdruck ab und geben danach ein Stickstoff-CO_2-Gemisch hinzu. Diese Methode erschien uns am einfachsten und geeignetsten für die Züchtung.

Zusammenfassung

Die kulturelle Diagnostik der Gonokokken wird aus bestimmten klinischen, forensischen und wissenschaftlichen Gründen notwendig bleiben. Die Technik der Züchtung ist nicht ganz einfach. Uns selbst hat sich das GC-Medium von Difco und die Bebrütung im Anaerostaten bewährt. Durch Gefriertrocknung sind ein Teil der Gonokokken über Monate und Jahre hinaus vital zu erhalten.

J. Meyer-Rohn, Hamburg: Die Empfindlichkeit von Neisseria gonorrhoeae und anderen Arten der Neisseriagruppe gegenüber Antibiotica

Neisseria gonorrhoeae

Eine absolute Resistenz von N. gonorrhoeae, wie sie bei der Sulfonamidbehandlung der Gonorrhoe schon 5 Jahre nach Einführung der Sulfonamide einsetzte und zum völligen Scheitern dieser Therapie führte, ist nach 20 Jahren Penicillinbehandlung noch nicht eingetreten.

Auch im Reagensglas gelingt es nicht — wiederum im Gegensatz zu den Sulfonamiden — N-gonorrhoeae an Penicillin zu gewöhnen und auf diese Weise resistente Stämme zu gewinnen. Wir haben versucht, fünf verschiedene N-gonorrhoeae Stämme in langfristigen Passageversuchen an Penicillin zu adaptieren. Nach 150 Passagen zeigten alle fünf Stämme immer noch die Ausgangssensibilität. An Streptomycin, Erythromcyin und Oleandomycin lassen sich Gonokokken dagegen gewöhnen; das kann so weit getrieben werden, daß die Keime in ihrem Wachstum Streptomycin-abhängig werden, ein Phänomen, wie wir es von den Sulfonamiden her kennen. Gegen Tetracycline können im Reagensglas einschneidende Sensibilitätsverluste, jedoch keine totale Resistenz erzielt werden. — Auch Streptomycin-resistente Varianten lassen sich nicht an Penicillin adaptieren. Wir führten entsprechende Versuche durch, wobei wir von dem Gedanken ausgegangen waren, daß durch die Gewöhnung an Streptomycin die Gonokokken möglicherweise auch die Fähigkeit zur Synthese von Ribonucleinsäure erworben haben könnten, die einer Penicillinresistenz zugrunde liegen kann. Auch bei diesen Versuchen zeigten sich nach 100 Passagen keine Resistenzerscheinungen.

In der Klinik werden jedoch seit einigen Jahren bei einer Dosierung von insgesamt 500000 E Penicillin Rezidive beobachtet. Hier muß zunächst die Frage echtes Rezidiv oder Scheinrezidiv geklärt werden. Wir verstehen darunter falsche Diagnose (z. B. Urethritis durch andere Keime), Mischinfektion mit Penicillinasebildnern, Neuinfektion, Persistenz durch Phagocytose in Fibroblasten u. a.

Handelt es sich um ein echtes Rezidiv, so führen höhere Penicillingaben immer zum Erfolg. Diese Tatsache läßt den Schluß zu, daß es Gonokokkenstämme geben muß, die zwar nicht völlig resistent sind gegen Penicillin, die aber auch nicht die früher bekannte hohe Penicillinempfindlichkeit besitzen.

Im Vergleich zum Beginn der Penicillinära sind in der Tat signifikante Sensibilitätsverluste eingetreten. Diese sind nicht generell, sondern nur auf bestimmte Stämme beschränkt. Schreus hat schon sehr früh auf die Möglichkeit einer solchen Entwicklung hingewiesen; heute liegt ein umfangreiches Schrifttum darüber vor. So verfügt Röckl über ein gutes Vergleichsmaterial aus der Münchener Klinik der Jahre 1956 und 1958. Ein Vergleich dieser Ergebnisse mit denen aus der Hamburger Hautklinik des Jahres 1961, der durch genaue Abstimmung der beiderseitigen Versuchsmethoden ermöglicht worden war, ergibt folgendes eindrucksvolles Bild der Penicillinsensibilität von Gonokokkenstämmen der Jahre 1956, 1958 und 1961 (in E/ml):

München 1956	München 1958	Hamburg 1961
0,0074	0,0218	0,164

Zu dem Hamburger Material ist noch zu bemerken, daß sich neben Stämmen mit voller Penicillinsensibilität solche finden, die erst bei 1 oder gar 2 E/ml Penicillin sensibel sind.

Im einzelnen ergab sich folgende Häufigkeit von Stämmen mit jeweils angegebener Penicillinkonzentration aus dem Jahre 1961:

E/ml	0,008	0,016	0,031	0,062	0,125	0,25	0,5	1	2
Zahl der Stämme	17	19	15	31	48	47	23	4	1

Die größten Sensibilitätsverluste sind in den Jahren 1957—1962 eingetreten. Bei einzelnen Stämmen liegt die Penicillinempfindlichkeit mehrere Zehnerpotenzen über dem 1945 geltenden Standard.

Interessant ist nun, daß diese besorgniserregende Entwicklung seit 1962 etwa zum Stillstand gekommen ist. An unserem Hamburger Beobachtungsgut sind jedenfalls keine Veränderungen weiter aufgetreten. Das mag daran liegen, daß wir seit 1960 in Fortbildungsvorträgen, Vorlesungen und Veröffentlichungen laufend hohe Penicillindosen empfohlen haben, die bei der unkomplizierten Go des Mannes 3 Mega und bei der entsprechenden der Frau 4—5 Mega E Penicillin betragen.

Die anspruchslosen Neisserien

Die Frage der pathogenetischen Bedeutung aller sogenannten anspruchsvollen Neisserien kann hier nicht diskutiert werden. Fest steht, daß die meisten entzündliche Veränderungen hervorrufen können und daß sie auf den Genitalschleimhäuten häufig angetroffen werden.

Ihr Verhalten gegenüber Antibiotica ist aus mehreren Gründen von Bedeutung: 1. für die Therapie, 2. für die Entwicklung von Elektivnährböden, 3. für die Systematik.

Alle anspruchslosen Neisserien sind nach BERGER sensibel gegen Sulfonamide, Streptomycin, Chloramphenicol, Tetracycline, Kanamycin und Nitrofurane. Die Saccharolyten scheinen dabei empfindlicher zu sein als die Asaccharolyten.

Völlig resistent sind — wiederum nach BERGER — alle anspruchslosen Neisserien gegen Tyrothricin, Ristocetin, Novobiocin, Oleandomycin und Vancomycin. Gegen-

Tabelle 1. *Verhalten der drei Gattungen der Neisseriaceae gegenüber einigen Antibiotica*
(nach BERGER)

Antibioticum	anspruchslose Neisseria	Gemella	Veillonella
Streptomycin	+	(+)	Ø
Ristocetin	Ø	+	(+)
Tyrothricin	Ø	+	(+)
Novobiocin	Ø	+	Ø
Oleandomycin	Ø	+	(+)
Polymyxin B	+	Ø	+

+ empfindlich, (+) gering empfindlich, Ø resistent.

Tabelle 2. *Antibioticaempfindlichkeit fünf verschiedener anspruchsloser Neisseriaarten*

Neisserien	Stämme	Penicillin			Tetracyclin			Streptomycin			Oleandomycin			Chloramphenicol			Erythromycin			Kanamycin			Neomycin		
		∅	++	+++	∅	++	+++	∅	++	+++	∅	++	+++	∅	++	+++	∅	++	+++	∅	++	+++	∅	++	+++
catarrhalis	28	6	10	12	16	10	2	12	10	6	8	8	12	4	12	12	4	14	10	10	14	4	10	14	4
perflava	12	2	4	6	0	6	6	6	6	0	0	2	10	2	2	8	4	4	4	8	4	0	4	8	0
flava	8	4	2	2	0	6	2	0	4	4	0	2	6	0	4	4	0	6	2	2	2	4	4	2	2
subflava	8	2	2	4	2	6	0	2	6	0	0	2	6	0	4	4	0	4	4	0	4	4	2	2	4
sicca	4	0	0	4	0	0	4	0	2	2	0	0	4	0	0	4	0	0	4	0	2	2	2	2	0
Summe	60	14	18	28	18	28	14	20	28	12	8	14	38	6	22	32	8	28	24	20	26	14	22	28	10

über Polymyxin B sind sie mäßig empfindlich, Gonokokken dagegen resistent; ähnliche Wirkung zeigt Colimycin: anspruchslose empfindlich; Gonokokken und Meningokokken resistent.

Besonders bemerkenswert ist das unterschiedliche Ansprechen auf Penicillin. Während sich die Saccharolyten nur mäßig empfindlich bis resistent erweisen, sind die Asaccharolyten ähnlich den pathogenen N. gonorrhoea und N. meningitidis empfindlich bis hochsensibel. Von den Asaccharolyten sind N. catarrhalis und N. ovis am empfindlichsten, während N. flavescens hier eine Mittelstellung einnimmt. Ähnlich verhalten sich die anspruchslosen Neisserien gegenüber Bacitracin: N. catarrhalis sensibel, N. flavescens und andere Saccharolyten mäßig bis resistent.

Dieses unterschiedliche Verhalten verschiedener Antibiotica gegenüber bietet neue Aspekte hinsichtlich der Unterscheidung der Gattungen Neisseria und Gemella. So wurde Gemella haemolysans bekanntlich zunächst als Angehörige der Gattung Neisseria beschrieben. BERGER hat sie dann im wesentlichen auf Grund des von allen anderen Neisserien abweichenden Respirationssystems aus ihrer Gattung herausgenommen und ein eigenes Genus, Gemella, für sie geschaffen.

An Hand der Antibioticaresistenz läßt sich zusätzlich zeigen, wie groß die biologischen Unterschiede zwischen diesen beiden Gattungen sind (siehe Tab. 1).

Aus unserem Krankengut haben wir Resistenzanalysen bei fünf anspruchslosen Neisseriaarten: N. catarrhalis; N. flava; N. perflava; N. subflava; N. sicca durchgeführt. Die Ergebnisse weichen etwas von denen BERGERS ab, was in der unterschiedlichen Versuchsmethodik — dort Röhrchen-Reihenverdünnungstest, bei uns Blättchentest — begründet ist. Sie sind aus Tab. 2 zu entnehmen.

Betrachten wir uns einmal die total resistenten Stämme, so ergeben sich bei den einzelnen Arten die Zahlen der Tab. 3.

Tabelle 3. *Anteil der antibioticaresistenten Varianten bei 60 anspruchslosen Neisseriastämmen*

Neisseria	Zahl der Stämme	Pen	Tetra	Strepto	Oleando	Chlor.	Ery-thro.	Kana	Neo
catarrhalis	28	6	16	12	8	4	4	10	10
perflava	12	2	0	6	0	2	4	8	4
flava	8	4	0	0	0	0	0	2	4
subflava	8	2	2	2	0	0	0	0	2
sicca	4	0	0	0	0	0	0	0	2
Gesamt	60	14	18	20	8	6	8	20	22

Die Gesamtzahl der untersuchten Stämme ist nicht groß. Man kann aber doch deutlich sehen, daß der Anteil an antibioticaresistenten Varianten erheblich ist. Das unterstreicht auf jeden Fall die Notwendigkeit der Resistenzanalyse vor Einleitung antibiotischer Therapie bei Vorliegen von sogenannten anspruchslosen Neisserien als Krankheitserreger.

W. Curth, New York: Soziale Probleme der Geschlechtskrankheiten unter den Jugendlichen in New York

Viele von Ihnen und unter uns Amerikanern fragen sich, wie es kommt, daß es in einem so reichen Lande wie den Vereinigten Staaten zu Aufständen fast revolutionären Charakters der Neger gegen die Weißen kommen konnte. Ich möchte Ihnen dazu einige Streiflichter aus einer jahrzehntelangen Erfahrung unter der Negerbevölkerung New Yorks geben.

Seit 1935 bin ich der Leiter einer Poliklinik für Geschlechtskrankheiten der Stadt New York in Harlem, einem armen Stadtteil, wo fast nur Neger und Portorikaner wohnen. Viele der 800 000 Neger New Yorks stammen aus den Südstaaten der Union; sie sind ungelernte Arbeiter mit nur rudimentärer Schulbildung. Die Portorikaner sind Mischlinge von Spaniern und Negern in allen Farbabstufungen von fast weiß bis zu reinen Vollblutnegern; sie legen großen Wert auf ihr spanisches Erbteil und wollen nicht auf die gleiche Stufe wie die amerikanischen Neger gestellt werden. Sie stammen von der Insel Puerto Rico im karibischen Meer, die 1900 von Spanien an die Vereinigten Staaten abgetreten wurde. Mit 2 000 000 Einwohnern ist die kleine Insel stark übervölkert, die früher schlechte wirtschaftliche Lage hat zu einer Massenauswanderung geführt, so daß nach 30 Jahren die Bevölkerung New Yorks jetzt 700 000 Portorikaner aufweist. Da viele nicht Englisch können, mußte ich als weitere Sprache noch Spanisch erlernen.

Der Stadtteil Harlem, in dem sich die Klinik, an der ich arbeite, befindet, besteht aus meist sehr heruntergekommenen Mietshäusern aus dem vorigen Jahrhundert mit unzureichenden Toiletten und Badezimmern. Häufig teilen sich mehrere Familien in eine Wohnung. Bei den ärmeren Negern ist ein geordnetes Familienleben im europäischen Sinne kaum vorhanden; der Vater spielt im besten Falle eine untergeordnete Rolle; meist ist er aus dem Familienkreis verschwunden. Eine Negerin hat häufig viele Kinder von verschiedenen Männern, die auch nicht mehr aufzufinden sind. Es gibt in den USA keine polizeiliche Meldepflicht. Die alleinstehende Mutter wird von der städtischen Wohlfahrt unterstützt, aber sie kann sich nur wenig um die heranwachsenden Kinder kümmern. Bei Kindern und Müttern fehlen moralische oder ethische Grundbegriffe, und von der Schule allein kann man in einer solchen Situation nicht zu viel erwarten. Es gibt Familien, in denen schon die zweite oder dritte Generation nie gearbeitet hat und nur von der öffentlichen Unterstützung lebt. — Bei den Portorikanern ist zwar der Familienzusammenhang besser, aber die schlechten Wohnverhältnisse treiben die Kinder auf die Straße, wo die den üblichen Einflüssen des Großstadtmilieus ebenso ausgesetzt sind wie die Neger. Von den Jugendlichen bis zum Alter von 25 Jahren sind 40% ohne Beschäftigung. Hoffnungslosigkeit, Verbitterung, Mangel an Aufstiegsmöglichkeiten, miserable Wohnungsverhältnisse, zerrüttetes Familienleben und in den Südstaaten Rechtlosigkeit, Unterdrückung und Ausbeutung durch die weiße Bevölkerung haben den Boden für die Unruhen vorbereitet.

Die New Yorker Jugend ist infolge des südlichen Klimas weit früher geschlechtsreif als in Nordeuropa. Venerische Infektionen bei 12 bis 17 jährigen New Yorker Knaben und Mädchen sind an der Tagesordnung. Die Motivierung zum Sexualverkehr liegt häufig in der Gruppenpsychologie; es ist schwer für den einzelnen nicht mitzumachen, wenn jeder in der Gruppe, der er angehört, Geschlechtsverkehr ausübt. Eine andere Motivierung für zeitigen Geschlechtsverkehr ist Geldverdienst. Um Geld in die Hand zu bekommen, geben die Knaben sich zu homosexuellen Handlungen mit älteren Männern hin. Unter den Homosexuellen New Yorks ist die Syphilis sehr häufig. 40% aller frischen Syphilisfälle sind auf homosexuellen Verkehr zurückzuführen.

Ein Beispiel zur Illustration: Ein zwölfjähriger Knabe mit condylomata lata ad anum gibt an, von einem 17 jährigen Jugendhelfer (ein Titel, den der junge Mann sich selbst zugelegt hatte) auf homosexuellem Wege angesteckt worden zu sein. Dieser „Führer der Jugend" hatte eine Gruppe von etwa 20 Schulknaben um sich gesammelt, die nach Schulschluß mit Wissen der Eltern und gegen Bezahlung auf Spielplätzen und Turnhallen beschäftigt werden sollten. Statt dessen benutzte der Leiter die Gelegenheit, mit seinen Zöglingen homosexuell zu verkehren und, da er an frischer Syphilis litt, fast alle Knaben zu infizieren. Bei den schlechten Wohnverhältnissen kam es zu weiteren Infektionen der Brüder und Schwestern der Angesteckten (bei den letzteren wohl gelegentlich durch Inzest). Es gelang uns, insgesamt 23 Syphilisfälle aus dieser einen Quelle zur Behandlung zu bringen. — Keiner der Eltern erstattete Anzeige; jeder fürchtete Racheakte; wir als Ärzte konnten, durch die ärztliche Schweigepflicht gebunden, den Urheber auch nicht dem Staatsanwalt melden. Schließlich erfuhr ich, daß der sogenannte Jugendhelfer einige Monate vorher aus einer Irrenanstalt als nicht gemeingefährlicher Schizophrener entlassen worden war. Daraufhin gelang es mir, ihn in dieselbe Anstalt zurückbringen zu lassen. Nach 6 Monaten war er wieder draußen und wird jetzt von der Polizei wegen anderer Delikte gesucht. Es herrscht im allgemeinen unter der Bevölkerung Harlems, berechtigt oder nicht, große Furcht vor der Polizei und den Gerichten. Kennzeichnend ist, daß bei dem gelegentlichen Besuch eines Polizisten der Warteraum der Klinik sich sehr schnell leert.

Die Behandlung wird durch den Mangel an Krankheitseinsicht unserer Jugendlichen gefährdet. Trotz eingehender Belehrung durch Ärzte, einschließlich eines Psychiaters, von Krankenschwestern und sozialen Fürsorgerinnen wird entweder der Verkehr mit demselben Partner fortgesetzt oder mit neuen Individuen aufgenommen. Ein Vergleich aus den Jahren 1956 und 1965 zeigt, daß die Auflockerung und Zerstörung der Familie große Fortschritte gemacht hat und daß dementsprechend soziale und emotionelle Probleme noch zugenommen haben.

Ein weiteres Übel ist die große Zahl von Heroin-Rauschgiftsüchtigen; es gibt etwa 30000 in New York. — Ein Mann, der dem Heroin verfallen ist, braucht pro Tag 15—20 Dollar, d.h. 60—80 DM, um sich das Mittel zu verschaffen. Durch ehrliche Arbeit kann diese Summe nicht verdient werden. Dazu kommt, daß er durch das Heroin arbeitsunfähig wird. Er beschafft sich das Geld entweder durch Einbruch, Autodiebstahl, Raubüberfall, Zuhälterei oder durch Heroinverkauf, meist an Jugendliche. Die weiblichen Heroinsüchtigen verfallen oft der Prostitution. — Als Begleiterscheinung des Heroins sehe ich oft schwach positive Syphilisseroreaktionen, die sich erst durch die Reitersche oder andere Spirochätenproben als Pseudoreaktionen entpuppen. Bei Neugeborenen von heroinsüchtigen Müttern haben wir nicht nur das Problem der fälschlich positiven Seroreaktion, sondern auch das derselben akuten Entziehungserscheinungen durch plötzliches Absetzen des Heroins wie beim Erwachsenen.

Die Gonorrhoe der Jugendlichen bietet nur gelegentlich therapeutische Schwierigkeiten. Normalerweise erzielt man mit einer einmaligen Dosis von 2,4 Millionen Einheiten von Penicillin in Öl i. m. gegeben gute Resultate, die Heilung wird durch Abstrich und Kultur kontrolliert. Aber gerade weil die Heilung so schnell gelingt, kommt es zu Reinfektionen. — Bei Penicillinallergie geben wir Streptomycin i. m. oder Tetrazyklin-Präparate per os. — In einem Falle mußte ich schließlich, da Abstrich und Kultur wochenlang trotz Penicillin, Streptomycin und Sulfamedikamenten positiv blieben, eine Woche lang täglich 2 g Terramycin geben, damit erreichten wir Heilung. Gelegentlich sehen wir penicillinresistente Gonorrhoe bei Amerikanern, die sich ihre Gonorrhoe aus Mexiko mitbringen. Die Prostituierten in den mexikanischen Grenzstädten erhalten regelmäßig ein bis zweimal wöchentlich eine halbe Million Einheiten Penicillin mit dem unerwünschten Nebeneffekt, daß ihre Gonokokken penicillinresistent werden.

Vom epidemiologischen Standpunkt aus ist es von Interesse, daß wir den oder die weiblichen Partner eines Gonorrhoeikers behandeln, gleichgültig ob bei ihnen Gonokokken gefunden werden oder nicht.

Ebenso wird bei frischer Syphilis der Partner oder, falls mehrere Partner vorliegen, werden alle prophylaktisch behandelt; die übliche Dosis ist 2,4 Einheiten Penicillin für Gonorrhoe oder Syphilis. Gelegentlich geraten wir in Schwierigkeiten, wenn es sich um prophylaktische Behandlung von Jugendlichen handelt. Gesetzlich müßte die Genehmigung der Eltern vor der Behandlung eingeholt werden; meist kommt nur die Mutter in Frage, die unter Umständen tagsüber arbeitet. Die Jugendlichen wollen begreiflicherweise zu Hause über eventuelle Ansteckung nichts verlauten lassen. Wenn man dann prophylaktisch Tetrazyklin-Tabletten in genügender Menge gibt, so vermeidet man die eventuelle Nebenwirkungen des Penicillins. Erweist sich jedoch nach wenigen Tagen, daß bei den jugendlichen Partnern nicht nur ein Verdacht auf eine Infektion, sondern auch eine tatsächliche Ansteckung vorliegt, so kann man auch ohne Erlaubnis der Eltern die Behandlung mit Penicillin fortsetzen.

Zum Abschluß möchte ich betonen, daß endlich die Regierung energische Maßnahmen eingeleitet hat, um das Los dieser unglücklichen Neger und Portorikaner zu verbessern. Gelingt es, ihre wirtschaftliche Lage zu heben, so würden viele der sozialen Übel verschwinden und damit die Probleme der Geschlechtskrankheiten weitgehend behoben werden.

A. Perdrup, Kopenhagen: Einfluß der sozialhygienischen Entwicklung auf das Vorkommen der Gonorrhoe

Die Sozialhygiene ist ein weitläufiger Begriff, welcher im Zusammenhang mit Geschlechtskrankheiten die geschlechtliche Gesundheit einschließlich individueller Sexualhygiene, gesunder Ehe- und Familienverhältnisse und Sexualunterricht umfaßt. Doch darf man nach Dorland das Wort Sozialhygiene als einen Euphemismus für „venereal disease control", d. h. gesellschaftliche Maßnahmen gegen venerische Krankheiten, anwenden. In dieser Weise möchte ich mein Referat verstehen und thematisch beschränken.

Geschlechtskrankheiten bevorzugen natürlich die sexuell aktiven Altersklassen, häufen sich aber in den sogenannten Problemgruppen, deren Bedeutung als Reservoir für die Verbreitung dieser Krankheiten von Ort zu Ort und von Zeit zu Zeit wechselt.

Die *Prostituierten* sind seit Jahrhunderten als Problemgruppe erkannt. Ursprünglich hat man der Verbreitung von Geschlechtskrankheiten durch Bewegungsbeschränkungen und durch Strafe der Scorta besonders entgegengearbeitet. In diesem Jahrhundert hat sich aber das Verständnis dafür entwickelt, daß die Prostitution ein Produkt sozialer Not ist.

Not war früher synonym mit weltlicher Armut; in gewissen Überflußgesellschaften aber gibt es eine Prostitution, die zwar aus sozialen Bedürfnissen, aber nicht aus Arbeitslosigkeit, ökonomischer Armut und Hunger entspringt.

Statistische Untersuchungen von WILLCOX (1961) zeigen z. B., daß das männliche Klientel venerologischer Kliniken in Singapore und in England von Prostituierten in 97% bzw. 36% infiziert wurde. Die dominierende Bedeutung der Prostituierten als Infektionsquelle im Fernen Osten ist nicht aus der Armut allein zu verstehen, denn sie sind dort nicht sozial eben so deklassiert wie in Europa. Am Ende meines Referats werde ich Ihnen beispielsweise zeigen, daß sozialhygienische Maßnahmen, die sich gegen die Prostituierten allein richten, eine nützliche Wirkung auf die Verbreitung von Gonorrhoe gehabt haben.

Vor 4 Jahren habe ich in der Sowjetunion die Bekämpfung venerischer Krankheiten studiert. Ihr Vorkommen war, soweit ich ersehen konnte, bedeutend niedriger als in den westlichen Ländern. Es gibt natürlich eine Mannigfaltigkeit von Ursachen für diesen Unterschied. Besonders auffällig sind: strenge Kontrolle aller Individuen, ein strenger Moralkodex, der die Promiscuität als unwürdig für den kommunistischen Menschen herausstellt, und Mangel an der bei uns überhandnehmenden Sexualisierung des täglichen Lebens. Es kam mir vor, als ob dort die Prostitution kein Problem mehr darböte. Dies war der Stand vor 4 Jahren; jetzt soll sich dies etwas geändert haben.

Die *Seeleute* machen eine andere seit langem wohlbekannte Problemgruppe aus. Viele Fälle von Gonorrhoe werden natürlich ohne Registrierung an Bord behandelt. Doch hat GUTHE (1964) die Größe des Problems durch einige Statistiken beleuchtet: An Bord holländischer Schiffe mit Sanitätern — und deswegen mit leidlicher Statistik — wurden 17% der Mannschaft infiziert. In der schwedischen Handelsmarine werden jedes Jahr 20% der Seeleute wegen Geschlechtskrankheiten behandelt; ähnliches wird von deutscher Quelle berichtet. Unter finnischen Seeleuten hat man Geschlechtskrankheiten 16 mal häufiger als unter der sonstigen männlichen Bevölkerung des Landes gefunden. Es ist also verständlich, daß Geschlechtskrankheiten in den Hafenstädten besonders häufig sind und daß das Vorkommen mit der Intensität der Schiffahrt variiert, das heißt mit der ökonomischen Aktivität. *Migrierende Arbeiter* als Problemgruppe sind besonders von englischen Untersuchern beleuchtet. WILLCOX (1961) hat mitgeteilt, daß über die Hälfte der Gonorrhoefälle in Manchester bei Personen vorkamen, die außerhalb Großbritanniens geboren waren. Diese Immigranten werden meistens erst nach ihrer Ankunft in England infiziert und stellen dann ein infektiöses Reservoir dar. Ob die Fremdarbeiter in Deutschland ein ähnliches Problem darbieten, ist mir nicht bekannt.

Junge Mädchen — sogenannte teenagers — in der Altersklasse von 15—19 Jahren werden in zunehmender Anzahl mit Gonorrhoe infiziert. In Kopenhagen ist der Anteil der Teenager an weiblicher Gonorrhoe allmählich gestiegen, von 18% auf 40% im Zeitraum von 1944—1960. Danach haben wir einen geringen Abfall registriert. So hat sich der Gipfel der Altersverteilung in den Jahren von 1957 bis 1962 gegen jüngere Alterszahlen verschoben. In den folgenden Jahren sind jedoch die Gipfel dieser Alterskurven wieder langsam in Richtung höherer Altersklassen zurückgerückt.

Bei Männern hat die Gonorrhoefrequenz ähnliche Altersvariationen nicht erlitten.

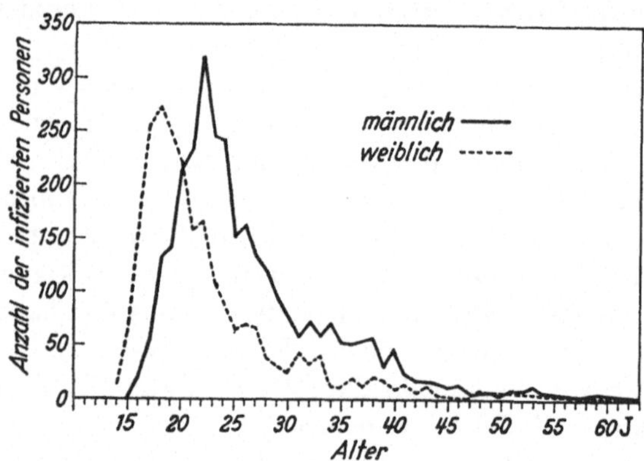

Abb. 1. Altersverteilung der Gonorrhoe in Stockholm

In Schweden, einem der reichsten Länder Europas, ist das Teenagergonorrhoeproblem noch ausgeprägter als in Dänemark, und dort ist mir keine Tendenz in Richtung einer Abnahme dieses Problems bekannt. Abb. 1 (nach GÄSTRIN u. KALLINGS, 1964) zeigt die Altersverteilung bei männlichen und bei weiblichen Gonorrhoekranken in Stockholm im Jahre 1963. Vielleicht begegnet uns hier ein Nebenprodukt des Wohlstandes in Verbindung mit einer schnellen Änderung der Moralbegriffe.

Das sogenannte „Wirtschaftswunder" mancher Industrieländer im Westen hat tiefgreifende soziologische Strukturänderungen mit sich gebracht, welche das Verbreiten von Geschlechtskrankheiten begünstigen können.

In den Entwicklungsländern sieht man, wie die fortschreitende Zivilisation eine folgenschwere soziologische Änderung bewirkt. Hier hat man aber nur selten eine zuverlässige Medizinalstatistik. Doch kann ich als Beispiel erwähnen, daß Grönland seit Anfang der 50er Jahre ein typisches Entwicklungsgebiet geworden ist. Im gleichen Zeitraum ist das Gesundheitswesen modernisiert worden, und es gibt eine gute Medizinalstatistik, die eine Steigerung der Gonorrhoehäufigkeit von 44 auf 112 $^0/_{00}$ der Bevölkerung zwischen 1952 und 1962 meldet.

Zum Schluß werde ich Ihnen eine Kurve über die Häufigkeit von Mannes- und von Frauengonorrhoe in Kopenhagen zeigen, um die sozial-hygienische und ökonomische Entwicklung während einer Zeitspanne von 87 Jahren zu überblicken, nämlich von 1877—1964. Man darf wohl die Diagnose Gonorrhoe beim Mann als einigermaßen zuverlässig ansehen, und man darf wohl auch damit rechnen, daß die Unsicherheit der Statistik durch alle Jahre ziemlich gleichmäßig gewesen ist, da die Meldepflicht seit 1877 nach unveränderten Richtlinien ausgeführt worden ist. Die Registrierung ist rein numerisch und für die Ärzte sehr einfach.

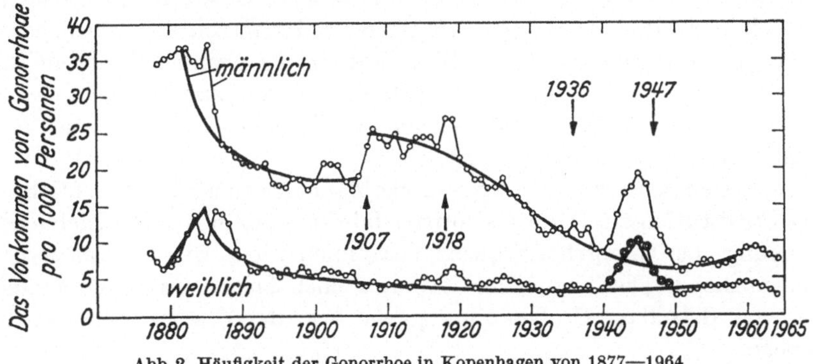

Abb. 2. Häufigkeit der Gonorrhoe in Kopenhagen von 1877—1964

Dazu kommt, daß wir in Dänemark seit 20 Jahren ein einziges, gemein-sames Zentrallaboratorium für die Züchtung von Gonokokken haben. Dadurch gibt es bei uns eine Möglichkeit, die Zuverlässigkeit der Meldung zu prüfen. Es hat sich gezeigt, daß die offiziellen Statistiken etwa 40 $^0/_0$ zu niedrige Werte zeigen. Ich habe die Zahlen von Kopenhagen vorgezogen, weil diese große Hafenstadt ein empfindlicheres Anzeigeinstrument ist als ganz Dänemark (Abb. 2).

Die obere Zick-Zack-Kurve zeigt das Vorkommen der Gonorrhoe beim Mann. Die Punkte zeigen die registrierte Anzahl pro Tausend männ-licher Einwohner. Die gleichmäßig verlaufende Kurve stellt eine einfache graphische Ausgleichung dar. Von 1880—1900 zeigt die Kurve einen steilen Abfall. Gleichzeitig führte man eine sehr strenge polizeiliche Kontrolle der Prostitution durch. Der wichtigste Teil dieser Kontrolle bestand aus Reglementierung (Einschreiben bei der Polizei) und periodi-scher ärztlicher Kontrolle. Im Jahre 1900 wurden die Bordelle verboten, und 1906 wurden auch Reglementierung und periodische ärztliche Kon-trollen aufgehoben. Dieser „Liberalisierung" folgt schlagartig (1907) eine gewaltige Steigerung der Anzahl von Gonorrhoe-Fällen beim Mann. Am Ende des ersten Weltkrieges, 1918 und 1919, war Kopenhagen Austausch-

ort für Kriegsgefangene, und gleichzeitig trat eine Steigerung der Mannesgonorrhoe in der Stadt auf.

Nach dem ersten Weltkrieg folgen einige ziemlich ruhige Entwick-
lungsjahre. Gleichzeitig mit der Wirtschaftdepression um 1930 mit verminderter Schiffahrt sieht man eine Verminderung der Häufigkeit der
männlichen Gonorrhoe. Der zweite Weltkrieg bringt eine enorme Fre-
quenzsteigerung mit sich. Danach hat man — wie überall in der Welt —
einige recht niedrige Werte am Anfang der 50er Jahre. Eine erneute
Steigerung nach 1957 fällt mit dem Wirtschaftsaufschwung zusammen.
Gleichzeitig kamen viele wohlhabende Militärpersonen auf Urlaub nach
Kopenhagen und hatten offenbar häufigen Kontakt mit HwG-Damen.
In den letzten Jahren hat dieser militärische Zustrom nachgelassen.
Dazu kommt, daß die starken Jahrgänge der Kriegszeit von schwächeren
Jahrgängen abgelöst wurden. Diese Faktoren stehen vielleicht in Zu-
sammenhang mit der Abnahme der Häufigkeit von Mannesgonorrhoe der
letzten Jahren. Vielleicht ist es auch ein Zeichen dafür, daß die Wirt-
schaftslage nicht mehr so gut ist.

Man sieht also, wie sozialhygienische Maßnahmen wie Reglementierung
der Prostitution am Ende des vorigen Jahrhunderst mit einer erheblichen
Senkung der Gonorrhoefrequenz zusammenfallen, wie Liberalisierung
und Aufhebung der Kontrollmaßnahmen einen Anstieg mit sich brachten,
der von derselben Größenordnung war wie der Anstieg während des
Krieges.

Die Einführung der Sulfonamidbehandlung im Jahre 1937 hatte
keinen Einfluß auf die Kurve, und die Einführung der Penicillinbehandlung trifft die Kurve, wo sie bereits im Abfall begriffen ist. Wenn auch
die Penicillinbehandlung einen Einfluß gehabt hat, ist er aber bei weitem
nicht von der Größenordnung des Einflusses der sozialen Entwicklungen.

Literatur

Gästrin, B., u. L. O. Kallings: Acta derm.-venereol. (Stockh.) **44**, 286 (1964).
Guthe, T.: T. norske Lægeforen. **1964**, 1262
Lind, I.: Ugeskr. Læg. **1964**, 637.
Willcox, R. R.: Bull. Wld Hltd Org. **24**, 357 (1961).

**G. Lomholt, Kopenhagen: Die Gonorrhoe-Situation in Grönland
und die epidemiologische Bekämpfung dieser Krankheit**

Es wird über die Häufigkeit der Gonorrhoe unter der grönländischen
Bevölkerung durch ein „pilot-study" berichtet. Die Untersuchung und
die Behandlung sind von epidemiologischen Gesichtspunkten aus geleitet
worden. Die jährliche Incidenz meint man nach dieser Untersuchung zu
etwa 20% festsetzen zu können, wobei man jedoch in einem besonderen

Gebiet eine Incidenz von 40°/₀ findet. Die Krankheit greift besonders unverheiratete Personen von 16—29 Jahren an. Von Personen mit Gonorrhoe geben 49°/₀ der Männer und 68°/₀ der Frauen an, daß sie früher dreimal oder öfter Gonorrhoe gehabt haben. Ebenso viele Frauen wie Männer mit Gonorrhoe sind registriert. In drei Wochen geben die Frauen 2,7 Kontakte an und die Männer 1,9 Kontakte. Die Bedeutung einer sorgfältigen Kontaktaufspürung wird hervorgehoben, nachdem man nachgewiesen hat, daß nur eine Frau spontan zur Untersuchung gekommen ist; die übrigen sind bei der Kontaktaufspürung und extraordinären Untersuchung der Patienten, die früher wegen Gonorrhoe behandelt wurden, gefunden worden. Die Prinzipien dieser extraordinären Untersuchung und Behandlung, der sogenannte „G-Tag", wird klargelegt. Komplikationen erscheinen auffallend selten. Die Sexualsitten der Grönländer sind analysiert worden.

Man hat die Widerstandsfähigkeit von 152 Gonokokkenstämmen gegenüber Penicillin, Tetracyclin und Streptomycin untersucht. Da man früher große Resistenz gegenüber einer gewöhnlichen Behandlung mit Benzathinpenicillin und Procainpenicillin, in Milliondosen gegeben, nachgewiesen hat, hat man eine Behandlung mit Benzylnatriumpenicillin (5 Mill. iE) mit Probenecid (1 g) zu kombinieren versucht. Der Effekt dieser Behandlung ist gut gewesen, indem man nur ein einzelnes Rezidiv nachgewiesen hat unter 228 behandelten Gonorrhoe-Fällen.

Man skizziert einen Plan zur Bekämpfung der sehr bedeutsamen Gonorrhoehäufigkeit unter der grönländischen Bevölkerung. Dieser Plan, der ein rein epidemiologisches Ziel hat, ist vom grönländischen Landesrat angenommen und im Sommer 1965 mit primären guten Erfolgen angelaufen.

Wird im Frühjahr 1966 in „British Journal of Venereal Diseases" veröffentlicht.

H. J. Conraths, Freiburg: Kasuistischer Beitrag zur praktischen Bedeutung sogenannter Pseudogonorrhoe

In den einleitenden Vorträgen von Storck u. Rinderknecht, Fegeler sowie Meyer-Rohn wurde bereits von der jeweiligen Thematik des Referates aus über jene Erreger berichtet, die man praktikablerweise als „Pseudo-Gonokokken" zusammengefaßt. Diese — nach Berger auch anspruchslose Neisserien genannten — Diplokokken können, wie ausgeführt, eine Urethritis, eine „Pseudo-Gonorrhoe", verursachen; sie sind auch im nach Gram gefärbten Abstrich kaum mit letzter Sicherheit von den wahren Gonokokken zu unterscheiden; nur die kulturelle Untersuchung ergibt ihre sichere Abgrenzung; schließlich ist die Varianz ihrer Empfindlichkeit gegen Penicillin und andere Antibiotica wesentlich höher als die der Gonokokken. Solche durch anspruchslose Neisserien verursachte Urethritiden, Fälle sogenannter Pseudo-Gonorrhoe, spielen in unserem Krankengut eine von Jahr zu Jahr schnell zunehmende Rolle. In letzter Zeit überstieg ihre Anzahl sogar die der von uns gesehenen echten Gonorrhoen und erreichte fast die Zahl der Urethritiden, die durch andere — nicht gonokokkenähnliche — Bakterien verursacht waren. Diese zahlenmäßige Zunahme hat wohl nicht zuletzt ihre Ursache darin, daß diese Fälle wegen ihres schlechten Ansprechens auf Antibiotica nach mehr oder weniger häufigen, mißlungenen Therapieversuchen schließlich in einem hohen Prozentsatz (meist als „therapieresistente Gonorrhoe") der Klinik zugewiesen werden. Wegen der ausgeprägten Resistenzentwicklung der anspruchslosen Neisserien gegen die verschiedensten Antibiotica ist aber für die Zukunft mit einer weiteren Vermehrung auch der absoluten Zahl solcher Fälle zu rechnen, und es ist abzusehen, daß nicht nur in der Klinik, sondern auch in der Praxis Fälle der Pseudo-Gonorrhoe eine auch zahlenmäßig wichtige Rolle spielen werden, was bereits heute vielfach unerkannt der Fall sein dürfte.

Fall 1. Bei einem 23jährigen Studenten war im Laufe 1 Jahres zehnmal, und zwar an sechs verschiedenen Stellen, davon zweimal im Ausland, aufgrund mikroskopischer Untersuchung die Diagnose Go gestellt und mit immer höheren Penicillindosen (bis zu 50 Mill. E!) behandelt worden. Jedesmal leichte Rückbildung der an sich wenig ausgeprägten Urethritis, aber ebenso regelmäßig Rezidiv nach wenigen Tagen. Da auch der zuletzt behandelnde Arzt keine Änderung des klinischen Bildes und des tatsächlich außerordentlich gonorrhoeähnlichen mikroskopischen Bildes auf Penicillin sah, erfolgte Zuweisung als „therapieresistente Gonorrhoe". Befund: leichter, seröser Ausfluß. Mikroskopisch zahlreiche auch intracellulär gelagerte gram-negative Diplokokken. Kulturell handelte es sich um Neisseria catarrhalis, Reinkultur. Das Antibiogramm ergab die erwartete Penicillinresistenz; auf Tetracyclin erscheinungsfrei; Nachbeobachtungszeit $^1/_2$ Jahr.

Ebenso wurde bisher bei allen anderen als „therapieresistente Go" zugewiesenen Patienten das Vorliegen lediglich einer Pseudo-Go. nachgewiesen. Ob bei diesen Patienten anfänglich einmal eine wahre Go vorgelegen hatte, muß natürlich offengelassen werden.

Fall 2. Bei einem 52jährigen Mann kam es im Laufe von 1—2 Wochen zu einer mittelgradigen Urethritis mit serösem Ausfluß. Die ihm aufgrund mikroskopischer Untersuchung mitgeteilte Diagnose „Go" wurde von dem Pat. nicht akzeptiert, da er — seit 25 Jahren verheiratet — die Möglichkeit eines durch außerehelichen GV erworbenen Infektes (für sich und seine Frau) strikt ablehnte. Ein weiterer aufgesuchter Arzt glaubte, mikroskopisch ebenfalls eine Go feststellen zu müssen, überließ die Stellung der Diagnose dann aber wegen der eindeutigen Angaben des Pat. der Klinik, wo eine Pseudo-Go ermittelt wurde.

Auch in acht weiteren Fällen sprachen die anamnestischen Angaben der Patienten von vornherein gegen einen Go-Infekt, sei es, daß hier eine entsprechende Infektmöglichkeit überhaupt verneint wurde, sei es, daß eine solche Wochen bis Monate zurücklag. Da solche Angaben bei

Patienten mit Pseudo-Gonorrhoe wesentlich häufiger vorkamen als bei denen mit echter Gonorrhoe, scheint es uns kein Fehler zu sein, bei der Abschätzung Go/Pseudo-Go die anamnestischen Angaben der „venerisch Erkrankten" zumindest in Betracht zu ziehen.

Fall 3. Ein 30 jähriger Mann erhielt wegen einer Urethritis uns nicht mehr festlegbarer Natur unter der Diagnose Go von seinem Hausarzt Penicillin. Abklingen und Rezidiv nach 3 Tagen. Erneute Penicillinbehandlung unter Mitbehandlung der Partnerin. Abklingen und Rezidiv nach 2 Tagen. Bei einem anderen Arzt wurde dann weiterhin unter der Diagnose Go Streptomycin gegeben. Rezidiv nach 2 Tagen. Der Pat. erhielt dann Reverin und Furadantin; Rezidiv nach 2 Tagen. Es erfolgte Überweisung an die Klinik als therapieresistente Go. Wir fanden einen mittelstarken eitrig-gelben Ausfluß, mikroskopisch ein für Pseudo-Go typisches Bild und kulturell ein reines Wachstum von Neisseria catarrhalis. Entsprechend Antibiogramm wurde Oleandomycin gegeben; Rezidiv nach 4 Tagen. Entsprechend erneutem Antibiogramm (gegen Oleandomycin diesmal resistent) wurde hochdosiert Novobiocin gegeben. Rezidiv nach 3 Tagen mit dann festlegbarer Resistenz gegen Novobiocin. Auf langfristige und hochdosierte Chloramphenicolgabe dann erscheinungsfrei. Nach 4 Monaten aber beginnendes Rezidiv mit wieder gleichartigem klinischem mikroskopischem und kulturellem Befund. Auf erneute hochdosierte Chloramphenicolgaben (entsprechend Antibiogramm) wieder erscheinungsfrei. Nachbeobachtungszeit 3 Monate.

Dieser Fall stellt zwar den therapeutisch undankbarsten unserer bisherigen Beobachtung dar, fällt aber durchaus nicht aus dem Rahmen des bislang Gesehenen. Rezidive nach wenigen Tagen trotz Behandlung entsprechend Antibiogramm sind keine Ausnahme, ebensowenig wie ein Neuaufflackern der Urethritis bis viele Monate nach „erfolgreicher" Behandlung. Bei letzterem wäre zu fragen, ob sich es hier nicht um eine Neubesiedlung der Urethra mit anspruchslosen Neisserien handelt und ob einer solchen Neubesiedlung bei dem weitgehend ubiquitären Vorkommen der Erreger überhaupt vorgebeugt werden kann. Daß es sich um eine Pseudo-Go handeln kann, auch wenn die äußeren Umstände zunächst dagegen sprechen (und für die Übertragung der Pseudo-Gonorrhoe durch GV), zeigen folgende Beobachtungen:

33 jähriger Mann hat nach Auslandsreise der Ehefrau erstmalig wieder GV mit dieser. 2 Tage später mittelstarker Ausfluß. Mikroskopisch: gram-negative teils intracelluläre Diplokokken, die im Aussehen für anspruchslose Neisserien sprechen. Kulturell: mehrfach keine Gonokokken, sondern lediglich anspruchslose Neisserien nachweisbar.

22 jährige Frau wird als vermutliche Infektionsquelle für Go zugewiesen, ohne daß der zur Meldung Anlaß gebende Partner von uns gesehen wurde. Sofort wird ein anderer ständiger Partner dieser Pat. ebenfalls zum Ausschluß einer Go herangezogen und bei ihm eine seit 3 Wochen bestehende mittelgradige Urethritis festgestellt; wider Erwarten findet sich aber im Abstrich ein zwar suspektes, aber von der Gonorrhoe doch abweichendes Bild, und die mehrfache kulturelle Untersuchung ergibt keine Gonokokken, sondern Pseudo-Gonokokken. Bei der deshalb besonders sorgfältig untersuchten Frau fanden sich — allerdings hinter einer bakteriellen Mischflora zurücktretend — gleichfalls lediglich Pseudo-Gonokokken und nie wahre Gonokokken. Die Urethritis des anderen Partners, auswärts als Go aufgefaßt, erwies

sich nach unserer Ermittlung als therapieresistent auf mehrfache Penicillingaben und wurde schließlich mit einem Breitband-Antibioticum offenbar erfolgreich behandelt. Wahrscheinlich hat es sich auch hier um eine Pseudo-Gonorrhoe gehandelt.

Überblicken wir einen Zeitraum, der ungefähr das letzte Jahr umfaßt, so sahen wir an der Klinik 100 Männer mit einer Urethritis verschiedener Genese, wobei die vereinzelt durch Trichomonaden und Candida albicans verursachten Fälle ausgeklammert seien.

Bakterielle Urethritis durch nicht gonokokkenähnliche Erreger. In 40 der 100 Fälle (manchmal mit Epididymitis oder Prostatitis verbunden) fanden wir im Abstrich mikroskopisch die verschiedensten Erreger vor, die — und das interessiert im Zusammenhang allein — ihrer Gestalt, Lagerung, Anfärbbarkeit usw. nach keine Ähnlichkeit mit Gonokokken hatten, und entsprechend waren hier auch die Kulturbefunde. In diesem Zusammenhang ist von Interesse, daß wir in zehn der Fälle kulturell neben das Bild beherrschenden anderen Bakterien auch anspruchslose Neisserien züchten konnten, die man bei sorgfältiger Nachmusterung der Abstrichpräparate in einem Teil der Fälle dann auch mikroskopisch vereinzelt vorfand.

Gonorrhoe. In 27 der 100 Fälle diagnostizierten wir eine akute Gonorrhoe, wobei die Diagnosen bis auf wenige Ausnahmen kulturell gesichert werden konnten. In allen Fällen war das klinische Bild mit erheblichem eitrigen Ausfluß typisch, eine Infektionsmöglichkeit in den letzten Tagen vor Krankheitsbeginn gegeben und meist auch die Infektionsquelle ermittelbar. Auf die Behandlung mit Penicillin (durchweg dreimal 1 Mill.) folgte eine schnelle Rückbildung der Urethritis, die bis auf einen Fall eines gesicherten Neuinfektes auch endgültig war.

Pseudo-Gonorrhoe. Bei 33 der 100 männlichen Urethritis-Patienten diagnostizierten wir eine Pseudo-Gonorrhoe. Im nach Gram gefärbten Abstrich waren bei diesen Patienten gram-negative, meist reichlich intracellulär gelagerte Diplokokken zu sehen, die echten Gonokokken zumindest recht ähnlich waren. Von einer Pseudo-Gonorrhoe sprachen wir nur in solchen Fällen, wo diese Erreger im Abstrich allein oder zumindest weit überwiegend vorlagen und nicht dann, wenn solche neben zahlreichen anderen Bakterien nur sehr vereinzelt zu sehen waren bzw. lediglich kulturell nachgewiesen werden konnten. Bei aller Ähnlichkeit mit wahren Gonokokken war aber infolge gewisser Abweichungen von deren Bild in den meisten Fällen bereits mikroskopisch der Verdacht auf das Vorliegen einer Pseudo-Gonorrhoe zu stellen, sei es aufgrund atypischer Lagerung (Neigung zu Vierer-Gruppen), sei es aufgrund stärkerer Größenunterschiede, als dies bei Gonokokken vorzukommen pflegt, oder aufgrund einer weniger gleichmäßigen Gram-Anfärbbarkeit.

Kulturell fanden sich naturgemäß in diesen Fällen keine Gonokokken vor, sondern — oft in Reinkultur — anspruchslose Neisserien, über deren

Arten und Kulturverhalten in den Vorreferaten bereits berichtet wurde. Wir fanden in unseren Fällen weit überwiegend Neisseria catarrhalis vor, wie dies auch von anderer Stelle berichtet wird.

Das klinische Bild war in der überwiegenden Zahl dieser Fälle vom üblichen Bild der Gonorrhoe abweichend: Der Fluor fast immer weniger eitrig-gelb, sondern mehr weißlich-serös, das Gesamtbild weniger akut, die Beschwerden entsprechend geringer, und der Beginn hatte meist nicht plötzlich, sondern schleichend eingesetzt. 18 dieser 33 Pseudo-Go-Patienten waren nicht vorbehandelt bzw. lag die Behandlung einer Urethritis specifica/non specifica längere Zeit zurück. Bei den anderen 15 Patienten war eine antibiotische Behandlung der Urethritis im Laufe der letzten Zeit erfolgt, aber bald ein Rezidiv eingetreten. 4 Patienten waren einmal, 4 Patienten zweimal, und 7 Patienten waren sogar drei- bis zehnmal, und zwar dann meist mit verschiedenen Antibioticis, letzlich erfolglos behandelt worden.

In 21 der 33 Fälle von Pseudo-Gonorrhoe war von den einweisenden Ärzten aufgrund mikroskopischer Untersuchung die Diagnose „Gonorrhoe" gestellt und mitgeteilt worden, und in 12 der 15 vorbehandelten Fällen lautete die Zuweisungsdiagnose „therapieresistente Gonorrhoe!". Bei der Schwierigkeit der Abgrenzung von Gonokokken und Pseudogonokokken im Abstrich kann es nicht verwundern, daß in einer Reihe von Fällen auch die Ambulanz der Klinik fälschlich die Diagnose einer wirklichen Gonorrhoe stellte und dies später aufgrund des kulturellen Ergebnisses und der genaueren Durchsicht der Abstrichpräparate in die Diagnose Pseudogonorrhoe ändern mußte.

Bei den *Frauen* tritt in unserem Krankengut das Problem der Pseudo-Gonorrhoe gegenüber den Männern aus verschiedenen Gründen weit zurück. Im Gegensatz zum Mann dürften wie bei der echten Gonorrhoe die urethralen klinischen Erscheinungen und eventuellen Beschwerden nur in seltenen Ausnahmen einmal eine Frau zu einem Arztbesuch bewegen. Infolgedessen handelt es sich auch bei den 29 hierbezüglich von uns untersuchten Patienten ganz überwiegend um Frauen, die im Rahmen der Go-Infektionsquellenforschung ermittelt und zugewiesen waren, bzw. um HwG-Personen; einige wenige waren wegen Fluor zum Ausschluß einer Gonorrhoe überwiesen worden. Bei 9 Frauen ergab sich tatsächlich das Vorliegen einer Gonorrhoe und bei 16 Frauen kein Befund bzw. ein Fluor verschiedener Genese mit bunten mikroskopischem und kulturellen Bild; nur in 3 dieser Fälle fanden wir daneben kulturell vereinzelt anspruchslose Neisserien vor. Lediglich in den verbleibenden 4 Fällen sah man mikroskopisch ein Bild, das — allerdings weniger rein als bei den Männern — dem der Gonorrhoe ähnlich war und das auch kulturell ein reichliches Wachstum anspruchsloser Neisserien aufwies. In 2 der Fälle handelt es sich um Partnerinnen von Pseudo-Gonorrhoe-Patienten, bei den 2 weiteren — von denen einer in der Kasuistik geschildert ist — um Partnerinnen auswärts diagnostizierter und behandelter „therapieresistenter Gonorrhoe"-Patienten.

An *Kindern* wurden 6 kleine Mädchen im Alter zwischen 1 und 10 Jahren untersucht, bei denen eine Vulvo-Vaginitis vorlag. Bei 4 der kleinen Mädchen hatte man auswärts eine Gonorrhoe diagnostiziert und bei 2 bereits ohne Dauererfolg mit Penicillin behandelt; bei den im Abstrich neben anderen Bakterien nachweisbaren gram-negativen Diplokokken handelt es sich aber nicht um Gonokkoken, sondern um anspruchslose Neisserien. Die 2 weiteren Fälle waren zur Stellung der Diagnose überwiesen, bei einem Mädchen fanden sich keine gram-negativen-Diplokokken, bei dem anderen solche nur ganz vereinzelt in der Kultur vor.

Zusammenfassung

Fälle von „Pseudo-Gonorrhoe", hervorgerufen durch die weitgehend ubiquitär vorkommenden anspruchslosen Neisserien, werden von uns zunehmend häufig gesehen. Alle bisher als „therapieresistente Go" zugewiesenen Fälle entpuppten sich als solche. Die Notwendigkeit des Kulturverfahrens wird ausdrücklich unterstrichen und auf die häufige Therapieresistenz hingewiesen.

Die kulturellen Untersuchungen erfolgten im mikrobiologischen Labor der Klinik unter der Leitung von Frau Dr. A. Buck mit der technischen Unterstützung von Frl. Anneleen Asmus.

P. Wodniansky, Wien: Gibt es eine Penicillinresistenz bei Gonorrhoe?

Der Diskussion über die Problematik der Penicillinresistenz und der Rezidive bei der Gonorrhoe seien einige Bemerkungen über die an der I. Univ. Hautklinik unter Prof. Tappeiner in Wien übliche Verifizierung und Behandlung der Gonorrhoe vorangestellt. Die Diagnose erfolgt ausschließlich mikroskopisch. Das kulturelle Verfahren wird nur bei Komplikationen oder fraglichen Rezidiven angewendet und die Wachstumshemmung durch 1 E und durch 10 E Penicillin pro ml geprüft. Bis zum Jahre 1959 kamen alle Patienten zur stationären Behandlung. Seit 1960 werden nur mehr die Frauen und jene Männer aufgenommen, bei denen Komplikationen oder fragliche Rezidive vorlagen. Bis 1960 verwendeten wir das Procain-Penicillin Hypropen® in einer täglichen Dosierung von 2 × 300000 E. Seit 1961 wird eine Ampulle Megacillin® pro die injiziert. Bei Frauen erstreckt sich die Therapie über 3—5 Tage. Bei den Männern wird die Behandlung im allgemeinen an einem einzigen Tage durchgeführt und nur dann über längere Zeit fortgesetzt, wenn eine

Komplikation oder ein fragliches Rezidiv vorliegen. Provokationen waren bis 1959 obligat, wurden aber seit 1960 aufgegeben. Die mikroskopischen Kontrollen erfolgen am 1., 2. und 3. Tag, 1 Woche, 2 Wochen und 4 Wochen nach Behandlungsbeginn bzw. postmenstruell. Wir sprechen erst dann von endgültiger Heilung, wenn diese Untersuchungen bis zum letzten Befund nach 4 Wochen negativ ausfallen. Lassen sich nach primärem Schwinden zu einem früheren Zeitpunkt wieder Gonokokken nachweisen, so sprechen wir von einem fraglichen Rezidiv.

Es muß hervorgehoben werden, daß alle Patienten mit einer einzigen Ausnahme durch die geschilderte Anwendung von Penicillin zur endgültigen Abheilung gebracht werden konnten. Der Erfolg stellte sich auch bei jenen Kranken regelmäßig ein, die als „penicillinresistente Fälle" zur Einweisung kamen oder wegen einer Neuinfektion bzw. wegen eines fraglichen Rezidivs wiederholt behandelt werden mußten. Es ist bemerkenswert, daß die Sekrete durchwegs schon am 1. oder 2. Tag nach Therapiebeginn gonokokkenfrei waren und Kulturen zu diesem Zeitpunkt nicht mehr angingen, so daß die in vielen Fällen durchgeführte Fortsetzung der Penicillinmedikation nur als Sicherheitsmaßnahme erscheinen kann. Bei einem einzigen Patienten, der die Infektion angeblich in Venezuela akquiriert hatte, konnte die endgültige Abheilung erst mit Tetracyklin erreicht werden. In der Kultur fanden sich allerdings Gonokokken, deren Wachstum erstaunlicherweise durch Penicillinzusätze von 1 E pro ml gehemmt wurde. Auf Grund dieser klinischen Erfahrungen scheint die Schlußfolgerung gerechtfertigt, daß es zumindest im geographischen Raum von Wien bis dato keine Gonokokkenstämme gibt, denen eine absolute Penicillinresistenz zukommt. Zur Frage einer relativen Sensibilitätsverminderung kann keine Stellung genommen werden, da die Medikationen von Anfang an in einer Dosierung durchgeführt wurde, die weit über dem Minimalerfordernis liegt.

Im Hinblick auf das Rezidivproblem zeigt ein Vergleich der Gesamtzahlen gonorrhoisch infizierter Patienten mit den Erfolgsquoten, daß die endgültige Heilung in überwiegender Mehrzahl bereits nach der ersten Penicillinmedikation eintrat. Das gilt auch für jene Fälle, die seit 1959 als Penicillinversager an die Klinik gewiesen worden waren. Fragliche Rezidive, d. h. also Erreichen eines der Abheilung entsprechenden Zustandes sofort nach der Behandlung, aber Wiederauftreten einer Gonorrhoe innerhalb von 4 Wochen post therapiam, kamen erst ab 1960, und zwar ausschließlich bei ambulant behandelten Männern zur Beobachtung. Hier ergibt sich nun die Frage, ob tatsächlich Rezidive vorliegen oder ob diese Annahme auf falschen Prämissen ruht und es sich de facto um Neuinfektionen handelt, die eben schon kurz nach der erfolgreichen Behandlung wieder akquiriert wurden. Vom Patienten kann man in dieser Situation kaum korrekte Angaben erwarten, da ihm ja Kohabitationen vor Ablauf der Vierwochenfrist unter Androhung gesetzlicher Sanktionen verboten worden sind. Auf Grund unserer praktischen Erfahrung halten wir die Annahme, daß Neuinfektionen vorliegen, für wahrscheinlicher. Gegen die Möglichkeit der echten Rückfälle scheint zunächst die Tatsache zu sprechen, daß bei den stationär behandelten Patienten, die naturgemäß besser überwacht bzw. eindringlicher befragt werden können und die die Erkrankung ernster nehmen als die Ambulanten, in all den Jahren kein einziges fragliches Rezidiv auftrat. Zudem zeigt ein Vergleich der Häufigkeit dieser fraglichen Rezidive mit der Frequenz jener Patienten, bei denen 2, 3 oder 4 Monate nach einer endgültigen Abheilung wegen sicherer Neuinfektion wieder Behandlungen durchgeführt werden mußten, auffallende Übereinstimmung.

J. Söltz-Szöts, Wien: Komplikationen nach moderner Gonorrhoe-Behandlung

Die sogenannten „klassischen" Komplikationen der Gonorrhoe des Mannes, wie Periurethritis, Cavernitis, Prostatitis, Epididymitis, Funiculitis und hämatogene Streuformen, haben seit der Einführung der Antibiotica — und hier in erster Linie des Penicillins — in die Therapie der Geschlechtskrankheiten ihre Bedeutung fast vollständig verloren (Burckhardt, 1964).

Periurethritis, Cavernitis und Harnröhrenstrikturen wurden fast immer, wie schon Tuchschnid (1935) zeigen konnte, durch therapeutische oder provozierende Eingriffe mit Instrumenten oder Ätzmittel hervorgerufen. Die übrigen Organkomplikationen waren die Folge einer, durch mangelnde Aufgeklärtheit der Bevölkerung, vielfach spät einsetzenden und außerdem nur langsam und unsicher wirkenden Therapie.

Zeigten 1949 noch 10% der männlichen Gonorrhoe-Patienten der Klinik Komplikationen im Sinne einer Prostatitis, Epididymitis und anderer, waren es 1959 nur mehr $1,5\%$ (Söltz-Szöts u. Kruspl, 1961). Dieser niedere Prozentsatz sank zwischen 1960 und 1965 weiter auf $1,19\%$ ab. In dieser Zeitspanne wurden bei 843 männlichen Gonorrhoe-Patienten nur in 10 Fällen die erwähnten Komplikationen gefunden. Bei 7 Patienten $(0,83\%)$ bestand bereits seit längerer Zeit eine noch unbehandelte Gonorrhoe, und nur bei 3 bildeten sich die Veränderungen nach einer wahrscheinlich insuffizient durchgeführten Penicillinbehandlung aus (Tab. 1).

Eine weitere Komplikation der Gonorrhoe — die postgonorrhoische Urethritis — hat jedoch auch in der Penicillinaera nicht von ihrer Bedeutung verloren. Wurde früher vielfach angenommen, daß die postgonorrhoische Urethritis durch lokale, mechanische und chemische

Tabelle 1

| Jahr | Zahl Go. Pat. | Komplikationen wie Epididymitis, Prostatitis u. a. | | |
		Gesamtzahl	unbehandelt	nach Penicillin
1960	166	2	1	1
1961	196	1	1	—
1962	166	4	3	1
1963	124	1	1	—
1964	125	1	1	—
1965 I.—VI.	66	1	—	1
Summe	843	10	7	3
%	100	1,19	0,83	0,26

Behandlungs- oder Provokationsmethoden, die heute nicht mehr zur Anwendung kommen, hervorgerufen wird, haben Untersuchungen der letzten Jahre eindeutig darauf hingewiesen, daß die postgonorrhoische Urethritis im weiteren Sinne die gleiche Ätiologie hat wie die unspezifische Urethritis (SÖLTZ-SZÖTS, 1961).

Wie häufig eine postgonorrhoische Urethritis nach ausschließlicher Penicillinbehandlung zu beobachten ist, zeigt eine Untersuchungsreihe aus dem Jahre 1959: Bei 50 nur mit Penicillin behandelten Patienten blieb bei über 30% der Fälle eine mehr oder minder langdauernde postgonorrhoische Urethritis bestehen (SÖLTZ-SZÖTS u. KRUSPL, 1961). Seit dieser Zeit wird von uns die Penicillinbehandlung mit einem Sulfonamidstoß kombiniert. Damit konnte, wie folgende Untersuchungsergebnisse zeigen, dieser sehr hohe Prozentsatz postgonorrhoischer Urethritis weitgehend reduziert werden, liegt jedoch noch immer so hoch, daß wir uns mit diesem Problem auseinandersetzen müssen.

Von 1960 bis Juli 1965 wurden an der Klinik 843 Männer, die eine Gonorrhoe akquiriert hatten, mit 1,5—3 Mill. E Procainpenicillin und gleichzeitig einem der handelsüblichen Langzeitsulfonamide behandelt. Bei 74 (8,77%) von diesen blieb nach Abschluß der Behandlung und Negativwerden des Exsudats eine postgonorrhoische Urethritis bestehen. In 62 Fällen konnte diese Erkrankung innerhalb von 4 Wochen zur Abheilung gebracht werden, bei 12 Patienten dauerte sie über diese Zeitspanne hinaus an (Tab. 2).

Die postgonorrhoische Urethritis verschwand bei 15 (20, 27%) der 74 Patienten ohne Therapie innerhalb weniger Tage. In diesen Fällen dürfte es sich um eine traumatische Irritation der Harnröhre oder um ein kurzdauerndes Virulentwerden saprophytärer, durch das Penicillin bzw. die Sulfonamide nicht therapeutisch erfaßter Keime gehandelt haben.

In 46 Fällen (62,18%) war die postgonorrhoische Urethritis bakteriell bedingt. Aus dem Exsudat konnten für den Urogenitaltrakt pathogene

Tabelle 2

Jahr	Zahl Go.-Pat.	Postgonorrhoische Urethritis		
		Gesamtzahl	Dauer bis 4 Wochen	über 4 Wochen
1960	166	12	11	1
1961	196	19	15	4
1962	166	11	8	3
1963	124	12	10	2
1964	125	14	12	2
1965 I.—VI.	66	6	6	—
Summe	843	74	62	12
%	100	8,77	7,35	1,42

Keime gezüchtet werden. Dabei wurden kultiviert: 31 mal Koagulase-
positive Staphylokokken, in 6 Fällen Escherichia coli, 2 Enterokokken
und bei 7 Patienten eine Mischflora. Durch eine gezielte antibiotische
Therapie war das Krankheitsgeschehen in 40 Fällen ausgezeichnet zu
beeinflussen. Bei jenen 6 Fällen, die erst durch eine langdauernde antibiotische Therapie zur Abheilung gebracht werden konnten, fanden sich
2 mal Staphylokokken und 4 mal E. coli als auslösendes Agens. Diese
Keime erwiesen sich auch im Antibiogramm als äußerst resistent.

In 8 Fällen (10,81 %) wurden Trichomonaden als Erreger der postgonorrhoischen Urethritis nachgewiesen. Daß bei 3 Patienten die Urethritis länger als 4 Wochen bestehen blieb, lag daran, daß die Klassifizierung der Erreger erst nach wiederholten Untersuchungen gelang. Therapeutisch wurden alle Fälle mit Flagyl — einem Imidazolpräparat — gut
beeinflußt.

Tabelle 3. *Ätiologie der Fälle postgonorrhoischer Urethritis*

	Zahl	traumatisch ohne Therapie abgeheilt	Bakteriell	Tricho-monaden	Herpes simplex	Ätiologie
bis 4 Wochen Dauer	62	15	40	5	2	—
über 4 Wochen Dauer	12	—	6	3	2	1
Summe	74	15	46	8	4	1
%	100	20,27	62,16	10,81	5,40	1,36

Tabelle 4. *Klassifizierung der Bakterien*

Dauer der Erkrankung	Zahl	Staphylokokken	E. coli	Enterokokken	Mischflora
bis 4 Wochen	40	29	2	2	7
über 4 Wochen	6	2	4	—	—
Summe	46	31	6	2	7

Von 4 Patienten (5,4%) gelang es, das Herpes simplexvirus auf Chorionallantois-Membran zu isolieren. In 2 Fällen handelte es sich um eine einmalige Herpes simplex-Infektion, die ohne Therapie abheilte, bei 2 Patienten rezidivierte der Herpes simplex und konnte erst durch eine langdauernde Impfbehandlung mit Herpes simplex-Antigen therapeutisch beeinflußt werden.

In einem Fall (1,36%) gelang es nicht, die Ätiologie zu klären (Tab. 3 und 4).

Untersuchungen bei den Partnerinnen der Patienten ergaben fast immer eine identische Keimbesiedlung von Vagina, Vulva oder Urethra.

Diskussion

Komplikationen der Gonorrhoe wie Prostatitis, Epididymitis und andere sind seit der Einführung des Penicillins in die Therapie der Geschlechtskrankheiten selten geworden und haben ihre Bedeutung fast völlig verloren.

Bei einem bedeutenden Prozentsatz männlicher Gonorrhoe-Patienten bleibt jedoch nach Abschluß der Penicillintherapie eine postgonorrhoische Urethritis bestehen. Dieser Prozentsatz kann durch Kombination der Penicillintherapie mit einem Sulfonamidstoß — durch Erfassung penicillinresistenter, aber sulfonamidempfindlicher saprophytärer Keime, die durch das durch die Gonorrhoe veränderte Milieu der Harnröhre pathogen werden — wesentlich reduziert werden, liegt jedoch immer sehr hoch.

Für das Auftreten einer postgonorrhoischen Urethritis gibt es somit drei Ursachen. 1. ein mechanisches oder chemisches Trauma, 2. das Pathogenwerden saprophytärer penicillinresistenter Keime, die durch das veränderte Milieu pathogen werden und 3. der Kontakt mit für den Urogenitaltrakt obligat pathogenen Keimen.

Der Grund, daß trotz modernster Diagnose- und Behandlungsmethoden der Prozentsatz postgonorrhoischer Urethritis in den letzten Jahren konstant blieb, liegt darin, daß die Vereinfachung der Gonorrhoe-Behandlung es mit sich gebracht hat, daß diese vielfach nicht vom Facharzt, sondern von Praktikern durchgeführt wird. Dabei wird allerdings die exakte Diagnosestellung aus dem Exsudat nicht selten aus Zeitmangel vernachlässigt. Auch auf Nachkontrollen bzw. Mitbehandlung des Partners wird vielfach verzichtet. Dies führt dazu, daß männliche Patienten, die wegen der subjektiven Beschwerden, die eine postgonorrhoische Urethritis verursacht, den Arzt aufsuchen, zumeist mit Breitbandantibiotica behandelt werden. Heilt damit die Erkrankung nicht ab und wird auch zu diesem Zeitpunkt eine exakte Diagnosestellung, wie etwa die Suche nach Trichomonaden, noch immer vernachlässigt, ist eine unkontrollierte weitere langdauernde Antibioticabehandlung nicht nur wirkungslos, sondern kann auch die Ursache einer sekundären Besiedlung der Harnröhre mit Candida albicans sein (SÖLTZ-SZÖTS, 1963).

Bei der Frau wird eine gleichzeitig bestehende Urethritis bzw. Vaginitis, deren Erreger in den meisten Fällen penicillinresistent sind, nach Abheilen der Gonorrhoe häufig übersehen, da viele Frauen schon vor der Erkrankung an einem mäßiggradigen Fluor leiden. Damit bleibt in vielen Fällen eine Infektionsquelle für die postgonorrhoische oder unspezifische Urethritis des Mannes bestehen.

Diese Untersuchungen sollen zeigen, daß die exakte Diagnosestellung aus dem Exsudat sowie die Kontrolle und Mitbehandlung des Partners auch im Zeitalter der Antibiotica unumgänglich notwendig für ein korrektes und wirksames therapeutisches Handeln sind.

Zusammenfassung

Die vorliegenden Untersuchungen zeigten, daß seit Einführung des Penicillins in die Therapie der Gonorrhoe Komplikationen wie Prostatitis, Epididymitis und andere, kaum mehr vorkommen und ihre einstige Bedeutung fast völlig verloren haben. Bei einem relativ hohen Prozentsatz (8,77 %) der männlichen Gonorhoe-Patienten bleibt jedoch nach Abheilen der Gonorrhoe eine postgonorrhoische Urethritis bestehen. In diesen Fällen kann nach einer exakten Diagnostellung und damit Klärung der Ätiologie die Erkrankung mit einer gezielten Therapie rasch zur Abheilung gebracht werden. Untersuchung und Mitbehandlung des Partners ist in diesen Fällen unbedingt notwendig.

Literatur

BURCKHARDT, W.: In JADASSOHN, J.: Handbuch der Haut- und Geschl.-Kr., Ergänzungswerk VI, 1, S. 103. Berlin, Göttingen, Heidelberg: Springer 1964.
SÖLTZ-SZÖTS, J.: Wien. med. Wschr. **43**, 705 (1961).
— Haut- u. Geschl.-Kr. **34**, 315 (1963).
—, u. W. KRUSPL: Hautarzt **12**, 463 (1961).
TUCHSCHNID, D.: Vestn. Vener. Derm. **4**, 970 (1935); ref. Zbl. Haut- u. Geschl.-Kr. **53**, 354 (1936).

H. BIEHLER, Koblenz: Diskussionsbeitrag zum Symposion II

Zum Thema „Therapieversager bei der Gonorrhoe" kann ich einige Beobachtungen mitteilen, die wir in den vergangenen 6 Jahren am Zentrallazarett der Bundeswehr in Koblenz gemacht haben. Wir waren in der glücklichen Lage, auf unserer 30 Betten-Abteilung den größten Teil der Go-Patienten stationär behandeln zu können.

Die hier mitgeteilten Erfahrungen basieren auf der Auswertung von 500 Krankenblättern. Unsere klinischen und mikroskopischen Diagnosen werden mit wenigen Ausnahmen auch kulturell bestätigt. Therapieversager erkennen wir grundsätzlich nur an, wenn sie auch kulturell mit positiver Oxydasereaktion gesichert sind. Die Auswertung der Kulturen erfolgt im Institut für Wehrmedizin und Hygiene der Bundeswehr. Unsere Diagnosen werden damit einer vorurteilsfreien Kontrolle unterworfen. Manches vermutete Rezidiv klärte sich so nur zu einer postgonorrhoischen Urethritis mit verdächtigen Diplokokken auf.

In Tab. 1 sind, nach Jahren aufgeteilt, die Zahlen der stationär behandelten Gonorrhoe-Fälle und die Zahl der beobachteten Therapieversager, letztere unterteilt in Versager nach ambulanter Behandlung aus anderen Orten *vor* der Lazaretteinweisung (13 Fälle), und Versager während der Lazarettbehandlung (22 Fälle).

Tabelle 1. *Go-Lazarettbehandlungen und Therapie-Versager*

Jahr	1959	1960	1961	1962	1963	1964	bis Mai 1965	zusammen
Stationäre Go-Behandlungen	70	84	89	99	71	68	19	500
Therapie-Versager ambulant vor der Aufnahme	—	1	3	4	2	3	—	13
Therapie-Versager bei stationärer Behandlung	5	1	4	3	3	6	—	22

Daß man bei ambulant behandelten Patienten nicht immer mit Sicherheit eine Reinfektion ausschließen kann, versteht sich von selbst. Auch sind bei diesen Patienten nicht selten nur ungenaue Angaben über Art und Zeitpunkt der Behandlung zu erhalten. Wir haben deshalb alle Patienten mit unklarer Anamnese für diese Auswertung ausgeschieden.

Unter den 13 ambulanten Therapieversagern finden sich unter anderen 3 Fälle mit einer unzureichenden Dosierung, wozu man auch die stets problematische Verabreichung von Penicillin-Tabletten rechnen kann. Ferner finden sich 4 Fälle mit verzettelter Behandlung und je ein Fall mit einer Streptomycin- und ein Fall mit einer Penicillin-Resistenz. Die Resistenzbestimmungen erfolgen nach dem Platten-Diffusionstest.

Ein Fall im Jahre 1962 gibt Anlaß, auf eine besondere Beobachtung hinzuweisen. Nach Angaben des einweisenden Kollegen hatte dieser Patient in 8 Tagen 8 Mill. E Penicillin erhalten. Dennoch waren die Abstriche, wie 2 Kulturen an 2 Tagen zeigten, noch eindeutig positiv und die klinischen Symptome unverändert. Wir bezweifeln hier, daß der Patient wirklich 8 Mega Penicillin erhalten hat. Viele Kollegen sprechen nämlich von 1 Mill. E Penicillin, wenn sie Penicillin/Streptomycin-Kombinationspräparate wie „Fortecillin" oder „Supracillin" geben, indem sie zu den 500 000 E Penicillin die manchmal ebenfalls in Einheiten angegebene Streptomycindosis addieren. Dies führt zu Irrtümern und ist besonders bei der Luesbehandlung nicht angängig, weil dort der Streptomycinanteil unwirksam ist.

Wenn wir einen Soldaten nur wegen einer akuten Go ins Lazarett aufnehmen und damit dienstunfähig schreiben, so müssen wir auch bestrebt sein, ihn so schnell und sicher wie möglich zu heilen. Wir haben deshalb schon früh angefangen, die Penicillin-Dosen zu erhöhen oder gar mit Breitspektrumantibiotica zu kombinieren; so erklärt sich, daß die Zahl unserer Therapieversager verhältnismäßig niedrig geblieben ist.

Von unseren 500 Patienten hatten $30 = 6\%$ Go-Komplikationen. Die Nebenhodenentzündung war dabei eindeutig am häufigsten. Bei den komplizierten Gonorrhoen traten nie Therapieversager auf. Dies ist verständlich, weil wir bei diesen Patienten grundsätzlich mit größeren Penicillin-Mengen und häufig auch zusätzlich mit anderen Antibiotica behandeln.

Tabelle 2. *Behandlungsarten der akuten Gonorrhoe und die dabei beobachteten Versager*

Jahr	1959	1959 u. 1960	1959 bis 1962	1962 u. 1963	1962	1963 bis 1965	1963 bis 1965	1964 u. 1965
Medikament und Dosis	Strep-to-mycin 1—2 g	Peni-cillin 0,6 bis 1,0 Mega	Forte-cillin plus Tardo-cillin comp.	Kana-mycin 1 g plus Mega-cillin 1—2 ×	Kana-mycin 2—3 g	Mega-cillin 3 ×	Breit-band-anti-bioti-cum 3—5 g (per os)	Mega-cillin 3 × plus Breit-band anti-bioti-cum 3—5 g (per os)
Patienten zusammen 470	13	7	225	91	14	74	17	29
Versager zusammen 22	3	1	8	3	—	5	2	—

Tab. 2 veranschaulicht, welch unterschiedliche Behandlungen in den vergangenen 6 Jahren durchgeführt wurden. In Zeile 2 können Sie sehen, daß wir 1959 noch einige Patienten *nur* mit Streptomycin behandelten und vereinzelt Penicillin von 0,6—1 Mega gaben. Das größte Kontingent von 225 Patienten in den Jahren 1959—1962 wurde mit zwei Injektionen, am 1. Tage mit „Fortecillin" und am 2. Tage mit „Tardocillin comp." behandelt. Später, in den Jahren 1962—1963, probierten wir das Antibioticum „Kanamycin" aus, entweder in Kombination mit Penicillin oder allein. Anlaß hierfür waren Überlegungen, möglichst vor Verabreichung von Penicillin penicillinasebildende Staphylokokken zu beseitigen. Seit nunmehr 3 Jahren geben wir unseren Patienten drei Injektionen „Megacillin" und gelegentlich — wie schon vorher erwähnt — im Anschluß daran noch 3 Tage „Sigmamycin". Wir wissen natürlich genau, daß dies eine Art „Luxus-Therapie" darstellt und nur selten wirklich zur Heilung einer Go notwendig ist. Wir wollten damit eigentlich in erster Linie eine postgonorrhoische Urethritis, die manchen

Tabelle 3. *22 Therapie-Versager nach Medikament und Zeitpunkt des Auftretens*

Jahr		1959	1959	1959—1962	1962 und 1963	1963 und 1964	1964
Behandlung	1. Tag	Streptomycin 1 g	Tardocillin comp.	Fortecillin	Kanamycin 1 g	Megacillin 1×	Sigmamycin 1 g
	2. Tag	—	—	Tardocillin comp.	Megacillin 1×	Megacillin 1×	Sigmamycin 1,5 g
	3. Tag	—	—	—	—	Megacillin 1×	Sigmamycin 1,5 g
Therapie-Versager	zusam. 22	3	1	8	3	5	2
Abstriche bleiben positiv	13×	2	—	5	—	4 (1 Pen.-Resistenz)	2
Abstriche werden wieder positiv (Rezidive)	9×	Rezidiv: 7. Tag	Rezidiv: 5. Tag	Rezidiv: 6. Tag Rezidiv: 7. Tag Rezidiv: 9. Tag	Rezidiv: 7. Tag Rezidiv: 8. Tag Rezidiv: 16. Tag	Rezidiv: 5. Tag	—

Patienten doch sehr beunruhigt, die aber natürlich auch mit Harndesinfizienten behandelt werden kann, möglichst rasch und vollständig noch während des kurzen Lazarettaufenthaltes beseitigen.

Einige Patienten — hier in der vorletzten Spalte — erhielten wegen Penicillin-Unverträglichkeit oder aus anderen Gründen nur „Sigmamycin", und zwar 3 Tage lang.

In der untersten Zeile der Tabelle finden Sie die Zahlen der Therapieversager bei den jeweiligen Behandlungsarten. Sie können dabei feststellen, daß es in all den Jahren fast bei jeder Behandlungsmethode Versager gegeben hat. Nur nicht bei den 14 Patienten, die 2 oder 3 g „Kanamycin" erhielten, und bei den 29 Patienten mit der massiven Therapie von Penicillin plus „Sigmamycin".

Tab. 3 soll Ihnen nochmals im einzelnen aufzeigen, zu welchem Zeitpunkt der stationären Behandlung wir die 22 Versager beobachtet haben. Im oberen Teil sind die Medikamente aufgeführt, die wir gegeben haben, und im unteren Teil die Zahlen der Versager. Es zeigte sich dabei, daß bei 13 Fällen die Medikamente überhaupt nicht angesprochen haben. Die Abstriche blieben bei den täglichen Kontrollen positiv bis zum Tage nach Abschluß der Behandlung. Bei den anderen 9 Fällen beobachteten wir Rezidive zwischen dem 5. und 16. Tag.

Zu den 2 Versagern in der letzten Spalte nach 4 g Sigmamycin innerhalb von 3 Tagen könnte man die Auffassung vertreten, daß die Abstrichkontrolle am 4. Tag noch zu früh war, und die Gonokokken vielleicht auch später noch ohne zusätzliche Behandlung verschwunden wären. Wir haben dies nicht abgewartet, sondern mit Penicillin weiterbehandelt und dann schnell Gonokokkenfreiheit erzielt.

In Tab. 4 sind die beiden letzten, recht eindrucksvollen Therapieversager vom Dezember 1964 in einer schematischen Darstellung aufgeführt.

Fall „H", dessen Infektionstermin 8 Tage zurücklag, war noch am 6. Behandlungstage nach 5 „Megacillin" positiv und wurde erst nach 7 „Megacillin" negativ. Er erhielt insgesamt 11 „Megacillin" in 8 Tagen und anschließend noch 6 g „Sigmamycin" und Furadantin-Tabletten.

Fall „K", dessen Infektionstermin 10 Tage zurücklag, war noch am 4. Tage der Behandlung nach 3 „Megacillin" positiv und wurde es nochmals am 6. Tage, als er schon 7 „Megacillin" bekommen hatte. Insgesamt gaben wir ihm 8 „Megacillin" und 3 g „Sigmamycin".

Bei dem letzten Fall haben wir unser Institut für Wehrmedizin und Hygiene um Resistenzbestimmung der Gonokokken gebeten. Gewöhnlich wird diese mit der Hemmhofmethode nach LINZENMEIER durchgeführt, wobei ein fehlender Hemmhof einer Resistenz bei 2 IE Penicillin entspricht. Hier wurde aber der Gonokokkenstamm außerdem noch in einem Reihenverdünnungstest mit „Megacillin" untersucht. Dabei zeigte er die ganz außergewöhnliche Resistenz gegenüber *20 IE „Megacillin"* pro Milliliter Bouillon.

Tabelle 4. *Behandlung und Verlauf von zwei Go-Therapie-Versagern*

Fall H.

Behandlungstag	1	2	3	4	5	6	7	8	9	10	11	12	13	14	15	16	17
Medikament			Megacillin							Sigmamycin				Furadantin Tabletten			
Dosis	1×	1×	1×	1×	1×	2×	2×	2×		1,5	1,5	1,5	1,5	3×1	3×1	3×1	3×1
8 Tage post infectionem — Abstriche — Leukocyten	#		#	#	#	#	#	#	+	+	#	#	+	+	+	(+)	+
Gonokokken	#		#	+	#	#	?	?	?	?	∅	∅	∅	∅	∅	∅	∅
Kultur	pos				pos	pos	neg	neg		neg	neg						neg

Fall K.

Behandlungstag	1	2	3	4	5	6	7	8	9	10
Medikament			Megacillin					Sigmamycin		
Dosis	1×	1×	1×	2×	2×	1×		1,5	1,5	1,5
10 Tage post infectionem — Abstriche — Leukocyten	#	#	#	#	+	+	+	+	+	+
Gonokokken	#	#	?	#	?	?	∅	∅	∅	∅
Kultur	pos			pos	neg	pos		neg	neg	

Penicillin-Resistenz bei 20 E Megacillin

Unsere Erfahrungen an 500 stationär behandelten Gonorrhoikern darf ich wie folgt zusammenfassen:

1. Es hat sich in den letzten Jahren als notwendig erwiesen, die Penicillindosis zur Kurierung der Go ständig zu erhöhen.

2. Die zur Zeit empfohlene Behandlung der unkomplizierten Männer-Go mit 2—3 Mega Penicillin schützt, wie auch eine dreitägige perorale Breitbandantibiotica-Medikation, in einzelnen Fällen nicht sicher vor Versagern.

3. Wenn man es sich leisten kann, ist die Kombination von Penicillin und einem Breitbandantibioticum die erfolgversprechendste Behandlung. Sie ist vor allem dann indiziert, wenn keine Gewähr für gründliche Nachuntersuchungen besteht.

4. Im Gegensatz zur Syphilis, wo es ja nicht nur auf die Menge des gegebenen Penicillins, sondern auch auf die Dauer der Behandlung ankommt, scheint der Erfolg der Gonokokken-Vernichtung allein eine Frage der Penicillin-Dosis zu sein. Wir haben zwar erst 8 Fälle und können deshalb noch keine verbindliche Aussage machen, doch scheint es so, daß man mit *einer* Injektion des Präparats „Neopenyl forte" = 4 Mega Penicillin, zumindest dasselbe erreicht wie mit 3 Injektionen von je 1 Mill. E an 3 Tagen. Die 8 Fälle wurden alle mit *einer* Injektion saniert.

5. Die als chronische, therapieresistente Gonorrhoen angesprochenen Fälle beruhen nicht selten, wie unsere kulturellen Untersuchungen ergeben, entweder auf diagnostischen Irrtümern oder sie sind Reinfektionen, wie dies eingehende Explorationen der Patienten aufzeigen.

6. Wir haben auf Grund unserer Erfahrungen stationär behandelter Männer Gonorrhoe den Eindruck, daß man auch heute noch diese *allein* mit einer angemessenen Penicillin-Dosis heilen kann. Gründliche Nachuntersuchungen möglichst mit gramgefärbten Präparaten, noch besser mit Hilfe von Kulturen zum Ausschluß von irritierenden Pseudogenokokken sind hierzu unerläßlich. 4—5% Therapieversager wird man wohl stets in Kauf nehmen müssen. Diese wenigen Fälle können aber gut mit anderen Antibiotica beherrscht werden.

7. Alle von uns beobachteten Rezidive traten spätestens vor Ablauf von 3 Wochen auf, die meisten schon innerhalb weniger Tage. Wir zweifeln deshalb Rezidive an, die nach einer ausreichend dosierten und nicht verzettelten Behandlung erst nach mehreren Wochen oder gar Monaten aufgetreten sein sollen. Doppelrezidive haben wir nie gesehen.

Literatur

Biehler, H.: Wehrmed. Mitt. 1964, 182—186.

H. J. Heite: Zusammenfassung der Diskussion

1. Die *Diagnose der Geschlechtskrankheit Gonorrhoe* kann durch mikroskopische Untersuchungen eines Abstriches (z.B. aus der Urethra) nicht mit letzter Sicherheit gestellt werden. Auch bei klinisch typischem Befund (z.B. einer Urethritis anterior beim Mann) im Rahmen einer Infektionskette, typisch mikroskopischem Befund (Gramnegative Diplokokken) und unkompliziertem Verlauf mit therapeutisch promptem Ansprechen auf Penicillin weiß man nicht mit unumstößlicher, forensisch verwertbarer Sicherheit, ob die (echte) „Geschlechtskrankheit" Gonorrhoe vorliegt oder eine „Genitalinfektion" bedingt durch anspruchslose Neisseria-Arten.

2. Nur die *kulturelle Züchtung und Differenzierung von Neisseria Gonorrhoeae und anspruchsloser Neisseria-Arten* ist ausreichend beweisend für die „Gonorrhoe" bzw. eine andere Genitalinfektion. Der niedergelassene Facharzt sollte von der Möglichkeit einer kulturellen Gonorrhoe-/Pseudo-Gonorrhoe-Diagnose viel mehr Gebrauch machen als bisher. Abgesehen von forensischen Gründen dürfte die kulturelle Diagnose grundsätzlich indiziert sein bei Kindern und Frauen; ferner bei Männern, wenn eine Mischinfektion oder ein Therapieversager vorliegt.

3. *Der zweckmäßige Ort für kulturelle Laboratoriumsuntersuchungen auf Gonokokken und Pseudogonokokken* wurde länger diskutiert. Insbesondere Röckl betonte, daß solche Untersuchungen ein bakteriologisches Speziallabor erheischen, das in den meisten bakteriologischen Untersuchungsämtern nicht realisiert sei. Die meisten Universitätshautkliniken haben die kulturelle Gonorrhoediagnose in letzter Zeit wieder aufleben lassen. Es erscheint empfehlenswert, wenn diese Labordiganostik an Stellen durchgeführt wird, wo solche Speziallabors existieren, und gleichzeitig entsprechende klinische Erfahrungen bei der Diagnostik und Therapie der Genitalschleimhautkatarrhe vorliegen. Das Abstrichmaterial sollte daher in entsprechend vorbereiteten Versandmedien an die nächste Hautklinik, die Gonokokken/Pseudogonokokken-Kulturen durchführt, eingesandt werden.

Das erstrebenswerte Ziel einer breiteren Durchführung kultureller Gonorrhoe-/Pseudogonorrhoediagnostik in den Hautkliniken aufgrund des vom niedergelassenen Facharzt eingesandten Abstrichmaterials hat zahlreiche Vorteile: Einmal dürfte auf diese Weise eine optimale Beratung des niedergelassenen Facharztes gewährleistet sein.

Zum anderen gewinnen wir gewisse Einblicke in die zur Zeit weitgehend unbekannte Epidemiologie der Urethritis. Angesichts des beachtenswerten Wiederanstiegs der Gonorrhoe (bzw. gonorrhoeähnlicher Schleimhautkatarrhe) erscheinen bessere Kenntnisse über die

Epidemiologie dringend notwendig; denn ohne diese kann man keine Infektionskrankheit bekämpfen.

4. Hautkliniken, die grundsätzlich die kulturelle Gonorrhoe-/Pseudo-gonorrhoediagnose durchführen, entwickeln sich alsbald — wie die Erfahrungen beim TPI-Test zur Diagnose der Syphilis zeigen — zu einem *beachtlichen Diagnostik- und Beratungszentrum* für ihr gesamtes Einzugsgebiet. Eine zentralisierte kulturelle Diagnostik wird im Auslande (insbesondere in kleineren Ländern) dadurch angestrebt, daß ein besonderes ärztliches Honorar für jeden zur Kultur eingesandten Urethralabstrich ausgeschüttet wird. Es wäre zu wünschen, daß ähnliche Möglichkeiten auch in Deutschland realisiert werden, um über die Kenntnis der Epidemiologie der Urethritis bessere Voraussetzungen zur Bekämpfung der Geschlechtskrankheit Gonorrhoe und der Genitalinfektion Pseudo-Gonorrhoe zu schaffen. Im Augenblick dürften wir einer nicht recht absehbaren Entwicklung auf dem Gebiete der Genitalinfektionen ohne epidemiologische Kenntnisse und damit bis zu einem gewissen Grade schutzlos gegenüberstehen.

Symposion IV
Andrologie

Freitag, den 1. Oktober 1965

Leitung: C. Schirren, Hamburg

1. Thema: Sonderformen des Hypogonadismus

C. Schirren, Hamburg: Einführung

Der Hypogonadismus beim Manne wird im allgemeinen in einen primären, hypergonadotropen und einen sekundären, hypogonadotropen Hypogonadismus unterteilt, je nachdem, an welcher Stelle die verantwortliche Schädigung eingesetzt hat. Bei der primären Form ist der Hoden selbst primär betroffen, während bei der sekundären Form der Hoden erst sekundär, primär dagegen ein übergeordnetes Zentrum (z. B. Hypophyse, Nebenniere) geschädigt ist.

Unter *Sonderformen des Hypogonadismus beim Manne* verstehe ich die Formen, die hinsichtlich ihrer klinischen Symptomatik aus dem üblichen Rahmen fallen. Es werden also ausgeschlossen der primär traumatische Hypogonadismus, über den wir in Zürich unter Leitung von Herrn Doepfmer verhandelt haben, und auch das sogenannte Klinefelter-Syndrom, über das s. Z. in Hamburg unter Herrn Nowakowski diskutiert wurde. Ebenso scheidet die Oligospermie als primärer Hypogonadismus aus. Wir wollen heute ausschließlich 5 Formen besprechen, die mir von der Thematik her besonders interessant erscheinen. Alle 5 Formen sind selten. Das bedeutet allerdings nicht, daß sie nicht auch bedeutungsvoll sind. Wir müssen ihre Symptomatik und ihre Therapie kennen, um den hilfesuchenden Patienten recht beraten zu können.

Wir haben als Gäste eine Reihe von Fachvertretern anderer Disziplinen unter uns. Ihnen gilt mein besonderer Willkommensgruß. Es erschien mir wichtig, sie zu einzelnen Beiträgen zu bitten, um auf diese Weise aus berufenem Munde die modernsten Ansichten zu den behandelten Fragen zu erhalten. Sie beweisen durch ihre Teilnahme an unserem Symposium, daß die Andrologie in ganz besonderem Maße geeignet ist, zwischen den verschiedenen Disziplinen der Medizin einen Brückenschlag zu führen, aus dem eine echte Synopsis werden kann. Mit jedem Referenten ist eine Redezeit von maximal 10 min abgesprochen, damit wir ausreichend Zeit für die Aussprache haben.

C. Overzier, Mainz: Das sogenannte männliche Turner-Syndrom

Turner (1938) beschrieb bei phänotypisch-weiblichen Personen die Trias: Infantilismus, Breithals, Cubitus valgus. Flavell (1943) wies in der Mitteilung eines „Turner's Syndrome in the Male" erstmalig auf die dem Turner-Syndrom entsprechenden Mißbildungen phänotypisch-männlicher Fälle hin. Das Erscheinungsbild selbst war früher schon mehrfach beschrieben worden, am ausführlichsten wohl von Günther (1929).

Häufigkeit. Das sogenannte männliche Turner-Syndrom ist — im Gegensatz zum phänotyisch-weiblichen Turner-Syndrom — sehr selten. Ich selbst sah nur 5 Fälle, denen ich in einer früheren Arbeit (1964) 71 weitere aus dem Schrifttum zufügen konnte, einschließlich 5 nur kurz erwähnten. Darüber hinaus sind Fälle von Giraud u. Mitarb. (1951), Solis u. Schwartz (1951), 3 Fälle von *Midulla* (1955), Borghi u. Mitarb. (1958), Lambert u. Netter (1962), Saccomani (1962), Battaglia (1963), Valencia u. Mitarb. (1963), Heller (1965), Ross u. Mitarb. (1965) und Zuppinger u. Mitarb. (1965) beschrieben, insgesamt also mindestens 85 Fälle. Nur um einen groben Anhalt zu haben, kann man eine Häufigkeit von 1:15 des (phänotypisch-weiblichen) Turner-Syndroms annehmen.

Klinik. Die Nosologie (1964) wurde a.o. ausführlich beschrieben. Es ist festzustellen, daß *alle* extragenitalen Mißbildungen des sogenannten männlichen Turner-Syndroms denen des phänotypisch-weiblichen Turner-Syndroms entsprechen, und zwar was die Ausbildung anbetrifft ebenso wie ihre Variabilität und Häufigkeit. Das führte dann eben zur Erkenntnis der Parallele trotz andersgeschlechtlicher Genitalbildung. Die Deformierungen sind bei den beschriebenen Fällen allerdings stärker. Wenn Beckenveränderungen und Tibiasporne — im Gegensatz zu anderen Knochenbildungen — noch nicht gefunden wurden, so dürfte bei der relativen Seltenheit dieser Befunde darin keine Abweichung zu sehen sein. Im Gegensatz zu dem eigentlichen Turner-Syndrom hat aber das sogenannte männliche Turner-Syndrom ein männliches Genitale. Die Hoden sind allerdings nur ganz rudimentär angelegt. Histologisch zeigen sie vereinzelte Samenkanälchen mit Sertoli-Zellen, bindegewebig untergegangene Kanälchen („Schatten") und ein bindegewebig umgewandeltes Zwischengewebe mit degenerierten Leydig-Zellen (Abb. 1). Gelegentlich sind überhaupt keine Hoden auffindbar. Der Penis kann etwa normal groß sein; meist ist er ebenso wie das Scrotum rudimentär.

Hormonal sind diese Patienten schwer gestört: Sie leiden an einem Androgenmangel, die 17-Ketosteroide liegen an der unteren Grenze der Norm; die Gonadotropinausscheidung ist erhöht, gelegentlich auch normal. Es besteht also ein primärer Hodenschaden.

Durch Untersuchungen mit ^{131}J-Humanalbumin (GLAUBITT u. OVER-
ZIER, 1964) ist bei diesen Patienten im Modell eine Eiweißstoffwechsel-
störung erwiesen, die sich durch Testosteron ausgleichen läßt. Der glei-
chen Behandlung ist eine Eisenstoffwechselstörung (OVERZIER u. PRELL-
WITZ, 1966, PRELLWITZ u. OVERZIER, 1966) zugänglich: Unbehandelte
Fälle haben ein niedriges Serumeisen, eine geringe totale und latente
Eisenbindungskapazität, dabei hohe Kupfer- und Caeruloplasminwerte.
Auf Testosteron gleichen sich diese Werte nach zunächst überschießen-
der Gegenregulation aus.

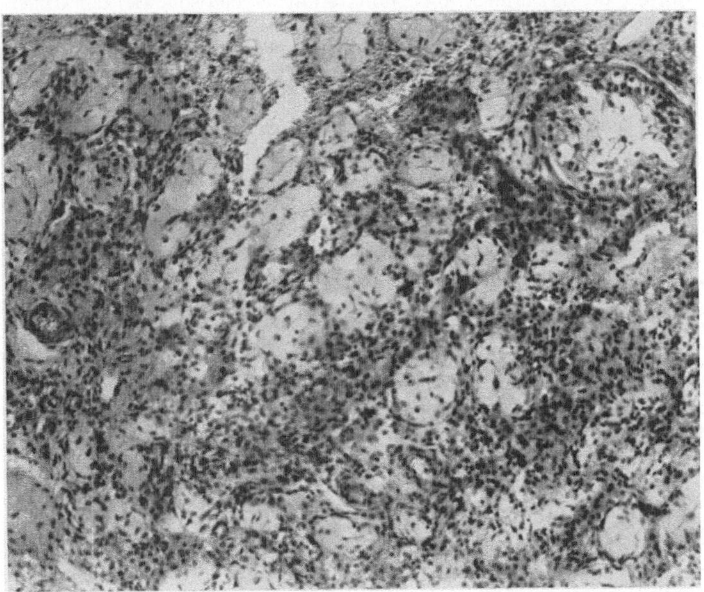

Abb. 1. Sogenanntes männliches Turner-Syndrom: Vorwiegend bindegewebig umgewandeltes Hoden-
rudiment, hier mit einem von Sertoli-Zellen ausgekleideten Samenkanälchen (rechts oben) und
mehreren, hyalin-umgewandelten anderen Samenkanälchenrudimenten

Der Minderwuchs, auf den bei der Besprechung der Ätiologie noch
einzugehen ist, stellt bei beiden Formen neben der Dysgenesie der
Gonaden das einzige konstante Zeichen dar. Ohne Minderwuchs treten
keine extragenitalen Mißbildungen des Syndroms auf. Man bezeichnet
die rein genitale, phänotypisch-weibliche Form als Gonadendysgenesie.
Die dem sogenannten männlichen Turner-Syndrom entsprechende rein
genitale Form ohne extragenitale Mißbildungen ist der seltene hyper-
gonadotrope XY-Hypogonadismus.

Therapeutisch ist eine Hormondauersubstitution bis zum Pubertätsalter mit
eiweißanabolen Hormonen, später dann mit Testosteron dringend erforderlich.
Testosteron darf man nicht zu früh einsetzen, weil sich die Epiphysenfugen
sonst vorzeitig schließen und die Pseudopubertät unliebsame Nebenerscheinungen

bedingen kann. So wird man etwa mit dem 14. Lebensjahr beginnend 100 mg Testosteron monatlich geben und dann etwa ab 18. Lebensjahr 250 mg monatlich. Durch die eiweißanabole Wirkung ist eine deutliche Kräftigung der Muskulatur zu erzielen und durch das männliche Hormon werden die sekundären Geschlechtsmerkmale gut ausgebildet (Sekundärbehaarung, Peniswachstum, männliche Stimme). Den Bartwuchs muß man gesondert durch Einreibung mit Testosteron in alkoholischer Lösung morgens und abends fördern. Die Testosteronbehandlung ist insbesondere dringend notwendig, um die sonst etwa im 25.—30. Lebensjahr sicher auftretende Osteoporose der Wirbelsäule zu vermeiden, die durch heftige Schmerzen frühzeitig zur Invalidität führt. Eine bereits bestehende Osteoporose ist schwierig, aber ebenso zu heilen, wobei man drei Brausetabletten Calcium Sandoz forte (500 mg) täglich über Monate hinzugeben soll. Bei den Jugendlichen ist ein gewisses Wachstum, das das Defizit aber nicht voll ausgleicht, durch die eiweißanabole Hormonwirkung zu erwarten. Zahlenmäßig und zeitlich ausreichende Beobachtungen liegen allerdings nur für das phänotypisch-weibliche Turner-Syndrom vor (Overzier, 1965), doch habe ich auch beim männlichen Turner-Syndrom einen Wachstumserfolg gesehen. Wichtig ist der möglichst frühe Einsatz eiweißanaboler Hormone, vor der Pubertät. Da kein STH-Defizit besteht (siehe unten), ist von einer derartigen Substitution nichts zu erwarten. Schließlich sind einzelne Mißbildungen auch chirurgisch zu korrigieren.

Ätiologie. Das zwar seltenere, in den extragenitalen Mißbildungen aber dem eigentlichen, phänotypisch-weiblichen XO-Turner-Syndrom durchaus entsprechende Erscheinungsbild des sogenannten männlichen Turner-Syndroms läßt die Frage stellen, wie diese variablen Mißbildungen entstehen. Die frühere Erklärung für die Entstehung der Mißbildungen des Turner-Syndroms, nämlich als Folge des Aufsteigens einer Luftblase im Rückenmarkkanal während des Embryonallebens, ist obsolet; die Erzeugung multipler Mißbildungen durch ein entsprechendes experimentelles Vorgehen kann nur als Homöopathie im wahrsten Sinne des Wortes bezeichnet werden.

Die Erkenntnis des Chromosomenmangels beim phänotypisch-weiblichen Turner-Syndrom war überragend und überraschend, so daß die Frage nach der Entstehung der extragenitalen Mißbildungen überhaupt nicht mehr gestellt wurde. Aber schon die Variabilität dieser Mißbildungen macht ihre direkte Entstehung allein durch das Fehlen des zweiten Geschlechtschromosoms unwahrscheinlich. Zudem ist für 14 Fälle von sogenanntem männlichen Turner-Syndrom ein XY erwiesen, nämlich für 11 a.o. (Overzier, 1964) zusammengestellte, einschließlich 2 eigene, den Fall Valencia u. Mitarb. (1963), Zuppinger u. Mitarb. (1965) und den hier neu mitgeteilten Fall. Der morphologische Nachweis eines XY sagt aber nichts über die Funktion des Y aus. Auch das Reifenstein-Syndrom hat einen morphologisch normalen Chromosomensatz mit XY (Bowen u. Mitarb., 1965) und doch besteht bei diesem familiären Syndrom kein Zweifel an der Heredität. Hier sind normale Frauen Überträger. Der Chromosomenschaden kann auf dem einen X liegen und von einem zweiten X (bei Frauen) überdeckt werden, nicht aber bei XY-

Männern. — Auch schließt bei unseren männlichen Turner-Fällen das XY ein im Embryonalleben vorhandenes Mosaik nicht aus. Es wurden nämlich zwei Fälle vom sogenannten männlichen Turner-Syndrom bekannt, die ein XO/XY-Mosaik aufweisen, ein gesichertes von Ross u. Mitarb. (1965) und ein fragliches von BLOISE u. Mitarb. (1960). So können die XY-Fälle aus einem XO/XY-Mosaik durch Verlust des weniger lebensfähigen XO entstanden sein.

XO/XY-Mosaike können ein sehr verschiedenes Erscheinungsbild zeigen, wie dies bei den unterschiedlichen Verteilungsmöglichkeiten der Mosaikanteile kaum verwunderlich ist. Einige phänotypisch-weibliche Fälle weisen aber ein deutliches Nebeneinander von XO-Gonaden (Streaks) und männlichen Gonaden-Anteilen auf; sie zeigen so den Übergang (BERGADA u. Mitarb., 1962; GOODLIN, 1962; LAMBERT u. NETTER, 1962; WILLEMSE u. Mitarb., 1962; JOB u. Mitarb., 1963; TURNER u. Mitarb., 1963; GREENBLATT u. Mitarb., 1964; SOHVAL, 1964).

Die Entstehung der gonadalen Fehlbildung des phänotypisch-weiblichen XO-Turner-Syndroms ist naheliegend erklärt durch das Fehlen des zweiten Geschlechtschromosoms, obwohl bei Mäusen XO-Tiere fertile Weibchen sind. Die Entstehung der rudimentären Hoden des sogenannten männlichen Turner-Syndroms läßt sich durch eine mangelhafte Funktion des Y oder wahrscheinlicher als „Restbefund" der XY-Zellen aus XO/XY-Mosaiken erklären. Die Ausbildung der Geschlechtsgänge, hier weiblich, dort männlich, ist nach der „Theorie der Initial- und Dauerinduktionswirkung der Gonaden" (OVERZIER, 1956) verständlich. Die männliche Ausbildung der Geschlechtsgänge auch bei denjenigen Fällen des männlichen Turner-Syndroms, bei denen Hodenrudimente nicht aufgefunden wurden, erweist den postembryonalen Untergang der Hoden.

Bei dem phänotypisch-weiblichen Turner-Syndrom scheint der Verlust oder die Schädigung des kurzen Armes eines X für den Minderwuchs (und die Mißbildungen) verantwortlich zu sein: XO, XX-isochrom und Xx mit Verlust des kurzen Armes weisen diese Zeichen auf, bei Xx-Verlust des langen Armes oder Isochromie des langen Armes fehlen sie. Teilsyndrome sind bei Mosaiken zu finden (Übersicht bei C. OVERZIER, 1965). Entsprechende Beobachtungen für das Y-Chromosom sind in Anbetracht der schwierigen Diagnostik chromosomaler Morphologie unsicher; die Erklärung phänotypisch-männlicher Fälle durch Abbruch homologer Zentren auf dem Y ist naheliegend aber nicht bewiesen. Es ist schließlich auch möglich, daß das morphologisch normal erscheinende X funktionell inaktiviert ist.

Die Entstehung der gleichen extragenitalen Mißbildungen bei beiden Formen des Turner-Syndroms läßt nun folgende Deutung zu:

1. Die Schwierigkeit der Erklärung des klinischen Bildes *direkt* aus diesen Chromosomenbefunden liegt in der Variabilität der Mißbildungen;

nur der Minderwuchs ist konstant. (Fehlt der Minderwuchs ausnahmsweise bei XO-Fällen, dann findet man auch keine Mißbildungen. Dies spräche dann für eine funktionelle Inaktivierung des scheinbar normalen X in den anderen Fällen.) Der Erklärung des Minderwuchses und der variablen Mißbildungen durch Untergang chromosomal-defekter Zellen (Gartler u. Sparkes, 1963) steht die Seltenheit von Hirnschäden beim Turner-Syndrom entgegen (Ferguson-Smith, 1965). Man könnte eher annehmen, die chromosomalen Schäden führen zu einer Unausgeglichenheit in der Zelle und hierdurch zu den variablen Mißbildungen. Diese „Unausgeglichenheit" kann die Chromosomen (Autosomen) oder das Plasma betreffen. Gegen diese Annahme spricht nicht, daß Triplo-X-Frauen, das XXY- und das XXXY-Klinefelter-Syndrom als „Plus-Formen" keine extragenitalen Mißbildungen aufweisen; höhere Plus-Aberrationsformen und Mosaike zeigen solche. Man könnte nur daraus folgern, daß Defekte eher zur „Unausgeglichenheit" führen als zusätzliche Chromosomen. Bei Mosaiken ist das Verteilungsverhältnis entscheidend; so wurden auch XO/XY-Mosaike ohne extragenitale Mißbildungen bekannt, z.B. ein eigenes (1964).

2. Beim Turner-Syndrom liegt eine bislang unerkannte Schädigung auch der Autosomen vor: Bei unseren zur Zeit noch sehr vagen Kenntnissen über die innere Struktur menschlicher Autosomen wäre dies zwar durchaus möglich, in Anbetracht der großen Variabilität der Mißbildungen einerseits, der Konstanz des Minderwuchses andererseits aber wenig wahrscheinlich.

3. Dies berücksichtigt, bietet sich aber folgende Deutung zwanglos an: Die extragenitalen Mißbildungen des Turner-Syndroms sind Folge einer chromosomal bedingten partiellen STH-Resistenz: Hierdurch der Minderwuchs und die als typische Wachstumsstörungen aufzufassenden Erscheinungen des Cubitus valgus und des Genu valgum, der kleinen Mandibula und der Schildbrust; dann in Verbindung mit dem Ausbleiben der Geschlechtshormonbildung auch der späte Epiphysenschluß und der dennoch ausbleibende Wachstumsschub in dem üblichen Pubertätsalter (Overzier, 1965). Der Wechsel der übrigen Mißbildungen ist durch örtliche Gewebsresistenzen erklärbar. Fehlt bei der Gonadendysgenesie der Minderwuchs, dann fehlen auch extragenitale Mißbildungen: Diese Fälle sind also nicht STH-resistent. Andererseits wird bei Turner-Syndrom STH normal (Daughaday u. Mitarb., 1959; Forbes u. Mitarb., 1962) oder sogar vermehrt (Fraccaro u. Mitarb., 1960; Forbes u. Mitarb., 1962; Almquist u. Mitarb., 1963) gebildet. Willemse (1962) beobachtete sogar ein histologisch sichergestelltes eosinophiles Adenom der Hypophyse bei einer Turner-Patientin, das trotz offener Epiphysenfugen kein Wachstum veranlaßte. Aber auch zugeführtes STH bringt keinen Wachstumseffekt (Escamilla u. Mitarb., 1960; Hennemann u.

Mitarb., 1960; FERRIER u. Mitarb., 1961; LIPSETT u. Mitarb., 1961; FORBES u. Mitarb., 1962; ALMQUIST u. Mitarb., 1964; eigene unveröffentlichte Beobachtungen). Die STH-Resistenz steht offenbar in Beziehung zu dem chromosomalen Schaden.

Zusammenfassung

Das sogenannte männliche Turner-Syndrom wird mit dem eigentlichen, phänotypisch-weiblichen Turner-Syndrom in den extragenitalen Mißbildungen gleichgesetzt. Die Ursache des Minderwuchses und der variablen Mißbildungen wird in einer geweblich-unterschiedlichen STH-Resistenz gesehen. — Die Nosologie des sogenannten männlichen Turner-Syndroms wurde a.o. ausführlich dargestellt, der Kasuistik jedoch hier ein weiterer Fall zugefügt.

Ausführliche klinische Darstellung in: OVERZIER, C.: Die Nosologie des sogenannten männlichen Turner-Syndroms. Dtsch. Arch. klin. Med. **209**, 422 (1964); dort auch der hier nicht geführte Schrifttumsnachweis.

Literatur

ALMQUIST, S., K. HALL, S. LINDSTEDT, J. LINDSTEN, R. LUFT u. H. E. SJÖBERG: Acta endocr. (Kbh.) **46**, 451 (1964).
— J. LINDSTEN u. N. LINDVALL: Acta endocr. (Kbh.) **42**, 168 (1963).
BATTAGLIA, G.: G. Clin. med. **44**, 1207 (1963).
BORGHI, A., R. TOCCAFONDI e F. PERUZZI: Riv. Clin. pediat. **62**, 612 (1958).
BOWEN, P., C. S. N. LEE, C. J. MIGEON, N. M. KAPLAN, P. J. WHALLEY, V. A. McKUSICK u. E. C. REIFENSTEIN jr.: Ann. intern. Med. **62**, 251 (1965).
DAUGHADAY, W. H., W. D. SALMON jr., and F. ALEXANDER: J. clin. Endocr. **19**, 743 (1959).
ESCAMILLA, R. F., J. J. HUTCHINGS, W. C. DEAMER, and C. H. LI: First Int. Congress Endocrinology. Advance Abstr. Short Communication No. 127. Acta endocr. (Kbh.) Suppl. **51**, 253 (1960).
FERGUSON-SMITH, M. A.: J. med. Genet. **2**, 93 (1965).
FERRIER, P., S. GARTLER, C. P. MAHONEY, T. H. SHEPARD II, and B. BURT: Amer. J. Dis. Child. **102**, 581 (1961).
FLAVELL, G.: Brit. J. Surg. **31**, 150 (1943).
FORBES, A. P., J. G. JACOBSEN, E. L. CARROLL, and M. M. PECHET: Metabolism **11**, 56 (1962).
FRACCARO, M., C. A. GEMZELL u. J. LINDSTEN: Acta endocr. (Kbh.) **39**, 496 (1960).
GARTLER, S. M., and R. S. SPARKES: Lancet **1963 II**, 411.
GIRAUD, P., R. BERNARD et P. VICENT: Pédiatrie **40**, 1024 (1951).
GLAUBITT, D., u. C. OVERZIER: 2. Jahrestagg. d. Ges. f. Nuclearmedizin. Heidelberg 1964.
GOODLIN, R. C.: West. J. Surg. **70**, 27 (1962).
GREENBLATT, R. B., H. DOMINGUEZ, V. B. MAHESH, and R. DEMOS: J. Amer. med. Ass. **188**, 221 (1964).
HENNEMANN, P. H., A. P. FORBES, M. MOLDAWER, E. F. DEMPSEY, and E. L. CARROLL: J. clin. Invest. **39**, 1223 (1960).
HELLER, R. H.: J. Pediat. **66**, 48 (1965).
JOB, J. C., J. DE GROUCHY et J. CUKIER: Rev. franc. Étud. clin. biol. **8**, 379 (1963).

LAMBERT, A., et A. NETTER: Sem. Hôp. Paris **38**, 1699 (1962).
LIPSETT, M. B.: J. clin. Endocr. **22**, 119 (1962).
MIDULLA, M.: Pediat. inter. (Roma) **4**, 283 (1955).
OVERZIER, C.: Acta endocr. (Kbh.) **21**, 97 (1956). — Lancet **1964** II, 699. — Med. Welt **1965**, 1931—1936, 1969—1971. — Ergebn. inn. Med. Kinderheilk., N.F. **21**, 167 (1965).
—, u. W. PRELLWITZ: Actualités Endocrinologiques (7e série), p. 53 (L'Exansion scientifique française, Paris 1966).
PRELLWITZ, W., u. C. OVERZIER: Klin. Wschr. (im Druck).
ROSS, G. T., J. M. HOLLAND, W. S. KISER, and G. W. DOUGLAS: J. clin. Endocr. **25**, 141 (1965).
SACCOMANI, F.: Il Frac. **55**, 1 (1962).
SOHVAL, A. R.: Amer. J. Med. **36**, 281 (1964).
SOLIS, J., et M. M. SCHWARTZ: Rev. méd. Rosario **31**, 22 (1951).
TURNER, H., R. B. GREENBLATT, and H. DOMINGUEZ: J. clin. Endocr. **23**, 709 (1963).
VALENCIA, J., R. MORENO, C. B. DE LOZZIO, J. REFORZO MEMBRIVES y D. Z. ROCCA: Pren. méd. argent. **50**, 1321 (1963).
WILLEMSE, C. H., and J. M. v. BRINK: Lancet **1962 I**, 488.
ZUPPINGER, K., E. ROSSI, A. DONATH, E. JOSS e R. ZURBRÜGG: Symposium Internazionale sulla patologia del sesse nell'età infantile, p. 258 (Edizioni Minerva Medica, 1965) und Minerva pediat. **17**, 621 (1965).

Aussprache

C. SCHIRREN, Hamburg: Ihre Ausführungen haben uns sehr klar gezeigt, welche besondere Bedeutung der Therapie beim männlichen Turner-Syndrom zukommt. Wir sind Ihnen daher für diese Hinweise außerordentlich dankbar.

H. NIERMANN, Münster: Mir bereitet die Nomenklatur des männlichen Turner-Syndroms und anderer chromosomaler Störungen immer wieder gewisse Schwierigkeiten. Wir wissen vom Klinefelter-Syndrom, daß es durch eine Chromosomenanomalie bedingt ist. Sowohl KLINEFELTER als auch TURNER haben aber bei ihren Erstbeschreibungen dieser Syndrome Chromosomenanomalien noch nicht in Rechnung stellen können. Für die Nomenklatur sollte man meiner Meinung nach die Chromosomen-Aberrationen in den Vordergrund stellen. Wenn wir uns an ein spezifisch dermatologisches Krankheitsbild erinnern, dann ist die Syphilis vor etwa 500 Jahren in Europa aufgetreten und erst um die Jahrhundertwende hat man den Erreger nachgewiesen bzw. die serologischen Reaktionen für die Diagnosestellung heranziehen können. Trotzdem würde heute niemand mehr auf den Gedanken kommen, allein aus dem klinischen Symptom die Diagnose einer Syphilis zu stellen. Ganz anders liegen die Dinge bei den chromosomalen Aberrationen, bei denen wir immer noch am klinischen Symptom für die Nomenklatur hängenbleiben, obwohl die Chromosomenforschung uns eine genaue Diagnose ermöglicht. Man sollte sich daher doch dazu entschließen, die chromosomalen Befunde als wichtigsten Gesichtspunkt in der Diagnose zum Ausdruck zu bringen, ohne den Erstbeschreibern ihre Verdienste zu schmälern, z. B. XXY-Syndrom, XO-Syndrom usw. Schwierigkeiten treten allerdings beim männlichen Turner-Syndrom auf.

C. SCHIRREN, Hamburg: Nomenklaturfragen bereiten immer große Schwierigkeiten, die alten morphologisch eingestellten Dermatologen waren ja groß darin, sich über bestimmte Einzelheiten zum Teil Jahre bzw. Jahrzehnte lang zu streiten. Ihr Chef Jordan hat einmal treffend formuliert, daß „Nomenklaturfragen etwas mit Abrüstungsproblemen gemeinsam" haben.

R. M. Bohnstedt, Gießen: Die Vorschläge von Herrn Niermann sind zweifellos berechtigt; ich glaube allerdings nicht, daß man die bereits fest eingefahrenen Begriffe wie Klinefelter-Syndrom und Turner-Syndrom noch ausmerzen kann. Außerdem dürfen wir nicht vergessen, daß die Wissenschaft der Chromosomenforschung immer noch im Fluß ist, so daß auch in der Zukunft sicher noch mit neueren Befunden zu rechnen ist. Mir scheint es daher zunächst vertretbar, wenn man bei den alten Bezeichnungen wie Turner-Syndrom usw. bleibt.

C. Schirren, Hamburg: Ich schlage vor, daß man sich darauf einigt, hinter der Bezeichnung Turner-Syndrom in Klammern anzugeben (XO) bzw. (XY) bzw. beim Klinefelter-Syndrom (XXY) usw. Auf diese Weise hätte man eine allgemeinverständliche klinische Diagnose mit genauer Angabe der Chromosomenbefunde fixiert.

H. Niermann, Münster: Diesem Vorschlag kann ich ohne weiteres zustimmen.

C. Overzier, Mainz: Es ist nicht möglich, in der ärztlichen Praxis die Diagnose eines männlichen Turner-Syndroms zu stellen, weil die Chromosomenanalysen eine sehr diffizile Diagnostik verlangen. Auch für speziell eingerichtete Institute bedeutet eine Chromosomenanalyse wochen- bzw. monatelange Arbeit. Die Schwierigkeiten der Nomenklaturfragen werden besonders deutlich an dem schon zitierten Beispiel des sogenannten Klinefelter-Syndroms; Klinefelter hat kein Klinefelter-Syndrom beschrieben, sondern einen familiären Hypogonadismus.

O. Hornstein, Düsseldorf: Testiculäre Feminisierung

Die sogenannte Testiculäre Feminisierung gehört als klar umschriebenes, aber noch wenig bekanntes Syndrom zum Formenkreis der Intersexualität. Zuständig ist in erster Linie der Gynäkologe, doch bestehen theoretische Berührungspunkte zur Andrologie und Dermatologie, die mitunter praktische Bedeutung erlangen können. Phänotypisch erscheinen die Patienten meist eindeutig weiblich, auch mit weiblichem äußeren Genitale, aber ohne Uterus und mit fehlender oder nur angedeuteter Scham- und Axillarbehaarung. Ihre Gonaden sind jedoch eindeutige Testes und ihr chromosomales Geschlecht ist gleichfalls männlich. Die Hoden liegen meist im Leistenkanal, manchmal oberhalb, manchmal unterhalb davon, nicht selten im Bereich von Inguinalhernien oder sogar als kleine Gebilde in den großen Labien. Es besteht also eine groteske Dissoziation von weiblichem Phänotyp und männlichem Geno- und Gonadentyp, die aber den Betroffenen und ihrer Umgebung glücklicherweise nicht bekannt ist. Nicht wenige heiraten auch und scheinen ihrer weiblichen Rolle meist gewachsen.

Bemerkenswert sind die *Konsultationsgründe* der Patientinnen: Als häufigster die primäre Amenorrhoe bzw. ausbleibende Menarche. Ferner

Sterilität der Ehe, manchmal Dyspareunien infolge zu kurzer Vagina, oder das als abnorm empfundene Fehlen der Scham- und Axillarbehaarung, häufig auch angeborene Leistenhernien, selten ein Tumor in abdomine aut inguine, der von den dystopen Testes ausgegangen ist.

Ich möchte die Gründe vorweg nehmen, warum auch einmal der Androloge und Dermatologe zugezogen werden kann. Das ist einmal wegen der in den meisten Fällen vorhandenen genitalen und axillaren Haarlosigkeit möglich, welche die Axillen noch häufiger als den Genitalbereich betrifft (G. A. Hauser). Ferner kann in venerologischen Fällen das blinde, cervixfreie Ende einer verkürzten Vagina auffallen. Schließlich kann der Androloge zur cytologischen und gonadenbioptischen Geschlechtsbestimmung zugezogen werden, wenn z. B. der Pädiater bei phänotypisch weiblichen Kindern mit angeborenen Leistenhernien einen entsprechenden Verdacht hegt. Einer solchen Zusammenarbeit verdanke ich die Beobachtung eines fünfjährigen Kindes, das wegen cytogenetischer Besonderheiten von Gropp u. Mitarb. (1963) veröffentlicht wurde. Eine weitere, achtzehnjährige Patientin stammt aus der Frauenklinik der Medizinischen Akademie Düsseldorf; hier bin ich Herrn Prof. Elert und Herrn Dr. Nocke für die Überlassung von Gonadengewebe zur histologischen Untersuchung dankbar.

Die *Diagnose* ergibt sich aus der Konstellation folgender Befunde:

1. Primäre Amenorrhoe bei voll oder annähernd weiblichem Phänotyp und weiblichem äußeren Genitale (selten mit Vergrößerung der „Clitoris").

2. Fehlender oder hochgradig rudimentärer Uterus mit blind endender und meist verkürzter Vagina.

3. Fehlende oder sehr spärliche Scham- und Axillarbehaarung.

4. Häufiges Vorhandensein von angeborenen Leistenhernien, manchmal mit einem kleinen, hodenförmigen Gebilde im Bruchsack oder in den großen Labien.

5. Männlicher Genotypus mit der Chromosomen-Konstitution 46/XY, also mit negativem Barr-Test und fehlenden Drumsticks.

6. Histologische Identifizierung der ektopen Gonaden als Hoden.

Hormonanalysen des Urins zeigen in der Mehrzahl der Fälle eine für Frauen normale oder leicht erniedrigte Östrogenausscheidung, gering erhöhte Gonadotropine, ferner 17-Ketosteroid-Werte, die mehr der männlichen als der weiblichen Norm entsprechen. Chromatographische Fraktionierungen der 17-Ketosteroide sowie gonadotrope Funktionsteste unter Hemmung der hypophysären ACTH-Ausschüttung oder der adrenalen Steroid-Sekretion haben bisher zu keinen übereinstimmenden Resultaten geführt, sprechen aber dafür, daß die Oestrogene und ein Teil der 17-Ketosteroide gonadaler und nicht adrenaler Herkunft sind.

Zum Verständnis des Begriffes „Testiculäre Feminisierung" ist außerdem noch folgendes wichtig: Werden die Patienten vor der Pubertät kastriert, so bleibt die puberale Entfaltung der sekundären weiblichen Geschlechtsmerkmale einschließlich der Brustentwicklung aus. Werden sie nach der Pubertät kastriert, so kommt es zu klimakterischen Symptomen, zum Absinken der Oestrogene und zum Anstieg der Gonadotropine im Urin. Offenbar sind die Hoden also — als Oestrogenproduzenten — eine Voraussetzung zur puberalen Verweiblichung der betreffenden Individuen. Die Oestrogenproduktion ist wahrscheinlich im Vergleich zu normalen Testes erhöht, sie allein erklärt aber nicht den intersexuellen Zustand als solchen. Hier steht man der Tatsache gegenüber, daß ein genetisch und gonadal männlich determinierter Fetus einen weiblichen Phänotypus entwickelt, wenn auch ohne weibliche innere Geschlechtsorgane.

Um dies zu verstehen, sei an die von OVERZIER formulierte Theorie der „Initial- und Dauerinduktion der Gonaden" erinnert. Ihr zufolge vollzieht sich der normale Ablauf der Geschlechtsdifferenzierung so, daß zunächst von der frühembryonalen Gonadenanlage eine initiale, noch sexuell indifferente Stimulation der Wolffschen und Müllerschen Gänge ausgeht, während später die reifende Gonade, je nach ihrer Entwicklung zur männlichen oder weiblichen Keimdrüse, nur noch den Aufbau des gleichgeschlechtlichen Genitalsystems induziert, der fetale Hoden also die Differenzierung des Wolffschen Ganges fördert und des Müllerschen Ganges unterdrückt. Da nun bei der Testiculären Feminisierung der Uterus und seine Adnexe fehlen oder nur rudimentär vorhanden sind, aber auch die Abkömmlinge des Wolffschen Ganges nur ungenügend entfaltet sind, sehen manche Autoren in einer frühembryonalen Insuffizienz der testiculären Induktionswirkung die entscheidende Ursache des intersexuellen Zustandsbildes — um so mehr, als auch die Testes noch im Erwachsenenalter Zeichen der Unreife aufweisen. Es reicht also der geschlechtsprägende Einschluß der fetalen Hoden nur dazu aus, die Entwicklung der inneren weiblichen Genitalorgane zu unterdrücken und rudimentäre Nebenhoden zu induzieren — zu mehr aber nicht.

Eine andere Theorie erklärt das Krankheitsbild mit einer angeborenen Nichtansprechbarkeit verschiedener androgener Erfolgsorgane — der Wolffschen Gänge, des Penis, der axillaren und genitalen Haarfollikel, des Larynx usw. — auf androgene Hormone. Die dominierende Oestrogenwirkung in der Pubertät wäre dann hauptsächlich eine Folge der relativen oder absoluten Androgenresistenz. Auf die offenen Probleme der verschiedenen Hypothesen einzugehen, verbietet die Kürze der Zeit. In vielen Fällen ist eine Vererbung über heterozygote, phänotypisch gesunde Mütter nachweisbar, woraus manche Autoren auf einen recessiv-geschlechtsgebundenen Erbgang schließen, während LENZ einen dominant autosomalen, geschlechtsbegrenzten Vererbungsmodus vertritt. Außerdem scheint es auch sporadische Fälle durch Neumutation zu geben.

Abschließend sei kurz auf den *histologischen Gonadenbefund* eingegangen, wie er sich von der Pubertät an darbietet.

Die Tubuli erscheinen undifferenziert und oft sogar auf embryonaler Stufe stehengeblieben. Sie sind von unreifen Zellelementen erfüllt oder von Sertolizellen, zwischen denen sich auffällig spärliche Spermatogonien finden. Vereinzelte Ansätze zur Spermiogenese kommen über basale Vorstufen nicht hinaus. Auch die Tubuluswandungen bleiben unreif und frei von elastischen Fibrillen; manchmal sklerosieren sie sekundär. Demgegenüber sind die Leydigzellen deutlich entfaltet, oft hyperplastisch und scheinbar funktionsreif. Manchmal können sie aber doch cytologische Abweichungen von normalen Leydigzellen aufweisen. Auffällig ist nach unserer Erfahrung auch das Vorhandensein einer deutlichen hyalinen Adventitiasklerose der kleineren Gefäße als möglicher Hinweis auf eine hormonale Dysfunktion der benachbarten Leydigzellen.

Therapeutisch kann und soll man an dem bestehenden Zustand nichts ändern. Werden die Gonaden entfernt, so muß mit Oestrogenen substituiert werden. Das wahre gonadale Geschlecht muß den Patientinnen — denn als Frauen fühlen sie sich und werden sie angesehen — unbedingt verschwiegen werden. Das ist einer der Gründe, warum manche angelsächsische Autoren den harmlos klingenden Terminus „Hairless women-Syndrom" vorziehen. Der Eingeweihte weiß, daß sich dahinter eine Intersexform verbirgt.

Literatur

Goldberg, M. B., and A. F. Maxwell: Male pseudohermaphroditism proved by surgical exploration and microscopic examination: Case report with speculations concerning pathogenesis. J. clin. Endocr. 8, 367 (1948).

Gropp, A., J. Brodehl, H. Schumacher u. O. Hornstein: Testiculäre Feminisierung bei einem 5 Monate alten Kind, kombiniert mit familiärem, abnorm großem Y-Chromosom. Klin. Wschr. 41, 690 (1963).

Hauser, G. A.: Testikuläre Feminisierung. In: C. Overzier: Die Intersexualität, S. 261. Stuttgart: Thieme 1961 (dort weitere Literatur).

Ikkos, D., K.-G. Tillinger, and A. Westman: Testicular feminization. Acta endocr. (Kbh.) 32, 222 (1959).

Jacobs, P. A., A. G. Baikie, W. M. C. Brown, H. Forrest, J. R. Foy, J. S. S. Stewart, and B. Lennox: Chromosomal sex in the syndrome of testicular feminization. Lancet 1959 I, 591.

Jones, H. W., and W. W. Scott: Hermaphroditism, Genital Anomalies. Baltimore: Williams & Wilkins Co. 1958.

Jost, A.: L'étude physiologique de la différenciation embryonnaire du sexe et l'interprétation de diverses anomalies sexuelles. Schweiz. med. Wschr. 87, 275 (1957).

Lenz, W.: Testikuläre Feminisierung. In: Handb. der Genetik (hrsg. von P. E. Becker), Stuttgart: Thieme 1964 (dort weitere Literatur).

Lubs, H. A., jr., O. Vilar, and D. M. Bergenstal: Familial male pseudohermaphrodism with labial testes and partial feminization: Endocrine studies and genetic aspects. J. clin. Endocr. 19, 1110 (1959).

Morris, J. M.: The syndrome of testicular feminization in male pseudohermaphrodites. Amer. J. Obstet. Gynec. **65**, 1192 (1953).
Prader, A.: Gonadendysgenesie und testikuläre Feminisierung. Schweiz. med. Wschr. **87**, 278 (1957).
Salassa, R. M., J. Paris, V. R. Mattox, H. L. Mason, and A. Albert: Endocrine studies in a case of male pseudohermaphrodism: Testicular feminization. J. clin. Endocr. **21**, 506 (1961).
Southren, A. L., and A. Saito: The syndrome of testicular feminization. A report of three cases with chromatographic analysis of the urinary neutral 17-ketosteroids. Ann. intern. Med. **55**, 925 (1961).

Aussprache

C. Overzier, Mainz: Bei den „hairless women" handelt es sich um das Nichtansprechen des Erfolgsorgans auf die spezifischen Hormone. Es handelt sich hierbei um ein speziell endokrinologisches Problem. — In manchen Fällen ist man gezwungen, die Hoden zu entfernen, weil ein bestimmter Prozentsatz dieser Individuen im späteren Leben eine maligne Entartung der Keimdrüsen aufweist. Ich glaube, daß es typisch für dieses Krankheitsbild ist, im Erwachsenenalter wenigstens Picksche Adenome aufzuweisen, die allerdings benigne Formationen sind. Da die Hoden dieser Patienten sehr häufig maligne entarten, ist es sehr wohl möglich, daß die Pickschen Adenome den Ausgangspunkt der malignen Entartung darstellen. Bei Kindern wird man diese Hoden nicht entfernen. Trotzdem kommt es immer wieder vor, daß bei chirurgischen Eingriffen, z. B. Operation von Leistenhernien im Kindesalter, diese Hoden entfernt werden. Ich habe bisher insgesamt zehn derartige Hoden histologisch beurteilen können und dabei festgestellt, daß man bereits im Kindesalter Hinweise darauf finden kann, ob es sich um eine Entwicklung in Richtung auf den männlichen Pseudohermaphroditismus oder auf die testiculäre Feminisierung handelt[1]. Eine absolut sichere Entscheidung ist erst mit der Pubertät möglich. Prognostisch ist es aber von ganz großer Bedeutung rechtzeitig die entsprechende Diagnose zu stellen. Da man z. B. beim männlichen Pseudohermaphroditismus die Hoden auf jeden Fall vor der Pubertät entfernen wird, um unliebsame Nebenwirkungen während der Pubertät auszuschalten.

[1] Vgl. Minerva pediat. **17**, 619 (1965).

D. Knorr, München: Wir verdanken Herrn Prof. Nasemann von der Münchener Dermatologischen Universitätsklinik eine Beobachtung: Ein junger Mensch wurde als Mädchen aufgezogen, bot die Vollsymptomatik der testiculären Feminisierung einschließlich der histologischen Befunde; jenseits der Pubertät wies er allerdings keine Brustentwicklung auf. Dieser junge Mensch ließ sich im Alter von 21 Jahren ohne Zutun der Eltern oder der Ärzte umtaufen. Bei einem sogenannten Onkel dieses Patienten sei das gleiche vorgenommen worden in dessen Jugend.

C. Schirren, Hamburg: Wenn man die von Ihnen gezeigten histologischen Abbildungen sieht, fühlt man sich ohne weiteres erinnert an Präparate, wie wir sie beim sogenannten Hodenhochstand zu sehen pflegen. — Mit Ihren Ausführungen, Herr Overzier, über die maligne Entartung derartiger Hoden gehe ich nicht unbedingt konform. Wenn ich die urologische Literatur berücksichtige und die Äußerungen von Herrn Bierich auf dem andrologischen Symposium im November 1964[1], dann ist eine maligne Degeneration derartiger Hoden doch außerordentlich selten. Nach Ostrowski wird in der Mehrzahl der Fälle von malignen Tumoren immer ein Scrotalhoden nachgewiesen. Offensichtlich beruht also der vermehrte Nachweis von maligner Entartung des Hodens bei Hodenhochstand oder bei testiculärer Feminisierung usw. auf bestimmten statistischen Manipulationen. Primär kann ich also einer Entfernung des Hodens aus Gründen der Prophylaxe nicht zustimmen; ich meine allerdings, daß man derartige Patienten sehr genau beobachten sollte, um rechtzeitig einzugreifen.

[1] Vgl. Neue Ergebnisse der Andrologie, hrsg. von C. Schirren. Berlin, Heidelberg, New York: Springer 1965.

C. Overzier, Mainz: Eine prophylaktische Entfernung des Hodens entfällt auch für mich. Die sorgsame Beobachtung derartiger Patienten ist allerdings erforderlich. Nach meiner Auffassung gibt es allerdings schon so viele Einzelfälle, daß ich kein unnötiges Risiko eingehen möchte.

O. Hornstein, Düsseldorf: Wenn man derartige Patienten zur Beobachtung bekommt, sollte man sie sehr genau weiterbeobachten. Auch ich bin gegen eine generelle Entscheidung für prophylaktische Entfernung der Hoden; zu überlegen ist weiterhin, ob man die Hoden im physiologischen Klimakterium derartiger Patienten nicht generell entfernt. Ich möchte das zu bedenken geben, um einer malignen Entartung in diesem Lebensalter entgegenzuwirken.

W. Meyhöfer, Gießen: Der praepuberale ICSH-Mangel

Pasqualini hat im Jahre 1950 über einen 24jährigen Mann mit Eunuchoidismus bei vorhandener Spermiogenese berichtet. Die Hodengröße war normal, die Spermiogenese nach dem histologischen Befund erhalten, die Anzahl der Leydigzellen schien verringert. Er faßte diese Veränderungen als „Sindrome hypoandrogénico con gameto génesis conserva" zusammen. Als Ursache wurde von ihm ein selektiver ICSH-Mangel und damit eine isolierte Störung der gonadotropen Partialfunktion der Adenohypophyse angesehen.

1953 konnte MacCullagh die beschriebenen Veränderungen an mehreren Patienten beobachten, und später erschienen Mitteilungen hierüber von Nowakowski, Landau, Doepfmer und Hellinga.

Da es sich bei diesen Krankheitsfällen um sehr seltene Beobachtungen handelt, sehen wir uns veranlaßt, Ihnen 2 Patienten vorzustellen, die an einer praepuberalen Form des selektiven ICSH-Mangels leiden. Während es uns in einem Falle möglich war, den Patienten erschöpfend zu untersuchen, konnte bei dem genannten zweiten Patienten nur eine klinische und Ejaculatsuntersuchung erfolgen, da wir diesen Patienten erst in den letzten Tagen in unsere Behandlung bekamen.

Fall 1. S. H., 27jähriger Verwaltungsangestellter.
Allgemeine Anamnese. Als Kind Masern und Diphtherie, sonst nicht ernsthaft krank gewesen. Keine Operationen, keine Unfälle, kein Kryptorchismus, keine Hodenschwellungen, kein Mumps.

Sexual-Anamnese. Erster G.V. des nicht verheirateten Mannes mit 20 Jahren. Bis jetzt Ejaculatio praecox. Kein Bartwuchs.

Allgemeinbefund. 1,73 m großer Mann, Körpergewicht 81,5 kg. Weitere Körpermaße: Acromion — Acromion = 49 cm, Acromion — Mittelfinger = 57 cm, Spannweite der Arme = 1,75 m. Behaarung: Schambehaarung horizontal begrenzt, Terminalbehaarung fehlt. Kein Bartwuchs.

Leichte Gynäkomastie. Breites Becken. — Akrocyanose. Stärkere Hyperhidrosis an Händen und Füßen.

Genitalbefund. Scrotumbeschaffenheit normal. Penis pend. = 4,5 cm, Umfang 4,5 cm, keine Anomalie. Hoden: Größe beiderseits 5×3 cm, Lage regelrecht. Nebenhoden: weich, palpatorisch nicht krankhaft verändert. An Samenblasen, Prostata und Samensträngen kein pathologischer Befund.

Laboratoriumsuntersuchungen. BSG n. W.: 3 mm. Gesamteiweiß 7,35 g-$^0/_0$, Bilirubin 0,29 mg-$^0/_0$, Weltmannband Röhrchen 1—5, Cholesterin 252 mg-$^0/_0$. Blutbild und Urin o. B. ACTH-Test nach THORN: normaler Abfall der Eosinophilen. Blutzucker 100 mg-$^0/_0$. Zuckerbelastungstest nach STAUB-TRAUGOTT o. B.

Röntgenologische Befunde. Thorax: Lunge o. B., Herz gering links betont, verstrichene Herztaille. Knöcherner Schädel: o. B. Nebenhöhlen: rechte Kieferhöhle verschattet. Knochensystem: keine Osteoporose.

Spermatogramm vor der Gabe von Choriongonadotropin. 15. 10. 1963: Ejaculat: p. o., Abstinenz: 14 Tage, Menge: 6 ml, Verflüssigungszeit: 10 min, Aussehen: hellgelb, Konsistenz: zähflüssig, pH-Wert: 7,2; Spermien im ml: 217187500, total: 1303125000. Vitalität: tot = 40$^0/_0$, lebend = 50$^0/_0$, akinetisch = 10$^0/_0$, Motilität der Spermien: hypokinetisch = 15$^0/_0$, normokinetisch = 35$^0/_0$. Fructose: 380 γ/ml. Morphologie: 15—20$^0/_0$ deformierte Spermatozoen. Etwa 2$^0/_0$ Spermiogenesezellen.

Spermatogramm nach der Behandlung mit 5 · 5000 IE Choriongonadotropin (5000 IE tägl.). 23. 10. 1963: Ejaculat: p. o., Abstinenz: 8 Tage, Menge: 6 ml, Verflüssigungszeit: 10 min, Aussehen: hellgelb, Konsistenz: zähflüssig, pH-Wert: 7,2; Spermien im ml: 186250000, total: 1117500000. Vitalität: tot = 30$^0/_0$, lebend = 60$^0/_0$, akinetisch = 10$^0/_0$, Motilität der Spermien: hypokinetisch = 10$^0/_0$, normokinetisch = 50$^0/_0$. Fructose: 2800 γ/ml. Morphologie: etwa 15$^0/_0$ deformierte Spermatozoen. Etwa 2$^0/_0$ Spermiogenesezellen.

Histologischer Befund des entnommenen Hodengewebes (J. Nr. 466/63). Rechter Hoden — vor der Behandlung mit Choriongonadotropin: Die Tubuli sind mittelgroß bis groß, die Tubuluswände zart. In den Tubuli ist die Spermiogenese intakt, das Epithel mehrschichtig. Reichliche Ausbildung von Spermatozoen. In einigen Tubulizentren desquamierte

Spermiogenesezellen. Im Zwischengewebe, in dem kein Anhalt für Blutung oder Entzündung besteht, sind die Leydigschen Zellen an Zahl verringert, schlecht entfaltet, stärker pigmentiert; ihre Kerne zeigen neben Schachbrettmuster kantige und mehreckige Formen (Abb. 1a).

Linker Hoden — nach Behandlung mit Choriongonadotropin — 5 · 5000 IE: Die Tubuli sind mittelgroß bis groß, die Tubuluswände zart. In den Tubuli sind alle Zellen der Spermiogenese von den Spermatogonien bis zu den Spermatozoen vorhanden. Im Zwischengewebe, in dem kein Anhalt für Blutung oder Entzündung besteht, sind die Leydigschen Zellen — im Gegensatz zum Hoden rechts vor der Behandlung mit Choriongonadotropin — stärker entfaltet, zeigen jedoch deutliche Kernveränderungen mit ovalen und eckigen Kernen. Teilweise besteht eine stärkere Pigmentierung dieser Kerne (Abb. 1b).

Choriongonadotropin-Test. Ausgangswert der 17-Ketosteroide: 12,8 mg/24 Std-Urin. Unter der Behandlung mit 5 · 5000 IE Choriongonadotropin Anstieg: 13,6 — 15,8 — 17,0 — 22,0 — 24,4 mg/24 Std-Urin.

Harngonadotropine. Viermalige Gonadotropinbestimmungen im Urin jeweils unter 15 E pro 24 Std.

Gesamt-Corticoide. 8 mg/24 Std.

Cytophotometrische Untersuchungen an 100 Samenzellen des Ejaculates nach Feulgen-Färbung ergeben gegenüber der Norm eine Linksverschiebung, d. h. eine Verminderung der Arbeitseinheiten (Desoxyribonucleinsäure) gegenüber der Norm.

Besprechung des Krankheitsfalles. Nach den vorliegenden Untersuchungen bestanden bei dem Patienten nach der somatischen Prägung eunuchoide Züge mit Gynäkomastie, breitem Becken, mangelnder Behaarung. Der Penis war klein, die Hoden normal groß entwickelt. Im Ejaculat fanden wir eine Polyspermie mit stark herabgesetzter Fructose. Der Choriongonadotropin-Test nach Shida erbrachte einen Anstieg der 17-Ketosteroide über 50% und war somit positiv. Die nach dem Choriongonadotropin-Test durchgeführte Ejaculatsuntersuchung zeigte weiterhin eine Polyspermie und einen Anstieg der Fructose auf 2800 γ/ml. Die histologische Untersuchung vor der Behandlung mit Choriongonadotropin zeigte schlecht entfaltete, an Zahl verminderte Leydigzellen, deren Kerne in Involution und teils kantig verändert waren und als Zeichen der Degeneration Schachbrettmuster aufwiesen. Die Spermiogenese war in allen Tubuli intakt. Nach der Choriongonadotropin-Therapie wurde im histologischen Präparat eine deutliche Entfaltung der Leydigzellen sichtbar. Die Harngonadotropine lagen bei mehreren Untersuchungen unterhalb der Norm.

Die cytophotometrischen Untersuchungen an Spermatozoen durch Feulgen-Färbung erbrachten eine Minderung gegenüber der Norm, das heißt, wir fanden herabgesetzte Arbeitseinheiten und somit eine

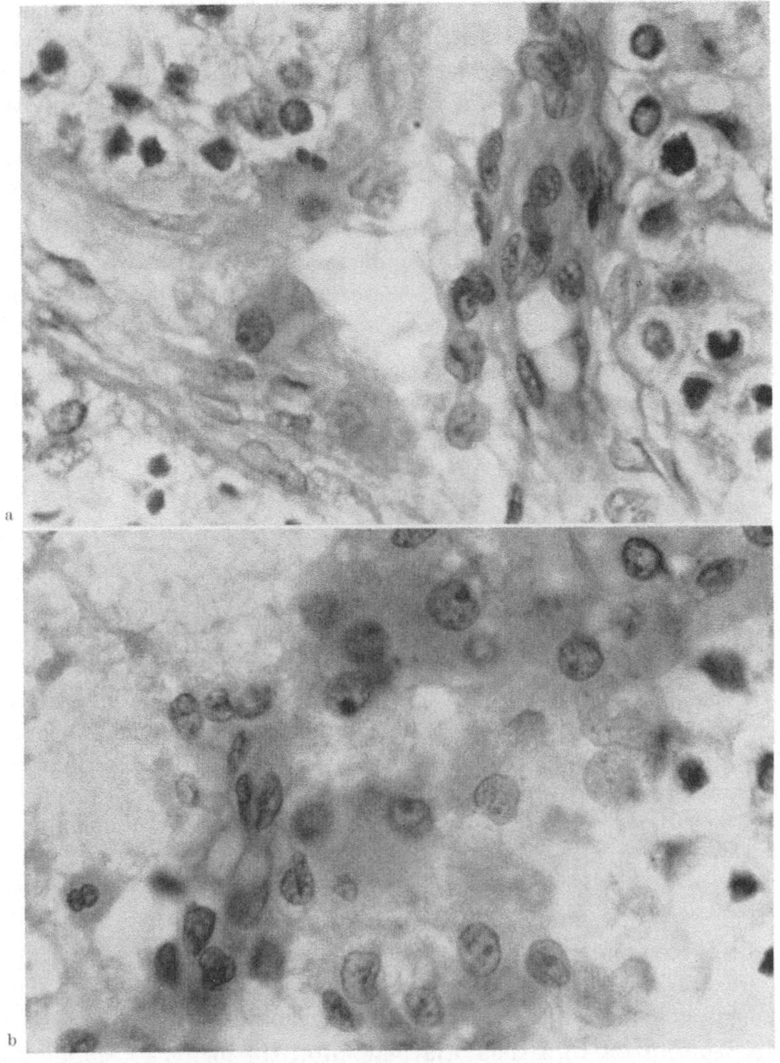

Abb. 1a und b. S. H., 27jähr. Patient. Hämatoxylin-Eosin-Färbung. Foto, Vergr. etwa 675fach.
a Hoden rechts. Zwischengewebe mit Leydigschen Zwischenzellen, die gering entfaltet sind und
kantige, eckige Formen aufweisen. b Hoden links. Befund nach 5 · 5000 IE Choriongonadotropin:
Entfaltung der Leydigzellen im Gegensatz zum Hoden rechts vor der Behandlung; jedoch auch hier
noch Zwischenzellveränderungen mit ovalen und kantigen Kernen

Verminderung der Desoxyribonucleinsäure in den Spermatozoenköpfen.
(Die cytophotometrischen Untersuchungen wurden im Jahre 1965 nach
einer längeren Testosteron-Depot-Therapie durchgeführt, unter der die
Samenzellzahl auf 55625000 im ml, insgesamt auf 222500000, abgefallen
und die Fructose auf 4400 γ/ml angestiegen war.)

Nach diesen Befunden glauben wir, daß es sich bei dem Patienten um einen selektiven praepuberalen ICSH-Mangel handelt. Hierfür sprechen die somatische Prägung, die tiefen Werte der Fructose im Ejaculat, die im histologischen Bild schlecht entfalteten Leydigzellen, der positive Choriongonadotropintest sowie das Ansteigen der Fructosewerte und die Stimulierung bzw. Entfaltung der Leydigzellen nach der Therapie mit Choriongonadotropin.

Aus dem Befund heraus fällt die schon vor der Choriongonadotropin-Behandlung vorhandene hohe Samenmenge. Die von Heinke u. Doepf-mer angegebenen Oligospermien, seltener Normospermie, konnte hier nicht gefunden werden. Wir fanden, wie beschrieben, eine Polyspermie.

Fall 2. F. E., 35 jähriger Landwirt.

Familien-Anamnese. Ein 2 Jahre jüngerer Bruder, der seit 5 Jahren verheiratet sei, habe keine Kinder, eine hohe Stimmlage und keinen Bartwuchs.

Allgemeine Anamnese. Außer Kinderkrankheiten keine ernsthaften Infektionskrankheiten. Keine Operationen, keine Unfälle, kein Kryptorchismus, keine Hodenschwellungen.

Sexual-Anamnese. Die Ehe des seit 1959 verheirateten Patienten ist kinderlos. Keine Störung beim G.V. Orgasmus und Ejaculation nicht gestört. Stimmbruch und Bartwuchs seien nicht eingetreten.

Allgemeinbefund. 1,70 m großer Mann mit einem Körpergewicht von 60 kg. Weitere Körpermaße: Acromion — Acromion = 40 cm, Acromion — Mittelfinger = 59 cm, Spannweite der Arme = 1,75 m. Behaarung: Schambehaarung horizontal begrenzt. Terminalbehaarung sehr schlecht ausgeprägt. Kein Bartwuchs. Jugendliches Aussehen. Hohe Stimmlage. Breites Becken.

Genitalbefund. Scrotumbeschaffenheit normal. Penis pend. = 8 cm, Umfang = 4,5 cm. Phimose. Hoden: Lage regelrecht, Größe beiderseits $5 \times 2,5$ cm, Konsistenz fest. Beide Nebenhoden erscheinen bei der Palpation stärker aufgelockert. Prostata weich, walnußgroß, glatt. Kein pathologischer Befund an Samenblasen, Samensträngen.

Spermatogramm. 15.9.1965: Ejaculat: p.o., Abstinenz: 5 Tage, Menge: 1 ml, Verflüssigungszeit: 15 min, Aussehen: gelblich-grau, Konsistenz: zähflüssig, pH-Wert: 8,0; Spermien im ml: 39 375 000. Vitalität: tot = 60%, lebend = 30%, akinetisch = 10%, Motilität der Spermien: hypokinetisch = 20%, hyperkinetisch = 10%. Fructose: 530 γ/ml. Morphologie: Fast alle Spermien deformiert. — Reichlich Spermiogenesezellen.

Besprechung des Krankheitsfalles. Es bestand bei dem Patienten seit 6 Jahren eine kinderlose Ehe. Die somatische Prägung zeigte eunuchoide Züge mit hoher Stimmlage, fehlendem Bartwuchs und mangelnder Scham- und Terminalbehaarung sowie breitem Becken. Der Penis war klein, die Hoden normal groß entwickelt. Im Ejaculat bestand eine Parvisemie mit 1 ml Samenmenge und eine Astheno-Teratospermie mit normaler Samenzellzahl im ml (39 375 000 Spermien), einer Motilitätsstörung, bzw. Vitalitätsstörung (60% der Spermatozoen waren tot, 10% akinetisch, nur 30% beweglich und hiervon 20% hypokinetisch) und einer hohen Zahl deformierter Spermatozoen. Die Fructose lag mit 530 γ/ml weit unter der Norm.

Schlußbemerkungen

Der von Pasqualini erstmals beschriebene selektive ICSH-Mangel gehört zu den seltenen andrologischen Krankheitsbildern und ist dem sekundären Hodenschaden mit einer isolierten Störung der gonadotropen Partialfunktion der Adenohypophyse zuzuordnen. Hierzu gehören die von uns untersuchten zwei Patienten mit praepuberaler inkretorischer Hodeninsuffizienz und entsprechenden somatischen Prägungsstörungen bei normaler Hodengröße und vorhandener Spermiogenese einschließlich Ausbildung reifer Spermatozoen. Wie im ersten Krankheitsfall beschrieben, gelang es durch Choriongonadotropin-Gaben, die Leydigschen Zwischenzellen dem histologischen Substrat nach zur Entfaltung zu bringen und nach den Fructoseuntersuchungen in den Ejaculaten sowie den Auswertungen der 17-Ketosteroide im 24 Std-Urin die androgene Sekretion einzuleiten bzw. zu steigern. Somit konnte ein primärer Hodenschaden mit Zwischenzellschädigung ausgeschlossen werden.

Zusammenfassung

Es wird über 2 Patienten mit praepuberalem selektivem ICSH-Mangel berichtet, bei denen dem klinischen Bild nach eunuchoide Proportionen bestanden bei normaler Hodengröße mit vorhandener Spermiogenese und Ausbildung reifer Spermatozoen. Die Spermiogramme wiesen in einem Falle eine Polyspermie, im anderen eine Astheno-Teratospermie bei jeweils tiefen Fructosewerten im Ejaculat auf. In einem Falle zeigte der positive Choriongonadotropintest mit Anstieg der 17-Ketosteroide im 24 Std-Urin über 50% der Ausgangswerte, Anstieg der Fructose im Ejaculat und Entfaltung der Leydigschen Zwischenzellen nach dem histologischen Substrat das Ansprechen der Leydigschen Zwischenzellen auf die Choriongonadotropininjektionen und somit den selektiven ICSH-Mangel an. Es wird fernerhin auf die Verminderung der Desoxyribonucleinsäure in den Spermatozoenköpfen des Ejaculates nach der Feulgen-Cytophotometrie im Falle 1 hingewiesen.

Literatur

Zusammenfassung siehe: Handbuch der Haut- und Geschlechtskrankheiten, Ergänzungswerk VI/3, Fertilitätsstörungen beim Manne, hrsg. von H. Schuermann u. R. Doepfmer. Berlin, Göttingen, Heidelberg: Springer 1960.

Aussprache

R. Doepfmer, Bonn: In die Literatur sind diese Beobachtungen als sogenannte „fertile Eunuchen" eingegangen; ich würde es für richtiger halten, wenn man von „fertilem Eunuchoidismus" sprechen würde.

C. Overzier, Mainz: Diese Patienten weisen fast regelmäßig eine hohe Gonadotropinausscheidung auf. Es wäre daher zu überlegen, ob man sie unter Berücksichtigung des Wechselspiels zwischen den Gonadotropinen und Testosteron nicht mit Testosteron behandelt. Das Testosteron wäre dann bereits während der Pubertät zu geben. Die erhöhten Gonadotropinwerte haben ganz offensichtlich etwas mit der Entwicklung dieser Störung zu tun.

C. Schirren, Hamburg: Eine besondere Schwierigkeit sehe ich darin, die Diagnose des praepuberalen ICSH-Mangels *vor* bzw. *im Anfang* der Pubertät zu stellen. Meistens bekommt man derartige Patienten erst im geschlechtsreifen Alter zu Gesicht, wenn die Patienten den Andrologen wegen Kinderlosigkeit aufsuchen.

C. Overzier, Mainz: Hier kann die Gonadotropinbestimmung sehr Wesentliches leisten: Wenn wir bereits während der Pubertät erhöhte Gonadotropinwerte feststellen bei einem solchen Patienten, wie er von Herrn Meyhöfer skizziert wurde, dann bietet sich das Testosteron bereits in dieser Zeit als Therapie der Wahl an. Die Testosteron-Behandlung soll die Überproduktion der Gonadotropine zurückdrängen.

R. Doepfmer, Bonn: Bei der erhöhten Gonadotropinproduktion müssen wir außerdem berücksichtigen, daß es sich dabei um ein Nichtansprechen der Leydigzellen auf Testosteron handelt — sogenannter non-response-factor; dieses Phänomen muß vom praepuberalem ICSH-Mangel abgetrennt werden.

H. Hepp, Freiburg: Auch in der gynäkologischen Endokrinologie ist der Einsatz von Gonadotropinen (z. B. HMG bzw. HCG) als Stimulationstherapie bei Ovarialinsuffizienz nur in den Fällen normo- oder hypogonadotroper Gonadotropinausscheidung sinnvoll und erfolgversprechend.

W. Kiessling, Heidelberg, und G. Schwarz, Mannheim: Zur Genese des Hypogonadismus beim kongenitalen adrenogenitalen Syndrom

Die kongenitale Nebennierenrinden-Hyperplasie ist bei Mädchen durch Pseudohermaphroditismus femininus, Virilisierung und Pubertas praecox, also durch schwere, ins Auge fallende äußere Symptome gekennzeichnet. Im Gegensatz dazu sind die Veränderungen, die eine Nebennierenrindenhyperplasie bei Knaben hervorruft, weniger auffällig. Sie beschränken sich auf eine Pubertas bzw. Pseudopubertas praecox. Unter Pseudopubertas praecox versteht man einen vorzeitigen Pubertätseintritt und -ablauf mit Ausbleiben der Keimdrüsenreifung. Dieser Befund ist dem Pädiater besonders geläufig, weil er solche Fälle zuerst beobachtet. Der klinische Eindruck entsteht dadurch, daß die Pubertät an Stelle der normalen Gonadotropinstimulierung mit einer Androgenwirkung eingeleitet wird.

Beim männlichen Erwachsenen mit Nebennierenrindenhyperplasie ist dieser Begriff der Pseudopubertas praecox nicht in jedem Falle zutreffend. Offenbar gibt es Fälle mit gestörter und andere mit normaler Keimdrüsenfunktion. Dazu möchten wir einige Fälle demonstrieren.

Bei unserem ersten Patienten (Abb. 1 a) handelt es sich um einen 13 jährigen Jungen (E. G.), der 168 cm groß ist, eine Spannweite von

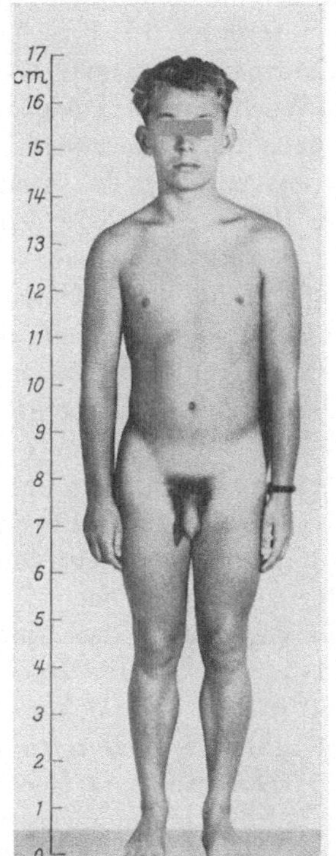
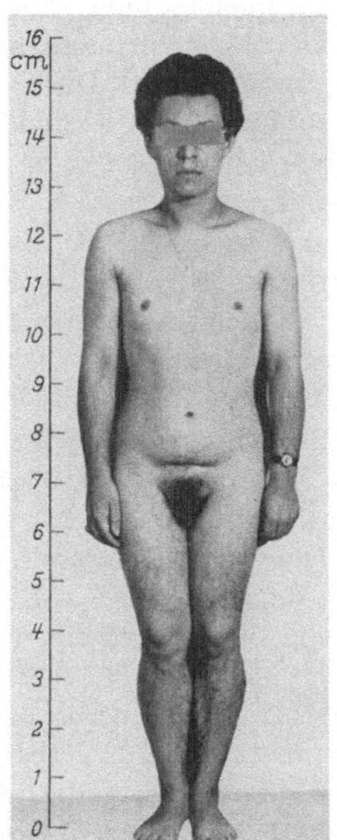

Abb. 1 a und b. Geschwisterpaar mit AGS (siehe Text)

175 cm, eine Unterlänge von 84 cm und eine Sitzhöhe von 93 cm hat. Seine 21 jährige Schwester (Abb. 1 b), die zur Entdeckung der Erkrankung in dieser Familie führte, ist 152,5 cm groß, hat eine Spannweite von 155 cm, eine Unterlänge von 76,5 cm und eine Sitzhöhe von 84,5 cm. Beide Kinder sind erheblich kleiner als die uns bekannten Eltern.

Die Hoden des 13 jährigen Patienten waren bei der ersten Untersuchung klein, etwa bohnengroß. Das histologische Bild beider Hoden zeigt übereinstimmend entfaltete mittelgroße Tubuli ohne Ausbildung reifer Spermien, stellenweise Sklero-Hyalinose der Kanälchenwandung, ähnliche Veränderungen an den Gefäßen, vereinzelt sogenannte Kanälchenschatten und schließlich ein lockeres Zwischengewebe ohne Ausbildung von Leydig-Zellen, insgesamt ein puberales Hodengewebe im Stadium II—III mit partiellem subpuberalem Hodenschaden.

Das Knochenalter des Patienten entspricht dem eines 20jährigen.

Wir haben die 17-Ketosteroid- und Oestrogenwerte im 24 Std-Urin bestimmt, beim Bruder auch nach Behandlung mit täglich 1,5 mg Dexamethason. Zu beachten ist der hohe Oestrogenwert von 345 γ/ 24 Std bei dem 13jährigen Knaben (Bestimmungsmethode: Bates u. Cohen). Die Gonadotropinwerte lagen stets unter 6 M.U.E. Unter der Dexamethasonbehandlung kam es zur Normalisierung der 17-Ketosteroide und Oestrogene und zunehmendem Wachstum der Hoden, die jetzt von normaler Größe sind. Dieser Fall ist nach den vorliegenden Befunden ein Beispiel für einen sekundären Hypogonadismus bei kongenitaler Nebennierenrindenhyperplasie, der den Fällen von Nowakowski u. Püschel entspricht.

Der nun folgende Fall ist ein 34jähriger Mann, der 2 Kinder von 1,5 und 3 Jahren zeugte (allerdings bisher ohne serologische Sicherung seiner Vaterschaft). Seine Größe ist 158 cm, die Spannweite 164 cm, Unterlänge 77 cm und die Sitzhöhe 92,5 cm. Die endgültige Körpergröße hatte er mit 11 Jahren erreicht; es handelte sich also um eine echte Pubertas praecox (Einzelheiten bei Bahner u. Schwarz). Auch in diesem Falle führte die Erkrankung der 23jährigen Schwester zur Aufdeckung der Familienerkrankung. Sie ist 153 cm groß, hat eine Spannweite von 152 cm, eine Sitzhöhe von 84,5 cm und eine Unterlänge von 75 cm.

Bei diesem Patienten war es möglich, zweimal das Ejaculat zu untersuchen. (Ejaculatvolumen 3,2 und 5,2 ml; Spermienzahl 18 und 32 Mill./ml; Motilität 60/10/30 und 70/10/20; Spermienmorphologie 79/16/5 und 87/10/3; Fructose 1190/1005 µg/ml.) Besonders zu beachten ist der normale Initial-Fructosewert. Die Durchführung einer Hodenbiopsie ließ der Patient leider nicht zu. Bei den Hormonwerten ist besonders auf den normalen Oestrogenwert des männlichen Patienten hinzuweisen.

Der dritte Fall ist ein 52jähriger Mann, bei dem das kongenitale adrenogenitale Syndrom in diesem Alter zunächst ausschließlich durch seinen Kleinwuchs aufgedeckt wurde. Er hat 3 Kinder im Alter von 21, 26 und 30 Jahren; seine Vaterschaft wurde mit den zur Verfügung stehenden Methoden soweit als möglich gesichert.

Die Hoden erweisen sich bei der klinischen Untersuchung als normal. Das histologische Hodenbild zeigt entfaltete Kanälchen unterschiedlicher Größe, in der Mehrzahl unauffällig und mit allen Stadien der Spermiogenese einschließlich reifen Spermien. Einige Kanälchen weisen sublamellöse Hyalineinlagerung und peritubuläre Elastose auf. Die Hyalinisierung reicht bis zur Ausbildung sogenannter Kanälchenschatten. Das interstitielle Gewebe ist stellenweise verdichtet, im intertubulären Raum finden sich teilweise nicht voll entfaltete Zwischenzellen, manchmal fehlen diese auch. Insgesamt sehen wir also einen postpuberalen Tubulusschaden mit noch partiell erhaltener spermiogenetischer Funktion. Die Durchführung einer Samenuntersuchung war nicht möglich.

Schlußfolgerungen. 1. Wir schließen aus unseren Beobachtungen, daß vermutlich die fertilen Fälle bei kongenitaler Nebennierenrindenhyperplasie des Mannes häufiger sind, als gemeinhin angenommen wird. Sie werden in der Regel nur im Rahmen von Familienuntersuchungen oder bei gezielter Untersuchung erkannt. Die Annahme anderer Autoren (BIERICH; WILKINS), nur in seltenen Ausnahmefällen komme es zu einer Spermiogenese, überwiegend blieben die Hoden auf infantiler Entwicklungsstufe stehen, dürfte nicht zutreffen. Weitere Untersuchungen an einem größeren Krankengut sind erforderlich.

Sicher revisionsbedürftig ist die Angabe von BIERICH u. SIEBENMANN, im Hoden des älteren Knaben und erwachsenen Mannes fehlten die Zwischenzellen (siehe dazu unseren Fall 3).

2. Die Beobachtung von fertilen und infertilen Männern mit kongenitaler Nebennierenrindenhyperplasie wirft die Frage nach der Ursache dieser unterschiedlichen Entwicklung der Gonaden beim adrenogenitalen Syndrom auf. Wir können noch keine plausiblere Erklärung dafür abgeben als die Vermutung, daß die Höhe des Oestrogenspiegels eine Rolle dabei spielt. Unser infertiler 13jähriger Patient wies eine hohe, der 34jährige fertile Mann eine normale Oestrogenausscheidung auf. Vom dritten Patienten fehlen die Oestrogenbestimmungen.

3. Wie bereits an anderer Stelle hervorgehoben (KIESSLING), ist in diesem Zusammenhang die Frage zu diskutieren, inwieweit die Nebennierenrinden-Androgene in der Lage sind, an der Fructosesynthese mitzuwirken. Die Fructosewerte waren jedenfalls bei dem 34jährigen fertilen Mann normal. Allerdings können wir keine Aussage über den Zustand seiner Leydig-Zellen machen, weil er die Hodenbiopsie verweigerte.

Literatur

BAHNER, F., u. G. SCHWARZ: Acta endocr. (Kbh.) **38**, 236 (1961).

BIERICH, J. R.: Das adrenogenitale Syndrom im Kindesalter. Ergebn. inn. Med. Kinderheilk. **9**, 510 (1958).

KIESSLING, W.: Arch. klin. exp. Derm. **213**, 727 (1961).

NOWAKOWSKI, H., u. L. PÜSCHEL: Acta endocr. (Kbh.) **11**, 320 (1952).

SIEBENMANN, R. E.: In: LABHART, A.: Klinik der inneren Sekretion, S. 366/367. Berlin, Göttingen, Heidelberg: Springer 1957.

WILKINS, L.: The diagnosis and treatment of endocrine disorders in childhood and adolescence. Oxford: Blackwell Scient. Publ. 1957.

H.-J. Bandmann, München: Das sogenannte Sertoli-Zell-Syndrom

Ein besonderes histologisches Bild charakterisiert das „Sertoli-Zell-Syndrom". Eine phantasiereiche und geistvolle Hypothese versucht seine Entwicklung zu erklären. Wir werden versuchen beides zu schildern, zu ergänzen und kritisch zu besprechen.

1. Zur Histopathologie des „Sertoli-Zell-Syndroms"

An Hand der Tabelle kann festgestellt werden, daß nur die Hodenbiopsie die Diagnosestellung „Sertoli-Zell-Syndrom" erlaubt (Joel, 1953; Schirren u. Rossberg, 1965). Alle anderen dort vermerkten Zeichen kommen sowohl bei einigen Verschlußaspermien wie bei manchen Parenchymschäden vor.

Tabelle. *Symptomatik des „Sertoli-Zell-Syndroms"*

Anamnese	Kein Anhalt für Schädigung
Klinisches Bild	Unauffällig
Hormonstatus	17-Ketosteroidausscheidung unauffällig, Harngonadotropin erhöht oder unauffällig
Genital-Befund	Unauffällig, gelegentlich verkleinerte Hoden
Ejaculat	Aspermie
Fructose	Unauffällig
Hodenbild	Tubulusdurchmesser verkleinert, Tunica propria verdickt (siehe Text), Cytologie: intratubulär keine germinativen Elemente, nur Sertoli-Zellen, Interstitium: Leydig-Zellen o.B., (Pseudo)Hypertrophie, Vermehrung der Mastzellen (siehe Text)

Für die Beurteilung eines Hodenpräparates ist die gute Fixation des Excisates eine unerläßliche Vorbedingung. Alkohol- und Formalinverdünnungen sind dafür ungeeignet. Auch bei uns haben sich die vielfach erprobten Gemische nach Bouin, Carnoy, Romeis u. Stieve (Romeis, 1948) bewährt.

Man sieht bei Vorliegen eines „Sertoli-Zell-Syndroms" das folgende mikroskopische Bild: Die *Durchmesser der Tubuli contorti* sind kleiner als diejenigen in normalen Hoden. Die *Tubulusmembranen* sind verdickt. Die Kanälchen sind lediglich von *Sertoli*-Zellen ausgekleidet. Gelegentlich ist ein Zelldetritus in den Lichtungen der Kanälchen vorhanden. Die *Leydigschen Zwischenzellen* sind unauffällig, meist epitheloid entfaltet und vielleicht vermehrt.

Die Literatur, auf welcher diese Angaben beruhen, ist von Heinke u. Doepfmer (1960); Tonutti, Weller, Schuchardt u. Heinke (1960) und von Schirren u. Rossberg (1965) zusammengetragen worden. Ein nochmaliges Referat erübrigt sich deshalb.

a) Über den Tubulusdurchmesser. In annähernder Übereinstimmung mit den meisten Angaben anderer stellten Schirren u. Rossberg (1965) für das „Sertoli-Zell-Syndrom" 111 μ (Extremvarianten 69,6—175,2 μ) als durchschnittlichen Durchmesser der Tubuli contorti fest. Unsere eigenen

Messungen bringen nur eine weitere Bestätigung dieser bekannten Eigentümlichkeit. Die Tubuli contorti gesunder und reifer Hoden sind beträchtlich breiter. Nach BARGMANN (1964) betragen deren Weiten 200—300 μ, nach v. LANZ u. NEUHÄUSER 200 μ (Extremvarianten 167—219 μ, Messungen an Hoden vor der Pubertät und im hohen Alter fehlen in unserem Zitat), nach SCHIRREN u. ROSSBERG (1965) 177,6—208,8 μ.

b) Über die Tunica propria. Das zweite histologische Zeichen — die Verdickung der Tunica propria — wird unterschiedlich geschildert. DEL CASTILLO u. TRABUCCO (zit. nach SCHIRREN u. ROSSBERG, 1965) beschreiben eine verdickte Tunica propria. TONUTTI (1960) fand sie relativ dünn (Aplasie). HEINKE u. DOEPFMER (1960) sagen: „Sie ist normal und selten durch vermehrte kollagene oder elastische Fasern verdickt. Die Basalmembran ist ebenfalls normal (Aplasie). ... Im allgemeinen sind die Wände unverändert, können jedoch eine leichte Quellung der Basalmembran und eine leichte Verdickung der kollagenen Bindegewebslagen aufweisen." Anders liest man es bei SCHIRREN u. ROSSBERG: „Gleichfalls war eine mehr oder weniger ausgeprägte Verdickung der Tubulusmembran zu beobachten."

Unsere Untersuchungen erfolgten an je zehn Hodenexcisaten von gesunden, reifen Hoden (Diagnose: Verschlußaspermie) und von Patienten, welche alle (unvariierten) Zeichen eines „Sertoli-Zell-Syndroms" aufwiesen. Insbesondere waren bei diesen letzteren Patienten im Spermiocytogramm eine Aspermie, im Hodenbild intratubulär nur Sertoli-Zellen und auch in der Schnittserie keine germinativen Elemente festgestellt worden. An den letzten zehn Excisaten stellten wir in den Präparatserien beträchtliche Veränderungen der Tunicae propriae fest. Sie zeigten sich in jedem Fall und in jedem Schnitt, jedoch nicht an jedem Tubulus contortus in gleichem Ausmaß. Die Tunica propria war nicht nur bis auf das Doppelte oder das Dreifache der Norm verdickt, sie zeigte auch im PAS gefärbten Präparat, welche Membrananteile für diese Hypertrophie in erster Linie verantwortlich waren.

Zum Vergleich muß zunächst der Aufbau und die PAS-Färbbarkeit einer normalen Tunica propria geschildert werden, zumal es darüber zwei Beschreibungen gibt. Die Tunica propria besteht aus der Basalmembran, einer Gitterfasermembran, collagenen und elastischen Fibrillen mit dazwischen gelagerten Fibrocyten und Histiocyten (BARGMANN, 1964). Nach MONTAGNA (zit. bei GRAUMANN ,1964) läßt die PAS-Färbung vier Schichten erkennen: Die innerste — die Basalmembran — ist äußerst dünn, aber besonders stark reaktiv. Die zweite stellt speziell bei älteren Individuen(!) eine auffallend dicke Lamelle dar und ist nur schwach reaktiv. Die dritte Schicht ist wieder stärker und die vierte, äußerste, schwächer reagibel. SCHMIDT (1964) findet drei Schichten: Die innerste scharfgezeichnete purpurene Basalmembran 0,5 μ dick. Die mittlere helle ungleichmäßig starke Zone (1—3 μ), welche einen stärker oder schwächer gegenüber PAS reagiblen Inhalt aufweist. Die äußere dicht bindegewebige Schicht hat Übergänge in das interstitielle Gefäß-Bindegewebe, welches wieder stärker auf PAS reagiert. Unsere eigenen Untersuchungen bestätigen die Angaben von Schmidt (Abb. 1a). Eine Vorbehandlung mit Diastase ändert das Färbungsergebnis nicht. Die von Schmidt beschriebene unterschiedlich dicke Mittelzone kann so schmal sein, daß man neben der scharfgezeichneten Basalmembran nur noch eine einzige Schicht in den Tönen der Außenzone zu erkennen vermag.

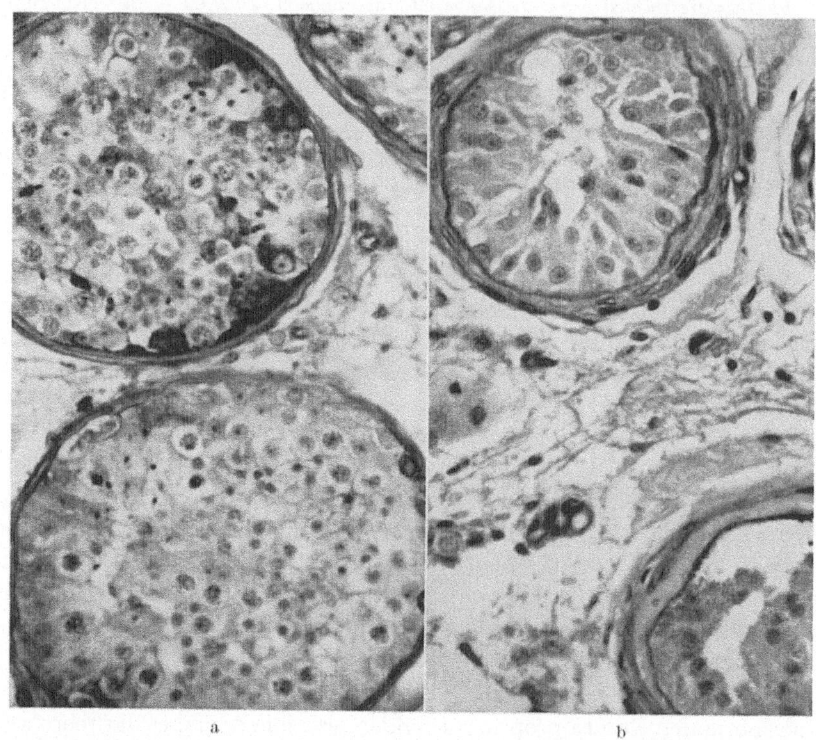

Abb. 1. a Normaler Hoden. Tunica propria und Sertoli-Zellen sind mit PAS angefärbt. Schollen in Sertoli-Zellen nach Diastase-Vorbehandlung nicht mehr darstellbar. Plan-Apochromat 0,63. b „Sertoli-Zell-Syndrom". Verdickung der Tunica propria im Bereich der nur schwach mit PAS darstellbaren Teile. Sertoli-Zellen enthalten keine diastaseempfindlichen Schollen. Plan-Apochromat 0,63

Die Tunicae propriae, welche die Tubuli contorti umgaben, deren Inhalt im ganzen Präparat nur noch aus Sertoli-Zellen bestand, wies folgenden Aufbau auf: Wie bei den normalen Hoden war die innerste Membran (Basalmembran) in gleicher Intensität und Schärfe der Zeichnung dargestellt. Die Zunahme der Wandstärke erfolgte ausschließlich durch Verbreiterung der helleren Mittelzone. Die Außenzone war ähnlich, vielleicht etwas breiter als im normalen Hoden aufgebaut (Abb. 1 b). Diastasevorbehandelte Schnitte ergaben wiederum die gleichen Bilder. Außer einer Faserzunahme glauben wir auch eine Zunahme der Binde-

gewebskerne festzustellen. Dank der Azan- und der Resorcin-Fuchsin-
färbung läßt sich sagen, daß der Zuwachs der Mittelzone in erster Linie
durch collagene Fibrillen bedingt ist. Elastische Fasern waren vorhanden,
aber nicht auffällig vermehrt. Das Polarisationsmikroskop bestätigte
durch die Anisotropie der Fasern deren collagene Natur.

c) Über den Inhalt der Tubuli contorti. Die PAS-Färbung ermöglicht es
außerdem, einige Einzelheiten über die Sertoli-Zellen in normalen und in
den nur durch sie ausgekleideten Tubuli contorti auszusagen. In „normalen" Sertoli-Zellen findet man stark PAS positives Material grobschol-
lig oder homogen im Cytoplasma (Abb. 1a). Nach Diastasevorbehand-
lung kann es nicht mehr zur Darstellung gebracht werden. Es handelt
sich also wahrscheinlich um Glykogen. Außerdem sieht man in den Kanälchen intracellulär und extracellulär feine diastaserefractäre schwach
PAS positive Granula. Bis hierher bestätigen unsere Befunde diejenigen,
welche im Handbucharticle von GRAUMANN (1964) aufgeführt und auch
von SCHMIDT aufgrund seiner Untersuchungen mitgeteilt worden sind.

In den Tubuli contorti der Hoden, welchen die Diagnose „Sertoli-
Zell-Syndrom zuteil wurde, konnten wir nur noch die diastaserefractären
schwach PAS positiven Stäubchen, aber an keiner Stelle mehr Glykogen
nachweisen. Diese Sertoli-Zellen waren also nicht mehr in der Lage,
Glykogen intracellulär zu speichern.

d) Über das interstitielle Gewebe. Im Interstitium scheint eine Hyperplasie der Leydigschen Zwischenzellen vorzuliegen. Es ist nicht sicher, ob
diese nicht nur durch eine relative Zunahme des interstitiellen Gewebes
gegenüber den tubulären Anteilen vorgetäuscht wird. Das gleiche Argument könnte gegen die Zunahme einer anderen Zellart, der Mastzellen,
sprechen. Sie kommen schon im Interstitium normaler Hoden vor
(TONUTTI u. a. 1960). Zählt man sie pro Flächeneinheit (0,9 mm²) mit
Hilfe eines noniusbestückten Kreuztisches aus, so findet man beim
„Sertoli-Zell-Syndrom" eine beträchtliche Zunahme. Um diese Zunahme
im Hinblick auf ihre Realität diskutieren zu können, nahmen wir eine
entsprechende Zählung der Mastzellen in Präparaten von Hoden anderer
Parenchymschäden (Stop der Spermiogenese in Höhe der Spermato-
cyten) vor. Hier war der Anteil des interstitiellen Gewebes gegenüber dem
Tubulusanteil sicher in einer günstigeren Relation als beim „Sertoli-
Zell-Syndrom". Interessanterweise fanden wir bei dieser Form der
Parenchymschäden die höchsten Mastzellzahlen. Wir schließen diese
Schilderung bewußt ohne spekulative Überlegungen über die patholo-
gische Bedeutung jener Mastzellenfunde.

e) Kurze Besprechung der Befunde. Sie dient in erster Linie dazu,
unseren Zweifel anzumelden, ob es berechtigt ist, ein besonderes Sertoli-
Zell-Syndrom aus der Gruppe der Parenchymschäden herauszuheben.
JOEL (1953) war nicht dieser Ansicht. Schon vor DEL CASTILLO war das

histologische Bild bekannt. Es ist von Schinz u. Slotopolsky als Grad IV einer Hodenschädigung beschrieben und so von Stieve übernommen worden. Wir propagieren die systematische Einteilung der Hodenschäden nach Schinz u. Slotopolsky nicht nur aus historischen Gründen. Sie beruht auf einer fast gesetzmäßigen Schädigungsfolge der einzelnen Elemente im Hoden: Tubuluszellen sind empfindlicher als die Zellen im Interstitium, einschließlich der Leydigschen Zwischenzellen. (Dazu siehe Romeis, 1933, 1943). Germinative Elemente sind empfindlicher als Sertoli-Zellen. Ausgereifte nicht mehr teilungsfähige Zellen sind empfindlicher als teilungsfähige Zwischenstadien, jene sind empfindlicher als Samenmutterzellen. Ein einfaches descriptives Diagnostizieren führt zu einer von Hypothesen unbelasteten Systematik der Hodenschäden. Welche Form dieser Parenchymschäden noch reversibel ist, weiß zur Zeit niemand. Das „Sertoli-Zell-Syndrom" ist mit ätiologischen Gedankengängen, die forensische Konsequenzen haben könnten, belastet. Nicht ohne Grund ist es auseinandergelaufen, unterteilt und apostrophiert worden. Das unechte, d.h. durch Depopulation bedingte „Sertoli-Zell-Syndrom" ist ein polyätiologisch zu fassender Parenchymschaden. Wir sehen keinen Grund, ihm einen eigenen Namen zu geben. Er ist auch keineswegs von anderen Parenchymschäden durch Anamnese, klinischen Befund, Histologie oder Ursache klar abgesetzt. Die histologischen Bilder gehen ineinander über. Die Untersuchungen von Schirren u. Rossberg haben diesen Vorgang an einer Reihe von Beispielen demonstriert. Histologisch fanden sie bei 14/41 ihrer Patienten germinative Zellrestbestände in den Serienschnitten ihrer Präparate.

Alle anderen histologischen Zeichen, die wir aufgezeigt haben, kommen schwächer oder stärker bei den entsprechenden Graden der Hodenatrophien vor. Verkleinerung der Tubulusdurchmesser und Verdickung der Tunicae properiae gelten schon seit langem als Zeichen einer Schädigung (Stieve, 1930; Schuchardt, 1955). Die PAS-Darstellung der Wand glückte uns — schwächer — bei Parenchymschäden mit Spermiogenesestop auf Höhe der Spermatocyten und — stärker — bei solchen, die einen Übergang in Grad V der Hodenatrophie zeigten.

Die Angaben, welche es an Hand der histologischen Befunde erlauben sollen, ein echtes „Sertoli-Zell-Syndrom", also ein solches infolge Aplasie, von einem unechten durch Depopulation zu trennen, sind spekulativ, unbewiesen und, wie wir meinen, unbeweisbar.

2. Zur Ätiologie des Sertoli-Zell-Syndroms

Es bleibt zu prüfen, in wie weit Vorstellungen über die Ätiologie des echten „Sertoli-Zell-Syndroms" eine Berechtigung haben.

a) Kritische Überlegungen zur Hypothese Trabuccos über das Zustandekommen eines Sertoli-Zell-Syndroms infolge einer Aplasie der germinativen

Elemente. Die Aplasie des germinativen Gewebes („echtes Sertoli-Zell-Syndrom") hat zwei bestreitbare Voraussetzungen: 1. die Existenz einer Keimbahn beim Menschen. 2. die verschiedenartige Abstammung der Samenbildungszellen und der Sertoli-Zellen.

Ohne einen Beweis dieser Vorbedingungen wäre der Gedankengang TRABUCCOS nicht möglich. Dieser Autor erklärt die Aplasie dadurch, daß die Urkeimzellen entweder überhaupt nicht angelegt oder aber auf ihrer Wanderung in die Gonadenanlage die dort ansässigen Sertoli-Zellen verfehlen würden.

Das Vorhandensein einer Keimbahn beim Menschen und die heterogene, heterotope Entwicklung der Sertoli-Zellen können und müssen in ihrem embryologischen Zusammenhang diskutiert werden. STIEVE (1930) hat das Vorkommen einer Keimbahn beim Menschen mit Nachdruck bestritten und für ihn stammt die Spermatogonie ebenso wie die Sertoli-Zelle von einer „indifferenten Hodenzelle" ab. Er hielt es sogar für möglich, daß sich eine Sertoli-Zelle in eine indifferente Hodenzelle zurückbilden und dann wieder zu einer Spermatogonie differenzieren könne. Im folgenden werden einige Sätze aus dem Handbuchartikel STIEVES zitiert werden. Sie sollen zum Beweis der Schärfe der Formulierung seiner Ansichten dienen. Hinter den Zitaten steht eine Unzahl histologischer Befunde von Hoden aller Entwicklungs- und Rückbildungsstufen. Dahinter steht ebenso eine kritische Diskussion aller einschlägigen Untersuchungen und deren Deutungen, besonders derjenigen Andersdenkender.

STIEVE schrieb: „. . . habe ich deutlich zeigen können, daß die Keimstränge im Inneren der Hodenanlage nur von einer einzigen Zellart gebildet werden, die ich als unentwickelte Hodenzelle bezeichne." . . . „Ich muß nur betonen, daß auch begeisterte Anhänger der Keimbahnlehre zugeben müssen, daß es bis heute noch nicht möglich ist, eine zusammenhängende Keimbahn beim Menschen oder bei den höheren Wirbeltieren nachzuweisen, ist es doch nie gelungen, Zellen vom Bau der Geschlechtszellen aufgrund irgend eines bestimmten Merkmales bis auf die ungefurchte Eizelle zurückzuverfolgen. Die entodermalen Wanderzellen (große, blasige Embryonalzellen) gleichen also nur hinsichtlich der äußeren Form gewissen Entwicklungszuständen der Geschlechtszellen. Sie gleichen in dieser Beziehung auch noch anderen Zellen, die wir in den Geweben des Keimlings finden. Unsere bisherigen Kenntnisse der Tatsachen berechtigen uns aber nicht, aus dieser äußeren Ähnlichkeit irgendwelche Schlüsse auf die Keimbahn des Menschen zu ziehen." (Mit entodermalen Wanderzellen sind die caudal wandernden auch als Urkeimzellen angesehenen Zellen gemeint). Zur Sertoli-Zelle im besonderen steht bei STIEVE: „Eine große Anzahl der Kanälchenzellen verhält sich aber anders. Sie entwickeln sich während der Reifezeit zu Gebilden von besonderer Form, den Fußzellen . . . Daß sie aus den unentwickelten Hodenzellen entstehen, ist meines Wissens noch nicht bestritten worden. Sie können sich aber selbst wieder in weitgehender Weise umgestalten und, was besonders wichtig ist, auch wieder zu Zellen von gleichem Bau und gleichem Verhalten wie die unentwickelte Hodenzelle umwandeln, aus denen dann Spermatogonien und Spermatocyten hervorgehen."

Stieve (1953) hat auch zwei Jahrzehnte später seine Ansicht zu jenen Problemen nicht geändert.

Ähnlich wie Stieve äußert sich Elze (Braus-Elze, 1956):

„Die langen Sertolischen Zellen entstehen zwar aus der gleichen Anlage wie die rundlichen eigentlichen Samenbildungszellen, aber sie gehören nicht unmittelbar zur Samenbildung selbst, sondern dienen nur zur Ernährung und Befestigung der rundlichen Zellen in einem bestimmten Stadium. Ich nenne sie deshalb *Begleitzellen*, die rundlichen Zellen nenne ich Samenbildungszellen (im engeren Sinne)." Zur Keimbahnfrage dagegen steht Elze in einem Widerspruch zu Stieve: „Die Geschlechtszellen, in ihrem undifferenzierten Zustand Urgeschlechtszellen genannt, entstehen nicht an Ort und Stelle im Keimdrüsenfeld, sondern werden wahrscheinlich schon bei der Furchung ausgesondert, kommen zunächst in das Epithel des primitiven Darmes zu liegen und wandern von dort in das Mesenchym der Genitalleiste und in das Epithel des Keimdrüsenfeldes."

Eine völlig andere Darstellung der Entwicklung der Sertoli-Zelle ist bei Starck (1965) zu finden, der sich auf die Befunde von Witschi (1947) stützt.

„ . . . dringen in der männlichen Gonade die vom Keimepithel in die Tiefe wachsenden Stränge, welche neben indifferenten Epithelzellen die Urkeimzellen enthalten, bis in die Markschicht vor . . . Aus den Marksträngen, die stark in die Länge wachsen, gehen die Tubuli seminiferi hervor. Die Lumenbildung in ihnen erfolgt durch Dehiszenz und ist erst nach der Geburt abgeschlossen. Die Urkeimzellen vermehren sich lebhaft und werden zu Spermatogonien. Die indifferenten Epithelzellen bilden einen Belag auf der Basalmembran des Samenkanälchens (Sertoli-Zellen). Im reifen Hoden sind die Kerne der Sertoli-Elemente stets daran zu erkennen, daß sie sich in der Arbeitsphase befinden (chromatinarm, deutlicher Nucleolus), ein Hinweis auf ihre Bedeutung für Stoffwechsel und Ernährung der generativen Zellelemente . . ."

Die Histopathologie der Sertoli-Zell-Tumoren unterstützt die von Starck formulierten Vorstellungen deshalb, weil diese Tumoren weit mehr mit den Granulosazelltumoren als mit den Seminomen verwandt sind (Collins u. Symington, 1965). So wichtig eine Entscheidung der Histiogenese der Sertoli-Zellen für die Lösung unserer Frage wäre, so wenig sind wir zunächst in der Lage, sie selbst klar zu beantworten. Uns bleibt nur die Feststellung: Es gibt bis heute noch keine eindeutige Entscheidung darüber, ob die Sertoli-Zelle sich ebenso wie die Spermatogonie aus einer indifferenten Hodenzelle entwickelt oder ob sie sich aus dem indifferenten Epithel des (mesodermalen) Keimdrüsenfeldes im Gegensatz zu der von den Urgeschlechtszellen (entodermalen Wanderzellen) stammenden Spermatogonie entwickelt. Sicher bedeutet Isomorphie nicht Isogenie. Das läßt sich aber sowohl zur gleichen Gestalt aller Zellen, die in den Tubuli seminiferi unreifer Hoden zu finden sind, wie zur Diagnostik „entodermaler Wanderzellen" sagen. Man kann die von Stieve u. Elze geäußerten morphologisch sehr bedeutungsvollen Ansichten nicht einfach zugunsten anderer Mitteilungen vergessen, nur weil die letzteren jüngeren Datums sind. Im Gegensatz zu dem bereits mehrfach zitierten Handbuchartikel STIEVES hat sich keiner der späteren Autoren die Mühe gemacht, seine Vorstellungen mit denen STIEVES zu vergleichen oder gar zu diskutieren.

Auf solchen Vorstellungen beruht nun die Hypothese TRABUCCOS. Unserer Überzeugung nach ist es bis jetzt nicht gerechtfertigt, auf derartig ungesicherten embryologischen Befunden ein klinisches Syndrom mit allen — auch forensischen — Konsequenzen zu entwickeln. Das echte Sertoli-Zell-Syndrom, das als Aplasie des germinativen Epithels angesehen wird, ist vorläufig von den Grundlagen her nicht beweisbar.

b) Bekannte Schädigungen, die ein „Sertoli-Zell-Syndrom" hervorrufen können. Es gibt recht genau definierte Vorgänge, welche den Hoden derartig alterieren, daß für den Histologen ein sogenanntes Sertoli-Zell-Syndrom daraus resultieren könnte: Kryptorchismus, Schädigung nach ionisierenden Strahlen, psychogene Schäden.

Eine Zeichnung, welche dem histologischen Bilde nach ohne weiteres zu der Diagnose Sertoli-Zell-Syndrom führen würde, zeigt STIEVE (1934) auf Abb. 83, S. 133. Sie stellt den Querschnitt durch den kryptorchen Hoden eines 24 jährigen Mannes dar. Die Legende lautet. „Zeigt die starke Verdickung der Eigenhaut; im Inneren des Kanälchens nur unentwickelte Hodenzellen." Eine in ihrem quantitativen Ausmaße zu erfassende Schädigung aller germinativen Elemente des Hodens erfolgt durch ionisierende Strahlen. Sie ist seit SCHINZ u. SLOTOPOLSKY bekannt und durch die Beobachtung an den Opfern der Atombombenexplosionen bestätigt worden (Lit. zit. bei HEINKE u. DOEPFMER, 1960).

Von besonderer Bedeutung für die Besprechung unseres Anliegens sind die 1952 von STIEVE publizierten Befunde. STIEVE standen für seine Untersuchungen die aktenkundigen Vorgeschichten und die *ganzen* Hoden wegen gemeiner Verbrechen hingerichteter Männer zur Verfügung. Von den vier publizierten Beobachtungen sollen zwei für uns interessante ausgewählt und über diese berichtet werden.

Der eine Verbrecher hatte innerhalb von 3 Wochen vier Frauen vergewaltigt. Von diesen sind zwei von ihm geschwängert und zwei ermordet worden. In den Scheiden der Toten fand man bei der Sektion reichlich Spermien. 41 Tage nach der letzten Vergewaltigung wurde der Mörder aufgrund des Urteils eines ordentlichen Gerichtes hingerichtet. In den Hoden stellte STIEVE eine Rückbildung 4. Grades nach SCHINZ u. SLOTOPOLSKY fest: „. . . nirgends beobachtet man auch nur einzelne Spermatocyten, Präspermatiden, Spermatiden oder Samenfäden." Dagegen sah STIEVE: Abnahme der Tubulusdurchmesser, normalgroße Hoden, Zwischenzellen o. B., in den Kanälchen Spermatogonien und Sertoli-Zellen. Die Samenspeicher dagegen enthielten massenhaft Spermatozoen!

Die zweite Beobachtung: Ein Mann wurde wegen einer schweren Unterschlagung 16 Tage lang von der Polizei gejagt. Danach beging er Selbstmord. Die Hoden waren unauffällig. Die Tubulusdurchmesser normal. „Der Wandbelag besteht nur aus 1—2 Zellagen, unter denen sich deutlich zwei Formen unterscheiden lassen, in erster Linie Fußzellen, die sehr scharf hervortreten. Sie sitzen der Eigenhaut mit breiter Basis auf, ihr schmaler und dünner Cytoplasmaleib reicht teilweise bis in den Hohlraum ... Außerdem erkennt man deutlich zahlreiche unentwickelte Spermatogonien und alle Übergänge zwischen diesen und den schmalen Fußzellen. Einige der Kanälchen sind nur von einer ziemlich gleichmäßigen Lage ganz kleiner, unentwickelter Hodenzellen ausgekleidet. Ihr Hohlraum ist weit, teilweise von einem feinkörnigen Gerinnsel gefüllt. Zum Teil enthält er aber große Mengen reifer Spermatozoen und auch einige zugrunde gehende, unreif abgestoßene Samenbildungszellen. Auch in diesem Fall sind beide Nebenhodengänge prall mit reifen Samenfäden ..."

STIEVE hat also gezeigt und bewiesen: 1. Die germinativen Elemente des Hoden stoßen sich sehr schnell soweit ab, daß die Tubuli nur noch von Sertoli-Zellen ausgekleidet sind. (Die unentwickelte Hodenzelle STIEVES würde heute jeder Androloge als Sertoli-Zelle ansprechen. Zum Beweis wird eine Originalabbildung STIEVES projiziert) 2. Die Hoden behalten dabei ihre normale Größe. 3. Die Rückbildungsvorgänge können psychogen — z.B. durch Angst — ausgelöst werden.

Für unser Anliegen ergibt sich: Das Bild eines Sertoli-Zell-Syndroms kann sich innerhalb weniger Tage entwickeln. Die Schnelligkeit des Prozesses ist an der Tatsache erkennbar, daß wohl im Samenspeicher, (prall voll von Samenfäden), im Hoden selbst aber keine oder nur noch abgestoßene germinative Elemente enthalten waren.

Zusammenfassung und Schlußfolgerungen

1. Das histopathologische Bild des „Sertoli-Zell-Syndroms" ist von dem anderer Schädigungsstadien der Hodenparenchymschäden nur graduell und nicht grundsätzlich verschieden. Das gilt nicht allein für die cytologischen Befunde, sondern ebenso für das Verhalten der Tunica propria und der Zahl der interstitiellen Mastzellen.

2. Über folgende histologische Befunde wurde berichtet:

a) Sertoli-Zellen stark geschädigter Hoden speichern kein Glykogen.

b) Die Tunica propria geschädigter Tubuli contorti zeigt je nach Ausmaß der Schädigung eine Wandverdickung, welche durch Zunahme PAS schwacher Zonen bedingt ist.

c) Die Mastzellenzahl ist im Interstitium geschädigter Hoden größer als in normalen Hoden.

3. Die Gedankengänge TRABUCCOS zur Ätiologie der Aplasie germinativer Elemente wurden kritisch besprochen. Bisher fehlen die embryologischen Voraussetzungen für die Aufstellung einer Hypothese im Sinne TRABUCCOS.

4. Bekannte Ursachen, welche zum Bild eines „Sertoli-Zell-Syndroms" führen, wurden besprochen. Dabei konnte anhand der Befunde STIEVES gezeigt werden, daß selbst psychogene Schäden in wenigen Tagen ein solches „Syndrom" hervorrufen können.

Literatur

BARGMANN, W.: Histologie und mikroskopische Anatomie des Menschen, 5. Aufl. Stuttgart: Thieme 1964.

BRAUS, H., u. C. ELZE: Anatomie des Menschen. Bd. II/3. Aufl. Berlin, Göttingen, Heidelberg: Springer 1956.

COLLINS, D. H., and T. SYMINGTON: Sertoli-Zell Tumor. In: COLLINS, D. H., and R. C. B. PUGH. Edinburgh and London: E. & S. Livingstone LTD 1965.

DEL CASTILLO, E. B., A. TRABUCCO, and F. A. DE LA BALZE: J. clin. Endocr. 7, 493—502 (1947).

GRAUMANN, W.: Polysaccharide. In: GRAUMANN, W., u. K. N. NEUMANN: Handb. der Histochemie, Bd. II/2. Stuttgart: G. Fischer 1964.

HEINKE, E., u. R. DOEPFMER: Fertilitätsstörungen beim Manne. Somatischer Teil. In: JADASSOHN, J.: Handb. der Geschl.-Kr., Ergänzungswerk, Bd. VI/3. Berlin, Göttingen, Heidelberg: Springer 1960.

JOEL, CH. A.: Studien an menschlichem Sperma. Basel: B. Schwabe u. Co. 1953.

LANZ, T. V., u. G. NEUHÄUSER: Z. Anat. Entwickl.-Gesch. 123, 462 (1963).

MONTAGNA: zit. nach GRAUMANN.

ROMEIS, B.: Klin. Wschr. 42, 1640 (1933).

— Anat. Anz. 94, 401 (1943).

— Mikroskopische Technik. München: Leibniz 1948.

SCHINZ u. SLOTOPOLSKY: zit. nach STIEVE (1930).

SCHIRREN, C., u. I. ROSSBERG: Arch. klin. exp. Derm. 221, 584 (1965).

SCHMIDT, F. C.: Z. Zellforsch. 63, 707 (1964).

SCHUCHARDT, E.: Zur quantitativen Beurteilung menschlicher Hodenbiopsien. 1. Symp. dtsch. Ges. Endokrinol. 1953. In: NOWAKOWSKY: Zentrale Steuerung der Sexualfunktion. Die Keimdrüse des Mannes, S. 159 ff. Berlin, Göttingen, Heidelberg: Springer 1955.

STARCK, D.: Embryologie, 2. Aufl. Stuttgart: Thieme 1965.

STIEVE, H.: Der Einfluß des Nervensystems auf Bau und Tätigkeit der Geschlechtsorgane des Menschen. Stuttgart: Thieme 1952.

TONUTTI, E.: Über die Strukturelemente des Hodens und ihr Verhalten unter experimentellen Bedingungen (Hypophysektomie und Substitution mit Choriongonadotropin). 1. Symp. dtsch. Ges. Endokrinol. 1953. In: NOWAKOWSKY: Zentrale Steuerung der Sexualfunktionen — Die Keimdrüse des Mannes, S. 146 ff. Berlin, Göttingen, Heidelberg: Springer 1955.

— O. WELLER, E. SCHUCHARDT u. E. HEINKE: Die männliche Keimdrüse. Stuttgart: Thieme 1960.

TRABUCCO, A.: J. Urol. (Baltimore) 60, 156—165 (1948).

WITSCHI, E.: Cont. Embryol. 1948, 32.

Aussprache

R. DOEPFMER, Bonn: Beim adrenogenitalen Syndrom kommt es zu einer genitogonadalen Diskrepanz. Man hat diese Kinder, bei denen der Penis außerordentlich groß, die Hoden dagegen nur klein entwickelt sind, auch Herkulesknaben genannt. In der Literatur sind allerdings auch Mitteilungen erschienen, in denen große Hoden nachgewiesen wurden. WILKINS, FASSBENDER und HEDINGER haben angenommen, daß in diesen Fällen ektopisches Nebenhodengewebe in den Hoden vorhanden ist. Wir selbst haben eine Beobachtung machen können, bei der eine extreme Leydig-Zellwucherung festzustellen war.

D. Knorr, München: Diese Kinder werden nicht erst durch Familienuntersuchungen entdeckt, sie fallen bereits im Kleinkindesalter durch ihre Pseudopubertas praecox auf. Beim adrenogenitalen Syndrom ist weiterhin ganz eindeutig nachgewiesen, daß extrem hohe adrenal-sezernierte Testosterone vorkommen.

H.-J. Bandmann, München: Die Hodenhistologie derartiger Beobachtungen unterscheidet sich nicht von der Histologie des normalen Hodens. Man muß allerdings berücksichtigen, daß diese Hoden vorzeitig gereift sind und dementsprechend alle Elemente des erwachsenen Hodens aufweisen. Auch an den Leydig-Zellen sind keinerlei Abweichungen von der Norm festzustellen.

C. Schirren, Hamburg: Rein theoretisch sind irgendwelche Hodenveränderungen, die von der Norm abweichen, nicht zu erwarten. Ich habe jetzt den Hoden eines 7jährigen Jungen mit einer Pubertas praecox gesehen (kein AGS); der Hoden wies alle Charakteristica eines geschlechtsreifen Hodens auf.

C. Overzier, Mainz: Es erscheint mir wesentlich darauf hinzuweisen, daß von großer Bedeutung für die Praxis jene Fälle sind, die nur larviert auftreten. Wir müssen also jene Männer herausfinden, die rein somatisch völlig normal sind, in vielen Fällen eine übermäßige Körperbehaarung aufweisen und im übrigen durch ihre Sub- bzw. Infertilität auffallen. Hier kann die 17-Ketosteroidausscheidung einen wesentlichen Beitrag leisten, da die 17-Ketosteroide dieser Patienten gegenüber der Norm erhöht sind. Diese Patienten sprechen sehr gut auf eine entsprechende Nebennierenrindenhormontherapie mit Prednisolon usw. an; hier läßt sich durch die Therapie in der Regel eine Fertilität erzielen.

W. Kiessling, Heidelberg: Nicht alle Fälle von AGS sind so auffällig, daß sie bereits in der Kindheit dem Pädiater zugeführt werden. Bedeutsam sind die schon von Herrn Overzier angeführten larvierten Fälle; wir werden also in Zukunft der 17-Ketosteroidbestimmung wieder größere Bedeutung zumessen müssen.

I. Schlüter, Düsseldorf: Chromatinpositives Neugeborenes (AGS) war in den ersten 7 Lebenstagen unauffällig, am 8. Lebenstag plötzlich lebensbedrohliches Salzverlustsyndrom. Wenn das Kind schon im Elternhaus und ohne vorherige Klärung der Diagnose gewesen wäre, hätte es diesen Zustand wahrscheinlich nicht überlebt.

D. Knorr, München: Das adrenogenitale Salzverlustsyndrom ist ein wohlumschriebener Enzymdefekt, bei dem es sich um einen C^{21}-Hydroxylase-Mangel auf genetischer Basis handelt.

C. Schirren, Hamburg: Ihre Untersuchungen sind außerordentlich bemerkenswert im Hinblick auf den Glykogengehalt und das Fortbestehen der PAS-Granula.

R. Doepfmer, Bonn: Mir scheinen noch nicht alle Fragen einer Unterscheidung zwischen germinaler Aplasie und Depopulation des Keimepithels geklärt. Wir finden z. B. bei der germinalen Aplasie die fehlende Entfaltung der Tubuli, während bei der Depopulation die Tubuli selbst entfaltet sind. Wir finden also wenigstens gewisse Anhaltspunkte für das Vorliegen eines erworbenen bzw. angeborenen Syndroms.

H.-J. Bandmann, München: Die Behauptung von Trabucco, wonach es eine germinale Aplasie geben soll, ist nicht aufrechtzuerhalten. Es handelt sich dabei um eine reine Hypothese, die durch nichts zu beweisen ist. Die Auffassung von Trabucco ist zweifellos sehr interessant, ich glaube aber auf der anderen Seite nicht, daß wir die entwicklungsgeschichtlichen Unterlagen besitzen, um eine klare Trennung zwischen angeborenem und erworbenem sogenannten Sertoli-Zellsyndrom zu treffen. Diese Trennung zwischen angeborenem und erworbenem Sertoli-Zell-Syndrom hat forensische Konsequenzen ernstesten Ausmaßes.

H.-J. BURMESTER, Uelzen: Liegen Erfahrungen darüber vor, ob das sogenannte Sertoli-Zell-Syndrom sich später im weiteren Verlauf des Lebens wieder zurückbilden kann? Die gezeigten Abbildungen aus der Arbeit von STIEVE stammen ja von Verbrechern, die später hingerichtet wurden und bei denen ganz offensichtlich psychische Einflüsse das histologische Bild des sogenannten Sertoli-Zell-Syndroms hervorgerufen haben. Liegen Erfahrungen bei Männern vor, die dann später begnadigt wurden?

H.-J. BANDMANN, München: Ihre Fragen sind zweifellos berechtigt, es wird aber niemanden geben, der sie beantworten kann. Wenn wir annehmen, daß es sich um zwei verschiedene Zellklassen handelt, dann ist es im höchsten Grade unwahrscheinlich, daß aus der Sertoli-Zelle etwas anderes werden kann. Zu beweisen ist das allerdings nicht. STIEVE war der Meinung, daß sich aus den Sertoli-Zellen wieder Spermatogonien usw. einschließlich Spermatozoen entwickeln könnten. Ich persönlich bin davon überzeugt, daß die Sertoli-Zelle sich nicht weiter differenzieren kann; beweisen kann ich diese Auffassung allerdings auch nicht.

C. SCHIRREN, Hamburg: Wenn wir den Blick etwas mehr auf die Belange der Praxis richten, dann ergibt sich immer wieder, daß Patienten, bei denen die Diagnose eines sogenannten Sertoli-Zellsyndroms mit der Aussage „absolut infertil" gestellt worden ist, an die Klinik zurückverwiesen werden mit der wiederholten Frage, ob nicht doch etwas zu tun wäre. Ich habe viele Patienten mit sogenanntem Sertoli-Zell-Syndrom mit Gonadotropinen (PMS, HMG, HCG) und mit Testosteron behandelt und habe niemals irgendeinen Effekt in dem Sinne gesehen, daß später im Ejaculat Spermatozoen oder Vorstufen davon aufgetreten wären.

H. TRITSCH, Köln: Wir haben unter 250 Hodenbiopsien in 8% ein Sertoli-Zell-Syndrom nachgewiesen. Klinisch fiel uns dabei auf, daß alle Patienten ausgesprochen kleine, aber sehr feste Hoden aufwiesen. Ich glaube danach, daß gerade dieses Symptom doch dazu geeignet ist, die angeborene Form des Sertoli-Zell-Syndroms von einer erworbenen Form (Depopulation) zu unterscheiden.

H.-J. BANDMANN, München: Man kann nicht von einer Aplasie sprechen, weil es sich nicht nachweisen läßt, daß Keimzellen nicht in den Hoden eingewandert sind. Das ist eine reine Hypothese.

H. TRITSCH, Köln: Das wichtigste differentialdiagnostische Kriterium für das angeborene Sertoli-Zell-Syndrom ist der herabgesetzte Tubulusdurchmesser.

H.-J. BANDMANN, München: Herr SCHIRREN hat in seiner Archivarbeit [Arch. klin. exp. Derm. **221**, 584—599 (1965)] ganz klar zeigen können, daß bei beiden Formen des sogenannten Sertoli-Zell-Syndroms mit einem herabgesetzten Tubulusdurchmesser und mit Zeichen von Spermiogenese gerechnet werden muß.

C. SCHIRREN, Hamburg: Es ist nicht so, daß uns der herabgesetzte Tubulusdurchmesser, wie es TONUTTI schreibt, gewissermaßen die Verpflichtung auferlegt, ein angeborenes Sertoli-Zell-Syndrom anzunehmen. Wir finden den herabgesetzten Tubulusdurchmesser und alle übrigen Kriterien des angeborenen Sertoli-Zell-Syndroms auch bei der erworbenen Form. Ich habe daher aus meinen Beob-

achtungen abgeleitet, daß eine Unterscheidung in angeborenes und erworbenes
Sertoli-Zell-Syndrom allein aufgrund histologischer Kriterien zur Zeit nicht möglich ist.

H.-J. BURMESTER, Uelzen: Ich kann mir nicht vorstellen, daß die Natur mit
ihrer Verpflichtung zur Arterhaltung innerhalb von 3 Wochen bzw. wenigen
Monaten ein sogenanntes Sertoli-Zell-Syndrom hervorrufen kann, ohne auf der
anderen Seite zur Wiederherstellung der normalen Funktionen in der Lage zu sein.
Es wäre z. B. von großem Interesse zu erfahren, ob beispielsweise die unglücklichen Bergleute von Lengede, bei denen ja alle Voraussetzungen vorlagen, wie sie
auch STIEVE für seine Untersuchungen besaß, in den ersten Monaten nach ihrer
Befreiung aus dem Bergwerk möglicherweise zeugungsunfähig gewesen sind und
unter Umständen ein Sertoli-Zell-Syndrom aufwiesen. Es wäre denkbar, daß entsprechende Untersuchungen uns weiterführen könnten.

C. SCHIRREN, Hamburg: Ihre Anregung ist von großem Wert; wir werden
uns bemühen, entsprechende Auskünfte zu erhalten. Auf der anderen Seite müssen
wir uns aber darüber klar sein, daß die Patienten von STIEVE vor der Befund-
erhebung eines Sertoli-Zell-Syndroms absolut fertil gewesen sind, während die
Patienten, bei denen wir heute in der Sprechstunde die Diagnose eines sogenannten
Sertoli-Zell-Syndroms aufgrund der histologischen Untersuchung stellen, niemals
fertil waren. Diese Infertilität führte sie ja erst zu uns in die Sprechstunde.

H.-J. BANDMANN, München: Die klinische Erfahrung gibt Ihrer Auffassung
zweifellos recht. Von diesem Problem müssen wir aber rein biologisch-naturwissen-
schaftlich die Frage trennen, von welcher Stufe der Spermiogenese ab der Hoden
wieder regenerationsfähig sei.

F. SCHANDELMAIER, Itzehoe: Für die Praxis ergibt sich aus den vorhergehenden Diskussionsbemerkungen die wichtige Frage: Kann man einem jungen Mann,
bei dem die Klinik die Diagnose eines sogenannten Sertoli-Zell-Syndroms gestellt
hat, mit gutem Gewissen die Adoption eines Kindes empfehlen?

C. SCHIRREN, Hamburg: Ihre Frage ist durchaus berechtigt. Es steht sich hier
auf der einen Seite die wissenschaftliche Forschung mit all ihren Fragestellungen
und Problemen der klinischen Erfahrung auf der anderen Seite gegenüber. Nach der
klinischen Erfahrung kann man einem solchen Patienten mit sogenanntem Sertoli-
Zell-Syndrom mit gutem Gewissen zur Adoption eines Kindes raten. Das tue ich
in der Klinik regelmäßig.

C. OVERZIER, Mainz: Zur Frage der Regenerationsfähigkeit des Hodens
möchte ich sagen, daß sie außerordentlich groß ist; ich habe Hungerödemfälle
während des Krieges beschrieben. Nach dem Kriege haben wir dann entsprechende Störungen bei den Heimkehrern aus der Kriegsgefangenschaft gesehen und dabei feststellen können, daß auch hier in den meisten Fällen eine sehr
schnelle Regeneration eintrat. Man muß allerdings berücksichtigen, daß individuelle Schwankungen auftreten können; ich glaube, daß auch bei den Fällen von
STIEVE besonders charakteristische Befunde entstanden sind und daß nicht in
jedem Fall, wenn man eine größere Serie untersucht hätte, gleichartige Befunde
herausgekommen wären.

H. NIERMANN, Münster: Es ist bekannt, daß psychische Faktoren die Potentia coeundi beim Manne sehr viel stärker beeinflussen können als die Potentia
generandi. Wir sollten die Stieveschen Fälle als reine Solitärfälle ansehen, die
einer weiteren Erklärung bedürfen. Es kann sonst nämlich sehr leicht der Fall

eintreten, daß in einem Unterhaltsprozeß ein Mann erklärt, er sei während der gesetzlichen Empfängniszeit besonders schwerwiegenden psychischen Belastungen ausgesetzt und daher infertil gewesen. Vor dieser Zeit und nach dieser Zeit sei er dagegen voll zeugungsfähig gewesen.

R. Doepfmer, Bonn: Ich möchte auf die Arbeiten von MacLeod hinweisen, der bei Atomtest-Unfällen eine Depopulation des Keimepithels bis auf den Sertoli-Zellbelag feststellen konnte; dieser Befund hielt für ein halbes Jahr an — es kam dann im weiteren Verlauf zu einer vollständigen Regeneration des Keimepithels mit Auftreten einer Normospermie und Zeugungsfähigkeit.

W. Kiessling, Heidelberg: Ich glaube, daß man zwei Formen von sogenanntem Sertoli-Zell-Syndrom zu unterscheiden hat. Solche, die zur Regeneration fähig sind, und solche, bei denen die Regeneration nicht mehr eintreten kann. Ich erinnere in diesem Zusammenhang an die unter japanischen Studenten übliche Methode der Antikonzeption: Die Studenten halten ihre Hoden in heißes Wasser von 43°C und erreichen damit eine Depopulation des Keimepithels. Ich habe diese Beobachtungen experimentell an Ratten nacharbeiten können. Aus der klinischen Erfahrung muß ich allerdings die Angaben bestätigen, daß therapeutische Maßnahmen mit Hormonen usw. auch an unserem Krankengut der Heidelberger Hautklinik noch niemals zu einer Spermiogenesebildung bei Patienten mit sogenanntem Sertoli-Zell-Syndrom geführt haben.

W. Alte, Rheinhausen: Die gezeigten Bilder der Fälle von Stieve werfen die Frage nach der Reversibilität solcher histologischer Veränderungen auf, wie sie entstehen, wenn überstarker psychischer Stress vorausgegangen ist. Die von Herrn Kiessling zitierten vorübergehenden Wärmeschäden bei Japanern werfen weiterhin die Frage auf, ob nicht auch Industriearbeiter (z.B. an Siemensöfen) durch Strahlungswärme nur vorübergehend geschädigt werden. Werden dann histologisch bei diesen Patienten Bilder wie bei sogenanntem Sertoli-Zell-Syndrom gefunden, so wird unsere forensische Aussagekraft hinsichtlich der Prognose der Infertilität unsicher. Vielleicht ist es möglich, durch katamnestische Erhebungen Anhaltspunkte für eine tatsächlich mögliche Reversibilität zu gewinnen.

C. Schirren, Hamburg: Wenn ich die Diskussion zu dem Thema des sogenannten Sertoli-Zell-Syndroms zusammenfasse, dann ergibt sich theoretisch die Möglichkeit, ein angeborenes von einem erworbenen Sertoli-Zell-Syndrom zu unterscheiden. In der Praxis ist es dagegen nicht möglich, aus den histologischen Kriterien diese Trennung abzuleiten. Ich glaube, daß wir aus dieser Diskussion um das angeborene und erworbene sogenannte Sertoli-Zell-Syndrom die Regenerationsfähigkeit des Hodens z.B. nach vorübergehenden Wärmeschäden heraushalten müssen; diese vorübergehenden Schäden regenerieren sich vollständig. Sie bieten histologisch auch insofern ein völlig anderes Bild, als die Tubuli in diesen Fällen völlig entfaltet sind, wie es aus den Untersuchungen von Stieve sehr klar hervorgeht. Wir müssen also unser ganz besonderes Augenmerk neben dem klinischen und histologischen Befund auch der Anamnese zuwenden. Denn aus den anamnestischen Angaben eines Patienten, z.B. mit beruflicher Tätigkeit in starker Hitze vor Öfen oder vor den schon angeführten Siemens-Öfen, läßt sich ja ganz zwangsläufig ein Zusammenhang zwischen der aufgetretenen Fertilitätsstörung und der Wärmeschädigung ableiten.

2. Thema: Der Hodenhochstand

C. Schirren, Hamburg: Einführung

In sehr vielen Fällen wird auch der Androloge bei Hodenhochstand im Kindesalter zu Rate gezogen. Da der Androloge weiterhin fast regelmäßig bemüht wird, wenn eine Fertilitätsstörung nach vorausgegangenem Hodenhochstand aufgetreten ist, scheint die Besprechung im Rahmen eines Symposiums wichtig. Ich habe mich bei der Zusammenstellung des Programms allein von dem Gedanken leiten lassen, Ihnen ein abgerundetes Bild des Problems Hodenhochstand zu bieten. Dazu war es erforderlich, auch die Fachvertreter aus der Pädiatrie, Kinderchirurgie, Urologie und Endokrinologie zu Wort kommen zu lassen. Denn nur die Zusammenschau dieses komplexen Geschehens kann uns zu einer einheitlichen Beurteilung kommen lassen.

Um eine gewisse Einheitlichkeit in der Nomenklatur der Referenten zu erreichen, habe ich die Aufstellung in der Tabelle vorbereitet. Ich bin mir darüber klar, daß man auch andere Bezeichnungen verwenden kann; im Interesse einer einheitlichen Betrachtung war eine solche Normierung aber erforderlich.

Tabelle. Die verschiedenen Formen des Hodenhochstandes

a) Physiologischer H.H. bei der Geburt.

b) Pendelhoden im Kindesalter. Beide Hoden befinden sich im Scrotum. Bei thermischen Reizen und abnormer Erregungslage des M. cremaster kommt es zur Retraktion der Hoden bis maximal an den äußeren Leistenring. Der Zustand ist nur vorübergehend.

c) Gleithoden. Normalgroßer Hoden, der sich vor dem äußeren Leistenring befindet und manuell in das Scrotum bringen läßt; er verbleibt jedoch nicht in dieser Lagerung, sondern schnellt in die Ausgangsposition zurück, da der Ductus deferens zu kurz ist.

d) Retentio testis. Normalentwickelter Hoden, der aufgrund eines mechanischen Hindernisses jedoch am Descensus in das Scrotum verhindert ist.

e) Kryptorchismus. Ein- und doppelseitiger Befall. Ein-/beiderseits H.H., keine Möglichkeit der manuellen Verlagerung in das Scrotum. Primär fehlentwickelte Hoden.

f) Hodenektopie. Normalentwickelte Hoden, die jedoch nicht die regelrechte Lagerung im Scrotum aufweisen, sondern beim Descensus von der normalen Richtung abgewichen sind.

Es liegt mir sehr daran, daß wir am Schlusse des Symposiums für unser Fach zu einer gemeinsamen Stellungnahme kommen, die ich Ihnen dann als Empfehlung bekanntgeben werde und die weiterhin den Zeitschriften zur Publikation zugeleitet werden wird. Diese Stellungnahme soll inhaltlich umfassen: Wann Hormontherapie, welche Dosierung, wann Operation. Ganz bewußt ist für die Referenten von Literaturübersichten Abstand genommen worden, weil diese nur die gestellte Aufgabe erschweren würden. Es gilt vor allem, die eigenen Feststellungen und Ergebnisse bekanntzugeben und aus ihnen gemeinsam mit den Ergebnissen der anderen Referenten die gestellten Fragen zuverlässig zu beantworten.

R. Doepfmer †, Bonn: Die Häufigkeit des Hodenhochstands unter Berücksichtigung anderer Abweichungen von der Norm

Nur bei wenigen Anomalien des menschlichen Körpers finden sich wie bei den Dystopien der Hoden so unterschiedliche Untersuchungsergebnisse und vielfach widersprüchliche Ansichten, die uns bereits bei der anscheinend so einfachen Feststellung der Häufigkeit begegnen. Diese Tatsache läßt sich nur teilweise durch das verschiedenartige Krankengut, die Erfassung dieser Anomalie durch mehrere Fachgebiete, die Schwierigkeiten bei der Diagnose und vor allem die Zuordnung (Mißbildung, Fehlanlage, Entwicklungsstörung oder hormonale Insuffizienz) sowie die damit verbundene uneinheitliche Nomenklatur erklären. Die Angriffspunkte für diese Störungen von Synthese und/oder Funktion sind bis heute weitgehend unbekannt. Ein Teil dieser Anomalien ist als das Ergebnis des Zusammentreffens genetisch determinierter Anlagen (Genopathien, Gametopathien) oder häufiger als früher angenommen intrauterin wirkender Umweltfaktoren (Kyematopathien mit Störungen der Blastogene, der Embryogenese und ganz besonders der Fetogenese) aufzufassen.

In Arbeiten über Mißbildungen des menschlichen Körpers sind Dystopien vielfach überhaupt nicht aufgeführt (siehe Sievers) oder sie tauchen innerhalb der Mißbildungen des Urogenitalsystems unter. Nach den Mißbildungen des Zentralnervensystems sollen Mißbildungen des Urogenitalsystems am zweithäufigsten sein.

Die deutliche Abnahme des Hodenhochstands mit zunehmendem Alter ist in der Tab. 1 aufgezeigt.

Bei Frühgeburten kommen Hodendystopien beträchtlich häufiger als bei normalen Geburten vor, so daß die Eutopie als ein nicht obligates Reifezeichen herangezogen wird.

Wir werteten die Befunde von 413 707 Gemusterten des Jahrgangs 1940 aus und ermittelten eine ein- oder beidseitige Hodendystopie bei 3 544 (0,86%). Vergleicht man Campbells Statistik (hier weitere Literatur) mit den Resultaten von Baumrucker und unseren Ergebnissen, so ist seit 1920 eine erhebliche Zunahme zu verzeichnen. Bis 1920 ist ein langsamer und dann ein steiler Anstieg erkennbar.

Tabelle 1. *Die Häufigkeit der Hodendystopien bei Neugeborenen und im Pubertätsalter*

Autor	Alter	Zahl der Untersuchten	% Zahl
Scorer	Neugeborene	3459	4,3
	Normalgeburten	3222	2,7
	Frühgeburten	337	21,0
Hofstätter	Normalgeburten	450	4,0
	Frühgeburten	150	32,0
Bishop	Neugeborene	Literaturüber-sicht	10,0
Johnsen	unter 14 Jahren	31609	1,72
McCutcheon	unter 14 Jahren	1255	9,8
Coley	unter 14 Jahren	14720	3,0
Breipohl u. Balzer	mit 12 Jahren	4500	2,0

Einseitige Dystopien kommen vier- bis fünfmal sooft wie beidseitige und linksseitige seltener als rechtsseitige vor, wie folgende Zahlen zeigen:

Tabelle 2

Autor	Zahl	beidseits %	rechts %	links %
Meyer	965	21	47	32
Gross u. Jewett	1222	25	45	30
eigene Untersuchungen	128	24	45	31

Leistenhoden sind wesentlich häufiger als Bauchhoden. Gilbert u. Hamilton beobachteten unter 964 Hodendystopien in 10,8% Bauchhoden und in 89,2% Leistenhoden, Campbell unter 2119 in 14,3% Bauchhoden und in 85,7% Leistenhoden. Auf 9 Patienten mit einer Retentio testis soll ein Patient mit einer Ektopie kommen (Winterstein). Da sich die jetzt vorgelegte Nomenklatur noch nicht überall eingebürgert hat, können wir auf Grund bioptischer Untersuchungen über das Häufigkeitsverhältnis von Kryptorchismus, Retentio testis, Gleithoden, Hodenektopie und physiologischem Hodenhochstand bisher keine genaue Aussage machen. Von besonderer Aktualität ist auch im Hinblick auf das heiß umstrittene optimale Alter für den Behandlungsbeginn die Häufigkeit des Spontandescensus und in welchem Alter die Patienten bei diesem Ereignis sind.

Der Spontandescensus ist nach dem ersten (Scorer) und nach dem dritten Lebensjahr (Turner) sehr selten. In direktem Widerspruch zu diesen Autoren sahen Breipohl u. Balzer bei 90 Kindern mit Dystopien zwischen dem 12. und 15. Lebensjahr 46mal einen Spontandescensus. Auch Eisenstaedt beobachtete unter 790 Patienten mit Hodendystopien 500mal ein spontanes Hinabwandern. Johnsen beschrieb unter 31609 Knaben bei 544 eine Dystopie; bei diesen wanderten die Hoden 300mal, und zwar 216mal im Alter zwischen 11—14, ohne Behandlung in das Scrotum. EISENSTAEDT nimmt an, daß ein bilateraler Spontandescensus extrem selten sei und in der Regel nur einseitig vorkomme. Nach VOGL hingegen liegen in der Regel bei einseitigem Descensus mechanische Hindernisse vor. DAHL-IVERSEN verzeichnete unter 21 nichtbehandelten Kryptorchen im Alter von 7—13 Jahren 8mal einen Spontandescensus, und zwar 6mal beidseitig und 2mal einseitig. Unter 188 Knaben bis zum Alter von 15 Jahren stiegen nach BIERRE die Hoden in 63% ohne Behandlung in das Scrotum. Für die Häufigkeit des Spontandescensus sprechen auch die Untersuchungen von MANNES bei Knaben, die mit zunehmendem Alter von 10—16 Jahren eine deutliche Abnahme der Dystopien nachweisen konnte.

Diese Ergebnisse aus den Jahren 1955—1960 sind deshalb so aufschlußreich, weil heute wegen der allgemein postulierten Frühbehandlung im Alter von 6—8 Jahren Beobachtungen über den Spontandescensus nicht mehr möglich sind.

Hodendystopien betrachtet man vielfach als typische Degenerationszeichen. Hypospadien, Kryptorchismus und andere Geschlechtsanomalien werden mit zunehmendem Alter der Mutter seltener (WERTHEMANN). Hingegen steigt die Häufigkeit mißgebildeter Kinder mit fortschreitendem Gebäralter der Mutter an (EHRAT). ROSINSKY beobachtete einen Kryptorchismus häufig bei mongoloiden Kindern. Wir konnten im eigenen Krankengut weder bei Vätern noch bei Müttern von Patienten mit Dystopien eine Altersabhängigkeit nachweisen.

BOURNEVILLE u. SOLLIER fanden Dystopien bei konstitutionell Minderwertigen und Debilen 10mal so häufig wie bei durchschnittlich Begabten. Wir untersuchten 61 Patienten mit hereditären, connatalen oder früherworbenen Schwachsinnszuständen schweren und schwersten Grades. Bei diesen Imbezillen, die meist nicht sprechen konnten, vielfach künstlich ernährt werden mußten und zum großen Teil an einer Inkontientia urinae oder alvi litten, war ein Hodenhochstand bei 18 (30%) der Untersuchten (10% beidseitig und 20% einseitig) erkennbar.

Bei 51 Kindern unter 15 Jahren mit heriditären, connatalen oder früherworbenen Schwachsinnszuständen leichten oder mittleren Grades wiesen wir bei 9 (17,6%) beidseitig 3 (5,9%), einseitig 6 (11,7%) diese Anomalien nach. Bei der Sichtung von Krankengeschichten von 500 debilen Knaben ermittelten wir einen Hodenhochstand bei 13,6%[1].

Nach Auswertungen von Musterungsuntersuchungen ist selbst bei Berücksichtigung zahlreicher Fehlerquellen beim Auftreten von Hodendysto-

---

[1] Herrn Medizinal-Direktor Dr. H. SCHMITZ von der Rheinischen Landesklinik für Jugendpsychiatrie danken wir für seine Unterstützung bei diesen Untersuchungen.

pien die Körpergröße und eine ausgeprägte Adipositas (Errechnung in Abhängigkeit von Körpergröße und Alter) von Bedeutung. Hodendystopien waren bei einer Körpergröße unter 160 cm doppelt und bei einer ausgeprägten Adipositas dreimal so häufig wie bei einer altersentsprechenden Körpergröße und einem altersentsprechenden Gewicht.

Dystopien waren mit Mißbildungen am Urogenitalsystem, Hasenscharten, Wolfsrachen, erblicher Taubheit oder angeborenen Kolobomen doppelt so häufig vergesellschaftet wie bei Gemusterten ohne Hodenanomalien. Hodenhochstand ist bei Chromosomenaberrationen nicht häufig. Wir beobachteten unter 26 Patienten mit Klinefelter-Syndrom nur 2 mal eine einseitige Retentio testis.

Die Erblichkeit spielt sicher eine zu wenig beachtete Rolle (Niermann, Wendt, Mühlenegger). Im eigenen Krankengut war bei 8 von 102 im Hinblick auf die Familienanamnese eingehend explorierten Erwachsenen ein Hodenhochstand bei Verwandten bekannt. Nach Wendt läßt sich ein bestimmter Erbgang des Kryptorchismus oder einzelner Formen der Hodenretentio nicht erkennen. Stets bot sich eine starke intrafamiliäre Variation des Erscheinungsbildes dar. Wir beobachteten bei drei Brüdern Hodenhochstand (bei dem 21 jährigen einseitigen Kryptorchismus mit einer Azoospermie, bei dem 19 jährigen eine einseitige Retentio mit normaler Spermiogenese und dem 6 jährigen beidseitige Gleithoden mit Descensus nach einer Choriongonadotropinbehandlung).

Entgegen vielen neueren Auffassungen (Carroll, Nuesch) ist die Gefahr einer malignen Entartung wesentlich größer als bei normaler Lagerung (Meyer, Campbell, Truss). In dem von uns gesichteten Krankengut der chirurgischen Universitätsklinik Bonn waren von 74 malignen Tumoren 6 mal Tumoren in dystopen Hoden nachweisbar. Unter Berücksichtigung einer Dystopiehäufigkeit von 0,75 % bei Erwachsenen spricht auch dieses Untersuchungsergebnis für das eindeutig vermehrte Vorkommen von malignen Tumoren beim Hodenhochstand.

Zusammenfassend ist festzustellen, daß Hodendystopien während der letzten Jahrzehnte signifikant zugenommen haben. Eine Zunahme echter Mißbildungen wird bestritten (Zschoch u. Fritsche) oder nur als geringgradig angesehen. Die Ursache der Zunahme und der Häufigkeitsanteil von Dystopien durch Genopathien, Kyematopathien, eine hormonale Insuffizienz oder eine einfache Entwicklungsstörung ist nach wie vor ungeklärt.

Ein Spontandescensus zwischen dem 8.—15. Lebensjahr ist nicht selten. Inwieweit insbesondere bei Entwicklungsstörungen ein zunächst dystoper Hoden durch Wärmeeinfluß bereits im Alter von 6—10 Jahren irreparabel geschädigt wird, ist heute noch unbekannt. Unter allen Formen des Hodenhochstands dürften erbliche oder intrauterin erworbene Defekte weitaus am häufigsten sein. Dafür sprechen auch unsere Ergebnisse mit dem hohen Prozentsatz von Hodendystopien bei angeborenen oder früherworbenen Schwachsinnszuständen leichten bis schwersten Grades sowie die Kombination der Hodendystopien mit anderen Mißbildungen.

Literatur

BAUMRUCKER, G. O.: Bull. U.S. Army med. Dep. **5**, 312 (1946).

BISHOP, P. M. F.: Guy's Hosp. Rep. **94**, 12 (1945).

BJERRE, H.: ref. Z. org. Chirg. **86**, 55 (1938).

BOURNEVILLE et SOLLIER: Progr. med. (Napoli) 1888 Nr. 7.

BREIPOHL, W., u. H. U. BALZER: Zbl. Gynäk. **69**, 1139 (1947).

CAMPBELL, H. E.: J. Urol. (Baltimore) **81**, 663 (1959).

COLEY, W. B.: Ann. Surg. **48**, 321 (1908).

— Surg. Gynec. Obstet. **28**, 452 (1919).

COUNCELLER, V. S.: J. Urol. (Baltimore) **30**, 327 (1933).

DAHL-JVERSEN, E., u. A. BERTELSEN: Acta chir. scand. **87**, 513 (1942).

EHRAT, R.: Die Mißbildungen der Neugeborenen der Universitäts-Frauen-Klinik Zürich 1921—1944. Diss. 1948.

EISENSTAEDT, J. S., M. APPEL, and M. FRAENKEL: J. Amer. med. Ass. **115**, 200 (1940).

GILBERT, J. B., et J. B. HAMILTON: Gynéc. et Obstét. **71**, 731 (1940).

GROSS, R. E., and T. C. JEWETT: J. Amer. med. Ass. **160**, 635 (1956).

HOFSTÄTTER, R.: Klin. Jb. **26**, 155 (1912).

JOHNSEN, W. W.: J. Amer. med. Ass. **113**, 25 (1937).

MANNES, A.: Schulgesundheitsstatistik 1955—1961 eines Kollektivs von 2000 Schulkindern aus 6 Städten der Bundesrepublik. Diss., Bonn 1965.

McCUTCHEON, A. B.: Med. J. Aust. **1**, 654 (1938).

MEYER, F. W.: Kryptorchismus und maligne Degeneration. Diss., Düsseldorf 1955.

MÜHLENEGGER, F.: Über den Kryptorchismus. Diss., Marburg 1962.

NIERMANN, H.: Zwillings-Dermatologie. Berlin, Göttingen, Heidelberg: Springer 1964.

NUESCH, H.: Praxis **1955**, 1045.

ROSINSKY, O. E.: Wien. med. Wschr. **90**, 12, 32, 47, 100 (1940).

SCORER, C. G.: Arch. Dis. Childh. **39**, 605 (1954).

SIEVERS, G.: Arzneimittel-Forsch. **14**, 605 (1964).

TURNER, C. G.: Proc. roy. Soc. Med. **30**, 1319 (1937).

WENDT, G. G.: Bes. 7. Tagung Dtschr. Ges. f. Anthropol. 1961, 52. Göttingen: Musterschmidt.

WERTHEMANN, A.: Allgemeine Teratologie mit besonderer Berücksichtigung der Verhältnisse beim Menschen. In: Handbuch Allgemeine Pathologie, Bd. VI, S. 68. Berlin, Göttingen, Heidelberg: Springer 1955.

VOGL, A.: Med. Klin. **60**, 1465 (1965).

ZSCHOCH, H., u. F. FRITSCHE: Münch. med. Wschr. **102**, 1956 (1960).

D. KNORR, München: Die Hormon-Therapie der Retentio Testis

Über den Wert einer Behandlungsmethode entscheiden ihre Wirksamkeit und ihre Nebenwirkungen. Nebenwirkungen sind bei einer Hormonbehandlung besonders streng zu prüfen. Zur Therapie des Hodenhochstandes werden gonadotrope Hormone und Testosteron eingesetzt. Die Behandlung mit Gonadotropinen geht auf Schapiro zurück. Unter den verschiedenen Gonadotropinen hat sich nur das humane Choriongonadotropin (HCG) bewährt. Die hypophysären Gonadotropin-Präparate sind in ihrer Wirkung schwächer, ausreichende Dosen sind zu teuer. Choriongonadotropin besitzt eine reine Leydigzell-stimulierende Wirkung, gleicht also dem ICSH. Antikörperbildung gegen humanes Choriongonadotropin tritt beim Menschen nicht ein.

Die HCG-Dosis darf nicht zu niedrig gewählt werden und die Einzeldosen dürfen nicht verzettelt werden. Um einen kontinuierlich wirksamen Spiegel zu gewährleisten, müssen zwei Injektionen wöchentlich verabreicht werden. Als optimale Einzeldosis haben sich uns 1500 IE bewährt. Einmal wöchentlich 500 E sind eine sicher unterschwellige Dosis. Als Behandlungsdauer scheinen 6 Wochen ausreichend. Die Gesamtdosis beträgt somit 18000 IE. Die Gabe von Testosteron allein oder in Kombination mit HCG ist nicht sinnvoll. Sie führt zu einer unnötigen Steigerung der androgenen Nebenwirkungen.

Als optimales Behandlungsalter sahen wir bisher das 6.—9. Lebensjahr an. Aufgrund angedeuteter Zeichen einer Entwicklungshemmung in retinierten Hoden schon vor dem 6. Lebensjahr wurde verschiedentlich ein früherer Behandlungstermin empfohlen. Die Mehrzahl der Kinder mit Retentio testis wird uns aber erst im Schulalter vorgestellt. Eine HCG-Behandlung in bereits fortgeschrittener Pubertät ist sinnlos, da ein Testikel, welcher auf Gonadotropine anspricht, unter der Wirkung körpereigener Gonadotropine bereits deszendiert sein müßte.

Wir behandelten in den letzten Jahren 162 Jungen mit Hodenhochstand nach dem angegebenen Schema. Einzelne Kinder mit sicher mechanisch fixiertem Testikel wurden primär der operativen Behandlung zugeführt. Wir begannen mit der Behandlung nach dem 6. Lebensjahr, sobald uns die Patienten vorgestellt wurden. Dabei ergab sich folgende Verteilung der einzelnen Formen des Hodenhochstandes:

HCG behandelte Kinder mit Hodenhochstand	162
Retentio inguinalis einseitig	86
Retentio inguinalis bds.	52
Retentio abdominalis einseitig	8
Retentio abdominalis bds.	9
Anorchie einseitig	3
Anorchie bds.	4

Der Behandlungserfolg der HCG-Therapie über 6 Wochen gliedert sich wie folgt:

Inguinal gelegene Testikel	184
davon unter HCG descendiert	96
unter HCG nicht descendiert	88

davon Operationsergebnis bekannt   **55**
Testikel operativ verlagert   **44**
Testikel operativ nicht ausreichend zu verlagern   **11**

In einem nicht ganz auslesefreien Material ergibt die ausreichend dosierte HCG-Behandlung eine Erfolgsquote von rund 50 $\%$.

In der Gruppe der palpatorisch nicht nachweisbaren Testikel zeigt die HCG-Behandlung folgendes Bild:

Testikel palpatorisch nicht nachweisbar	37
davon unter HCG descendiert	8
unter HCG nicht descendiert	29
davon Operationsergebnis bekannt	21
Testikel operativ verlagert	3
Testikel operativ nicht ausreichend zu verlagern	18
davon Hodenaplasie bzw. Anorchie	11

Der therapeutische Effekt der ausreichend dosierten HCG-Behandlung ist also besser, als vielerorts angenommen.

Wir haben uns außerdem eingehend mit der Frage der hormonalen Nebenwirkungen der HCG-Behandlung befaßt. Eine auf die Retentio wirksame HCG-Dosis ohne jede Nebenwirkung gibt es nicht. Unter HCG kommt es im Hoden zur Ausbildung einer Leydigzellpopulation, wie sie ähnlich im Fetalleben unter dem Einfluß des mütterlichen HCG besteht. Diese stimulierten Leydigzellen sind endokrin aktiv. Klinisch äußert sich diese Aktivität im Auftreten vermehrter Erektionen, in einer Hyperämie des äußeren Genitale, gelegentlich sogar im Sprossen erster zarter Pubes. Diese Nebenwirkungen sind streng auf den Behandlungszeitraum beschränkt und müssen in Kauf genommen werden.

Im Harn läßt sich bei Knaben am Ende der HCG-Behandlung Testosteron in einer Menge nachweisen, wie sie sonst nur beim Mann gefunden wird. Ein gesicherter Anstieg der 17-Ketosteroide findet nicht statt. Nach Beendigung gehen die Testosteronwerte binnen 4 Wochen wieder auf den Ausgangswert zurück. Es wird also keine fortschreitende Pubertät induziert (siehe Abb. 1).

Bislang war noch die Frage offen, ob nach einer HCG-Behandlung nach einem erscheinungsfreien Intervall der Pubertätstermin vorverlegt wird. Wir beobachten eineiige Zwillinge, von denen einer eine Retentio inguinalis, der andere nur einen Gleithoden aufwies. Nur der erstere wurde im Alter von 9 Jahren einer HCG-Behandlung zugeführt. Dieser war damals 1 cm kleiner als sein Zwillingsbruder. Unter der HCG-Behandlung holte er diesen Längenrückstand unter dem Einfluß der gebildeten körpereigenen Androgene auf. Seitdem entwickeln sich beide vollkommen gleichförmig weiter. Im Alter von 11 Jahren stehen beide jetzt im Beginn ihrer Pubertät. Durch die HCG-Behandlung ist keine zeitliche Verschiebung des Pubertätstermines eingetreten.

Auf Grund dieser Ergebnisse halten wir die einmalige HCG-Kur mit
12mal 1500 IE HCG über 6 Wochen für die optimale präoperative
Behandlung des Hodenhochstandes. Bei Wiederholungskuren haben wir
nie einen ausreichenden Erfolg gesehen. Führt die Behandlung nicht zum
Ziel, soll mit der operativen Behandlung nicht weiter gezögert werden.
Wer die hormonelle Behandlung übernimmt, ist im Falle des Mißerfolges
für die rechtzeitige operative Behandlung mit verantwortlich.

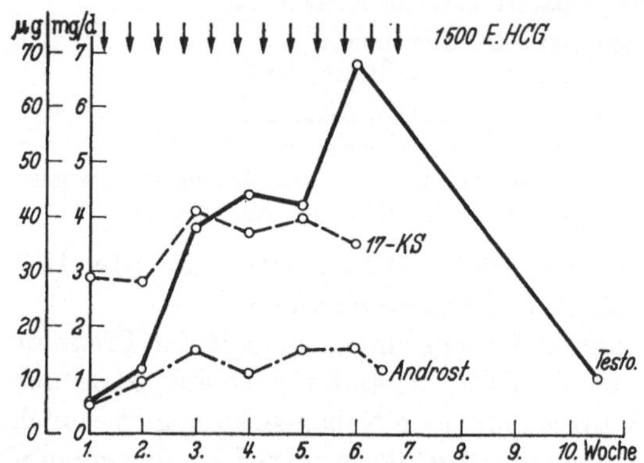

Abb. 1. Ausscheidung von 17-Ketosteroiden (o— —o) in mg/d, von Androsteron (o—·—o) in
mg/d und von Testosteron (o———o) in μg/d im Urin vor, während und nach HCG-Behandlung
wegen Hodenhochstandes bei einem Jungen von 9 Jahren. Der Anstieg der 17-Ketosteroide ist nicht
statistisch signifikant, der Anstieg von Androsteron ist eben signifikant. Der Anstieg der Testosteronausscheidung ist hochsignifikant. Der Wert von 66 μg/d liegt bereits im unteren Normbereich eines
erwachsenen Mannes. Nach Abschluß der HCG-Behandlung geht die Testosteronausscheidung wieder
auf den kindlichen Ausgangswert zurück

Nachuntersuchungen über die Fertilität nach erfolgreicher HCG-
Behandlung liegen noch in ungenügendem Maße vor. Nach den bisherigen
Ergebnissen läßt sich nur sagen, daß die Fertilität nicht geringer ist als
nach operativer Behandlung.

Die Begrenzung der HCG-Gesamtdosis auf 10000 IE ist nicht gerechtfertigt, da es am infantilen Hoden auch durch sehr viel höhere
Dosen nicht zur Tubulusfibrose kommt.

Literatur

Literatur bis 1962 bei: Maier, W., u. W. Spann: Die Bedeutung der rechtzeitigen
Behandlung des Hodenhochstandes für die Fertilität. Dtsch. med. Wschr. **87**,
1679 (1962).

Neuere Literatur:

Bergstrand, C. G., and O. Qvist: Late and Early Operations for Cryptorchism.
Acta pediat. exp. **53**, 339 (1964).

Eisenhut, L., u. R. Hohenfellner: Die Spätergebnisse der Kryptorchismus-
behandlung und die resultierenden Folgerungen für die prophylaktische Medizin.
Ann. paediat. (Basel) **203**, 157 (1964).

Frick, J., u. H. Marberger: Zum Problem der Retentio testis. Wien. klin. Wschr. 12, 213 (1965).

Hecker, W. Ch., R. Daum, H. Hienz u. O. Haiderer: Beitrag zum Kryptorchismusproblem unter besonderer Berücksichtigung der Ergebnisse von Hodenbiopsien. Dtsch. med. Wschr. 46, 2177 (1964).

Scorer, C. G.: The Descent of the Testis. Arch. Dis. Childh. 39, 605 (1964).

W. A. Maier, Karlsruhe: Die operative Therapie des Hodenhochstands

Die Frage nach der rechtzeitigen Behandlung des Hodenhochstands unter dem Gesichtspunkt der Erzielung späterer Fertilität läßt heute praktisch keine Zweifel mehr aufkommen. Wenn als äußerste Grenze für die Beseitung dieser Entwicklungsstörung das 12. Lebensjahr, optimal aber die Zeit zwischen 7. und 9. Lebensjahr genannt worden ist, so liegen dieser Forderung die bekannten Ergebnisse histologischer Untersuchungen, klinischer Verlaufskontrollen und Spermiogramme zugrunde. Das Problem ist somit vorwiegend pädiatrischer Art und wird allenorts in der vorbildlichen Zusammenarbeit mit Kinderchirurgen und Andrologen, Urologen und Endokrinologen gelöst.

Die operative Verlagerung eines Descensus-gestörten Testis steht heute endlich nicht mehr allein unter dem Apekt der Herstellung „normaler äußerlich anatomiegerechter Verhältnisse". Wird eine Retention erst am reifen Manne auf chirurgischem Wege beseitigt, so erfolgt der Eingriff bestenfalls aus psychologischen Erwägungen und befriedigt nur mehr kosmetisch.

Die Indikation zum chirurgischen Vorgehen stellt sich nach Bierich u. Schirren, Hecker, Doepfmer, Charny, Niermann, Oberniedermayr u. Maier — neben vielen anderen, die sich in den letzten 10 Jahren intensiv mit dem Komplex befaßten —, ganz von selbst nach folgenden Überlegungen:

1. Der Träger einer solchen Fehlentwicklung ist nicht älter als 10, höchstens 12 Jahre alt, wobei die Fertilitätschancen bei Patienten der Altersgruppe 10—12 Jahre nach unseren Erfahrungen schon getrübt sein können. Der Reifungsgrad des Hodengewebes sollte im Zeitpunkt der Operation möglichst der Wachstumsphase entsprechen.

2. Der Descensus ein -oder doppelseitig retinierter Hoden unterblieb trotz ausreichend lange und richtig dosierter konservativer Therapie.

3. Bei fehlendem Anstieg der Androsteronausscheidung nach wiederholter Gabe von menschlichem Choriongonadotropin bei beiderseits nicht tastbarem Hoden ist nach Knorr *nicht* mit dem Vorliegen von Hodengewebe zu rechnen. Die chirurgische Intervention wird somit zwecklos.

Die Verlagerung erfolgt unter absoluter Vermeidung jeglicher Spannung von Ductus und Plexus. Der Eingriff gehört in die Hand eines erfahrenen Operateurs mit besonderem Feingefühl für die Zartheit kindlicher Gewebsverhältnisse!

Für die operative Beseitigung mechanisch bedingter Abstiegshindernisse gilt als Grundsatz die Vornahme einer vollständigen, aber zugleich schonend ausgeführten Orchido- und Funiculolyse. Damit unterscheidet sich die Technik von der früher fast stets, aber auch heute noch oftmals geübten Methode der sogenannten Orchidopexie in der Endphase des Eingriffs. Sie folgt demnach den Anregungen von Katzenstein, Torek u. Keetley; Ombrédanne u. Frangenheim nur bis zu dem Augenblick der Vorlagerung des mobilisierten Testis in sein Scrotalfach. Unser Vorgehen gründet sich auf die eigenen Erfahrungen in über 800 operativen Fällen, die zusammen mit Oberniedermayr (1964) mitgeteilt wurden. Wie häufig der Kinderchirurg mit diesem Problem befaßt wird, mag Ihnen die Tatsache beweisen, daß innerhalb von 10 Monaten nach Übernahme der kinderchirurgischen Abteilung in Karlsruhe in meinem Einzugsgebiet bereits über 50 Kinder zur Operation ihrer Retentio kamen.

Wir gehen folgendermaßen vor:

Als Zugang benützen wir einen genügend langen Schrägschnitt oberhalb der Leistenbeuge. Er endigt etwa 10—15 mm oberhalb des Scrotalansatzes, um die hier quer verlaufenden Gefäße der Schamregion nicht zu verletzen. Nach Spaltung der oberflächlichen Fascie wird die Aponeurose des m. obliquus externus mit dem äußeren Leistenring übersichtlich dargestellt. Letzterer liegt — wiederum als Zeichen einer komplexen Entwicklungsstörung — meistens etwas tiefer, also gegen den oberen Schambeinast gerichtet, als unter normalen anatomischen Verhältnissen. Hier kann der Hoden selbst liegen und durch bindegewebige Züge an seiner Unterlage fixiert sein. In anderen Fällen hat er den äußeren Leistenring passiert und liegt, um 180 Grad nach oben über den freien Rand der Aponeurose umgeschlagen, als superficielle Ektopie vor. Bei besonders engem und caudal verschobenem Leistenring ragt nicht selten der Wegbereiter des Descencus, das gubernaculum testis, aus der Öffnung, um dann für gewöhnlich am Scrotalansatz zu inserieren. Man wird dann der Keimdrüse erst nach Längsspaltung der Externusfascie in der Faserrichtung ansichtig. Ihre Eröffnung ist stets unerläßlich. Bei ca. 60% aller fixierten Descensusstörungen stößt man im distalen Abschnitt des Leistenkanals auf den Hoden, bei weiteren 30% liegt er vor, oberhalb oder im äußeren Leistenring und nur 10% betreffen Lageanomalien vor dem inneren Leistenring oder noch weiter retroperitoneal. Die Ablösung des Gubernaculums wie des Hodens selbst erfolgt schrittweise unter Ligaturen. Durch die Hodenhüllen legt man einen Haltefaden, zarte schleierige Verwachsungen am Funiculus lassen sich zumeist stumpf abschieben.

Dem fast immer anzutreffenden, durchgängig gebliebenen Processus vaginalis peritonei kommt als hemmendem Zügel große Bedeutung zu. Seine Aufsuchung, das schonende Abschieben von Ductus und Plexus, die quere Durchtrennung und schließlich die hohe Umstechung mit Abtragung stellt den schwierigsten Teil der Operation und zugleich die größte Gefahr im Hinblick auf die Ernährung des Hodens dar. Nicht immer — selbst bei schonendstem Vorgehen — sind dabei Einrisse kleiner Plexusäste, besonders bei bestehender Hyperämie unmittelbar nach Beendigung einer HCG-Kur, vermeidbar. Sie müssen unter allen Umständen auf ein Mindestmaß beschränkt bleiben. Die spätere Fertilität, das einzige erstrebenswerte Endergebnis, hängt nicht zuletzt davon ab, wie bluttrocken operiert wurde. Mit der nun folgenden, möglichst vollständigen Durchtrennung aller noch hemmenden Cremasterfasern gewinnt der Hoden meistens so viel an Strecke, daß seiner spannungsfreien Verlagerung in das zuvor stumpf erweiterte Scrotalfach nichts mehr im Wege steht. Dazu führen wir von außen durch die Scrotalhaut und die tunica dartos eine Reverdin-Nadel ein und verbringen den Hoden mit Hilfe des durch die tunica vaginalis propria testis gelegten Führungsfaden in sein Scrotalfach. Er ist daraufhin sofort zu entfernen. Auf jeden fixierenden Zug, der unweigerlich mit einer Streckung des Plexus verbunden wäre, wird bewußt verzichtet. Die Anheftung an der Scrotalhaut oder gar an der Innenseite des Oberschenkels, die transscrotale Orchidopexie und alle ähnlichen Verfahren sind wegen der damit verknüpften Gefäßstreckung, der Einengung ihres Querschnittes und der resultierenden Mangeldurchblutung abzulehnen. Der Hoden hat dort liegen zu bleiben, wo er sich spannungsfrei hinverbringen läßt, selbst wenn dies nur bis zum Scrotalansatz möglich war. Die Erfahrung hat uns gelehrt, daß im letzteren Falle ein zweiter Eingriff unter gleichen schonenden Kautelen 1 Jahr später immer zum Ziel führt. Den Scrotaleingang kann man durch ein oder zwei Catgutnähte etwas verengen, die Externusaponeurose verschließt man bis zum freien Durchtritt von Ductus und Plexus. Die im Schrifttum angegebenen Verlagerungen des Funiculus oder die Unterbindung und Durchtrennung der epigastrischen Gefäße bringen im Kindesalter keinen entscheidenden Längengewinn. Am inneren Leistenring enden alle unsere Bemühungen; höher oben liegende Testes lassen sich niemals spannungsfrei in das Scrotum verlagern. Den postoperativen Verlauf schirmt man zweckmäßig antibiotisch ab, der Gebrauch eines Antiphlogisticums kann sich nur vorteilhaft auf die Vermeidung von ödematösen oder exsudativen Komplikationen auswirken. Ein ordnungsgemäß operativ verlagerter Testis schwillt nicht oder kaum nennenswert an. Die Entfernung der Fäden erfolgt am 6. oder 7. Tag post operationem. Mit dem angegebenen Verfahren wird man ehestens dem gewünschten Ziel einer unbeeinträchtigten Fortentwicklung der männlichen Keimdrüse gerecht.

Literatur

Charny, Ch. W., u. W. Wolgin: J. Urol. (Baltimore) **83**, 697 (1960).

Doepfmer, R.: Med. Klin. **54**, 880 (1959).

— Beitr. Fert. und Sterilität, 4. Folge, Beilageheft zu Bd. 162, Z. Geburtsh. Gynäk. (1964).

Frangenheim, zit. nach Boll, G.: Zbl. Chir. **78**, 42 (1953).

Hecker, W. Ch., R. Daum u. H. Hienz: Langenbecks Arch. klin. Chir. **308**, 579 (1964).

Katzenstein, W.: Dtsch. med. Wschr. **27**, 937 (1902).

Keetley, C. B.: Lancet **2**, 279 (1905).

Knorr, D.: Acta endocr. (Kbh.) Suppl. Nr. 84, 1963. — Therapiewoche **14**, 583 (1964).

Maier, W. A.: Tägl. Prax. **6**, 246 (1965).

—, u. W. Spann: Beitr. Fert. und Sterilität, 4. Folge, 151, Beilageheft zu Bd. 162, Z. Geburtsh. Gynäk. (1964).

Niermann, H.: Beitr. Fert. und Sterilität, 4. Folge, 138, Beilageheft zu Bd. 162, Z. Geburtsh. Gynäk. (1964).

Oberniedermayr, A., u. W. A. Maier: Z. Kinderchir. **1**, 97 (1964).

— — u. A. Schnur: Langenbecks Arch. klin. Chir. **308**, 572 (1964).

Ombrédanne, L.: Précis clinique et opératoire de chirurgie infantile. Paris: Masson & Cie. 1923.

Schirren, C.: Fertilitätsstörungen des Mannes. Stuttgart: Enke 1961.

—, u. U. Bunge: Med. Welt **1964**, 2443.

Torek, F.: Zbl. Chir. **35**, 462 (1910).

J. Molnár, Budapest: Urologische Gesichtspunkte bei Hodenhochstand

In den letzten 20 Jahren von 1945—1964 wurden an der Budapester Urologischen Universitätsklinik 104 Kranke mit Hodenhochstand stationär und etwa 800 ambulant behandelt.

Der niedrige Anteil der stationär behandelten Kranken erklärt sich aus der Einweisung nur der zur — jedoch nicht immer auch durchgeführten — operativen Behandlung vorgesehenen Patienten und aus der von jeher nicht sehr operationsfreudigen Haltung der Klinik. Immerhin hat sich im Laufe der Zeit die Zahl der konservativ behandelten Kranken erhöht, die der Operierten dagegen hat abgenommen. Dies ist auf drei Faktoren zurückzuführen: 1. Auf die genauere Diagnosestellung (Kryptorchismus oder Retention); 2. Auf die durchaus unbefriedigenden Ergebnisse der Orchidopexien sowohl in funktioneller wie oft auch in kosmetischer Hinsicht und 3. Auf die Erfolge der entsprechend gewählten Hormontherapie. Es wäre nicht richtig, deswegen heute die Tendenz früherer Jahrzehnte zur Operation zu verurteilen. In den 30er und 40er Jahren spielten ja andrologische Erwägungen praktisch keine Rolle. Die Patienten bzw. deren Eltern wollten die maskulinen Merkmale hergestellt sehen. Manche meinten auch, der Hodenhochstand gefährde ihre potentia coeundi, was oft auch, natürlich durch die negative psychische Auswirkung, tatsächlich der Fall war. Es wurde darum oft operiert, und wenn der Eingriff nicht den erwünschten Zustand herbeiführte, ja sogar zur Hodenatrophie führte, beruhigte man sich damit, eben alles getan zu haben, was zu jener Zeit möglich war.

Die Orchidopexie halten wir für eine Methode, die einen physiologischen Zustand auf durchaus nicht risikofreie Weise erreichen will. Einige diesbezügliche Bedenken möchte ich mitteilen:

1. Auch bei einem mechanischen Hindernis kommt der retinierte Hoden nicht immer an die entsprechende Stelle im Scrotum. Im Falle einer solchen Retentio testis ist der Hodensack meist besser entwickelt als bei Kryptorchismus, es kann also bei der Operation der Hoden richtig lokalisiert werden. Wir neigen dazu, diese Differenz in der Ausbildung des Scrotum als Differential-Symptom zwischen Retention und Kryptorchismus aufzufassen.

2. Kommt der Hoden bei dem Eingriff nicht an die richtige Stelle, sondern nur in den obersten Anteil des Scrotum oder vor die Symphyse, ist seine Lage vielleicht schlechter geworden als vorher. Der hier angeheftete Hoden und der unrichtig freigelegte Funiculus werden nämlich von Narben eingeschlossen, was zur Folge hat, daß der Hoden seine physiologische Bewegungsmöglichkeit verliert und seine Lage nicht mehr den äußeren thermischen Einwirkungen angepaßt werden kann, und daß das Venennetz des Plexus pampiniformis durch Narben komprimiert wird. Aus den Erfahrungen der Varicocele-Behandlung ist ein solcher verschlechterter Blutabfluß als parenchymschädigender Faktor bekannt. Der Gedanke liegt nahe, daß die Vernarbung auch die Lymphzirkulation beeinträchtigt. Da uns über dieses Thema nicht viel Literatur bekannt geworden war, habe ich mit Prof. Babics und Dr. Frang diesbezügliche Rattenversuche unternommen.

Nach Ligatur des Funiculus spermaticus der Ratte mit Ausnahme der Arteria spermatica und des Plexus pampiniformis sahen wir am 7. bis 14. Tag Tubulus-Degeneration. Es trat jedoch immer eine völlige Restitution ein. Wir waren uns darüber im klaren, daß bei einer solchen Ligatur die mit den Venen des Plexus pampiniformis laufenden Lymphgefäße nicht erfaßt werden und darum der Lymphabschluß schließlich doch in Gang kommt. Bis zum Einsetzen dieses Ersatzmechanismus scheinen 1—2 Wochen zu vergehen, worauf wir die beobachtete Schädigung des Hodenparenchyms zurückführen.

Narben nach mißlungener Orchidopexie, die nur Lymphgefäße komprimieren, sind praktisch nicht vorstellbar. Wenn jedoch im Experiment Lymphgefäße und Plexus pampiniformis zusammen unterbunden werden — solche Versuche hat Rényi-Vámos an Hunden durchgeführt—, dann kommt es binnen Stunden zur akuten Ödembildung und zur schnellen Degeneration des Parenchyms, ja schließlich zur Hodenatrophie. Da bei mißlungener Orchidopexie die Narben sich als ein — aller-

dings langsam entstehender — Kompressionsfaktor in diesem Sinne auswirken, also gleichzeitig Lymphbahnen und Venen komprimieren, kann
dieser Zustand unserer Meinung nach Ursache einer Hodendegeneration
werden, wozu die Körpertemperatur noch beiträgt.

Einen weiteren häufig beobachteten Faktor möchte ich noch erwähnen:
Da der Hodenhochstand oft mit einer kongenitalen Hernie verbunden ist,
pflegt mit der Orchidopexie zugleich die Herniotomie durchgeführt zu
werden. Wenn die Bassini'sche Ligatur, namentlich die dem Funiculus
am nächsten gelegene Naht, allzu eng die Muskelwunde schließt, kann
dies zusammen mit den entstehenden Narben zu einer erheblichen Kompression des Samenstranges mit Behinderung des Blut- und Lymphab-
flusses führen. Auch von dieser Seite ist somit die Möglichkeit des Zustandekommens einer Hodenatrophie gegeben. Man sollte darum bei der
Bassini'schen Naht besonders darauf achten, eine Kompression des
Funiculus spermaticus zu vermeiden.

Die Spannung der zu- und abführenden Anteile des Samenstranges
wirkt ebenfalls störend auf die exkretorische Hodenfunktion ein. Nach
meiner Meinung spielt in dieser Hinsicht weniger die Anspannung des
Samenleiters als die der Arteria spermatica die ausschlaggebende Rolle.
In einigen Fällen haben wir die Polya'sche Modifikation (1918) angewendet, indem wir die — übrigens unbedeutende — Verbindung zwischen
Hoden und Cauda epididymidis durchtrennten, wodurch ohne besondere
Deformierung des Nebenhodens die Spannung des Ductus deferens nach-
ließ.

Nach heutiger Auffassung ist das Hauptziel sowohl einer Orchidopexie wie auch der konservativen Behandlung die Herstellung der Fertilität. Unter diesem Gesichtspunkt können wir keine eindeutig bejahende
Haltung hinsichtlich der Operation einnehmen. Aus unserer kleinen und
bei der Kontrolle lückenhaft gebliebenen Statistik — unter den Operierten
sind mehrere Minderjährige, bei denen keine Spermaanalyse erfolgen
konnte — ergab sich, daß bei Kryptorchismus trotz Operation kein
einziges Mal eine Normospermie, nicht einmal eine Oligo-Hypospermie,
sondern nur Hypospermia magna, maximalis und meist Aspermie erreicht
wurden. In Retentionsfällen dagegen kam es nach Orchidopexien doch
zu Normo- und Oligo-Hypospermien, aber zu keinem klinisch steril zu
nennenden Ergebnis. Mehrere Patienten wurden auch Väter. Wir
betonen nochmals: Die Zahlen sind klein, sie reichen höchstens aus, einen
Eindruck der Ergebnisse zu geben. Die Hodenatrophie kam vornehmlich
nach Orchidopexien bei Kryptorchismus zustande.

Die angeführten Kastrationen unternahmen wir in der Mehrzahl in
den letzten 10 Jahren unter dem Eindruck von Mitteilungen über erhöhte Gefahr maligner Entartung atrophischer Hoden. Obzwar mehrere
Statistiken, unter ihnen die von Pintér u. Thurzó, eine erhebliche Häu-

Tabelle

Hoden	blieb normal	wurde atrophisch	unbekannt	Kastration	Freilegung	zusammen (1945–1964)
Kryptorchismus	8	7	9	2	3	29
Retentio testis	21	2	21	7	–	51
		68				80

figkeit von Hodentumoren bei Hochstandhoden feststellten, sind wir doch nicht von der absoluten Realität dieser Statistiken überzeugt.

Natürlich erfuhren wir einen menschlich erklärlichen Widerstand bei Patienten, denen eine Kastration angeraten wurde. Teils wegen dieses Widerstandes gegen — auch einseitige — Kastration, teils wegen der Behebung der unter Umständen bis zur psychischen Impotenz führenden psychischen Störung, die aus dem Fehlen einer oder beider Hoden resultieren kann, also auch nach Kastration bzw. Orchidektomie, haben wir uns wieder mehr mit dem Gedanken an eine Hoden-Prothese beschäftigt. REA, später HAZZARD haben bereits solche Prothesen vorgeschlagen, doch scheint sich ihr Prothesen-Material nicht bewährt zu haben (zu hart, kein physiologisches Gefühl etc.). Mit Dr. FURKA aus Debrecen erprobten auch wir Kunststoffe, nämlich Polimethylmetakrylat, Polyurethan, natürlich zunächst einmal an Versuchstieren. Wir fanden, daß die Tiere diese Prothesen gut tolerieren, ja daß sogar keine irritierenden Gewebsreaktionen auftraten, selbst dann nicht, wenn die Prothesen über 300 Tage im Scrotum der Versuchstiere belassen wurden. Nun sind wir dabei, solche Prothesen — geeignet erscheinen welche aus Polyurethan-Schwamm in Polyamid(Dacron)-Hülle zu sein — bei Patienten anzuwenden, namentlich bei solchen, die die Leerheit des Hodensackes seelisch unerträglich finden, aus diesem Grunde impotent sind und unter Minderwertigkeitsgefühlen leiden.

Zusammenfassung

Eine Übersicht über die in den letzten 20 Jahren wegen Hodenhochstandes in der Budapester Urologischen Universitätsklinik behandelten Kranken bestärkt uns in der Ablehnung der operativen Behandlung des Kryptorchismus. Bei einer reinen Hodenretention, besonders bei einseitiger und gut entwickelten Testis finden wir uns eher bereit, die Orchidopexie, und zwar ohne Spannung des Funiculus spermaticus, durchzuführen, und zwar um das 10. bis 12. Lebensjahr.

Die Faktoren, die nach Orchidopexien — namentlich nach mißlungenen — zu Hodenatrophie führen können, werden erörtert unter besonderer Berücksichtigung der Störungen der Lymphzirkulation. Nach Orchidopexien wegen Kryptorchismus kam es in unserem Krankengut praktisch nie zu einer Spermatogenese, nach Eingriffen wegen Retentio testis dagegen ergaben sich erfreulichere Spermatogramme. Auf die Aussichten einer Kunststoff-Hodenprothese, die auf Wunsch des Patienten nach notwendiger Kastration im leeren Scrotum implantiert wird, wird hingewiesen. In Tierversuchen wurde sie gut vertragen.

Literatur

FURKA, I., u. J. MOLNÁR: Die Ersetzung des Hodens durch Kunststoffe als palliative Lösung. I. Experim. Teil/(Ung.) (im Druck).

HAZZARD, CH. T.: The development of a new testicular prothesis. J. Urol. (Baltimore) 70, 959—960 (1953).

PINTÉR, J., and S. THURZÓ: Cryptorchism and malignancy in men and animals. Urol. int. (Basel) 11, 216—231 (1961).

PÓLYA, J.: Kunstgriff zur Erleichterung der Orchidopexien (ung.). Orv. Hetil. 62, 17—19 (1918).

REA, CH. E.: The use of a testicular prosthesis made of lucite etc. J. Urol. (Baltimore) 49, 727—731 (1943).

RÉNYI-VÁMOS, F.: Das Lymphsystem des Hodens und Nebenhodens. Z. Urol. 48, 355—371 (1955).

H. NIERMANN, Münster/Westf.: Eigene Erfahrungen bei der Behandlung des Hodenhochstandes

Unter dem andrologischen Krankengut der Univ.-Hautklinik Münster fanden sich 280 Patienten, die an einem ein- oder beidseitigen Kryptorchismus litten bzw. anamnestisch angaben, an einem Hodenhochstand gelitten zu haben. (Annähernd 10% der herangezogenen Patienten.) Es soll hier über die eigenen Erfahrungen bei Untersuchung, Anamnese und vor allem Therapie dieser Patienten berichtet werden.

Untersuchung des Ejaculats. Bei 186 der 280 Patienten mit Kryptorchismus bzw. Zustand nach Kryptorchismus erfolgte eine großteils mehrfache Untersuchung des Ejaculats. Die übrigen Patienten waren meist Jugendliche. 99 Patienten $(53,2\%)$ hatten eine Azoospermie und weitere 45 Patienten eine mehr oder weniger hochgradige Oligo-Asthenospermie dritten Grades (Spermienzahl unter 10 Mill./cm³). Bei diesen 144 von 186 Patienten $(77,4\%)$ muß die Fertilitätsprognose von vornherein für außerordentlich ungünstig angesehen werden. Sonst lag bei 10 Patienten eine Oligospermie zweiten Grades (10—30 Mill. Spermien/cm³), bei 18 Patienten eine Oligospermie ersten Grades (30—60 Mill. Spermien/cm³) und bei 14 Patienten eine Normospermie vor.

Vergleich des Ejaculats bei ein- oder beidseitigem Kryptorchismus. Bei 21 Patienten mit beidseitigem und bei 80 Patienten mit einseitigem Kryptorchismus konnten die Ejaculatsbefunde miteinander verglichen werden. Beim beidseitigen Kryptorchismus hatten 18 Patienten eine Azoospermie und 3 Patienten eine hochgradige Oligo-Asthenospermie

3. Grades. Es bestätigte sich auch hier die Tatsache, daß Männer mit beidseitigem Kryptorchismus fortpflanzungsunfähig sind.

Auffallend, aber auch nicht unbekannt, ist es, daß auch bei nur einseitigem Kryptorchismus sehr häufig Infertilität bestehen kann. 40 bzw. 15 von 80 Männern hatten eine Azoospermie, bzw. eine hochgradige Oligo-Asthenospermie dritten Grades (68,8 %). Bei 7 lag Normospermie, bei 14 Oligospermie ersten Grades und bei 4 Oligospermie zweiten Grades vor. Man kann somit annehmen, daß bei einem nicht unerheblichen Anteil von Männern mit einseitigem Kryptorchismus nicht nur der kryptorche, sondern auch der normal gelagerte Hoden beträchtlich in seiner Funktion gestört ist.

Hodenhistologische Befunde bei Kryptorchismus. Bei 56 Patienten mit bestehendem einseitigen Kryptorchismus, bzw. bei Patienten mit Angaben über das frühere Vorliegen eines ein- oder beidseitigen Kryptorchismus wurden hodenhistologische Untersuchungen durchgeführt. Bei 42 von 56 Untersuchten (75 %) bestanden hochgradige Tubulusatrophien, davon hatten 12 ein Klinefelter-Syndrom, 17 eine peritubuläre Fibrose bei Tubulusatrophie vierten und 13 bei Tubulusatrophie dritten Grades. Bei 5 weiteren Patienten bestand eine Tubulusatrophie zweiten bzw. ersten Grades, während 9 weitere ein altersentsprechendes präpuberales Bild zeigten.

Gonadotropin-Bestimmungen. Bei 116 Patienten mit ein- oder beidseitigem Hodenhochstand wurden Gonadotropin-Bestimmungen nach der Methode von KLINEFELTER, ALBRIGHT u. GRISWOLD durchgeführt. Die Gonadotropin-Bestimmungen erscheinen für Diagnose, Prognose und Therapie wichtig. Als auffallend muß hier zunächst der erhöhte Gonadotropinwert von 105,6 M.E./24 Std bei 27 Patienten angesehen werden. 12 dieser Untersuchten mit hypergonadotropem Hypogonadismus hatten ein Klinefelter-Syndrom. Bei den 15 weiteren Patienten, der jüngste war 19, der älteste 47 Jahre alt, erscheint eine Behandlung des Kryptorchismus bei bereits vermehrter Gonadotropinbildung zusätzlich mit einem choriongonadotropen HVL-Hormon wenig erfolgversprechend. Der Hodenhochstand wird sich hier nur operativ beseitigen lassen. Die Fertilitätsprognose muß für außerordentlich ungünstig, wenn nicht sogar für infaust angesehen werden. Ein Behandlungsversuch mit einem serumgonadotropen HVL-Hormon (z.B. Anteron), einem männlichen Keimdrüsenhormon (z.B. Testoviron) und Vitamin E (z.B. Ephynal) könnte eingeleitet werden. Eventuell käme aber ähnlich wie beim Klinefelter-Syndrom bei beginnenden, inkretorischen Störungen mit eunuchoidem klinischem Bild von vornherein nur eine Substitutionstherapie mit höheren Dosen eines männlichen Keimdrüsenhormons zr.B. 250 mg Depot-Testoviron in Abständen von 1—3 Monaten) in Betracht.

Von den 20 Patienten, bei denen keine Gonadotropine (unter 6,6 ME/ 24 Std) gefunden wurden, waren 6 über 19 Jahre alt. Bei ihnen lag ein sekundärer hypogonadotroper Hypogonadismus vor, der Hodenhochstand und der Hypogonadismus können mit einem choriongonadotropen HVL-Hormon in höherer Dosierung (z. B. zweimal wöchentlich je 5 000 IE für einen längeren Zeitraum) behandelt werden.

Bei den übrigen 69 Patienten mit teilweise altersentsprechend niedrigen oder auch normalen Gonadotropinwerten könnte hormonale Behandlung des Hodenhochstandes in üblicher Weise (z. B. zweimal wöchentlich je 1 000 IE, insgesamt 12 000 IE, mit Abständen von 6 Wochen bis auf eine Gesamtdosis von 36 000 IE) vorgenommen werden.

Kerngeschlechtsbestimmungen. Bei 88 Patienten wurden Kerngeschlechtsbestimmungen durchgeführt, 16 von ihnen hatten ein positives Kerngeschlecht (18,8%). Annähernd jeder fünfte Patient mit ein- oder beidseitigem Hodenhochstand hatte somit ein Klinefelter-Syndrom. Unter dem Krankengut der hiesigen Klinik fanden sich bisher 80 Patienten mit einem K.S., 16 von ihnen, somit genau jeder fünfte hatte einen Kryptorchismus. Gerade bei Jugendlichen können die sonst konstant gefundenen Symptome dieses Syndroms wie kleine Hoden, Hypergonadotropinurie, hochgradige Tubulusatrophie mit Leydigzell-Hyperplasie fehlen, so daß hier Kerngeschlechtsbestimmung besonders notwendig ist.

Der optimale Zeitpunkt der Kryptorchismustherapie. Von besonderem Interesse ist der optimale Zeitpunkt für eine Kryptorchismustherapie. Hier soll der Zeitpunkt eines früher erfolgten Spontandescensus bzw. früher erfolgter, hormonaler oder chirurgischer Behandlung in Relation zu dem derzeitigen Ejaculatsbefund gesetzt werden.

Nur eine kleine Zahl von 9 Untersuchten vermochte den genauen Zeitpunkt eines *Spontandescensus* anzugeben. In etwa bestand eine gewisse Beziehung zwischen Zeitpunkt des Descensus und jetzigem Samenbefund. Bei 3 Patienten, bei denen bis zum 9. Lebensjahr ein Descensus erfolgte, lag jetzt ein relativ normaler Samenbefund vor. Trat der Descensus später ein, so wurde die Oligospermie immer hochgradiger.

Auch die Zahl der 11 Patienten, die Angaben über den Zeitpunkt einer *hormonalen Therapie* zur Beseitigung ihres Kryptorchismus machen konnten, war nur klein. Hier konnten bei 3 Patienten, bei denen bis zum 10. Lebensjahr eine Therapie erfolgt war, annähernd normale Samenbefunde erhoben werden. Bei später erfolgter Therapie lag hochgradige Oligo-Asthenospermie bzw. -Aspermie vor.

49 Patienten vermochten anzugeben, wann eine *chirurgische Therapie* ihres Kryptorchismus erfolgt war. Auch hier bestand meist eine Relation zwischen Zeitpunkt der operativen Behandlung und späterem Samenbefund. Auffallend war allerdings, daß es sich vor allem bei den Patienten

mit relativ normalem Samenbefund und erst nach dem 10. Lebensjahr erfolgter Therapie meist um einen einseitigen Kryptorchismus handelte.

Eigene hormonale Therapie des Kryptorchismus. Es ist bekannt, daß Erfolge bei Kryptorchismus-Therapie stets nur schwer zu beurteilen sind. So könnte es sich bei einem nach z.B. Primogonyl-Behandlung eingetretenen Descensus auch um einen Spontandescensus gehandelt haben. Der zeitliche Zusammenhang zwischen Therapie und Descensus und das bisherige Ausbleiben des Descensus lassen aber doch eine Relation zur Therapie für gesichert erscheinen. Der Descensus allein kann nicht für den Therapieerfolg ausreichend sein, es muß sich natürlich um einen funktionstüchtigen, descendierten Hoden handeln. Die Überprüfung der Hodenfunktion beim Jugendlichen ist nicht einfach. Eine Ejaculatsuntersuchung bei Minderjährigen ist nicht angebracht, gegen eine Hodenbiopsie werden von den Eltern oft Einwände erhoben.

Das eigene Krankengut wurde in 2 Gruppen aufgeteilt. Einmal handelte es sich um Jugendliche mit ein- oder beidseitigem Hodenhochstand, die zunächst ausschließlich zur Beseitigung des Hodenhochstandes die Klinik aufsuchten. Die zweite Gruppe sind verheiratete Männer, die wegen Kinderlosigkeit in der Ehe kamen und bei denen früher Kryptorchismus bestand bzw. zur Zeit der jetzigen Untersuchung noch vorlag.

Jugendliche mit Kryptorchismus. Zu den oben bereits geäußerten Schwierigkeiten der Beurteilung eines Behandlungserfolges tritt hier noch folgendes hinzu. Die Zusammensetzung des hiesigen Krankengutes einer Univ.-Hautklinik bedingt es, daß die meisten Patienten nur zur einmaligen Untersuchung mit der Bitte um Therapievorschlag kommen. Der Behandlungsverlauf ist somit nur schwierig zu verfolgen. Vor allem bei eingetretenem Descensus halten es die Eltern, aber manchmal auch die überweisenden Ärzte nicht für erforderlich, Kontrolluntersuchungen und auch Nachbehandlung durchführen zu lassen.

Hierseits wurde bei 110 Knaben mit ein- oder beidseitigem Kryptorchismus eine Behandlung mit einem choriongonadotropen HVL-Hormon durchgeführt bzw. dem einweisenden Arzt eine derartige Therapie empfohlen. Es wird meist folgende Therapie vorgeschlagen: zweimal wöchentlich je 1000 IE Primogonyl, insgesamt 12000 IE. Bei Ausbleiben des Descensus wird in jeweiligen Abständen von 6—12 Wochen eine zweite bzw. dritte Kur empfohlen. Sollte nach Injektion von insgesamt 36000 IE weiterhin der Descensus ausbleiben, dann wird chirurgische Behandlung in Erwägung gezogen.

Von den 110 Jugendlichen, bei denen eine derartige Primogonyl-Therapie empfohlen wurde, kamen 65 regelmäßig zu Kontrollen. Man könnte zumindest bei einem Teil der 45 ausgebliebenen Patienten mutmaßen, daß sie wegen des eventuell eingetretenen Descensus nicht wieder kamen. Von den übrigen 65 war bei 50 Patienten (76,9%) meist nach der zweiten und spätestens nach der dritten Primogonylkur ein Hodendescensus eingetreten. Den 15 restlichen Patienten (23,1%) wurde chirurgische Behandlung des Kryptorchismus empfohlen. Nur bei 2 der 65 Patienten waren gewisse Zeichen einer Pubertas praecox mit beginnender Penishyperplasie und beginnender vorzeitiger Genitalbehaarung aufgetreten. Da bei allen 2 Patienten sofort während der ersten Kur der Descensus eintrat, wurde bei ihnen von einer sonst durchgeführten Sicherheitskur mit Primogonyl Abstand genommen.

Erwachsene mit Kryptorchismus bzw. Zustand nach Kryptorchismus. Hier galt die auch bei sonstigen fertilitätsgestörten Männern beobachtete therapeutische Faustregel: Bei Männern mit Samenfadenzahlen unter 10 Mill./cm³ trat nach Primogonyl, aber auch Anteron-, Testoviron- und Ephynal-Therapie keine Besserung des Samenbefundes bzw. keine Konzeption ein. Bei Männern mit Samenfadenzahlen bis 20 Mill./cm³ trat nur selten eine Erhöhung der Spermienzahl, aber nie eine Konzeption ein. Bei der nur kleinen Zahl von Männern mit 20—60 Mill. Spermien/cm³ konnte unter Primogonyl-, Anteron-, Testoviron- und Vitamin E-Therapie häufiger eine Besserung bzw. Normalisierung der Spermienzahl und gelegentlich auch eine Konzeption beobachtet werden.

Eigene Behandlungsrichtlinien. Bei Kindern möglichst bald (bis zum 6. Lebensjahr) auch bei einseitigem Kryptorchismus Einleitung einer hormonalen Therapie mit einem choriongonadotropen HVL-Hormon. Vorher Bestimmung des Kerngeschlechts und der Gonadotropine, vor allem zum Ausschluß eines Klinefelter-Syndroms. Bei Jugendlichen bis zum 18. Lebensjahr Versuch einer Therapie mit einem choriongonadotropen HVL-Hormon, die aber vor allem bei positivem Kerngeschlecht oder erhöhten Gonadotropinwerten bezüglich der Fertilitätsprognose bereits zu spät erfolgt. Eventuell dann männliches Keimdrüsenhormon zur Verhütung eines postpuberalen Späteunuchoidismus.

N. SIMON, C. BERTÉNYI, Szeged, und GY. HORVÁTH, Debrecen:
Katamnestische Erhebungen bei Patienten mit Hodenhochstand

Nachstehend berichten wir über die Behandlungsresultate bei 78 Patienten, die innerhalb der letzten 10 Jahre an den Kliniken von Debrecen und Szeged wegen Kryptorchismus bzw. Retentio testis operiert werden mußten. In einer Reihe war die hormonale Behandlung mit Choriongonadotropin vorausgegangen, jedoch ohne Erfolg geblieben.

Im allgemeinen wurde das folgende Verfahren angewendet: Als das wichtigste betrachten wir die Mobilisierung des Hoden und erhalten in ihrem Interesse — wenn nötig — lediglich die Arteria deferentialis und den Ductus intakt. Hierzu kommt es aber meistens nicht; denn es besteht auch eine Möglichkeit zur Erhaltung der eigenen Gefäße des Hodens. Nun machen wir mit dem Finger Platz in der meist unentwickelten Scrotumhälfte und durchstechen dann das Gubernaculum mit einem dicken Seidenfaden. Der Seidenfaden wird auch durch das Scrotum geführt und mit Hilfe einer am Bett des Kranken aufmontierten Extensionsrolle mit kleinem Gewicht 10—12 Tage lang gleichmäßig gezogen. War die Mobilisation eine hinlängliche, so hat sich diese Methode in jedem Falle als hinreichend erwiesen.

Wir beginnen mit der Hormonbehandlung im allgemeinen bei Kindern im Alter von 5 Jahren, im Falle einer Erfolglosigkeit der Kur wird dann spätestens bis zum 10.—11. Jahr die Orchidopexie vorgenommen.

Über die maligne Entartung der retinierten Hoden divergieren die Ansichten. Aus Furcht vor der eventuellen tumorösen Entartung der verborgenen Hoden sind früher sehr viele funktionsfähige Testes entfernt worden [2]. FERGUSSON [5] findet auch gegenwärtig zwischen Kryptorchismus und maligner Entartung ein Verhältnis von 6,6%. CARRELL [3] dagegen hat 662 amerikanische Urologen befragt, und 76% der Befragten haben nie Tumoren in den retinierten Hoden beobachtet. Demnach scheint der Standpunkt, wonach jeder Hoden, den es nicht ins Scrotum herabzuholen gelingt, wegen der Gefahr der tumorösen Entartung entfernt werden muß, als übertrieben.

Ergebnisse

An den Chirurgischen Kliniken von Debrecen und Szeged sind während der letzten 10 Jahre 78 Patienten wegen Kryptorchismus bzw. Retentio testis operiert worden. In Übereinstimmung mit der Literatur waren die rechtsseitigen Fälle ausgesprochen häufiger als die der linken Seite. An der rechten Seite fanden wir in 41 und an der linken in 26 Fällen Testis inguinalis. Beidseitiger Kryptorchismus lag in 13 Fällen vor. Tumoren bestanden bei zwei Patienten, beide gelangten mit der Diagnose Testis abdominalis zur Operation. Postoperativ erhielten beide Röntgen-Bestrahlung; der eine von ihnen überlebte die Operation um 10 Jahre, er ist auch gegenwärtig beschwerdefrei, hat keine sexuellen Probleme, obwohl seiner fünfjährigen Ehe bisher Kinder nicht entstammten. Das Alter der operierten Kranken betrug in 33 Fällen weniger als 12 und in den übrigen mehr als 20 Jahre. — Einer weiteren Entwicklungsstörung begegneten wir einmal, wo bei einem Kind auch Hypospadiasis penalis bestand. In 42 Fällen lagen die retinierten Hoden im Canalis inguinalis, in 20 unmittelbar vor dessen äußerem Ostium und in einem Falle in der Bauchhöhle. Gleichzeitige Hydrocele bestand in drei Fällen. 30 Patienten hatten eine angeborene Hernie, und eine ansehnliche Zahl von ihnen hatte die Klinik wegen dieser Beschwerde aufgesucht. Nicht selten

46*

nahmen selbst die Eltern erstaunt zur Kenntnis, daß bei ihrem Kinde einer oder beide Hoden in dem Scrotum fehlten.

16 unserer Patienten erhielten zunächst eine hormonale Behandlung. Bei 8 von ihnen erwies sich auch die wiederholte Hormontherapie nicht als hinreichend. Diese Kranken waren wegen unilateralem Testis inguinalis zur Aufnahme gelangt. Bei 85% der einseitigen Testis inguinalis-Fälle liegen mechanische Hindernisse vor, und so ist die hormonale Behandlung zwecklos. Unseres Erachtens lohnt es sich nur bei beiderseitigen Testis inguinalis-Fällen, den Versuch einer hormonalen Behandlung zu unternehmen.

Die Typen unserer Operationen verteilen sich wie folgt: In 66 Fällen bedienten wir uns des Kocherschen Eingriffs (transskrotale Fixation und Dauerextension), in 2 Fällen gelangte transseptale Fixation und in einem Falle die Thoreksche Operation zur Anwendung. Zur Kastration kam es bei 8 Fällen; hier handelte es sich gewöhnlich um ältere Patienten, die mit Bruch oder ausgeschlossenem Bruch zur Operation gelangten.

Die Hoden der 2—9 Jahre nach der Operation zur Kontroll-Untersuchung erschienenen Kranken waren in 31% von idealer Größe, in 50% kleiner als normalerweise und in 19% atrophisch; d. h. rund 70% der operierten Hoden erreichen im Laufe des Lebens nicht die normale Größe. Obzwar wir eine bioptische Untersuchung solcher atrophischen oder weitgehend unterentwickelten Hoden nicht vorgenommen haben, konnten wir doch feststellen, daß in jenen Fällen, wo der eine Hoden atrophisiert oder kleiner war als normalerweise, *häufig Oligospermie und vereinzelt auch Azoospermie* bestand. In drei Fällen mit einseitig atrophisierten Hoden wurden die Testis der Gegenseite als übernormal groß befunden und ein normales Spermatocytogramm erhalten. Das eine Ergebnis unserer katamnestischen Erhebungen war, daß wir feststellen konnten, daß bei einem beträchtlichen Teil der an Kryptorchismus Leidenden im späteren Verlauf mit einer Azoospermie zu rechnen ist, und zwar auch dann, wenn es gelungen ist, den Hoden operativ zu ihrer idealen Lokalisation zu verhelfen. Eine ideale Lage hatten nach der Operation 37,5%, eine entsprechende 43,7% und eine ausgesprochen schlechte 18,8% anläßlich der Nachuntersuchung inne. Diese Befunde deuten darauf hin, daß selbst bei der sorgfältigsten und modernsten operativen Behandlung in fast jedem fünften Falle die operierten Hoden an eine solche Stelle gelangen, wo sie in ihrer Entwicklung behindert sind, und in etwa der Hälfte der Fälle gelangen sie nicht wieder an ihre ursprüngliche Stelle zurück.

Literatur

[1] Balogh, F., u. E. Matyus: Magy. Sebész. 8, 253 (1955).
[2] Borsos, L.: Orv. Hetil. 76, 604 (1932).
[3] Carrel, W. A.: J. Urol. (Baltimore) 61, 396 (1949).

[4] Cserey u. A. Pehany: Orv. Hetil. 93, 1290 (1952).
[5] Fergusson, J. D.: Brit. J. Urol. 34, 407 (1962).
[6] Gasser, G.: Urologe 2, 316 (1963).
[7] Ichikawa, T.: Z. Urol. 50, 146 (1957).
[8] Nelson, W. O.: J. Urol. (Baltimore) 69, 32 (1953).
[9] Scheitz: Orv. Hetil. 87, 87 (1953).
[10] Schultheiss, Th.: Z. Urol. 50, 126 (1957).
[11] Voss, H. E.: Dtsch. med. Wschr. 82, 2237 (1957).
[12] Williams, D. J.: Urology in Childhood, Handbuch der Urol. XV. Berlin, Göttingen, Heidelberg: Springer 1958.
[13] Winterstein, O.: Chirurg 24, 433 (1953).

G. Hellinga, Amsterdam: Ergebnisse einer Umfrage bei verschiedenen europäischen Autoren zur Therapie des Hodenhochstandes

Es wird eine kurze Übersicht der Ergebnisse gegeben, wie sie sich nach dem III. I.F.A.-Kongreß am 25. 4. 1964 in Amsterdam darstellen. Außerdem wurde eine Umfrage in begrenztem Umfange veranstaltet, um eine ausreichende Berichtsunterlage zu besitzen.

Einem optimalen Behandlungsresultat stehen danach folgende zwei Faktoren im Wege: 1. Die Behandlung selbst kann eine Schädigung verursachen, und 2. Der retinierte Hoden kann bei verlängertem Verbleiben in der pathologischen Position progressive Veränderungen des Hodenbildes aufweisen, wie aus histologischen Untersuchungen hervorgeht.

Zu 1. Die *hormonale* Therapie ist stets ungefährlich, wenn eine Maximaldosis von 18—20000 IE HCG nicht überschritten wird.

Zu 2. Die *chirurgische* Therapie kann bei unsachgemäßem Vorgehen zu bleibenden Schäden führen. Daher ist eine möglichst spannungsfreie Verlagerung des Hodens anzustreben. Die Operation sollte *um* das 10. Lebensjahr vorgenommen werden.

Der untersuchende und behandelnde Arzt muß zwischen diesen beiden Faktoren den für den Patienten günstigsten Mittelweg zu finden suchen.

Die Autoren des Kongresses — aus Belgien, Deutschland, Finnland, Großbritannien, Holland, Frankreich, Dänemark, Schweden und der Schweiz — haben sich aufgrund der zum Teil sehr unterschiedlichen Ausgangssituationen für ihre Untersuchungen nicht auf einen gemeinsamen Nenner für die Behandlung einigen können. Übereinstimmung wurde dagegen weitgehend in folgenden Punkten gefunden:

a) Der Pendelhoden und der Gleithoden bedürfen im allgemeinen keiner Behandlung.

b) Die Retentio testis und die Hodenektopie sind *um* das 10. Lebensjahr zu operieren. Die Operation ist jeweils von einem besonders erfahrenen Chirurgen — am besten einem Kinderchirurgen — vorzunehmen, um Schädigungen unter der Operation zu vermeiden.

c) Der Kryptorchismus ist sehr oft klinisch nicht von der Retentio testis zu unterscheiden. Hier ist daher wie unter d) zu verfahren.

d) In allen Übergangsfällen, die eine exakte Diagnosestellung nicht erlauben, ist die Hormonbehandlung mit HCG *um* das 10. Lebensjahr einzuleiten, um alle schädlichen Effekte zu vermeiden, wie sie aus den histologischen Befunden ersichtlich sind.

Die jeweilige Hormondosis sollte 1500 IE HCG pro Woche betragen; die Behandlungsdauer ist auf 6 Wochen auszudehnen. Wenn kein Behandlungserfolg eintritt, dann ist möglichst bald im Anschluß an die Hormongaben zu operieren.

Es versteht sich, daß unter diesen Bedingungen manche Patienten zur Behandlung kommen, bei denen auch spontan — also ohne Behandlung — ein Descensus eingetreten wäre. Es erscheint jedoch besser, sie zu behandeln, als abzuwarten, da man in diesem Lebensalter nicht übersehen kann, ob der Descensus eintritt oder nicht. Auf jeden Fall ist die Behandlung ein Vorteil, da diese Hoden davor bewahrt werden, nach einem Lebensalter von 10 Jahren durch falsche Position zu degenerieren.

e) Schließlich existiert eine letzte Gruppe, bei der eine chromosomale Anomalie verborgen ist, bei der sich später ein Eunuchoidismus entwickeln kann usw. Hier gilt es, durch Bestimmung der Gonadotropine im Urin und des chromosomalen Geschlechtes eine weitestgehende Ausschlußdiagnostik zu treiben. Wenn derartige Befunde dagegen nicht vorliegen, dann sollte man auch diese Gruppe so behandeln, wie unter d) angegeben.

Zusammenfassung

In manchen Fällen von Hodenhochstand liegt primär eine Organminderwertigkeit zugrunde. In vielen anderen Fällen hat der Hoden bis zum Zeitpunkt der Untersuchung dagegen eine völlig normale Entwicklung durchgemacht, ist allerdings durch verschiedene Faktoren am Descensus gehindert. Im Interesse aller Patienten muß der Arzt gründliche Kenntnisse von den neuesten wissenschaftlichen Ergebnissen besitzen, um für den Einzelpatienten die beste Behandlungsmethode zur Anwendung bringen zu können.

C. Schirren, Hamburg, und **O. Steeno, Löwen/Belgien** *: Ergebnisse der Hodenhochstandtherapie

Wichtigster Gesichtspunkt jeder ärztlichen Tätigkeit ist die kontinuierliche Nachbeobachtung der behandelten Patienten. Nur auf diese

---

* Stipendiat der Königl. Belgischen Regierung und des Europa-Rates [Endokrinologische Abteilung (Vorstand: Prof. DeMoor) der Medizin. Univ.-Klinik Löwen/Belgien].

Weise kann der Arzt ausreichenden Einblick in den Wert seiner Therapie gewinnen. Das gilt in ganz besonderem Grade für die Behandlung des Hodenhochstandes, bei der nicht etwa das kosmetische Ergebnis des Descensus befriedigen, sondern bei der allein das funktionelle Resultat maßgebend sein kann. Wir haben daher entsprechende Untersuchungen bei den Patienten der Andrologischen Abteilung der Univ.-Hautklinik Hamburg-Eppendorf vorgenommen und hierbei alle Patienten erfaßt, bei denen sich aus der Vorgeschichte eine Störung des Descensus ergab und bei denen unter Umständen therapeutische Maßnahmen getroffen waren.

Unter den bis zum 1. 6. 1965 erfaßten 6000 andrologischen Patienten fand sich in 155 Fällen eine entsprechende Angabe. Zusätzlich haben wir auch die Patienten mit der Angabe einer Leistenbruchoperation in der Vorgeschichte aufgenommen, da es hier außerordentlich schwierig ist, eine echte Differenzierung in „Leistenbruchoperation" und „Descensusoperation" im Alter von 4—10 Jahren vorzunehmen. Es ergibt sich somit eine Gesamtzahl von 301 Patienten, über die anhand von zahlreichen tabellarischen Übersichten berichtet wird. Auf die Wiedergabe der Tabellen, in denen sich Einzelheiten der Befunde finden, mußte leider verzichtet werden. Die meisten Patienten kamen in die Andrologie wegen Kinderlosigkeit in der Ehe. In einem begrenzten Umfange waren Patienten wegen ausgebliebenem Descensus mit Hormonen von uns vor einigen Jahren behandelt worden; sie wurden jetzt nachkontrolliert. Die Untersuchung des Patienten und des Spermas erfolgte nach SCHIRREN (1961). In einigen Fällen war eine Ejaculatgewinnung nicht möglich, weil die Patienten zu jung waren und über keinerlei sexuelle Erfahrung verfügten. Wir sehen in derartigen Fällen stets von der Gewinnung des Ejaculates ab und warten, bis der Patient geheiratet hat.

Ergebnisse

In 6 Fällen war der *Descensus verspätet* erst im Alter von 10—15 Jahren spontan eingetreten. Das kosmetische Ergebnis ist befriedigend. Aber das Spermiogramm zeigt nur zweimal eine Normospermie und in den verbliebenen 4 Fällen eine hochgradige Oligospermie. In diesen 4 Fällen lagen entsprechend schwerwiegende histologische Veränderungen vor.

27 Patienten mit Hodenhochstand wurden bis zum 20. Lebensjahr *mit Choriongonadotropin (HCG) behandelt*. Die Gesamt-Hormondosis betrug 6000—8000 IE HCG, die in Einzeldosen von 2×1000 IE/ Woche appliziert worden waren. 18mal waren beide Hoden normalgroß, einmal war nur ein Hoden von normaler Größe. Diesem kosmetisch befriedigenden Ergebnis stehen 5 Normospermien gegenüber. Neunmal handelte es sich um eine Oligospermie, und in 8 Fällen bestand absolute Infertilität (30%). Das Lebensalter, in dem die Patienten behandelt

wurden, hat auf die Fertilität der Patienten offenbar keinen Einfluß
gehabt, da die 5 Patienten mit Normospermie in der Mehrzahl zwischen
dem 11. und 20. Lebensjahr behandelt wurden. Eine genaue Differenzierung dieser Patienten nach Spermiogramm, Lebensalter bei Therapie
und Hodengröße ergibt, daß die Gruppe Oligospermie zu $55^0/_0$ auf die
Altersgruppe 0—10 und zu $45^0/_0$ auf die Altersgruppe 11—14 Jahre
entfällt. Der Motilitätsgrad der Spermatozoen war außerordentlich hoch
und kann als normal angesehen werden. Wir sind geneigt, wenigstens
einem Teil dieser Fälle doch noch eine Fertilitäts-Chance einzuräumen.
Es ergibt sich allerdings, daß der kosmetisch einwandfrei descendierte
Hoden keine Garantie für eine normale exkretorische Funktion bietet.

Des weiteren werden die Verhältnisse beim einseitigen und beim doppelseitigen *Kryptorchismus* behandelt. 14mal war der normaldescendierte,
gegenseitige Hoden von normaler Größe, während er in 11 Fällen weit
unter der Normgröße lag. In 12 Fällen ($48^0/_0$) lag eine sichere Infertilität,
in 19 ($76^0/_0$) eine Fertilitätsstörung vor. Nur in 2 Fällen konnte eine
Normospermie festgestellt werden. Bemerkenswert ist es, daß sich bei
4 Hodenbiopsien des normaldescendierten Hodens allein zweimal ein
sogenanntes Sertoli-Zell-Syndrom herausstellte. Bei dem doppelseitigen
Kryptochismus war kein normaler Befund im Spermiogramm zu erwarten. Zweimal fand sich auch hier ein Sertoli-Zell-Syndrom. In diesen
9 Fällen wird niemals mit einer Fertilität zu rechnen sein.

Bei der ein- und doppelseitigen *Descensusoperation* finden sich ähnliche Verhältnisse wie beim Kryptorchismus. In 26 Fällen wurde der
operative Eingriff einseitig und in 45 Fällen beidseitig durchgeführt.
Dabei zeigt sich sehr überzeugend, daß nur der normaldescendierte
Hoden von normaler Größe ist. Das Spermiogramm dieser Patienten weist
in $23^0/_0$ eine absolute Infertilität und in etwa $61^0/_0$ eine Fertilitätsstörung aus. Eine Normospermie lag in 7 Fällen vor (etwa $24^0/_0$). Berücksichtigen wir die Hodengröße des normaldescendierten Hodens der
Gegenseite, dann ist offensichtlich auch von diesem Hoden keine ausreichende Spermiogenese zu erwarten, da wohl eine anlagebedingte
Minderwertigkeit beider Hoden vorhanden sein muß. Auf andere Weise
läßt sich der hohe Prozentsatz von Fertilitätsstörungen kaum erklären.
In gewisser Weise wird diese Ansicht durch das Ergebnis der Hodenbiopsie auf der nichtoperierten Seite bestätigt, da sich hier viermal eine
tubuläre Insuffizienz ergab. Bei doppelseitiger Descensusoperation
(45 Fälle) finden wir in 39 Fällen eine unter der Norm liegende Hodengröße. Nur zweimal konnte eine Normospermie nachgewiesen werden.
Allein in 35 Fällen ($78^0/_0$) fand sich absolute Infertilität. Bemerkenswerterweise ergab sich unter 8 Hodenbiopsien in 2 Fällen ein Verschluß der
ableitenden Samenwege mit histologischem Normalbefund; dreimal lag
ein Sertoli-Zell-Syndrom vor, dreimal tubuläre Störungen.

Die Patienten mit „*hochstehenden Hoden*" bedürfen einer besonderen Erwähnung. Hier hatte sich anläßlich der Erhebung des Lokalbefundes ergeben, daß die Hoden beiderseits sehr hoch in unmittelbarer Nähe des Leistenkanals fixiert waren; nach Angaben der Patienten zeigten sie niemals die Tendenz zum tiefen Herabtreten in das Scrotum. Zwischen der Hodenlokalisation und dem Spermiogrammbefund war keine Beziehung herzustellen. Unter Berücksichtigung des bereits unter einem normalen andrologischen Krankengut vorhandenen Prozentsatzes von Oligospermie (30%) erscheint der Anteil von 31% Fertilitätsstörung nicht zu hoch.

Schließlich sind noch die Patienten mit einer *Leistenbruchoperation* in der Anamnese besonders aufzuschlüsseln. Es handelt sich um insgesamt 146 Patienten, von denen 101 einseitig und 45 beiderseits operiert wurden. Die Aufgliederung nach dem Operationsalter ist hier von besonderem Gewicht. — Bei einseitiger Operation waren beide Hoden in 52 Fällen von normaler Größe, in 31 Fällen war nur der Hoden der Gegenseite normalgroß. In 49 Fällen lag also auf der operierten Seite ein in seiner Größe deutlich verminderter Hoden vor. In 18 Fällen wies die nicht operierte Gegenseite einen gleichgearteten Hoden auf. Wir müssen hier also damit rechnen, daß keine echte Leistenbruchoperation vorgelegen hat, sondern eine Descensusoperation oder aber eine Kombination beider. In dieser Auffassung werden wir bestärkt bei Betrachtung der Spalten „Operationsalter", die bei einer Operation im Alter von 0 bis 10 Jahren 21 Fälle mit abnormalen Hoden und in der Gruppe 11 bis 14 Jahre 4, d. h. insgesamt 25 Fälle ergibt. Wenn wir hierzu die Spermiogramme betrachten, dann ergibt sich in 32 Fällen (14 mal bei Op.-Alter 0—10 Jahre) eine Normospermie. Diesem Befund steht ein Prozentsatz von 29% absoluter Infertilität und etwa 66% Fertilitätsstörungen gegenüber. Davon sind allein 26 Patienten im Alter von 0—10 Jahren operiert worden und 5 im Alter von 11—14 Jahren. Selbst dann, wenn die einseitige Leistenbruchoperation jenseits des 20. Lebensjahres vorgenommen wurde, sind Fertilitätsstörungen in etwa 23% vorhanden — ein Beweis dafür, daß hier die *einseitig* vorgenommene Leistenbruchoperation kaum angeschuldigt werden kann. Es müssen also weitere Faktoren mit im Spiele sein. Die Hodenbiopsie (12 mal) der nichtoperierten Seite ergab zweimal einen Verschluß der ableitenden Samenwege, viermal ein Sertoli-Zell-Syndrom und sechsmal tubuläre Störungen.

Bei der doppelseitigen Herniotermie (45 Fälle) finden wir die Operation 19 mal im Alter von 0—10 Jahren und zehnmal im Alter von 11 bis 14 Jahren = 29 Fälle. 21 mal waren beide Hoden auffallend klein, elfmal war nur ein Hoden klein; in beiden Rubriken entfällt der Großteil auf die vor dem 14. Lebensjahr operierten Patienten. Absolute Infertilität lag in 54%, eine Fertilitätsstörung in etwa 69% vor. Die Normospermie ergab sich vor allem bei den Patienten, die jenseits des 15. Lebensjahres operiert worden waren; die Fertilitätsstörungen entfallen vornehmlich auf die *vor* der Pubertät Operierten. Histologisch ergab sich einmal ein Verschluß der ableitenden Samenwege. Eine zusammenfassende Übersicht der Ergebnisse der Hodenbiopsien demonstriert sehr klar, daß man in der weitaus überwiegenden Mehrzahl der Fälle mit einer schlechten exkretorischen Hodenfunktion zu rechnen hat. Dabei fällt besonders auf, daß allein 13 mal ein sogenanntes Sertoli-Zell-Syndrom zu beobachten war; aufgrund des stark herabgesetzten Tubulusdurchmessers und des Fehlens jeglicher Zeichen von Spermiogenese muß das hier festgestellte Sertoli-Zell-Syndrom als echtes, angeborenes Zustandsbild gedeutet werden. Die 5 Beobachtungen mit normalem Hodenbild betrafen Fälle, bei denen operative Eingriffe ein- bzw. doppelseitig vorausgegangen waren.

Diskussion

Es ist zu berücksichtigen, daß in zwei Gruppen Gesamtzahlen von < 10 Fällen vorhanden sind; eine statistische Aussage ist hier also kaum möglich.

In allen Gruppen ist auffallend, daß in etwa $50-87^0/_0$ Fertilitätsstörungen vorhanden sind: nur in $20-40^0/_0$ findet sich also ein Normalbefund. Waren beide Hoden nicht dezendiert, dann lag der Prozentsatz von Fertilitätsstörungen um $15-30^0/_0$ über den Vergleichswerten bei einseitigem Descensus. Die vorgelegten Ergebnisse zeigen, daß Hormontherapie, Operation bzw. Abwarten des Spontandescensus etwa zu gleichen Resultaten führen. Der Prozentsatz von absoluter Infertilität ist für alle Gruppen etwa gleichsinnig.

Die Gruppe „hochstehende Hoden" ist ganz bewußt als sogenannte Kontrollgruppe hinzugenommen worden. Hier ergibt sich ein Prozentsatz von etwa $30^0/_0$ Fertilitätsstörungen bei $19^0/_0$ absoluter Infertilität. Wir sehen hier also sehr viel niedrigere Zahlen, die in etwa einem Normalkollektiv entsprechen. Der Descensus war regelrecht eingetreten, sonstige Anomalien lagen nicht vor. Die Lagerung der Hoden hat in diesen Fällen also keinen nachteiligen Einfluß auf die Fertilität gehabt.

Die Tatsache, daß auch bei nur einseitigem Hodenhochstand bzw. Leistenbruchoperation ein Prozentsatz von $50-80^0/_0$ Fertilitätsstörungen vorhanden ist, muß als Beweis für die Auffassung angesehen werden, daß eine *primäre Fehlentwicklung beider Hoden* vorhanden ist.

Es ist nicht möglich, dem zur Untersuchung kommenden Patienten anzusehen, ob er später zu der Gruppe der infertilen oder der fertilen Männer gehören wird. Die Hodenhistologie kann hier auch im Kindesalter zwar gewisse Prognosen erlauben, jedoch führen wir die Hodenbiopsie nur dann durch, wenn eine Descensusoperation vorgenommen wird. Da also eine Prognose im Augenblick der ärztlichen Untersuchung nicht möglich ist, *muß jeder Patient behandelt werden*. Es erscheint richtig, zunächst mit HCG zu beginnen; tritt ein Effekt nicht ein, dann sollte sich nach 6—8 Wochen eine zweite HCG-Kur anschließen. Erst bei ausbleibendem Effekt auch auf die zweite Kur wird eine Operation vorgenommen, die am besten unmittelbar im Anschluß an die Hormonbehandlung erfolgen sollte.

Es ist nicht möglich, den Therapieeffekt im voraus zu bestimmen. Ein kosmetisch befriedigendes Resultat ist kein Beweis für ein funktionell im Sinne voller Fertilität ausreichendes Ergebnis.

Aussprache

E. MACHER, Freiburg (z. Diskussion aufgefordert): Die in der Fertilitätssprechstunde der Universitäts-Hautklinik Freiburg von 1961—1964 untersuchten Männer mit beidseitiger Ektopia testium hatten Krypto- oder Azoospermien zu 100%. Betraf die Ektopie nur eine Seite und der andere Hoden befand sich nach Wissen des Patienten seit Geburt im Scrotum, lag die Rate von Krypto- und Azoospermien immer noch bei 44%; weitere 20% hatten keine höhere Spermatozoendichte als 20 Mill./ml. Bei ungefähr der Hälfte dieser Patienten war kein Behandlungsversuch zur Korrektur der einseitigen Ektopie unternommen worden. Bei der anderen Hälfte war der ektopische Hoden entweder durch Orchidopexie im Scrotum fixiert oder exstirpiert worden, und zwar in einem Lebensalter von minimal 6 und maximal 34 Jahren. Die Gruppe der unbehandelten Patienten unterschied sich hinsichtlich der spermaanalytischen Werte nicht von der Gruppe der operativ behandelten.

Patienten, die einen verspäteten, aber spontanen Descensus testium angaben, hatten zu 60% Krypto- und Azoospermien. Darunter befand sich einer, bei dem der Descensus bereits im 3. Lebensjahr spontan erfolgte, alle übrigen waren bei Eintritt des Descensus älter als 7 Jahre.

Aus den genannten Ergebnissen wird in Übereinstimmung mit den Referenten der Schluß gezogen, daß eine Frühkorrektur des Hodenhochstands erstrebenswert ist. Es gibt jedoch sicher Fälle, bei denen eine später offenbar werdende Spermiogenesestörung nicht Folge des Hodenhochstands, sondern von vornherein inbegriffenes Symptom einer übergeordneten Fehlentwicklung ist. Über deren Häufigkeit wird erst Klarheit zu gewinnen sein, wenn die Nachteile der Spätkorrektur des Hodenhochstands aus den Statistiken eliminiert sind.

H.-J. BURMESTER, Uelzen: Liegen Erfahrungen über die Häufigkeit des Hodenhochstandes beim Mongolismus, bei der Erythroblastose mit Kernikterus vor? Lassen sich daraus unter Umständen Aussagen über die Genese des Hodenhochstandes machen?

R. DOEPFMER, Bonn: Beim Mongolismus liegt sicher eine höhere Häufigkeit des Hodenhochstandes vor. Außerdem wissen wir, daß mit zunehmendem Lebensalter der Mutter die Häufigkeit des Hodenhochstandes und anderer Genitalfehlbildungen zunimmt.

D. KNORR, München: Beim Mongolismus ist der Kryptorchismus häufig beschrieben worden. Außerdem ist der Hodenhochstand sehr häufig beim Laurence-Moon-Biedl-Syndrom anzutreffen.

H. PLÖGER, Kassel (zu Herrn KNORR): Welches HCG-Präparat wurde verwendet? Haben Sie unter der HCG-Therapie irgendwelche psychischen Symptome bei den behandelten Kindern beobachten können?

D. KNORR, München: Wir haben das Präparat Predalon in der Dosierung von 2×1500 E/Woche verwendet. Wurden nur 2×1000 E/Woche gegeben, dann verwendeten wir Primogonyl. Außerdem existiert als reines HCG-Präparat noch das Choragon. Hinsichtlich der Nebenwirkungen unter der HCG-Therapie haben wir beobachtet, daß die Eltern die vermehrten Erektionen bei den Kindern feststellen, während die Kinder selbst diesen Symptomen gegenüber sich relativ gleichgültig verhalten. Echte psychische Störungen sind nie beobachtet worden.

R. DOEPFMER, Bonn: Aus den Vorträgen ging hervor, daß wir von dem frühestmöglichen Therapiealter mit 6 Jahren doch wesentlich abgerückt sind. Wir haben ja auch bis zum 10. Lebensjahr noch mit einer gewissen Zahl von Spontandescensus zu rechnen. Diese Feststellung erscheint mir deswegen von besonderem Wert, weil die Operateure ihre besten Erfahrungen machen, wenn sie zwischen dem 8. und 10. Lebensjahr operieren. Außerdem ist erfreulich, daß die Orchidopexie alten Stiles von allen Vortragenden abgelehnt wurde. Bei 30 eigenen Patienten, bei denen die Orchidopexie vorgenommen war, konnten wir nur in 4 Fällen einen normalen Spermiogrammbefund später feststellen. Bei der Orchidopexie besteht in erhöhtem Maße die Gefahr einer Ernährungsstörung des Hodens.

C. SCHIRREN, Hamburg: Ich schlage vor, daß wir uns in der Diskussion nun der Frage der Therapie des Hodenhochstandes zuwenden und dabei vorerst den Erfolg der Therapie ins Auge fassen.

D. KNORR, München: Es ist sehr schwierig, eine genaue Aussage darüber zu machen, zu welchem Zeitpunkt der Hodenhochstand behandelt werden soll; im letzten Jahre sind 3 Arbeiten erschienen, aus denen hervorgeht, daß ein persistierender Hodenhochstand über das 5. Lebensjahr hinaus zu nachweisbaren Schädigungen des Keimepithels führen kann. Auf der anderen Seite müssen wir aber auch den klinischen Bedürfnissen Rechnung tragen; hier ist es vor allem die Auffassung der Kinderchirurgen und -urologen, die am liebsten im Alter von 8—9 Jahren operieren. Wir müssen die Hormonbehandlung also vor dieser Zeit durchführen. Auf Grund unserer Münchener Erfahrungen plädiere ich für das 6.—8. Lebensjahr.

C. SCHIRREN, Hamburg: Wir dürfen auf keinen Fall nur davon ausgehen, was wir in einem bestimmten Lebensalter im Hoden sehen, sondern müssen auch der Allgemeinentwicklung des Kindes und der ganzen klinischen Symptomatik Rechnung tragen, wenn wir behandeln wollen.

W. A. MAIER, Karlsruhe: Die operative Verlagerung des Hodens bei Hodenhochstand läßt sich im Alter von 8—9 Jahren erheblich leichter vornehmen als im Alter von 5—6 Jahren. In diesem Alter sind außerdem weniger Schädigungsmöglichkeiten gegeben. Jeder Operateur, der gezwungen war, bei einem Säugling bzw. einem Kleinkind einen Hodenhochstand, z. B. in Kombination mit einer Leistenhernie, zu operieren, weiß, wie schwierig es ist, bluttrocken zu operieren und diesen zarten Plexus nicht zu verletzen. Die konservative Therapie mit HCG sollte man dagegen so frühzeitig wie möglich, also etwa im 6. Lebensjahr beginnen.

A. FREI, Singen/Hohentwiel: Bisher habe ich gute Erfahrungen mit einer Hormontherapie im Alter von 6—7 Jahren bei Hodenhochstand und einer Dosierung von 2×1000 E/Woche (Gesamtdosis 8000 E) gemacht. Der frühestmögliche

Operationstermin liegt meines Erachtens im 8. Lebensjahr. Als Operationstechnik bevorzuge ich die nach OMBRÉDANNE — in wieviel Prozent der von Ihnen operierten Fälle erleben Sie es, daß sich der Hoden postoperativ in den Leistenkanal wieder retrahiert?

W. A. MAIER, Karlsruhe: Es ist sehr schwierig, hierzu exakte Prozentzahlen anzugeben. Es erscheint mir aber außerordentlich wichtig, festzuhalten, daß ein spannungsfrei verlagerter Hoden sich niemals retrahiert. Ein Hoden dagegen, der in irgendeiner Weise fixiert worden ist, wird sich im Laufe der Zeit immer retrahieren, da die Fixation selbst nachlassen wird. Ich möchte also das besondere Gewicht meiner Ausführungen auf eine „spannungsfreie" Verlagerung des Hodens legen.

A. FREI, Singen/Hohentwiel: Nach meiner Erfahrung ist die bei der Ombré-danne-Methode auftretende Spannung so gering, daß daraus keine Ernährungs-störung resultieren kann. Die Methode verhindert, daß es zur Retraktion kommt. Es handelt sich gewissermaßen um eine „federnde Fixation" des Hodens. Bei den von mir in den letzten 6 Jahren nach dieser Methode operierten Patienten ist es bisher niemals zu einer Hodenatrophie oder ähnlichem gekommen.

W. A. MAIER, Karlsruhe: Ich glaube, daß wir gar nicht so oft Hodenatrophien erleben, als vielmehr Schädigungen des tubulären Systems. Wir haben bei unseren Nachuntersuchungen leider feststellen müssen, daß alle Patienten, die nach OMBRÉ-DANNE ein- bzw. doppelseitig operiert worden waren, stets eine Aspermie im Ejaculat aufwiesen. Die transscrotale Fixation des Hodens ist meines Erachtens auch nicht notwendig; wenn Sie den Hoden in die gegenüberliegende Scrotalhälfte verbringen können, dann gelingt es Ihnen mit Leichtigkeit, ihn in die obere Loge seines eigenen Scrotalfaches zu bringen; das genügt aber vollständig.

C. SCHIRREN, Hamburg: Bei aller Gegensätzlichkeit, die sich für den unbefange-nen Zuhörer aus der Diskussion unserer beiden Urologen ergeben könnte, resultiert nach meiner Auffassung dennoch die Feststellung, daß man im Sinne einer Lyse möglichst schonend operieren muß. Es besteht weiterhin Einigkeit über das Ope-rationsalter von 8—9 Jahren. Ich bitte jetzt um die Diskussion der Frage, in welchem Lebensalter wir den Hodenhochstand mit Hormonen behandeln.

D. KNORR, München: Wir halten die Hormontherapie des Hodenhochstandes im Alter von 5—9 Jahren für optimal.

R. DOEPFMER, Bonn: Nach unseren Erfahrungen ist eine Hormontherapie im Alter von 8—9 Jahren am erfolgreichsten.

H. NIERMANN, Münster: Beim Hodenhochstand lege ich den Behandlungs-beginn mit HCG in das 6.—7. Lebensjahr.

W. ZIEGLER, Offenburg/Baden: Die Spanne 6.—8. Lebensjahr für die Hormon-therapie ist meines Erachtens für die Praxis günstig. Viele Kinder werden häufig erst nach einer schulärztlichen Untersuchung gebracht, also im Alter von 6 bis 8 Jahren. Bisher habe ich keine Hormonbehandlung im Alter von 5—6 Jahren durchgeführt. Ich habe mich allerdings weiterhin an die Regel gehalten, daß bei Nichteintreten des Descensus nach der ersten Primogonyl-Kur ein Intervall von etwa 6 Wochen angeschlossen und dann eine zweite Primogonyl-Kur durchgeführt wird. Ist auch dann kein Therapie-Effekt eingetreten, so operiere ich unmittelbar im Anschluß an die zweite HCG-Kur.

H.-J. BURMESTER, Uelzen: Ich bin erstaunt, daß die Ansicht meines Lehrers BESSAU heute allgemeinen Widerspruch findet; er lehrte uns seinerzeit, daß man ohne weiteres bis zum 11./12. Lebensjahr warten könne.

H. PLÖGER, Kassel: Auch ich habe gelernt, daß man bis zum 12. Lebensjahr warten könne. Wenn man sich aber die moderne Literatur vor Augen führt und an den entsprechenden Fortbildungstagen teilnimmt, dann ergibt sich auf Grund der modernen Forschungsergebnisse ganz klar, daß wir den Zeitpunkt der Hormontherapie beim Hodenhochstand erheblich vorverlegen müssen. Eine große Schwierigkeit sehe ich allerdings darin, daß die praktischen Ärzte in der Regel in ihrer konservativen Einstellung beharren und den Behandlungsbeginn weit hinausschieben.

P. NEUMANN-MANGOLD, Gießen: Unter Hinweis auf die Neuauflage der Therapiefibel von MOESCHLIN (1965) wird mitgeteilt, daß dort die Therapie des Hodenhochstandes mit HCG im Alter von 8—10 Jahren empfohlen wird. MOESCHLIN zitiert amerikanische Autoren mit einer Erfolgsquote von nahezu 100%.

C. G. SCHIRREN sen., Kiel: Nicht immer ist derjenige der beste Arzt, der sofort behandelt; man muß auch die Kunst des Wartens beherrschen. Es versteht sich dabei von selbst, daß man nicht zu lange abwarten darf. Wir haben aus den Vorträgen ja entnommen, wie mit steigendem Lebensalter die histologischen Hodenveränderungen zunehmen. Nach meinen bisherigen klinischen Erfahrungen ist der Behandlungsbeginn für die Hormontherapie im Alter von 8 Jahren optimal.

TH. LUTHARDT, Freiburg: Aus dem Vortrage von Herrn MAIER haben wir gehört, daß er nicht gerne vor dem 8.—9. Lebensjahr operieren will. Da wir als Pädiater die Kinder nach erfolgloser Hormontherapie gerne sehr bald dem Operateur zuführen, würde sich daraus als Behandlungsalter für die Hormontherapie das 7.—8. Lebensjahr ergeben.

R. DOEPFMER, Bonn: Es gibt einwandfreie Beobachtungen darüber, daß bis zum 14. Lebensjahr ein Spontandescensus mit späterer Normospermie festgestellt wurde. Ich bin allerdings nicht dafür, bis zu diesem Lebensalter abzuwarten, sondern bleibe bei dem Beginn der Hormontherapie im 8.—9. Lebensjahr.

C. SCHIRREN, Hamburg: Die Schwierigkeiten in der Therapie ergeben sich nur deswegen, weil wir es dem einzelnen Kinde im Alter von 7, 8, 9 Jahren nicht ansehen können, ob der Hoden im Alter von 14 Jahren spontan descendiert und später eine Normospermie aufweist oder ob der hochstehende Hoden dieses Kindes eines gewissen Anstoßes durch eine HCG-Therapie bedarf. Aus diesen Gründen bin ich dagegen, bis zum Alter von 14 Jahren abzuwarten, ich plädiere vielmehr auch für die Hormontherapie im 7.—8. Lebensjahr mit anschließender Operation bei negativem Effekt.

W. A. MAIER, Karlsruhe: Ich bin für die Anregung von Herrn LUTHARDT sehr dankbar. Ich habe bis vor einem Jahr den gleichen Standpunkt vertreten. Heute glaube ich allerdings, daß es richtiger ist, die erste Hormonkur unter Umständen bis in das 6./7. Lebensjahr vorzuverlegen und dann unter Umständen ein bis zwei Jahre abzuwarten. Nach Ablauf dieser Frist dann erneuter Stoß mit HCG und bei Nichtansprechen auf die Hormonzufuhr unmittelbar anschließend Operation.

C. SCHIRREN, Hamburg: Zum Abschluß unseres Symposiums haben wir noch die Frage der Dosierung miteinander zu diskutieren.

W. KIESSLING, Heidelberg: Ich halte eine Gesamtdosis von 12—16000 E bei wöchentlichen Dosen von 2×1500 E für erforderlich.

R. DOEPFMER, Bonn: Nach meiner Auffassung ist eine wöchentliche Gabe von 2×1000 bis 2×1500 E bis zu einer Gesamtdosis von 12—16000 E notwendig.

D. KNORR, München: Als Dosis verwende ich jeweils 12×1000—1500 E/Kur. Daraus errechnet sich eine Gesamtdosis von 12—18000 E. Ich gebe niemals mehr als 2 Kuren.

H. NIERMANN, Münster: 2×1000 E/Woche bis zu einer Gesamtdosis von 12000 E.

A. FREI, Singen/Hohentwiel: 2×1000 E bis zu einer Gesamtdosis von 8000 E. Die Dosierung muß von Alter und Entwicklungsstand abhängig gemacht werden.

W. A. MAIER, Karlsruhe: 2×1500 E über 6 Wochen, so daß eine Gesamtdosis von 12—18000 E resultiert. Die in der Literatur noch vorhandene Angabe von NOWAKOWSKI, wonach bereits bei Gesamtdosen über 10000 E irreparable Hodenschädigungen auftreten können, ist in einer mündlichen Bemerkung von NOWAKOWSKI korrigiert worden.

W. MEYHÖFER, Gießen: An der Gießener Hautklinik halten wir es für richtig, den Beginn der Therapie in das 6.—8. Lebensjahr vorzuverlegen bei einer Wochendosis von 2×1000 E und einer Gesamtdosis von etwa 8—10000 E.

R. DOEPFMER, Bonn: Nach den Literaturmitteilungen ist bei der genannten Dosierung von 12—16 bzw. 18000 E nicht mit irgend welchen Schädigungen zu rechnen. Bei allen darüberliegenden Dosisangaben von z.B. 40000 E sollte man dagegen sehr zur Vorsicht raten.

C. SCHIRREN, Hamburg: Eine Dosierung von 3×1000 bzw. 3×1500 E/Woche halte ich für zu massiv. Ich habe jetzt gerade einen neunjährigen Jungen gesehen, bei dem eine entsprechend hohe Dosierung vorgenommen worden war und der über erhebliche psychische Nebenwirkungen klagte; diese Wirkungen waren allerdings nur passager; sie verschwanden nach einem Zeitraum von 4 Wochen wieder vollständig. Eine allgemein verbindliche Regel für den Einzelfall läßt sich allerdings nicht aufstellen, da wir immer von den individuellen Besonderheiten wie Alter, Entwicklungsstand usw. ausgehen müssen.

D. KNORR, München: Stark pigmentierte Kinder sprechen in der Regel sehr viel intensiver auf die HCG-Behandlung an.

C. SCHIRREN, Hamburg: Ich schließe damit das andrologische Symposium und gebe Ihnen als Schlußfolgerung folgende Empfehlung: Der Hodenhochstand im Kindesalter kann für den erwachsenen Mann unter Umständen eine schwere Fertilitätsstörung bedeuten. Es ist daher erforderlich, daß frühzeitig eine exakte Diagnosestellung erfolgt und anschließend eine sachgerechte Therapie durchgeführt wird.
Wenn eine Therapie erforderlich sein sollte, so ist als Mittel der Wahl das Choriongonadotropin anzusehen. Tritt nach einer ersten Kur (2×1000—2×1500 E/ Woche über 6 Wochen) kein Descensus ein, so kann nach Ablauf von 2—3 Monaten eine zweite Choriongonadotropin-Kur wiederholt werden. (2×1000—2×1500 E/ Woche bis 12, bis 16000 E.). Wenn auch dann kein Behandlungseffekt eingetreten

ist, so ist die operative Verlagerung der Hoden in das Scrotum unmittelbar anzuschließen, wobei die Orchidopexie alten Stiles niemals günstige Resultate liefert. Die ausreichende Mobilisierung des Samenstranges mit spannungsfreier Verlagerung in das Scrotum (ohne Fixation am Oberschenkel oder ähnliches) muß als Methode der Wahl angesehen werden.

Der günstigste Zeitpunkt für den Beginn der Hormontherapie wird *vor* dem 10. Lebensjahr gesehen. Nach den neuesten Erkenntnissen ist etwa das 6.—8. Lebensjahr besonders geeignet. Vom 10. Lebensjahr an ist mit schwerwiegenden irreparablen Schäden an den Keimdrüsen zu rechnen. In keinem Fall werden mehr als 2 o. a. Hormonkuren durchgeführt.

Testosteronpräparate sind für die Behandlung des Hodenhochstandes *nicht* geeignet.

Symposion V
Gefäßabhängige Hautkrankheiten der Unterschenkel

Freitag, den 1. Oktober 1965

Leitung: W. Schneider, Tübingen

Thema: Vasculitiden

W. Schneider, Tübingen: Einleitung

Wir kennen nach Ruiter eine oberflächliche Vasculitis und eine tiefe, im subcutanen Fettgewebe gelegene, nach dem amerikanischen Schrifttum auch Nodularvasculitis genannt. Die Vasculitis betrifft Arterien und Venen. Von den verschiedensten Autoren werden die verschiedensten ätiopathogenetischen Faktoren herangezogen; die einen stellen die drogenallergische Vasculitis in den Vordergrund, die anderen (Ruiter; Lapière) bakterielle Einflüsse einschließlich der Tuberkelbakterien. Aber auch endogene Momente sind nicht zu übersehen, wie Hyper- und Hypotonus (z.B. Lipogranulomatosis subcutanea hypertonica Gottron).

Die oberflächliche Vasculitis ist gekennzeichnet durch mehr oder weniger dicht gestreute, kleinere Efflorescenzen von ausgesprochen polymorphem Charakter (Erytheme, Bläschen, Purpura, Nekrosen). Die nach Ruiter charakteristische symmetrische Lokalisation kann über die Beine hinausgehen und z.B. auch Arme und Rumpf befallen. Es ist verständlich, daß die so entstehenden vielgestaltigen klinischen Bilder oft als selbständige nosologische Einheiten angesehen wurden, während sie doch in Wirklichkeit nur eine verschieden geartete „réaction cutanée" ein und desselben Grundvorgangs sind. Zu denken ist hierbei an die Schönleinsche Purpura und nach Ruiter auch an einen Teil der sogenannten Muchaschen Krankheit sowie das Finkelsteinsche akute hämorrhagische Ödem der Kinder u. a. So führt das intensive Studium des Vasculitis-Problems dazu, daß wir aus der Zersplitterung einer nur auf äußere Symptome gerichteten dermatologischen Betrachtungsweise wieder auf die gemeinsame Ätiopathogenese zurückgeführt werden.

Demgegenüber tritt die tiefe, plattenartige Vasculitis nur in Einzelherden bzw. in ganz geringer Zahl mit der Lieblingslokalisation am Unterschenkel mit ausgeprägter Monomorphie auf. Diese ist bedingt durch die Reaktionsarmut des Fettgewebes bzw. die Fettgewebsnekrose mit sekundären reparativen Vorgängen. Bekanntlich wird das Fettgewebe von Endarterien im Sinne Cohnheims versorgt, wobei nach Gottron darüber hinaus ein peristatischer Durchströmungszustand vorherrschend ist. Im Gegensatz zur guten Durchblutung durch zahlreiche Anastomosen im oberen und mittleren Corium ist die Durchblutung im Subcutangewebe auf die genannten Endarterien angewiesen, und es stehen keine Möglichkeiten zur Verfügung, bei Ausfall einer derartigen Arterie die Ernährung des betreffenden Fettläppchens über eine Nachbararterie zu gewährleisten. Während sich der Krankheitsprozeß im oberen Corium in kleinräumigen vasculär-tissulären Einheiten abspielt, die man etwa dem Histion Letterers gleichstellen könnte, werden im Fettgewebe größere funktionelle und nutritive histangische Einheiten im Sinne Comels befallen, etwa im Rahmen des Trophon von Bredt.

Wie gezeigt werden konnte, beginnen die krankhaften Abläufe bei der tiefen Vasculitis mit einer Intimainsudation, die von einer Fettgewebsnekrose gefolgt ist. Diese hinwiederum wird abgelöst durch eine dritte Phase reparativer Vorgänge mit vorwiegend tuberculoider Struktur. An und um die Gefäße finden sich dann teils epitheloidzellige, teils histiocytäre Aufräumgranulome. Auch die tiefe Vasculitis kann in den verschiedensten pathogenetischen Zusammenhängen und im Rahmen sehr differenter Krankheiten auftreten. Dies gilt vor allem für das dritte Stadium, das in gleicher Weise bei der sogenannten Nodularvasculitis, beim Erythema induratum, bei der Periarteriitis nodosa (Spier) und selbst bei der Pingranliquose auftreten kann. Wir sehen also auch hier wieder einen relativ einheitlichen histangischen Krankheitsablauf, der selbst beim Morbus Behçet in Erscheinung treten kann. Der Begriff Vasculitis bezeichnet mithin keine Krankheitsentität, sondern eine oberflächliche oder tiefe einheitliche histangische Reaktionsform, die auf die verschiedensten Ursachen hin und im Rahmen der verschiedensten pathologischen Zusammenhänge in Erscheinung treten kann.

H. W. Spier, Berlin: Vasculitiden unter besonderer Berücksichtigung der Unterschenkel-Lokalisation

Aus der Vielzahl hautständiger oder systematischer Vasculitiden wird die Gruppe der sogenannten *oberflächlichen* und *tiefen hyperergischen Vasculitiden* (h.V.)[1] herausgestellt und unter zwei Gesichtspunkten erörtert:

---

[1] *Abkürzungen.* A. = Arteriolitis; P. = Periarteriitis; a. = allergica; c. = cutis; E. = Erythema; V. = Vasculitis; b. = benigna; h. = hyperergica, hyperergisch; ind. = induratum; lob. = lobularis; nod. = nodosa(um).

A. Diskussion, inwieweit die unser Fach betreffenden Ergebnisse der derzeitigen *Kreislaufphysiologie* der Haut Hinweise auf die regionären und histologischen *Verteilungsmuster* der h.V. zu geben vermögen.

B. Probleme der Nosologie und Terminologie.

A. Zur Kreislaufphysiologie der Haut

Der Energiestoffwechsel der Haut, gemessen an dem Blut-Eigenbedarf, mithin auch die Eigenwärme-Produktion ist bekanntlich recht gering. Dieser ausgeprägten Anspruchslosigkeit steht eine *extreme Variabilität der Durchblutungsintensität im Dienst der Thermoregulation des Gesamtorganismus* gegenüber.

Während die *Muskel*durchblutungsintensität je nach Ruhe und Arbeit etwa wie 1 zu 5—10 variiren kann, liegt der Durchblutungsbereich der Haut an dem Finger zwischen 0 und 200, an der *Hand* zwischen 1,5 und 90, den *Unterarmen* zwischen 3 und 55 cm³/100 cm³ Gewebe/min [2]. An den *unteren* Extremitäten dürften die Verhältnisse denen des Unterarmes ähnlich sein. Hier liegen übrigens bei Zimmertemperatur selbst in Knochennähe die Gewebstemperaturen etwa bei $31-34°C$ [1]. Auch bei $35°C$ Umgebungstemperatur erreichen die tieferen Gewebe der *Füße* nach Aschoff [1] kaum die Kerntemperatur. — Bei einem gut untersuchten Körperteil, dem Unterarm, kann der Hautanteil der Blutzirkulation bei hoher Umgebungstemperatur im Interesse forcierter Wärmeabgabe bis 80% betragen.

Schon diese wenigen elementaren Zahlen erhellen, wie extrem die *Schalt-* und *Widerstandsteilstücke* der Hautgefäße funktionell beansprucht werden.

Für das *gesamte arterielle* System, d. h. unabhängig von der Körperstellung, kann ein mittlerer Blutdruck von 100 mm Hg = 135 cm Wasser angenommen werden (Gauer [8]). Der Blutdruckabfall vom arteriellen zum Niederdrucksystem ist in die „Arteriolen" der Physiologen, d. h. in die kleinsten Arterien zu lokalisieren. Auf Grund von eingehenden Untersuchungen am Hund wird auch der Mensch mehrere Millionen kleinster Arterien (etwa bis allenfalls 2 mm lang) besitzen, von denen ein großer Teil in der Haut lokalisiert ist. Diese kleinsten Arterien haben zwar zusammen einen gegenüber dem der größeren Arterien ganz erheblich größeren Gesamtquerschnitt. Wegen ihres engen Lumens bis etwa 50 µ ⌀ und der reziproken Abhängigkeit des Strömungswiderstandes in erster Annäherung von der 4. Potenz des Radius (Poiseuille-Regel) ist der Haupt-Blutdruckabfall Richtung Niederdrucksystem aber etwa in proximalen Abschnitten dieser kleinsten A. zu lokalisieren, weil die Gesamtquerschnittsvermehrung die Widerstandserhöhung auf gar keinen Fall kompensieren kann (Gauer [8]). Zum *Niederdrucksystem* gehören auch die Capillargebiete der Haut. Der Capillar-Blutdruck schwankt zwischen 15 und 50 cm H_2O, an den unteren Extremitäten wahrscheinlich wesentlich mehr. Der *hydrostatische Indifferenzpunkt* beim

Menschen liegt etwa 10 cm unterhalb des Zwerchfells [8], der Venendruck beträgt in dieser Höhe etwa 15 cm H_2O. *Fakultatives Mitergriffenwerden der Unterarme* bei im übrigen Unterschenkel-lokalisierten V. dürfte so Erklärung finden, da sie unterhalb der Linie des H.I.P. liegen. — Bei orthostatischer Belastung versackt etwa 10% des Gesamtblutvolumens ($600\ cm^3$) in den unteren Extremitäten. Darüber hinaus sind bei höherer Außentemperatur abendliche Knöchelödeme durchaus physiologisch (Gauer [8]).

Zum Anastomosen-Problem. Es liegt nahe, den A.V.-Kurzschlüssen im weitesten, funktionellen Sinne bei der durchgreifende Umschaltungen erfordernden Thermoregulation neben Änderungen des Durchmessers der kleinsten Arterie eine entscheidende Rolle beizumessen. Trotz der Fortschritte der Anatomie und der Physiologie ist es nun nach Clara [4] noch nicht mit Sicherheit zu entscheiden, ob — abgesehen von Hand und Fuß — in den Extremitäten A.V.-Anastomosen regelmäßig vorhanden sind, oder ob es sich um heterotope Bildungen handelt. Allerdings bezieht sich diese Aussage im Gesamtrahmen seiner Monographie doch offensichtlich auf die anatomisch-histologisch hochstrukturierten Gebilde. Unsere Unwissenheit hat offensichtlich recht heterogene Gründe: Verständlicherweise haben sich die Anatomen insbesondere um Glomus-Anatomosen bemüht. Neben diesen gibt es jedoch nach Staubesand [24] noch arteriovenöse Verbindungen, die vom *Ursprung bis zur Einmündung* in die Vene aus *Epitheloidzellen* bestehen, ferner *Brückenanastomosen* mit arteriellem und venösem Schenkel ohne histologische Abgrenzbarkeit von gewöhnlichen Arterien und Venen. Spanner warnt überhaupt vor einer zu starren Einteilung der A.V.-Anastomosen und unterscheidet einfache und komplizierter gebaute.

In *funktioneller* Hinsicht hat doch wohl jedes Gefäß als A.V.-Anastomose zu gelten, das parallel zu gewebsernährenden Capillaren geschaltet ist und eine hämodynamisch ins Gewicht fallende, chemisch-humoral, hormonal, neural oder „selbst"-gesteuerte Veränderlichkeit seines freien Lumens aufweist. Auch präcapilläre Kurzschlüsse (Clara [4]; Illig [10]) dürften hierunter fallen.

Naturgemäß ist für die Steuerung der Hautdurchblutung der *Sitz* der Anastomosen von besonderer Bedeutung: Eine Kurzschluß-Entriegelung der *tieferen,* an der Cutis/Subcutis-Grenze oder gar im Fettgewebe gelegenen Anastomosen wird naturgemäß ceteris paribus die Wärmeabfuhr von der Hautoberfläche zu drosseln mögen und die Temperatur der äußeren Schalenanteile absinken lassen. Öffnung *oberflächennaher* A.V.-A. etwa bis zum mittleren Corium wird die Wärmeabgabe entscheidend steigern.

In Anbetracht der schon Ipsen bekannten Dissoziation von *Hauttemperatur* und Haut*farbe* repräsentiert hierbei nicht etwa die Summe

der Papillar-Capillaren + subepidermaler Venen maßgeblich die wärme-
abstrahlende Gefäßstruktur, vielmehr wird letztere etwa in Höhe der
Kandelaber-Arterien-Kollateralen lokalisiert.

Inwiefern der von Aschoff [2] in den Vordergrund gerückte direkte Wärmeaustausch zwischen benachbarten Arterien und Venen nach dem Gegenstrom-
prinzip eine Rolle spielt, braucht hier nicht weiter ventiliert zu werden, zumal
auch dieser Autor eine Umleitung des venösen Rückstroms von den tiefen auf die
oberflächlichen Hautvenen bei steigender Raumtemperatur postuliert.

So undurchsichtig diese Nahtstelle zwischen Anatomie und den verschiedenen
Spezialzweigen der Physiologie noch ist, — klinische und pathophysiologische
Beobachtungen geben jedenfalls der Meinung von Illig [10] in jeder Weise recht,
daß AV-Anastomosen im oberen Corium klinischerseits postuliert werden müssen,
auch wenn das anatomische Substrat noch nicht erforscht ist.

Bereits die erwähnten Messungen erstaunlich niedriger Temperaturen
des Extremitäten-Inneren bei niedriger Außentemperatur lassen darauf
schließen, daß die Gesamtheit der nachweisbaren oder zu postulierenden
A.V.-Anastomosen des Integumentes keineswegs ausschließlich die
Durchblutung der Extremitäten und damit der Haut regulieren. Über
die Variabilität von Blutfülle und Durchströmungsintensität verschiedener Organe bzw. Körperteile hatte bereits die ältere Physiologie zahlreiche Beobachtungen gesammelt (Landois-Rosemann [26]).

Bei Projektion dieser physiologischen Befunde bzw. Gesichtspunkte
auf das Problem der regionären Verteilung der h.V. ergibt sich zwanglos
folgender Schluß:

Bei den *oberflächlichen Vasculitiden* dürfte, soweit sie eindeutig
bevorzugt an den Unterschenkeln (und Unterarmen) lokalisiert sind, das
statische Moment, — bei den *tiefer lokalisierten* Gefäßprozessen dagegen
die *thermoregulatorische Beanspruchung* der kleinsten Arterien (und
voraussichtlich auch die der A.V.-Anastomosen) von entscheidend mani-
festationsfördernder Bedeutung sein.

B. Zur Nosologie und Terminologie der hyperergischen Vasculitiden (h.V.)

Dem Beitrag liegen ca. 75 klinisch und histologisch eingehender untersuchte
Berliner Fälle 1959—1965 zugrunde.

Voraussetzung einer Unterteilung der h.V. ist simultane und suk-
zessive *Isotopie* der Einzelherde in bezug auf Ergriffenwerden jeweils
bestimmter Gefäß-Etagen wie -Abschnitte im Rahmen der Gesamt-
architektonik der Hautgefäße. Soweit uns ein Urteil anhand von simul-
tanen und sukzessiven Mehrfach-Excisaten möglich ist, wird diese Voraussetzung offenbar genügend erfüllt. Abweichungen (z.B. in der einen
Region *eines* Pat. eine Periarteriitis, in einer anderen scheinbar eine oberflächliche h.V.) erwiesen sich bei Serienschnittstudium als Fehldeutungen, bedingt durch gewisse regionsabhängige Variabilität insbesondere
des Abstandes der einzelnen Gefäßetagen (siehe Petersen-Schema [26]),

die ihrerseits gewiß das sinnfälligste, aber nicht ganz befriedigende Einteilungsschema der h.V. abgeben.

Echte Polytopie (z. B. Periarteriitis + oberflächlicher Purpura [21]) weist auf systematische h.V. hin, die hier nicht diskutiert werden.

Isotopie bedeutet aber nicht Isomorphie der Einzelherde, da ja neben regionären Sonderheiten der Gefäßarchitektonik — meist cranio-caudal gerichtete — quantitative Unterschiede des Akuitätsgrades sich morphologisch qualitativ auszuwirken vermögen (z.B. cranialwärts entzündlich-urticarielle Plaques, distal hämorrhagisch-erosive Läsionen).

1. Oberflächliche hyperergische Vasculitiden

Bekanntlich kommt Ruiter [18,19] das Verdienst zu, eine Vielzahl unter selbständigem Namen laufender eruptiver, gefäßgebundener Dermatosen unter dem Oberbegriff der „superfiziellen allergischen Arteriolitis" (Vasculitis) zusammengefaßt zu haben.

Ruiter unterscheidet bekanntlich hämorrhagische, papulo-nekrotische, polymorph-noduläre, nodulär-hämorrhagische Varianten der A.(V.)„a."c., kommt aber zu dem Schluß, daß es sich um schwer faßbare Hautbilder handelt, welche sich zum größten Teil einer dermatologischen Analyse entziehen.

Zur Nosologie. Etwa unter folgenden Motiven könnte die nosologische Selbständigkeit der A.(V.)„a."c. bezweifelt werden:

a) *Historisch verankerte Krankheitsbilder*, insbesondere die Purpura Schönlein-Henoch (ein Syndrom, bei dem Purpura bekanntlich nicht obligat ist [7] und das zudem häufig monosymptomatisch an der Haut auftritt), werden einbezogen. Nicht hautständige Symptome, wie rheumatische Beschwerden, Meläna (zumindest Bauchkoliken) sind nun aber nicht selten mit h.V. kombiniert, so daß der *ganzen* Gruppe fakultativ zwar nicht Systemcharakter, wohl aber der einer begrenzten Polyorganotropie zugesprochen werden muß.

b) Zwar ist das *histologische* Bild, charakterisiert durch fibrinoide Gefäßwandveränderungen, Exsudation, Granulodiapedese und Granuloklasie — fibrinoide Nekrose ist selten! — recht prägnant; in diskreten, auch frischen Herden wird Granulodiapedese aber oft derart von einem primär lympho-histiocytären perivasculären Infiltrat überdeckt, daß die Abgrenzung von banalen bzw. anderen Dermatosen nur bei Abwägung aller klinischen Details möglich ist. Andererseits ist diese Akuitätsminderung auch im Rahmen als solche sicher anaphylaktoider Gefäßreaktionen zu beobachten [15,22], sie schließt demnach nicht das Vorliegen einer h. V. aus.

c) *Arzneimittel* (A.m.) können selbst dann Vollbilder einer A.(V.)„a."c. hervorrufen, wenn ihnen die Stimulierung einer infekt-allergischen oder Herxheimer-Reaktion nicht unterstellt werden kann (z. B. Endophenolphthalein [27]); andererseits wird der Ausbruch einer A.(V.)„a."c. vom Schönlein-Typ nach Irgapyrin®, gegeben wegen prämonitorischer rheumatoider Beschwerden, nicht Ausdruck einer A.m.-Allergie sein, wenn Expositions- usw. -Tests der Komponenten negativ ausfallen [27]. Da nun die Skala der A.m.-Exantheme von Urticaria bis zu nekrotisierenden Prozessen reicht, bleibt es oft Ermessenssache, „Arzneimittelallergie" oder A.(V.)„a."c. als übergeordneten Begriff zu wählen.

d) H.V. können das Substrat von Krankheiten sein, deren Selbständigkeit vorerst nicht umstritten ist, wie SCHNEIDER [2] am Beispiel des Morbus Hulusi-Behçet kürzlich zeigte.

e) Nicht selten finden sich an den Unterschenkeln in der Sphäre mikrobieller Ekzeme Eruptionen dieser A.(V.)„a.“c. vom Typ der hämorrhagischen Mikrobide (MIESCHER[17]; STORCK[25]) eingestreut. Diese Kombination kann wohl zwanglos gedeutet werden als eine solche einer Reaktion vom Spättyp (Ekzem) mit einer solchen vom Gefäßtyp (bei identischem „Antigen“?), die sich gegenseitig konditionieren. Vermutbar antigenes Material wird wahrscheinlich auch von außen die Gefäßläsionen auslösen können, d.h., es wird nicht obligat hämatogen zugeführt werden müssen. Hierauf weist die Identität der Histologie von positiven Vaccine-Intracutantests bei hämorrhagischen Mikrobiden mit der h.V. hin. Als Parallele mag auch das Auftreten papulo-nekrotischer Tuberculide (siehe unten) in der Sphäre eines Lupus vulgaris gelten [27].

Zur Terminologie. a) Die Alteration der kleinen Venen, der ganz bevorzugte Ort der Granulodiapedese (ILLIG [10]), ist sozusagen durchwegs eindrucksvoller als die der Arteriolen; diese Tatsache mag jedoch für die Nomenklatur von untergeordneter Bedeutung sein.

b) Das Adjektiv „allergisch“ — von RUITER [19] selbst in Anführungszeichen gesetzt — *präjudiziert* in der Mehrzahl der Fälle die Richtigkeit einer ätio-pathogenetischen Hypothese. Da die Unterstellung der h.V. unter die Phänomene der Allergie die Suche nach exogenen oder fokalen Allergenen stimuliert, mag der gewählten Bezeichnung ein psychologisch-therapeutischer Nutzen zugebilligt werden. Allgemein-pathologisch ist die Kennzeichnung als *„hyperergisch“* (RÖSSLE) unverbindlicher, aber auch korrekter: nach LETTERER [15,16] sind unter hyperergischen Prozessen hyperergisch-anaphylaktische(!), hyperergisch-allergische(!) und hyperergisch-dysregulative Prozesse zu subsumieren.

Insgesamt dürften die Einwände gegen die von RUITER gewählte Terminologie von weniger Gewicht sein als die Vorteile, die in der Zusammenfassung andererweise jeder Einteilung trotzenden h.V. liegen. Schwierigkeiten können dadurch weitgehend ausgeräumt werden, wenn *Arteriolitis* (Vasculitis) *hyperergica* cutis (sive *superficialis*) als Kennzeichnung des übergeordneten nosologischen Prinzips anerkannt wird, einigermaßen profilierten Krankheitsbildern „in der Erscheinungen Flucht“ im übrigen durch *adjektivische Kennzeichnung des Typus* Rechnung getragen wird: z.B. A.(V.)h.c. vom Typ Schönlein(-Henoch), vom Typ Parapsoriasis varioliformis, vom Typ Erythema elevatum et diutinum (siehe DUPERRAT [5]), d. h. durch Ausweitung des morphologisch-deskriptiven Typ-Begriffes auf einschlägige Krankheitsbilder.

2. Tiefer gelegene hyperergische Vasculitiden

Zur Nosologie. Die Problematik dieser Formen ist aufs engste mit der des Erythema induratum verknüpft; es kann daher auf die ausführliche Analyse des E. ind. von EBERHARTINGER [6], auf den Vortrag des Autors in diesem Symposion, ferner auf eigene frühere Ausführungen [22,23) verwiesen werden. — Hier sei lediglich versucht, einige Schnittserien für Fragestellungen der Systematik auszuwerten.

a) Periarteriitis nodosa cutanea benigna. Bei Unterteilung der immunbiologischen Phänomene in *Infekt-Allergie, Allergie gegen unbelebte*

Fremdstoffe und Auto-Allergie wird nach neuerer Auffassung die System-P.n. bevorzugt der letzgenannten Gruppe zugeordnet. Das seltene Vorkommen „atypischer" Formen mit „Übergängen" zur System-P.n. berechtigt nicht zu Zweifeln an der nunmehr über 30 Jahre empirisch anzuerkennenden Selbständigkeit der P.n.c.b.! Die Zugehörigkeit letzterer zu den beiden erstgenannten Gruppen allerdings ist insgesamt wohl undeutlicher als bei den oberflächlichen V. h.

Das feingewebliche Zentrum der P.n.c.b., gern an Aufzweigung mittlerer und kleinerer in kleinste Arterien gelegen, zeigt Endo- bzw. Panarteriitis, oft mit segmental-aneurysmatischer Wandruptur. Da von diesem Zentrum aus der oft eindeutig fibrinoid-nekrotisierende Prozeß sich ärmelartig perivasculär auf relativ größere, wenn auch immer noch recht kleine Gefäßabschnitte sich erstreckt, dominiert bei Zufallsschnitten statistisch die Periarteriitis.

Schwierigkeiten der Zuordnung treten insbesondere auf bei Befall a) oberflächennaher Kollateralen des C/Sc-Arteriennetzes, b) kleinster arterieller Gefäßchen an den *Follikel*wurzeln sowie c) solcher in der Sphäre von *Schweißdrüsenknäueln*. Letztgenannte h.V. stellen Bindeglieder zwischen den oberflächlichen und tiefen h.V. dar, sind aber oft schwer einordbar.

b) Anastomosen-lokalisierte tiefere Vasculitiden. Nicht selten gehen in erster Sichtung der P.n.c.b. zugeordnete oder nicht klassifizierbare Gefäßläsionen bei Weiterschnitten mehr oder weniger abrupt in eine nekrotische Masse über, in der kleine leukoklastisch-hämorrhagische Zentren, Elastica- und Muscularis-Reste auf das Ergriffensein einer *Gefäßschaltstelle* genügend sicher hinweisen. Venen zeigen hierbei bisweilen eine erstaunlich mächtige Muscularis, und können dann oft nur an Klappen identifiziert werden. Derartige Anastomosen-lokalisierte V.h. sind vermutlich nicht selten!

1. 32 J. alter Pat. Karl P. mit leerer Anamnese. Schübe von am ganzen Integument disseminierten, mehr fühl- als sichtbaren, knotigen, nicht ulcerierenden Eruptionen ohne Störung des Allgemeinbefindens. Rezidiv nach 4 Jahren Erscheinungsfreiheit. Histologie (1959/633) zunächst als tiefe Arteriolitis mit sekundärer lokaler Mitreaktion einer jeweils eigentümlich zentralen Vene gedeutet, ließen die Nachschnitte den Gesamtprozeß als genügend glaubhaft an den Sitz einer A.V.-Anastomose gebunden erscheinen (siehe Abbildung von Staubesand bei Clara [4]).

2. 36 J. alte Pat. Elli P. — 1953 wahrscheinlich Pleuritis-Tbc, 1952 „Phlyktäne", 1949/50 knotige, damals als E. ind. gedeutete Unterschenkel-Veränderungen. Nach 10 Jahren Erscheinungsfreiheit Schub neuer Knoten. — Histologie (1960/865): Ein fast ausschließlich aus Elastica bestehendes, englumiges Gefäßchen durchquert ein Gefäßglomerat wahrscheinlich venösen Charakters. Das Ganze kann wahrscheinlich als eine spezielle A.V.-Anastomose aufgefaßt werden, bei der ein arterielles Gefäßchen relativ hohen Blutdruckes nach Art eines Injektors in ein Venenglomerat einmündet.

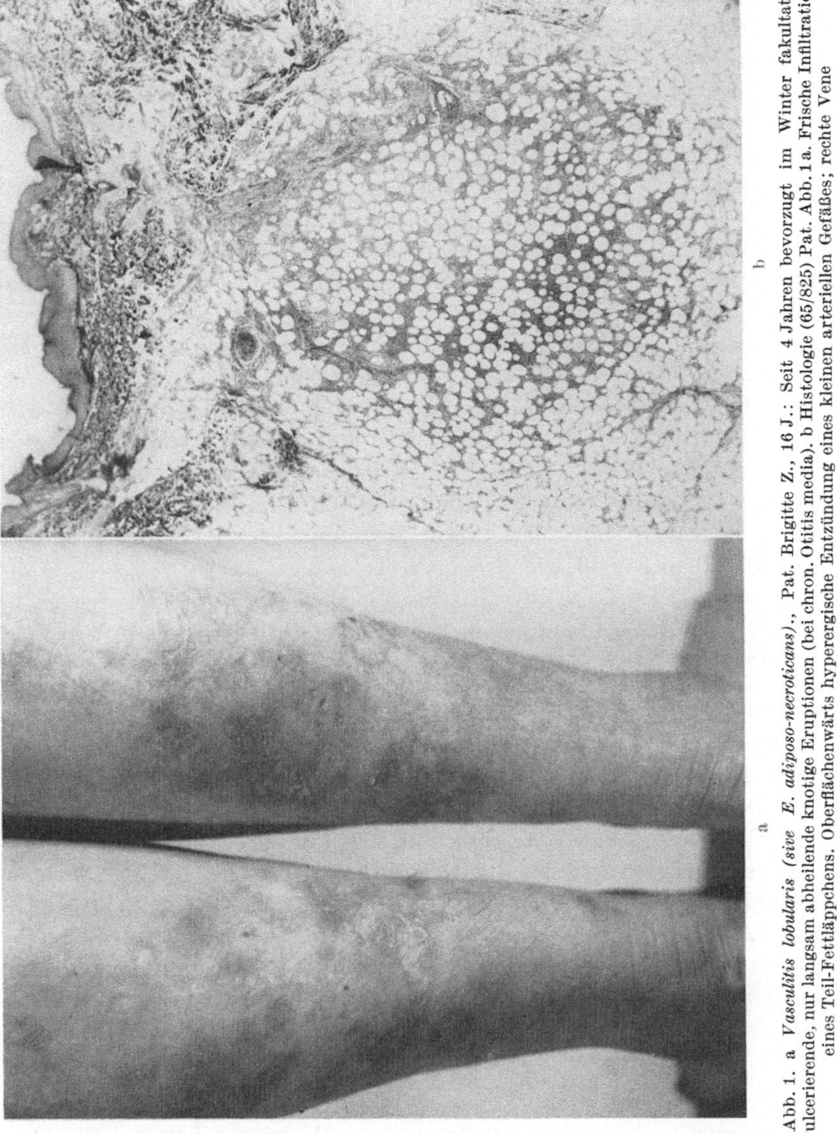

Abb. 1. a *Vasculitis lobularis (sive E. adiposo-necroticans).*, Pat. Brigitte Z., 16 J.: Seit 4 Jahren bevorzugt im Winter fakultativ ulcerierende, nur langsam abheilende knotige Eruptionen (bei chron. Otitis media). b Histologie (65/825) Pat. Abb. 1a. Frische Infiltration eines Teil-Fettläppchens. Oberflächenwärts hyperergische Entzündung eines kleinen arteriellen Gefäßes; rechte Vene

3. 56 J. alte Pat. Ella M. — Einzelne, an Phlebitis migrans erinnernde Knötchen an Unterschenkeln und Ellenbogen. Histologie (1959/724 + 750): Deutbar als hyperergisch entzündete *Drosselvene* (siehe CLARA [4]), in die, soweit erkennbar, lediglich Venen verschiedener Kaliber münden.

Obwohl danach gesucht wurde, konnten an Sperrarterien lokalisierte h.V. nicht gefunden werden. Möglicherweise jedoch lag bei Fall 2 ursprünglich eine solche vor.

Die Rekonstruktion dieser Anastomosen-lokalisierten h.V. ist besonders mühselig; werden bei den immerhin etwas größeren, bisweilen Elastica- oder bindegewebig eingescheideten Gebilden, deren Rekonstruktion eine dreistellige Schnittzahl erfordert, die Schnitte großzügig „auf Lücke" aufgezogen, so können rechtwinkelig abzweigende oder einmündende Gefäße als solche übersehen werden.

c) Vasculitis lobularis (sive *Erythema adiposo-necroticans* Carol sive *Arteriolitis profunda* (Abb.1): Diese knotige Dermatose ist keineswegs selten; sie hat das Temperament des *Erythema nodosum*, ulceriert fakultativ wie eine *P.n.c.b.* und trägt, wie der von Carol gewählte Name andeutet, die Züge einer erst sehr langsam reparierten, symptomatischen Sekundär-*Panniculitis*. Histologisch greift ein septennahes Infiltrat bisweilen klauenartig in ein kleines Fettläppchen hinein; hyperergische Arteriolitiden werden oft erst nach langem Suchen gefunden. Wahrscheinlich wird ein Teil der jedem Histologen bekannten, nicht klassifizierbaren frischen Knotenbildungen hierhin gehören. *Radiärknötchen werden stets vermißt!* Dieser Typus ist schon klinisch bisweilen zu vermuten, er scheint im übrigen ganz bevorzugt gegenüber der P.n. und gegenüber dem E. nod. die *Arme mitzubefallen.*

d) Erythema induratum. Bei allen Formen der h.V., auch bei oberflächlichen, findet sich tuberkulöse Belastung in unserem Pat.-Gut mit $10-20\%$ doch wohl überzufällig häufig; nur bei wiederum $10-20$ relativ-$\%$ jedoch steht spezifische Anamnese und die kritisch beurteilte Histologie genügend im Einklang, um von papulo-nekrotischen Tuberculiden bzw. E. ind. sprechen zu können.

Zur Nomenklatur. Wenngleich der Begriff *Vasculitis nodosa* (wohl besser als V. nodularis) verschieden definiert wird, so erscheint seine Wahl zum Oberbegriff aller knotigen, tiefer gelegenen, akut eruptiven Gefäßveränderungen unter Ausschluß des E.nod. (ferner der primären Panniculitiden, bakteriell bedingter knotiger Veränderungen bzw. solcher bestimmter Spezifität) schon in Anbetracht der bisweilen unüberwindbaren klinisch-technischen Schwierigkeiten einer repräsentativen histologischen Fein-Diagnose zweckmäßig. Die unter a—d aufgeführten Formen würden in der Nomenklatur folgerichtig wie bei der oberflächlichen V.h. als *Typen* zu registrieren sein.

Literatur

[1*] Aschoff, J.: Wärmehaushalt. In: Landois-Rosemann: Lehrbuch der Physiologie des Menschen, 28. Aufl. München: Urban & Schwarzenberg 1960.
[2] —, u. R. Wever: Wärmeaustausch mit Hilfe des Kreislaufes. Dtsch. med. Wschr. **84**, 1509 (1959).
[3] Carol, W. L. L., J. R. Prakken u. A. A. v. Zuijndregt: Arch. Derm. Syph. (Berl.) **182**, 329 (1942); zit. nach Gottron.
[4*] Clara, M.: Die arteriovenösen Anastomosen, 2. Aufl. Wien: Springer 1956.

* Monographien oder Beiträge mit ausführlichen Literaturnachweisen.

[5] Duperrat, B., et J. Monfort: Les allergides vasculaires hypodermiques. Acta derm.-venereol. (Stockh.) Proc. 11th Internat. Derm. 1957, II, 182—184.

[6*] Eberhartinger, Chr.: Das Problem des Erythema induratum. Arch. klin. exp. Derm. **217**, 196—254 (1963).

[7*] Gans, O., u. G. K. Steigleder: Histologie der Hautkrankheiten, 2. Aufl., Bd. I. Berlin, Göttingen, Heidelberg: Springer 1955.

[8] Gauer, O. H.: Kreislauf des Blutes. In: Landois-Rosemann: Lehrbuch der Physiologie des Menschen, 28. Aufl. München: Urban & Schwarzenberg 1960.

[9*] Gottron, H. A.: Hauttuberkulose. In: H. Deist u. H. Krause: Die Tuberkulose, 2. Aufl., S. 636—752. Stuttgart: Enke 1959.

[10*] Illig, L.: Die terminale Strombahn. Berlin, Göttingen, Heidelberg: Springer 1961.

[11] Jablonska, S.: Hyperergische Gefäßkrankheiten in der Dermatologie. Z. Haut- u. Geschl.-Kr. **33**, 37—56 (1962).

[12] Kellner, H.: Lipophage Granulombildung und Erythema induratum usw. Hautarzt **2**, 299—305 (1951).

[13] Klüken, N.: Regulationsmechanismen der Mikrozirkulation an den Akren. 2. Europ. Konf. Mikrozirkulation. Paris 1962; Bibl. anat. (Basel) **4**, 227—233 (1964).

[14] Landois-Rosemann: Physiologie des Menschen, 26. Aufl. München: Urban & Schwarzenberg 1950.

[15*] Letterer, E.: Die allergisch-hyperergische Entzündung. In: Handb. d. Allg. Pathologie (Büchner-Letterer-Roulet), Bd. VII/1. Berlin, Göttingen, Heidelberg: Springer 1956.

[16*] — Allgemeine Pathologie. Stuttgart: Thieme 1959.

[17] Miescher, G.: Akut-entzündliche Gefäßkrankheiten (Vasculäre Allergide). Arch. klin. exp. Derm. **206**, 135—150 (1957).

[18] Ruiter, M.: Über die sog. Arteriolitis (Vasculitis) allergica cutis. Hautarzt **8**, 293—300 (1957).

[19*] —, u. F. H. Oswald: Weiterer Beitrag zur Kenntnis der Arteriolitis (Vasculitis) „allergica" cutis. Hautarzt **14**, 6—18 (1963).

[20] Schneider, W.: Arterielle Gefäßbeteiligung beim Morbus Behçet. Z. Haut- u. Geschl.-Kr. **39**, 185—191 (1965).

[21] Spiegel, R.: Clinical aspects of periarteriitis nodosa. Arch. intern. Med. 993—1039 (1936).

[22*] Spier, H. W.: Allergie der Haut. In: Gottron-Schönfeld: Dermatologie u. Venerologie, Bd. I/1, S. 613—704. Stuttgart: Thieme 1961.

[23] —, u. H. Röckl: Differentialdiagnose und Therapie entzündl. knotiger Dermatosen. Fortschr. prakt. Dermat. u. Venerol. III, S. 98—124. Berlin, Göttingen, Heidelberg: Springer 1960.

[24] Staubesand, J.: Funktionelle Morphologie der Arterien, Venen und arteriovenöse Anastomosen. In: M. Ratschow: Angiologie, S. 23—72. Stuttgart: Thieme 1959.

[25*] Storck, H., u. E. G. Jung: Die hämorrhagischen Diathesen. In: J. Jadassohn: Handb. d. Haut- u. Geschl.-Kr., Erg.-Werk II/2. Berlin, Göttingen, Heidelberg: Springer 1965.

[26*] Stüttgen, G.: Die normale und pathologische Physiologie der Haut. Stuttgart: G. Fischer 1965.

[27] Eigene Beobachtungen mit Thies u. Lucius: Unveröffentlicht.

Norbert Klüken, Essen: Zur Nomenklatur und Einteilung der Erkrankungen im Endstrombahnbereich

Sicherlich stellt die Ätiopathogenese der Erkrankungen im Bereich der Endstrombahngefäße, der „Angiolen", ganz allgemein gesehen ein noch wenig geklärtes Kapitel in der Angiologie dar. Noch problematischer ist jedoch gerade bei diesen Morbi die Frage, was kann und darf man noch zu den Angiolopathien rechnen und was nicht mehr. Dieses sehr gewichtige Problem existiert nicht nur im Endstrombahnbereich. Es zieht sich wie ein roter Faden durch die gesamte Angiologie. Wie oft sind doch bei den verschiedensten Erkrankungen die Gefäße mitbeteiligt und es ist dann schwierig, wenn nicht unmöglich, zu sagen, ob nun der entscheidende krankheitsdeterminierende Faktor primär in den Gefäßveränderungen zu suchen ist oder ob diese vasalen Veränderungen sekundär in das Krankheitsgeschehen einbezogen werden. Auf die sich hieraus ergebende Problematik wird noch einzugehen sein. Denn gerade bei den zu erörternden Erkrankungen der „Angiolen", also den Angiolopathien ist diese Frage besonders aktuell. Aber schon jetzt sollen solche Hinweise gegeben und betont werden, daß wir die zur Frage stehenden Erkrankungen in dieser Studie vom Verhalten der Gefäße aus sehen müssen. Damit ergeben sich insbesondere für die Krankheitsgruppe der Vasculitiden Konsequenzen für die Nomenklatur und die Einteilung, die aus rein klinischer Sicht gesehen oft nicht ganz befriedigen, unter Umständen sogar Unbehagen hervorrufen. Ein solcher, erstmals in so umfassender Weise unternommener Versuch der Einteilung der Angiolopathien unter Einschluß der Vasculitiden soll nicht mehr als eine Diskussionsgrundlage sein. Allein unter diesen Aspekten möge man die von uns vorzuweisende Einteilung der Angiolopathien sehen.

Die Zwiespältigkeit der Situation, in der wir uns hier befinden, erklärt sich aus der historischen Entwicklung. Es war naheliegend, daß die Erforschung dieser Krankheiten in erster Linie durch die Dermatologie erfolgte. Denn die Angiolopathien zeigen sich in ihrer Symptomatologie regelmäßig, wenn nicht ausschließlich an der Haut. Daraus ergab sich zwangsläufig, daß diese Morbi nach der in der Dermatologie früher ganz im Vordergrund stehenden makromorphologischen Betrachtungsweise gesehen und eingeteilt wurden. Angiopathische Fakten fanden dabei keine oder nur sekundär Berücksichtigung. Traditionell belastende Momente erklären die Scheu, ja, die oft bestehende Abneigung, mit der alten Nomenklatur zu brechen, selbst dort, wo es nach neueren Erkenntnissen gerechtfertigt erscheint. Andererseits möchten wir betonen, daß eine Änderung der Nomenklatur aller hier zur Diskussion stehenden Krankheiten durchaus nicht erforderlich ist, wie wir im folgenden noch zeigen werden.

Denn die relativ guten Einblickmöglichkeiten der Hautgefäße und die unter Umständen teilweise oder ausschließliche Prägung des makromorphologischen Bildes durch die cutan-vasculären Veränderungen berechtigen auch heute noch, bei einigen Angiolopathien weiter an der makromorphologisch orientierten Nomenklatur festzuhalten.

Beispiele hierfür ergaben sich aus der Tab. 1. Es ist zwar offensichtlich, daß diese erste Gruppe von Angiolopathien nach pathogenetischen Prinzipien unterteilt ist. Aber diese Disposition würde weitgehend kongruent sein, wenn sie an rein deskriptiven Maximen orientiert ist.

Tabelle 1. Einteilung der Angiolopathien I

I. Funktionelle Erkrankungen

   1. Atonisch-hypertonischer Symptomenkomplex der Gefäße des Papillarkörpers
      a) Acrocyanosis sui generis (Acroasphyxie)
      b) Erythrocyanosis crurum puellarum
      c) Dermatopathia cyanotica cruris

   2. Atonisch-hypertonischer Symptomenkomplex der Gefäße des tiefen Corium und der oberen Subcutis
      a) Cutis marmorata
      b) Livedo reticularis
      c) Cutis marmorata teleangiectatica congenita

   3. Dilatation der gesamten Endstrombahngefäße
      Erythermalgie (Erythralgie, Erythromelalgie)

Denn pathologisch-anatomisches Substrat und erkrankte Gefäßetage prägen bei diesen Endstrombahnerkrankungen weitgehend das makromorphologische Bild.

So unterscheiden sich beispielsweise die akrocyanotischen Zustandsbilder von den funktionellen Livedoerkrankungen nicht durch pathogenetische Fakten, sondern ausschließlich durch Erkranktsein einer anderen Gefäßetage.

Bei der weiteren Unterteilung der akrocyanotischen Zustandsbilder charakterisieren sich die einzelnen Krankheits-Species nicht mehr durch eine gefäßbedingte Symptomatologie. Vielmehr sind es andersartige durch Gefäßveränderungen nicht beeinflußte Faktoren, seien es konstitutionelle und lokalisatorische Eigenarten wie bei der Erythrocyanosis crurum puellarum (Typus rusticanus nach MONCORPS) oder besondere epidermale Reaktionsabläufe, wie sie bei der Dermatopathia cyanotica cruris offensichtlich werden.

Bei der funktionellen Livedogruppe betrachten wir die der Cutis marmorata zugrunde liegenden Gefäßveränderungen als eine pathophysiologische Grundreaktion, deren makromorphologische Determinierung allein durch aktinische Faktoren gegeben ist, während bei der Livedo reticularis die pathologische vasculäre Reaktionsbereitschaft sich permanent zeigt und exogene Faktoren in provokatorischer Weise den Grad des makromorphologischen Aspektes mitbestimmen.

Wenn nun — wie wir betonten — makromorphologische Fakten auch in der vorliegenden Disposition der Angiolopathien zu finden sind, so ist andererseits bereits betont worden, daß das Grundprinzip unserer Einteilung ein anderes ist. Denn es ist heute nicht mehr befriedigend, allein von klinischen Aspekten aus eine Disposition der Angiolopathien zu geben. Sich von ätiologischen Prinzipien leiten zu lassen ist deshalb nicht möglich, weil die Ursache der hier zur Diskussion stehenden Erkrankungen weitgehend ungeklärt ist. So ist es unseres Erachtens bei dem derzeitigen Stand unseres Wissens nur möglich, eine allen Anforderungen gerecht werdende Systematik in Einteilung und Nomenklatur zu geben, wenn man die Pathogenese der Angiolopathien in den Vordergrund stellt. Dieses einheitliche Einteilungsprinzip erlaubt zwei große Erkrankungsgruppen zu unterscheiden, nämlich solche, die sich durch funktionelle Gefäßveränderungen ausweisen und andere, bei denen die Gefäßwände morphologisch faßbar verändert sind.

Durch die konsequente Beachtung dieses Einteilungsprinzips wird es erforderlich, Krankheitsgruppen, die nach rein makromorphologischen Gesichtspunkten zusammengefaßt waren und denen kein einheitliches pathogenetisches Geschehen zugrunde liegt, zu trennen. So trifft dies beispielsweise für die Livedoerkrankungen zu, die auch wir bisher immer noch zusammenfassend dargestellt hatten. Die Trennung der Livedo-Gruppe fiel uns um so leichter, als sich gerade bei ihr deutlich die Grenzen makromorphologischer Diagnostik zeigen lassen. So haben wir uns immer wieder davon überzeugen können, daß aus rein deskriptiven Aspekten eine Differenzierung zwischen den klassischen Bildern der Livedo reticularis mit den charakteristischen Netzstrukturen und der Livedo racemosa mit den typischen Blitz- bzw. Arborisations-Figuren oft erschwert ist, weil beide phänotypischen Bilder manchmal beim gleichen Patienten zu beobachten sind. Auch findet sich gelegentlich eine Acrocyanosis mit einer Livedo reticularis kombiniert. So verwischen sich die makromorphologischen Befunde und bedingen eine gewisse Unsicherheit in der Diagnostik.

Weit größer noch wird die Diskrepanz zwischen klinischem Erscheinungsbild und pathogenetischem Substrat bei den Vasculitiden, und so mag unser Einteilungsschema (Tab. 2) bei dem rein deskriptiv eingestellten Dermatologen Unbehagen hervorrufen. Denn es finden sich hier Erkrankungen, die in der Epoche einer rein deskriptiv orientierten Dermatologie als Morbi sui generis galten, heute aber als morbide entité aufgegeben werden müssen. Ich nenne als Beispiel die Schönlein-Henochsche Erkrankung, die in unserer Betrachtungsweise im Terminologischen nicht mehr existent sein kann und somit der Vasculitis superficialis

Tabelle 2. *Einteilung der Angiolopathien II*

II. Organische Erkrankungen

  1. Gefäßwandveränderungen der Gefäße des oberen Corium
    Vasculitis (Arteriolitis allergica) cutis superficialis Ruiter.
    a) Hämorrhagischer Typ — Purpura Schönlein-Henoch
      (Vasculäre Purpura)   — Purpura rheumatica
                      — Pupura anaphylactoidea
    b) Polymorph-nodulärer Typ, Maladie Trisymptomatique Gougérot (Urtica-
       riapapel, maculös bzw. hämorrhagisch, reine Purpura)
    c) Papulo-nekrotischer Typ
    d) Nodulo-hämorrhagischer Typ

  2. Gefäßwandveränderungen der Gefäße des tiefen Corium und der Subcutis
    a) Vasculitis nodularis
    b) Vasculitis racemosa (Endoarteriolitis und Endophlebitis racemosa)
    c) Syndrom von O'LEARY, MONTGOMERY u. BRUNSTING.
    d) Ulcus hypertonicum Martorell
    e) Panvasculitis — Periarteriitis nodosa
                   — Periarteriitis nodosa cutanea benigna
    f) Granulomatosis Wegener
    g) Thromboangiitis cutaneo-intestinalis disseminata
      (Papulose atrophiante maligne Degos)
    h) Erythema nodosum; Sonderform: Erythema induratum Bazin
    i) Phlebitis filiformis
      α) Morbus Mondor
      β) Phlébite fil de fer
    k) Necrobiosis lipoidica (Endoangiitis productiva)
    l) Vasculitis im Rahmen des Sanarelli-Shwartzman- bzw. des Arthus-
      Phänomens

zugeordnet wird. Als ein weiteres Beispiel möchte ich den Trisymptomen-komplex von GOUGÉROT-BLUM nennen.

Die Anwendung auch anderer als deskriptiver Prinzipien führt zu weitgehend zunächst vielleicht nicht so sehr beachteten Konsequenzen, die sich aus dem Methodischen heraus für die Diagnostik ergeben. Denn nun ist in der Differential-Diagnostik der Angiolopathien das visuelle Erkennen nicht mehr von alleiniger Bedeutung. Es konkurriert mit anderen Untersuchungsmethoden und ergänzt sie, wobei aber diese anderen für die Krankheiten unter Umständen eine größere Bedeutung in determinierender und differenzierender Hinsicht erlangen. Nicht eine, sondern mehrere Methoden sind zur abgrenzenden Diagnostik nun erforderlich und schränken den Wert der bislang alles beherrschenden Makromorphologie ein. Die Diagnostik unter diesen neuen Aspekten ist nicht einheitlicher Natur. Schon um zwischen den Hauptgruppen, näm-lich den funktionellen oder organischen Angiolopathien zu differenzieren, sind ganz unterschiedliche Untersuchungsmaßnahmen erforderlich.

Im funktionellen Bereich der Angiolopathien (Tab. 1) sind die Gesetz-mäßigkeiten der gemeinsam mit GAHLEN inaugurierten acralen Arteriolen-

Reaktionstypen die Grundlage. In der Diagnostik ist weiterhin zu beachten, daß die meßbare Erfassung abartiger Funktionen zudem von Gefäßstrecke zu Gefäßstrecke an recht unterschiedliche Methoden gebunden ist. Nur die Gesamtzahl der mit verschiedenen Untersuchungsmethoden gewonnenen Ergebnisse erlaubt ein Urteil über das funktionelle Verhalten von Arteriolen, Capillaren, Venolen und arteriovenösen Anastomosen und ermöglicht so die Diagnose.

Die organisch bedingten Angiolopathien sind nicht an die Gesetzmäßigkeit acraler Arteriolen-Reaktionstypen gebunden. Sie beeinflussen als lokales phlogistisches Geschehen der Gefäßwand einzelner Angiolen keine größeren Gefäßbezirke. Wie bei den funktionellen Angiolopathien finden sich auch hier die klinischen Bilder in Abhängigkeit zur jeweiligen Gefäßetage der Haut, die erkrankt ist. Im Gegensatz zu den funktionellen Erkrankungen, bei denen in der befallenen Gefäßetage ein makromorphologisch charakteristisches Bild resultiert, findet sich eine solch eindrucksvolle Beziehung zwischen Pathogenese und makromorphologischem Befund nicht. Auch ist innerhalb der gleichen Gefäßschicht bei den Vasculitiden der klinische Aspekt nicht einheitlicher Natur. Erkrankt die obere Gefäßetage mit den feingeweblichen Charakteristica der von Ruiter beschriebenen Arteriolitis allergica cutis superficialis, so kann sich eine Vielzahl an klinischen Erscheinungsformen zeigen. Dieses bunte Spektrum in der Makromorphe ermöglicht die Stellung der Diagnose ausschließlich bei Berücksichtigung des feingeweblichen Befundes. Zur Nomenklatur möchten wir vorschlagen, in dem von Ruiter angegebenen Terminus das Wort Arteriolitis durch Vasculitis zu ersetzen, da es nicht immer möglich ist, im histologischen Bild zu entscheiden, ob eine Arteriole tatsächlich befallen ist oder ob nicht ein anderes Gefäß, beispielsweise eine Venole erkrankt ist. Zum anderen möchten wir in dem von Ruiter vorgeschlagenen Krankheitsbegriff das Wort allergica streichen. Im Gegensatz zu früheren Ansichten hat sich doch heute die Meinung allgemein durchgesetzt, daß es spezifische, histologische Charakteristica beim allergischen Geschehen nicht gibt (von Albertini; Randerath). Statt dessen sollte diese superfizielle Form der cutanen Vasculitis zur weiteren Charakterisierung durch den Eigennamen Ruiter ergänzt werden, um die Verdienste, die Ruiter um diese Erkrankung hat, zum Ausdruck zu bringen. Wir möchten also vorschlagen, statt von einer Arteriolitis allergica cutis superficialis von einer Vasculitis cutis superficialis Ruiter zu sprechen.

Bei den Vasculitiden des tiefen Corium bzw. der Subcutis differieren die einzelnen Morbi im mikromorphologischen und makromorphologischen Bild. So ergibt sich eine Skala von Möglichkeiten, die zu diesen zahlreichen Krankheitsbegriffen führten. Die Abgrenzung geschieht auf Grund des feingeweblichen Substrates und des klinischen Bildes. So charakterisiert sich die Vasculitis nodularis histologisch. In diesem Zusammenhang möchten wir auf die interessanten Befunde von SCHNEIDER u. UNDEUTSCH verweisen. Beim Ulcus hypertonicum Martorell findet sich eine generalisierte Hyalinisierung der kleinen Gefäße, die nicht nur die Haut, sondern auch andere Organe befällt, obwohl die klinischen Erscheinungen sich ausschließlich am Unterschenkel manifestieren. Das Syndrom von O'LEARY, MONTGOMERY u. BRUNSTING erkennt man am gleichzeitigen Vorliegen des feingeweblichen Befundes einer Endophlebitis und Endoarteriolitis und an dem typischen klinischen Bild, das sich in winzigen Nekrosen bzw. Ulcerationen perimalleolär oft semilunar mit Ödem und einer Livedo racemosa zeigt. Die Vasculitiden im Rahmen des Sanarelli-Shwartzman- und Arthus-Phänomens charakterisieren sich hingegen durch das Auftreten von flächenhaften Nekrosen bei hochakutem Krankheitsablauf.

Die Panvasculitiden im Rahmen einer generalisierten bzw. einer cutanen Form der Periateriitis nodosa zeigen im klinischen Verlauf oft ein analoges Verhalten wie die Granulomatosis Wegener. Das Vorhandensein granulomatöser neben angiitischen Veränderungen bei der Wegenerschen Erkrankung erlaubt eine Differenzierung (KNOTH). Hinzu kommt die klassische Lokalisation des rhino-pulmonal-renalen Typus. Bei der Papulose atrophiante maligne Degos ist der cutan-intestinale Befall für die Differentialdiagnose entscheidend (SCHÜRMANN u. HORNSTEIN). Beim Erythema nodosum, bei der Phlebitis filiformis und der Necrobiosis lipoidica ermöglichen feingewebliche und klinische Charakteristica die Diagnosestellung.

In dem hier gesteckten Rahmen ist es nur möglich, einen kurzen Überblick über die Problematik der Nomenklatur und Einteilung der Erkrankungen der Endstrombahngefäße zu geben. Wenn man die von mir vorgewiesenen Tabellen betrachtet, möchte man meinen, das Gebiet der Angiolopathien sei gut abzugrenzen. Das trifft bis zu einem gewissen Grad für die funktionellen Erkrankungen zu. Bei den organischen Endstrombahnerkrankungen besteht jedoch eine Diskrepanz zwischen der scheinbar klaren Definition in meiner Übersicht und den diagnostischen Problemen, wie sie sich in der alltäglichen Praxis zeigen. Auf diese Schwierigkeiten möchte ich mit Nachdruck hinweisen. Vieldeutige klinische Bilder stehen einem uniformen mikromorphologischen Befund gegenüber, den wir nicht nur bei den tabellarisch aufgeführten Erkrankungen antreffen. Auch andere Dermatosen, die wir nicht zu den Angiolopathien zählen, weil uns das ätiopathogenetische Verknüpftsein mit dem vasculären Befund nicht gerechtfertigt erscheint, können weitgehend analoge feingewebliche Befunde zeigen.

Wann dürfen wir also Erkrankungen den eigentlichen Vasculitiden zuordnen und wann nicht? Wo sind die Grenzen? Diese Fragen können heute noch nicht befriedigend beantwortet werden. Denn es gibt keine allgemeingültige Lösung dieses grundsätzlichen Problems der Angiologie und Dermatologie, auf das anfangs bereits hingewiesen wurde.

Und noch etwas soll in diesem Zusammenhang nicht unerwähnt bleiben. Gerade bei einigen organisch bedingten Angiolopathien müssen wir uns ernsthaft fragen, ob wir sie den „Peripheren Durchblutungsstörungen" im Sinne Ratschows zuordnen dürfen. Ist beispielsweise bei der Vasculitis cutis superficialis Ruiter eine nennenswerte Störung in den peripheren Durchströmungsverhältnissen gegeben? Auf Grund solcher Überlegungen habe ich in meinen früheren Darlegungen über die Angiolopathien, so im Handbuch von Gottron-Schönfeld und in der Angiologie von Ratschow bewußt einige hier aufgeführte Erkrankungen nicht erwähnt, weil sie meines Erachtens der Definition peripherer Durchblutungsstörungen nicht entsprechen. Setzt man den in den letzten Jahren eingebürgerten Begriff der „Angiologie" nicht identisch mit dem Terminus „Periphere Durchblutungsstörungen", sondern versteht man darunter Erkrankungen der Gefäße ganz allgemein, ohne daß die Blutzirkulation in nennenswertem Ausmaß behindert ist, so ist es berechtigt, ja notwendig, die genannten Erkrankungen hier einzuordnen. Wendet man den Begriff „Angiologie" aber in diesem Sinne an, dann müssen wir ernsthaft fragen, ob es nicht erforderlich ist, etwa den mit einer Riesenzellarteriitis einhergehenden Herpes zoster, den Lupus Erythematodes, die Urticaria, die Dermatomyositis oder die Psoriasis hier einzuordnen, um nur einige Beispiele zu nennen. Dann verwischen sich aber die Grenzen der Angiologie im Sinne peripherer Durchblutungsstörungen von Ratschow vollkommen. Die Angiologie verliert dann die ihr charakteristischen Aspekte. Vorerst ist es also der Willkür des einzelnen vorbehalten, in Grenzfällen eine Erkrankung der Angiologie zuzuordnen oder nicht. Oder kann man eine exaktere Abgrenzung geben? Wo sind die Grenzen der Angiologie? Wenn wir zum Schluß unserer Darlegungen diese Fakten pointieren, so deshalb, um aufzuzeigen, wie eng die Angiologie mit der Dermatologie verknüpft ist.

Literatur

Albertini, A. v.: Verh. dtsch. Ges. inn. Med. 65. Kongr. (1959).

Basset, A., R. Guillaine et J. Monfort: Bull. Soc. franç. Derm. Syph. **63**, 358 (1956).

Degos, R.: Ann. Derm. Syph. (Paris) **79**, 410 (1952).

— Dermatologie. Paris: Flammarion 1953.

— Bull. Soc. franç. Derm. Syph. **61**, 211 (1954).

— J. Delort et R. Tricot: Bull. Soc. franç. Derm. Syph. **49**, 148 (1942).

Feldaker, M., E. A. Hines, and R. R. Kierland: Arch. Derm. Syph. (Chic.) **72**, 3137 (1955).

Gahlen u. N. Klüken: Klin. Wschr. **31**, 754—758 (1953); **32**, 1007—1011 (1954).

KLÜKEN, N.: Akrale Gefäßreaktionen. Ann. Univ. sarav. Med. 4, 203—264 (1900).
— Die peripheren Durchblutungsstörungen ausschließlich variköser Symptomenkomplex. In: GOTTRON-SCHÖNFELD: Dermatologie und Venerologie, Bd. III/1. Stuttgart: Thieme 1959.
— Die Angiolopathien. In: M. RATSCHOW: Angiologie. Stuttgart: Thieme 1959.
KNOTH, W., G. BENECKE u. E. KUNTZ: Hautarzt 16, 289—294 (1965).
LETTERER, E.: Allergisch-hyperergische Entzündung. In: BÜCHNER, LETTERER u. ROULET: Handb. d. Allg. Pathologie, Bd. VII/1. Berlin, Göttingen, Heidelberg: Springer 1956.
— Verh. dtsch. Ges. inn. Med., 65. Kongr. (1959).
MARTORELL, F.: Actas J. Policlinico 1, 6—9 (1945).
— Ucères des Jambes. Paris: Masson 1953.
MONCORPS, C., G. BRINKHAUS u. F. HERFELD: Arch. Derm. Syph. (Berl.) 180, 209—215 (1940).
RANDERATH, E.: Verh. dtsch. Ges. inn. Med., 65. Kongr. (1959).
RATSCHOW, M.: Angiologie. Stuttgart: Thieme 1959.
RUITER, M.: Acta derm.-venereol. (Stockh.) 32, 274 (1952).
— Arch. Derm. Syph. (Berl.) 197, 22 (1953).
— Brit. J. Derm. 66, 174 (1954).
— Hautarzt 8, 293 (1957); 14, 6 (1963).
— Zbl. Phlebologie 4, 120—128 (1965).
SCHNEIDER, W.: Z. Haut- u. Geschl.-Kr. 39, 185 (1965).
—, u. W. UNDEUTSCH: Arch. klin. exp. Derm. 221, 600—610 (1965).
SCHUERMANN, H., u. O. HORNSTEIN: Hautarzt 13, 531—535 (1962).
SPIER, H. W., u. H. RÖCKL: Differentialdiagnose und Therapie entzündlicher knotiger Dermatosen, insbesondere der unteren Extremitäten. In: Fortschritte der prakt. Dermatologie und Venerologie, S. 98. Berlin, Göttingen, Heidelberg: Springer 1960.

L. ILLIG, Freiburg: Zur Begriffsbestimmung und zur klinischen Einteilung der sogenannten „Vasculitis allergica"

Als RUITER u. BRANDSMA (1948) in enger pathogenetischer Analogie zum experimentellen Arthus-Phänomen und auf der Basis *histologischer* Merkmale den Begriff der „Arteriolitis allergica" aufstellten, war die Nosologie der exanthematischen Hautkrankheiten um einen wesentlichen Grundbegriff bereichert. Hatte RUITER doch mit ihm — wie schon sein erster Fall zeigte — die Möglichkeit geschaffen, klinisch unbefriedigend definierte Krankheitsbilder der Haut auf einen einheitlichen pathologisch-anatomischen — ja vielleicht sogar pathogenetischen — Nenner zu bringen. Eine Häufung hervorragender Arbeiten über „Vasculitiden" der Haut — ich nenne nur die Publikationen von MIESCHER (1957), KORTING; STÜTTGEN; JABLONSKA; SPIER u. RÖCKL — war die Reaktion auf die fruchtbare und anregende Konzeption von RUITER u. BRANDSMA.

Um so erstaunlicher und unbegreiflicher muß es auf den ersten Blick erscheinen, daß die nosologische Einteilung der Gefäß-Affektionen der Haut 17 Jahre nach der ersten Ruiterschen Publikation dennoch kaum an Klarheit gewonnen hat. Weder haben die vielen von Ruiter und anderen Autoren mitgeteilten Untersuchungen und Überlegungen zu einer einheitlichen und allgemein anerkannten Terminologie der haut-bezogenen generalisierten Gefäß-Affektionen geführt, noch ist die nosologische Definition der einzelnen zur Frage stehenden Krankheitsbilder wesentlich präziser geworden. So wird der Kliniker, der sich über das Wesen und die Erscheinungsformen der Vasculitis allergica orientieren will, nach wie vor mit einer Fülle teils pathologisch-anatomisch, teils pathogenetisch und teils nosologisch ausgerichteter Begriffe konfrontiert, wie Purpura simplex, Purpura hyperergica, Purpura anaphylaktoides, Capillaritis nekroticans, nekrotisierende Angiitis, vasculäres Allergid, bakterielles Allergid, Vasculitis nodosa, Granulomatosis allergica, Panvasculitis granulomatosa Ruiter, Arteriolitis bzw. Vasculitis allergica u. a. m. Viele dieser Bezeichnungen meinen zwar fast das gleiche, aber alle unterscheiden sich doch definitionsmäßig in irgendeinem Punkt. Fast könnte man in dieser uferlosen Terminologie eine Art unbewußter Gegenreaktion gegen Ruiters Versuch vermuten, möglichst viele klinisch divergierende Krankheitsbilder der Haut — wie er selbst sagt — unter *einen* (morphologischen) Begriff zu bringen.

Betont Ruiter in seinem Stockholmer Vortrag auch, daß er mit dem pathologisch-anatomisch begründeten Begriff der „Arteriitis bzw. Vasculitis allergica" die alten, klassischen Krankheitsbezeichnungen nicht entwerten wolle, so weist seine Kasuistik doch eine ganze Reihe klinisch typischer Fälle z. B. von Purpura anaphylaktoides auf, *ohne* daß dieser Name aber ausdrücklich verwandt wird; die Versuchung, die alten, zugegebenerweise oft unscharf umrissenen nosologischen Begriffe des Klinikers am Krankenbett aufzugeben und durch die einfache Konzeption der „allergischen Vasculitis" zu ersetzen, ist zweifellos gegeben.

Ein wichtiger Grund für dieses Dilemma scheint mir in dem Umstand zu suchen zu sein, daß sich die Diskussion um die Vasculitiden der Haut *zu* sehr in histo-morphologischen Aspekten zu verlieren droht.

Korting (1955) hat in anderem Zusammenhang — nämlich in einer Arbeit über die Periarteriitis — mit Recht darauf hingewiesen, daß die Gefahr bestehe, „durch Überbetonung pathologisch-anatomischer Substrat-Ähnlichkeiten" klinisch kaum zusammengehörige Krankheitsbilder unter einen Oberbegriff zusammenzufassen.

Wahrscheinlich stellen die von Ruiter in den Vordergrund gestellten histologischen Kennzeichen der „Vasculitis allergica" — vor allem die fibrinoide Gefäßwand-Nekrose und die Leukocytoklasie — in vielen Fällen auch nur eine solche „pathologisch-anatomische Substrat-Ähnlichkeit" dar, und die Pathogenese ist trotzdem — wie dies die klinischen Unterschiede schon vermuten lassen — grundsätzlich verschieden. Umgekehrt entsprechen sicher nicht alle zur nosologischen Einteilung der Gefäß-Affektionen herangezogenen morphologischen Varianten auch einem unterschiedlichen pathogenetischen Mechanismus. Vielleicht ist es ein hoffnungsloses Unterfangen, allein auf morphologischer Basis zu einer für den *Kliniker* am Krankenbett sinnvollen Klassifizierung der Gefäßkrankheiten kommen zu wollen (womit das Verdienst des Ruiterschen Vasculitis-Begriffes keineswegs geschmälert werden soll!).

Dieser Auffassung entspricht die Feststellung von JABLONSKA (1962), nicht das unterschiedliche Kaliber der befallenen Gefäße noch der Charakter der Entzündung an den Gefäßwänden könne ein geeignetes Merkmal für eine allgemeine Klassifikation der Gefäßkrankheiten darstellen, vielmehr käme es auf eine genaue Kenntnis der *Mechanismen* an.

Angesichts dieser Sachlage wäre es zweifellos wünschenswert, wenn in Zukunft funktionelle, *klinische* Daten mehr in den Vordergrund gerückt würden, wie sie z. B. STORCK in seiner etwas alleingebliebenen Pionierarbeit über „hämorrhagische Phänomene in der Dermatologie“ durch Untersuchung der Leukocyten- und Thrombocyten-Bewegung, der Gerinnungsfaktoren und vor allem durch Intracutan-Teste mit Bakterienfiltraten bzw. verdächtigen Allergenen angestrebt hat. Der pathogenetische Aspekt der Vasculitis *allergica* basiert zu einseitig auf histologischen Merkmalen, die im übrigen noch nicht einmal in ihrer Bedeutung völlig abgeklärt sind (JABLONSKA, 1962). Einen ähnlichen Ausbruch aus der rein morphologischen Betrachtungsweise wie bei STORCK finden wir übrigens in der Arbeit von JABLONSKA u. LUKASIAK, allerdings — meiner Ansicht nach — mit nicht in allen Punkten adäquaten Methoden.

Schließlich dürfte die Frage einer Untersuchung wert sein, ob es bei der *morphologischen* Abgrenzung knotenförmiger Vasculitiden tatsächlich mehr auf die z. B. von SCHNEIDER u. UNDEUTSCH in den Vordergrund der Betrachtung gerückte *Etage* der Prozeß-Lokalisation ankommt oder aber auf die Affinität der noch ungeklärten Noxe zu einem bestimmten Gefäß-*Typ* oder Gefäß-*Kaliber* (wie die *Namen*gebung es oftmals fälschlicherweise vermuten läßt); *beides* wäre denkbar, darf aber nicht gleichgesetzt werden. Hier ist — wie SPIER u. RÖCKL zu Recht betonen — daran zu denken, daß ausschließlich mit *Arteriolen* (in anatomischem Sinne) auf der arteriellen Strombahnseite lediglich *oberhalb* der Corium-Mitte zu rechnen ist, und daß bei schweren entzündlichen Veränderungen der Gefäß-Typ unbestimmbar werden kann.

Auf jeden Fall ist meines Erachtens noch nicht der Zeitpunkt gekommen, am Krankenbett die alten *klinischen* Begriffe wie anaphylaktoide Purpura, Erythema nodosum, Erythema induratum usw. aufzugeben und durch Termini technici wie Vasculitis allergica, Arteriolitis allergica, Vasculitis nodosa oder Angiitis nekroticans zu ersetzen. Wohl dürfte der Informationswert für den Kliniker aber beträchtlich steigen, wenn man von einer „Vasculitis allergica" *unter dem Bilde* einer anaphylaktoiden Purpura oder einer Livedo reticularis, von einer „Periarteriitis nodosa" *unter dem Bilde* einer multiplen Hautgangrän oder von einer „Panarteriitis" *unter dem Bilde* eines Erythema nodosum sprechen würde. Dabei sollte der Begriff der „Vasculitis allergica" ohne Rücksicht auf seine wörtliche Bedeutung zunächst mehr morphologisch-deskriptiv [1] als pathogenetisch verstanden werden, solange der Beweis für einen tatsächlich allergischen Mechanismus aussteht.

Literatur

Bradford, W. D., C. D. Cook, and G. F. Vawter: Livedo reticularis: A form of allergic vasculitis. J. Pediat. **60**, 266 (1962).

Eberhartinger, Chr.: Das Problem des Erythema induratum Bazin. Ein Beitrag zur Kenntnis der rezidivierenden, subakuten nodösen Gefäßprozesse am Unterschenkel. Arch. klin. exp. Derm. **217**, 196 (1963).

Gairdner, D.: The Schönlein-Henoch syndrome (anaphylactoid purpura). Quart. J. Med. **17**, 123 (1948).

Irgang, S.: Nodular vasculitis. Report of two cases of a plaque type assiciated with hypertension. Arch. Derm. **74**, 245 (1956).

— Allergic cutaneous vasculitis. Report of a unique case. Arch. Derm. **74**, 595 (1956).

Jablonska, S.: Hyperergische Gefäßkrankheiten in der Dermatologie. Z. Haut- u. Geschl.-Kr. **33**, 37 (1962).

—, and T. Chorzelski: Cutaneous forms of periarteritis nodosa. Przegl. derm. Suppl. **49**, Nr. 5 (1962).

—, and B. Lukasiak: Vascular allergy in the light of physiological and functional tests. XI. Internat. Dermatologen-Kongreß Stockholm 1957, Proceedings, Bd. 1, S. 155ff.

Korting, G. W.: Über cutane Periarteriitis nodosa unter besonderer Berücksichtigung begleitender Leberstörungen und der sogenannten Thrombophlebitis migrans. Arch. Derm. Syph. (Berl.) **199**, 332 (1955).

Löhe, H., u. H. Rosenfeld: Multiple Hautgangrän bei Periarteriitis nodosa. Ein Beitrag zur Kenntnis der multiplen neurotischen Hautgangrän und der Hautveränderungen bei Periarteriitis nodosa. Derm. Z. **61**, 299 (1931).

Miescher, G.: Über kutane Formen der Periarteriitis nodosa. Dermatologica (Basel) **92**, 225 (1946).

— Entzündliche Gefäßkrankheiten und deren Auswirkung auf die Haut (vasculäre Allergide). Arch. klin. exp. Derm. **206**, 135 (1957).

Orbaneja, J. G., u. J. R. Puchol: Über die Systematik der cutanen nekrotischen Gefäßerkrankungen. Hautarzt **11**, 453 (1960, II).

Ruiter, M.: Allergic cutaneous vasculitis. Acta derm.venereol. (Stockh.) **32**, 274 (1952).

— A case of allergic cutaneous vasculitis (arteriolitis allergica). Brit. J. Derm. **65**, 77 (1953).

— Über die sogenannte Arteriolitis (Vasculitis) allergica cutis. Hautarzt **8**, 293 (1957).

— Histologische Untersuchungen von Noduli rheumatici bei einem Fall von sogenanntem atypischen (malignen) primär-chronischen Rheuma. Hautarzt **10**, 298 (1959).

---

[1] Gemäß der von Ruiter gegebenen histologischen Definition.

Ruiter, M.: Cutaneous allergic vasculitis and its management. Proc. of the XII Intern. Congress of Dermat. Excerpta Med. Foundation N.Y. 1963, p. 1061ff.

—, u. C. H. Brandsma: Arteriolitis allergica. Dermatologica (Basel) 97, 265 (1948).

Schneider, W., u. W. Undeutsch: Vasculitiden des subcutanen Fettgewebes. Arch. klin. exp. Derm. 221, 600 (1965).

Slinger, W. N.: Cutaneous form of polyarteritis nodosa. Arch. Derm. Syph. (Chic.) 63, 461 (1951).

Spier, H.-W., u. H. Röckl: Differentialdiagnose und Therapie entzündlicher knotiger Dermatosen, insbesondere der unteren Extremitäten. Prakt. Fortschr. Dermat. u. Venerol. Band III, S. 98ff. Berlin, Göttingen, Heidelberg: Springer 1960.

Storck, H.: Über haemorrhagische Phaenomene in der Dermatologie. Dermatologica (Basel) 102, 197 (1951).

Strauss, L., J. Churg, and F. G. Zak: Cutaneous lesions of allergic granulomatosis. J. invest. Derm. 17, 349 (1951).

Stüttgen, G.: Arteriitis und Gangrän der Haut. Ein Beitrag zur Abgrenzung der Periarteriitis nodosa cutanea. Hautarzt 7, 353 (1956).

Voldanova, A., u. J. Dlabac: Immunologische Reaktivität bei nodösen Vasculitiden. Derm. Wschr. 151, 278 (1965).

Wilkinson, D. S.: Some clinical manifestations and associations of "allergic" vasculitis. Brit. J. Derm. 77, 186 (1965).

Winkelmann, R. K., u. H. Montgomery: Über die cutane Periarteriitis nodosa. Hautarzt 11, 82 (1960).

A. Matras, Wien: Zur Polyätiologie der Vasculitiden

Vortrag krankheitshalber ausgefallen.

H. Kresbach, Graz: Zur Ätiopathogenese der Vasculitiden

An Hand der an einem stationären klinischen Krankengut in den letzten Jahren gewonnenen Untersuchungsergebnisse soll zur Ätiologie und Pathogenese *gefäßabhängiger Hautkrankheiten der Unterschenkel* Stellung genommen werden. Das Krankengut gliedert sich in 16 Fälle mit „oberflächlichen" und in 36 Fälle mit „tiefen" Vasculitiden.

I. In Epidermisnähe bzw. im oberen Corium lokalisierte Gefäßprozesse

1. Morphologisches Erscheinungs- und Verlaufsbild

Klinisch handelt es sich um so gut wie immer polymorphe Hautveränderungen in dichter Aussaat: Petechien, linsen- bis münzgroße, runde, oft kokardenförmige hämorrhagische Erytheme, kleine oberflächliche hämorrhagische Knötchen, Blasen und seichte Ulcera mit schwarzrotem Grund. Durch Konfluenz entstehen oft größere, annähernd polycyclisch begrenzte hämorrhagisch-erythematöse bzw. nekrotische Bezirke mit schwarzroten Schorfen. Auch ecthymaähnliche

Läsionen sind nicht selten. Immer ist die hämorrhagische Note sehr ausgeprägt. Die Bezeichnung „Purpura necroticans" ist deshalb recht treffend. Die Hautveränderungen sitzen an den Unterschenkeln sowohl streck- wie beugeseitig und seitlich, selten auch an den Fußrücken und Zehen sowie ganz selten und dann nur schütter auch an den Oberschenkeln und den Unterarm-Beugeseiten.

Histologisch liegt ihnen das typische Bild der Arteriolitis hyperergica cutis (RUITER) zugrunde, und zwar in deren ganzer Variationsbreite. So fanden wir von eher geringfügigen insudativ-leukocytären Arteriolitiden bis zu solchen mit massiver fibrinoider Nekrose der Gefäßwände und perivasalen Bindegewebsalterationen alle Übergänge. Leukoklasie war stets vorhanden; eine (mitunter sehr beträchtliche) Eosinophilie ist eher ein inkonstantes Symptom.

Wir beobachteten dieses an den Unterschenkeln lokalisierte Krankheitsbild, welches unserer Meinung nach in *klinischer* Hinsicht innerhalb der oberflächlichen „Vasculitis allergica cutis" eine gewisse *Sonderstellung* einnimmt und von exanthematischen Fällen mit Unterschenkelbeteiligung abgetrennt werden sollte, bei insgesamt 16 Patienten. Darunter befanden sich 5 Männer und 11 Frauen im Alter von 26—83 Jahren; der Alters-Mittelwert betrug 62 Jahre. Es handelt sich also um eine Krankheit älterer und alter Leute. Die Bestandsdauer vor Behandlungsbeginn schwankte bei 15 Fällen von 5 Tagen bis 4 Monaten (davon 8 Fälle mit 5—14 Tagen). Lediglich 1 Fall zeigte einen seit 1 Jahr (nach Anginen) rezidivierenden Verlauf. Es handelt sich also im allgemeinen um einen akut auftretenden und verlaufenden Prozeß. Die von der „Vasculitis allergica cutis" ansonsten bekannte chronisch-rezidivierende, sich über Jahre hinziehende Verlaufsweise trifft für diese Fälle nicht zu.

2. Anamnese

Bei zahlenmäßiger Auswertung diesbezüglicher Erhebungen ergibt sich folgendes: *Medikamente* spielen als auslösende Faktoren die Hauptrolle. Auch Racheninfekte scheinen von Bedeutung zu sein. Kombinationswirkungen Infekt + Medikament sind bei einigen Fällen sehr wahrscheinlich. Unter den Medikamenten waren vertreten: Antineuralgica, Antipyretica, Analgetica, Antihypertonica, Saliuretica, Tetanusserum. Antibiotica und Sulfonamide schienen bei keinem Fall auf.

3. Allgemeine klinische Befunde
zum Zeitpunkt der manifesten Erkrankung

Hierbei sind *Hypertonie* und *pathologische Nierenbefunde* besonders häufig. Was letztere betrifft, so hat es sich bei mindestens 2 Fällen um akute Schübe bestehender chronischer Nierenschäden (davon 1 Fall Exitus an Urämie!) und bei 1 Fall um eine akute Nephritis gehandelt.

Die Frage einer Nierenbeteiligung am arteriolitischen Prozeß muß daher, wie wir dies an Hand einer einschlägigen Beobachtung bereits vor einigen Jahren zeigen konnten, für manche Fälle diskutiert werden. Der häufige Nachweis von Nierenschäden unterscheidet im übrigen die oberflächliche Vasculitis der Unterschenkel recht kennzeichnend von der tiefen (siehe später). Umgekehrt wieder scheinen alte tuberkulöse Lungenaffektionen bei der oberflächlichen Vasculitis viel seltener auf.

4. Laboratoriumsbefunde zum Zeitpunkt der manifesten Erkrankung

Wichtig erscheint der Hinweis, daß außer den Blutgefäßen auch Thrombocyten und Gerinnungsfaktoren in die Schädigung miteinbezogen werden können. Eine Erhöhung des Antistreptolysin-Titers findet sich — zum Unterschied von den tiefen Vasculitiden — nur selten.

II. An der Cutis-Subcutis-Grenze lokalisierte Gefäßprozesse

Das klinische Leitsymptom dieser Krankheitsgruppe stellen in der Tiefe der Haut der Unterschenkel sitzende knotig-indurative Läsionen dar. Bezüglich Zahl, Größe, Sitz, Farbe, Schmerzhaftigkeit, Abgrenzbarkeit und Ulcerationsneigung dieser Knoten gibt es klinisch viele Variations- und Übergangsmöglichkeiten. Nur vom Klinischen her kann eine Differentialdiagnose im allgemeinen wohl nicht erfolgen. Auf Einzelheiten der klinischen Bilder sei hier nicht eingegangen.

Auch die histologische Diagnose besitzt bekanntlich ihre ganz bestimmten Schwierigkeiten (Spier) und dürfte eine wirklich eindeutige Beurteilung und Zuordnung nicht in jedem Fall gestatten. Auf die Erörterung der histologischen Befunde muß in diesem Rahmen ebenfalls verzichtet werden.

1. Erythema induratum Bazin

Bei nur 6 von den 36 Fällen konnten wir diese Diagnose histologisch stellen. Es handelte sich um 6 Frauen im Alter von 37—66 Jahren mit seit vielen Monaten bzw. Jahren bestehenden, zu Rezidiven neigenden großen bis mittelgroßen knotig-indurativen, wenig oder nicht schmerzhaften Herden mit bläulichroter Verfärbung der Haut hauptsächlich an den Waden. Bei 5 Fällen fand sich auch Geschwürsbildung. Das klinische Symptom der „plumpen Unterschenkel" war bei 4 Fällen vorhanden. Fünf Fälle hatten eine eindeutige „tuberkulöse Anamnese" mit entsprechenden tuberkulösen Organbefunden (Lunge, Lymphknoten). Die bei 4 Fällen vorgenommene Gewebekultur auf Bakterien blieb steril. Die Tuberkulinempfindlichkeit war bei 4 Fällen stark erhöht (ATK VI und V stark positiv); bei den 2 anderen war ATK IV bzw. ATK III stark positiv. Die Blutsenkungsgeschwindigkeit war bei allen Fällen mehr oder minder beschleunigt, 3 Fälle zeigten eine Gamma-Globulin-Vermehrung.

Die Rheumaserologie und der Antistreptolysin-Titer waren bei allen Fällen negativ bzw. normal.

In histologischer Hinsicht ist vielleicht bemerkenswert, daß sich bei 1 Fall — neben dem für die Diagnose als einigermaßen charakteristisch geltenden frühen Gewebsbild — stärkere Gefäßveränderungen fanden, die der Periarteriitis nodosa cutanea ähnlich waren.

2. Periarteriitis nodosa cutanea

Gefäßveränderungen an der Cutis/Subcutisgrenze nach Art der Periarteriitis nodosa cutanea (P.n.c.) wurden bei 18 von den 36 Fällen erhoben. Näheres siehe später.

3. Vasculitis nodularis

Diese histologische Diagnose haben wir bei 9 Fällen gestellt. Sie ist zweifellos nicht sehr präzise und ergab sich — wie bei Eberhartinger — vor allem per exclusionem, wenn histologisch weder für ein (tuberkulöses) Erythema induratum Bazin noch für eine P.n.c. ein Anhalt gefunden werden konnte. Das Gewebsbild entsprach bei den meisten Fällen wohl dem, welches Montgomery, O'Leary u. Barker beschrieben haben. Bei 3 Fällen lag eher eine „Arteriolitis profunda hyperergica" vor.

Wir sind uns der Unschärfe des von uns hier verwendeten Begriffes „Vasculitis nodularis", der vorwiegend durch negative histologische Kriterien gekennzeichnet ist, völlig bewußt. Im übrigen wird die Bezeichnung „Vasculitis nodularis" in der Literatur recht unterschiedlich verwendet. Hier soll damit lediglich arbeitshypothetisch eine bestimmte histologische Frühsituation gekennzeichnet werden. Ob eine Krankheitseinheit dahintersteht, ist fraglich, ja eher unwahrscheinlich. Degos identifizierte seinerzeit die „Vasculitis nodularis" der nordamerikanischen Autoren mit seiner „Streptococcie nodulaire dermo-hypodermique" (Érythème induré à cocci pyogènes). Später wollten Degos u. Guilaine darunter ein Syndrom mit unterschiedlicher Ätiologie verstanden wissen, welches auch das tuberkulöse Erythema induratum einschließt („Hypodermitis nodularis subacuta"). Die Autoren begründen dies damit, daß die Ätiologie der subakuten Knotenbildungen klinisch, histologisch und biologisch sehr schwierig zu präzisieren ist.

Da sich klinisch zwischen den Fällen mit den histologischen Befunden nach Art einer P.n.c. und denen einer Vasculitis nodularis keine grundlegenden Unterschiede ergeben haben, sollen die entsprechenden 27 Fälle — trotz Bedenken gegen eine pauschal-statistische Betrachtungsweise — gemeinsam abgehandelt werden.

a) Klinisches Erscheinungs- und Verlaufsbild. Es handelte sich um 24 Frauen und 3 Männer. Sechzehn Patienten waren unter 40 (davon 5 unter 20) und nur 2 über 60 Jahre alt. Bezüglich der Lokalisation der Knoten scheint sich insofern ein gewisser Unterschied abzuzeichnen, als die P.n.c. anscheinend die Streckseiten und die Vasculitis nodularis (V.n.) eher die Beugeseiten der Unterschenkel bevorzugt. Beide finden sich übrigens aber sehr oft im Bereich der ganzen Circumferenz der Unterschenkel. Kleinknotige Herde mit fakultativer Exulceration finden sich bei beiden Formen häufiger als großknotig-indurative (ebenfalls mit fakultativer Exulceration). Plattenartige, einem „atypischen Erythema nodosum" ähnliche Herde haben wir ebenso wie nur tastbare Knoten ohne Hautrötung (2 Fälle) oder ausgesprochen kleinknotig-nekrotische Läsionen nur bei der P.n.c. gefunden. Schmerzhaftigkeit und Nekroseneigung sind bei der P.n.c. ausgeprägter als bei der V.n. Insgesamt 8 Fälle zeigten extracrurale Manifestationen: 4 Fälle mit P.n.c. in Form kleinknotiger bzw. papulo-nekrotischer Läsionen an den Oberschenkeln, den Streckseiten der Unterarme und Hände, im Gesicht (Augenlid), am Rücken und Gesäß und 4 Fälle mit V.n. mit Knoten an Oberschenkeln und Unterarmen.

Was die Bestandsdauer bis zum Behandlungsbeginn betrifft, so handelt es sich im allgemeinen um *subakute* Prozesse. Die Akuität scheint dabei bei der V.n. betonter zu sein als bei der P.n.c. So hatten 6 von 9 Fällen mit V.n., aber nur 5 von 18 Fällen mit P.n.c. eine Entwicklungs- und Bestandsdauer bis zu 2 Monaten. Die anderen Fälle wiesen eine vielmonatige bzw. mehrjährige Anamnese auf. Zwei Patientinnen mit rezidivierenden Knotenschüben an den Unterschenkeln und extracruralen Krankheitserscheinungen (siehe oben) auf Basis einer P.n.c. hatten eine Krankheitsdauer von jeweils etwa 10—15 Jahren. Der Verlauf war mit Vulvageschwüren und Ulcera der Mundschleimhaut kombiniert. Hier ergeben sich wahrscheinlich gewisse Beziehungen zur Aphthosis Touraine. Es könnte sich aber bei diesen Fällen auch um eine Periarteriitis nodosa cutanea benigna mit Schleimhautbeteiligung im Sinne eines eigenständigen Krankheitsbildes handeln. Histologische Untersuchungen der Schleimhautulcera wurden nicht vorgenommen. Bezüglich Schleimhautläsionen der Periarteriitis nodosa sei auf DEGOS und SCHUERMANN verwiesen.

Rezidive sind bei beiden Formen nicht selten (häufiger bei der P.n.c. ?) und können sich über Jahre hinziehen. Sie kommen auch nach unseren Erfahrungen besonders häufig im Frühjahr und Frühsommer vor.

b) Anamnese. Im Gegensatz zu den oberflächlichen Vasculitiden ist für die Mehrzahl der Fälle die Anamnese „leer". Medikamente spielen anscheinend eine ganz untergeordnete Rolle. Unter diesen scheinen in unserem Material Antibiotica und Sulfonamide überhaupt nicht auf. „Herdinfekte" (Tonsillitis, Sinusitis, Zahngranulome, Appendicitis, Pyelitis) haben zweifellos eine größere Bedeutung. Unter „Herdinfekten" haben wir hier nur wirklich erhebliche Befunde registriert. Kombinationswirkungen Infekt + Medikament sind bei manchen Fällen wahrscheinlich, aber schwer durchschaubar. „Rheumatische" Affektionen in der Anamnese sind von ganz untergeordneter Bedeutung.

c) Allgemeine klinische Befunde zum Zeitpunkt der manifesten Erkrankung. Auch hier gilt, daß unter „*Fokalinfekten*" (hauptsächlich Tonsillitis chronia, bei einigen Fällen mit Nachweis von vergrünenden Streptokokken, weiters Sinusitiden, seltener Zahngranulome) *nur erhebliche* Befunde, die fachklinisch festgestellt worden waren, aufscheinen. Solche „Fokalinfekte" sind jedenfalls weit in der Überzahl der erhobenen Befunde. Wir verfügen über 3 Beobachtungen mit ganz eindeutigem Zusammenhang zwischen Tonsillektomie bzw. Zahnextraktionen und dem Auftreten der Unterschenkelknoten. Umgekehrt sprechen auch manche Therapieerfolge (u. a. Appendektomie) für Zusammenhänge in dieser Richtung. Auffallend ist, daß sich bei 8 (von 18) Fällen mit P.n.c., aber nur bei 1 (von 9) Fall mit V.n. röntgenologisch spezifisch-tuberkulöse inaktive Restbefunde in der Lunge erheben ließen. Arterielle und venöse Erkrankungen der Beine spielen als disponierende Faktoren offensichtlich kaum eine Rolle. Dies soll nicht ausschließen, daß Angiolopathien (Acrocyanose, Erythrocyanosis crurum) und Adipositas an den Beinen — unter Betonung des zuletzt von Eberhartinger herausgestellten Symptoms der „plumpen Unterschenkel und Fesseln" — solche abgeben können. Wir fanden diese Veränderungen bei insgesamt 10 Fällen (6 mit P.n.c., 4 mit V.n.).

d) Laboratoriumsbefunde zum Zeitpunkt der manifesten Erkrankung. Lediglich die oft stark beschleunigte Blutsenkungsgeschwindigkeit und der erhöhte Antistreptolysin-Titer können als einigermaßen charakteristisch für diese Affektionen aufgefaßt werden. Die (nicht sehr bedeutenden) Verschiebungen im Bluteiweißbild waren uneinheitlich, meist fand sich die Konstellation einer akuten Entzündung. Die nur bei einigen Fällen durchgeführte Immunelektrophorese war stets normal.

Fehlende Leukocytose und fehlende Eosinophilie grenzen — unter anderem! — die hier behandelte P.n.c. von der Kussmaul-Maierschen Krankheit ab. Es empfiehlt sich vielleicht auch deshalb, vorläufig bei den gegenständlichen Gefäßprozessen von solchen „nach Art der Periarteriitis nodosa" zu sprechen. Damit wäre eine wohl notwendige Trennung zwischen einem wohldefinierten Krankheitsbild und der Ähnlichkeit eines histologischen Befundes gegeben. Unberührt davon bleibt die Existenz einer eigenständigen „Periarteriitis nodosa cutanea benigna", die sich klinisch jedoch keineswegs in rezidivierenden Unterschenkelknoten erschöpft, sondern im Gegenteil andere Morphen eigentlich bevorzugt. Es erscheint uns deshalb auch fraglich, ob das Krankheitsbild der subakuten rezidivierenden Unterschenkelknoten mit histologischen Gefäßbefunden nach Art der P.n. in jedem Fall der „Periarteriitis nodosa cutanea benigna" eingegliedert werden kann.

Gewebekulturen aus excidiertem Knotenmaterial blieben bis jetzt bei allen Fällen, bei denen diese Untersuchung vorgenommen wurde, bakteriologisch und mykologisch steril.

e) Ergebnis der Intracutanproben mit Alt-Tuberkulin. Die negativen Testergebnisse wurden vor allem bei jungen Mädchen und Frauen mit frisch aufgetretener Erkrankung erhoben. Bemerkenswert war die Beobachtung, daß sich bei einer 42jährigen Patientin mit P.n.c. und stark positiver ATK-Reaktion bis Stärke VI, bei der röntgenologisch erhebliche alte spezifische pulmonale Veränderungen festgestellt worden waren, eine seit langem rezidivierende Knotenaussaat nach der ATK-Testung deutlich zurückbildete. Da dies auch die vorhandenen papulo-nekrotischen Efflorescenzen an den Unterarmen betraf, fällt das „Bettruhe-Moment", welches ja bekanntlich sämtliche Knotenprozesse an den Beinen unbeschadet ihrer Ätiologie und Pathogenese zum weitgehenden Verschwinden bringt, offensichtlich zum großen Teil weg. Antituberkulöse Therapie war in diesem Fall erfolglos. Dies — und auch das bei 3 anderen Fällen beobachtete Auftreten neuer Knotenschübe unter INH-Therapie — ist allerdings wohl prinzipiell kein Argument gegen die Annahme eines Tuberkulid-Mechanismus („periarteriitisches Tuberkulid"?), da bei dem anzunehmenden oligobakteriellen Reaktionsmechanismus auch die Einstreuung chemotherapeutisch mehr oder weniger geschädigter Tuberkelbakterien die entsprechende Reaktionskette auszulösen imstande sein dürfte (vergl. SPIER).

Im übrigen haben wir bei unseren Fällen wiederholt beobachtet, daß sich die ATK-Reaktivität, also die Empfindlichkeit auf vorwiegend Stoffwechselprodukte der Tuberkelbakterien, nach einer Intracutantestung mit bakteriellen Antigenen ändert.

f) Ergebnis der Intracutanproben mit bakteriellen Antigenen. Diese Untersuchungen wurden bei insgesamt 22 Fällen durchgeführt. Verwendet wurden Autovaccinen (aus Tonsillen, Zahngranulomen, Nebenhöhlenpunktaten, Appendix) und die Bakterien- und Pilzantigene aus der Reihe der Bencard-Testallergene. Als „Autovaccinen" wurden sowohl bakterienfreie Kulturfiltrate als auch Aufschwemmungen abgetöteter Keime benützt. Trichophytin und Luetin wurden stets mitgetestet. Die Ergebnisse waren uneinheitlich. Ganz wenigen Fällen mit komplett negativem Testergebnis steht die Mehrzahl der übrigen gegenüber, bei denen sich nach 24 und 48 Std positive und zum Teil sehr stark positive Reaktionen auf fast alle Testallergene ergaben. Bei 2 Fällen mit P.n.c. fanden sich stark positive ausgesprochene Spätreaktionen nach 4—5 Tagen mit Nekrose der Testläsionen. Andere Fälle wiederum zeigten auch (allerdings nie sehr stark) positive Sofortreaktionen. Das Spektrum der auslösenden Testantigene war immer breit und uneinheitlich. Luetin war stets, Trichophytin zumeist negativ. Unter den Bakterienantigenen waren die Reaktionen auf die Streptokokken-Gruppe meist am stärksten positiv. Isoliert positive Reaktionen nur gegen Streptokokken oder einen anderen Keim haben wir aber nie gesehen. Auffallend erschien uns — außer den sehr häufig positiven Coli-Testen — der Umstand, daß so gut wie alle getesteten Fälle auf Candida albicans mehr oder minder

stark positiv reagierten. Für eine Candidiasis irgendeiner Erscheinungsform war nie ein Anhalt vorhanden.

Die Testergebnisse mit Autovaccinen waren im allgemeinen ent-
täuschend. Diesbezüglich sind unserer Erfahrung nach die Testergebnisse
bei der oberflächlichen „Vasculitis allergica cutis" (Arteriolitis superficialis) ertrag- und aufschlußreicher. Wirklich konkrete ätiopathogenetische Hinweise ließen sich aus den Intracutantesten mit mikrobiellen
Antigenen jedenfalls bis jetzt nicht gewinnen.

4. Diagnostisch unklare Fälle

Diese Fälle werden wegen des auffallenden histologischen Bildes
gesondert angeführt. Bei 2 Fällen fanden sich — neben eher geringfügigen Gefäßveränderungen wie bei einer V.n. bzw. Arteriolitis profunda
und den bekannten entzündlichen Infiltraten, bei Fall 1 auch neben einer
erheblichen Begleitpanniculitis mit Fettgewebsnekrosen — im septalen
Bindegewebe „hyperergisch-rheumatoide" Granulome. Klinisch handelte
es sich um 2 Frauen im Alter von 51 und 72 Jahren. Fall 1 hatte seit
5 Jahren rezidivierende Knotenschübe an den Waden. Die Knoten waren
bis kirschgroß, teils strangförmig, teils gruppiert angeordnet und kon-
fluierend. Sie waren nur mäßig schmerzhaft, die Haut über ihnen war
nur wenig gerötet; sie exulcerierten nicht. Abgeheilte Knoten hinter-
ließen eine Eindellung und Pigmentierung der Haut. Nach auswärts
erfolgter Rimifon-Behandlung seien heftige Rezidive aufgetreten.
Wegen „sehr häufiger eitriger Anginen" sind die Tonsillen Jahre vor
Krankheitsbeginn entfernt worden. Keine Rheumaanamnese. Die Untersuchung ergab außerdem multiple Zahnherde, im Thorax-Röntgenbild
alte spezifische Veränderungen, einen sehr stark erhöhten Antistreptolysin-Titer und eine gerade positive ATK-Probe mit der Verdünnung
1:1000.

Bei Fall 2 bestanden seit 6 Wochen sehr schmerzhafte, reihenförmig
angeordnete etwa erbsgroße Knoten an der Streckseite der Unterschenkel
paratibial. Die bedeckende Haut war nicht gerötet. In der Anamnese
schienen „Muskelrheumatismus", „Gelenksentzündung" und Nephritis
auf. Die Untersuchung ergab eine massive eitrige Tonsillitis chronica,
einen Hypertonus, einen Diabetes mellitus und multiple beherdete
Zähne. Die Blutsenkungsgeschwindigkeit war stark beschleunigt; ATK
IV positiv.

Eine Einordnung dieser beiden Fälle ist schwierig. Das Vorhandensein
„rheumatischer Granulome" im Gewebsbild unterscheidet sie von den
übrigen Fällen. Gegen typische „Noduli rheumatici" spricht zumindest
beim ersten Fall das klinische Bild.

Der dritte Fall dieser Untergruppe betraf eine 48jährige Frau mit
seit 5 Monaten an den Waden und Außenseiten beider Unterschenkel

persistierenden kirschgroßen, derben, sehr schmerzhaften Knoten mit nur geringer Rötung der bedeckenden Haut. In der Anamnese schienen wiederholte Anginen (mit Tonsillektomie), Zahnextraktionen, Pyelitis, „Rheumatismus" und kardiale Beschwerden auf. Die Untersuchung ergab eine stark beschleunigte Blutsenkungsgeschwindigkeit, einen erhöhten Antistreptolysin-Titer und eine deutliche Gamma-Globulin-Vermehrung (32%). Die ATK-Proben waren negativ. Histologisch fanden sich in einem relativ frischen Knoten — neben einer „Vasculitis nodularis" mit sehr erheblichem entzündlichen Infiltrat — mehr minder typische Radiärknötchen. Wir sind deshalb geneigt, diesen Fall als „wirkliches" atypisches Erythema nodosum perstans zu klassifizieren, zum Unterschied von jenen zahlreicheren Fällen eines „atypischen Erythema nodosum", die sich als P.n.c. entpuppen.

Schlußfolgerungen

Den *oberflächlichen Vasculitiden der Unterschenkel* unter dem (polymorphen) klinischen Bild der Purpura necroticans liegt *histologisch* eine hyperergische Arteriolitis zugrunde. Den *klinischen* Daten nach muß man wohl von einer höchstwahrscheinlich allergischen Gefäßkrankheit sprechen. Es sei hier auf die Frage nach der Zuordnung dieser Gefäßphänomene zu bestimmten immunpathologischen Grundreaktionstypen nicht eingegangen. Grundsätzlich wird man bei allen „allergischen" Vasculitiden mit einem Spektrum von Antikörpern zu rechnen haben (Spier u. Röckl), so daß zumeist Mischformen von Früh- und Spättypus vorliegen dürften.

Die oberflächlichen hyperergischen Arteriolitiden der Unterschenkel sind unserer Erfahrung nach zum größten Teil *medikamentösen* Ursprungs. Komplexfaktoren (Medikament + *akuter* Infekt, zumeist Racheninfekt) sind bei vielen Fällen naheliegend. Bei einem Fall sind die Hautveränderungen im Rahmen einer Virusgrippe (ohne Medikamente) aufgetreten. Chronische Fokalinfekte spielen bestimmt keine wesentliche Rolle.

Die ausgeprägte hämorrhagische Komponente läßt an ein Shwartzman-Phänomen denken. Kombiniert-zweiphasische Reaktionsmechanismen sind vorstellbar, da bekanntlich eine Phase des Shwartzman-Phänomens durch spezifische Antigen-Antikörperreaktionen, insbesondere durch solche vom Tuberkulintypus, ersetzt werden kann (siehe u. a. bei Storck u. Jung).

Als disponierende Faktoren — neben dem Unterschenkel-Terrain ganz allgemein — können gelten: Capillarbrüchigkeit (ältere Patienten!) und Hypertonie. Die auffallend oft nachgewiesenen chronischen Nierenparenchymschäden sind insofern vermutlich auch nicht belanglos, da sie durch Ausscheidungsstörungen der Medikamente bzw. deren Abbauprodukte indirekt zur medikamentösen Sensibilisierung beitragen könnten. Hingewiesen sei allerdings eindringlich auch auf die Möglichkeit einer Nierenbeteiligung im Rahmen des arteriolitischen Prozesses.

Viel weniger übersichtlich ist die ätiopathogenetische Situation bei den *tiefen Vasculitiden der Unterschenkel*. Plausible bzw. klinisch-offenkundige Zusammenhänge zwischen einem konkreten Ereignis und dem Auftreten der Knoten konnten nur ganz selten aufgedeckt werden. War dies der Fall, handelte es sich um Affektionen aus der Gruppe der *Fokalinfekte*. Medikamente spielten so gut wie keine Rolle. Eine Patientin mit einem (tuberkulösen) Erythema induratum Bazin gab besondere Müdigkeit und Nachtschweiße vor jedem neuen Knotenschub an.

Daß es ein (tuberkulöses) Erythema induratum Bazin (im Sinne eines Tuberkulids) gibt, dürfte ebenso sicher sein wie die Tatsache seiner Seltenheit. Darüber hinaus erscheint uns auf Grund klinischer und biologischer Daten die Existenz eines „periarteriitischen Tuberkulids" (siehe auch bei Spier u. Röckl) keineswegs ausgeschlossen zu sein; für einzelne Fälle muß ein solches sogar ernstlich diskutiert werden.

Bei den subakuten rezidivierenden knotig-indurativen Unterschenkelprozessen auf Basis mehr oder minder ausgeprägter bzw. eindeutiger Gefäßalterationen mit sekundären Gewebsveränderungen dürfte es sich um ein polyätiologisches Krankheitsbild mit vermutlich einheitlicher Pathogenese (Lindemayr) handeln. Bezüglich letzterer ist die Annahme bakteriell-allergischer Reaktionsmechanismen unter besonderer Bevorzugung von Streptokokkeninfektionen heute wohl am wahrscheinlichsten. Tuberkulöse Infektionen sind offensichtlich — zumindest derzeit — von viel geringerer ätiologischer Bedeutung. Daneben darf aber in ätiopathogenetischer Hinsicht auch die Wirkung von toxischen (Bakterientoxine in loco ?) sowie nervalen und hämodynamischen Faktoren (diese besonders in lokalisatorischer Hinsicht) auf das Gefäßsystem nicht außer acht gelassen werden. Auf die besondere Reizbarkeit des Strombahnnervensystems der Subcutis im Sinne von Gottron sei hingewiesen. Als Konditionalfaktor schließlich muß — neben dem Terrain „Unterschenkel" bzw. „adipöser Unterschenkel" an sich — eine besondere, heute anscheinend noch nicht näher zu kennzeichnende immunbiologische und endokrinologische Konstellation angenommen werden. Die Bedeutung hormoneller Einflüsse wird durch die Tatsache unterstrichen, daß von diesem Leiden so gut wie ausschließlich Frauen befallen werden. Stichhaltige Argumente zugunsten der angeführten ätiopathogenetischen Hypothesen konnten bis jetzt nur bei sehr wenigen Fällen beigebracht werden. Um Fortschritte in dieser Richtung zu erzielen, sind aber sorgfältige Analysen *jedes* Einzelfalles notwendig.

Literatur

Degos, R.: Dermatologie. Editions médicales. Paris: Flammerion 1953.

—, et J. Guilaine: Les vascularites nodulaires. Rev. argent. Dermatosif. **44**, 52—53 (1960); ref. Excerpta med. (Amst.), Sect. XIII, 16, Nr. 2891 (1962), und Zbl. Haut- u. Geschl.-Kr. **112**, 92 (1962).

Eberhartinger, Chr.: Das Problem des Erythema induratum Bazin. Arch. klin. exp. Derm. **217**, 196—254 (1963).

Gottron, H. A., u. W. Nikolowski: Pfeifer-Christian-Webersche Krankheit in ihrer Nosologie. Hautarzt **3**, 530—538 (1952).

Kresbach, H.: Postgrippöse Vasculitis allergica unter dem Bild der Purpura necroticans mit Nierenbeteiligung. Arch. klin. exp. Derm. **209**, 30—44 (1959).

Lindemayr, W.: Entzündliche, nodös-indurative Prozesse an den Unterschenkeln. Klin. Med. **16**, 1 (1961).

Montgomery, H., P. A. O'Leary, and N. W. Barker: Nodular vascular diseases of the legs. J. Amer. med. Ass. **128**, 335—340 (1945).

Schuermann, H.: Krankheiten der Mundschleimhaut und der Lippen. München und Berlin: Urban & Schwarzenberg 1958.

Spier, H. W.: Allergie der Haut. In: Gottron-Schönfeld: Dermatologie und Venerologie, Bd. I/1, S. 678—689. Stuttgart: Thieme 1961.

—, u. H. Röckl: Differentialdiagnose und Therapie entzündlicher knotiger Dermatosen, insbesondere der unteren Extremitäten. In: Fortschritte der praktischen Dermatologie und Venerologie, III. Band, hrsg. von A. Marchionini. Berlin, Göttingen, Heidelberg: Springer 1960.

Storck, H., u. E. G. Jung: Die hämorrhagischen Diathesen. In: Jadassohn, W.: Handbuch der Haut- und Geschlechtskrankheiten, Ergänzungswerk, Band II, Teil 2, S. 250—402. Berlin, Heidelberg, New York: Springer 1965.

W. Undeutsch, Tübingen: Klinik und Histologie der subcutanen Vasculitiden und ihre Beziehungen zu generalisierten Gefäßerkrankungen

Für das Verhalten der Epidermis und der Cutis im gesunden und krankhaften Zustand sind die Gefäße von entscheidender Bedeutung. Wesentlich ist dabei, ob es sich um gut anastomosierte Gefäßbezirke wie in der Lederhaut handelt mit ihren zahlreichen Verbindungen innerhalb des subpapillären und cutanen Plexus und zwischen den Kandelaberarterien oder um anatomische und funktionelle Endarterien im Sinne Cohnheims wie im subcutanen Fettgewebe. Hier reicht bei Ausfall einer Arterie zur Aufrechterhaltung der nötigen Stoffwechselvorgänge das dünne, die Fettläppchen umspinnende Capillarnetz nicht aus. Dazu kommt noch, daß das subcutane Fettgewebe nach Gottron sich in einem dauernden, mäßig ausgeprägten peristatischen Durchströmungszustand befindet, der auf einen bestimmten Reiz hin eher als in anderen Geweben in eine Stase mit folgender Nekrose übergehen kann. Diese Strömungsabwegigkeiten sind offenbar beim weiblichen Geschlecht besonders ausgeprägt. Auf Grund dieser anatomischen und funktionellen Besonderheiten der Durchströmung des subcutanen Fettgewebes beherrscht bei den dort auftretenden Vasculitiden die Nekrose und die daraus sich entwickelnde sekundäre Panniculitis mit folgendem Reparationsvorgang das Bild.

Diese sogenannte tiefe Vasculitis des cutanen arteriellen Netzes und der von ihm ausgehenden Fettgewebsäste zeigt sich uns klinisch unter dem so vieldeutigen Bild der tiefen Knoten und plattenartigen Infiltrate vorwiegend an den Unterschenkeln von Frauen. In der Vergangenheit wurden derartige Veränderungen häufig kurzerhand als Erythema induratum Bazin (E.i.B.) angesehen und damit in den Formenkreis der Tuberkulose einbezogen, worauf kürzlich erst wieder EBERHARTINGER hingewiesen hat. Prüft man die älteren einschlägigen Fälle des Schrifttums auf wirkliche Beziehungen zur Tuberkulose, so ist das Resultat ein sehr dürftiges. Als Beispiel wird auf die Fälle von SCHIDACHI hingewiesen, auf die VOLK im Jadassohnschen Handbuch eingehend Bezug nimmt.

Aus diesem Grund bedeutet es zweifellos einen Fortschritt, wenn 1945 MONTGOMERY, O'LEARY u. BARKER eine Gruppe von primär gefäßbedingten knotigen Veränderungen an den Beinen, vorwiegend von Frauen, aus diesem E.i.B.-Syndrom herausnahmen, bei denen eine tuberkulöse Ätiologie nicht nachweisbar war. Der von ihnen geprägte Krankheitsbegriff der Nodularvasculitis ist in der Folgezeit stark kritisiert worden. Vor allem beanstandete man die allzu summarische Zusammenfassung von ätiologisch und pathogenetisch Uneinheitlichem. Dieser Einwand ist unseres Erachtens nicht stichhaltig, wenn man, wie TEMIME, die Vasculitis nodularis nicht als Krankheitseinheit, sondern als anatomisch-klinischen Rahmenbegriff für weitere analysierende Untersuchungen betrachtet, etwa so, wie es GOUGEROT in der französischen Schule mit der noch viel umfassenderen Bezeichnung der „Hypodermites" getan hat.

Feingeweblich findet sich bei der Nodularvasculitis (N.v.) eine Intimaquellung vornehmlich an den Arterien (Abb. 1), die sich später auch auf die Media fortsetzen kann und dann zu einer Auseinanderdrängung der Muskelfasern führt. Es handelt sich hierbei offenbar um ein Einströmen von flüssigen eiweißhaltigen Blutbestandteilen durch die geschädigte Endothelmembran in die Gefäßwand. Die Endothelschädigung zeigt sich uns morphologisch durch eine Schwellung, Proliferation und Desquamation der Endothelzellen, ein Vorgang, den wir mit BORST als „endothelialen Katarrh" bezeichnen (Abb. 2). Bei der Kresylechtviolettfärbung findet sich meist eine starke Metachromasie.

Dieser Befund ist an den größeren Gefäßen, wie an der Aorta, normalerweise anzutreffen. Bei den kleineren Gefäßen des subcutanen Fettgewebes ist diese Metachromasie jedoch normalerweise nicht vorhanden, wie wir auch an Vergleichsuntersuchungen bei Excisionen aus anderen Hautveränderungen feststellen konnten. Diese Metachromasie im Zusammenhang mit einer Hale-Positivität spricht dafür, daß die von SCHNEIDER und mir als Frühveränderung bei der nodulären Vasculitis gefundene Intimaquellung zumindest teilweise auf die Einlagerung saurer Mucopolysaccharide zurückzuführen ist. Diese Veränderung, über die SCHNEIDER im vorigen Jahr auch auf dem Internationalen

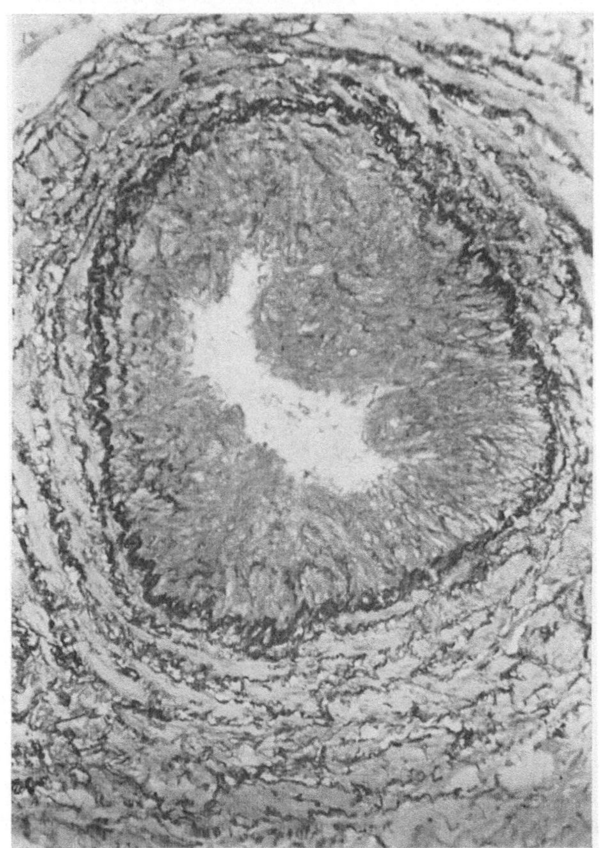

Abb. 1. Intimaquellung im Beginn einer Nodularvasculitis (Elastica, 144 ×)

Phlebologenkongreß in Aachen berichtete und die er auch bei einem Fall von Behçet-Syndrom fand, wurde übrigens in ähnlicher Form auch im Frühstadium der Arteriosklerose festgestellt, wie insbesondere von den pathologischen Anatomen HOLLE, SINAPIUS, MEYER und BREDT gezeigt worden ist. HOLLE und BREDT haben diese Frühformen der Arteriosklerose ja auch als entzündlich im Rahmen des erweiterten Entzündungsbegriffes gedeutet. Interessant ist in diesem Zusammenhang, daß MASUGI u. ISIBASI bei ihren grundlegenden tierexperimentellen Untersuchungen

zur Aufklärung der Glomerulonephritis ganz analoge Veränderungen an
den Coronarien von Kaninchen fanden, welche mit Scharlachstrepto-
kokken sensibilisiert waren. Es ist jedoch zu betonen, daß diese Intimaquellung nur in ganz frühen Stadien der N.v. anzutreffen ist, vor den
sekundär panniculitischen und tuberkuloid-granulomatösen Prozessen.
Diese führen ja zu einer Zerstörung des Gefäßes bis auf die meist noch
lange Zeit als Leitfossil — wie Spier es ausgedrückt hat — vorhandene

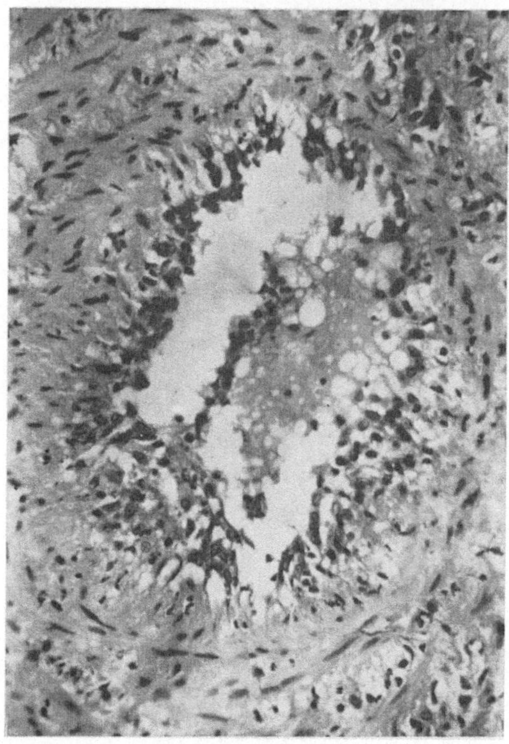

Abb. 2. Endothelschädigung und -desquamation an einer Arterie des subcutanen Fettgewebes bei
Nodularvasculitis (HE, 272 ×)

Elastica interna. Eine histologische Aussage über die Natur des ursprünglich vorhandenen Gefäßprozesses ist also nur vor Ablauf dieser
Vorgänge, also sehr frühzeitig, möglich.

Von besonderer praktischer Bedeutung ist die Frage, ob man die
tuberkuloid-granulomatösen Spätveränderungen nach N.v. auf fein-
geweblichem Wege vom Erythema induratum Bazin (E.i.B.) abgrenzen
kann. Telford (1937) und Steigleder (1956) betonten die Schwierigkeit bzw. Unmöglichkeit einer derartigen Abtrennung. Spier und mit
ihm Eberhartinger glauben, daß eine histologische Diagnose von

Frühformen des E.i.B. möglich sei, und zwar beschrieben sie als Kriterium kompakte kleine tuberculoide Nester, die gruppiert in Septennähe oder an der Cutis-Subcutisgrenze stehen, und die sich von der tuberculoiden unspezifischen Resorptionsphase bei der N.v. gut unterscheiden. Faßt man in Analogie zu DARIERS Tuberkulidbegriff das E.i.B. — wie VILA-NOVA, DUPERRAT und MONFORT u. a. es getan haben — nur als N.v. mit tuberkulösem Focus auf, entspräche die weitgehende Übereinstimmung im histologischen Bild auch einer umfassenden klinischen und pathogenetischen.

In die Gruppe der subcutanen Vasculitiden muß auch die primär entzündliche und sekundär fibrös-indurierende Winiwarter-Bürgersche Endarteriitis obliterans einbezogen werden. Durch den Befall der kleineren im subcutanen Fettgewebe gelegenen Arterien führt sie zu Folgeerscheinungen am Hautorgan. Genannt seien die von GOECKE beschriebenen sklerodermieartigen Bilder mit Atrophie des Epithels und Schwund der Hautanhangsgebilde, fehlende Schweißsekretion, das Auftreten der von KLÜKEN beschriebenen sogenannten Unterschenkelglatze oder die hartnäckigen einseitigen Mykosen, bei denen nach GOTTRON auch immer an die Möglichkeit einer Thrombangiitis obliterans gedacht werden sollte.

1932 erbrachte JÄGER an 5 Sektionsfällen den exakten Nachweis, daß es sich bei der Thrombangiitis obliterans (Thr.obl.) um ein generalisiertes Gefäßleiden handelt. Er fand thrombangiitische Veränderungen z.B. auch an den Coronarien, den Mesenterial- und Hirngefäßen. Die initiale Veränderung ist nach JÄGER eine fibrinoide Nekrose der Intima, womit die Bürger-Winiwartersche Erkrankung in den Kreis der nekrotisierenden Vasculitiden einbezogen wird, als deren Hauptvertreter die Periarteriitis nodosa (P.n.) gilt. Tatsächlich stellte JÄGER bei seinen Sektionsfällen an den kleinen Arterien histologische Veränderungen fest, die sich nicht von der P.n. unterscheiden ließen. Auch GÜTHERT und JABLONSKA beobachteten Übergangsformen. Andererseits zeigt die P.n. in ihren Ausheilungsformen fibroplastisch-proliferative Bilder mit Einengung der Strombahn, die sich von entsprechenden Spätstadien der Endangiitis obliterans nicht unterscheiden.

Wesentlich ist die diagnostische Vieldeutigkeit der nekrotisierenden Angiitis, wie wir sie bei der P.n. finden. Wir finden diese als Ausdruck schwerer Allgemeinerkrankungen, wie des akuten disseminierten Lupus erythematodes, der Dermatomyositis, des akuten Rheumatismus wie von schweren Infektionskrankheiten, z.B. Fleckfieber, Grippe, Typhus u. a. wie auch bei Trichinose und Sepsis lenta. FEYRTER beschrieb die virusbedingte P.n. zosterica als Symptom einer phlogistisch-angitischen Diathese, ähnlich der von DAWYDOWSKIE beschriebenen P.n. im Rahmen des Fleckfiebers. Histologische Befunde einer P.n. können jedoch auch als bedeutungsloser Nebenbefund auftreten. So fand Plaut vom Armed Forces Institute of Pathology in Washington bei 6576 entfernten Wurmfortsätzen in 1—2⁰/₀ den histologischen Befund einer absolut gutartigen P.n.

Aber auch das klinische Bild der P.n. ist derartig fließend und vielgestaltig, daß man sich heute fragen muß, ob die vor 100 Jahren hier in Freiburg von Kussmaul u. Maier beschriebene schwere Erkrankung

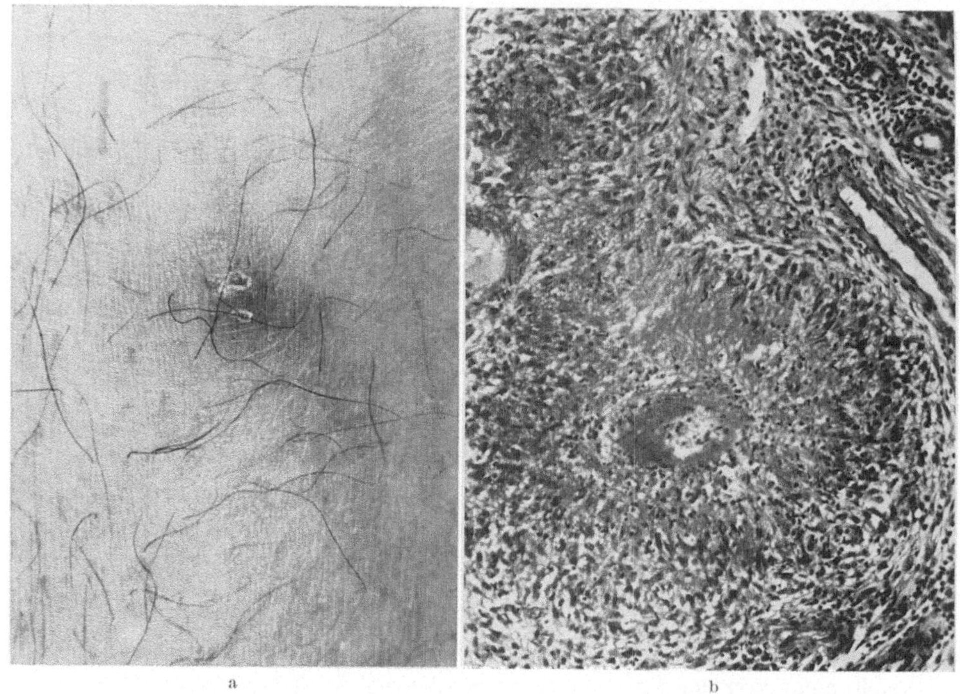

Abb. 3 a und b. Periarteriitis nodosa cutanea benigna mit knotenförmigen Herden an den Unterschenkeln. Fibrinoide Nekrose der Gefäßwand und peripherer Histiocytenwall (HE, 160 ×)

überhaupt noch wesentliche Beziehungen aufweist zu dem, was wir heute als P.n. cutanea benigna bezeichnen (Abb. 3), bei dem günstigen, auf die Haut beschränkten Verlauf und der entgegengesetzten Geschlechtsbevorzugung.

Insgesamt müssen wir heute annehmen, daß die P.n. kein einheitliches Krankheitsbild ist, sondern ein durch eine nekrotisierende Panarteriitis gekennzeichnete Manifestation verschiedener Ursachen. Diese polyätiologische Genese gilt auch für die Vasculitis ganz allgemein, die kein klinisches Krankheitsbild ist, sondern eine histologische Reaktionsform, die erst durch ihre pathologisch-anatomischen und funktionellen Folgen in Erscheinung tritt. Bei Befall der subcutanen Gefäße kommt es dabei zu den geschilderten tiefgelegenen Knoten und Platten, bei Sitz in anderen Körperbereichen aber zu ganz andersartigen und mitunter sehr viel schwerwiegenderen Krankheitserscheinungen. Es ist Aufgabe auch der Dermatologie, den pathologisch-anatomischen Grundvorgang der Vasculitis ätiologisch und pathogenetisch weiter aufzuschlüsseln und dadurch mehr Systematik und Klarheit in dieses bislang noch unbefriedigend gegliederte und unscharf abgegrenzte Gebiet zu bringen, das nach Duperrat und Monfort noch mehr Probleme enthält als davon bisher gelöst sind.

K.-H. Schulz, Hamburg: Drogenallergische Vasculitiden

Manuskript nicht eingegangen.

G. Stüttgen, Frankfurt a. M.: Hämorrhagische Hautnekrosen nach vasoconstrictorischen Catecholaminen an den Unterschenkeln

Die Entwicklung von Hautnekrosen nach Infiltration der tieferen Hautschichten mit Catecholaminen im Bereiche der Acren ist Ausdruck einer verminderten Blutzufuhr auf Grund einer hochgradigen, anhaltenden Vasoconstriction. Derartige Hautnekrosen sind regelmäßig in Abhängigkeit von der Menge der injizierten Catecholamine zu erzielen. Je distaler eine Injektion am Endglied vorgenommen wird, um so sicherer tritt diese Durchblutungsstörung peripher von der Injektionsstelle auf.

Hautnekrosen nach Noradrenalin i.v.

Seit 1954 wurde öfters über die Entwicklung flächiger Hautnekrosen nach intravenöser Infusion von Noradrenalinlösungen berichtet. Die Indikation zur Infusion bildete bei diesen Patienten ein mit anderen Mitteln nicht beherrschbarer schwerer Kollaps nach größeren chirurgischen Eingriffen. In den entsprechenden Infusionslösungen waren 15—25 mg Noradrenalin pro 500 ml gelöst, und die gesamten Noradrenalinmengen, die frühestens nach 12 Std bis etwa 5 Tagen das Bild einer Nekrose verursachten, lagen zwischen 75 und 200 mg. Wichtiger als die Gesamtmenge ist allerdings die Dauer der Infusion. Es wurden Hautulcerationen nach 2 mg pro 500 ml der Infusionslösung berichtet.

Eine Entwicklung von flächigen Hautnekrosen entlang der infundierten Vene ist nicht obligat und tritt etwa in $5^0/_0$ der Fälle unter den entsprechenden Vorbedingungen ein. Davon abzutrennen sind lokale Nekrosen durch paravenösen Abfluß der Infusionslösung. Das sich entwickelnde Symptomenbild bei intravenöser Anwendung mit lege artis eingeführtem Kunststoffschlauch, ist recht einheitlich und zeigt folgende, stufenförmig sich entwickelnde Zeichen: Anfangs: Blässe, Ödeme, leichte Cyanose, Schmerzen, subepidermale Bläschen, zarte Petechien; nach 8—10 Tagen: hämorrhagische Nekrosen; nach weiteren Wochen: Abstoßen der nekrotischen Haut einschließlich Subcutis.

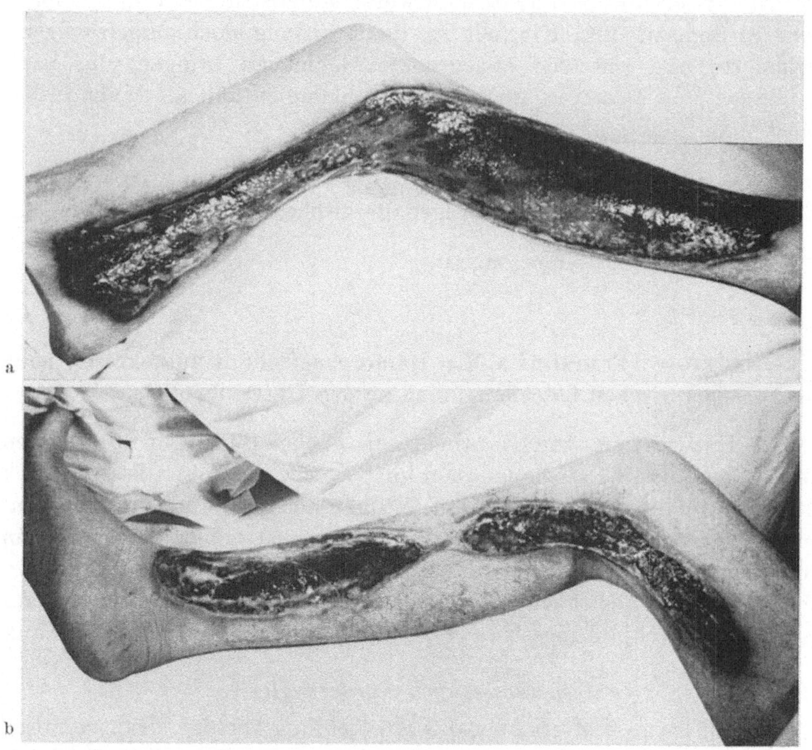

Abb. 1 a und b. Voll ausgebildete Nekrosen, 2 Wochen nach mehrtägigen Infusionen von Noradrenalinlösungen. Infusionsort: Vena saphena, eine Handbreit über dem inneren Knöchel

Anschließend kann sich eine spontane Epithelisation von den Randgebieten her einstellen; weiter bietet sich die Wundfläche zur freien Transplantation von dünnen Spalthautlappen an, ein Verfahren, welches wir bevorzugten.

In Gegensatz zu einer peripherwärts sich entwickelnden Hautnekrose nach subcutaner Injektion von Catecholaminen im Bereiche acraler Gebiete, liegt bei dieser Form der Hautnekrose ein flächiger, sich proximal ausbildender Gewebszerfall vor.

Die klinische Symptomatologie, insbesondere die manchmal das Bein ringförmig umschließende Hautnekrose nach alleiniger Infusion in die Vena saphena läßt vermuten, daß es neben einer Constriction der

Vena saphena auch zu retrograder Einwirkung auf die Vasa vasorum und einer Diffusion des Noradrenalins in dem Bereich der arteriellen Anteile des Gefäßnetzes kommt. Bakterielle Einflüsse, Traumata durch den Eingriff der Operation und schließlich auch zentrale Regulationsstörungen infolge der Narkose stellen Faktoren dar, die die Entwicklung einer Hautnekrose durch Catecholamine begünstigen.

Derartige Befunde entsprechen den pharmakologischen Erwartungen, und so nimmt es nicht wunder, daß frühzeitige Infiltrationen mit Sympatikolytica im Stadium der Cyanose die Entwicklung einer Nekrose verhindern (10 mg Regitin auf 20 ml physiologische Kochsalzlösung). Durch die Infiltration mit dieser Lösung wird der Blutdruck nicht wesentlich gesenkt.

Vergleichen wir die Auswirkung einer Noradrenalin-Infusion mit den Erfahrungen nach einer Hypertensin-Infusion, die aus den gleichen Gründen wie die Noradrenalin-Infusion durchgeführt wird, so darf festgehalten werden, daß offenbar die Hypertensin-Infusion nicht das gleich hohe Risiko einer Hautnekrose in sich birgt. Da die vasoconstrictorische Wirkung von Noradrenalin und Hypertensin in ihrem Endeffekt an die periphere Strombahn sich ähnelt, und sogar eine venöse Constriction beim Hypertensin offenbar stärker ausgeprägt ist, darf angenommen werden, daß zusätzlich zu dem Effekt einer Vasoconstriction beim Noradrenalin sich noch Faktoren hinzugesellen, bzw. unter Hypertensin-Infusionen neben der Vasoconstriction ein Vorgang abläuft, der die Entwicklung einer Hautnekrose vermindert (Abb. 1).

Hautnekrosen nach Noradrenalin i.c.

Im älteren Schrifttum wird öfters darauf hingewiesen, daß es nach i.c. Injektion von Catecholaminen gelegentlich zu einer Nekrose kommt. Bei der i.c. Injektion von 1 mg Noradrenalin, gelöst in 0,1 ml physiologischer Kochsalzlösung, im Bereiche des Unterschenkels, eine Handbreit über der Knöchelgegend, konnten wir die Entwicklung einer Nekrose, ebenso wie DEMIS u. Mitarb., nicht beobachten. Hämorrhagische Veränderungen papulös flächiger Form sind nach der gewählten Injektion selten, und wir konnten bei 95 Patienten lediglich fünfmal eine derartige Hautveränderung im Bereiche der Knöchelgegend nach der Noradrenalin-Injektion nachweisen, während die i.c. Injektion von 2 mg Hypertensin nicht von einer solchen Hautveränderung gefolgt war. Es handelte sich bei diesen Patienten dreimal um eine Vasculitis allergica im Sinne von RUITER, einmal um einen Patienten mit einer Herxheimerschen Reaktion bei einer Frühlues und schließlich um einen Patienten mit einer Purpura Schönleinii.

Die histologische Untersuchung derartiger Hämorrhagien deckte auf, daß es im Bereich der kleineren Hautgefäße zu einem Ödem und

einer auffallenden Karyorhexis und Pyknose der Leukocyten bei Dia-
pedese von Erythrocyten gekommen war. Eine Thrombosierung der
kleinen Gefäße fehlte ebenso wie eine massive Leukocyteninvasion in
dem Bereiche der Gewebsschädigung. Man hatte den Eindruck einer
Autolyse (siehe Abb. 2). Die etwa 24 Std nach der i.c. Injektion von Noradrenalin sich entwickelnden Hämorrhagien sind druckschmerzhaft
und Ausdruck einer länger anhaltenden Ischämie.

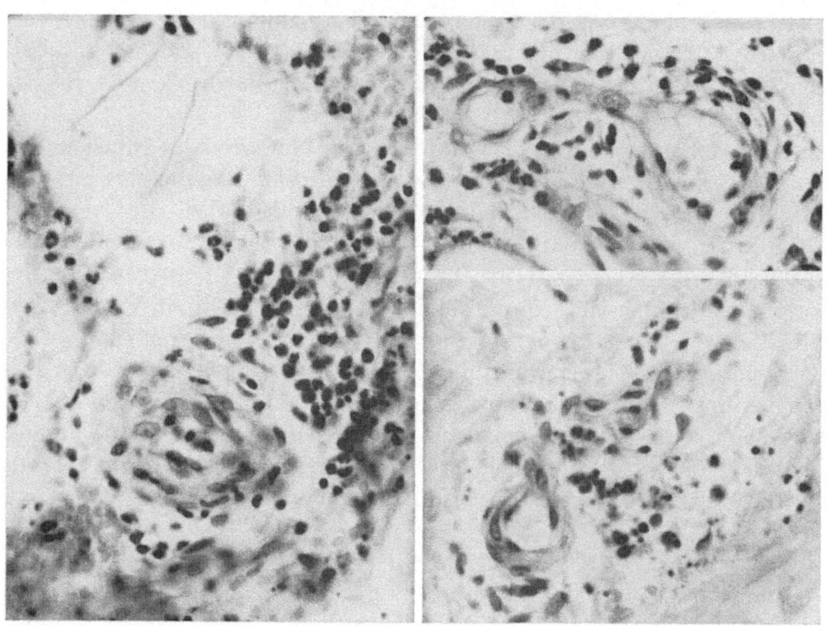

Abb. 2. Excision einer hämorrhagischen Papel nach i. c. Injektion von 1 mg Noradrenalin in 0,1 cm³
einer physiologischen Kochsalzlösung. Excision 48 Std nach Injektion. Verquellung des Kollagens
und ödematöse Durchtränkung. Schwellung der Endothelien, Erythrocyten-Diapedese und Karyorhexis vornehmlich von Leuko- und Lymphocyten neben einer Kernpyknose (Fotomontage)

Inwieweit Stoffwechselwirkungen des Noradrenalins bzw. des Adrenalins wie
Aktivierung der Lipolyse oder anderer enzymatischer Vorgänge sind, läßt sich
anhand dieser klinisch experimentellen Untersuchungen schwerlich abklären.

Für die Entwicklung einer Hautnekrose nach Catecholaminen sind
folgende Faktoren wohl von Wichtigkeit:

1. Vorschädigung des Gewebes durch eine Hypoxydose infolge eines
schweren Kollapses, gegebenenfalls in Kombination mit einer zentralen
Regulationsstörung nach einer Narkose.

2. Die Entwicklung einer venösen Stase und eines Rückflusses von
Noradrenalin im Bereiche der Vasa vasorum, und damit einer Inten-
sivierung der durch den Kollaps bereits induzierten Hypoxydose.

3. a) Schädigung der Hautgefäße durch entzündliche Veränderungen. b) Empfindlichkeitssteigerung der Hautgefäße durch Denervation und damit verbundener besonderer Neigung zur Vasoconstriction auf humorale, gefäßverengende Substanzen.

Unerwünschte Nebenwirkungen im Zuge einer Therapie mit gefäßconstrictorischen Medikamenten, deren Nutzen hier nicht diskutiert werden soll, erlauben Einblicke in die Pathogenese von verschiedenartigen Hautnekrosen. Der Terrainvorbereitung des Gefäßsystems der Haut kommt für die Reaktion auf Catecholamine eine besondere Bedeutung zu.

Literatur

Bokkenheuser, V., M. A. Cardellu, E. A. Gorzinsky, G. G. Wright, and E. Netor: Effect of staphylococcal enterotoxin on dermal reactivity to epinephrine. Proc. Soc. exp. Biol. (N. Y.) **112**, 18 (1963).

Close, St. A. M. D.: Phentolamine hydrochloride in prevention of cutaneous necrosis to levarterenol. J. Amer. med. Ass. **170**, 1916 (1959).

Demis, J., J. G. Zimmer, Ph. J. Verhonick, and Ph. M. Catalano: The pharmacology of human skin. J. invest. Derm. **39**, 419 (1962).

Kappert, A.: Der akute Arterienverschluß der Extremitäten. Bern, Stuttgart: Huber 1960.

Neter, E., and E. Ribi: Effect of salmonella enterititis endotoxin preparations and lipid A and dermal reactivity in rabbits to epinephrine. Proc. Soc. exp. Biol. (N. Y.) **112**, 269 (1963).

Rittmeyer, P.: Klinische und tierexperimentelle Untersuchungen über Hautnekrosen nach Infusion von Vasopressorlösungen. Anaesthesist **12**, 116 (1963).

Chr. Eberhartinger, Wien: Therapie der Vasculitiden

Die Kürze der mir zur Verfügung stehenden Zeit macht nur eine Skizzierung der therapeutischen Möglichkeiten und Probleme bei den gefäßabhängigen Hautkrankheiten der Unterschenkel möglich. Zuerst soll auf die Schwierigkeit der Beurteilung eines therapeutischen Erfolges hingewiesen werden. Bekanntermaßen handelt es sich bei diesem Leiden meist um rezidivierende Erkrankungen, wobei die Häufigkeit und der Intervall zwischen den Rezidiven äußerst variabel ist. Die beigefügte Tabelle zeigt zum Beispiel das zeitliche Intervall zwischen den Rezidiven

Tabelle. *Zeitliches Intervall zwischen den Rezidiven bei 114 Patienten mit tiefen Vasculitiden der Haut des Unterschenkels, die durch mindestens 5 Jahre beobachtet werden konnten*

nur einmaliger Schub	14
jährliche Rezidive	38
alle 2—3 Jahre Rezidive	31
alle 4—6 Jahre Rezidive	16
alle 7—10 Jahre Rezidive	7
Intervall zwischen den Rezidiven über 10 Jahre	8

bei Patienten mit knotigen Vasculitiden der Unterschenkel, die durch längere Zeit beobachtet werden konnten. Es könnte also allein die Variabilität der Rezidive zu einer falschen Beurteilung des therapeutischen Erfolges eines Heilmittels eventuell, wenn zum Beispiel Tuberkulostatica gegeben wurden, auch zu unrichtigen Schlüssen ex iuvantibus auf die Ätiologie der Erkrankung führen.

Ferner ist zu bedenken, daß bei allen diesen Leiden das Gefäßsystem miterkrankt ist und so Behandlungsmaßnahmen, die allein diesen pathogenetischen Faktor berücksichtigen, einen Erfolg haben müssen, der nicht einmal nur als symptomatisch anzusehen ist. Hier sind vor allem die Bettruhe und die Unterschenkelstützverbände zu nennen. So ist oft der Erfolg einer stationären Behandlung nicht so sehr auf ein gegebenes Heilmittel als auf die gleichzeitig eingehaltene Bettruhe, die ja auch gefäßwirksam ist, zurückzuführen. Die Behandlung, vor allem der knotigen Vasculitiden der Unterschenkel mit Bandagen verschiedenster Modifikation, ist schon alt und wurde meist nur als unterstützende Maßnahme einer anderen Therapie angesehen. Wie unsere Erfahrungen, aber auch die von anderen Autoren, zeigen, kommt solchen Kompressionsverbänden der Unterschenkel bei diesen Leiden, speziell bei den knotigen Vasculitiden, erheblich mehr Wert zu als bloß einer unterstützenden oder symptomatischen Therapie. Derartige Verbände bewirken durch Kompression der Venen eine Beschleunigung des Rückstromes und dadurch eine Besserung der arteriellen Versorgung. Durch Steigerung des Gewebsdruckes kommt es zu einer Verminderung der Filtration und zu einer Erhöhung der Rückresorption im Capillargebiet. Dies führt zur Abschwellung und arbeitet einer Entzündung entgegen, beziehungsweise läßt einen neuerlichen Entzündungsprozeß viel schwerer auftreten. Ferner wird chronisch induriertes Gewebe aufgelockert und dadurch ein locus minoris resistentiae, der ja für die Rezidivneigung von Bedeutung ist, beseitigt. Es liegt auf der Hand, daß diese Momente auch bei der Erfolgsbeurteilung anderer Therapien berücksichtigt werden müssen.

Auf der anderen Seite wurden zahlreiche, nicht lokal angreifende Behandlungsmaßnahmen versucht. In der Annahme, daß ein sogenanntes Herdgeschehen eine Rolle spielt, wird vielfach eine Focussuche, beziehungsweise eine Fokalsanierung empfohlen. Auf die ganze Problematik des Herdgeschehens soll hier nicht eingegangen werden. Es sei nur gesagt, daß es bei vielen Fällen unmöglich ist, einen Herd zu finden, beziehungsweise eine Herdsanierung das Krankheitsgeschehen nicht beeinflußt. In vielen anderen Fällen — dies entspricht unseren Erfahrungen und auch Literaturmitteilungen — ist eine Fokalsanierung erfolgreich. Sicherlich empfiehlt es sich, bei allen Vasculitiden eine Beseitigung vorhandener Foci durchzuführen.

Früher wurden vor allem die knotigen Vasculitiden als tuberkulös bedingt angesehen (Erythema induratum Bazin). Die antituberkulöse Therapie speziell mit den modernen Heilmitteln (INH, PAS, Streptomycin usw.) hat gerade hier oft im Stich gelassen. Auch vom Vitamin D_2 war dies ja bekannt. Man geht wahrscheinlich nicht fehl mit der Annahme, daß hierbei nicht so selten eine ätiologische Fehleinschätzung des Falles diese Mißerfolge verursachte. Bei sichergestellter tuberkulöser Ätiologie muß allerdings antituberkulös behandelt werden. Unseren Erfahrungen nach hat man dann auch Erfolg.

In Annahme eines bakteriellen Geschehens werden oft die verschiedensten Antibiotica bei dieser Erkrankung empfohlen. Wir konnten an unserem Krankengut hierbei oft eine therapeutische Wirkung erzielen. Nebenbei wurden ja auch dem Streptomycin beim Erythema induratum mehr Erfolge als anderen antituberkulösen Mitteln zugesprochen. Dies könnte ja durch die antibakterielle Wirkung dieses Antibioticums bedingt sein.

Durch Cortison und seine Derivate sind in entsprechender Dosierung die Hautveränderungen dieser Leiden rasch und verläßlich zur Rückbildung zu bringen. Rezidive können aber auch bei kombinierter Antibiotica-Cortisonbehandlung nicht sicher vermieden werden.

Noch viele andere Behandlungsmaßnahmen wurden bei Vasculitiden empfohlen. Ich möchte sie hier nur schlagwortartig aufzählen: Vaccinebehandlung mit ATK und bakteriellen Vaccinen, Vitamin C, Resochin, Butazolidin, Bestrahlungen mit Grenzstrahlen (früher bei Erythema induratum) und viele andere mehr. Von allen diesen Behandlungsarten wurden Erfolge berichtet.

Zusammenfassend sei also zu dem Problem der Therapie der Vasculitiden gesagt: Therapien die lokal am Gefäßsystem der Unterschenkel, wirksam werden, also Stützverbände, sind besonders bei tiefliegend knotigen Vasculitiden von Wert — auch von prophylaktischem Wert. Eine ätiologische Therapie kann naturgemäß erst nach Feststellung der Ätiologie erfolgversprechend betrieben werden und diese muß ja, in Anbetracht der Polyätiologie dieser Leiden dem Einzelfall entsprechend sein.

Literatur

Eberhartinger, Chr.: Arch. klin. exp. Derm. **217**, 196 (1963).

H. Krüger, Berlin-Britz: Nachuntersuchungsergebnisse bei allergischen Vasculitiden

Das Bekanntwerden des Themas: „Gefäßabhängige Hautkrankheiten der Unterschenkel" für dieses Symposium gab uns Veranlassung zur Nachuntersuchung von Patienten, bei denen wir während früherer stationärer Aufenthalte die histologische Diagnose „Allergische Vasculitis" gestellt hatten.

Von besonderem Interesse erschien uns die Frage, ob und inwieweit durch unsere damaligen therapeutischen Bemühungen bei diesem Krankengut mehr als nur passagere Erfolge erzielt worden waren. Von 32 bisher aufgeforderten Patienten erschienen 10 Frauen und 6 Männer, die allerdings zur Zeit der klinischen Behandlung recht unterschiedliche Hautmanifestationen geboten hatten. Bei 3 Fällen von „Maladie trisymptomatique", von denen der eine im Mai 1960 auf der Tagung der Deutschen Dermatologischen Gesellschaft von mir demonstriert wurde, war nach radikaler Focussanierung und Behandlung mit Corticosteroiden und Antibiotica Erscheinungsfreiheit erzielt worden. Von 7 weiteren Patienten, die dem hämorrhagischen Typ der Vasculitis allergica cutis, also der anaphylaktoiden Purpura, zuzurechnen waren, wies nur noch einer entsprechende Hautveränderungen auf, bei dem Bronchiektasen als Focus angenommen werden müssen. Hingegen zeigten sich 4 von 5 Fällen von Periarteriitis nodosa cutanea benigna als völlig unbeeinflußt. Nur eine Patientin war nach Focussanierung erscheinungsfrei geblieben, während sich bei einer anderen der Krankheitsverlauf bereits über 15 Jahre erstreckt (Spier).

Während die Nachuntersuchungsergebnisse bei allen diesen Fällen eigentlich nur eine Bestätigung unserer derzeitigen Kenntnisse von den Verlaufsformen allergischer Vasculitiden darstellen, zeigten uns die bei einer jetzt 52jährigen Frau erhobenen Befunde einen nicht erwarteten Wechsel des klinischen und histologischen Bildes.

Die damals 48jährige Patientin hatte schon als Kind unter einer schweren Paradentose zu leiden; Kinderkrankheiten nicht erinnerlich.

Keine Geburten, keine Fehlgeburten, seit Jahren starke klimakterische Beschwerden (Menopause mit 43 Jahren).

Außerdem fanden sich in der Vorgeschichte eine infektiöse Hepatitis, über einen Zeitraum von 2 Jahrzehnten Ischialgien und häufige Pharyngitiden. Wegen erheblicher Nervosität hatte die Patientin jahrelang Brompräparate eingenommen.

Beginn des Hautleidens im Februar 1961 mit leicht erhabenen, kaum juckenden, knapp münzengroßen, bräunlich-roten Herden auf dem rechten Fußrücken (Abb. 1). Daneben zeigten sich hämorrhagische Bläschenbildungen an den lateralen Fußkanten und rezidivierende Schwellungen des rechten Fußgelenkes, besonders in den Abendstunden. Im Laufe der nächsten Wochen Auftreten zahlreicher gleichartiger Gebilde auch auf dem linken Fuß, an beiden Ellenbogen und an den Nates, von einzelnen Juckreizattacken begleitet.

Außer einer mittelgradig beschleunigten BSG und einem isoliert vierfach positiven Ausfall der MKR II (Nelsontest negativ) sowie einer Erhöhung der Gammaglobuline auf 23,2% (Ges. E.i.S. 6,0 g-%) war eine Mancke-Sommer von 50 mg-% auffällig.

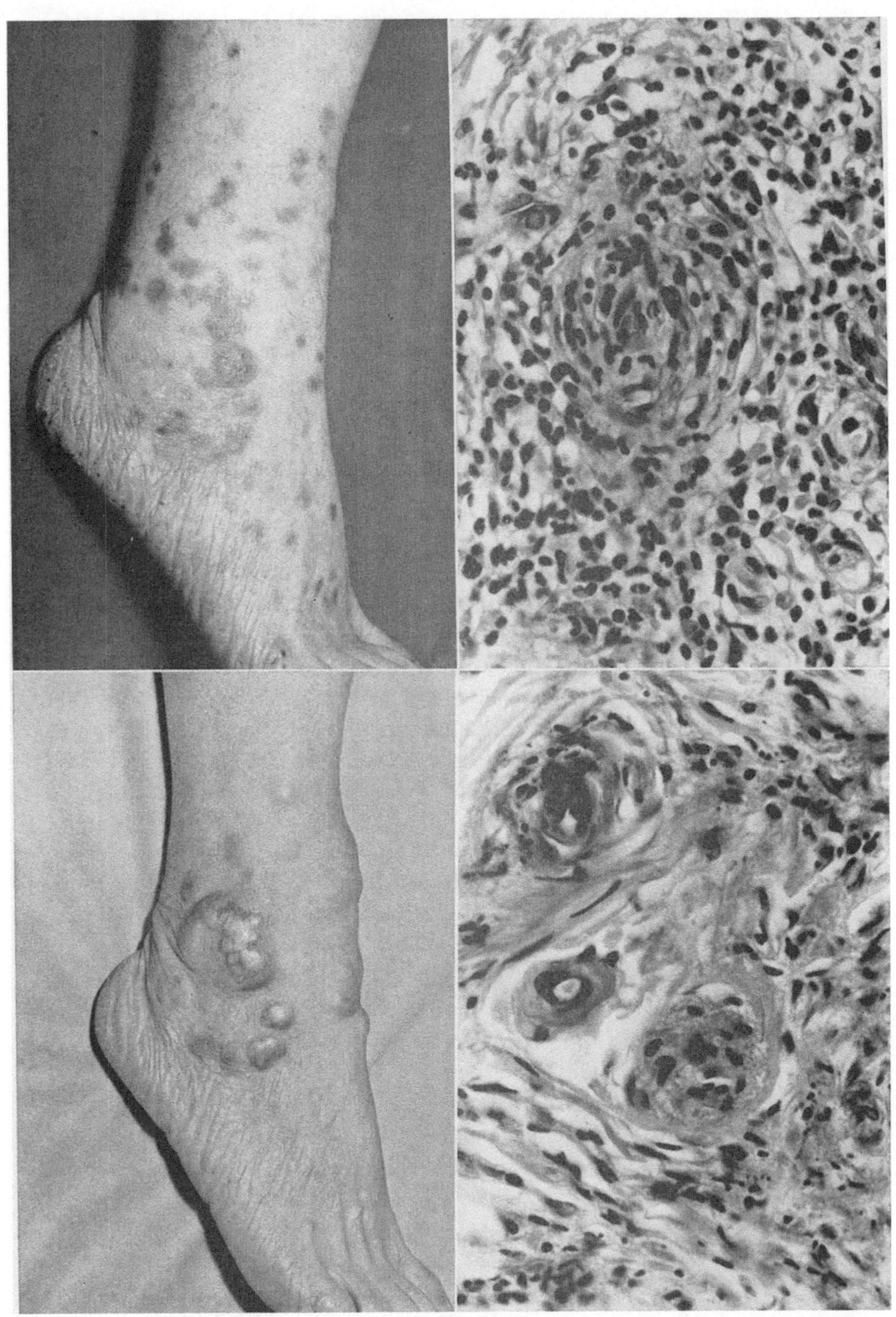

Abb. 1. Erythema elevatum diutinum (klinisch und histologisch zum Zeitpunkt des ersten Auftretens und 4 Jahre später)

Histologisch fanden sich in der Cutis, besonders in den tieferen Schichten, ausgedehnte, vorwiegend perivasculär lokalisierte Infiltrate, die sich in der Hauptsache aus neutrophilen, polynucleären Leukocyten aber auch reichlich Eosinophilen, Lymphocyten und einzelnen Plasmazellen zusammensetzen. Die Veränderungen an den Gefäßen sind durch starke Schwellung des Endothels, ödematöse Auffaserung und fibrinoide Degeneration der Wände sowie durch entzündliche Wandinfiltrate mit Leukocytoklasie gekennzeichnet. Auf Grund dieser histologischen Befunde hatten wir keinen Zweifel an der Diagnose: „Allergische Vasculitis" und diskutierten als auslösende Ursache die anamnestisch sichere, kontinuierliche Einnahme von Brompräparaten, da jodierte und bromierte Eiweißkörper bekanntlich als Vollantigene wirken können, wie dies Teller kürzlich betont hat. Nach weitgehender Rückbildung der Hautveränderungen unter Behandlung mit Calcium-Injektionen und Litrison wurde die Patientin entlassen.

Nach nunmehr über 4 Jahren bot sich folgendes Bild: Vornehmlich an der Streckseite des rechten Fußgelenkes und über dem Außenknöchel, weniger auch an den unteren Dritteln beider Unterschenkel finden sich teils einzelstehende, teils plateauartig ausgedehnte bräunlichrote bzw. rötlich-violette, aber auch ganz xanthomatös aussehende knotige Herde von derbelastischer Konsistenz. Das histologische Bild zeigt im Gegensatz zu dem von 1961 einen erheblichen Rückgang der entzündlichen Infiltrate, dafür aber um so stärkere Bindegewebsveränderungen im Sinne einer Fibrose. Die elastischen Fasern sind teils völlig geschwunden, teils stark rarefiziert. Die Gefäße weisen bei geringerer entzündlicher Infiltration wiederum Endothelschwellungen und degenerative Wandveränderungen, diesmal in Form hyaliner Mantelbildungen, auf. In der Cutis lassen sich stellenweise, vornehmlich perivasculär, mit der Scharlachrotfärbung Lipoidablagerungen nachweisen.

An Hand dieser Befunde war uns ohne grundsätzliche Änderung unserer seinerzeitigen Auffassung bezüglich der Pathogenese des Krankheitsfalles seine Zuordnung zum Erythema elevatum diutinum möglich, da wir wie Herzberg der Ansicht sind, daß es sich hierbei um ein wahrscheinlich polyätiologisch bedingtes Knotenerythem mit typischen Lokalisations- und Verlaufsmerkmalen handelt, dessen Gewebsbild auf allergische Reaktionsmechanismen hinweist und es den nodulären Allergiden nahestellt.

Literatur

Herzberg, J. J.: Arch. klin. Derm. **205**, 477—496 (1958).
Krüger, H.: Arch. klin. exp. Derm. **213**, 496—498 (1961).
Spier, H. W.: Allergie der Haut. In: H. A. Gottron u. W. Schönfeld: Dermatologie und Venerologie, Bd. I/1. Stuttgart: Thieme 1958.
Teller, H.: Derm. Wschr. **143**, 273—282 (1961).

L. Pfleger und J. Tappeiner, Wien: Lymphödeme der unteren Extremitäten

Die chronisch-progressiven, nicht eindrückbaren Schwellungen der unteren Extremitäten, welche man früher als Elephantiasis bezeichnet hatte, werden heutzutage allgemein „Lymphödem" (LÖ) genannt. Man betont derart die schon seit langem bekannte Tatsache, daß Lymphkreislaufstörungen einen wesentlichen pathogenetischen Faktor am Zustandekommen des LÖ darstellen.

Tierexperimentell ist es 1934 Drinker, Field u. Homans gelungen, eine dem menschlichen Lymphödem analoge Schwellung durch dauernde Verödung von Lymphbahnen hervorzurufen. Daß auch beim Menschen ein dauernder Verschluß der cutanen Lymphgefäße (LG) der dem LÖ zugrundeliegende pathologische Prozeß sei, konnte erstmals von uns auf Grund feingeweblicher Untersuchungen von LG- und Hautpräparaten bewiesen werden.

Die zur Obliteration der LG führenden primären Ursachen können entzündlicher oder nicht entzündlicher Natur sein. Dementsprechend sind an den LG verschiedenartige feingewebliche Veränderungen festzustellen. Bisher konnten von uns folgende Formen nachgewiesen werden: 1. Eine Lymph- resp. Perilymphangitis simplex, 2. eine Endolymphangitis proliferans, 3. eine Thrombolymphangitis productiva, 4. eine Lymphangiopathia obliterans, 5. eine Lymphangitis fibrosa und 6. Lymphangiektasien. Letztere treten als kompensatorische Erweiterungen der zuführenden LG oder im distalen LG- oder Lymphcapillarbereich einer proximalwärts verschlossenen Lymphbahn auf.

Es ist verständlich, daß die von uns nachgewiesenen, mit Verschluß des Lumens einhergehenden, pathologischen LG-Prozesse ein mechanisches Abflußhindernis darstellen und Ödembildung im Gewebe verursachen. Anfänglich und bei geringer Ausdehnung der Gefäßveränderungen sind solche Ödeme reversibel. Jede extravasale Flüssigkeitsanreicherung wird zunächst durch physiologische LG-Dilatation und durch Vermehrung der Lymphströmung ausgeglichen. LG-Unterbrechung oder LG-Verschluß werden durch Kollateralkreisläufe oder LG-Neubildung kompensiert, wie dies Butcher u. Hoover (1955) mittels i.c. LG-Anfärbung beweisen konnten. Erst bei längerer Dauer und zunehmender Ausdehnung der pathologischen LG-Veränderungen, meist infolge hinzutretender Komplikationen, kommt es zu irreversiblen Transportstörungen, welche vor allem die Eiweißsubstanzen betreffen, da die Rückresorption der Proteine aus dem Gewebe ausschließlich durch die LG erfolgt, während vermehrte Flüssigkeit auch über die Venen abtransportiert werden kann. Bei Lymphkreislaufstörungen erhöht sich daher der Proteingehalt der Ödemflüssigkeit. Dies wieder begünstigt — wie aus Tierversuchen hervorgeht — rezidivierende Entzündungen. Durch solche komplizierenden Entzündungsprozesse, die klinisch oft gar nicht in Erscheinung treten, werden bisher nicht befallene Lymphabschnitte in das Krankheitsgeschehen einbezogen. Diese sich sekundär entwickelnden Lymphangitiden fungieren als zusätzliches Abflußhindernis. Gleichzeitig werden benachbarte und vorgeschaltete LG und Lymphcapillaren infolge verstärkter Inanspruchnahme ektatisch. Die sich hieraus ergebende zusätzliche Rückstauung führt zu weiterer Behinderung der Eiweißabfuhr und zu Hyperproteinose im Gewebe. Dieser Reaktionsablauf erklärt nicht nur die Verschlechterung, sondern auch die Ausbreitung des Krankheitsprozesses.

Schon Kaposi hat 1870 die Besonderheit des stationären, chronischen Ödems bei der Elephantiasis hervorgehoben, „das mit den sonst unter diesem Namen bekannten Erscheinungen nichts gemein hat". Diese Besonderheit des lymphogenen Ödems besteht darin, daß sich nicht wie beim phlebohypertonischen oder beim hypoproteinämischen Ödem freie Flüssigkeit nachweisen läßt, sondern daß im Interstitium die stagnierende eiweißreiche Flüssigkeit an die Grundsubstanz, in den Bindegewebsfasern an die interfibrilläre Zementsubstanz gebunden wird. In histologischen Hautpräparaten aus lymphödematösem Gewebe sind jedenfalls im Bereich der Lederhaut Quellung und Homogenisierung, also eine Hyperplasie der kernarmen kollagenen Fasern festzustellen. (Untersuchungen über entsprechende Veränderungen der interstitiellen Grundsubstanz sind derzeit im Gange.) Gleichzeitig werden, und zwar vor allem in den Septen der Subcutis, mesenchymale Zellen aktiviert. Die einsetzende Fibroblastenproliferation führt zu Neubildung von kern- und faserreichem Bindegewebe, welches zunehmend die Fettläppchen ersetzt. Renyi-Vamos betrachtet die Eiweißstagnation als maßgebliche Ursache von Bindegewebshyperplasie und -Hypertrophie. Der Abbau von Fettgewebe manifestiert sich im Auftreten ein- und mehrkerniger Schaumzellen. Im Bereich des hypertrophen subcutanen Bindegewebes sind neben obliterierenden, cystenartig erweiterte Lymphcapillaren und LG nachzuweisen.

Unter dem Begriff Lymphödem ist also ein komplexer Krankheitsprozeß zu verstehen, der mit einer histologisch nachweisbaren LG-Erkrankung beginnt. Der eigenartige Reaktionsablauf der lymphogenen Ödemform ist unabhängig von den verschiedenen ätiologischen Faktoren. Er ergibt sich zwangsläufig aus der Störung der spezifischen Funktion des LG-Systems, dessen Hauptaufgabe darin besteht, hochmolekulare Eiweißsubstanzen aus dem Gewebe zu resorbieren und abzutransportieren. Das augenfälligste Symptom dieser Krankheit, die das LÖ charakterisierende derbe chronische Schwellung, der histologisch Hyperplasie und Hypertrophie des cutanen und subcutanen Bindegewebes entsprechen, ist die obligate Folgeerscheinung einer nicht kompensierten Lymphkreislaufstörung.

H. Gumrich, Tübingen: Das traumatisch bedingte Ulcus cruris

Im Gegensatz zum Ulcus cruris an der Innenseite des Unterschenkels als Folge einer venösen Stauung finden wir das traumatisch bedingte Ulcus meist über der Schienbeinkante. Schneider hat in letzter Zeit darüber berichtet.

Obwohl die Durchblutung des Fußes in solchen Fällen relativ gut ist, ist es doch zu einem partiellen Verschluß der A. tibialis anterior gekommen. Nur die Arteriographie ist imstande, diese Unfallfolgen zu objektivieren. An der Klinik erlebten wir eine Reihe von Fällen — dabei oft jüngere Patienten — bei denen sich das Ulcus auf viele monatelange konservative Behandlung oder lokale operative Behandlung (Thiersch, Reverdin-Plastik) nicht schloß.

Erst die Sympathektomie erreichte in diesen Fällen genügende Kollateralbildung und damit eine gute lokale Blutversorgung. Die Ulcera heilten ohne zusätzliche Maßnahmen rasch ab.

G. Forck, Münster: Sphygmographische Untersuchungen bei Hautkrankheiten der Unterschenkel

Die Aufzeichnung des peripheren Volumenpulses der Extremitäten erfordert zwar auch heute noch einen erheblichen technischen Aufwand, die Methode ist jedoch sehr elegant und gestattet ohne wesentliche Belastung des Patienten auf photoelektrischem — also unblutigem — Wege, eine Aussage über das Verhalten der peripheren arteriellen Gefäße und damit indirekt über die Durchblutung zu machen.

Auf technische Details kann im Rahmen dieses Kurzreferates nicht eingegangen werden, teilweise wurde auch früher bereits darüber berichtet. Gezeigt wurden Sphygmogramme von 13 Patienten, die an Hautkrankheiten der Unterschenkel speziell oder im Rahmen einer Allgemeinerkrankung litten.

Eine Einteilung der Hautkrankheiten auf Grund der Sphygmogramme, d. h. auf Grund des peripheren Gefäßverhaltens, hatte folgendes Ergebnis:

a) *normgerechter* peripherer Volumenpuls	Akrodermatitis atrophicans Herxheimer, Ulcus cruris varicosum, Circumscripte Sklerodermie.
b) in der Amplitude *verminderter* peripherer Volumenpuls durch Gefäßspasmen	Livedo reticularis, Akrocyanose, Onychomykose, Perniones, Erythrocyanosis crurum puellarum, Beginnende diffuse Sklerodermie.

<table>
<tr><td>c) fehlender oder abgeflachter
peripherer Volumenpuls durch
organische Gefäßveränderungen</td><td>Ulcus cruris arteriosum,
Diffuse Sklerodermie,
Livedo racemosa,
Diabetische Gangrän.</td></tr>
<tr><td>d) abgeflachte Pulsgipfel bei noch
normgerechter Amplitude</td><td>Hypertonie,
beg.-periphere Gefäßsklerose.</td></tr>
</table>

G. Wesener, Aachen: Die Atrophie blanche in der phlebologischen Praxis

Die 1929 von Milian beschriebene und nach ihm benannte Atrophie blanche, übrigens vorher schon von Gottron als „Spontanatrophie" beschrieben, hat zweifellos im dermatologischen Schrifttum bisher nicht die ihr zukommende Beachtung gefunden, wie erst 1959 Frain-Bell ausdrücklich betonte. Im deutschen Schrifttum tauchen erste Krankendemonstrationen und Diskussionsbemerkungen erstmals 1937 durch Hopf, Keining u. Mulzer auf. Auch seitdem sind nur wenige eingehendere Veröffentlichungen in Deutschland erfolgt, so von Nödl, Schuppener, Hauser und eine eigene 1957. In deutschsprachigen dermatologischen Lehrbüchern wird sie erstmalig 1957 von Lutz kurz beschrieben und im Handbuch Gottron-Schönfeld wird sie von Greither mit 40 Zeilen abgehandelt.

Infolgedessen ist dieses Krankheitsbild offensichtlich noch viel zu wenig bekannt oder wird häufig noch verkannt, worauf auch Hauser (1958) hinwies.

Ausführungen über die *Häufigkeit* der Erkrankung, *Verlauf* und *Therapie* konnte ich außer meinem Referat in Stuttgart 1957 im deutschen dermatologischen Schrifttum nicht entdecken.

Beginnen möchte ich daher zunächst mit der Häufigkeit. Es ist unbestreitbar das Verdienst von van der Molen, erstmals 1952 auf die Häufigkeit und erfolgreiche Therapiemöglichkeiten hingewiesen zu haben. In Deutschland nannte Hopf (1953) in einer Diskussionsbemerkung die A.bl. ein „häufiges Leiden".

Andererseits bezeichneten K. Linser u. Schuppener (1956) 4 Berliner Fälle als „dermatologische Raritäten", was in der Diskussion auch von Gartmann bestätigt wurde, der für die Leipziger Klinik insgesamt 2 Beobachtungen für die letzten Jahre angab. Mein damaliger Diskussionseinwand der von mir beobachteten großen Häufigkeit wurde etwas belächelt.

Daraufhin habe ich anschließend mit einer systematischen Erfassung alle in der Geraer Hautklinik und Ambulanz im darauffolgenden Vierteljahr beobachteten Fälle registriert. Ergebnis 38 Fälle unter 425 Neuzugängen von sogenanntem varicösem Symptomenkomplex.

Diese Zahlen lagen prozentual sogar noch etwas höher als die von VAN DER MOLEN.

Ob nun die A.bl. seitdem häufiger geworden ist, oder ob mit zunehmender Kenntnis häufiger diagnostiziert wird, sei dahingestellt, jedenfalls bezifferte VAN DER MOLEN an Hand längerer Beobachtungszeit und vielfach größeren Krankenmaterials 1962 ihr Vorkommen auf 37% aller Fälle von chronisch-venöser Insuffizienz.

In meiner jetzt dermatologisch-phlebologisch ausgerichteten Praxis fand ich die A.bl. seit 1959 unter rund 7000 Fällen von chronisch-venöser Insuffizienz bei jetzt annähernd 2400 Patienten, das entspricht auch etwas über 30%.

Aber nicht nur wegen der unbezweifelbaren Häufigkeit verdient die A.bl. erhöhte Aufmerksamkeit, sondern auch wegen ihres Verlaufs. Die Herde können jahre- und jahrzehntelang ohne die geringsten Beschwerden latent bleiben. Im Laufe der Zeit aber neigen sie, nicht nur nach banalen Verletzungen ihrer höchstempfindlichen Epidermis, sondern auch spontan zu geschwürigem Zerfall mit nachfolgender, außergewöhnlich schmerzhafter und schlecht heilender Ulcusbildung, bei der segmentären Form meist zu multiplen, hyperästhetischen Microulcera, bei der umschriebenen Form zu rapidem geschwürigem Zerfall des ganzen Herdes, nach FOURNIER infolge lokaler Mumification der ganzen Epidermis.

Wegen der großen Neigung zu geschwürigem Zerfall, die nach GONIN u. WILSON in etwa einem Drittel aller Fälle früher oder später eintritt, und dieser Prozentsatz deckt sich etwa auch mit meinen eigenen Beobachtungen, sollte man sich daher bei Feststellung einer A.bl., auch wenn sie keinerlei Beschwerden macht, keinesfalls mit der Diagnosestellung begnügen, sondern in jedem Falle eine Therapie einleiten.

Durch geeignete Therapie ist nämlich, so unwahrscheinlich das auch zunächst erscheinen mag, klinisch eine weitgehende Revascularisation, man könnte fast sagen Normalisierung der atrophischen Herde möglich und damit auch die Ulceration vermeidbar, worauf 1952 schon VAN DER MOLEN hingewiesen hat. Unter gezielter, massiver Schaum- oder Schwammgummikompression gelingt in wenigen Monaten die Rückbildung der typischen angiomartigen Knötchen und auch weitgehende Revascularisierung der atrophischen Bezirke. Begünstigt und beschleunigt wird der Heilverlauf durch Verödung der fast immer vorhandenen Varicen. Selbst wenn gröbere Varicen nicht erkennbar sind, wird man fast immer proximal wenigstens eine insuffiziente Communicans finden. Ich veröde zunächst regelmäßig proximal des Herdes, nach beginnender Rückbildung auch distal. Ich warne aber vor Verödung im Bereich der A.bl. selbst, da es dann bei der großen Vulnerabilität leicht zu Nekrosen kommt. Deswegen sind auch operative Eingriffe im A.bl.-Bereich wenig empfehlenswert. Entscheidend aber bleibt, daß eine

Therapie fast immer Erfolg verspricht und auch dann notwendig ist, wenn noch keinerlei Beschwerden oder Anzeichen einer drohenden Ulceration vorliegen. Setzt die Therapie erst bei drohender Ulceration ein, dann ist meist der Zerfall nicht mehr aufzuhalten.

Mein Anliegen war es, auf die Häufigkeit, die Neigung zu geschwürigem Zerfall und die Möglichkeit einer klinischen Revascularisierung durch therapeutische Maßnahmen auch im Dermatologenkreise einmal eindringlich hinzuweisen, damit die A.bl. auch bei den Dermatologen mehr Beachtung finden möge, als es bisher geschah.

Ich weiß, daß es sich bei meinem Referat nur um einen Erfahrungsbericht aus der Praxis handelt, allerdings beruht der auf einer sehr großen Anzahl von Beobachtungen, wie sie bisher meines Wissens noch nirgends zusammengestellt wurden. Jeder Sachkenner wird aber ohne weiteres einsehen, daß die dazugehörige Grundlagenforschung, das histologische Substrat der Revascularisierung in einer Praxis kaum durchführbar ist. Ein Patient mit einer beschwerdefreien, also noch nicht ulcerierten A.bl., würde es seinem behandelnden Arzt verübeln, wenn er durch Vornahme einer Probeexcision eventuell ein sehr schmerzhaftes und schlecht heilendes Ulcus bekäme. Erst recht wäre er keinesfalls zu einer Wiederholung im weiteren Verlauf oder gar nach endlicher Abheilung bereit. In der Praxis wäre also höchstens ein histologisches Zustandsbild erreichbar. Solche liegen aber bereits von Nödl, Hauser u. a. vor. Entscheidend wären aber nicht Zustandsbilder, sondern histologische Verlaufsbilder.

Ich habe dieses mir sehr am Herzen liegende Problem 1964 mit Herrn Doz. Santler von der II. Dermatologischen Klinik Wien eingehend erörtert, der sich freundlicherweise zu einem Versuch von bioptischen Verlaufsuntersuchungen bereit erklärte. Selbst in der Klinik waren die Schwierigkeiten unerwartet groß, so daß ein erfolgreicher Abschluß lange fraglich war, doch konnten die Untersuchungen kürzlich erfolgreich abgeschlossen werden, worüber Herr Santler erstmalig auf dem II. Internationalen Phlebologen-Kongreß in Wiesbaden im September 1965 berichten konnte. In Verlaufsuntersuchungen gelang es ihm, die klinisch bei entsprechender Behandlung erreichbare weitgehende Revascularisierung der A.bl. auch weitgehend histologisch zu bestätigen.

Norbert Klüken, Essen: Pathogenetische und nosologische Betrachtung zum Syndrom von O'Leary, Montgomery und Brunsting

Als im Jahre 1944 die Arbeit von O'Leary, Montgomery u. Brunsting im Archives of Dermatology mit dem Titel „Livedo reticularis: Recurring Ulcerations of the Ankles in the Summer" und 11 Jahre später die Publikation von FELDAKER, HINES u. KIERLAND „Livedo reticularis with Summer Ulceration" erschien, war weniger die Tatsache sensationell, daß bei einer Livedo-Erkrankung Geschwüre auftreten, als daß diese Ulcerationen sich im Sommer, also in der warmen und damit für die Livedo reticularis nicht dispositionellen Jahreszeit zeigten. Es gilt doch ganz allgemein, daß die wärmere Jahreszeit bei allen peripheren Durchblutungsstörungen die Symptomatologie mehr oder weniger stark mildert, während bei kalten Außentemperaturen Gefäßkrankheiten verstärkt Beschwerden verursachen. Dabei möchte ich ausdrücklich betonen, daß ich nicht kalorischen Faktoren in der Ätiologie angiologischer Krankheiten einen Platz einräume, sieht man vielleicht von der Perniosis ab, obwohl selbst bei dieser Angiolopathie SCHNEIDER endogene Faktoren, so das pathologische Verhalten des Blutzuckers, nachweisen konnte.

Der jahreszeitliche Faktor in der Pathogenese der hier zur Frage stehenden sogenannten Sommerulcera wird später noch zu erörtern sein. Vorher müßte noch — und dies scheint mir von besonderer Wichtigkeit — geklärt werden, was die Autoren unter einer Livedo reticularis verstehen. Diese Frage erscheint mir um so wichtiger, als gerade im angelsächsischen angiologischen und dermatologischen Schrifttum mit diesem Terminus keine exakte, dem makromorphologischen Befund gerecht werdende Begriffsbestimmung verknüpft ist. So werden nicht nur die mit netzförmigen Zeichnungen einhergehenden, sondern alle Arten der Livedo-Erkrankungen als Livedo reticularis bezeichnet. So betonen auch FELDAKER, HINES u. KIERLAND in ihrer Publikation, daß sie den Terminus Livedo reticularis synonym der Livedo racemosa setzen.

Wie ich immer wieder betont und in meinen Beiträgen zum Handbuch von GOTTRON-SCHÖNFELD und im Angiologie-Werk von RATSCHOW zum Ausdruck gebracht habe, muß aber zwischen einer Livedo reticularis und einer Livedo racemosa scharf unterschieden werden. Es handelt sich dabei um Erkrankungen, deren Ätiologie nicht bekannt, deren Pathogenese recht unterschiedlich ist. So stellt die Livedo reticularis ein rein funktionelles Leiden dar. Hingegen charakterisiert sich die Livedo racemosa aber durch organische Gefäßveränderungen. Eine solche scharfe Differenzierung ist unter rein makromorphologischen Aspekten nicht immer ganz leicht. Häufig ist nämlich nach meinen Beobachtungen bei einer Livedo racemosa eine Livedo reticularis gleichzeitig vorhanden. So können sich gelegentlich die klassischen Erscheinungsbilder etwas verwischen.

Daher ist für die Stellung der Diagnose Livedo reticularis und Livedo racemosa neben dem klinischen Bild der feingewebliche Befund von besonderer Bedeutung. Um die Wichtigkeit der histologischen Veränderungen hervorzukehren, habe ich die Livedo racemosa auch als Endo-

arteriolitis und Endophlebitis racemosa bezeichnet und möchte heute
zur Vereinfachung der Nomenklatur vorschlagen, den Krankheitstermi-
nus Vasculitis racemosa vorzuziehen (Abb. 1). Für die Pathogenese
ergibt sich, daß bei der Vasculitis (Livedo) racemosa zur Okklusion
führende Gefäßveränderungen den makromorphologischen Befund der
einmal mehr livid, einmal mehr braun gefärbten eigenartigen Arborisa-
tions- bzw. Blitzfiguren bedingen. Bekanntlich haben unfreiwillige
Experimente — zu oberflächlich und zufällig intravasal gegebene

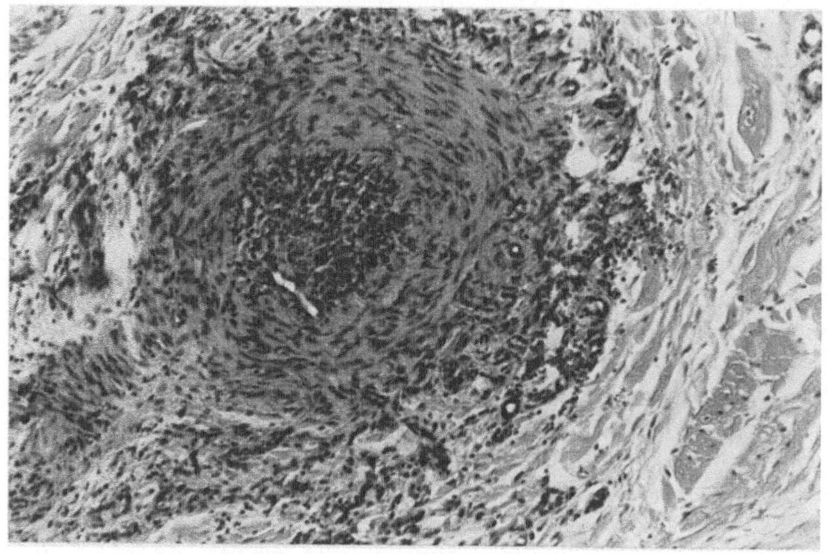

Abb. 1. Gewebsbild der Vasculitis racemosa

Injektionen öliger Substanzen, die intramuskulär gegeben werden sollten — durch Verschluß der Gefäße des tiefen Coriums den Beweis über
den vermuteten Pathomechanismus erbracht.

Im Hinblick auf diese Unterschiede in den Krankheitsbezeichnungen
würde die schon bestehende Verwirrung im Bereich der Angiolopathien
noch größer werden, wollte man den von den genannten Autoren geprägten Terminus „Livedo Reticularis with Summer Ulcerations" über-
nehmen. Zudem würde ich damit das hinnehmen müssen, was ich bisher
im Begrifflichen kritisiert habe. Es wäre nicht gut, wollte man den von
Feldaker, Hines u. Kierland geprägten Begriff in der Weise korrigieren, daß man von Livedo racemosa with Summer Ulceration
sprechen würde. Das würde nur zu Mißverständnissen führen. Diesen
Schwierigkeiten entgeht man, wenn man vom „Syndrom von O'Leary,
Montgomery und Brunsting" spricht.

Für die weiteren Erörterungen wäre es wichtig, zu wissen, welches phänotypische Bild der Livedo-Erkrankungen die Autoren bei dem von ihnen beschriebenen Syndrom gemeint haben; die Livedo reticularis oder die Livedo bzw. Vasculitis racemosa. Dies läßt sich mühelos klären, weil die Autoren bei den Kasuistiken die histologischen Befunde mitgeteilt haben. Aus diesen geht eindeutig hervor, daß der Vasculitis racemosa ganz analoge Gefäßveränderungen regelmäßig gefunden wurden, die zudem auch in der entsprechenden dermalen Gefäßetage lokalisiert waren. Sie fanden sich nämlich in dem tiefen cutanen Gefäßgeflecht. So besteht unter Berücksichtigung aller von den Autoren mitgeteilten Befunde kein Zweifel darüber, daß nach der in unserem Schrifttum üblichen Terminologie bei den von O'Leary, Montgomery u. Brunsting sowie von Feldaker, Hines u. Kierland mitgeteilten Kasuistiken nicht die Livedo reticularis, sondern die Livedo bzw. Vasculitis racemosa vorgelegen hat.

Wie aber verhält es sich mit dem Terminus „Sommerulcerationen"? Dieser soll das Besondere im klinischen Bild hervorheben. Während nun Feldaker, Hines u. Kierland in ihren Krankheitsfällen durchweg jenes offenbar charakteristische Symptom, nämlich das Auftreten der Nekrose bzw. der hieraus resultierenden Geschwüre bei ihren 12 Kranken im Sommer und deren spontanes Abheilen im Winter beobachteten, war dies bei anderen Autoren durchaus nicht der Fall. So berichteten Barker, Hines u. Craig über 13 Kranke mit Livedo reticularis und Ulcerationen im Knöchelbereich. Diese Krankheitsfälle unterscheiden sich — wie übrigens auch Keining u. Weber feststellen —von den von Feldaker, Hines u. Kierland beschriebenen lediglich dadurch, daß sie auch eine allerdings abweichende Saisongebundenheit zeigen. Sie traten nämlich im Winter auf. Auch Keining u. Weber beobachteten das Auftreten von Ulcerationen bei einer Livedo racemosa im Frühling. In einer eigenen Beobachtung traten die Geschwüre bei einer Vasculitis (Livedo) racemosa im Herbst auf, recidivierten später allerdings auch einmal im Sommer.

Die Diskussion um die jahreszeitliche Abhängigkeit dieser Geschwüre lenkt das Interesse auf die Pathogenese dieses Syndroms. Keining u. Weber stellten zur Diskussion, ob nicht doch Kälteschäden das entscheidende pathogenetische Substrat auch bei diesem Syndrom seien und diskutierten die Beziehungen zu peripheren Durchblutungsstörungen. Sie diagnostizierten bei ihren Krankenbeobachtungen eine ulcerierte Perniosis, die sie in Analogie zu den Sommerulcerationen setzten.

Man braucht nun nicht, wie Keining u. Weber es tun, die Kälteschäden pathogenetisch anzuschuldigen. Sollten nämlich Kälteschäden einen entscheidenden pathogenetischen Faktor darstellen, ist es zwar noch verständlich, daß solche Veränderungen nicht immer im Winter, sondern auch einmal im Frühjahr oder im Herbst auftreten. Es ist dies ja von der Perniosis auch bekannt, die bevorzugt bei feuchter jedoch nicht stark erniedrigter Temperatur in Erscheinung tritt. Andererseits ist es unverständlich, daß eine Kälteschädigung im Sommer klinisch in Erscheinung tritt, aber im Winter spontan abheilen soll. Entscheidend ist bei solchen pathogenetischen Betrachtungen, daß man über die Art der zugrunde liegenden Erkrankung im Endstrombahnbereich, also der Angiolopathie, klare Vorstellungen hat. Wir wiesen bereits darauf hin, daß in bedauernswert simplifizierender Weise mit lividen Hautfarbänderungen einhergehende Krankheiten im angloamerikanischen Schrifttum als Livedo reticularis bezeichnet werden. Sutton L. Richard und Sutton, Richard jr., gehen soweit, daß sie in ihrem Werk die Acrocyanosis und die Erythrocyanosis crurum puellarum mit in den Krankheitsbegriff der Livedo reticularis einbeziehen. Hier sind also rein funktionelle Gefäßstörungen mit organisch bedingten Angiolopathien zusammengefaßt. Bekannt ist, daß eine Perniosis bei Kranken mit funktionellen Veränderungen im Sinne des atonisch-hypertonischen Symptomenkomplexes auftritt. Bei Patienten mit organischen Veränderungen, seien diese an den großen Gefäßen, wie beispielsweise bei der arteriellen Verschlußkrankheit, oder an den Gefäßen im Endstrombahnbereich, also an den Angiolen lokalisiert, so resultieren bei stärkerer Kälteeinwirkung Nekrosen.

Bei der Livedo racemosa ist im Gegensatz zur Livedo reticularis der feingewebliche Befund organischer Gefäßwandveränderungen nachzuweisen, der bis zur völligen Obturation führen kann. Es dürfte also nur eine Frage des Versorgungsbereiches des erkrankten Gefäßes sein, ob Nekrosen auftreten oder nicht, und wenn sie in Erscheinung treten, wie tiefreichend und groß sie sind.

Die Kälteschädigung kann also in der Pathogenese als eine der Möglichkeiten exogener Fakten durchaus angesehen werden. Im Versorgungsbereich des erkrankten Gefäßes reicht die Hämodynamik in nutritiver Hinsicht gerade noch aus, um die Gewebsernährung sicherzustellen. Tritt ein Kältereiz hinzu, die zusätzlich eine Gefäßconstriction hervorruft, so wird die Blutzufuhr zusätzlich über die organisch nicht veränderten Gefäße eingeschränkt und es kommt zur Ischämie und zum Gewebstod. Diese Pathogenese dürfte für jene Kranken zutreffen, die von Barker, Hines u. Craig, von Barker u. Barker sowie von Keining u. Weber beschrieben wurden und ihre Geschwüre im Winter bzw. im Frühjahr bekamen. Bei diesen Patienten muß eine zusätzliche Vasolabilität mit erhöhter Neigung zu constrictorischer Reaktion auf Kälteschäden vorhanden sein. Auf die Tatsache, daß bei einer Livedo racemosa gelegentlich funktionelle Gefäßstörungen bei einigen Patienten mit zu beobachten sind, ohne daß hieraus ein pathogenetisches Verknüpftsein mit organischen Gefäßveränderungen abgeleitet werden kann, habe ich bereits früher hingewiesen.

Bei den Beobachtungen von O'LEARY, MONTGOMERY u. BRUNSTING sowie von FELDAKER, HINES u. KIERLAND kann diese Pathogenese nicht zutreffen, denn bei diesen Kranken traten die Geschwüre im Sommer auf und heilten im Winter ab. Eine durch Kälteeinflüsse induzierte constrictorische Gefäßreaktion ist also bei diesen offenbar nicht vorhanden. Die Einschränkung der nutritiven Funktion durch die Gefäßverschlüsse sind, durch die Livedo racemosa bedingt, auch hier vorhanden. Bei der durch erniedrigte Außentemperaturen im Winter, Frühling und Herbst vorhandenen Drosselungen des Gewebestoffwechsels der Haut ist die Relation zwischen den auf dem Blutwege herangebrachten Nährstoffen und Sauerstoff einerseits und dem Bedarf an diesen Substanzen im Bereich des gedrosselten Gewebestoffwechsels eben noch ausreichend. Im Sommer wird durch erhöhte Temperaturen auch in diesem Bereich das lokale Stoffwechselgeschehen der Haut angeregt. Es resultiert ein erhöhter Bedarf, der zur Anoxämie und damit zum Gewebsuntergang führt. Wird im Winter durch Herabsetzung des Gewebestoffwechsels die Gewebsernährung gebessert, kommt es zur Abheilung dieser winzigen Geschwüre.

Man kann also bei der Livedo bzw. Vasculitis racemosa zwei verschiedene pathogenetische Mechanismen unterscheiden, die zu den beschriebenen kleinen Ulcerationen führen können. Dieser differente Pathomechanismus erklärt die unterschiedliche Saisonabhängigkeit, die zunächst widersprüchlich zu sein scheint.

Zum lokalisationsdeterminierenden Faktor bedarf es keiner ausführlichen Besprechung mehr. Denn es ist nicht überraschend, wenn bei der Livedo racemosa die Nekrose bzw. die hieraus resultierenden Geschwüre an umschriebener Stelle, nämlich im Knöchelbereich und den diesen benachbarten Hautpartien auftritt, obwohl das Grundleiden die Haut aller Extremitäten, ja sogar die des Rumpfes mitbefallen kann. Durch die schon physiologischerweise vorhandenen andersartigen Durchblutungsverhältnisse an den distalen Partien der unteren Extremitäten ist eine Begünstigung zur Manifestation der Erkrankung gegeben. So erklärt sich aus diesen patho-physiologischen Gegebenheiten ohne zwingende Notwendigkeit einer Hinzuziehung zusätzlicher spezifischer pathogenetisch-lokalisatorisch determinierender Faktoren der Sitz von Krankheiten in diesem Bereich. Es sei auf die Geschwürsbildungen beim postthrombophlebitischen Syndrom, beim varicösen Symptomenkomplex, auf die Nekrose bei arteriellen Verschlußkrankheiten, auf die tertiären ulcerösen Syphilide, und auf das Erythema induratum Bazin hingewiesen, bei denen auch jene Faktoren in unspezifischer Weise die Lokalisation von Krankheitserscheinungen an diesen Stellen begünstigen.

Eine weitere Frage ergibt sich noch, die bei allen neu inaugurierten Syndromen zu erörtern ist, zumal die Zahl der Syndrome heute kaum mehr zu überblicken ist. Läßt es sich überhaupt begründen, diesen Symptomenkomplex zu einem neuen Krankheitsbegriff zu prägen? Diese Frage möchten wir bejahen. Der Terminus Livedo bzw. Vasculitis racemosa ist in pathologisch-anatomischer Hinsicht ebenso wie im klinischen Bereich wohl definiert. Ulcerierende Prozesse gehören nicht zum Krankheitsbegriff dieser Angiolopathie. Treten bei dieser Krankheit Nekrosen- bzw. Ulcerationen mit rezidivierenden Knöchelödemen bei Saisonabhängigkeit beim weiblichen Geschlecht auf, so hat sich hier im Phänotypischen wie auch im Pathomechanismus ein Symptomenkomplex gebildet, der nicht mehr dem Krankheitsbegriff der Vasculitis (Livedo) racemosa zugeordnet werden kann. Dabei ist es unseres Erachtens von untergeordneter Bedeutung, wenn der feingewebliche Befund bei diesem Syndrom mit dem Grundleiden Übereinstimmung zeigt. Die nosologischen Fakten sind zu sehr different.

Zusammenfassend möchten wir betonen, daß die Bezeichnung „Livedo reticularis with Summer-Ulcerations" nicht zutreffend ist, da nach den feingeweblichen Befunden eine Livedo racemosa vorliegt. Es wird erörtert, daß das Auftreten der Ulcera im Sommer eine Möglichkeit im Pathomechanismus ist und daß die jahreszeitlichen Faktoren differieren, sogar gegensätzlich sein können. Die Erkrankung wird als eine eigenartige und eigenständige Variante der Livedo racemosa angesehen. Sie charakterisiert sich in besonderen nosologischen Fakten und weist daher gewisse Eigenarten auf, die berechtigen, dies terminologisch zum Ausdruck zu bringen. Es wird zur Charakterisierung des Krankheitsbildes vorgeschlagen, in Zukunft nur noch vom Syndrom von O'Leary, Montgomery und Brunsting zu sprechen.

Literatur

Barker, N. W., and T. W. Baker: Ann. intern. Med. 9, 1134—1143 (1936).
— E. A. Hines jr., and W. Mc. K. Craig: Amer. Heart J. 21, 592—604 (1941).
Bode, H. G.: Arch. Derm. Syph. (Berl.) 168, 274 (1933).
Feldaker, M., E. A. Hines, and R. R. Kierland: Arch. Derm. Syph. (Chic.) 72, 31 (1955).
Herzberg, J. J.: Derm. Wschr. 134, 1045 (1956).
Keinig, E.: Derm. Wschr. 110, 26 (1940); 125, 545—548 (1952).
—, u. G. Weber: Derm. Wschr. 135, 498—506 (1957).
Klüken, N.: Angiolopathien. In: M. Ratschow: Angiologie. Stuttgart: Thieme 1959.
— Die peripheren Durchblutungsstörungen ausschließlich variköser Symptomenkomplex. In: Göttron-Schönfeld: Dermatologie und Venerologie. Stuttgart: Thieme 1959.
— Zbl. Phlebologie 4, Heft 1 (1966).
O'Leary, P. A., H. Montgomery, and L. A. Brunsting: Arch. Derm. Syph. (Chic.) 50, 213 (1944).

O'Leary, P. A., H. Montgomery, and L. A. Brunsting, R. R. Kierland, and
H. Perry: Arch. Derm. Syph. (Chic.) **71**, 279 (1955).
Schneider, W.: Arch. Derm. Syph. (Berl.) **186**, 3—31 (1946).
—, u. H. Erasmy: Arch. Derm. Syph. (Berl.) **186**, 137—143 (1947).
—, u. R. Hatton: Dtsch. med. Wschr. **1954**, 223—227.

**W. Knoth, Gießen: Diskussionsbemerkungen zu Vorträgen des Sym-
posions V „Gefäßabhängige Hautkrankheiten der Unterschenkel"**

Zu Herrn Spier. In Übereinstimmung mit dem Herrn Vortragenden wird auf
die hin und wieder schwierige Unterscheidung zwischen pathologisch veränderten
Venen und Arterien bei gefäßbedingten Erkrankungen der Unterschenkel hingewiesen. Oft ist eine sichere Gefäßbestimmung erst nach Stufen- und Serienschnitten möglich, wie sie soeben demonstriert wurden.

Es wird die Frage gestellt, ob der Herr Vortragende in seinem Material den
Befund der Mediaelastose erheben konnte, eine Veränderung, die besonders an
Lungengefäßen beim Hochdruck im kleinen Kreislauf (Lapp) studiert wurde.

Zum Problem der sogenannten „benignen" Periarteriitis nodosa cutanea wird
gefragt, ob der Herr Referent zustimmt, daß morphogenetische Unterschiede
zwischen dieser und der klassischen Form von Kussmaul u. Maier nicht bestehen.
Da es isoliert organbezogene Periarteriitis nodosa-Erkrankungen z. B. auch im Gehirn
oder an den Herzkranzgefäßen ohne Generalisation gibt, sollte man die auf die Haut
beschränkten Fälle nicht prinzipiell von dem Morbus Kussmaul-Maier trennen.

Konnten Sie auch beobachten, daß die Thrombophlebitis saltans besonders
kennzeichende Rekanalisierungseffekte besitzt, auf die wir gemeinsam mit Meyhöfer[1] hingewiesen haben?

Zu Herrn Undeutsch. Die hier gezeigten instruktiven Abbildungen über die
subintimalen Insudationseffekte geben mit den von Schneider u. Undeutsch
veröffentlichten pathogenetischen Vorstellungen einen wichtigen Einblick in die
Frühstadien der Gefäßwandveränderungen.

Wenn wir die Ausführungen von Herrn Undeutsch richtig verstanden haben,
so ist eine allergisch-hyperergische Bedingtheit dieser Befunde nicht bei allen
Fällen zu unterstellen. Das hier nochmals zu unterstreichen, erscheint uns unter
Hinweis auf die Untersuchungen der Pathologen Schürmann u. McMahon, di
wir ausführlich referierten[2] notwendig.

Bezüglich der differentialdiagnostischen Frage zwischen Periarteriitis nodosa
und Endangiitis obliterans, wenn beide Erkrankungen zu einer definitiven Verödung der Gefäßlumina geführt haben, möchten wir auf den Nutzen der Eisen-
darstellung verweisen, die uns in der Regel auch bei sozusagen ausgebrannten
und vorgelegten Gefäßabschnitten doch meist noch eine Unterscheidung besonders
im Hinblick auf die von v. Winiwarter-Bürgerschen Krankheit („Thromb"-
angiitis!) zuließ.

Zu Frau Pfleger. Haben Sie in Ihre sehr schönen Untersuchungen auch Kranke
mit kongenitalem Lymphödem einbezogen? Können Sie etwas über die „post-
urtikarielle, metödematöse Elephantiasis" von F. A. Kehrer sagen? Das Symptom
„Elephantiasis" kann sich ja auch im Sinne einer Elephantiasis nostras, einem
Lymphödem nach rezidiviertem, chronischem Erysipel dazugesellen, da lymph-
ödematöse Partien nach Alltagstraumen oder Macerationsfissuren zu solchen
Komplikationen neigen.

[1] Dermatologica (Basel) **119**, 1—19 (1959).
[2] Arch. Derm. **199**, 109—133 (1955).

A. GREITHER, Düsseldorf: Die Einteilung der Leukoplakien

Bei der Vieldeutigkeit und Mißverständlichkeit des Begriffes Leukoplakie ist es angebracht, genaue terminologische Definitionen und Abgrenzungen zu schaffen, um die Verständigung zu erleichtern.

Die Leukoplakie als solche ist eine in ihrer *Lokalisation* auf die Schleimhaut und auf das Übergangsepithel beschränkte Efflorescenz, wobei jedoch als Pendant — möglicherweise andersartige — Erscheinungen an der Haut vorkommen können, je nach der nosologischen Dignität der Leukoplakie. In ihrer *Morphe* ist die Leukoplakie ebenfalls vielgestaltig, sie variiert von der opalinen, kaum erhabenen hauchartigen Trübung über solide knötchenartige Plaques zu betont zottigen Knoten von oft warziger, meist aber intensiv weißer Oberfläche. Neben den umschriebenen Plaques kommen auch flächenhafte, beetförmige oder netzförmig aufgezweigte, fein verästelte Leukoplakien vor.

Zum Wesen der Leukoplakie gehört ferner eine gewisse Haftung (und ein etwas längerer Bestand) der Läsionen: die Plaques sind — im Gegensatz zu den flüchtigen Belägen wie beim Soor, bei der Diphtherie — nicht (leicht) abstreifbar. Gewisse Ausnahmen scheinen — nach STÜTTGEN — die epithelialen Naevi der Mundschleimhaut zu machen.

Nach der lokalisatorischen und morphologischen Bestimmung der Leukoplakie interessiert ihre *nosologische* Bedeutung. Ihre große Schwankungsbreite ist der Hauptgrund für die Vieldeutigkeit des — lokalisatorisch und morphologisch leicht bestimmbaren — Begriffes Leukoplakie. Die nosologische Dignität schwankt nämlich zwischen harmlosen keratotischen Zuständen über die fakultativen und obligaten Präcancerosen bis zum ausgeprägten Carcinom. Der bloße Begriff der Leukoplakie besagt über den Krankheitswert wenig oder nichts; hier muß eine genauere Analyse einsetzen, die aus der Verschwommenheit des Begriffes herausführen soll.

SCHUERMANN hat idiopathische und symptomatische Leukoplakien unterschieden; es empfiehlt sich wohl, eine dritte Form, nämlich die eigentlich präcanceröse Leukoplakie im engeren Sinn des Wortes, dazuzunehmen.

Betrachten wir die verschiedenen Formen der Leukoplakie in ihrer Krankheitsbedeutung des näheren, so kann uns ein Schema (Tabelle) das Verständnis erleichtern. Wir nehmen in dieses Schema alles auf, was *klinisch* einer Leukoplakie gleicht, auch wenn im angelsächsischen Schrifttum der Begriff der Leukoplakie mehr auf die Gruppen 2b und 3 beschränkt wird.

In der ersten Gruppe finden wir die sogenannten *idiopathischen* Leukoplakien, d. h. solche, die — ohne Zusammenhang mit übergeordneten Krankheiten — als eine lokal beschränkte, selbständige Störung aufzufassen sind. Sie umfassen harmlose keratotische Zustände von geringem oder fehlendem Krankheitswert, teils auf dem Boden anlagebedingter Gegebenheiten. Hierher gehören die Exfoliatio areata linguae, die Lingua pilosa nigra (et alba), der Wangensaum und die epithelialen keratotischen Naevi. Letztere sind erst in den jüngsten Jahren, vor allem im amerikanischen Schrifttum, stärker bearbeitet worden. Die für sie verwandten Begriffe sind vielfältig, zum Teil wohl auch nicht genügend eindeutig. Das gilt, wie wir später sehen werden, vor allem für den Begriff der floriden oralen Papillomatose. Die wichtigsten Synonyma sind: White sponge nevus, Focal epithelial hyperplasia, White folded Gingivostomatitis, Naevus spongiosus albus mucosae und schließlich epitheliale Naevi der Mundschleimhaut. STÜTTGEN hat neuerdings einige Fälle von epithelialen Naevi der Mundschleimhaut beschrieben und parakeratotische und orthokeratotische epitheliale Naevi sowie parakeratotische fibroepitheliale Naevi unterschieden. Ob dieser Gliederung eine pathognomonische Bedeutung zukommt, wird sich erweisen müssen. Im weiteren Verlauf des Symposions werden wir gerade über die ortho- und parakeratotische Verhornung der Mundschleimhaut noch einiges Nähere hören.

Die 2. Gruppe umfaßt die sogenannten *symptomatischen* Leukoplakien, d. h. solche, die a) das Symptom übergeordneter Krankheiten sind oder b) als örtliche Reaktionen auf traumatisch-irritative Reize aufzufassen sind. In diesem letzteren Falle ist keine Krankheit des übergeordnete Krankheitsprinzip, sondern eine äußere Einwirkung (Prothesendruck, Rauchen usw.), die das Symptom Leukoplakie auslöst.

Vor allem die Leukoplakien der Gruppe 2a sind nicht autochthon und nicht von selbständigem Krankheitswert, sondern der Ausdruck übergeordneter Krankheiten, seien es solche, die auf die Schleimhäute beschränkt sind oder auch mit Befall der Haut einhergehen (können). Wenn wir die auf die Mundhöhle (und angrenzenden Weichteile des

Tabelle. *Die Einteilung der Leukoplakien*

1. Idiopathische Leukoplakien (als keratotischer Zustand)

Exfoliatio areata lingua
  (Lingua geographica)
Lingua philosa nigra
Lingua pilosa alba
Wangensaum
Keratotische Naevi
  White sponge nevus
  White folded Gingivostamatitis
  Focal epithelial hyperplasia
  Naevus spongiosus albus mucosae
  Epitheliale Naevi der Mundschleimhaut

} auf Schleimhaut und Übergangsepithel beschränkt (kein Pendant an der Haut)

2. Symptomatische Leukoplakien

a) als Symptom übergeordneter
  Krankheiten

b) als traumatisch-irritative
  Reaktion
  Leukoplakien i.e.S.

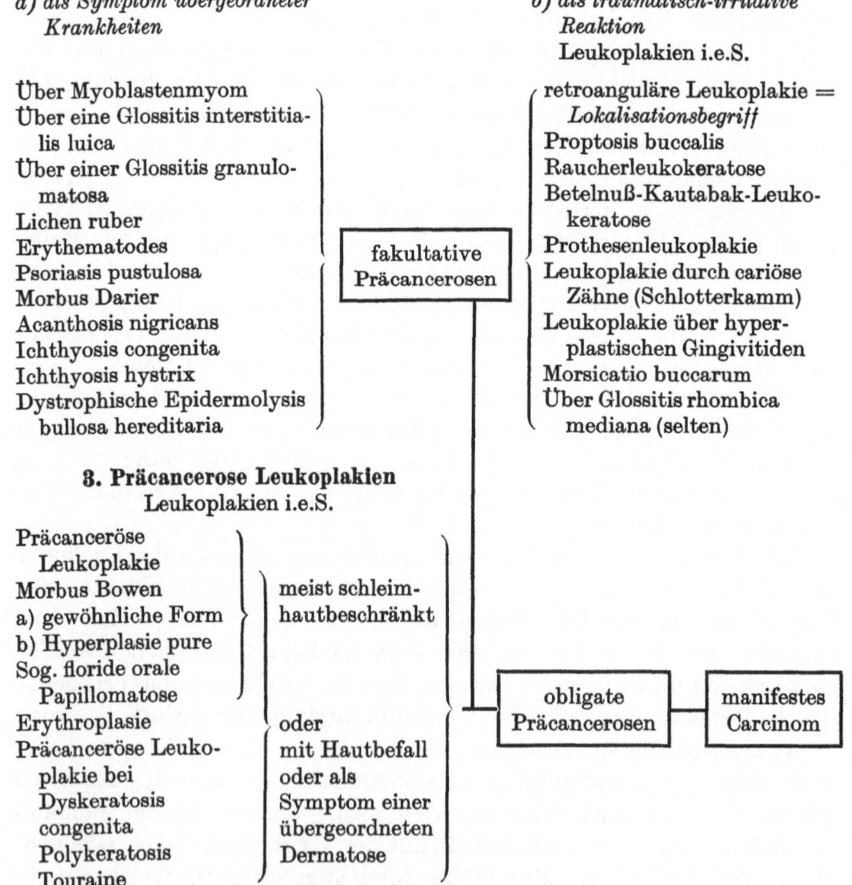

3. Präcancerose Leukoplakien
Leukoplakien i.e.S.

Kopfbereichs) beschränkten symptomatischen Leukoplakien aufzählen wollen, so sind es: Leukoplakien über einem Myoblastenmyom (ebenfalls oft für ein Carcinom gehalten), über einer Glossitis interstitialis luica und bei einem Melkersson-Rosenthal-Syndrom, das vor allem an der Zunge außer den mehr oder minder knotigen Schwellungen flächenhafte Leukoplakien verursacht. Es ist hier nicht der Ort, auf das polysymptomatische, durch eine Reihe diskreter Randsymptome gekennzeichnete Melkersson-Rosenthal-Syndrom einzugehen: nur soviel mag betont werden, daß die von SCHUERMANN schon lange erwartete Carcinomentstehung auf dem Boden einer Glossitis granulomatosa an unserer Klinik bestätigt und von HORNSTEIN veröffentlicht wurde. Es scheint, daß hierher auch der Fall der Glossitis sclerotisans leukoplakica diffusa von ANDREV, RAITCHEV u. STOJANOW (1961) gehört, die alle Bedingungen einer Glossitis granulomatosa erfüllt, von letzterer aber wegen der den Autoren damals noch nicht bekannten Carcinomentstehung — zu Unrecht — abgetrennt wurde.

Als Symptom keratotischer Dermatosen findet sich leukoplakischer Schleimhautbefall bei Lichen ruber (vor allem in seiner bullös atrophischen Form), beim Erythematodes, bei der Psoriasis pustulosa (wohl bei keiner „gewöhnlichen" Form der Psoriasis). Über diese zweite Gruppe ist generell zu sagen, daß die symptomatischen Leukoplakien „fakultative" Präcancerosen darstellen, wobei die Affinität zum definitiven Carcinom nicht bei allen Dermatosen gleich groß ist. Sie ist z.B. beim Lichen ruber bullosus et atrophicans wesentlich größer als beim Erythematodes.

Bei den *irritativ-traumatisch*-bedingten Leukoplakien ist noch ein Hinweis nötig: der Begriff retroanguläre Leukoplakie besagt nur einen Lokalisationsbegriff, aber keine spezifische Pathogenese. Die Retroangulargegend stammt phylogenetisch aus dem Ektoderm, sie ist außerdem ein Ort besonders häufiger Traumatisierung (Bewegungen des Mundes, mechanische Belastung durch Sprechen, Kauen usw.), so daß dieser Gegend eine gewisse immanente Tendenz zur stärkeren Verhornung bzw. Epidermisierung innewohnt, die bei übergeordneten Dermatosen zum Lokalisationsfaktor werden kann (z.B. dem Lichen ruber, oder dem Erythematodes). Die übrigen traumatisch-irritativ entstandenen Leukoplakien sind gut zu verstehen infolge chronisch einwirkender physikalisch-chemischer Reize. Hierher gehören: die Proptosis buccalis (SCHUERMANN), die Raucherleukokeratose, die Betelnuß-Kautabak-Leukokeratose, die Prothesenleukoplakie, Leukoplakien infolge cariöser Zähne, oder bei Schlotterkamm, Leukoplakien über hyperplastischen Gingivitiden und schließlich das neurotische Symptom des Wangen- bzw. Lippenkauens (Morsicatio buccarum sive labiorum, SCHUERMANN). Das Ereignis einer Leukoplakie über einer Glossitis rhombica mediana (die auf die anlagebedingte Persistenz des Tuberculum impar zurückgeht) ist relativ selten. Wichtig ist jedoch zu wissen, daß gerade dieser Zustand oft mit einem Zungenkrebs verwechselt wird.

Die 3. Gruppe umfaßt die *präcanceröse Leukoplakie im engeren Sinn*, d. h. diejenige — wieder idiopathische — leukoplakische Plaque, die als Vorstadium des Schleimhautkrebses anzusehen ist. Klinisch kommt ihr kein anderes Bild zu, es sei denn bei der papillomatösen (rein hyper-plastischen) Form des Morbus Bowen, die weitgehend kennzeichnend ist. Diese Form wird noch viel verkannt, sie berührt sich auch mit der oralen floriden Papillomatose bzw. den epithelialen Naevi der Mundschleim-haut. Hier muß noch mehr Klarheit der Begriffe geschaffen werden. Auch ist zu berücksichtigen, daß die irritativ-traumatischen Leukoplakien in die eigentlich präcancerösen übergehen können. Soweit die verschie-denen (klinischen und feingeweblichen) Typen des Morbus Bowen in Frage kommen, werden wir Einzelheiten von Herrn Hornstein hören. Es ist umstritten, ob die Erythroplasie Queyrat in der Mundschleimhaut vorkommt bzw. von den übrigen intraepithelialen Präcancerosen und Präcancerosen abzutrennen ist.

Zu dieser 3. Gruppe gehören schließlich noch präcanceröse Leuko-plakien im Rahmen von keratotischen (und bullösen) Genodermatosen; bei der Dyskeratosis congenita, der Polykeratosis Touraine und bei der dystrophischen Epidermolysis bullosa hereditaria finden sich prä-canceröse Leukoplakien, die in Carcinome überzugehen vermögen.

Jede Einteilung hat ihre Vor- und Nachteile, auch die hier vor-geschlagene, die die Leukoplakien im weiteren (klinischen) Sinne stärker hervorhebt als es in der angloamerikanischen Literatur der Fall ist. Den Leukoplakien im weiteren Sinne sind die im engeren Sinne gegenüber zu stellen, also die symptomatischen als Folge traumatisch-irritativer Reize und die präcanceröse Leukoplakie. Gerade die stärkere Hervorhebung der irritativ-traumatisch bedingten Leukoplakien kommt indessen sowohl einem ätiologischen als auch einem klinischen Bedürfnis nach. Gleich, wie man die Leukoplakien einteilen mag, so läßt sich insgesamt sagen: durch die genaue klinische Untersuchung ist die Art einer Leuko-plakie meist schon weitgehend bestimmbar; vor allem wird sich nach einer gründlichen Untersuchung eine sogenannte Leukoplakie im weiteren Sinne von einer solchen im engeren Sinne unterscheiden lassen. Dennoch wird öfter als bei krankhaften Zuständen der Haut allein die Probe-excision und die nur von einem mit der Materie vertrauten Histologen zu beurteilende feingewebliche Untersuchung die Art einer Leukoplakie endgültig zu klären vermögen.

G. Haim, Berlin: Elektronenmikroskopische Untersuchungen über die normale und pathologische Verhornung des Mundschleimhautepithels, insbesondere bei der Leukoplakie

Das mehrschichtige Plattenepithel der menschlichen Mundhöhle hat unter normalen Bedingungen in bestimmten Regionen eine verhornte (keratinisierte) (sogenannte orthokeratotische) und in anderen eine unverhornte (nicht-keratinisierte) (sogenannte parakeratotische) Oberfläche. Elektronenoptisch ist nachweisbar, daß diese Unterschiede jedoch nicht nur auf das Strat. superfiz. beschränkt, sondern auch in allen übrigen Epithelschichten zu finden sind. Eine Einteilung des Mundepithels in zwei Formen ist daher gerechtfertigt. Und zwar ist die *nicht-keratinisierte* Epithelform in denjenigen oralen Regionen zu finden, in denen eine *Tela submucosa vorhanden* und die Schleimhaut dadurch verschieblich und dehnbar ist. In anderen Bezirken dagegen ist die Schleimhaut unverschieblich, da hier eine *Tela submucosa fehlt*. An diesen Stellen hat das Epithel eine *echte Verhornung*. Jede dieser beiden Epithelformen hat also eine charakteristische Bindegewebsformation als Unterlage. Damit erfüllt auch das Epithel alle Anforderungen, die normalerweise in den einzelnen Regionen an die Mucosa des Cavum oris gestellt werden (Haim, 1964).

Bei der pathologischen Verhornung, insbesondere bei der Leukoplakie, ähneln die Befunde denjenigen der einen oder anderen normalen Epithelform der Mundhöhle (Haim, 1964). Darüberhinaus stimmen sie vielfach mit denen an der Epidermis überein (Leukoplakie: Epidermisierung der Schleimhaut) (Brody, 1959 b/60; Maltotsy, 1962; Merker, 1963 u. a.).

Auffällig ist, daß leukoplakische Verhornungen überwiegend in denjenigen oralen Regionen lokalisiert sind, die normalerweise ein nicht-keratinisiertes Epithel haben. Durchschnittlich sind von 6 Leukoplakien etwa 5 in normalerweise nicht-keratinisierten und 1 in normalerweise keratinisierten oralen Epithelregionen anzutreffen (Fasske u. Themann, 1957/59; Pindborg, 1965). Unter pathologischen Bedingungen versucht also die normalerweise unverhornte Epithelform in einem circumscripten Bereich den Differenzierungsmodus der Verhornung durchzuführen. Dieser Versuch, der sich klinisch als Leukoplakie darstellt, bleibt aber unvollkommen. Er weist zahlreiche elektronenoptische Kriterien gegenüber der normalen oralen Keratinisierung auf. Im einzelnen sind folgende Befunde hervorzuheben:

Bei der Leukoplakie sind in der parabasalen Zellschicht die Tonofilament-Bündel kurz und plump. Sie ähneln den verklumpten Tonofibrillen (clumped tonofibrils) in Plattenepithel-Carcinomen (Listgarten, Albright u. Goldhaber, 1963) (Abb. 1). Die Beobachtung

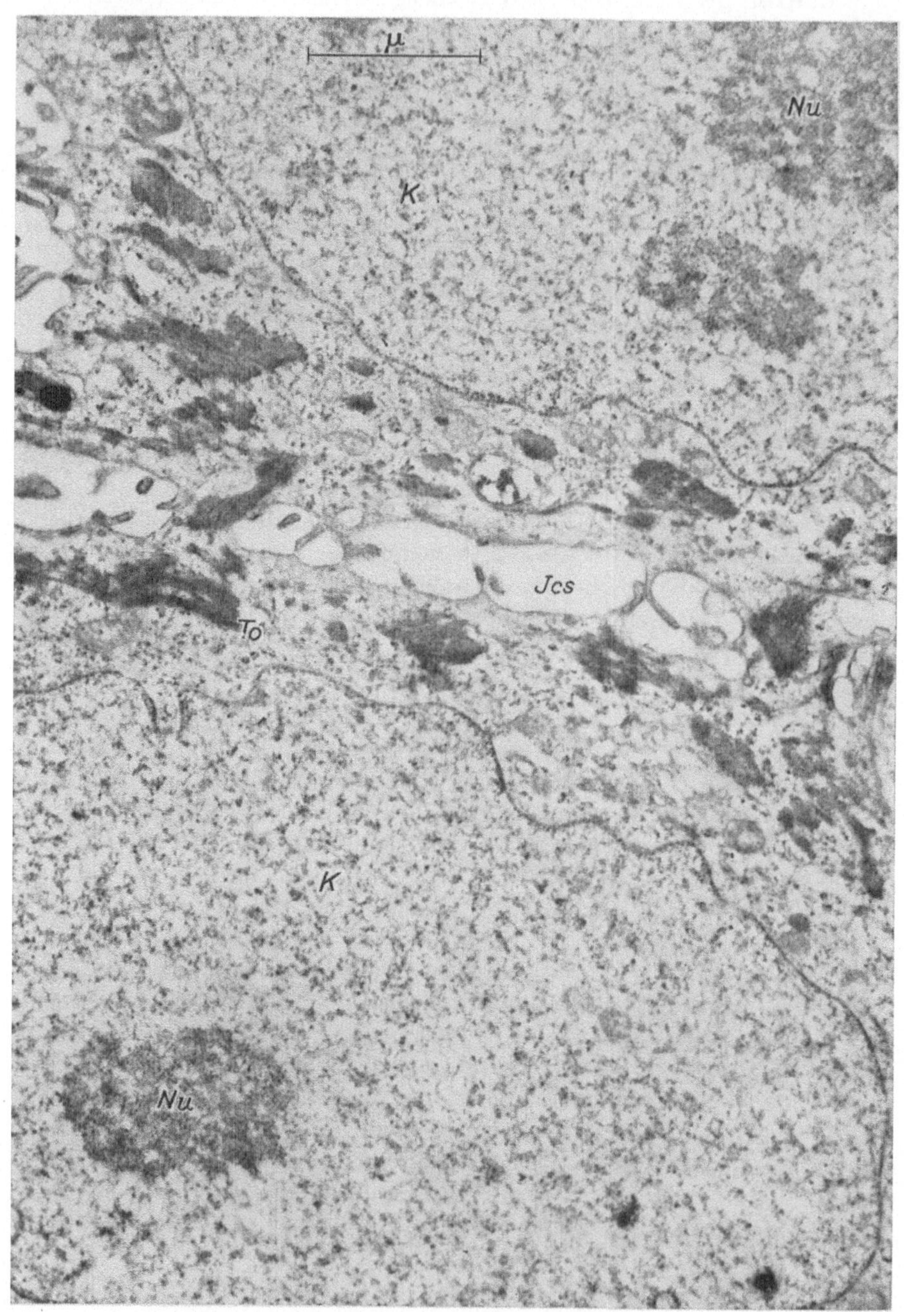

Abb. 1. Parabasale Zellschicht (Leukoplakie) (Mehrschichtiges Plattenepithel des Mundbodens) (Vergr.: 5000:1; 5 mal nachvergr.) (OsO_4-Fixation, Vestopal-Einbettung, Nachkontrast: Uranylnitrat). Tonofilament-Bündel sind kurz und plump („clumped tonofibrils"). *K* Kern; *Nu* Nucleolus; *Ics* Intercellularspalt; *To* Tonofilament-Bündel

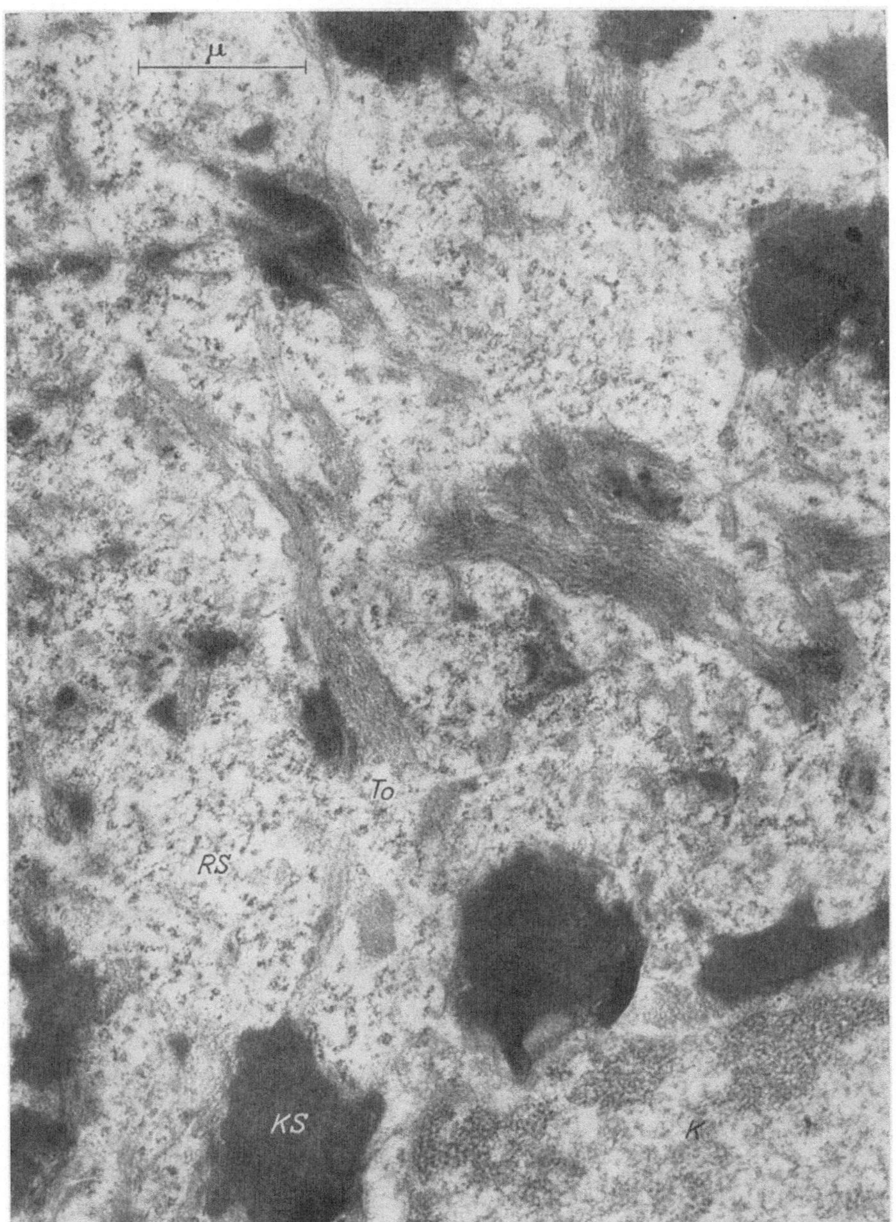

Abb. 2. Stratum intermedium (Leukoplakie) (Vergr.: 5000:1; 5mal nachvergr.) (OsO₄-Fixation, Vestopal-Einbettung, Nachkontrast: Bleihydroxyd). Grobscholliges Keratohyalin, ungleichmäßig im Cytoplasma verteilt; *K* Kern; *KS* Keratohyalin-Schollen; *To* Tonofilament-Bündel; *RS* Ribosomen (smooth membrane)

von Fasske u. Themann kann bestätigt werden: Je kompakter die Tonofilament-Bündel auch in den tieferen Epithelschichten, desto stärker die
superfiziale Verhornung. Im Verlauf der weiteren Zell-Differenzierung
nehmen diese alterierten Tonofibrillen in den Zellen der folgenden Schichten zu. Die Zellen im oberen Strat. intermed. sind dann von einem dichten Netzwerk ungeordneter Filamente angefüllt (Abb. 2). Abnorm ist
ferner die große Anzahl der noch vorhandenen Mitochondrien. Normalerweise verhält sich die Anzahl dieser Organellen umgekehrt proportional
zur Menge der Tonofilamente. Von einer Zellage zur anderen kommt es
abrupt zur Auflösung des Grund-Cytoplasmas (Abb. 2). Von dem Tono-
filament-Geflecht sind nur noch Reste nachweisbar, von den Kernen ist oft
nur noch die Membran vorhanden. Es kommt bei dieser pathologischen
Verhornung nicht zu einem „Sprung in die Verhornung" mit den Anzeichen einer Dehydratation (Schrumpfung, Verdichtung: Transitional-
Zellen). Vielmehr nehmen die leukoplakischen Zellen bei der Cytoplasma-
Auflösung an Volumen zu, so daß die Intercellulärräume verschwinden.

Ein weiteres Kriterium stellen die Keratohyalin-Granula in den verschiedenen leukoplakischen Epithelschichten dar. Diese Granula wurden
früher als Nebenprodukte der Keratinisierung angesehen und von
Waldeyer als Anzeichen einer Zell-Degeneration gewertet. Neuerdings
sieht man sie als Vorstufen der Verhornung an, die durch Transformierung
die pars amorpha der Keratin-Schuppen bilden. Bei der Leukoplakie
fällt auf, daß die sehr dichten, anfänglich runden oder ovalen Keratohyalin-Granula später akkumulieren. Sie bilden dann große Schollen
und bizarre Klumpen in den dichten Tonofilament-Geflechten. Dieses
Verhalten der Bildung von Plaques ähnelt der in der unreifen Epidermis (Maltotsy, 1963) (Abb. 3). Diese Keratohyalin-Plaques persistieren
bei der späteren Cytoplasma-Auflösung. Sie unterscheiden sich hierdurch wesentlich vom Keratohyalin bei normaler Verhornung. Bei
einem Teil der leukoplakischen Zellen fällt auf, daß sie keine Keratohyalin-Schollen haben. Statt dessen legen sie Glykogen-Depots an, die für
die nicht-keratinisierte Epithelform typisch sind. An den leukoplakischen Horn-Schuppen sind weitere Unterschiede gegenüber der Norm
festzustellen: Es sind zwei extreme Varianten zu unterscheiden. Es
überwiegt einerseits ein filamentöses Keratin-Muster mit pyknotischen
Kernen. Derartige Schuppen haben keine scharfe Begrenzung (Keratin
A n. Unna fehlt). Bei den anderen Schuppen überwiegt wiederum eine
amorphe Struktur. Sie ist von zahlreichen Vesikeln durchsetzt. Eine
normale Relation der pars filamentosa und der pars amorpha (in normalen Hornschuppen etwa 1:1 nach Birbeck u. Mercer, 1957) ist bei
dieser Dyskeratose nicht vorhanden. Bei der Leukoplakie führt die
abnorme Zell-Differenzierung zu quantitativ vielen, aber qualitativ
minderen pathologischen Hornschuppen (Abb. 4).

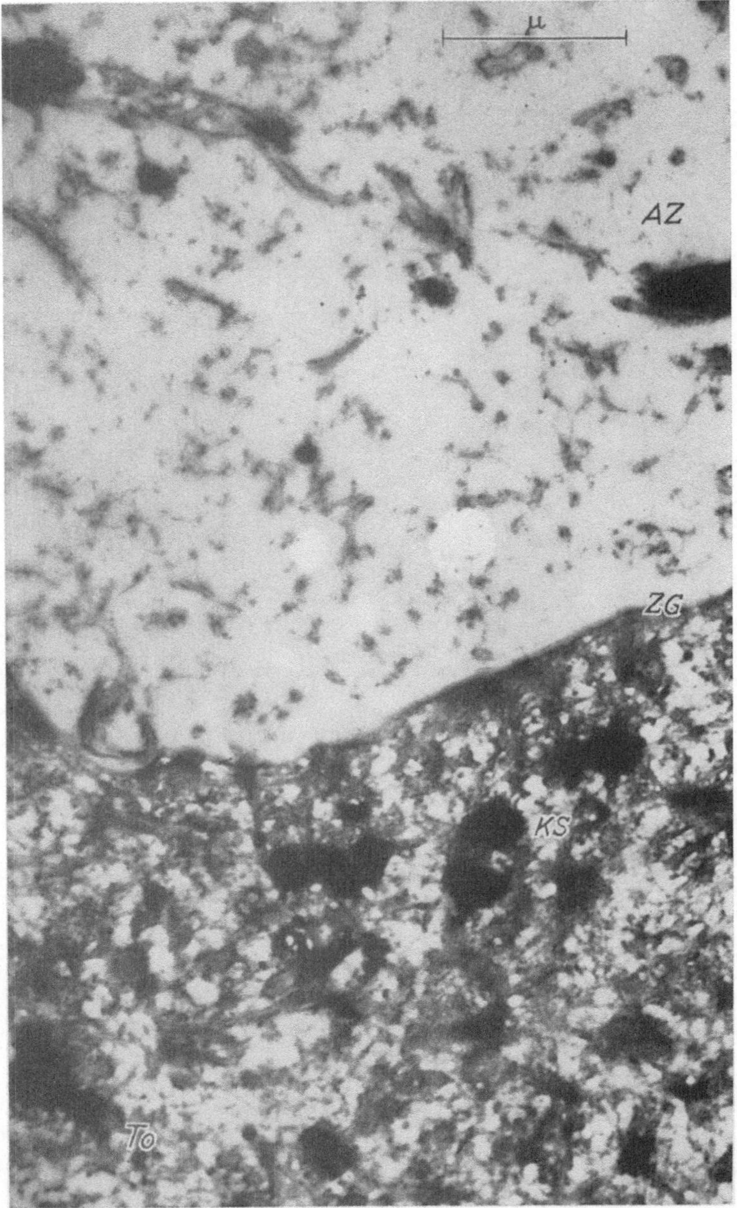

Abb. 3. Granulosa-Schicht (Leukoplakie) (Mehrschichtiges Plattenepithel der Wange) (Vergr.: 5000:1; 5mal nachvergr.) (OsO$_4$-Fixation, Vestopal-Einbettung, Nachkontrast: Bleihydroxyd). Abrupt einsetzende Auflösung des Zellinhaltes (Filament-Geflecht). Keratohyalin-Schollen persistieren hierbei. Intercellularspalten sind nicht mehr vorhanden. *To* Tonofilamente (dichtes Netzwerk); *KS* Keratohyalin-Schollen; *ZG* Zellgrenze; *AZ* aufgelöstes Cytoplasma

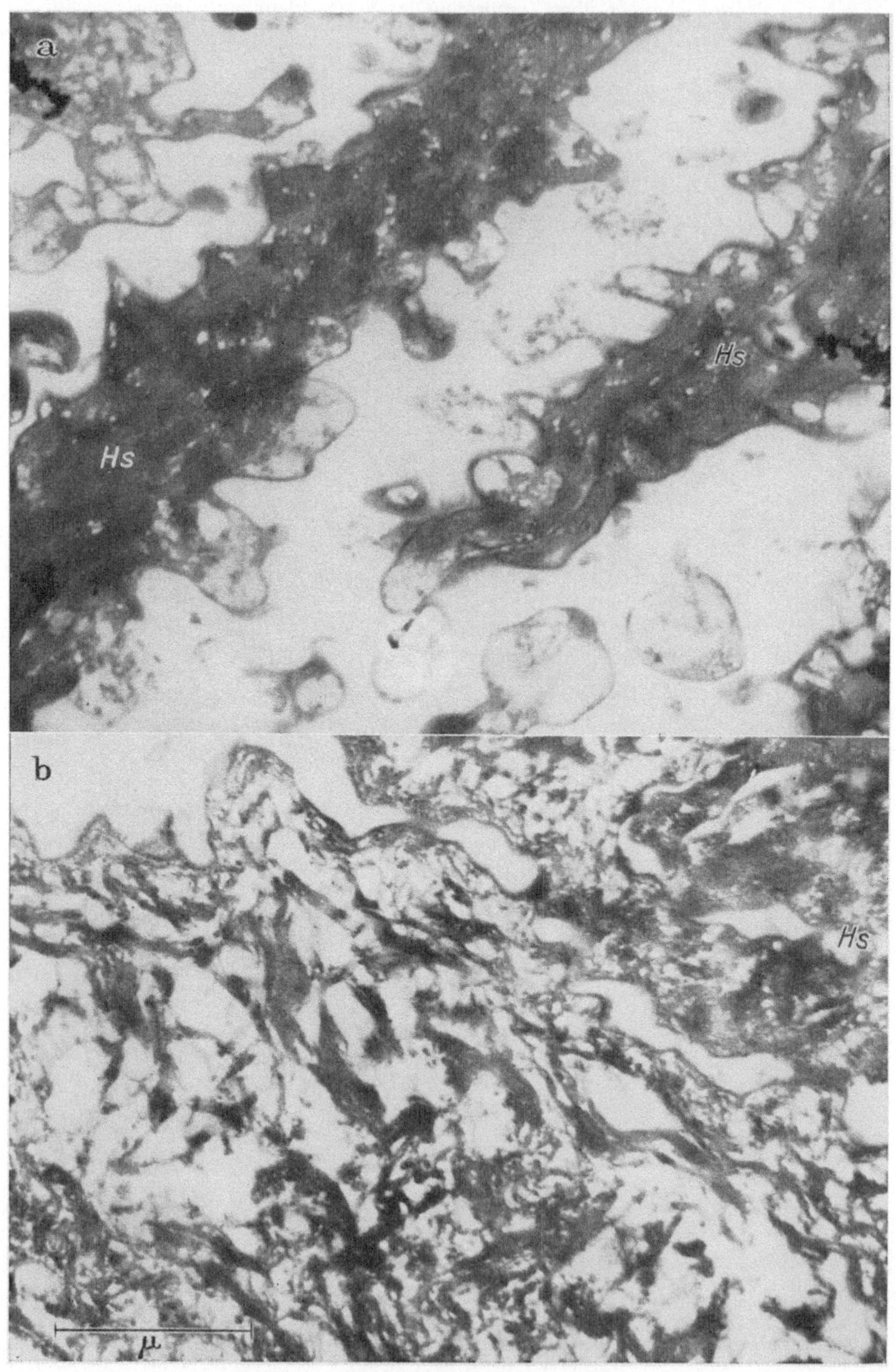

Abb. 4 a und b. (Legende siehe S. 809)

Die von der Norm abweichenden elektronenoptischen Befunde sind bei der Leukoplakie zahlreich. Ihre Bedeutung bei dieser Erkrankung ist noch ungeklärt. Daher sind Aussagen über den Grad einer Malignität der Leukoplakie auch elektronenoptisch bisher nicht möglich. Die Basalmembran ist jedenfalls kein Kriterium (LAX, 1953; FASSKE u. THEMANN, 1956/60). Sie soll auch beim infiltrierenden, destruierenden Wachstum des mehrschichtigen Plattenepithels immer nachzuweisen sein (FASSKE u. THEMANN).

Zusammenfassung

Bei der Leukoplakie weicht der Differenzierungsmodus der Zellen des oralen mehrschichtigen Plattenepithels in vielen Einzelheiten von der Norm ab. 1. In den Basal- und Parabasalzellen sind die Tonofilament-Bündel verklumpt. Sie gleichen den Befunden bei Plattenepithel-Ca. 2. Die übermäßige Produktion von Tonofilamenten führt in der oberen intermediären Zellschicht zu einem dichten Netzwerk im Cytoplasma. 3. Die Bildung und die Anordnung des Keratohyalins weicht von der Norm des Mundepithels ab und hat gewisse Ähnlichkeit mit den Befunden an der Epidermis. Die Hornschuppen, das Endprodukt dieser pathologischen Differenzierung, sind ebenfalls für das Mundepithel abnorm. Bei großer Quantität sind Abweichungen von der Norm im Keratin-Muster zu finden.

Literatur

BIRBECK, M. S. C., and E. H. MERCER: The electron microscopy of the human hair follicle. I. Introduction and the hair cortex. J. biophys. biochem. Cytol. **3**, 203 to 214 (1957a).
— — II. The hair cuticle. J. biophys. biochem. Cytol. **3**, 215—222 (1957b).
— — III. The inner root sheath and trichohyalin. J. biophys. biochem. Cytol. **3**, 223—230 (1957c).
BRODY, I.: The keratinization of epidermal cells of normal guinea pig skin as revealed by electron microscopy. J. Ultrastruct. Res. 2, 482—511 (1959a).
— An ultrastructural study on the role of the keratohyalin granules in the keratinization process. J. Ultrastruct. Res. 3, 84—104 (1959b).
— The ultrastructure of the tonofibrils in keratinization process of normal human epidermis. J. Ultrastruct. Res. 4, 264—297 (1960).
FASSKE, E., W. HAHN, K. MORGENROTH u. H. THEMANN: Die Leukoplakie der menschlichen Mundschleimhaut. Mitteilungsdienst Ges. Bekämpf. Krebskr. 2, H. 7 (1958).
—, u. H. THEMANN: Der Verhornungsvorgang in Mundhöhlen-Carcinomen. Verh. dtsch. Ges. Path. **43**, 329—334 (1959).
— — Die patholog. Schleimhautverhornung und ihre Beziehungen zur Glykogen-Synthese. Beitr. path. Anat. **121**, 442—469 (1959).
— — Die elektronenmikroskopische Struktur menschlicher Carcinome. Beitr. path. Anat. allg. Path. **122**, 313—344 (1960).

Abb. 4 a und b. Stratum superfiziale (Leukoplakie) (Mehrschichtiges Plattenepithel des Mundbodens) (Vergr.: 10000:1; 3mal nachvergr.) (OsO₄-Fixation, Vestopal-Einbettung, Nachkontrast: Phosphorwolframsäure). Zwei extreme Varianten der Hornschuppen; a pars amorpha überwiegt im Keratin-Muster, zahlreiche Vesikel; b pars filamentosa überwiegt im Keratin-Muster; *Hs* Hornschuppen

Haim, G.: EM-Untersuchungen des normalen Epithels der menschlichen Mundschleimhaut. München: C. Hanser 1964.
— EM-Untersuchungen patholog. Verhornungsvorgänge im Epithel der Mundschleimhaut. Stoma 17, 292—308 (1964).
Lax, H.: Das Oberflächencarcinom. Z. Geburtsh. Gynäk. 138, 105 (1953).
Listgarten, M. A., J. T. Albright, and P. Goldhaber: Ultrastructural alterations in cheek pouch epithelium in response to an carcinogen. Arch. oral Biol. 8, 145—165 (1963).
Maltotsy, A. G.: Mechanism of Keratinization. AAAS, Washington, D.C. (1962).
—, and C. A. Balsamo: A study of the components of the cornified epithelium of human skin. J. biophys. biochem. Cytol. 1, 339—360 (1955).
Merker, H.-J.: Die Veränderungen der Rattenvagina im Zyklus und unter experimentellen Bedingungen. Habilitationsschrift, F.U. Berlin 1963.
Pindborg, J. J.: Oral leukoplakia as a precancerous condition. Vortrag 27. Kongr. Dtsch. Dermatol. Ges. (1965).

J. J. Pindborg, Kopenhagen: Oral Leukoplakia as a precancerous condition

Manuskript nicht eingegangen.

O. Hornstein, Düsseldorf: Der Morbus Bowen der Mundschleimhaut

Unter den obligaten Präcancerosen der Haut gehört der Morbus Bowen zu den klinisch und histologisch am klarsten umrissenen. An der Mundschleimhaut weist er jedoch ein Erscheinungsbild auf, das von dem am äußeren Integument geläufigen Befund „psoriasiformer", scharf begrenzter, bräunlich-keratotischer Plaques beträchtlich abweicht. Dort imponieren „leukoplakische", polypös-hyperplastische und (seltener) pseudoerosive Veränderungen von variabler Größe und Ausprägung, von zarten Epitheltrübungen bis zu excessiven Schleimhautwucherungen reichend. Dieser ungewöhnlichen Polymorphie dürfte es vor allem zuzuschreiben sein, daß an der Mundschleimhaut ein Morbus Bowen so selten diagnostiziert wird. So fanden Pape und ich bis Ende 1964 im erreichbaren Schrifttum nur 23, ausdrücklich als Morbus Bowen bezeichnete Schleimhautfälle, von denen allein 5 auf Herrn Reichs Beobachtungen aus der Würzburger Hautklinik entfallen.

Ohne Zweifel ist die intraorale Manifestation wesentlich häufiger, sie segelt aber unter verschiedenen Flaggen: Als „Leukoplakie" — ohne daß deren prämaligner oder benigner Charakter immer definiert ist —, als Lichen ruber, „Erythroplasie", Papillom, Fibroepitheliom, Prothesendruckreaktion, leukoplakischer Schleimhautnaevus u. a. m. Neuerdings ist im amerikanischen Schrifttum — ohne Erwähnung des lange zuvor von französischen Autoren erstmals beschriebenen Typs der

„Hyperplasie pure" des oralen Morbus Bowen — eine äußerst ähnliche „Oral Florid Papillomatosis" (ROCK u. FISHER) beschrieben worden, die ich nochmals erwähnen werde. Nur ein Teil der genannten Diagnosen hat überhaupt etwas mit Präcancerose zu tun. Andererseits kommen viele Patienten erst im fortgeschrittenen Krebsstadium zum Arzt, so daß die präcancerösen Vorläufer längst nicht mehr vorhanden sind.

An der Schuermannschen Klinik ist auf die Bowensche Präcancerose der Mundschleimhaut immer besonders geachtet worden, und REICH hat das Verdienst, 1953 als erster im deutschen Schrifttum über die Krankheit berichtet und auf verschiedene ihrer Besonderheiten aufmerksam gemacht zu haben. Ich selbst erinnere mich an mindestens 8 seither in Würzburg und Bonn klinisch und histologisch diagnostizierte Fälle. In den letzten beiden Jahren sind an der Düsseldorfer Hautklinik — auch dank der engen Zusammenarbeit mit der dortigen Klinik für Kiefer- und Gesichtschirurgie — weitere 7 Fälle hinzugekommen. Im gleichen Zeitraum ist etwa das Dreifache an anderen Präcancerosen der Mundschleimhaut diagnostiziert worden, ohne daß ich die absolute Häufigkeit des intraoralen Morbus Bowen näher abschätzen könnte. Wahrscheinlich ist unser für 2 Jahre relativ großes Krankengut auch durch indirekte Auslese zustande gekommen, bedingt durch eine gewisse diagnostische und — dies betrifft die Düsseldorfer Kieferchirurgische Klinik — therapeutische Spezialisierung für Krankheiten der Mundhöhle.

Wie sieht der intraorale Morbus Bowen *klinisch* aus ? Es können alle Anteile der Mundhöhle betroffen sein, also auch die Zunge, die Sublingualregion und andere, dem freien Blick weniger leicht zugängliche Bezirke des Pharynx. Im eigenen Krankengut fanden wir allerdings die Wangenschleimhaut — oft neben anderen intraoralen Herden — am häufigsten befallen. Die Schleimhaut erscheint teils bläulich oder milchig getrübt, dazwischen von scharf begrenzten oder streifig konfluierenden, stärker weißlich verdichteten Plaques besetzt, teils leicht infiltriert und unregelmäßig-polygonal gefeldert. Andere, oft unmittelbar benachbarte Stellen sind dagegen ausgesprochen polypös oder wulstig-höckerig aufgeworfen und in einer Weise zerklüftet und oberflächlich verquollen, die an die Konsistenz und das Aussehen von gekochtem Blumenkohl erinnert. Der Zahnschluß kann mechanisch behindert sein. Die Oberfläche dieser Wucherungen erscheint oft kalkweiß oder wie von einem Zuckerguß überzogen. Typischerweise grenzen plane und exophytische Herde unmittelbar aneinander und scheinen so auseinander hervorzugehen. In anderen Fällen erhebt sich ein breitbasiger grau-weißer Faltenkamm aus fast unveränderter Schleimhaut.

Es ist gerade die Kombination der leukoplakischen Abstufungen mit polypösen Hyperplasien der Schleimhaut, welche den klinischen Verdacht auf einen Morbus Bowen lenkt. Wesentlich seltener sind pseudo-erosive, durch sattroten Glanz einer Erythroplasie Queyrat ähnliche Läsionen mit vorhanden. Ulcerationen der Schleimhaut gehören nicht mehr zum präcancerösen Status, sie sprechen bereits für den Umschlag in invasives Krebswachstum.

Der *Morbiditätsgipfel* des intraoralen Morbus Bowen dürfte, den bisher publizierten Fällen und eigenen Beobachtungen zufolge, im 6. und 7. Lebensjahrzehnt liegen. Männer erkranken anscheinend wesentlich häufiger als Frauen. Die Zahl der bisherigen Mitteilungen ist aber für klare Aussagen noch zu klein. Immerhin ist bemerkenswert, daß bei den an der Hautoberfläche lokalisierten Bowen-Fällen ein sicheres Überwiegen des männlichen Geschlechtes nicht bekannt ist und nach Yoshida Frauen sogar häufiger als Männer betroffen sein sollen.

Die *Prognose* eines intraoralen Morbus Bowen ist in jedem Falle mit Vorsicht zu stellen. Wenn allgemein den Präcancerosen der oberflächennahen Schleimhäute und Körperöffnungen eine besondere Gefährlichkeit zuerkannt wird, so gilt dies in erhöhtem Maße für die Bowensche Form. Nach Ansicht des amerikanischen Pathologen Stout sollen nur $2-3\%$ aller epidermalen Bowen-Herde maligne entarten, dagegen 40% aller semimucösen, d. h. auch die Mundschleimhaut betreffenden.

Wahrscheinlich liegt die wirliche Cancerisierungsquote aber noch höher, da es nur eine Zeitfrage der Überlebens- und Nachbeobachtungsdauer ist, ob und wann das invasive Carcinomstadium erreicht wird. Das kann in wenigen Monaten der Fall sein, aber auch Jahre dauern.

Die auffällig schlechte Prognose des intraoralen Morbus Bowen ist durch das Verfehlen der rechtzeitigen Diagnose nicht allein erklärt. Man kann nur eindringlich anf die besondere Gefährlichkeit hinweisen, da die *Therapie* möglichst früh und radikal erfolgen muß. In Betracht kommt nur eine Radikaloperation, notfalls mit Schleimhautplastik. Mit Reich u. Bonse müssen auch wir von einer Röntgentherapie — auch mit Tumordosen — abraten.

Nun zur *Histopathologie*. Hier besteht ein dem klinischen Bild ähnlicher Nuancenreichtum. An der einen Stelle trifft man dysplastisch-anaplastische Epithelveränderungen mit Kernpyknosen, Riesenkernen und jener bizarren Zellpolymorphie, die den „klassischen" Befund des Morbus Bowen ausmacht. An anderen Entnahmestellen ist das Epithel nur bandförmig verdickt, der Zellaufbau eher regelmäßig, die Kernzahl pro Flächeneinheit aber erheblich gesteigert und die Kern-Plasma-Relation stark zugunsten der Kerne verschoben. Die Grenze zum Stroma kann hier noch scharf, fast geradlinig, ohne basale Vortreibungen verlaufen. Auch die entzündliche Begleitreaktion kann noch zurücktreten. Wird nur eine solche Gewebsstelle excidiert, so läßt sich zwar generell eine beginnende Präcancerose, nicht aber die Bowensche Sonderform diagnostizieren. Das gleiche gilt, wenn sich die basale Proliferationssteigerung nur in schmalzapfige, relativ gleichmäßig vordringende Epithelausläufer umsetzt. Auch die keratinisierende Verdickung der Schleimhautoberfläche im Sinne einer „Epidermisation" ist für sich allein uncharakteristisch, da sie auch bei anderen Leukoplakien vorkommt. Von großer diagnostischer Bedeutung sind dagegen die hyperplastischen, im französischen Schrifttum als *„Hyperplasie pure"* bekannten Epithelwucherungen, denen klinisch die polypösen Vegetationen entsprechen. Hier finden sich schmale und plumpe, oft geradezu gigantisch aufgetriebene Epithelzapfen, die an der Oberfläche manchmal tief gefaltet, in der Tiefe aber weit in das Bindegewebe vorgetrieben sind. Sie bilden hyperakanthotische, oft zu wunderlichen Knollen- und Flaschenfiguren ausgestaltete Formationen, die untereinander — oft mit schmalem „Stiel" — zusammenhängen und anscheinend noch Verbindung zur Oberfläche haben.

Neben dieser vielgestaltigen Histoarchitektur ist das zweite Merkmal der „Hyperplasie pure" eine hohe zellige Differenzierung trotz übersteigerter Epithelproliferation. Nur die basale Indifferenzzone ist mehrschichtig verbreitert, sie weist Zell- und Kernunruhe, jedoch anscheinend geordnete Übergänge in die höheren Epithelschichten auf. Die Epithelbasis erscheint meist scharf, die Basalmembran intakt, die begleitende Entzündung eher gering. An einzelnen Stellen kann jedoch die basale Indifferenzzone in höhere Epithellagen heraufreichen. Im weiter fortgeschrittenen Stadium treten dann vermehrte Zell- und Kernatypien auf und es beginnt eine gewisse Ödemisierung und retikuläre Auflockerung, wie man sie ähnlich bei der experimentellen Cancerisierung der Mäuse-Epidermis am Beginn der krebsigen Umwandlung findet (v. ALBERTINI). Trotz einzelner atypischer Mitosen zeichnet sich aber keine Tendenz zu polymorpher Zellverwilderung ab, sondern die Malignisierung äußert sich in der gesteigerten Proliferation eines mehr einheitlichen, in der Kerngröße wenig differierenden, teils dunkel-basophilen, teils ödematös aufgehellten Zelltyps. Die Stelle, wo schließlich der carcinomatöse Einbruch in das Stroma erfolgt, ist nur selten zu finden. Das Eindringen atypischer Epithelien in die Ausführungsgänge kleiner Schleimdrüsen und der metaplastische Ersatz des Gangepithels ist in diesem Sinne noch kein invasiv-destruktives Wachstum. Ist der Umschlag aber vollzogen, so erfolgt die weitere Ausbreitung meist rapide und mit früher lymphonodaler Metastasierung.

Gerade die scheinbare Benignität des als „Hyperplasie pure" bezeichneten Schleimhauttyps kann zu verhängnisvollen histologischen Fehlschlüssen führen. *Die sichere Diagnose eines intraoralen Morbus Bowen kann nur klinisch und histologisch — also gemeinsam — gestellt werden.* Immer sollte an mehreren Stellen excidiert werden, da gerade das Nebeneinander rein hyperplastischer, dyskeratotisch-polymorpher und sonstiger präcancerös-leukoplakischer Bezirke den Histologen auf die richtige Fährte bringt. Der diesbezüglich Erfahrene wird auch allein bei einer „Hyperplasie pure" zu einer definitiven Diagnose imstande sein.

Abschließend ein Wort zur schon erwähnten „*Oral Florid Papillomatosis*". Die wenigen seit 1960 erschienenen amerikanischen Mitteilungen lassen eine so verblüffende klinische und histologische Ähnlichkeit mit der „Hyperplasie pure" des Morbus Bowen erkennen, daß wir beide Krankheitsbilder zumindest für eng verwandt, wenn nicht für identisch ansehen müssen (vgl. auch Greither). Auch die amerikanischen Autoren weisen auf die merkwürdige Diskrepanz zwischen der excessiven, klinisch malignitätsverdächtigen Schleimhautwucherung und dem relativ banalen Epithelaufbau hin. Es gibt aber gute Gründe, am Begriff des rein hyperplastischen Schleimhaut-Bowen festzuhalten: 1. Die häufige Nachbarschaft anderer, eindeutig präcanceröser Schleimhautveränderungen, 2. die prospektive Bedeutung des Krankheitsbildes als obligate Präcancerose. Es geht hier nicht um die Priorität der Beschreibung — sie stünde französischen Autoren zu —, es geht allein um die prognostisch entscheidende Festlegung als Präcancerose — und nicht als hypothetische Viruspapillose, wie Wechsler u. Fisher vermuten. Denn auch von der richtigen Einschätzung der Prognose hängt das Schicksal der Patienten ab.

Literatur

Albertini, A. v.: Studien zur Karzinogenese. II. Experimentelles Hautcarcinom mit Methylcholanthren. Schweiz. Z. Path. **21**, 770—820 (1958).

Bessière, L.: Papillomatose végétante buccale. Bull. Soc. franç. Derm. Syph. **68**, 453—454 (1961).

Bowen, J. T.: Precancerous dermatosis: A study of two cases of chronic atypical epithelial proliferation. J. cutan. Dis. **30**, 241—255 (1912).

Boy, H.: Morbus Bowen der Nasenschleimhaut. Arch. Ohr.-, Nas.-, u. Kehlk.-Heilk. **181**, 291—296 (1962/63).

Brighton, G. R., and F. Altmann: Bowens disease and superficial mucous epitheliomas of upper respiratory and alimentary tracts. Arch. Otolaryng. **36**, 354—371 (1942).

Büchner, F.: Die experimentelle Kanzerisierung der Parenchymzelle in der Synopsis klassischer und moderner morphologischer Methoden. Verh. dtsch. Ges. Path. **45**, 37—59 (1961).

Chomet, B., H. H. Niebel, and J. Valaitis: Early carcinoma of the mouth. Oral Surg. **15**, 628—636 (1962).

Cipollaro, A. C., and P. D. Foster: Bowen's precancerous dermatosis of the mucous membrane. N. Y. St. J. Med. **40**, 264—275 (1940).

Dupont, A.: Papillomes du larynx et maladie de Bowen. Arch. belges Derm. **4**, 301—303 (1948).

Full-Scharer, G.: Ein Beitrag zur Bowenschen Erkrankung des Kehlkopfes. Hals-, Nas.- u. Ohrenarzt **9**, 285—287 (1961).

Gardenghi, G., e V. Micheli-Pellegrini: Casuistica poco frequente del cavo orale. (Morbo di Bowen del palato molle.) Boll. Mal. Orecch. **77**, 135—138 (1959).

Gorlin, R. J.: Bowen's disease of the mucous membrane of the mouth. Oral Surg. 3, 35—51 (1950).

Gougerot, H., A. Moulonguet et E. Lortat-Jacob: Dyskératose de Bowen du voile du palais. Bull. Soc. franç. Derm. Syph. 43, 631—632 (1936).

Greither, A.: Keratotische Zustände und Krankheiten der Mundschleimhaut. Fortschr. prakt. Dermat. Vener., Bd. 5, S. 71—82. Berlin, Heidelberg, New York: Springer 1965.

Hornstein, O., u. H.-D. Pape: Morbus Bowen der Mundschleimhaut. Dermatologica (Basel) 131, 325—342 (1965).

Howarth, W.: Precancerous epitheliomatosis (Bowen's disease) of the palate and fauces. J. Laryng. 50, 28—32 (1935).

Hudelo, L., et Cailliau: La maladie de Bowen des muqueuses envisagée comme cancer d'emblée. Ann. Derm. Syph. (Paris) VII 4, 813—833 (1933).

Lacronique, G., et Déchaume: Maladie de Bowen de la muqueuse buccale. Rev. Stomat. 34, 95—96 (1932).

Mathis, H., u. D. Hermann: Erythoplasie de Queyrat an der Mundschleimhaut. Öst. Z. Stomat. 60, 170—179 (1963).

Moulonguet, A.: Un cas de maladie de Bowen de la bouche. Ann. Oto-laryng. (Paris) 1936, 714—717.

Noguer-Moré, S.: Nouveaux cas de maladie de Bowen de muqueuses. Ref.: Ann. Derm. Syph. (Paris) 2, 809 (1931).

Reich, H.: Zur Bowenschen Krankheit der Mundschleimhaut. Arch. Derm. Syph. (Berl.) 197, 145—159 (1954).

—, u. G. Bonse: Die Bowensche Krankheit der Mundschleimhaut. Strahlentherapie 96, 415—422 (1955).

Rock, J. A., and E. R. Fisher: Florid papillomatosis of the oral cavity and larynx. Arch. Otolaryng. 72, 593—598 (1960).

Samitz, M. H., and R. A. Weinberg: Oral florid papillomatosis. Arch. Derm. 87, 478—480 (1963).

Sischka, O.: Morbus Bowen des Larynx. Mschr. Ohrenheilk. 90, 103—105 (1956).

Stout, A. P.: Malignant manifestations of Bowen's disease. N. Y. St. J. Med. 39, 801—809 (1939).

Touraine, A., et L. Golé: Maladie de Bowen à type leucoplasieforme de la muqueuse jugale, associée à un cancer de la lèvre sur cheilite glandulaire. Bull. Soc. franç. Derm. Syph. 43, 740—744 (1936).

Wechsler, H. L., and E. R. Fisher: Oral florid papillomatosis. Arch. Derm. 86, 480—492 (1962).

Yoshida, S.: Zur Bowenschen Dermatose. Acta derm.-venereol. (Stockh.) 14, 95—108 (1929).

B. Rohde, Hamburg: Zur Häufigkeit des Carcinoms der Mundschleimhaut und des Lippenrotes auf dem Boden eines Lichen ruber. (Katamnestische Untersuchungen am Krankengut der Universitäts-Hautklinik Hamburg-Eppendorf)

Epitheliome im Anschluß oder im Verlauf eines Lichen ruber, als symptomatischer Leukoplakie, sind bekannt (Hallopeau, 1901; Williger, 1924; Saad, 1931; Gottron, 1954; Herrmann, 1963). Im Einzelfall ist die Entscheidung schwer, ob der Lichen ruber ursächlich mit dem

Carcinom in Zusammenhang zu bringen ist, oder ob die Carcinomentwicklung im Bereich des Lichen als ein getrenntes Krankheitsgeschehen aufzufassen ist. Grundsätzlich ist anzunehmen, daß der Lichen ruber, im speziellen Falle der Mundschleimhaut und der Lippen, eine harmlose Erkrankung ist, die nach einem monatelangen bzw. jahrelangen Bestand mit und ohne Therapie abzuheilen pflegt, und aus der sich im allgemeinen eine maligne Neubildung nicht entwickelt. Da aber immer erneut nach einem Zusammenhang zwischen Lichen ruber und Epitheliom, meist in Form des Plattenepithel-Carcinoms, gefragt wird (SCHÜRMANN, 1939; BARKER, 1947; WARIN, 1960; KOCHS, 1960 und 26 weitere Autoren), wurde das Krankengut unserer Klinik auf die Veränderungen im Verlauf des Lichen ruber der Mundschleimhaut und des Lippenrotes hin katamnestisch geprüft. Die Fälle, in deren Verlauf ein Carcinom sich entwickelte, haben zu der Beurteilung des Lichen ruber als einer fakultativen Präcancerose geführt.

Während einige Autoren den Begriff Präcancerose vermeiden und auf dem Standpunkt stehen, daß eine bestimmte Veränderung entweder eine Neoplasie ist oder eben nicht, verstehen andere unter einer Präcancerose „Klinisch sichtbare Veränderungen der Haut, die erfahrungsgemäß in einen malignen Tumor übergehen" (STEIGLEDER, 1963). GOTTRON (1963) hat dem Begriff einen umfassenderen Inhalt gegeben, der nicht bei den augenfälligen Veränderungen stehen bleibt, sondern den Ablauf der Stoffwechselumordnung von der veränderten Zellatmung bis zur Verschiebung der Kern-Plasmarelation einbezieht. MIESCHER (1943) teilt die Präcancerosen ein in solche im engeren und solche im weiteren Sinne des Wortes. Zu den letzteren wird als chronische Entzündung der Lichen ruber gezählt.

Der Lichen planus ist nun nicht die Dermatose, die zum Carcinom führt, sondern neben dem verrucösen Typ mit Ulceration ist es die atrophische Form mit Mesenchymveränderungen, die nach GOTTRON (1954) eher als Präcancerose zu gelten hat. Diese atrophischen Veränderungen sind besonders gut an der Zunge durch die verminderte Papillenzeichnung erkennbar. Im Bereich des Lichen planus der Mundschleimhaut wird bei weitem häufiger ein Carcinom gesehen als auf entsprechenden Herden der Haut. SCHÜRMANN (1958) erwähnte 17 Literaturfälle; heute sind es 47 Fallpublikationen, von denen 25 ein Carcinom der Mundschleimhaut, 10 ein Carcinom der Zunge und 3 ein Mundschleimhaut-Carcinom mit Übergreifen auf das Lippenrot beschreiben. Die übrigen betreffen Patienten mit Carcinomen der Lippen und der Haut. In allen Fällen muß die Frage der vorangegangenen Therapie erwähnt werden, weil außer der Röntgenbestrahlung auch Arsenpräparate zur Behandlung eingesetzt wurden. Als zusätzliche chronische Reize der entsprechenden Region und als mitauslösende Ursache bei der Carcinombildung auf dem Boden eines Lichen planus der Mundschleimhaut und der Zunge werden scharfkantige, sanierungsbedürftige Zähne, schlecht sitzende Prothesen und Tabakrauchen diskutiert. Nach SCHÜRMANN (1939) lassen sich 75% der Carcinome auf dem Boden eines Lichen an der Mundschleimhaut lokalisieren. Diese Tatsache fällt auf, wenn man bedenkt, daß nur 25—35% aller Lichen-Fälle die Schleimhaut mitbefällt. Relativ häufig ist dazu das Carcinom der Zunge und hier sind es mehr Frauen, die an dieser außerhalb des Lichen ruber als Männerleiden bekannten Krankheit erkranken.

In den Jahren von 1951—1965 sahen wir in der Hamburger Klinik 585 Patienten mit Lichen ruber aller Formen und Typen; 318 Frauen und 267 Männer im Alter von 5—85 Jahren. 128 Patienten (21,9%) litten gleichzeitig an einem Lichen planus der Mundschleimhaut und 79 Patienten hatten einen isolierten Mundschleimhaut-Lichen. Unter diesen 585 Patienten waren neun mit einem histologisch gesicherten Carcinom, und zwar: 1 Zungencarcinom bei einer 34jährigen Frau, 5 Plattenepithelcarcinome der Mundschleimhaut mit Übergreifen auf die Unterlippe und das Lippenrot. 2 weitere Plattenepithelcarcinome lagen im Bereich von Lichen sclerosus et atrophicus-Herden im Ano-genital-Bereich und 1 Spinaliom in einem Lichen ruber-Herd auf der Brust. Das Zungencarcinom und ein Unterlippencarcinom seien demonstriert:

1. Fall (Wi.). 72jähriger Mann, der seit Jahren einen Lichen ruber planus der Mundschleimhaut und übergreifend auch des Lippenrotes hat, beobachtet seit $3^{1}/_{2}$ Jahren einen derben Knoten auf der Unterlippe, der nur langsam wachsend, jetzt ulcerierte. Histologisch ergibt sich eine Hyperkeratose und Acanthose mit unregelmäßiger Verlängerung der Reteleisten, die an mehreren Stellen eine typische „Sägezahn"-Form annehmen. Das stratum granulosum ist verbreitert, das stratum basale ist vielfach zerstört. Der Epidermis liegt ein entzündliches Infiltrat an, und besteht in der Hautpsache aus Lymphocyten. In einem Anteil des Schnittes erkennt man die geschilderten typischen Veränderungen des Lichen planus. Zur Mitte hin wird das Epithel mehr und mehr unruhig, zeigt Tiefenproliferation und geht in ein verhornendes Plattenepithel über. Daneben erhebliche lympho-retikuläre Stromareaktion. In einem anderen Ausschnitt aus dem gleichen Präparat besteht die Masse der Veränderungen aus einem tief proliferierenden, verhornenden Platten-epithel-Carcinom und einer dadurch induzierten kräftigen Stroma-reaktion.

2. Fall (Bo.). 34jährige Frau, der seit einigen Monaten eine wunde Stelle der Zunge auffiel. Die Histologie ergab ein verhornendes Platten-epithel-Carcinom bei Lichen planus. Deutlich zu erkennen ist das an das stratum basale heranreichende Infiltrat mit Auflockerung und Aufbrechen der Basalzellschicht, ferner Übergang des Lichen planus in ein verhornendes Plattenepithel-Carcinom mit starker Stromareaktion und deutlichen Verhornungszonen. Der Tumor besteht aus gewucherten Stachelzellen mit zahlreichen Hornperlen. Der infiltrative Prozeß reicht bis in die Muskulatur hinein.

Zusammenfassung

Die Entwicklung eines Carcinoms auf dem Boden des Lichen planus ist möglich, bleibt aber ein seltenes Ereignis. Unter den 585 Lichen planus-Patienten der Hamburger Hautklinik komplizierte sich neunmal der Verlauf durch die neoplastische Wucherung (1,5%). Bei verdächtigen Veränderungen sollte deshalb aus differentialdiagnostischen Erwägungen eine Probeexcision erfolgen.

J. Tappeiner, Wien: Die Leukokeratosis nicotinica

Die Schwierigkeit die Leukoplakie bzw. die Leukokeratose exakt zu definieren, ist durch die ungerechtfertigt vielseitige Verwendung dieses Begriffes bedingt. Darauf hat Greither in seiner Einleitung Bezug genommen und Pindborg ist auf diese Frage in seinem ausführlichen Referat näher eingegangen.

Die Leukokeratosis nicotinica (L.n.) als Sonderform der Leukoplakie ist eine Schleimhautaffektion, die überwiegend bei stark rauchenden Männern im höheren Lebensalter beobachtet wird. Nach dem Grad der Ausprägung kann man 3 Stadien unterscheiden. Im 1. Stadium findet sich eine bläulich-graue Verfärbung der Gaumenschleimhaut mit zahlreichen, kleinsten, rötlichen Pünktchen. Diese mildeste Form beobachtet man auch bei erbmäßig bedingten Verhornungsanomalien bei Nichtrauchern, sie ist daher nicht pathognomonisch. Im 2. Stadium ist der harte Gaumen weißlich verfärbt, wobei im medialen Anteil, etwa bandförmig angeordnet, sich papulöse Herde finden, die zentrale rötliche Einsenkungen aufweisen. Das 3. Stadium zeigt eine weitere Intensitätssteigerung: Die beträchtlich verdickte Schleimhaut des harten Gaumens ist von dicht aggregierten, pflastersteinartig aneinander liegenden, pyramidenstumpfähnlichen bzw. polygonalen Papeln besät, die sowohl zentrische als auch exzentrische rötliche Vertiefungen zeigen. Diese hochgradigen Formen sind in der Regel auch von dichten Leukoplakien der Zungen- und Wangenschleimhaut begleitet.

Der Intensität des klinischen Bildes konform gehen die histologischen Veränderungen. Es kommt zu einer verschieden intensiven Keratinisierung sowohl als Hyper- wie auch als Parakeratose. Die Retezapfen akanthotisch. Im Corium mäßige perivasculäre überwiegend rundzellige

Infiltration, die Gefäße etwas weiter gestellt. Während die Ausführungsgänge sackartig erweitert sind, zeigen die Schleimdrüsen selbst normales morphologisches und färberisches Verhalten. Um die Mündung des Ausführungsganges zeigen die epithelialen Zellen eine vacuoläre Degeneration. Besonders bemerkenswert ist das Fehlen einer mitotischen Aktivität, Verwerfung der Schichtenfolge, sowie sonstige Zeichen eines prämalignen Zustandes.

Da sich die stärker ausgeprägten Formen der beschriebenen Leukokeratose des Gaumens nach unserer Erfahrung ausschließlich bei Rauchern schwerer Tabaksorten finden, besteht an der pathogenetischen Rolle des Tabakes kein Zweifel. Alle unsere Patienten mit L.n. gaben an, selbstgebauten Tabak geraucht zu haben, wie dies in der Kriegs- und Nachkriegszeit relativ häufig war. Die unzweckmäßige Verarbeitung bedingt bei der Verbrennung einen hohen Gehalt an Rauchprodukten, die für die Entstehung der Leukokeratose- und Leukoplakiebildung anzuschuldigen sind. Unsere Untersuchungen zeigen, daß einer luetischen Infektion pathogenetisch keine Bedeutung zukommt. Eine Carcinomentwicklung auf Basis einer Raucherleukokeratose haben wir nicht beobachtet, wohl aber auf gleichzeitig bestehenden Leukoplakien der Wangenschleimhaut.

Besonders bemerkenswert scheint uns die Tatsache, daß sich auch höhergradige tabakbedingte Leukokeratosen des Gaumens nach Aufhören des Rauchens in einigen Monaten zurückbilden können.

Zusammenfassung

Die Leukokeratosis nicotinica als Sonderform der Leukoplakie wird in ihrer ausgeprägten Form nach unserer Erfahrung überwiegend durch das Rauchen von selbst kultiviertem und unfachmäßig verarbeitetem Tabak verursacht. Eine maligne Entartung konnte bisher dabei nicht beobachtet werden.

A. Rehrmann und **H.-D. Pape, Düsseldorf: Die operative Behandlung der Präcancerosen**

Das morphologische und klinische Bild der präcancerösen Zustände der Mundschleimhaut ist in den vorhergehenden Referaten eingehend erörtert worden. Insbesondere Greither und Hornstein haben auf die Neigung einzelner Schleimhauterkrankungen zur malignen Entartung hingewiesen. Die obligaten und falls notwendig auch die fakultativen Präcancerosen im Bereich der Mundschleimhaut werden in unserer Klinik ausschließlich chirurgisch behandelt. In Übereinstimmung mit Greither, Hornstein, Herrmann, Reich und Bonse sowie Stout

halten wir die Excision der befallenen Schleimhautbezirke insbesondere
bei der präcancerösen Leukoplakie und bei Morbus Bowen für notwendig. Mit den genannten Autoren sind wir der Ansicht, daß eine
Strahlenbehandlung oder eine Chemotherapie im Erfolg unsicher und
deshalb nicht empfehlenswert ist.

Vor der chirurgischen Entfernung der erkrankten Schleimhautbezirke führen wir im Regelfall eine Probeexcision durch. Der durch die
feingewebliche Untersuchung[1] festgestellte Malignitätsgrad sowie die
klinischen Befunde bestimmen die Ausdehnung des jeweiligen Eingriffes.
Die Möglichkeiten der operativen Behandlung soll Ihnen an verschiedenen Beispielen aufgezeigt werden.

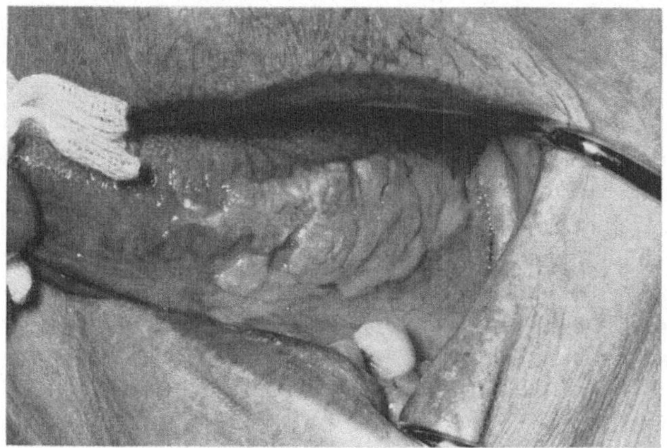

Abb. 1. 62jährige Frau mit flächenhafter, leicht erhabener, scharf begrenzter präcanceröser Leukoplakie am linken Zungenrand, etwas auf den Mundboden übergreifend

Die flächenhaften leicht erhabenen präcancerösen Leukoplakien
der Zungen- wie der Wangenschleimhaut unserer ersten beiden Beispiele
erfordern technisch unkomplizierte operative Eingriffe. Sowohl bei der
62jährigen Frau der Abb. 1, deren linker seitlicher Zungenrand befallen
war, wie auch bei einem 56jährigen Eisenbahner, dessen linke Wange
von zahlreichen warzenförmigen kalkweißen Stippchen besetzt war,
konnten wir uns auf eine Excision der veränderten Schleimhautbezirke
beschränken. Dabei wurde die Schleimhaut in der Tiefe bis auf die
angrenzende Muskelschicht und seitlich in einem Sicherheitsabstand von
3—4 mm excidiert. Die Defekte konnten durch Mobilisation der Wundränder unter Bildung von Z-förmigen Entlastungsschnitten geschlossen

---

[1] Für die feingeweblichen Diagnosen der im folgenden dargestellten Fälle
danken wir Herrn Prof. Hornstein, Oberarzt der Hautklinik der Universität
Düsseldorf. Ausgenommen davon sind die Beispiele Nr. 6 und 7, bei denen die
Diagnose vom Path.-Institut (Direktor Prof. Dr. Meessen) der Universität
Düsseldorf gestellt wurde.

werden. Bei beiden Patienten fanden wir bei einer Kontrolluntersuchung nach 6 Monaten reizlose rezidivfreie Narbenbezirke, die die Beweglichkeit des umgebenden Weichteilgewebes nicht wesentlich einschränkten.

Ist mit dem Verlust eines größeren Schleimhautbezirkes der Wange zu rechnen, so verwenden wir als Schleimhautersatz Spalthautlappen von der Innenseite eines Oberarmes oder vom Bauch. Nach Entnahme der Spalthaut mit einem Dermatom, z. B. nach PADGETT-HOOD, fixieren wir diese mit Stentsträger durch einen percutanen Knüpfverband auf der intraoralen Wundfläche. Wir konnten so einen ausgedehnten Morbus Bowen der linken Wange bei einem 50jährigen Schreiner radikal entfernen ohne die Beweglichkeit der Wangenmuskulatur und die Mundöffnung wesentlich einzuschränken[2]. Ist der Mundwinkel selbst der zentrale Sitz der Präcancerose, so läßt sich nach der Excision eine zeitlich befristete Verkleinerung der Mundspalte nicht vermeiden. Bei dem 60jährigen Patienten (Abb. 2 a—c) bestand seit mehreren Jahren im linken Mundwinkel ein Ulcus ohne Heilungstendenz, das in der feingeweblichen Untersuchung die Diagnose eines undifferenzierten Stachelzellcarcinoms auf dem Boden einer präcancerösen Leukoplakie ergab. Nach keilförmiger Excision des Mundwinkels wurden die Lippenrotstümpfe von Ober- und Unterlippe im Sinne einer Mundwinkelbildung vernäht. Dadurch bedingt wurde die Mundspalte auf der linken Seite um 0,5 cm verkleinert. Nach einer Beobachtungszeit von $1-1^1/_2$ Jahren können wir durch eine Mundwinkelplastik die ursprünglichen Verhältnisse wiederherstellen.

Komplizierte Weichteileingriffe erfordern die Lippendefekte unserer nächsten beiden Beispiele. Bei einem 67jährigen Mann bildeten sich nach narbiger Ausheilung eines mit 10000 r behandelten verhornenden Plattenepithelcarcinoms der Unterlippe erneut präcanceröse Veränderungen auf dem vernarbten Unterlippenbezirk. Es wurde deshalb von uns eine radikale Excision in 3 cm Breite durchgeführt. Der große mittelständige Lippendefekt machte die Neubildung der Unterlippe aus den Wangenweichteilen notwendig. Nach der von DIEFFENBACH angegebenen Methode wurden aus der rechten und der linken Wange Schwenklappen, die sowohl die Haut wie auch die Muskulatur und intraorale Schleimhautschicht erfaßten, gemeinsam mit den Unterlippenreststümpfen zur Mittellinie rotiert. Es gelang hierdurch eine kosmetisch und funktionell zufriedenstellende Unterlippenneubildung (siehe REHRMANN). Im zweiten Fall war bei einer 70jährigen Frau ein verhornendes Plattenepithelcarcinom ebenfalls mit 10000 r vorbestrahlt worden. Ein erneut auftretendes Rezidiv in der Unterlippenmitte veranlaßte uns, die Unterlippe in 2,5 cm Breite keilförmig zu resezieren. In diesem Fall deckten wir

---

[2] Weitere Einzelheiten zu diesem Fall siehe Arbeit HORNSTEIN u. PAPE.

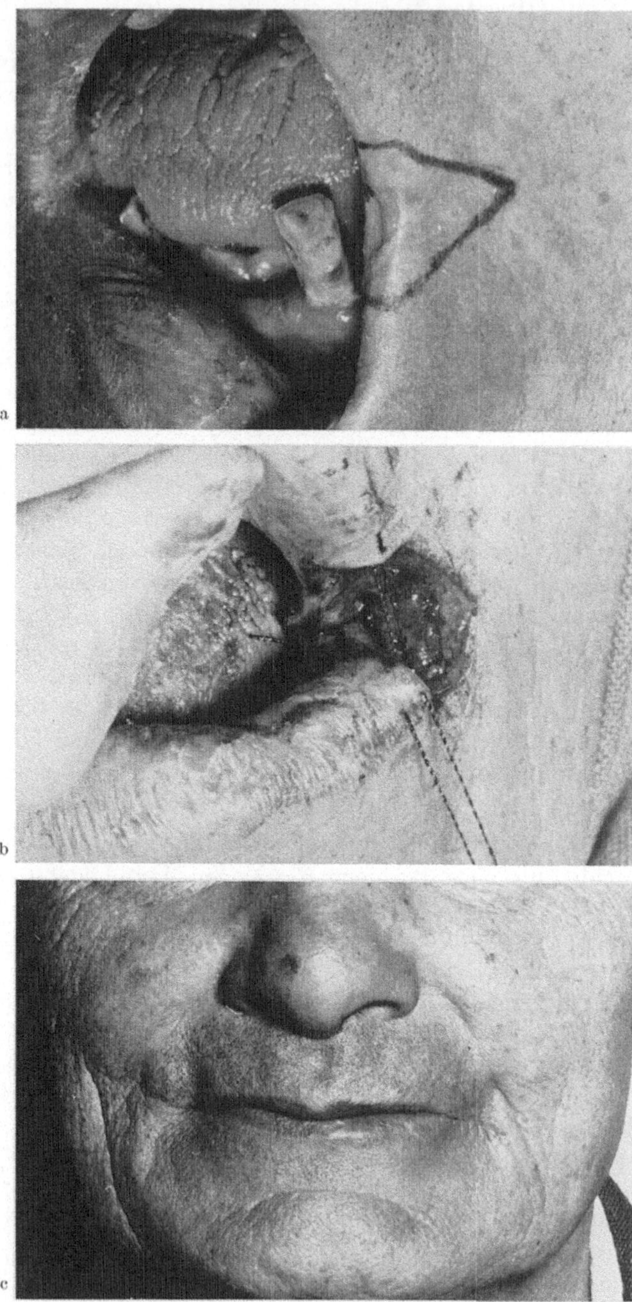

Abb. 2. a 60jähriger Patient mit einem auf dem Boden einer präcancerösen Leukoplasie entwickelten undifferenzierten Stachelzellcarcinom des linken Mundwinkels, Ulceration der Schleimhaut des Lippenwinkels. Markierung der zu resezierenden Weichteile. b Derselbe Patient, Neubildung des Mundwinkels nach Resektion. c Derselbe Patient 8 Tage nach der Operation. Reizlose Narbenverhältnisse. Verkleinerung der Mundspalte auf der linken Seite um 0 5 cm

den Defekt durch eine Estlander-Plastik aus der linken Oberlippenhälfte. Ohne wesentliche Einschränkung der Mundöffnung waren Ober- und Unterlippen nach primärer Wundheilung und Durchtrennung des Lappenstiels wieder voll funktionsfähig.

Nach Schilderung mehrerer Einzelfälle soll Ihnen der folgende Film über die operative Behandlung von Präcancerosen einen Einblick in unsere Operationstechnik vermitteln. Es wird die Entfernung eines Morbus Bowen an den Wangenschleimhäuten eines 63jährigen Mannes sowie die Excision einer präcancerösen Leukoplakie am Mundboden einer 57jährigen Frau dargestellt werden.

Nach Darstellung einfacher und komplizierter Operationsmethoden zur Entfernung von Präcancerosen der Mundschleimhaut sollen Ihnen abschließend an einem Beispiel die Weiterungen der Präcancerosebehandlung aufgezeigt werden. Bei einem 72jährigen Seemann fanden wir flächenhafte Leukoplakien am Gaumen, an beiden Wangen, am Mundboden und an der Alveolarkammschleimhaut des linken Unterkiefers. Histologisch erwiesen sich die Schleimhautveränderungen an der linken Wange als Morbus Bowen, der am Unterkieferalveolarkamm in Gegend von $\overline{7}$ in ein ulcerös zerfallenes Plattenepithelcarcinom übergegangen war. Hiervon ausgehend hatte sich submandibulär links eine walnußgroße Metastase gebildet. Es mußte deshalb eine Unterkieferresektion vom aufsteigenden Unterkieferast bis in die Gegend von $\overline{4}$ durchgeführt werden, gleichzeitig wurde die linke Submandibularloge einschließlich des erwähnten Lymphknotens ausgeräumt. Dabei wurde nach dem Prinzip der Blockausräumung verfahren, so daß der Unterkiefer und auch die Drüsenmetastase in einem Präparat ohne Durchtrennung der verbindenden Lymphwege entfernt wurden. In Anbetracht des Alters des Patienten und der Ausdehnung der übrigen erkrankten Schleimhautbezirke haben wir auf die Entfernung der präcancerösen Leukoplakien am Gaumen und am Mundboden verzichtet und uns auf eine regelmäßige klinische Kontrolle der noch bestehenden pathologischen Befunde beschränkt (vgl. Hornstein u. Pape, 1965).

Aus den geschilderten Fällen, insbesondere durch das letzte Beispiel, wird ersichtlich, daß nicht erst das Mundhöhlencarcinom, sondern gerade die präcancerösen Zustände unserer volle Aufmerksamkeit erfordern. Aus der Frühbehandlung ergibt sich hier die Möglichkeit einer echten Prophylaxe des Malignoms der Mundhöhle. Dabei stellt die primäre chirurgische Therapie der klinisch und histologisch gesicherten präcancerösen Schleimhautveränderungen die Methode der Wahl dar. Durch eine vorzügliche Zusammenarbeit mit der Hautklinik der Universität konnten wir zahlreiche Operationen frühzeitig durchführen und so die Patienten vor weitergehenden Eingriffen bewahren.

Literatur

Dieffenbach, J. F.: Die operative Chirurgie, Bd. 2. Leipzig: Brockhaus 1848.

Estlander, J. A.: Méthode d'Autoplastie de la Joue ou d'une Lèvre. Rev. mens. de med. et chir. (Paris) **1** (1877).

Greither, A.: Keratotische Zustände und Krankheiten der Mundschleimhaut. Fortschr. prakt. Derm. Vener. **5**, 71—82 (1965).

Herrmann, D.: Präkanzerosen der Mundschleimhaut. Berl. Med. **16**, 184—190 (1965).

Hornstein, O., u. H.-D. Pape: Morbus Bowen der Mundschleimhaut. Dermatologica (Basel) **131**, 325—342 (1965).

Rehrmann, A.: In: Klinische Chirurgie f. d. Praxis. Stuttgart: Thieme 1961.

Reich, H., u. G. Bonse: Die Bowensche Krankheit der Mundschleimhaut. Dtsch. zahnärztl. Z. **8**, 992—999 (1953).

Stout, A. P.: Malignant manifestations of Bowen's disease. N. Y. St. J. Med. **39**, 801—809 (1939).

H. Reich, Münster: Die präcancerösen Cheilitiden

Ausführliche Veröffentlichung in „Der Hautarzt" vorgesehen.

A. Schimpf, Homburg/Saar: Diagnose und Differentialdiagnose der Melanosis circumscripta praeblastomatosa der Mundschleimhaut

Nach einleitenden Erörterungen über die Häufigkeit der Melanosis circumscripta praeblastomatosa (M.c.p.) im Bereich der Mundhöhle und unter Hinweis, daß etwa ein Viertel bis ein Drittel aller Melanome ihren Ausgang von einer M.c.p. nehmen, und daß es bei etwa drei Viertel aller publizierten Fälle von M.c.p. zur Entwicklung eines Melanoms kam, wird zur Nomenklatur, zum klinischen Bild, zur Diagnose, zum feingeweblichen Befund und zur klinischen und histologischen Differentialdiagnose der M.c.p. in dieser Lokalisation Stellung genommen. Im Rahmen der Differentialdiagnose wird auf die erheblichen klinisch- und feingeweblich-diagnostischen Schwierigkeiten der Abgrenzung zwischen Anfangsstadien der M.c.p. einerseits und Melanodermen bzw. epidermalen Melanocytosen andererseits hingewiesen, was an Hand eigener Beobachtungen von monosymptomatischen Formen der Pigmentfleckenpolypose mit Pigmentierungen ausschließlich der Lippen, Zunge und Mundschleimhaut dargelegt wird. Während anamnestisch und klinisch auf Grund der Vielzahl von Epithelpigmentflecken zumeist eine Abgrenzung der Lippen-Mundschleimhautpigmentierungen der Peutzschen Krankheit von denjenigen der M.c.p. möglich ist, kann die histologische Differenzierung dann schwierig sein, wenn ein Frühstadium der M.c.p. von Pigmentflecken der Peutzschen Krankheit abgegrenzt werden muß. Dabei konnte beobachtet werden, daß der feingewebliche Befund eines Oberlippenpigmentfleckes bei einer Kranken mit abortiver Peutzscher Krankheit im Gegensatz zum sonst typischen histopathischen Substrat einer oberflächlichen Pigmentierung bei Peutzscher Krankheit, in diesem Fall neben Acanthose Mitosen und an Zell- und Kernatypien des Morbus Bowen erinnernde Zellelemente zeigte, so daß vom histologischen Aspekt hier auch ein Frühstadium der M.c.p. erwogen wurde. — Die Befunde werden durch entsprechende Abbildungen veranschaulicht.

Symposion VII
Psoriasis vulgaris

Freitag, den 1. Oktober 1965

Leitung: TH. GRÜNEBERG, Halle (Saale)

Thema: Biochemische und histochemische Ergebnisse

J. KIMMIG, Hamburg: Nachweis von Cetylalkohol in Psoriasis-schuppen

Bereits vor 30 Jahren hat BÜRGER darauf aufmerksam gemacht, daß in Schuppen von Psoriasiskranken Alkohole von der Kettenlänge $C_{14}-C_{18}$ vorkommen und besonders Cetylalkohol konnte regelmäßig nachgewiesen werden. WESTPHAL hat mich vor etwa 10 Jahren — auf Grund einer Unterhaltung mit BÜRGER — auf diesen Befund aufmerksam gemacht. Wir konnten den Befund bestätigen. Die quantitative Bestimmung von Cetylalkohol ist jedoch außerordentlich schwierig und eigentlich nur mit Hilfe der Säulenchromatographie und gaschromatographischer Methoden möglich. Auf Grund von zahlreichen Untersuchungen konnten wir feststellen, daß der Gehalt der Schuppen an Cetylalkohol außerordentlich starken Schwankungen unterworfen ist und keineswegs eine Konstante darstellt. Die gefundenen Werte liegen zwischen 0,5 und $0{,}02^0/_0$ des Ätherextraktes aus den Schuppen von Psoriasiskranken.

Im Jahre 1953 haben NICOLAIDES u. ROTHMAN mit Hilfe von massenspektrographischen Messungen zum ersten Mal festgestellt, daß im Hautfett die Alkohole mit $C_{16}-C_{27}$ vorkommen. Das Maximum liegt bei C_{20}. Die Autoren konnten weiter feststellen, daß die ungesättigten Alkohole sich zu den gesättigten wie $1:4$ verhalten. BOUGHTON u. WHEATLEY untersuchten 1959 das Hautfett gaschromatographisch und fanden als Hauptbestandteile gesättigte Alkohole von $C_{14}-C_{20}$ mit Maximum bei C_{18} $(21{,}4^0/_0)$, gesättigte verzweigte Ketten von iso C_{14}—iso C_{20} mit einem Maximum bei C_{20} $(10{,}2^0/_0)$ und einfache ungesättigte Alkohole von $C_{17}-C_{19}$, wobei das Maximum bei C_{19} $(3{,}9^0/_0)$ lag.

HAATHI fand mit Hilfe der gaschromatographischen Methode Alkohole mit einer Kettenlänge von C_{21}—C_{24} mit folgenden prozentualen Anteilen:

$$
\begin{aligned}
C_{14} &= \ 6{,}3-9{,}6\%, \\
C_{16} &= \ 8{,}9-10{,}6\%, \\
C_{18} &= 11{,}3-14\%, \\
C_{20} &= \ 9{,}8-12{,}6\%, \\
C_{24} &= \ 3{,}0-5{,}5\%.
\end{aligned}
$$

Hierher gehören auch die Untersuchungen von HERRMANN, BAER u. PROSE über die ätherlöslichen Substanzen der menschlichen Haut, insbesondere die quantitativen Untersuchungen über ätherlösliche Substanzen von der Hautoberfläche bei Patienten mit Acne vulgaris.

Charakteristisch für alle von uns bisher gefundenen Ergebnisse ist die Tatsache, daß die Werte für die Alkohole in den Schuppen, insbesondere Cetylalkohol, nur größenordnungsmäßig sicher erscheinen. Nach unseren eigenen Befunden schwanken sie nicht nur zwischen den einzelnen Probanden, sondern sind bei ein und derselben Person von Tag zu Tag verschieden.

Mit einiger Sicherheit konnte dagegen bisher bewiesen werden, daß der Gehalt der Schuppen an Psoriasiskranken an Cetylalkohol außerhalb der Norm liegt und im allgemeinen stark erhöht ist. Es ist sehr unwahrscheinlich, daß die relativ freien Fettsäuren mit Hilfe von aktiviertem Wasserstoff zum entsprechenden Alkohol reduziert werden. Nimmt man dagegen an, daß die Fettsäure

$$
\left[\text{Palmitinsäure} = C_{16}H_{32}O_2 = CH_3 \cdot (CH_2)_{14} \cdot C{\nwarrow}^{O}_{OH}\right]
$$

in aktivierter Form als Thioester etwa nach dem folgenden Schema vorliegt:

$$
CH_3 \cdot (CH_2)_{14} \cdot C{\nwarrow}^{O}_{S \cdot \overline{CoA}}
$$

Coencym A mit Palmitinsäure als Thioester

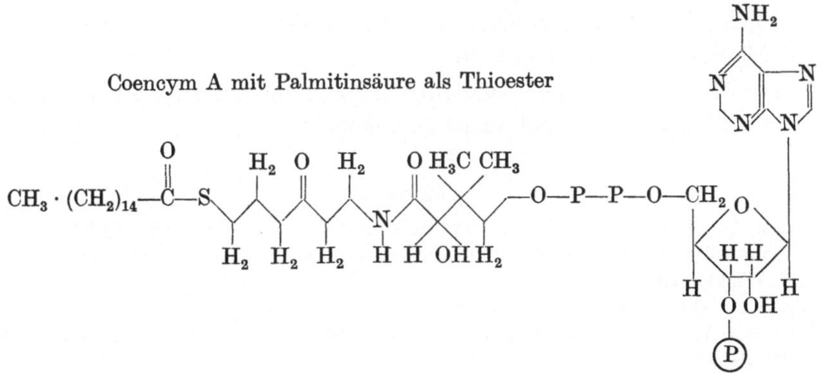

dann könnte man sich vorstellen, daß eine Reduktion zum Alkohol unter biologischen Bedingungen möglich ist:

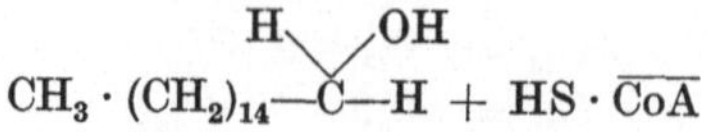

$$CH_3 \cdot (CH_2)_{14} - \overset{\overset{\displaystyle H \diagdown \diagup OH}{|}}{C} - H + HS \cdot \overline{CoA}$$

Es ist aber auch möglich, daß bei den Psoriasiskranken der Cetylalkohol aus entsprechend aufgebauten Plasmalogenen stammt.

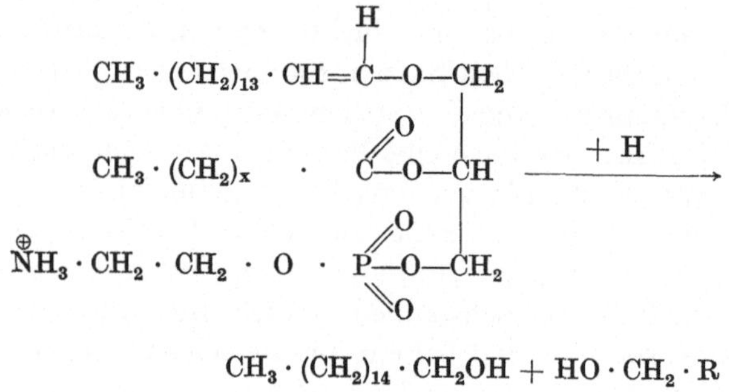

$$CH_3 \cdot (CH_2)_{14} \cdot CH_2OH + HO \cdot CH_2 \cdot R$$

Cetylalkohol

Bei den Acetalen, wie man es früher formuliert hat, handelt es sich vermutlich um Kunstprodukte, die bei der Isolierung der Plasmalogene durch alkoholische Verseifung entstehen.

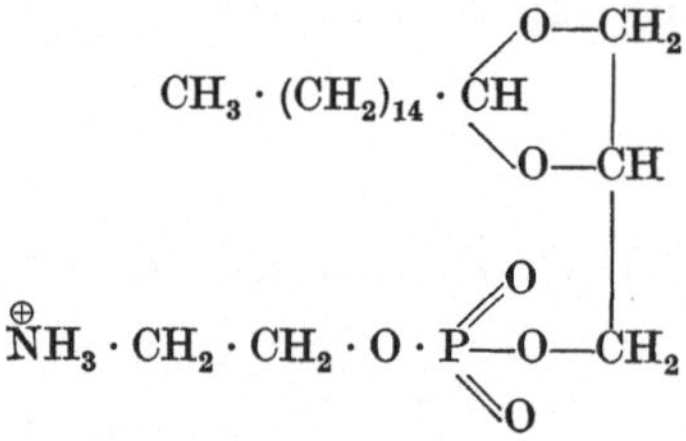

Solche Acetale können natürlich ebenfalls leicht zu den entsprechenden Alkoholen reduziert werden.

Der Nachweis solcher Plasmalogene mit dem Aldehyd der Palmitinsäure ist uns bis jetzt noch nicht gelungen.

Literatur

Boughton, B., and V. R. Wheatley: Studies on sebum. 9. Further studies on the composition of the unsaponifiable matter of human fore-arm "sebum". Biochem. J. **73**, 144 (1959).
Bürger u. Westphal: Privat-Mitteilung.
Gerstein, W.: The phosphorlipids of normal and psoriatic skin. J. invest. Derm. **40**, 105 (1963).

Haahti, E.: Major lipid constituents of human skin surface, with special reference to gas-chromatographic methods. Scand. J. Lab. Invest. **13**, Suppl. 59, 1—108 (1961).

—, and E. C. Horning: Separation of human skin waxes by gas-chromatography. Acta chem. scand. **15**, 930 (1961).

Herrmann, F., R. L. Baer, and P. H. Prose: Studies on the ether-soluble substances on the human skin. II. Quantitative studies of the ether-soluble substances on the skin surface of patients with acne vulgaris. J. invest. Derm. **19**, 227 (1952).

G. Rassner, Marburg: Biochemische Aspekte der experimentellen Acanthose

Die Acanthose stellt eine morphologisch faßbare Reaktionsform der Epidermis dar, die einerseits bei verschiedenen Hauterkrankungen auftritt, andererseits aber auch experimentell auslösbar ist [1—4,9,10,15]. Die Morphologie der Acanthose ist bereits in zahlreichen Veröffentlichungen beschrieben worden (Übersichten: [11—13]). Über einige biochemische Aspekte der Acanthose soll jetzt berichtet werden. Unter der Vorstellung, daß den morphologischen Veränderungen der Epidermis im Verlauf der Acanthose Veränderungen des Zellstoffwechsels zugrunde liegen, haben wir zunächst verschiedene Enzyme des energieliefernden Stoffwechsels in normaler und acanthotischer Meerschweinchenepidermis quantitativ bestimmt. Die Acanthose wurde bei reinrassigen männlichen Tieren durch tägliche Einreibungen mit weißer Vaseline erzeugt, die Enzymaktivitätsbestimmungen erfolgten im Epidermisextrakt [6,7].

Als Bezugsgröße der gemessenen Enzymaktivitäten wurde zunächst die Einheit Gramm Frischgewicht (Epidermis) gewählt. Sie gestattet Rückschlüsse auf die Enzymspiegel der Einzelzellen. Bei unterschiedlich langer Acanthosedauer (1, 3, 5, 10, 15 Tage) wird das Verhalten von Enzymaktivitäten der Glykolyse (F-6-PK = Fructose-6-Phosphat-Kinase; GAPDH = Glyceraldehyd-3-Phosphat-Dehydrogenase; PK = Pyruvat-Kinase; LDH = Lactat-Dehydrogenase, ME = Malat-Enzym), des Pentosephosphat-Cyclus (G-6-PDH = Glucose-6-Phosphat-Dehydrogenase; 6-PGDH = 6-Phosphogluconat-Dehydrogenase), des Citronensäure-Cyclus (MDH = Malat-Dehydrogenase; IDH = NADP-spezifische Isocitrat-Dehydrogenase) und des Eiweißstoffwechsels (GOT = Glutamat-Oxalacetat-Transaminase; GPT = Glutamat-Pyruvat-Transaminase, GLUDH = Glutamat-Dehydrogenase) verfolgt. Sämtliche Enzyme der Glykolyse und des Pentosephosphat-Cyclus zeigen einen Aktivitätsanstieg, am deutlichsten die Lactat-Dehydrogenase mit etwa 50%. Die Enzymaktivitäten des Citronensäure-Cyclus und des

Eiweißstoffwechsels bleiben demgegenüber weitgehend unverändert oder fallen sogar ab (IDH).

Legt man als Bezugsgröße statt Gramm Frischgewicht 10 cm^2 Hautoberfläche zugrunde, so sind die errechneten Enzymaktivitäten sowohl von dem Enzymgehalt der Einzelzellen wie der Zellzahl pro 10 cm^2 Hautoberfläche abhängig. Die allen Enzymen gemeinsame Aktivitätsänderung i. S. eines schnellen Anstiegs und allmählichen Wiederabfalls reflektiert die ablaufende Acanthose. Daß die Enzymaktivitäten der Glykolyse und des Pentosephosphat-Cyclus die stärkste Zunahme erfahren, erklärt sich aus ihrem absoluten Anstieg pro Einzelzelle.

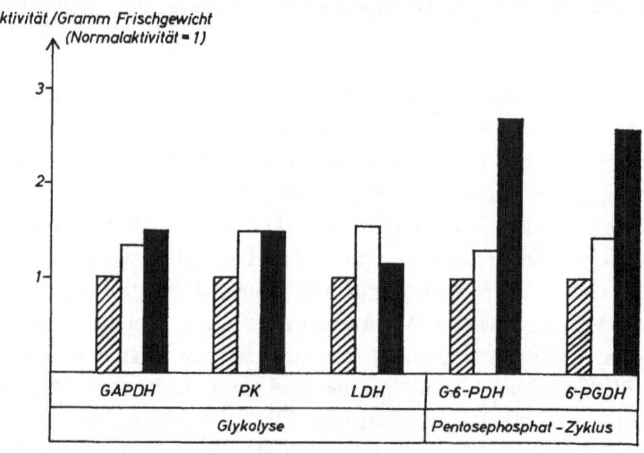

Abb. 1. Aktivitäten epidermaler Enzyme pro Gramm Frischgewicht bei 5 tägiger experimenteller Acanthose (Meerschweinchen) und Psoriasis vulgaris. ▨ Normalwert; ☐ Acanthose; ■ Psoriasis vulgaris

Neben diesen biochemischen Größen haben wir am histologischen Präparat Epidermisdicke und Kernvolumina der Einzelzellen bestimmt. Der Acanthosefaktor als Quotient aus Dicke der akanthotischen Epidermis und Dicke der normalen Epidermis hat sein Maximum am 3. bis 5. Tag und sinkt trotz Fortsetzung der Vaseline-Behandlung langsam wieder ab. Eine ähnliche Beobachtung machte schon STEIGLEDER [14]. Der analog gebildete „Kernvolumenfaktor" (Quotient aus Volumina der Epidermiszellkerne akanthotischer und normaler Epidermis) verhält sich gleichsinnig.

Fassen wir die Ergebnisse in folgenden Punkten zusammen:

1. Die Vaseline-Behandlung löst einen Acanthoseschub aus, der trotz Fortsetzung der Vaseline-Einreibungen langsam wieder abklingt.

2. Die der Acanthose parallelgehende Volumenänderung der Epidermiszellkerne zeigt, daß Kernfunktionen in irgendeiner Form in das Acanthosegeschehen einbezogen sind.

3. Bei experimenteller Vaseline-Acanthose (Meerschweinchen) sind die Epidermiszellen durch eine Aktivitätserhöhung von Enzymen der Glykolyse und des Pentosephosphat-Cyclus gekennzeichnet.

Gelten die letztgenannten Enzymaktivitätsverschiebungen auch für die Psoriasis-Acanthose? Die Gegenüberstellung von Enzymaktivitäten pro Gramm Frischgewicht (Epidermis) in normaler Meerschweinchenepidermis (Normalaktivität = 1) und akanthotischer Meerschweinchenepidermis sowie klinisch gesunder Psoriatiker-Epidermis (Normalaktivität = 1) und Epidermis des Psoriasis-Herds [8] zeigt Abb. 1. Offensichtlich sind die Epidermiszellen im Psoriasis-Herd ebenfalls durch erhöhte Enzymaktivitäten der Glykolyse und des Pentosephosphat-Cyclus ausgezeichnet, wobei allerdings die Lactat-Dehydrogenase einen relativ geringen, die Enzyme des Pentosephosphat-Cyclus einen sehr starken Aktivitätsanstieg erkennen lassen. Die ausgeprägte Enzymaktivitätserhöhung im Pentosephosphat-Cyclus kann die von WEBER[16] beobachtete Erhöhung des Enzyms G-6-PDH im Serum von Psoriasis-Kranken erklären. Andererseits ist der Befund wegen der besonderen Funktion des Pentosephosphat-Cyclus von Interesse, da dieser Cyclus als Lieferant von NADP-gebundenem Wasserstoff für Biosynthesen [5] und von Pentosen für die Nucleinsäure-Synthese eng mit den synthetischen Zelleistungen verbunden ist. Ist die Aktivitätserhöhung im Pentosephosphat-Cyclus bei Psoriasis vulgaris sekundärer Natur, ausgelöst durch einen primär gesteigerten synthetischen Zellstoffwechsel oder stimuliert infolge Fehlregulation ein gesteigerter Pentosephosphat-Cyclus die synthetischen Zelleistungen mit nachfolgender erhöhter Epidermopoese? Diese Fragen müssen noch weiter geklärt werden.

Die Untersuchungen wurden mit Unterstützung der Deutschen Forschungsgemeinschaft durchgeführt.

Literatur

[1] BUTCHER, O.: The effects of applications of various substances on the epidermis of the rat. J. invest. Derm. 16, 85—90 (1951).

[2] GAUDIN, P.: Acanthose par Chrysarobine, Vaseline et Frottement. Dermatologica (Basel) 97, 208—215 (1948).

[3] HODARA, M.: Histologische Untersuchung über die Wirkung des Chrysarobin. Mh. prakt. Derm. 30, 53—69 (1900).

[4] JADASSOHN, W.: Zur Wirkung von Chrysarobin auf die Haut. Schweiz. med. Wschr. 74, 1143—1145 (1944).

[5] KLINGENBERG, A., and TH. BÜCHER: Biological oxidations. Ann. Rev. Biochem. 29, 669—708 (1960).

[6] RASSNER, G.: Zur enzymatischen Organisation des energieliefernden Stoffwechsels der normalen Meerschweinchenhaut. I. Methodische Angaben zur Aktivitätsbestimmung von Enzymen in Meerschweinchenhaut. Arch. klin. exp. Derm. 222, 383—390 (1965).

[7] — Zur enzymatischen Organisation des energieliefernden Stoffwechsels der normalen Meerschweinchenhaut. II. Aktivitätsbestimmungen von Enzymen des energieliefernden Stoffwechsels. Arch. klin. exp. Derm. **222**, 391—402 (1965).

[8] —, u. O. Braun-Falco: Glykolyse und Pentosephosphat-Zyklus in der Epidermis bei Psoriasis vulgaris. Naturwissenschaften **52**, 592 (1965).

[9] Schaaf, F., u. F. Groos: Die Reaktion der Haut gegenüber äußerlich applizierten Stoffen. Dermatologica (Basel) **106**, 170—175 (1953).

[10] — — Tierexperimentelle Untersuchungen mit Salben und Salbengrundlagen. Dermatologica (Basel) **106**, 357—378 (1953).

[11] Steigleder, G. K.: Die Struktur der Haut als Grundlage ihrer Leistung und ihrer Erkrankung. In: Büchner, F., E. Letterer u. F. Roulet: Handbuch d. allg. Path., Bd. III/2, S. 539—565. Berlin, Göttingen, Heidelberg: Springer 1960.

[12] — Allgemeine Pathologie der Haut. In: Gottron u. Schönfeld, Dermatologie und Venerologie, Bd. I/1, S. 253—338. Stuttgart: Thieme 1961.

[13] —, u. O. Gans: Pathologische Reaktionen der Epidermis. In: J. Jadassohn: Handbuch der Haut- und Geschlechtskrankheiten, Ergänzungswerk Bd. I/2. Berlin, Göttingen, Heidelberg: Springer 1964.

[14] —, u. K. Schultis: Experimentelle Untersuchungen zur Epidermisverbreiterung. Arch. klin. exp. Derm. **202**, 567—576 (1956).

[15] Studer, A., u. J. R. Frey: Wirkung von Cortison auf die ruhende und die mit Vitamin A oder Testosteronpropionat zur Proliferation gebrachte Epidermis der Ratte. Dermatologica (Basel) **104**, 1—18 (1952).

[16] Weber, G.: Über das Vorkommen der Glucose-6-phosphat-Dehydrogenase in Blutserum von Psoriasis vulgaris-Kranken. Arch. klin. exp. Derm. **215**, 603—612 (1963).

S. Marghescu, Marburg: Quantitativer Nachweis von Serumproteinen in Psoriasisschuppen

Die bereits früher geäußerte Vermutung [1,2], daß ein Teil der wasserlöslichen Proteine in den Psoriasis-Schuppen-Extrakten einen entzündlich-exsudativen Ursprung hat, wurde nach dem immunologischen Nachweis von Serumproteinen in den Extrakten psoriatischer Hornschichten [2,4,5,7] zur Gewißheit.

Das Ziel unserer Untersuchungen war es, quantitativ das Mengenverhältnis wasserlöslicher Proteine epidermaler und dermaler Herkunft in der parakeratotischen Hornschicht bei Psoriasis zu bestimmen.

Material und Methode

Bei 17 Patienten mit Psoriasis vulgaris wurde im Herdbereich und bei 3 von ihnen auch an klinisch erscheinungsfreien Hautstellen durch vorsichtiges Kratzen mit einem Skalpell Schuppenmaterial gewonnen. In ähnlicher Weise wurden Schuppen bei 5 Patienten mit Ichthyosis vulgaris und bei 3 hautgesunden Probanden entnommen.

Je 10 mg des Schuppenmaterials wurde mit 0,2 ml Sörensen-Puffer, pH 7,8 versetzt, das Gemisch mit dem Ultra-Turrax homogenisiert, das Homogenat mit einem Magnetrührer 16 Std lang gerührt und danach bei 3000 U/min über 10 min zentrifugiert. Der Überstand wurde bei 35000 U/min bis zur Gewinnung eines *klaren* Extraktes erneut zentrifugiert.

In den Extrakten wurden anschließend das Gesamt-Eiweiß mit der Biuret-Methode und die Menge der Serumproteine nach dem Verfahren von SCHULTZE u. SCHWICK [9] ermittelt. Letzteres beruht im wesentlichen auf der spektralphotometrischen Messung einer durch Antigen-Antikörper-Reaktion entstandenen Trübung.

Zur Aufstellung der Bezugskurven wurden Reinproteine[1], zur Ermittlung des Serum-Protein-Gehaltes der Extrakte präcipitierende Antiprotein-Seren vom Kaninchen, und zwar Anti-Albumin, Anti-α_2-Makroglobulin, Anti-Transferrin und Anti-7Sγ-Globulin der Behringwerke in Marbach, verwandt.

Ergebnisse

Die Messung der wasserlöslichen Proteine in den Psoriasis-Schuppen-Extrakten ergab bei Mehrfachbestimmungen im gleichen Extrakt sehr konstante Werte, während die Extrakte untereinander ein abweichendes Proteingehalt- und Verteilungsmuster zeigten.

Die Gesamtmenge wasserlöslicher Proteine in der psoriatischen Hornschicht lag zwischen 9,2 und 24,6 mg-% (mg Eiweiß/100 mg nicht entfettete Schuppen). Der Serumproteinanteil des Gesamteiweißes schwankte zwischen 4,47 und 13,52%. Albumin (0,73—8,73% des Gesamteiweißes) und 7Sγ-Globulin (0,57—6,84%) waren den zwei anderen geprüften Serumproteinen Transferrin (0—0,85%) und α_2-Makroglobulin (0—1,06%) zahlenmäßig weitaus überlegen.

In den Extrakten normaler und ichthyotischer Hornschicht sowie der Schuppen von klinisch erscheinungsfreien Hautstellen bei Patienten mit Psoriasis vulgaris fielen gegenüber den Befunden in der psoriatischen Hornschicht der durchwegs niedrigere Gesamt-Eiweißgehalt im Wasserlöslichen und — mit wenigen Ausnahmen bei Ichthyosis — das völlige Fehlen von Serumproteinen in der Hornschicht auf.

Der durchschnittliche Gesamt-Eiweißgehalt in den Schuppenextrakten mit der Biuret-Methode betrug bei Psoriasis vulgaris 14,1 mg-%, bei Hautgesunden 7,4 mg-%, bei Ichthyosis vulgaris 4,6 mg-% und bei Psoriasis vulgaris an klinisch erscheinungsfreien Hautstellen 3,8 mg-%.

Von den 14,1 mg Gesamt-Eiweiß/100 mg nicht entfettete Schuppen entfielen bei Psoriasis auf Albumin 4,70%, auf Transferrin 0,37%, auf α_2-Makroglobulin 0,48% und auf 7Sγ-Globulin 3,36%. Dieser Serumproteingehalt von insgesamt 8,91% des Gesamteiweißes entsprach 1,26 mg Serumprotein/100 mg nicht entfettete Psoriasis-Schuppen.

---

[1] Für die freundliche Überlassung der benötigten Reinproteine sei den Behringwerken in Marbach an dieser Stelle herzlich gedankt.

Diskussion

Flesch u. Mitarb. [1] haben gezeigt, daß der wasserlösliche Proteinanteil in Psoriasis-Schuppen-Extrakten erheblich höher liegt als in Callus-Extrakten. Nach dem Nachweis von Serumproteinen in den Extrakten psoriatischer Hornschicht [2,4,5,7] war die Frage berechtigt, ob diese Erhöhung der wasserlöslichen Proteine im psoriatischen Schuppenmaterial nicht durch entzündliches Exsudat innerhalb der psoriatischen Hornschicht bedingt ist.

Die Ergebnisse der quantitativen Bestimmung wasserlöslicher Proteine und Messung des Serumproteinanteiles in den Extrakten normaler und psoriatischer Hornschicht erlauben eine klare Antwort auf die Frage: Die psoriatische Hornschicht enthält mit 14,1 mg-$^0/_0$ etwa doppelt so viel wasserlösliche Proteine als die normale Hornschicht (7,4 mg-$^0/_0$). Der errechnete Unterschied beträgt 6,7 mg-$^0/_0$ mehr wasserlösliche Proteine in der psoriatischen Hornschicht. Von diesen 6,7 mg-$^0/_0$ entfallen aber nur 1,26 mg-$^0/_0$ — rund ein Fünftel — auf Serumproteine. Der Rest hat seinen Ursprung mit hoher Wahrscheinlichkeit in der krankhaften Epidermis. Eine Anzahl anderer, in dieser Rechnung nicht berücksichtigten Serumproteine, die in sehr kleinen Mengen ebenfalls in den psoriatischen Schuppen-Extrakten nachweisbar sind, kann dieses Mengenverhältnis nicht wesentlich verschieben.

Zu den wasserlöslichen Proteinen epidermalen Ursprunges dürfte z. B. der Großteil der von Roe [8] in Psoriasis-Schuppen-Extrakten nachgewiesenen Eiweißfraktionen, insbesondere das Tonofibrin und das Nucleoprotein, möglicherweise auch ein Teil des Glykoproteins, gerechnet werden.

Ob diese Zunahme wasserlöslicher Proteine epidermaler Herkunft im psoriatischen Schuppenmaterial für den psoriatischen Eiweiß-Stoffwechsel allein, oder aber auch für andere, zur Parakeratose führenden Keratinisierungsstörungen kennzeichnend ist, wie es die Untersuchungsergebnisse von Matoltsy u. Mitarb. [6] vermuten lassen, kann nur durch weitere vergleichende Untersuchungen geklärt werden. Auch die Ursache des gegenüber der Norm verminderten Gehaltes an wasserlöslichen Proteinen in den ichthyotischen Schuppen, besonders aber im Hornhautgeschabsel von nicht erkrankten Hautstellen der Psoriatiker muß zunächst unbeantwortet bleiben.

Literatur

[1] Flesch, P., and E. C. Jackson Esoda: Chemical changes in psoriatic scales. Ann. N. Y. Acad. Sci. **73**, 989—999 (1958).
[2] Forsey, R. R., H. F. Haberman, and J. Langman: Water soluble antigens of psoriatic scale. Arch. Derm. Syph. (Chic.) **91**, 512—518 (1965).
[3] Grüneberg, T., u. A. Szakall: Über den Gehalt an Schwefel und wasserlöslichen Bestandteilen in der verhornten Epidermis bei normaler und pathologischer Verhornung (Psoriasis). Arch. klin. exp. Derm. **201**, 361—377 (1955).

[4] Ishikawa, H., G. Klingmüller u. A. v. Seebach: Biochemische Untersuchungen in der pathologischen Hornschicht. II. Analyse der in der Hornschicht vorkommenden Proteine und Aminozucker. Arch. klin. exp. Derm. **221**, 566—583 (1965).

[5] Marghescu, S., u. O. Braun-Falco: Immunologischer Nachweis von Serumproteinen in Psoriasis-Schuppen-Extrakten. Arch. klin. exp. Derm. **223**, 157—164 (1965).

[6] Matoltsy, A. G., and M. N. Matoltsy: A study of the soluble proteins of normal and pathologic horny tissues by a modified disc electrophoresis technic. J. invest. Derm. **41**, 255—257 (1963).

[7] Prochazka Fisher, J.: Soluble substances of human stratum corneum. I. Immunochemical and immunological study. J. invest. Derm. **44**, 43—50 (1965).

[8] Roe, D. A.: Application of paper electrophoresis to the diagnosis of psoriasis: A study of psoriatic scale extracts. Ann. N. Y. Acad. Sci. **73**, 977—988 (1958).

[9] Schultze, H. E., u. G. Schwick: Quantitative immunologische Bestimmung von Plasmaproteinen. Clin. chim. Acta **4**, 15—25 (1959).

M. Rupec, Marburg: Saure Phosphatase in psoriatischer Hornschicht*

Aus zwei Gründen ist das Interesse für das Studium der sauren Phosphatase in den letzten Jahren beachtlich gestiegen: 1. weil dieses Enzym mit dem Lysosomen-Konzept engstens verbunden ist und 2. weil sich die von Gomori entwickelte Methode als sehr brauchbares Verfahren für den elektronenmikroskopischen Nachweis der sauren Phosphatase herausgestellt hat.

Die ultrastrukturelle Topik der sauren Phosphatase in der normalen menschlichen Epidermis ist bisher von Eisen, Arndt u. Clark; Ellis; Mishima sowie unsererseits [2] untersucht worden. Bei Psoriasis haben Eisen u. Mitarb. orientierende Untersuchungen durchgeführt.

Unsere Beobachtungen basieren auf dem Material von drei Psoriasisfällen. Die entnommene Haut wurde für den Nachweis der sauren Phosphatase bearbeitet, wobei das Inkubationsmedium nach Barka u. Anderson hergestellt wurde, in Vestopal W eingebettet und elektronenmikroskopisch untersucht. Nach bisherigen Auffassungen sollen die saure Phosphatase anzeigenden Bleipräcipitate, in der Körnerschicht normaler Epidermis zum Teil intranuclear, im übrigen diffus im Cytoplasma — nicht aber lysosomal (Eisen u. Mitarb.; Mishima; Ellis) verteilt sein. Wir haben zeigen können, daß in *normaler Epidermis* die Keratohyalingranula durch eine beachtlich enzymatische Aktivität ausgezeichnet sind [2]. Lysosomen entsprechende Strukturen sind ebenfalls, wenn auch in unserem Material sehr selten, zu finden (Bilddemonstration). Intranuclear sind die Präcipitate spärlich oder überhaupt nicht vorhanden. Im basalen

---

* Durchgeführt mit Mitteln der Deutschen Forschungsgemeinschaft.

Stratum corneum ist die Verteilung der Enzymaktivität anzeigenden Niederschläge innerhalb der Hornzellen diffus (Bilddemonstration).

Die Lokalisation der sauren Phosphatase *im psoriatischen Stratum intermedium* ist im Gegensatz zu den Befunden von Eisen u. Mitarb.

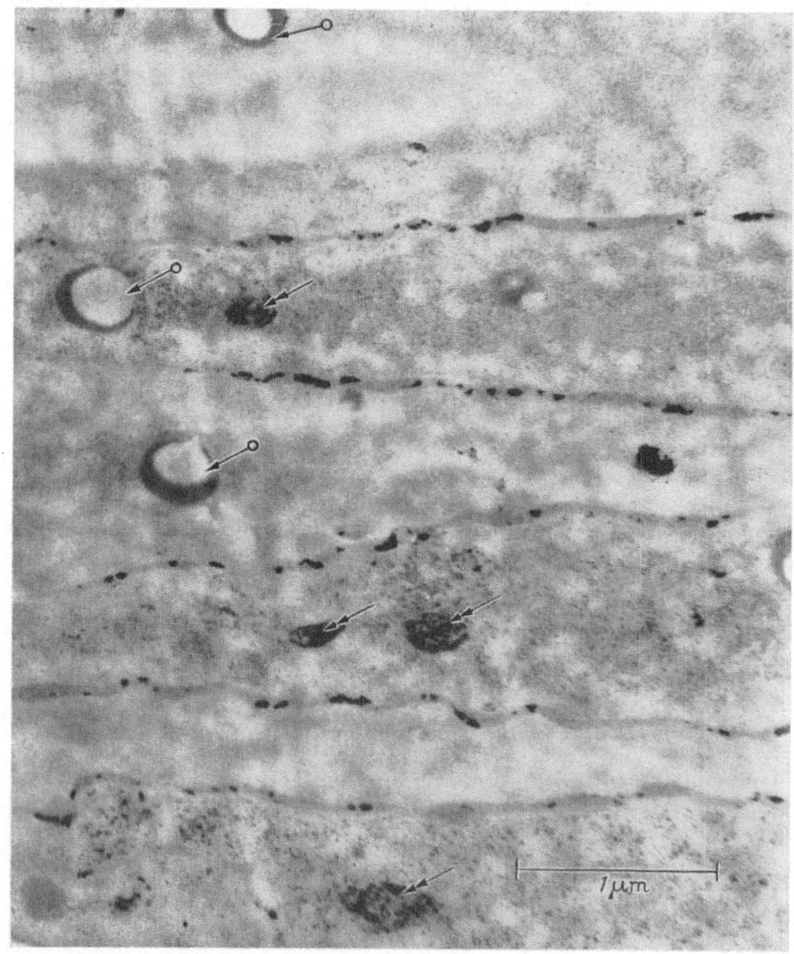

Abb. 1. Parakeratotische Hornschicht bei Psoriasis vulgaris. Saure Phosphatase anzeigende Blei-präcipitate im intra- und extracellulären Bereich. Polymorphe-Komponente (↙), sog. Lipid-Granula (♀). Unkontrastiert. Vergrößerung: 30000 ×

zum Teil auch lysosomal, andernteils spärlich diffus oder innerhalb der Keratohyalinkörnchen (Bilddemonstration). In unserem Material haben wir Keratohyalingranula regelmäßig finden können, was — da die untersuchten Efflorescenzen nicht älter als drei Wochen waren — mit der Lagerholmschen Auffassung übereinzustimmen scheint. Die *parake-*

ratotische Hornschicht ist ausgezeichnet durch intra- und extracellulär verteilte Bleipräcipitate (Bilddemonstration). Die *extracellulären* Aktivitäten — die in beschränktem Maße auch im normalen Stratum corneum vorkommen können — sind vielleicht Ausdruck veränderter Durchlässigkeit der parakeratotischen Zellen oder haben möglicherweise in zerfallenen Leukocyten (Munro-Abscesse) ihren Ausgang genommen. Intracellulär kommen die saure Phosphatase anzeigenden Präcipitate diffus oder an bestimmte Strukturen gebunden vor. Die sog. Lipidgranula weisen manchmal besonders im peripheren Bereich eine Aktivität auf (Bilddemonstration). Regelmäßiger ist ein positiver Reaktionsausfall innerhalb der polymorphen Komponenten nach BRODY (Bilddemonstration). Es wäre vielleicht die Frage zu ventilieren, ob solche Partikel den Residualkörperchen entsprechen könnten. Die Bleipräcipitate sind nicht in allen Zellen gleichmäßig massiv. Oft findet man neben parakeratotischen Zellen mit stark positivem auch solche mit schwächer positivem oder negativem Reaktionsausfall. Auch hier sind in Zellkernen die Präcipitate sehr selten (Abb. 1).

Zusammenfassend ist zu unterstreichen, daß — die Verteilung der Bleipräcipitate berücksichtigend — die Enzymaktivitäten nur zum Teil strukturgebunden sind. Es liegt der Gedanke nahe, daß es sich in der parakeratotischen Hornschicht bei Psoriasis um eine strukturgebundene und eine nicht strukturgebundene saure Phosphatase handeln könnte. Vielleicht aber haben wir es hier eher mit typisch Parakeratotischem als typisch Psoriatischem zu tun.

Herr Priv.-Doz. Dr. W. VOGELL sei bedankt für die Überlassung eines Arbeitsplatzes und für die freundliche Hilfe während der Arbeit.

Literatur

[1] BARKA, T., and P. J. ANDERSON: Histochemistry, Hoeber medical division; New York, Evanston, London: Harper & Row 1963.
[2] BRAUN-FALCO, O., u. M. RUPEC: Über das Vorkommen von saurer Phosphatase in Keratohyalin-Granula normaler menschlicher Epidermis. Naturwissenschaften **52**, 109 (1965).
[3] BRODY, I.: Cytoplasmic component in the psoriatic horny layers with special Reference to electron-microscopic findings. In: MONTAGNA, W., and W. C. LOBITZ jr.: The epidermis, pp. 551—572. New York, London: Academic Press 1964.
[4] EISEN, A. Z., K. A. ARNDT, and W. H. CLARK jr.: The ultrastructural localization of acid phosphate in human epidermis. J. invest. Derm. **43**, 319 to 326 (1964).
[5] ELLIS, R. A.: Hydrolytic enzymes in the epidermis, Zweiter Internat. Kongr. f. Histo- und Cytochemie, Frankfurt/M., 1964: Histochemistry of the Skin, p. 121. Berlin, Göttingen, Heidelberg: Springer 1964.
[6] LAGERHOLM, B.: Cellular changes in the psoriatic epidermis. Acta derm.-venereol. (Stockh.) **45**, 99—122 (1965).
[7] MISHIMA, YU.: Lysosomal and non-lysosomal acid phosphatase activity of the human skin. J. Cell Biol. **23**, 122A (1964).

K. Salfeld, Marburg: Enzymchemische Aspekte der antipsoriatischen Therapie*

Zur Behandlung der Psoriasis werden heute neben den schon als klassisch zu bezeichnenden Antipsoriatica Cignolin, Teer, Quecksilber und UV-Licht auch Hormone und Cytostatica verwendet. Das ihnen zugrundeliegende gemeinsame Prinzip besteht 1. in der Verminderung der erhöhten Epidermopoese; 2. in der Normalisierung der Verhornung. Deutliche Unterschiede bestehen jedoch hinsichtlich ihrer Wirkungsweise. Die *Cytostatica*, insbesondere die Folsäure- und Purinantagonisten hemmen Zellteilung und Zellwachstum durch Blockierung der Nucleinsäuresynthese. *UV-Licht* und *Quecksilber* üben wahrscheinlich einen Einfluß auf die Psoriasis über die SH-haltigen Aminosäuren und Coenzyme aus, in dem sie möglicherweise die SH-Gruppen oxydieren oder mit ihnen Sulfide bilden. *Cignolin* und *Teer* gelten seit Unna als reduzierende Substanzen, wobei nicht ganz klar ist, ob die Reduktion im chemischen Sinne zu verstehen ist oder ob sie sich nur auf die Normalisierung verdickter Haut bezieht. Tatsächlich wird durch Cignolin und Teer die anaerobe Glykolyse und Atmung herabgesetzt, wie in in vitro-Versuchen mit der manometrischen Warburg-Methode gezeigt werden konnte (Leonhardi). Ein ähnlicher Wirkungsmodus ist auch für die Nebennierenrinden-Hormone und ihre Abkömmlinge anzunehmen. Braun-Falco u. Mitarb. sahen nach Applikation von Fluorandrenolon eine Normalisierung einiger Enzym-Aktivitäten bei Psoriasis.

Summarisch ist zu sagen, daß die antipsoriatische Wirkung von Cignolin, Teer und NNRH wohl durch ihre Einflußnahme auf den energieliefernden Stoffwechsel der Zelle bedingt oder mitbedingt wird. Diese Aussage gewinnt an Wahrscheinlichkeit, wenn man sich die Stoffwechselsituation der psoriatischen Haut vergegenwärtigt. Hinsichtlich des enzymchemischen Verhaltens gesunder Epidermis im Vergleich zum „letzten Häutchen" bei Psoriasis besteht eine signifikante Erhöhung der Aktivität der meisten Enzyme der Glykolyse. Auch das Zwischenferment, die Malat-Dehydrogenase im Citronensäure-Cyclus und Enzyme des Aminosäuremetabolismus finden sich im letzten Häutchen bei Psoriasis erhöht. In der Regel verhalten sich die Enzymaktivitäten in normaler Epidermis zu denen im letzten Häutchen wie 1:3 bis 1:6. Nicht so groß sind die Aktivitätsunterschiede zwischen gesunder und psoriatisch erkrankter Epidermis nach Entfernung des letzten Häutchens.

Von der Annahme ausgehend, daß ein antipsoriatisch wirksames Therapeuticum die hier aufgezeigte erhöhte Stoffwechselleistung der psoriatischen Epidermis an einer oder mehreren Stellen unterbrechen oder bremsen könnte, untersuchten wir das Verhalten einiger Enzyme

---

* Ausgeführt mit Mitteln der Deutschen Forschungsgemeinschaft.

des energieliefernden Stoffwechsels auf Cignolin und verschiedene Corticosteroide in vitro und in vivo. Uns interessierten insbesondere die Fragen, ob unter den Antipsoriatica Übereinstimmung hinsichtlich ihres Wirkungsortes besteht, ob antipsoriatisch unwirksame Substanzen sich anders verhalten und ob letztlich Gesetzmäßigkeiten zwischen der chemischen Konstitution eines Antipsoriaticums und Enzymbeeinflussung bestehen.

Zum Methodischen ist zu sagen, daß wir im in vitro-Versuch Cignolin und Corticosteroide in verschiedenen Konzentrationen auf ein Epidermishomogenat 30 min lang bei 37 C einwirken ließen. Nach Abzentrifugieren wurde im Über-

Tabelle

Corticosteroide / Enzyme	Dexamethason 9 α-Fluor-16α-methylprednisolon			Betamethason 9 α-Fluor-16β-methylprednisolon	Prednisolon	Hydrocortison	Triamcinolon 9 α-Fluor-16 α-hydroxyprednisolon
	2,5mg/ml	5mg/ml	10mg/ml	25mg/ml	12,5 mg/ml	12,5mg/ml	5 mg/ml
HK	48%	84%	87%	68%	0	72%	75%
PGM	0	0	0	0	0	0	0
HIM	0	0	0	12%	0	0	0
F_6PK	5%	21%	82%	65%	0	0	42%
ALD	0	0	0	12%	0	8%	0
GAPDH	13%	44%	44%	2%	0	0	0
PGK	—	—	—	22%	0	0	0
EN	6%	8%	12%	0	0	12%	12%
PK	32%	99%	100%	70%	6%	80%	23%
LDH	4%	4%	16%	0	0	0	0
G_6PDH	32%	67%	100%	5%	26%	100%	0
IDH	0	0	0	42%	0	55%	0
MDH	0	0	0	0	0	0	0
GOT	0	0	20%	6%	3%	0	0
GPT	0	0	0	9%	0	19%	0
GLUDH	0	0	0	0	0	0	0

stehenden die Enzymaktivität nach dem optischen Test von WARBURG gemessen. Bei den in vivo-Versuchen applizierten wir Cignolin bzw. Steroide auf die psoriatisch veränderte menschliche Haut und die normale Meerschweinchenhaut über eine bestimmte Zeit und bestimmten dann nach der gleichen Methode die Enzymaktivitäten.

Aus Versuchen über das Verhalten der Enzyme auf verschiedene Cignolinkonzentrationen im in vitro-Versuch geht hervor, daß mit zunehmender Konzentration bestimmte Enzyme stärker gehemmt werden. Die auffälligsten Hemmwerte weisen die Enzyme der Glykolyse auf. Fast die gleichen Enzyme werden durch die antipsoriatisch wirkenden Corticosteroide, Dexamethason, Betamethason und Triamcinolon gehemmt (Tabelle). Das bei Psoriasis wenig wirksame Hydrocortison zeigt gewisse Unterschiede hinsichtlich seines Angriffsortes. Prednisolon beeinflußt das Enzymsystem nicht nennenswert. Die Untersuchungsergebnisse zeigen deutlich, daß bestimmte Zusammenhänge zwischen antipsoriatischer Wirkung und Enzymhemmung bestehen.

Die graphische Darstellung in Abb. 1 verdeutlicht am Beispiel von sechs herausgegriffenen Enzymen der Glykolyse und des Pentosephosphat-Cyclus diese Auffassung. Hexokinase und Fructose-6-Phosphatkinase, also zwei Enzyme, die sich im Anfangsteil der Glykolyse befinden, werden von allen antipsoriatisch wirksamen Substanzen in gleicher Weise gehemmt. Eine, wenn auch geringere Hemmung erfahren Pyruvat-Kinase und Lactat-Dehydrogenase. Das wenig antipsoriatisch wirksame

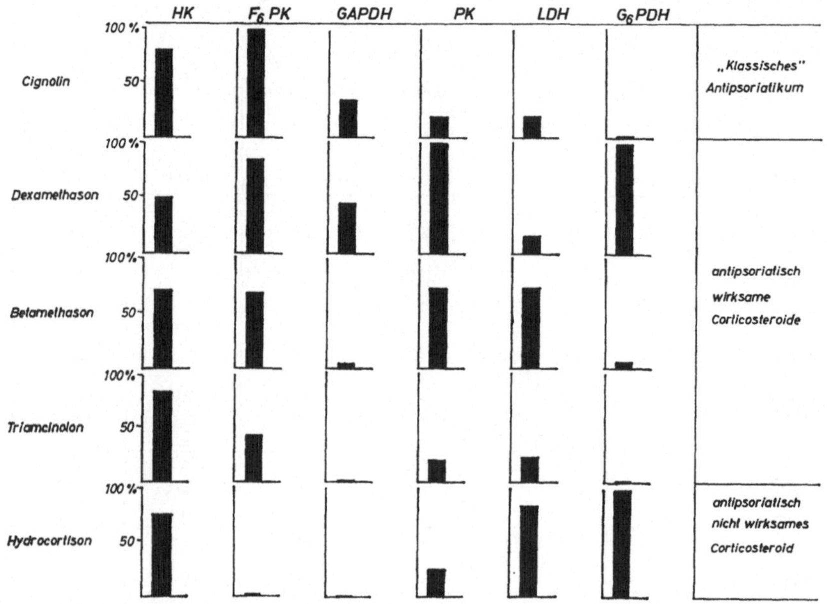

Abb. 1. Enzymhemmung durch antipsoriatisch wirksame und nicht wirksame Substanzen

Hydrocortison zeigt eine Abweichung von der Norm. Fructose-6-Phosphatkinase wird nicht beeinflußt. Setzt man voraus, daß die therapeutische Wirkung eines Antipsoriaticums auf der Hemmung der bei der Psoriasis stark erhöht gefundenen Enzymaktivitäten des energieliefernden Stoffwechsels beruhen könnte, so ist aus den Untersuchungsbefunden zu folgern, daß es in erster Linie auf die Hemmung der Fructose-6-Phosphatkinase ankommt. Nur bei diesem Enzym stimmen Hemmeffekt und antipsoriatische Wirkung überein. Beim Zwischenferment waren unter den gleichen Voraussetzungen Übereinstimmung zwischen Enzymaktivität einerseits und wirksamen bzw. unwirksamen Substanzen andererseits nicht gegeben.

Im in vitro-Versuch konnten wir diese oben aufgezeigte auffällige Übereinstimmung zwischen antipsoriatischer Wirkung einer Substanz und Enzymhemmung nicht ganz bestätigt finden. Bei dieser Versuchsanordnung sind Dauer der Behandlung, Zustand der Erkrankung, akanthotische Wirkung des Therapeuticums u. a. m. die Ergebnisse beeinflussende Fakten, so daß unser Untersuchungsgut unter diesen Umständen zu klein ist, um eine abschließende Aussage machen zu können. Immerhin werden auch hier F_6PK und die anderen in vitro beeinflußbaren Enzyme gehemmt, so daß man schon jetzt von einer zumindest qualitativen Übereinstimmung sprechen kann.

Zusammenfassend kann folgendes ausgeführt werden:

1. Es besteht ein deutlicher Zusammenhang zwischen antipsoriatischer Wirkung einer Substanz und Enzymbeeinflussung.

2. Es scheint bei der antipsoriatischen Wirkung einer Substanz darauf anzukommen, daß bestimmte Enzyme oder Enzymgruppen gehemmt werden (Glykolyseenzyme).

3. Die Ergebnisse reichen noch nicht aus, um schon jetzt eine Aussage über chemische Konstitution eines Antipsoriaticums und Enzymbeeinflussung zu machen.

Literatur

BRAUN-FALCO, O., M. THIANPRASIT u. A. KINT: Über den Einfluß einer lokalen Okklusiv-Therapie mit Fluorandrenolon auf die psoriatische Hautreaktion. Eine histologisch-histochemische Studie. Arch. klin. exp. Derm. 217, 30—49 (1963).

LEONHARDI, G.: Die Beeinflussung von Atmung und Glykolyse der Haut durch verschiedene Pharmaka. Arch. klin. exp. Derm. 213, 839—844 (1961). Vortrag anläßlich der 25. Tagung der Deutschen Dermatologischen Gesellschaft gemeinsam mit der Deutschen Gesellschaft für Allergieforschung Hamburg 18. bis 22. Mai 1960.

UNNA, P., jr.: Allgemeine Pathophysiologie und Therapie der Haut. In: VON DEN VELDEN u. WOLFF: Handbuch der praktischen Therapie als Ergebnis experimenteller Forschung. Band I/Teil 1. Leipzig: J. Barth 1926.

JAN KONOPÍK (Mitarbeiter: F. ZÁRUBA, I. BELŠAN, C. KRS, E. ZVĚREVA, I. SPANLANGOVÁ), Prag: Zur Diagnose der latenten Psoriasis

Die Stoffwechselstörungen, die für die Psoriasis von ursächlicher Bedeutung sind, betreffen nicht nur die Haut, sondern auch andere Organe. Diese metabolischen Deviationen sind bei Psoriasis genetisch bedingt. Da die Vererbung bei der Psoriasis nicht so fest verankert ist, wie es bei anderen genetisch bedingten Krankheiten (z. B. bei Ichthyosis, Xeroderma pigmentosum usw.) der Fall ist, können bei der Psoriasis äußere und innere sekundäre Faktoren die Krankheit verbessern oder verschlechtern. Es erhebt sich die Frage, ob eine latente Psoriasis existiert, d. h. ob bei einem Psoriatiker Veränderungen bereits zu der Zeit vorhanden sind, in der klinische Zeichen auf der Haut noch nicht feststellbar sind.

Ich möchte einige metabolische Veränderungen im Vergleich zu gesunden Kontrollpersonen erwähnen. Bei einem Psoriatiker ist das Verhältnis zwischen dem freien und esterifizierten Cholesterol im Blutserum höher als bei nichtpsoriatischen Personen. Dasselbe gilt auch für den Extrakt aus der Hautoberfläche.

Iljina studierte bei Psoriatikern den Harnstoffspiegel im Blut, und zwar nach Belastung mit 3 g Glykokol (Aminoessigsäure). Sie stellte fest, daß bei der Psoriasis die Harnstoffbildung bei der Blutuntersuchung verlangsamt ist. Meiner Meinung nach zeugen diese Angaben für eine herabgesetzte Fähigkeit der Leber, die Desamination und die Harnstoffbildung durchzuführen. Nach Zorn wird der Harnstoff durch die Haut ausgeschieden, und zwar in zweifach höherer Konzentration als im Blut. In psoriatischen Schuppen ist die Harnstoffmenge ca. dreimal so groß wie bei normalen Personen. Die Ergebnisse sprechen dafür, daß bei der Psoriasis bei gleichzeitig herabgesetzter Desaminationsfähigkeit und herabgesetzter Harnstoffbildung in der Leber zugleich eine erhöhte Desaminationsfähigkeit und Harnstoffbildung in der Haut besteht. Rothberg stellte fest, daß die Aktivität der Arginase in psoriatischen Schuppen größer ist als in Schuppen bei anderen Krankheiten. Es ist weiter bekannt (Suskind), daß das Hautgebiet, welches eine psoriatische Efflorescenz aufweist, eine erniedrigte Tätigkeit der Schweißdrüsen hat und daß diese erniedrigte Schweißsekretion manchmal Monate nach Ausheilung der Herde andauert.

Aufgrund der Feststellung, daß scheinbar gesunde Haut des Psoriatikers histochemische und metabolische Deviationen aufweist, untersuchten wir, ob bei Kindern psoriatischer Eltern metabolische Deviationen vorliegen, welche für Psoriasis charakteristisch sind, auch wenn diese Kinder keine Psoriasisherde zeigen. Wir führten deshalb quantitative Untersuchungen von freiem und esterifiziertem Cholesterol aus Extrakten der Hautoberfläche bei folgenden Gruppen aus: 1. bei gesunden erwachsenen Personen als Kontrolle; 2. aus der Haut erwachsener Psoriatiker ohne Hauterscheinungen; 3. aus psoriatischen Herden derselben Kranken; 4. bei gesunden Kindern im Alter von 5 Jahren als Kontrolle; 5. bei klinisch gesunden Kindern psoriatischer Eltern.

Ergebnisse

Der größte durchschnittliche relative Prozentsatz des esterifizierten Cholesterols fand sich bei gesunden Erwachsenen-Kontrollen (58,6%), weniger im Extrakt aus gesunder Haut der Psoriatiker (48,8%) und am wenigsten im Extrakt aus psoriatischen Herden derselben Patienten im Vergleich mit Kontrollpersonen (36,8%). Der durchschnittliche Prozentsatz des esterifizierten Cholesterols der beiden Gruppen von Kindern, also der Kontrollgruppe und der Kinder von Psoriatikern, weisen keine signifikanten Unterschiede auf. Aber bei zwei Kindern von Psoriatikern aus der Gesamtzahl von 13 besteht eine auffällige Erniedrigung der Menge von esterifiziertem Cholesterol. Da psoriatische Eltern etwa 10% psoriatische Kinder haben, entspricht die größere Abweichung in den zwei Fällen annähernd 16%. Die Kinder psoriatischer Eltern waren verschiedenen Alters. Das erklärt, warum bei der Kontrollgruppe das Verhältnis zwischen esterifiziertem und freiem Cholesterol beständiger ist als bei etwa 90% der vorausgesetzt gesunden Kinder von Psoriatikern. (Die Kontrollkinder waren alle etwa 5 Jahre alt.) Eine Beeinträchtigung dieser vorläufigen Untersuchung der Kinder psoriatischer Eltern ist ihre kleine Anzahl und ihr verschiedenes Alter.

In einer weiteren Untersuchung stellten wir bei denselben Gruppen den Gehalt von Urea im Hautextrakt fest.

Der durchschnittliche Gehalt an Urea aus dem Extrakt bei erwachsenen Kontrollpersonen beträgt $5{,}52\ \mathrm{mg/cm^2}$, aus der gesunden Haut der Psoriatiker $10{,}4\ \mathrm{mg/cm^2}$, aus den psoriatischen Herden derselben Psoriatiker $19{,}93\ \mathrm{mg/cm^2}$. Wir sehen, daß auch die gesunde Haut der Psoriatiker im Durchschnitt den zweifachen Gehalt an Urea im Vergleich mit einer gesunden Kontrollperson enthält. Noch auffälliger ist der Unterschied zwischen den Werten aus der Haut der gesunden Kontrollperson und den Werten aus dem psoriatischen Herd.

Der durchschnittliche Wert von Urea in Extrakten aus gesunder Haut der Kinder von psoriatischen Eltern ist $7{,}5\ \mathrm{mg/cm^2}$, aus der Haut der Kinderkontrollgruppe nur $3{,}4\ \mathrm{mg/cm^2}$. Wir sehen also, daß der Durchschnittswert von Urea aus Extrakten der Haut von Kindern psoriatischer Eltern zweifach größer ist im Vergleich zu den Durchschnittswerten bei Kontrollkindern.

Bei zwei Kindern von psoriatischen Eltern waren die Werte der Urea auffällig hoch. Wir untersuchten weiter die Werte der Urea im Blutserum der Psoriatiker und die Blutsera der Kontrollpersonen. Wir sahen, daß die Psoriatiker niedrigere Werte von Urea im Blutserum im Vergleich mit Kontrollpersonen zeigten. Diesen Vergleich werden wir auch zwischen Kinderkontrollen und den Kindern von psoriatischen Eltern durchführen.

Wir untersuchten weiter die Werte der Schweißabsonderung bei denselben Personengruppen wie bei den vorigen Testen. Das Ziel der Untersuchung war, festzustellen, ob sich aufgrund dieser Abweichung bei den Kindern der Psoriatiker auf latente Psoriasis schließen läßt.

Wir benützen die Laboratoriumsmethodik des Testes nach ROVENSKÝ. Der Durchschnittswert der Intensität der Schweißabsonderung im psoriatischen Herd ist $62\ \mathrm{mg/cm^2}$. Der Durchschnittswert in gesunder Haut derselben Psoriatiker ist $527\ \mathrm{\mu g/cm^2}$. Die erwachsenen Kontrollpersonen hatten den Durchschnittswert $2100\ \mathrm{\mu g/cm^2}$. Bei den Kindern der Psoriatiker war dieser Wert 577 µg/cm², bei den Kontrollkindern 693 µg/cm². Es ist also im Vergleich mit gesunden Erwachsenen die Schweißabsonderung in den psoriatischen Herden sehr ausdrücklich erniedrigt, und das gilt auch für die gesunde Haut der Psoriatiker.

Aus diesen drei angeführten Untersuchungsreihen geht als vorläufiges Ergebnis hervor, daß wie die kranke so die gesunde Haut der Psoriatiker eine metabolische Deviation im Vergleich mit gesunden Erwachsenen aufweist. Weiterhin ergibt sich, daß die Haut der etwa 10% Kinder psoriatischer Eltern ohne Hautherde eine für die Psoriasis charakteristische metabolische Abweichung aufweist. Es gibt also eine latente Psoriasis bei Menschen ohne Psoriasisherde. Metabolische Deviationen weisen bei ihnen auf die Möglichkeit hin, daß bei ihnen später eine Psoriasis auftreten kann. Je mehr Teste bei dem Kind eines Psoriatikers positiv sind, desto eher ist anzunehmen, daß später durch auslösende Faktoren eine Psoriasis ausgelöst wird. Dementsprechend können bei diesen Personen Präventivmaßnahmen durchgeführt werden.

Literatur

Farber, E. M., and J. B. Peterson: Variations in the natural history of psoriasis. Palo Alto calif. Med. **95**, 6—11 (1961).
— — and V. R. Wheatley: Aspects of the natural history of psoriasis. Med. Tms (1962).
Iljina, N. V.: Vestn. Derm. Vener. **1**, 25—28 (1956).
Konopík, J.: Ethiologie, pathogenesa, therapie a prevence psoriasy. Doctor of sciences disertation, p. 167. Medical Faculty of Hygiene of Charles University Prague.
Suskind, R. R.: J. invest. Derm. **23**, 345—357 (1954).
Zorn, B.: Derm. Wschr. **109**, 42, 1223—1230 (1939).
— Derm. Wschr. **110**, 333—337 (1940).

S. Rust, Frankfurt a. M.: Quantitative Untersuchungen über Desoxy- und Ribonucleinsäure in der Epidermis*

Wir haben uns in den letzten Jahren mit der Frage befaßt, wieweit die unterschiedlichen Mengen an Nucleinsäuren in gesunder und psoriatischer Epidermis biochemisch erfaßbar sind, und inwieweit sich die auf biochemischem Wege in Epidermishomogenaten ermittelten Werte mit den morphologischen Befunden in den Epidermiszellen vergleichen lassen.

Die biochemischen Bestimmungen von Desoxyribonucleinsäure (DNS) und der Ribonucleinsäure (RNS) in der Epidermis, von der Cutis getrennt, haben wir mit einer modifizierten Mikromethode von Santoianni u. Rothman durchgeführt. Die Werte für DNS und RNS

---

* Durchgeführt mit Mitteln der Deutschen Forschungsgemeinschaft.

wurden in gesunder Epidermis ermittelt und mit denen in der psoriatischen Epidermis verglichen. Untersucht wurde die Epidermis von 19 hautgesunden Personen und die von 11 unbehandelten Psoriatikern. Die Proben stammten von frischen, vollentwickelten Psoriasisefflorescenzen.

Für die gesunde Epidermis zeigten die RNS- und DNS-Werte eine verhältnismäßig geringe Streuung bei unseren 19 Kontroll-Probanden, trotz unterschiedlichen Lebensalters und unterschiedlicher Hautregion, in denen die Proben gewonnen wurden. Dagegen konnten wir eine wesentliche Streuung der Werte für die psoriatische Epidermis feststellen. Die RNS-Werte lagen in 30% der untersuchten psoriatischen Epidermisproben im Bereich der bei Gesunden gefundenen Werte, in allen anderen Fällen weit über diesen.

Der DNS-Gehalt der psoriatischen Epidermis betrug in einem Teil der Proben weniger als die Hälfte der „normalen" Größenordnung, während er in anderen Proben ein Vielfaches derselben aufwies. Die biochemisch gefundenen Nucleinsäurewerte ergaben einen $\frac{RNS}{DNS}$-Quotient dessen Mittelwert für psoriatische Epidermis doppelt so hoch ist wie derjenige für die gesunde. Der $\frac{RNS}{DNS}$-Quotient wurde von REINBERG u. Mitarb. mit der Methode nach OGUR u. ROSEN, modifiziert von STEINERT, in gesunder und psoriatischer Epidermis studiert. Ihre Ergebnisse werden durch die unsrigen bestätigt.

Ich habe bereits auf die große Streuung der biochemisch bestimmten Nucleinsäurewerte in psoriatischer Epidermis hingewiesen. Wie andere haben wir versucht, die in unseren Homogenaten erhaltenen Werte mit strukturell auffindbaren Daten zu vergleichen. Die RNS im Cytoplasma, in der membrannahen Zone der Kerne, und in den Nucleolen ist in der psoriatischen Epidermis, insbesondere in den subcorneal gelegenen Schichten des Stratum spinosum, vermehrt (BRAUN-FALCO; RUST u. STEIGLEDER; STEIGLEDER; STEINER; YAMABE). Histochemische und semiquantitative mikrophotometrische Beobachtungen verschiedener Untersucher stimmen in dieser Hinsicht überein. Unsere biochemischen Befunde bestätigen diese Vermehrung der RNS.

Die DNS ist überwiegend in den Kernen lokalisiert. Die festgestellten unterschiedlichen Mengen von DNS in psoriatischen Epidermishomogenaten könnten resultieren 1. aus einem unterschiedlichen Gehalt in den Kernen an DNS, verglichen mit dem Befund in gesunder Haut; 2. aus einer unterschiedlichen Anzahl von Kernen pro Volumeneinheit psoriatischer Epidermis, im Vergleich zum Befund bei Gesunden.

Unsere quantitativen mikrophotometrischen DNS-Bestimmungen ergaben folgendes: Die DNS-Werte in den Kernen des Stratum basale standen zu denen in den Kernen des Stratum spinosum im Verhältnis von etwa 1:1. Das trifft sowohl für die gesunde als auch für die psoriatische Epidermis zu. Der Gehalt der Kerne an DNS lag in der psoriatischen Epidermis höher als in der gesunden. Dieses Verhalten war einheitlich in allen von uns untersuchten Fällen festzustellen.

Hinsichtlich der Vermehrung von DNS in psoriatischer Epidermis bestätigen unsere Ergebnisse diejenigen von Kint, dessen Untersuchungen mit anderen mikrophotometrischen Methoden durchgeführt waren. Die graduellen Unterschiede dürften methodisch bedingt sein.

Der zweite Faktor, der den biochemischen DNS-Wert beeinflußt, ist die Zahl der Kerne pro Volumeneinheit der Epidermis. Diese Größe kann nach Moberger, nach van Scott u. Ekel sowie mit der von Lanz u. Neuhäuser entwickelten morphometrischen Methodik bestimmt werden. Unser Verfahren richtete sich nach Moberger.

Die Auszählung der Kerne pro Volumeneinheit der Epidermis ergab folgende Werte: In der gesunden Epidermis entsprachen 100 Kernen im Stratum basale 64—83 Kerne im Stratum spinosum pro Volumeneinheit. In der psoriatischen Epidermis entsprachen 100 Kernen der Basalschicht lediglich 43—58 Kerne pro Volumeneinheit des Stratum spinosum. Das bedeutet eine Verminderung der Kernzahl pro Volumen- und somit auch pro Gewichtseinheit der (gleichfalls biochemisch untersuchten) psoriatischen Gewebsproben. Bei besonders ausgeprägter akanthotischer Verdickung des Stratum spinosum der Psoriasiseffloreszenzen kann daher biochemisch zuweilen ein wesentlich niedrigerer Prozentwert an DNS erfaßt werden, als es sonst bei der erhöhten Konzentration in den Kernen zu erwarten wäre.

Der DNS-Gehalt der Epidermis ist also eine Resultante aus 1. der Konzentration in den Zellkernen und 2. der Anzahl von Kernen pro Volumeneinheit des Gewebes.

Literatur

Braun-Falco, O.: Histochemische Morphologie der abnormen Verhornung. Proc. Int. Congr. Dermat. **55**, 416—422 (1963).
— Morphogenese der psoriatischen Hautreaktion. Arch. klin. exp. Derm. **216**, 130—154 (1963).
Kint, A.: Contribution a l'étude des acides nucleiques au cours de la différenciation épidermique normale et pathologique. Arch. belges Derm. **20**, 243—261 (1964).
Lanz, T. v., u. G. Neuhäuser: Morphometrische Analyse des menschlichen Nebenhodens. Z. Anat. Entwickl.-Gesch. **124**, 126—152 (1964).
Moberger, G.: Malignant transformation of squamous epithelium. Acta radiol. (Stockh.) Suppl. **112**, 1—108 (1954).
Reinberg, A., E. Sidi, and J. Stolkowski: Potassium and ribonucleic acids in human skin. J. invest. Derm. **36**, 417—421 (1961).
Rust, S., u. G. K. Steigleder: Über die Verteilung der Ribonucleinsäure in der gesunden und psoriatisch veränderten Epidermis. Arch. klin. exp. Derm. **221**, 194—202 (1965).

Santoianni, P., and St. Rothman: Deoxyribonucleic acid microdetermination in human epidermis. J. invest. Derm. **40**, 317—323 (1963).

Scott, E. J. van, and T. M. Ekel: Kinetics of hyperplasia in psoriasis. Arch. Derm. **88**, 373—381 (1963).

Steigleder, G. K.: Beitrag zur Funktion der Acanthose. Arch. Derm. Syph. (Berl.) **200**, 550—553 (1955).

— Morphologische und histochemische Befunde in pathologisch veränderter Hornschicht, insbesondere bei Parakeratose. Arch. klin. exp. Derm. **207**, 209—229 (1958).

Steiner, K.: A histochem. study of hyperkeratoses. Ribonucleic acids, carbohydrates, and sulfur compounds. Arch. Derm. **79**, 436—443 (1959).

Steinert, M.: La synthése de l'acide ribonucleique au cours du développement embryonaire des Batraciens. Bull. Soc. Chim. Biol. (Paris) **33**, 549 (1951).

Yamabe, Y.: Histochemical studies on nucleic acid in skin dis. Jap. J. Derm. **67**, 236—241 (1957); ref. in Zbl. Haut- u. Geschl.-Kr. **99**, 221 (1957/58).

F. Fegeler und **M. Rahmann-Esser**, Münster: **Autoradiographische Untersuchungen zum Proteinstoffwechsel der Epidermis gesunder und durch Psoriasis vulgaris veränderter Haut**

Die Entwicklung der Isotopentechnik, speziell der Autoradiographie, hat für die medizinische Forschung, insbesondere auch für die Dermatologie, ein neues, sehr aussichtsreiches Arbeitsfeld eröffnet. Bieten doch Stoffwechselexperimente mit dieser Technik sehr gute Einblicke in die Histochemie und die Stoffwechseldynamik des lebenden Gewebes. Wesentlich an derartigen Untersuchungen ist die Möglichkeit, hiermit Veränderungen innerhalb bestimmter Zeiträume zu erfassen.

Unsere bisherigen Experimente an der lebenden Haut befassen sich mit dem parallelen Einbau von niedermolekularen, radioaktiven Vorstufen, speziell von Amino- und Nucleinsäuren, in die wichtigsten makromolekularen Zellbestandteile: Proteine, RNS und DNS (vgl. Fegeler u. Rahmann-Esser, 1965).

Hier sei zunächst berichtet über die Ergebnisse unserer Untersuchungen zum Proteinstoffwechsel. Wir inkubierten kleine Gewebsproben von gesunder und psoriatischer Rückenhaut ein und desselben Patienten über einen Zeitraum von $^1/_2$—8 Std mit H-3-Histidin. Die mit Tritium markierte Aminosäure Histidin wurde in einer Dosis von 5 μc pro 1 ml der Krebs-Ringer-Nährlösung zugesetzt, in der die Hautproben während der Inkubationszeit gehalten wurden. In einer umgebauten Warburg-Apparatur wurden die Proben gleichmäßig bei 37°C und unter O_2-Belüftung gehalten. Nach üblicher histologischer Aufarbeitung der Hautproben (Formol-Fixation, Paraffineinbettung) wurden 10 μ dicke Gewebeschnitte hergestellt. Nach Entparaffinierung wurden die Schnitte zur Entfernung noch nicht makromolekular gebundener, markierter Verbindungen für 15 min in 5%iger Trichloressigsäure aus-

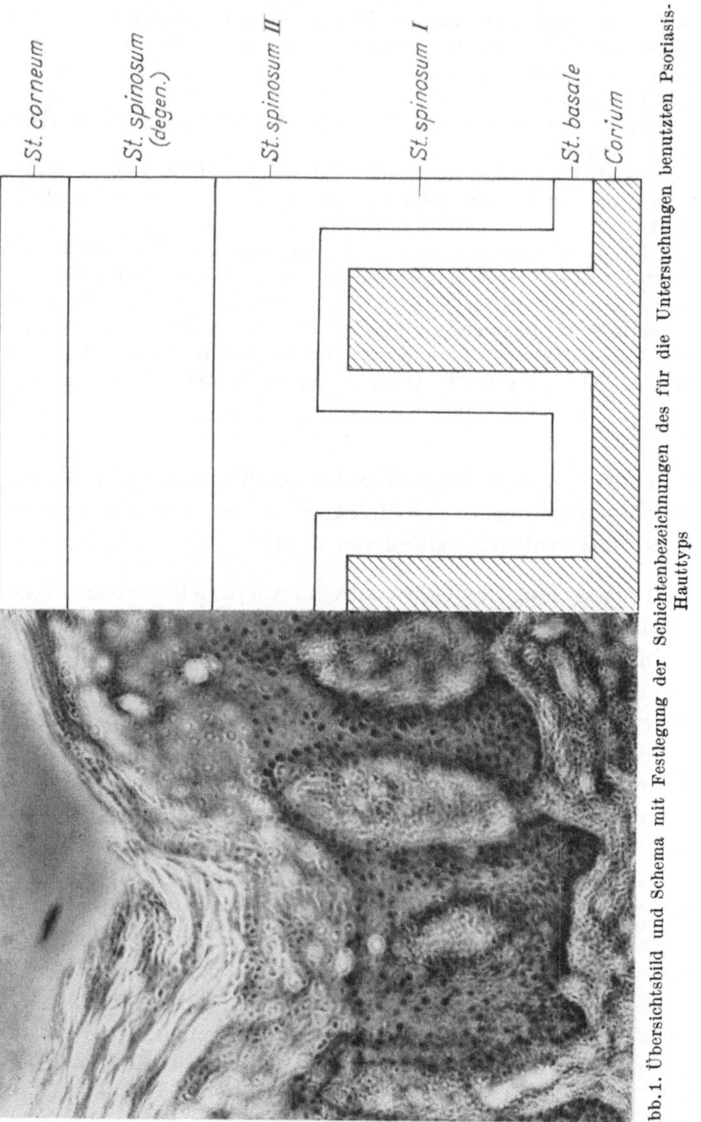

Abb. 1. Übersichtsbild und Schema mit Festlegung der Schichtenbezeichnungen des für die Untersuchungen benutzten Psoriasis-Hauttyps

gewaschen. Anschließend wurden hiervon Mikroautoradiographien nach dem Dipping-Verfahren (Ilford K 2-Emulsion) hergestellt. Nach Expositionszeiten des Filmes von 4 bzw. 28 Tagen wurden einerseits bei allen Inkubationsstufen die Schnittstellen mittlerer Radioaktivität photographiert, andererseits im Dunkelfeld Silberkornzählungen über den einzelnen untersuchten Hautschichten mit einem Meßokular bei 400facher Vergrößerung entsprechend einer Fläche von 185 μ^2 durchgeführt.

Bei der normalen Haut wurden folgende Epidermis-Schichten in bezug auf ihren Protein-Radioaktivitätsgehalt ausgewertet: Stratum (S.) basale, S. spinosum, S. granulosum und S. corneum. Die Abb. 1 veranschaulicht den Veränderungsgrad der Psoriasishaut, die für unsere Versuche benutzt wurde. Wir unterscheiden hier bei der Auswertung fünf verschiedene Zonen, die schematisch dargestellt sind: S. basale, S. spinosum I (innerhalb der Reteleisten), S. spinosum II (oberhalb der Leisten), S. spinosum (deg.) (degenerierende Schicht mit Zellödemen), darüber die parakeratotische Schicht des S. corneum.

Die Silberkornzählungen über den angeführten Schichten einmal der gesunden Haut, zum andern der psoriatischen Haut zeigen, daß mit zunehmenden Inkubationszeiten von $^1/_2$—8 Std die Proteinmarkierung zunimmt. Im Speziellen ist aber die Einbaurate in den einzelnen Schichten unterschiedlich. So hat in der gesunden Haut das S. granulosum einen maximalen Proteinumsatz; es folgt das S. basale und S. spinosum mit einem erheblich geringeren Einbau, während das S. corneum überhaupt keinen Umsatz aufweist.

Demgegenüber entfällt bei der Psoriasis-Epidermis mangels eines S. granulosum ein ausgesprochenes Einbaumaximum. Das S. basale und S. spinosum weisen jedoch gegenüber den entsprechenden Schichten der gesunden Haut eindeutig einen erhöhten Umsatz auf. In den oberen, schon degenerierenden Schichten des S. spinosum (mit Zellödemen) ist ebenso wie im anschließenden S. corneum innerhalb der von uns überblickten Zeitspanne von 8 Std keine Aktivität nachzuweisen.

Dieselben Ergebnisse sind in der Abb. 2 noch einmal photographisch wiedergegeben. Es handelt sich hierbei um Autoradiographien von ungefärbten Schnitten nach 28 tägiger Expositionszeit der Filme. Die obere Reihe zeigt den Einbau von H-3-Histidin in das Eiweiß der gesunden Epidermis, die untere Reihe zeigt die kranke Haut nach Inkubationszeiten von 1, 2, 4, 8 Std. Besonders deutlich sichtbar ist das Absetzen der Proteinaktivität in den oberen Schichten des S. spinosum der psoriatischen Haut, während bei der gesunden Haut gerade in dieser Region im S. granulosum der maximale Proteinumsatz erfolgt. Insgesamt ist jedoch der Proteinstoffwechsel der Psoriasishaut wesentlich höher als in der gesunden, da ja viel mehr Zellmaterial an der Synthese beteiligt ist.

Die hier angeführten Ergebnisse zeigen anschaulich, wie die autographische Methode detailliertere Einblicke in das Stoffwechselgeschehen zu geben vermag. (Therapeutische Maßnahmen könnten an dieser Stelle ansetzen.) Unerläßlich bei der Betrachtung des Proteinstoffwechsels eines Gewebes ist aber der Vergleich mit dem RNS-Stoffwechsel, da ersterer mit diesem direkt korreliert ist.

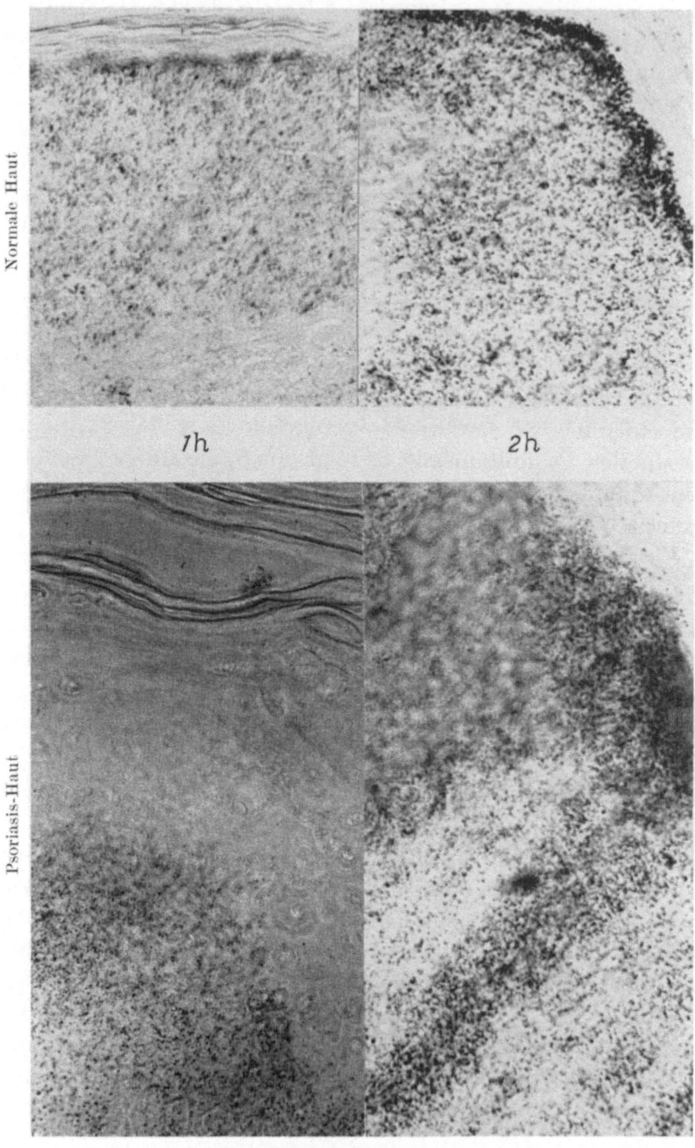

Abb. 2. Photographische Aufnahmen ungefärbter Schnittstellen mittleren Aktivitätsgrades nach 28 tägiger Exposition. Inkubationszeiten 1—8 Std. Obere Reihe: gesunde, untere Reihe: kranke Haut

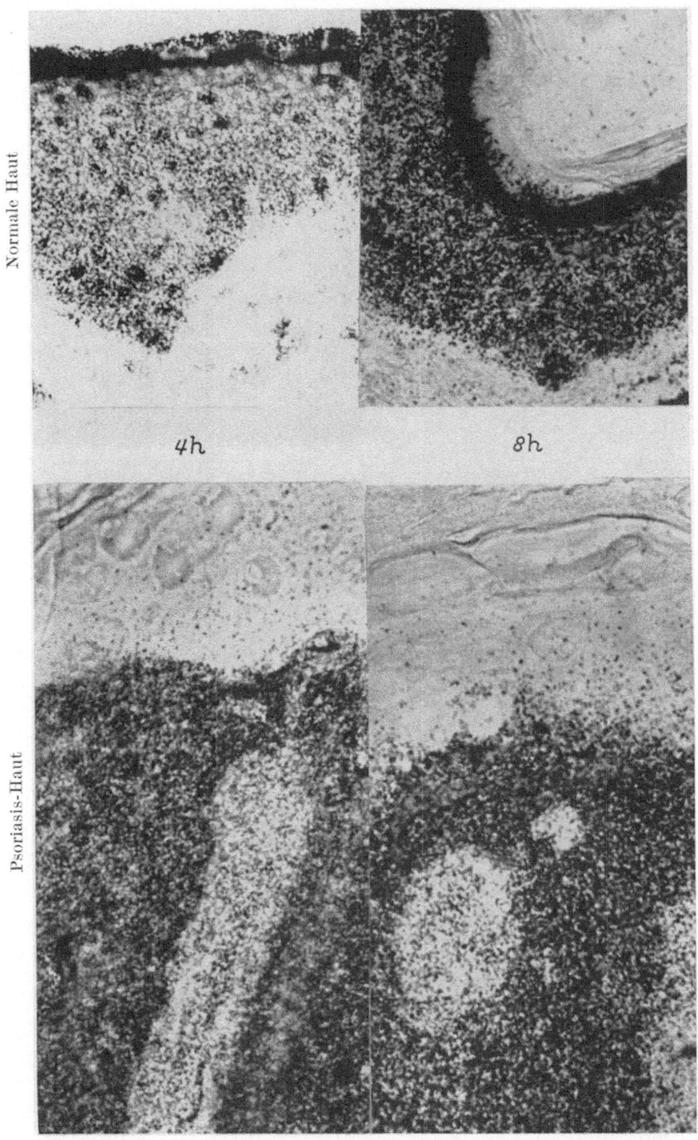

Abb. 2

Literatur

FEGELER, F., u. M. RAHMANN-ESSER: Arch. klin. exp. Derm. **223**, 255—262 (1965).

54*

M. Rahmann-Esser und F. Fegeler, Münster: Autoradiographische Untersuchungen zum RNS-Stoffwechsel der Epidermis gesunder und durch Psoriasis vulgaris veränderter Haut

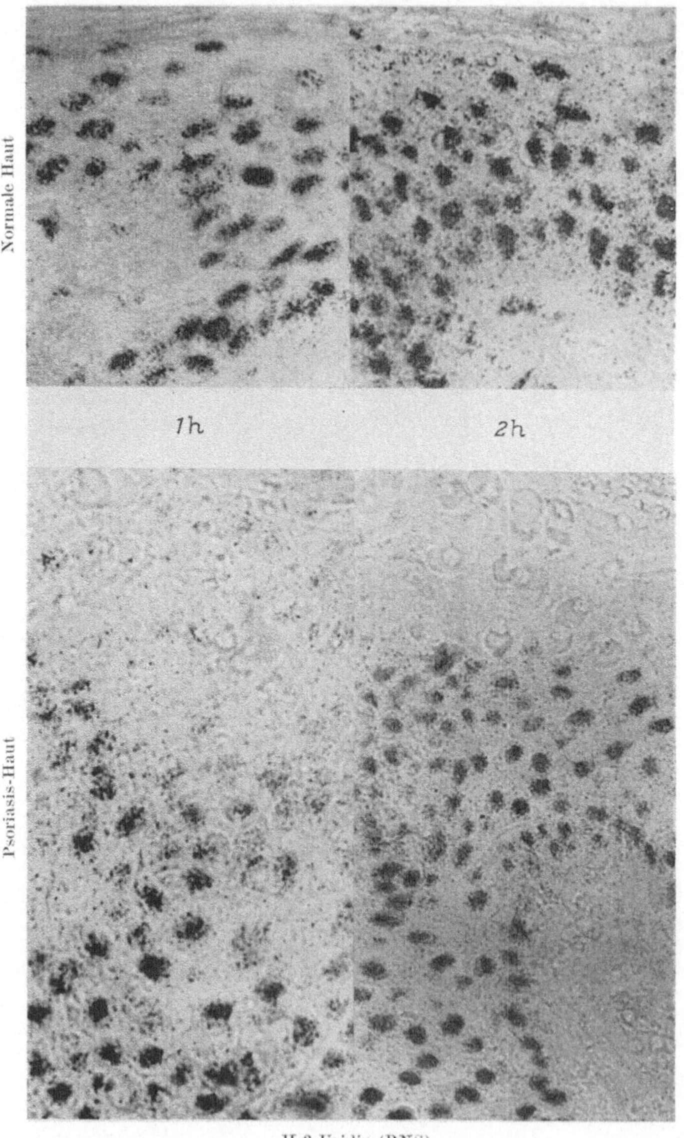

Abb. 1. Aufnahmen ungefärbter Schnittstellen hohen Aktivitätsgrades nach 28 tägiger Exposition. Inkubationszeit 1—8 Std. Obere Reihe: gesunde Haut. Untere Reihe: kranke Haut

Untersuchungen über das parallele Einbauverhalten von radioaktiv markierten Protein- und RNS-Vorstufen in der gesunden und psoriatischen Epidermis wurden unseres Wissens bisher noch nicht durch-

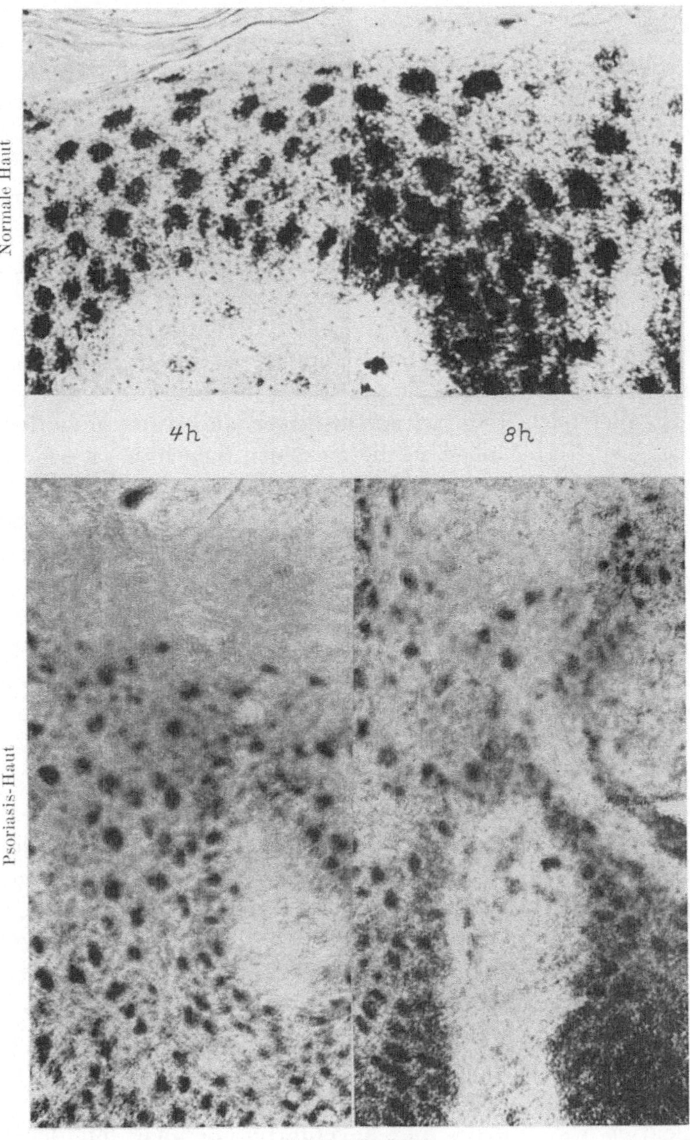

Abb. 1

geführt. Derartige Experimente scheinen uns besonders im Hinblick auf den therapeutischen Ansatzpunkt sinnvoll zu sein, da erst nach genauer Kenntnis des Grundstoffwechsels der gesunden und psoriatischen Epidermiszellen entsprechende Therapiemaßnahmen ergriffen werden können.

In Ergänzung zu den obigen Ergebnissen über den Proteinstoffwechsel sollen hier die RNS-Untersuchungen besprochen werden. Material, Methode und Auswertungsweise entsprechen genau denen der Eiweißuntersuchung. Als Tracer für die hier nachgewiesene makromolekulare RNS wurde H-3-Uridin in einer Dosis von 5 µc pro 1 ml Kulturmedium verwendet. Auch hier wurde wiederum der noch nicht makromolekular gebundene Traceranteil durch Trichloressigsäure entfernt.

Bei Untersuchung des Einbaus von H-3-Uridin in die makromolekulare RNS der einzelnen Epidermisschichten der gesunden und psoriatischen Haut zeigt sich, daß innerhalb von $^1/_2$—8 Std Inkubationszeit die RNS-Aktivität in beiden Gewebearten zunimmt, wobei sie in den unteren Inkubationsstufen ähnlich, in den mittleren bei Psoriasis vulgaris deutlich höher, aber nach 8 Std wieder niedriger als bei der gesunden Epidermis ist. Der RNS-Einbau in die einzelnen Schichten ist sehr unterschiedlich: Bei der gesunden Haut hat das Stratum (S.) basale die höchste Einbaurate, das S. spinosum hat weniger und das S. granulosum wesentlich weniger Aktivität. Im S. corneum läßt sich überhaupt kein makromolekularer RNS-Aufbau mehr nachweisen.

Bei der Psoriasishaut hat das S. basale ebenfalls die höchste Aktivität und das S. spinosum innerhalb der Reteleisten hat eine merklich höhere Aktivität als die darüberliegenden Zellschichten. In dem obersten Teil des S. spinosum (deg.), der deutliche Degenerationserscheinungen aufweist (Zellödeme), läßt sich, wie auch im S. corneum keine RNS-Aktivität innerhalb des von uns überblickten Inkubationszeitraumes von 8 Std mehr nachweisen.

Zur Veranschaulichung der Diagramme* mögen die photographischen Belege der Abb. 1 dienen. Hier wird in allen Aufnahmen ein deutlicher Einbaugradient von den inneren Schichten zur Peripherie hin sichtbar: in beiden Fällen liegt nach kurzen Inkubationszeiten die Hauptaktivität über den Zellkernen, dem Bildungsort der RNS und verteilt sich erst später über die gesamte Zelle. Während aber in der gesunden Haut erst im S. corneum kein RNS-Aufbau mehr stattfindet, fehlt er bei der Psoriasis-Epidermis schon in den oberen S. spinosum-Zellschichten („S. spin. deg.“).

Vergleichen wir nun die hier angeführten Befunde mit denen der Proteinserie, so kommen wir zu folgendem Bild: Der Proteinaufbau in

---

* Können beim Verfasser eingesehen werden.

der psoriatischen Epidermis entspricht im wesentlichen dem RNS-Umsatz in diesem Gewebe, d. h., in denselben Schichten, in denen RNS-Aktivität nachzuweisen ist, findet auch eine entsprechende Protein-Synthese statt. Dies entspricht dem normalen Schema der RNS-Protein-Beziehung. Im Gegensatz hierzu findet sich in der gesunden Haut eine wesentliche Abweichung im S. granulosum, die in der Psoriasishaut kein Gegenstück hat. Bei einem RNS-Synthese-Minimum liegt hier nämlich ein Protein-Synthese-Maximum. Es wurde hier von uns (siehe Fegeler u. Rahmann-Esser, hier auch übrige Literatur) ein fermentativer Eiweiß-Aufbau losgelöst vom RNS-Stoffwechsel vermutet, wie er ja auch bei den kernlosen roten Blutkörperchen bekannt ist. Diese Tatsache, daß in der psoriatischen gegenüber der gesunden Haut ein fermentativer Proteinaufbau in unmittelbarer Nachbarschaft des S. corneum fehlt, scheint uns ein wesentlicher Faktor in der Psoriasisfrage überhaupt zu sein, an dem es lohnen wird, weitere Untersuchungen anzuknüpfen.

Literatur

Fegeler, F., u. M. Rahmann-Esser: Arch. klin. exp. Derm. **223**, 255—262 (1965).

H. Berger und H. Grunicke, Freiburg: Biochemische Befunde zur Cignolinwirkung auf Ehrlich-Ascites-Tumorzellen *

Es wird über die Wirkung des Cignolin auf Ehrlich-Ascites-Tumorzellen berichtet. Der Einbau radioaktiv markierter Vorstufen der DNS (^{3}H-Thymidin), der RNS (5-^{3}H-Uridin) und von Protein (^{14}C-Leucin) ist in Abhängigkeit von der Cignolinkonzentration gehemmt. Die Atmung (manometrisch gemessene O_2-Aufnahme) dagegen wurde bei den benutzten Cignolinkonzentrationen nicht beeinflußt.

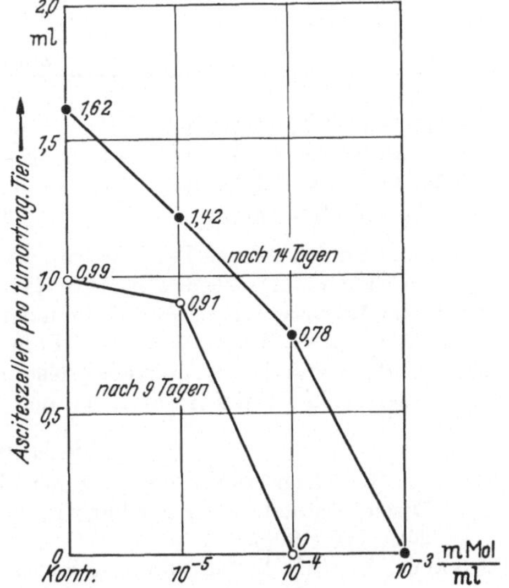

Abb. 1. *Cytostatische Aktivität von Cignolin.* Eine 10 % Ehrlich-Ascites-Tumorzellen enthaltende Suspension wurde in Gegenwart der unten angegebenen Cignolin-Mengen 1 Std inkubiert. Medium: Krebs-Ringer-Bicarbonat-Puffer pH 7,4 mit 1 % Rinder-Serumalbumin. Cignolin wurde in Ol. Arachidis gelöst und mit Ultraschall im Medium suspendiert. Gesamtvolumen des Ansatzes 10,0 ml. Von den zu Versuchsende in Krebs-Ringer-Bicarbonat-Puffer gewaschenen Zellen wurden jeweils 0,1 ml pro Maus intraperitoneal überimpft

* Ausführlich Veröffentlichungen in: Klin. Wschr. (im Druck)

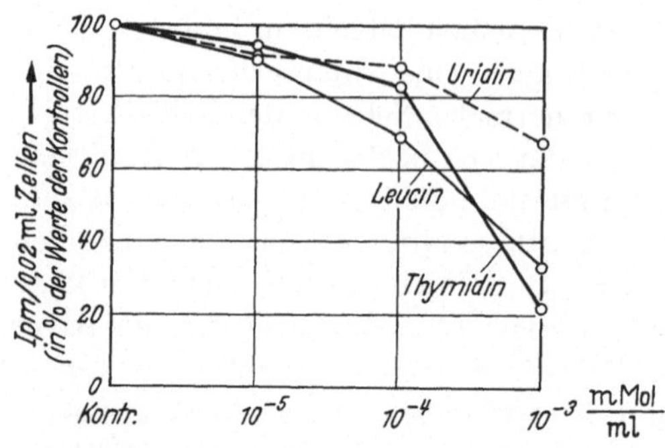

Abb. 2. Einbau von ³H-Thymidin 5-³H-Uridin und ¹⁴C-Leucin in Ehrlich-Ascites-Tumorzellen unter der Wirkung von Cignolin. 0,2 ml Ehrlich-Ascites-Tumorzellen wurden 1 Std lang in Gegenwart von 2,5 μC ³H-Thymidin (spezifische Aktivität 3 C/mMol) und 0,25 μC ¹⁴C-Leucin (spezifische Aktivität 10,7 mC/mMol) bzw. 5,0 μC 5-³H-Uridin (spezifische Aktivität 5 C/mMol) und ¹⁴C-Leucin inkubiert. Medium: Krebs-Ringer-Bicarbonat-Puffer pH 7,4 mit 1 % Rinder-Serumalbumin. Cignolin wurde in Ol. Arachidis gelöst und mit Ultraschall im Medium suspendiert. Gesamtvolumen des Ansatzes 3,0 ml.

Durch Reimplantation Cignolin-inkubierter Tumorzellen ließ sich eine cytostatische Aktivität des Cignolin nachweisen.

Die Befunde zeigen, daß Cignolin, wie bereits von KREBS u. SCHALTEGGER [2] vermutet wurde, cytostatische Wirksamkeit aufweist. Der cytostatische Effekt wird wahrscheinlich durch einen Eingriff in den Nucleinsäure-Stoffwechsel verursacht. Akut cytotoxische Effekte (IPPEN [1]) wurden bei den benutzten Konzentrationen nicht gesehen. Es wird diskutiert, daß die Wirkung des Cignolin durch Interaktion mit der DNS hervorgerufen sein könnte, wie sie LERMAN [3] z. B. für Acridinabkömmlinge annimmt.

Tabelle. *Einbau von ³H-Thymidin und ¹⁴C-Leucin in Ehrlich-Ascites-Tumorzellen unter der Wirkung von Cignolin*

Test	Einbau von ³H-Thymidin		Einbau von ¹⁴C-Leucin	
	Ipm/0,02 ml Zellen	%	Ipm/0,02 ml Zellen	%
Kontrolle	5940	100,0	15900	100,0
Cignolin 3 · 10⁻⁵ mMol/Ansatz	5600	94,0	15400	96,8
Cignolin 3 · 10⁻⁴ mMol/Ansatz	4950	83,5	11000	69,2
Cignolin 3 · 10⁻³ mMol/Ansatz	1330	22,4	5340	33,6
Kontrolle ohne Inkubation	32	<1	49	<1

0,2 ml Ehrlich-Ascites-Tumorzellen wurden 1 Std lang in Gegenwart von 2,5 μC ³H-Thymidin (spezifische Aktivität 3 C/mMol) und 0,25 μC ¹⁴C-Leucin (spezifische Aktivität 10,7 mC/mMol) inkubiert.

Medium: Krebs-Ringer-Bicarbonat-Puffer pH 7,4 mit 1 % Rinder-Serumalbumin. Cignolin wurde in Ol. Arachidis gelöst und mit Ultraschall im Medium suspendiert. Gesamtvolumen des Ansatzes 3,0 ml.

Literatur

[1] IPPEN, H.: Grundfragen der externen Psoriasistherapie. Vortr. 27. Kongr. Dtsch. Dermat. Ges., Freiburg i. Br. 1965. Arch. klin. exp. Derm. **227**, 202—216 (1966).

[2] KREBS, A., u. H. SCHALTEGGER: Schweiz. Ges. Derm. Vener., 46. Jahresvers. Lausanne 1964. Dermatologica (Basel) **131**, 1—27 (1965).

[3] LERMAN, L. S.: Proc. nat. Acad. Sci. (Wash.) **49**, 94—102 (1963).

K. W. Kalkoff, W. Born und **W. Reinhard, Freiburg: Der antipsoriatische Cignolineffekt im Vergleich (autoradiographisch und histochemisch) zum Fluocinolonacetonid**

Der Einfluß von lokal unter Plastikfolie angewandtem Fluocinolonacetonid auf die psoriatisch veränderte Haut wurde an unserer Klinik klinisch (Dissertation Kohler), histochemisch (Holtz u. Kalkoff), capillar-mikroskopisch (Illig), submikroskopisch (Kalkoff u. Berger sowie im Hinblick auf die Gefäße von Macher) und autoradiographisch (Kalkoff u. Born) untersucht. Die Ergebnisse teilte zusammenfassend Kalkoff bereits 1964 auf dem 5. Münchener Fortbildungskurs mit. Sie umfassen 1. eine in unerwartet kurzer Zeit (15 Std oder weniger) beobachtete Wiederherstellung der Barriera strati cornei, 2. das bisweilen zu beobachtende Resterythem mit entsprechenden Capillarbefunden trotz des entzündungshemmenden Corticosteroideffekts, 3. vermehrtes Auftreten ovaloider Zellorganellen im Stratum granulosum (vgl. weiter oben Macher), 4. eine innerhalb von 3—4 Tagen feststellbare fast vollständige Blockierung der epidermalen Zellproliferation, kenntlich an einer Unterdrückung des bei Psoriasis sonst stark gesteigerten Einbaus von radioaktiv markiertem Thymidin zur DNS-Synthese in die Kerne basaler und parabasaler Epidermiszellen.

Diese Beobachtungen legen folgende Deutung des Fluocinolonacetonideffekts nahe: Es ist eine schnell einsetzende und weitgehende Bremsung der Zellteilungsvorgänge nachweisbar. Damit steht die vorher bei stark beschleunigtem Zellstrom fehlende Zeit für die Ausreifung der Keratinocyten jetzt in ausreichendem Maße zur Verfügung; es kommt zur Normalisierung der Verhältnisse in der Epidermis.

Bei dieser Deutung erscheinen alle Vorgänge in den postmitotischen Zellen, d. h. auch die schnelle Wiederherstellung der Barriera strati cornei und das Auftreten zahlreicher ovaloider Zellorganellen nicht als direkte, sondern *als indirekte* Fluocinolonacetonideffekte.

Unsere analogen Befunde an *nicht* psoriatisch veränderter Epidermis (Kalkoff u. Born), bei welcher also eine etwaige Wiederherstellung psoriatisch gestörter physiologischer Rückkoppelungsmechanismen durch primäre Fluocinolonacetonidwirkungen auf höhere Epidermislagen (z. B. auf die Hornschicht) entfällt, stützen die vorgetragene Auffassung über den primären Angriffsort bei lokaler Fluocinolonacetonidanwendung.

Im Vergleich zu unseren Untersuchungen über die Fluocinolonacetonidwirkung wurden autoradiographische und histochemische Befunde an psoriatischer Haut nach unterschiedlich langer klassischer Cignolinanwendung erhoben.

Bezüglich der Excisionstechnik, des Inkubationsverfahrens und der histologisch-autoradiographischen Weiterverarbeitung sei hier auf die bereits erwähnten Mitteilungen von Kalkoff u. Born hingewiesen. Der histochemische Nachweis von

Sulfhydrylgruppen erfolgte mit der schon von Unna (1911, 1921) zur Darstellung von „Reduktionsorten" angegebenen Ferriferricyanidreaktion unter Kontrolle der Spezifität mittels $HgCl_2$-Blockierung (Chiquoine), ferner durch Dihydroxydinaphthyldisulfid (DDD)-Kupplung und Disulfidreduktion (Technik nach Barrnett u. Seligman).

Die Biopsien wurden aus psoriatischen Plaques am Stamm und an Oberarmen von 5 Probanden nach 4 tägigem Fluocinolonacetonidfolienverband (5 Proben) und von 5 Probanden nach 4 tägiger bis 4 wöchiger üblicher Cignolinbehandlung (9 Proben) gewonnen bei 6 unbehandelten Kontrollen (Erwachsene unterschiedlichen Alters und Geschlechts).

Ergebnisse

Während die Zahl der in DNS-Synthese befindlich gefundenen (markierten) Epidermiszellen von durchschnittlich 56,7 pro mm Schnittlänge bei unbehandelter Psoriasis vulgaris innerhalb von vier Tagen

Tabelle. *Markierung intermitotischer Zellkerne (Zahlenangabe pro Millimeter Schnittlänge) bei unbehandelter und behandelter Psoriasis vulgaris nach $^1/_2$ stündiger Inkubation in ^3H-Thymidinlösung*

Unbehandelte Psoriasis vulgaris (6 verschiedene Fälle und Proben)	Psoriasis vulgaris nach 4 tägigem Fluocinolon-acetonid-Folienverband (5 verschiedene Fälle und Proben)	Psoriasis vulgaris nach verschieden lange durchgeführter Cignolinsalbentherapie (5 verschiedene Fälle a—e mit 9 Probeentnahmen)		
49	1,6	nach 4 Tagen	a)	27
73	2,2		b)	49
48	0,7	nach 7 Tagen	b)	32
37			c)	109
62	1,2	nach 10 Tagen	d)	59
71	1,4	nach 14 Tagen	d)	57
			e)	57
		nach 3 Wochen	d)	66
		nach 4 Wochen	d)	62
Durchschnitt: 56,7	Durchschnitt: 1,42	Durchschnitt: 57,6		

unter Fluocinolonacetonid-Folienverband auf 1,4 signifikant (I.W. $< 0,1\%$) vermindert war, ließ sich ein Unterschied gegenüber dem cignolinbehandelten Kollektiv mit durchschnittlich 57,6 markierten Zellkernen nicht feststellen (Tabelle). Histochemisch fand sich nach viertägiger Fluocinolonacetonidanwendung in allen Fällen eine normalisierte Intermediärzone (entsprechend den Befunden von Braun-Falco bzw. Braun-Falco et al.) unterhalb eines SH-negativen Hornlagers; nach 4—14 tägiger Cignolinbehandlung war hingegen noch kein Aufbau einer regulären Intermediärzone zu erkennen, und die Hornschicht reagierte in sämtlichen Proben intensiv.

Das Ausbleiben der erwarteten Einbauhemmung von ^3H-Thymidin hat uns im Hinblick auf die mit biochemischen Methoden erarbeiteten Ergebnisse von Berger u. Grunicke überrascht. Offenbar verliert Cignolin nach IPPEN in der Stachelzellschicht mit seiner chemischen Identität infolge Oxydation auch seine cytostatischen Eigenschaften. Trotzdem muß, besonders im Laufe längerer lokaler Cignolintherapie, damit gerechnet werden, daß es ebenso wie die anderen proliferationshemmenden Antipsoriatica doch in ausreichender Menge auf die basale und parabasale intermitotische Zelle hemmend zur Wirkung kommt. Dem entspricht klinisch ein vergleichsweise langsamer aber sicherer antipsoriatischer Therapieeffekt. In diesem Sinne deuten auch KREBS u. SCHALTEGGER ihre Befunde.

Unter therapeutischen Bedingungen macht es offenbar die toxische Nebenwirkung des Cignolins unmöglich, einen Effekt zu erreichen, der — wie nach Fluocinolonacetonid — einer völligen Hemmung der DNS-Synthese entspricht. Es ist vielmehr unter therapeutischen Bedingungen mit Cignolin nur ein allmählich eintretendes Verlangsamen des Zellstromes möglich. Andererseits scheint der Cignolineffekt auf den Mitosevorgang nachhaltiger zu sein, während gegenüber fluorierten Corticosteroiden eine Erholungsmöglichkeit der gebremsten Zellteilungsfunktion besteht.

Die eigenen Untersuchungen beziehen sich auf Hautproben, welche zwar nach verschieden langer Cignolin-Einwirkungszeit entnommen wurden, aber stets unter den klinischen Bedingungen einer (noch) erkennbaren psoriatischen Efflorescenz. Während der entsprechenden Zeiträume wurde in keinem Fall eine etwaige DNS-Synthesehemmung bereits deutlich. Eine Fortführung der Untersuchung bzw. der Probeentnahmen bis zur klinischen Normalisierung und gegebenenfalls darüber hinaus scheint erforderlich, um die Phase einer Proliferationsbremsung durch den Cignolineinfluß mit zu erfassen.

Zusammenfassung

Der Einfluß einer Cignolin-Salbenbehandlung auf das histochemische und autoradiographische feingewebliche Bild der Psoriasis vulgaris unterscheidet sich in der gewählten Versuchsanordnung auch im Laufe mehrwöchiger Beobachtung deutlich von der Reaktion auf eine kurzfristige lokale Fluocinolonacetonid-Anwendung unter Plastikfolie. Im Gegensatz zum Fluocinolon kommt es unter Cignolin nicht zu einer schnellen Normalisierung der Intermediärzone und die ebenso eindrucksvolle ^{3}H-Thymidin-Einbauhemmung bleibt aus. Es wird — entsprechend dem bekannten klinischen Therapieverlauf — mit einer zwar langsameren aber dann nachhaltigeren normalisierenden Beeinflussung durch Cignolin gerechnet. Die bisherigen eigenen Untersuchungen umfassen aber den Zeitraum der erwarteten cignolinbedingten Proliferationshemmung noch nicht, welcher gegebenenfalls erst nach völliger klinischer Abheilung einsetzt.

Literatur

Berger, H., u. H. Grunicke: Biochemische Befunde zur Cignolinwirkung auf Ehrlich-Ascites-Tumorzellen. Vortr. 27. Kongr. Dtsch. Dermat. Ges. Freiburg 1965. Arch. klin. exp. Derm. **227**, 855 (1966).

Braun-Falco, O.: Histologische und histochemische Veränderungen in Psoriasisherden unter enteraler Triamcinolon-Behandlung. Acta histochem. (Jena) 8, 350 (1959).

— Zur Morphogenese der psoriatischen Hautreaktion. Arch. klin. exp. Derm. **216**, 130 (1963).

— M. Thianprasit u. A. Kint: Über den Einfluß einer lokalen Okklusiv-Therapie mit Fluorandrenolon auf die psoriatische Hautreaktion. Eine histologisch-histochemische Studie. Arch. klin. exp. Derm. **217**, 30—49 (1963).

Chiquoine, A. D.: J. Histochem. Cytochem. 1, 429 (1953); 3, 471 (1955).

Holtz, K. H., u. K. W. Kalkoff: Histologische Untersuchungen zur Rückbildung der Psoriasis vulgaris unter lokaler Fluocinolontherapie. Dtsch. med. Forsch. **1**, 125 (1963).

Illig, L.: Veränderung der Hautkapillaren bei der Psoriasis vulgaris. Dtsch. med. Forsch. 1, 49 (1963).

— Die Blutgefäßreaktion bei der Psoriasis vulgaris. 2. Mitt. Arch. klin. exp. Derm. (im Druck).

Ippen, H.: Toxizität und Stoffwechsel des Cignolins. Dermatologica (Basel) **119**, 211 (1959).

— Ätiologie und Pathogenese des sog. Istizin-Exanthems. Dtsch. med. Wschr. **84**, 1062 (1959).

— Wirkt Cignolin nierenschädigend? Arch. klin. exp. Derm. **211**, 310 (1960).

— Grundfragen der externen Psoriasis-Therapie. Vortr. 27. Kongr. Dtsch. Dermat. Ges. Freiburg 1965. Arch. klin. exp. Derm. **227**, 202 (1966).

—, u. T. Montag: Stoffwechselbeziehungen zwischen 1,8 Dioxyanthrachinon und 1,8-Dioxyanthranol. Arzneimittel-Forsch. 8, 778 (1958).

Kalkoff, K. W.: Neue Erkenntnisse zum Wesen der Psoriasis vulgaris. In: Fortschritte der praktischen Dermatologie, Bd. V. Berlin, Heidelberg, New York: Springer 1965.

—, u. H. Berger: Submikroskopische Befunde bei Psoriasis vulgaris unter Fluocinolon-acetonid. Hautarzt **16**, 483 (1965).

—, u. W. Born: Zur Desoxyribonucleinsäure-Synthese in psoriatischer Epidermis unter Fluocinolonacetonid. Hautarzt **16**, 534 (1965).

— — Zur Wirkung von Fluocinolonacetonid auf die DNS-Synthese in der Epidermis. Klin. Wschr. **43**, 1335 (1965).

Krebs, A., u. H. Schaltegger: Experimentelle Untersuchungen über den Wirkungsmechanismus von Chrysarobin und Dithranol bei Psoriasis (Indizien für eine cytostatische Wirkung an der Epidermis). Dermatologica (Basel) **131**, 1 (1965).

Macher, E.: Submikroskopische Befunde zur Morphogenese der Psoriasis vulgaris. Vortr. 27. Kongr. Dtsch. Dermat. Ges. Freiburg 1965. Arch. klin. exp. Derm. **227**, 179 (1966).

Unna, P. G.: Die Reduktionsorte und Sauerstofforte des tierischen Gewebes. Arch. mikr. Anat. **78**, 1 (1911).

— Chromolyse; Sauerstofforte und Reduktionsorte. Hdb. biol. Arbeitsmeth. V/2, S. 1. Berlin, Wien: Urban & Schwarzenberg 1921.

Aussprache

Th. Grüneberg, Halle: Einleitung. Die gestrigen Verhandlungen über das Psoriasis-Thema sollen heute ergänzt werden. So manche Frage, die bereits erörtert wurde, wird auch bei dieser Gelegenheit wieder angeschnitten werden. Wenn wir dabei dem Ziel, unter den bei Psoriasis, also einer besonders intensiven Form der Parakeratose, erhobenen Befunden das Spezifische herauszufinden, etwas näher kömmen konnten, wäre das fraglos schon ein großer Gewinn.

H. Ippen, Düsseldorf (zum Vortrag Kimmig): Ich finde den Nachweis des Cetylalkohols in der Epidermis aus einem bestimmten Grunde ganz besonders interessant. Seine Entstehung, wie eben geschildert, aus Acetylphosphatiden („Plasmalogenen") über Palmitoylaldehyd (durch eine Cannizzaro-artige Disproportionierung?) deutet nämlich auf dessen Herkunft aus dem Nervensystem. Würde sich ein solcher biochemischer Zusammenhang endgültig beweisen lassen, so hätten wir neben dem Melanin, mit dessen Verhalten bei der Psoriasis sich ja Prof. Grüneberg intensiv befaßt hat, einen zweiten Stoff mit engen Beziehungen zwischen Haut und Nervensystem.

Dies erscheint deshalb so erwähnenswert, weil das Hauptgewicht der experimentellen Psoriasis-Forschung auf solchen Einzelheiten zu liegen scheint, die größtenteils nur Folgen der gesteigerten Epidermopoese sind, mit deren Ursache aber wahrscheinlich kaum etwas zu tun haben. Hierzu kommt noch, daß die Psoriasis überwiegend als eine Erkrankung des (allgemeinen) Stoffwechsels mit Manifestation vorwiegend an der Haut betrachtet wird, so daß meist versucht wird, biochemische Befunde auf eine solche metabolische Abweichung zurückzuführen. Sollte aber statt dessen nicht doch mehr Aufmerksamkeit auf die Haut als selbständiges Organ und nicht nur als Spiegel des Gesamtkörpers gewendet werden?

Die Betrachtung der Haut als holokrine Drüse mit der Cutis als Stroma, der Epidermis als Parenchym und der Hornschicht als Sekret bietet dabei die Möglichkeit, sowohl die gegenseitige Beeinflussung der einzelnen Organteile, als auch die vom übrigen Körper her wirksamen Faktoren zu berücksichtigen: Innerhalb der „Drüse" haben wir einerseits die enge Koppelung zwischen der Ernährung des Stratum germinativum durch die Basalmembran und seiner Zellproduktion sowie die untrennbare Verknüpfung zwischen Mitoserate der Keimschicht und Qualität und Quantität des Keratins, müssen aber andrerseits auch mit Rückkoppelungseffekten von Hornschicht und äußeren Stachelzellen auf Keimschicht und Cutis rechnen.

Von außen, d. h. aber in erster Linie dem ganzen übrigen Körper, wirken genetisch determinierte, übergeordnete und topische Regulationsfaktoren, Endokrinium, Stoffwechsel, Kreislauf und Nervensystem in noch völlig ungeklärter Weise regulierend auf die Drüse und ihre Funktion, also die Epidermopoese, ein.

Für die Psoriasis bedeutet eine solche Vorstellung, daß die Frage nach den Faktoren, die die Epidermis-Aktivität beeinflussen, mehr Beachtung finden sollte. Und zwar ist dabei sowohl die „intraglanduläre Regulation", also die Koppelung zwischen Cutis, Epidermis und Skleroproteinproduktion und deren Rückkoppelung, als auch die „extraglanduläre Regulation", die Beeinflussung durch das Nervensystem usw., wichtig.

Die weitere Verfolgung der in Kimmigs Vortrag dargestellten Befunde dürfte dafür ebenso von hervorragender Bedeutung sein wie die weitere Untersuchung der Zusammenhänge zwischen dem Melanin und der Psoriasis bzw. der Epidermisaktivität überhaupt.

F. HERRMANN, Frankfurt a. M. (zum Vortrag KIMMIG): Die Entdeckung von Prof. KIMMIG ist von überragender Bedeutung und auch für mich ebenso interessant wie überraschend.

Sollte der Cetylalkohol nicht nur für sich allein, sondern — was ich für wahrscheinlich halte — auch in veresterter Form im Hautoberflächenfett psoriatischer Efflorescenzen vorhanden sein, so kann man ihn als einen Teil der Wachs-Ester-Fraktion ansehen. Für seine Herkunft wäre ich geneigt, vorhandene Fettsäuren in Betracht zu ziehen. Unter diesen sind allerdings nach unseren bisherigen Untersuchungsergebnissen *entsprechende* gesättigte Fettsäuren bei der Psoriasis nicht in erhöhter Menge zu finden[1]. Palmitinsäure war vorhanden, aber nicht in größerer Quantität als in Vergleichsproben von Gesunden. Die im Gaschromatogramm unmittelbar vorausgehende C 16-Säure mit einer Doppelbindung erzeugte jedoch relativ hohe Ausschläge. Allerdings ist eine Analyse des möglichen Anteils an der betreffenden „Isosäure", d. h. der C 16-Säure mit einer Seitenkette zur Zeit noch im Gang. Nach WEITKAMP, NICOLAIDES, HAATHI sowie auch nach WHEATLEY u. a. entstehen die meisten langkettigen Alkohole im Hautoberflächenfett — nach Umwandlung von Aminosäuren in Fettsäuren — aus Fettsäuren unter Anlagerung einer Kette von vier Kohlenstoffen bzw. zwei Acetat-Radikalen. Für den Cetylalkohol wäre daher die Laurinsäure als Vorstufe (und Partner) bei Psoriatikern zu erwarten. Laurinsäure war vorhanden, aber wiederum in offenbar keineswegs besonders großer Menge. Hingegen schien die vorausgehende C 12-Säure mit einer Doppelbindung (vermutlich 2-Dodecensäure) für einen erheblichen abnormalen Ausschlag des Gaschromatogramms verantwortlich zu sein. Haben wir also auf der einen Seite den gesättigten C_{16}-Alkohol in den Oberflächen-Lipoiden psoriatischer Herde, so sind andererseits auch (einfach) ungesättigte Fettsäuren im Übermaße anwesend. Viellleicht kommt in dieser Reziprozität schließlich doch die „alte" Erhöhung der oxydo-reduktiven Vorgänge in psoriatischer Haut zum Ausdruck (O. GANS).

[1] J. invest. Derm. **1963**, 259.

O. BRAUN-FALCO, Marburg (zum Vortrag KIMMIG): Wir haben früher das Verhalten von Plasmalogen bei Psoriasis vulgaris untersucht[1]. Wie auch BANDMANN u. SPIER bereits nachgewiesen hatten, fällt in der psoriatischen Epidermis die Plasmalreaktion unterschiedlich stark aus. In der Hornschicht ist die Plasmalreaktion gelegentlich stark positiv (aber nur innerhalb Munroscher Leukocyten-Abscesse; nachträgliche Anmerkung).

[1] BRAUN-FALCO, O., H. THEISEN u. H. SECKFORT: Klin. Wschr. **16**, 763—766 (1958).

G. WEBER, Nürnberg (zum Vortrag RASSNER): 1. Wie erklären Sie, daß bei Bezug auf das Frischgewicht die Lactat-Dehydrogenase um ca. 50% und bei Berechnung von Oberfläche bzw. Acanthose-Faktor die Lactat-Dehydrogenase um 300% erhöht ist?

2. Womit begründen Sie, daß die Kompartimentierungstheorie in der Zelle, die nicht von LANG u. SIEBERT begründet, sondern von diesen nur diskutiert wird, überholt ist?

Wie würden Sie sich ohne diese die Bewältigung eines plötzlichen Substratangebotes vorstellen?

3. Die Vermehrung der Glucose-6-Phosphat-Dehydrogenase in der Epidermis stimmt mit unseren Befunden überein[1].

[1] WEBER, G., u. G. W. KORTING: J. invest. Derm. **42**, 167 (1964).

K. W. KALKOFF, Freiburg (zum Vortrag RASSNER): Ich möchte die Frage aufwerfen, ob die Antipsoriatica nicht eine gemeinsame Eigenschaft aufweisen, nämlich die Mitosen zu bremsen, wobei zumindestens die modernen Antipsoriatica wie die Cytostatica, aber auch die fluorierten Corticosteroide und wohl auch das Cignolin direkt auf den Zellteilungsvorgang einwirken. In eigenen Untersuchungen mit Fluocinolonacetonid haben wir mit BORN zeigen können, daß die DNS-Synthesen nach lokaler Fluocinolonacetonid-Einwirkung unter Plastikfolie ganz erheblich unterbunden werden. Sind die Veränderungen der Enzymaktivitäten unter Therapieeinfluß in vivo nicht einfach Folgen der direkten Einwirkung von antipsoriatisch wirkenden Mitteln auf die Zellteilung? Wenn der Zellstrom durch derartige Medikamente gebremst wird, so ist jetzt genügend Zeit für eine vorher nicht mögliche Ausreifung in den postmitotischen Zellen gegeben.

TH. GRÜNEBERG, Halle (zum Vortrag MARGHESCU): Die vergleichende Beurteilung des „Wasserlöslichen" und damit auch der wasserlöslichen Proteinanteile unterschiedlichen Keratinmaterials macht große Schwierigkeiten, wenn Verarbeitung und Extraktion nicht völlig übereinstimmen. Die Charakterisierung pathologischer Abweichungen aber ist unmöglich, wenn als Standard ganz verschiedenes „Normalhorn" genommen wird. Callus ist nicht als normal anzusehen, eher noch physiologische Hornschichtverdickungen, wie man sie von nichtschwieliger Handfläche abschneiden kann, oder Hornhautgeschabsel. Am besten vergleicht man mit Barriere-Horn. Es ist ein frisch produziertes Normalhorn, das frei oder doch praktisch frei ist von sekundären Beimengungen von der Hautoberfläche her. Sonst wäre die Menge des Wasserlöslichen in der Barriere nicht so konstant, wie SZAKALL in sehr sorgfältigen Untersuchungen festgestellt hat.

F. HERRMANN, Frankfurt a. M. (zum Vortrag MARGHESCU): Exsudat-Eiweiß und erhöhten Amino-N in Psoriasis-Schuppen im Vergleich zum Gehalt in Haar-Keratin oder in UV-Erythem-Schuppen fanden GRÜNEBURG u. SZAKALL[1]. Diesbezüglich besteht ein Chaos in der Literatur, da mehrfach die geringe Konzentration an *freien* α-Aminosäuren in psoriatischen Proben irrtümlich einem „erniedrigten Eiweißgehalt" gleichgesetzt wurde.

Der überstürzt einsetzende, aber dann unvollständig ablaufende Abbau der epidermalen Proteine dürfte für die von unserer New Yorker Gruppe bei Psoriatikern gefundenen Eigenarten der Fettsäuren der Hautoberfläche bedeutungsvoll sein, da die Bildung der Fettsäuren der Umwandlung von Aminosäuren unterliegt[2].

[1] GRÜNEBURG u. SZAKALL: Arch. klin. exp. Derm. **201**, 361 (1955).
[2] WHEATLEY, V.: J. Soc. Cosmetic Chem. **10**, 206 (1959).

S. MARGHESCU, Marburg/Lahn (Schlußwort zum Vortrag „Quantitativer immunologischer Nachweis von Serumproteinen in Psoriasis-Schuppen"): Mehrere Autoren, wie ROE, MATOLTSY und zuletzt FORSEY u. Mitarb., erbrachten den elektrophoretischen bzw. immunologischen Beweis, daß in den Psoriasis-Schuppen-Extrakten neben den Proteinen, die sich immunologisch wie Serumproteine verhalten, auch andere, in mehreren Fraktionen auftrennbare wasserlösliche Proteine nachweisbar sind.

H. IPPEN, Düsseldorf (zum Vortrag SALFELD): Ein bedeutsames praktisches Problem beim Arbeiten mit Cignolin sind seine ungünstigen Löslichkeits-Eigenschaften, die zur Benutzung von Lösungsvermittlern (z. B. Tween) oder zur Dispergierung in Wasser nach Auflösung in Alkohol mit anschließendem Abdampfen im Vakuum zwingen. Deshalb interessiert mich, wie das Cignolin bei den enzymchemischen Untersuchungen dem Ansatz zugegeben wurde.

G. Weber, Nürnberg (zum Vortrag Salfeld): Auf die vom Redner gezeigte Konzentrationszunahme an Enzymen der Glykolyse und des Citronensäure-Cyclus habe ich schon früher wiederholt und zuletzt in meinem gestrigen Referat („Enzymatische Mechanismen") als ein wahrscheinlich unspezifisches Zeichen der gesteigerten Epidermopoese bei Psoriasis vulgaris hingewiesen.

Mit welcher Methode wurde hier das „letzte Häutchen" nach der Behandlung gewonnen, von dem wir wissen, daß es durch eine selbst kurzfristige Behandlung sehr schnell seine pathologische Struktur verliert ?

O. Braun-Falco, Marburg (zum Vortrag Salfeld, hier zu Prof. Kalkoff): Die Frage nach dem Angriffspunkt antipsoriatischer Therapeutica ist hochinteressant. Wir konnten zeigen[1], daß antipsoriatisch wirksame Steroide einen deutlichen epidermotropen Effekt besitzen, der sich histochemisch manifestiert im Wiederaufbau der Intermediärzone am Fuße der Hornschicht mit Normalisierung der pathologischen Verhornungsvorgänge, in einer Verminderung der erhöhten Epidermopoese und schließlich der bekannten drastischen antiexsudativen Wirkung. In unseren Untersuchungen ging die Wiederherstellung der Intermediärzone der Verminderung der Epidermisdicke voraus. Wir fanden häufiger fast normale histochemische Verhältnisse in der Intermediärzone bei noch deutlich psoriatisch-akanthotisch verdickter Epidermis.

[1] Acta histochem. (Jena) 8, 350 (1959). — Arch. klin. exp. Derm. **217**, 30 (1963).

F. Herrmann, Frankfurt a. M. (zum Vortrag Konopík): Extrem hohe Werte für Harnstoff wurden auch von Rothberg u. van Scott in psoriatischer Haut (sowie in der erkrankten Haut bei Brocks kongenitaler ichthyosiformer Erythrodermie) gefunden[1]. Es handelt sich um die Folge überstürzter Arginase-Aktivität.

Hinsichtlich der soeben berichteten Anhidrosis in der klinisch unbefallenen Haut von Psoriatikern würde ich mich für die angewandte Untersuchungstechnik und für die Auswahl des Hautgebietes zur Testung interessieren.

Wie bereits Herr Braun-Falco erwähnte, finden sich auch die von uns bei Psoriasis-Patienten gefundenen Besonderheiten des Fettsäure-Bildes in gleicher Weise in klinisch betroffener wie in unbetroffener Haut. Die Besonderheiten bestehen in einem erhöhten (über 1 liegenden) Verhältniswert der auf der Oberfläche gefundenen Säurezahl zu derjenigen in der Barrierzone, sowie in einem hohen Gehalt an sehr langkettigen Fettsäuren — über C 20 — in den Lipiden der Oberfläche und der Barrier-Zone[2].

[1] J. invest. Derm. **31**, 263—268 (1958).
[2] Arch. Derm. **83**, 619—626 (1961) — J. invest. Derm. **1963**, 259—264.

Th. Grüneberg, Halle (zum Vortrag Konopík): Wir haben uns in letzter Zeit darum bemüht, den Begriff der *latenten Psoriasis,* der sich ja schon durch zahlreiche Beobachtungen belegen läßt, durch histochemische Untersuchungen *herdferner* gesunder bzw. zur Zeit völlig erscheinungsfreier Psoriatiker-Haut und der Haut aus Psoriasis-Familien stammender gesunder Personen weiter abzuklären. Es fanden sich die für den Psoriasis-Herd charakteristischen Veränderungen der Intermediärzone (saure Phosphomonoesterase, unspezifische Esterase, Phospholipoide, proteingebundene SH-Gruppen u. a.) in geringerer Ausprägung auch in der nichtbefallenen Haut weit ab von Krankheitsherden, und zwar kontinuierlich, wenn auch örtlich unterschiedlich stark hervortretend. In der Umgebung sichtbarer Herde nehmen die Veränderungen mit zunehmender Entfernung gleichmäßig ab. Wir haben im Rahmen dieser Untersuchungen unter anderem einen Jungen aus psoriasisbelasteter Familie schon $1/_2$ Jahr vor dem Erstausbruch seiner Psoriasis als Psoriatiker erfassen und abortive Fälle (isolierte Tüpfelnägel u. a.) als Psoriasis bestätigen können. Wir werden noch ausführlich darüber berichten.

E. Schwarz, Berlin (zu den Vorträgen von Fegeler und Rahmann-Esser): Ihre Ergebnisse bezüglich der RNS-Markierung mit ³H-Uridin respektive der Protein-Markierung mit ³H-Histidin nach in vitro-Inkubation überlebender, gesunder, menschlicher Epidermis entsprechen weitgehend denen von Fukuyama[1] bei jungen Ratten in vivo erzielten. Die fehlende Korrelation beider Radioaktivitätsverteilungen in den einzelnen Epidermisschichten ist demnach wohl darauf zurückzuführen, daß Histidin in der Epidermis *nicht* als Repräsentant des Protein-Zellstoffwechsels anzusehen ist, da es entgegen anderen Aminosäuren nicht vorwiegend im Stratum basale mit abnehmender Tendenz zur Peripherie hin eingebaut wird, sondern maximal im Strat. granulosum. Hätten Sie anstelle von Histidin beispielsweise ³H-Leucin als Tracer der Proteinsynthese gewählt, hätten Sie sicherlich die erwartete Korrelation zur RNS-Markierung beobachten können.

Histidin ist als Muttersubstanz der im Wasserlöslichen normaler Hornschicht reichlich vertretenen Urocaninsäure erwiesen [2]. Unter diesem Gesichtspunkt ist die maximale, von anderen Aminosäuren differente Histidin-Utilisation in normaler Verhornungszone sehr bemerkenswert — wenn auch letztlich obskur —, insbesondere da eine analoge vorzugsweise Verwertung in überlebender, psoriatischer Epidermis (mit bekanntlich fehlendem Strat. granulos.) nicht zu eruieren war. Man ist geneigt, das Fehlen von Urocaninsäure im Wasserlöslichen psoriatischer Verhornungsprodukte mit dem besonderen Verhalten der Histidin-Verwertung bei der Keratinisation in Zusammenhang zu bringen.

[1] Fukuyama, K.: zit. nach Hoober, J. K., and I. A. Bernstein: Fed. Proc. **22**, 238 (1963).

[2] Schwarz, E.: Biochem. Z. **334**, 415 (1961).

H. Ippen, Düsseldorf (zum Vortrag Berger u. Grunicke): Die Wirkungsweise des Cignolins auf die Zellen des Ehrlich-Ascites-Tumors hängt offenbar von dessen Konzentration (und dem verwendeten Lösungsmittel?) ab, da bei unveröffentlichten eigenen Untersuchungen an Tumorzell-Suspensionen bereits nach wenigen Minuten cytotoxische Effekte (Zellzerfall) beobachtet wurden, während eine Mitosehemmung nicht feststellbar war.

Ob die Wirkung des Cignolins auf sein polycyclisches Grundgerüst zurückzuführen ist, erscheint im Hinblick auf das offenbar weitgehende Überwiegen der (nicht polycyclischen) Anthronform zweifelhaft. Mir scheint vielmehr nach der Annahme Baudischs[1] der Wasserstoff-Brücke zwischen einer der phenolischen Hydroxylgruppen und der Ketogruppe in 9-Stellung eine besondere Bedeutung zuzukommen.

[1] Arch. Derm. Syph. (Berl.) **129**, 86—100 (1921).

H. Berger, Freiburg i. Br. (Schlußwort zum Vortrag Berger u. Grunicke): Ich stimme mit Herrn Ippen in der Vermutung überein, daß die von ihm beobachteten und beschriebenen akut cytotoxischen Effekte des Cignolin entweder durch die Höhe der Cignolinkonzentration oder durch die von ihm verwendeten Lösungsmittel zustande gekommen sein könnten. — Wir haben bei unseren Versuchen mit einer durch 1%igen Albuminzusatz stabilisierten Suspension gearbeitet, wie sie im Text der Tabellen angegeben ist. Die Kontrollwerte mit cignolinfreier Suspension unterschieden sich nicht von den Werten, wie sie bei alleiniger Anwendung von Pufferlösung gefunden werden.

TH. GRÜNEBERG, Halle (zum Vortrag KALKOFF): Wenn die Normalisierung der Verhornung unter stark wirksamen Corticosteroiden schon einsetzt, ehe der mitosehemmende Effekt des Sistierens der DNS-Synthese sichtbar zur Auswirkung kommt, kann man die so prompte antiparakeratotische Wirkung nicht gut mit der Bremsung des beschleunigten Zellflusses erklären. Ich möchte vielmehr annehmen, daß primär die gestörte Synthese des organspezifischen Proteins, dessen größte Neubildungsrate wohl in der Basalschicht vermutet werden kann (SCHWARZ), durch das Corticosteroid normalisiert und damit gleichzeitig, möglicherweise auf der Grundlage eines Rückkoppelungssystems, die DNS-Synthese gebremst wird. Auf jeden Fall sind wir uns weitgehend darüber einig, daß sich das Wesentliche, auch bei einer wirksamen Therapie, in der Epidermis abspielt. Die Gefäßveränderungen sind eine Folge dieser epidermalen Vorgänge. STÜTTGEN hat bei dem Symposion in Zürich auf die Bedeutung der Rückresorption der bei der Verhornung entstehenden Stoffwechselprodukte hingewiesen. Sie sei bei Fehlen der Barriere, also bei der Parakeratose, stärker und könne an den cutanen Gefäßen funktionelle Veränderungen hervorrufen. Es dürfte nicht nur das Fehlen der Barriere, sondern auch die Vorverlegung der mit der überstürzten und wohl auch abwegigen Verhornung zusammenhängenden Stoffwechselvorgänge sein, die die für Psoriasis so überaus charakteristischen Gefäßveränderungen durch Rückresorption zustande kommen lassen.

G. WEBER, Nürnberg (zum Vortrag KALKOFF, BORN u. REINHARD): Der verminderte Einbau radioaktiv markierter Substanzen in die Epidermis nach Einwirkung von Fluocinolonacetonid ist möglicherweise auf die vasoconstrictorische Wirkung dieser Substanz und die damit verminderte Zufuhr radioaktiven Materials zurückzuführen, wie umgekehrt der vermehrte Einbau unter Cignolin durch dessen hyperämisierende Wirkung.

TH. GRÜNEBERG, Halle (Schlußwort): Meine Damen und Herren! Allen, die als Vortragende oder Diskussionsredner zum Gelingen dieses Symposions beigetragen haben, insbesondere den Herren WEBER u. SCHWARZ, die sich als Referenten des gestrigen Tages über das Thema Biochemie der Psoriasis auch heute wieder zur Verfügung gehalten haben, danke ich sehr. Lassen Sie mich zum Schluß dem Wunsche Ausdruck geben, daß die Mitteilungen und Erörterungen des heutigen Tages, die spezielleren Fragen gewidmet waren, als wertvolle Anregungen zu weiterer erfolgreicher Forschung beitragen möchten, damit, wenn wir uns wieder einmal auf einem Kongreß der Deutschen Dermatologischen Gesellschaft über das Psoriasis-Problem aussprechen, auch in praktischer Hinsicht wesentliche Fortschritte festgestellt werden können.

Krankendemonstrationen[*]

Sonntag, den 3. Oktober 1965

Aus der Universitäts-Hautklinik Freiburg i. Br.
(Direktor: K. W. KALKOFF)

(Bearbeitet von L. ILLIG)

1. F., Karl, 64 Jahre

a) Elephantiasis der Beine, des Scrotum und des Penis. (Chronisch-rezidivierender Streptokokkeninfekt; durch lymphangioplastische Operation wesentlich gebessert.)

b) Papillomatosis der Zehen.

c) Diabetes mellitus.   Vorstellung: J. PETRES

(Wird andernorts ausführlich publiziert: Derm. Wschr. im Druck)

Aussprache

Frau L. PFLEGER, Wien: Das klinische Bild spricht für eine ausgedehnte kompensatorische Lymphangiektasie bei hochgelegenem Lymphgefäßverschluß bzw. bei Lymphgefäßkompression. Es kann bei Lymphgefäßektasien vorkommen, daß eine Anfüllbarkeit — somit auch die radiologische Darstellung — nicht möglich ist, da der Farbstoff sich nach Injektion sofort verteilt und derart verdünnt wird, daß auch die durchlässigen erweiterten Lymphgefäße nicht aufzufinden sind.

2. H., Wilhelm, 61 Jahre

Elephantiasis des äußeren Genitales und der unteren Extremitäten. (Retroperitonealer Tumor mit starker bindegewebiger Umgebungsreaktion.)

Vorstellung: M. HUNDEIKER und J. PETRES

(Wird andernorts ausführlich publiziert: Derm. Wsch. im Druck)

Aussprache

1. O. HORNSTEIN, Düsseldorf: Als Ursache eines retroperitonealen Tumors mit starker bindegewebiger Umgebungsreaktion kommt auch ein sogenannter Carcinoid-Tumor in Betracht. Auf die Entstehung ungewöhnlich starker retroperitonealer Fibrosen durch endokrin-aktive Carcinoide ist zuerst von dem Winterthurer Pathologen HEDINGER hingewiesen worden. Über das Carcinoid-Syndrom ist vor wenigen Jahren von HEILMEYER u. KÄHLER eine groß angelegte Arbeit in den Ergebnissen der Inneren Medizin erschienen. Ich möchte vorschlagen, bei dem Patienten wiederholte Untersuchungen des Urins auf 5-Hydroxyltryptamin bzw. Indolessigsäure durchführen zu lassen, um ein endokrin-aktives Carcinoid ausschließen zu können. Die ausgestellten histologischen Abbildungen des Tumors waren allerdings nicht typisch für ein Carcinoid.

---

[*] Die Fall-Nummern entsprechen zur leichteren Orientierung der Kongreß-Teilnehmer den Original-Nummern auf der Fall-Liste und bei der Demonstration.

2. H. Tronnier, Tübingen: Uns hat sich bei derartigen Fällen von Scrotal- und Penisödem 5 mg Aescin täglich i.v. über 14 Tage bis drei Wochen gegeben besser bewährt als z.B. Saluretica.

3. G., Gustav, 57 Jahre (Abb. 1)

Chronische, knotige, polymorphe Retikulose.   Vorstellung: L. Illig

Seit 1950 zahlreiche Knoten an Nacken, Kopf und Gesicht; stark juckende Knötchen am Stamm. 1958/59 vorübergehende völlige Rückbildung.

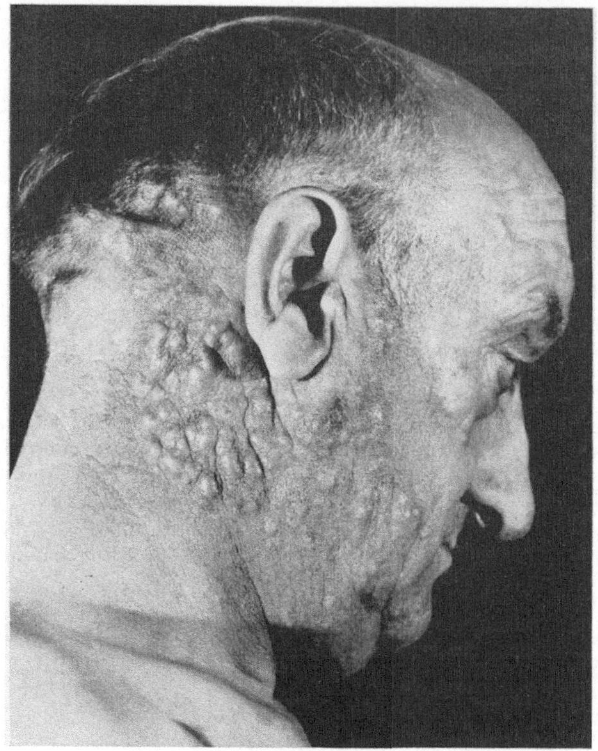

Abb. 1. Fall 3: Chronische, knotige Retikulose

Status. Multiple, halbkugelig prominente, zum Teil plattenartig konfluierende bis bohnengroße, bläulich-rote derbe Infiltrate über der rechten Augenbraue, an der Bartregion und hinter dem re. Ohr, auf behaarten Kopf und Nacken übergreifend. Bei Glasspateldruck keine Eigenfarbe. Prurigo-artige, stark zerkratzte, uncharakteristische Papeln an Stamm und Extremitäten-Streckseiten. Doppelseitige Protusio bulbi. Leber um 2 Querfinger vergrößert, Milz nicht tastbar. Lymphknoten und Knochen o. B. Blutsenkung 10/26 mm. Vorübergehende Dysproteinämie mit Vermehrung der Gamma-Globuline. Sternalmark: fleckförmige Vermehrung der Eosinophilen, kein Anhalt für Retikulose. Exophthalmus-Faktor im Serum: schwach positiv (spricht für endokrine Genese!).

Histologie. Haut = Epidermis praktisch unverändert. Unter schmalem, freiem Grenzstreifen im gesamten Corium knotenförmige, ziemlich dichte Zellinfiltrate, teils perivasculär, teils peri-adnexial lokalisiert, hauptsächlich aus Reticulumzellen, lymphoiden Zellen und typischen sowie atypischen Plasmazellen. Stellenweise sehr zahlreiche Eosinophile. Wenig Mitosen. Kein destruierendes Wachstum. Deutliche Faserbildung. Leber (Punktion) = Grobtropfige Leberverfettung, kein Anhalt für Retikulose.

Verlauf und Therapie. Sehr langsam, schubweise mit Remissionen und mehrmonatigen Stillständen. Rö.-Bestrahlungen, Quensyl und Prednisolon ohne Effekt. Atrophische Rückbildung nach lokaler Infiltration mit Corticosteroiden, später aber Rezidive in loco.

Aussprache

1. W. KNOTH, Gießen: Nach der Analyse der histologischen Präparate kann man auch noch eine andere Differentialdiagnose in Erwägung ziehen. Der histoarchitektonische Aufbau spricht mehr für eine Granulomatose. Da eine epidermale Auseinandersetzung fehlt, käme nicht die Mykosis fungoides, sondern der Morbus Paltauf-Sternberg in Betracht [1]. Die Infiltratpolymorphie mit eosinophilen Leukocyten, Plasmazellen, lymphocytoiden und reticulo-histiocytären Elementen könnte mit den riesenzelligen Befunden für diese Diagnose verwertet werden. Auch die argyrophilen Faserstrukturen dürften mehr dem Gerüsttyp und nicht sosehr dem Überschußtyp, wie beim Gitterfaserbild rein reticulo-histiocytärer Proliferation zu sehen, entsprechen. Vielleicht ist eine neuerliche histologische Untersuchung möglich, die im Verein mit der 15jährigen Erkrankungszeit, den klinisch polymorphen Efflorescenzen und dem vorhandenen Juckreiz die Diagnose „primär cutane Lymphogranulomatosis maligna" sichern hilft.

[1] Arch. klin. exp. Derm. **219**, 138 (1964).

2. K. MACH, Wien: Man sollte sich über den Begriff der Retikulose einigen und diesen eindeutig definieren, d. h. nur primäre, proliferative Formen damit bezeichnen. Leider subsummieren die französischen Dermatologen, wie DEGOS, Krankheiten wie *Lymphadenosis benigna cutis, Lymphocytom, sogenannte Reticulosarkomatose (Gottron)* und sogar das *Retothelsarkom* unter dem Begriff der Retikulose und teilen diese nur in eine benigne und maligne Form ein. Jedoch ist aus Gründen der völlig verschiedenen therapeutischen Möglichkeiten eine strenge Trennung der einzelnen Krankheiten notwendig. Als Retikulose sollte man nur die mehr oder weniger systemisierten Proliferationen des RES im Sinne von GOTTRON bezeichnen und zusätzlich mit einem Eigenschaftswort „akut", „subakut" oder „chronisch" versehen.

3. F. NÖDL, Homburg/Saar: Hinweis auf gute Wirkung des Cytostaticum Natulan, gegebenenfalls mit Rö.-Großflächenbestrahlung.

4. M., Karl, 51 Jahre (Abb. 2)

Casus pro Diagnosi: (Papillomatosis cutis et mucosae generalisata).

Vorstellung: H.-J. HEITE

Mit 17 Jahren Hals-Lymphknoten-Tbc, mit 39 Jahren Lungen-Tbc. Seitdem allmählich zunehmende kugelförmige bzw. warzige Wucherungen an Lippen, Mundwinkeln, Mundschleimhaut, Händen, Füßen, Nacken und Achselhöhlen.

Status. Papillomatöse Wucherungen von Stecknadelkopf- bis Erbsengröße an Gesicht (besonders Unterlippen und Mundwinkeln), Mundhöhle (einschließlich Rachen und Trachea), Händen, Füßen, Nacken und Axillen. Bis linsengroße, zum Teil verruköse Papeln an Hand- und Fußstreckseiten. Einzelne hirsekorngroße Hyperkeratosen an Handtellern. Emphysem-Bronchitis, kein Anhalt für Tumor oder intestinale Polyposis. BSG: 5/9 mm, Pilzkulturen: negativ.

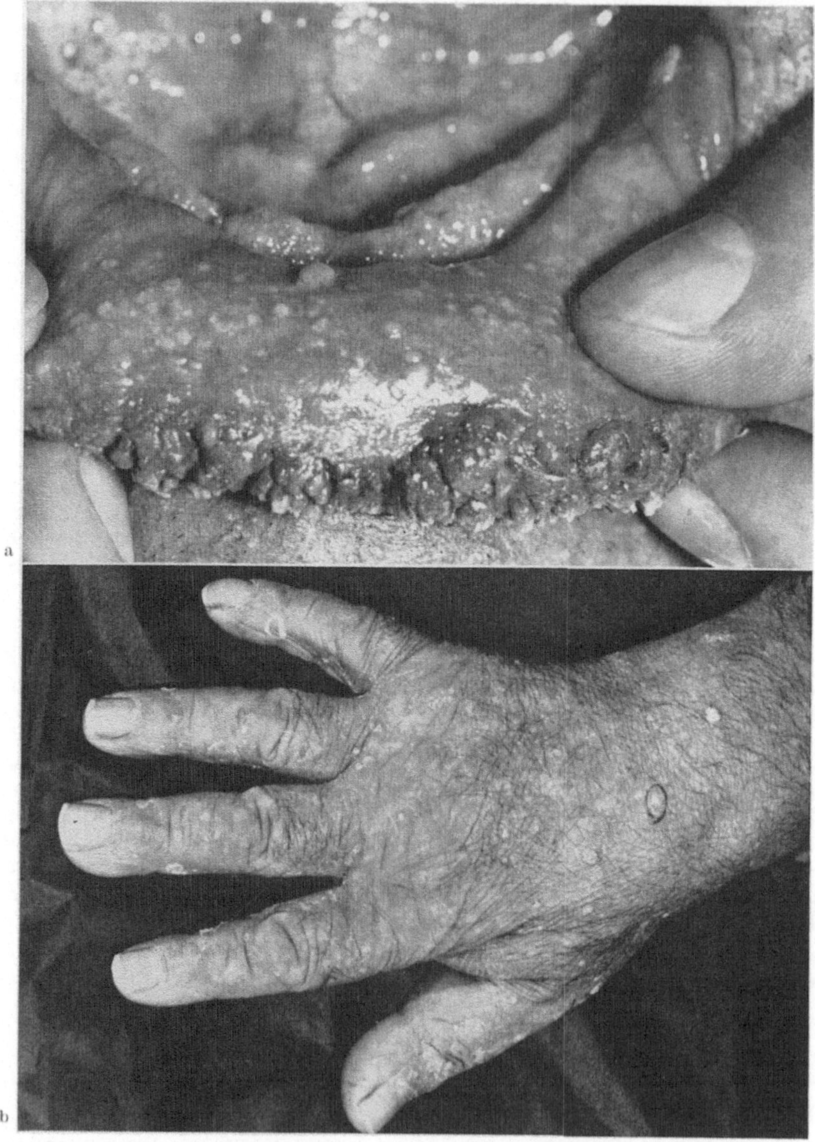

Abb. 2a u. b. Fall 4: Casus pro Diagnosi: Papillomatosis cutis et mucosae generalisata. a Papillomatose der äußeren und inneren Unterlippe; b Verruciforme Papillomatose der Hände

Histologie. Papillomatose mit Acanthose und sehr geringfügigen entzündlichen Veränderungen.

Differentialdiagnose. 1. Acanthosis nigricans benigna-Gruppe; 2. Papillomatose Gougerot-Carteaud Typ I („P. ponctuée verruqueuse généralisée"); 3. Epidermodysplasia verruciformis Lewandowsky-Lutz mit Schleimhautbeteiligung.

Verlauf und Therapie. Nach hochdosierter Vitamin A-Behandlung keine Progression der Veränderungen mehr.

Aussprache

1. J. TAPPEINER, Wien: Hinweis auf die Ähnlichkeit mit Acanthosis nigricans (sine pigmentatione). Die miliare Papillomatose der Haut und der großen Beugen spricht in diesem Sinne. Vielleicht Vorläufer einer sonst meist syntropen malignen Neoplasie im Sinne eines intestinalen Adenocarcinoms. Jedenfalls sollte der Patient die nächsten Jahre in Beobachtung gehalten werden. Unsere Patientin entwickelte 8—10 Jahre nach dem Auftreten eines erfolgreich operierten Blasencarcinoms eine progressive, durch viele Jahre weiterbestehende Acanthosis nigricans. Daneben war ein unabhängiges Keratoma dissipatium (durch Arsen?) vorhanden.

2. Z. ZAMBAL, Zagreb: Es handelt sich meines Erachtens um eine Acanthosis nigricans, bei welcher die Schleimhautveränderungen stark und die Hautveränderungen gering ausgeprägt sind. Wir beobachteten in Zagreb einen Fall, bei welchem längere Zeit Lymphdrüsenmetastasen (Virchowsche Drüse) bestanden, ohne daß der Primärtumor durch wiederholte Rö.-Untersuchung nachgewiesen werden konnte.

3. A. GREITHER, Düsseldorf: Vom klinischen Erscheinungsbild her wie auch von der Lokalisation der Efflorescenzen ist die Analogie zu einer Acanthosis nigricans groß. Dafür spricht außer dem Befall der Unterlippe der Befall des seitlichen Halses, der Achselhöhlen. Dagegen sprechen aber der lange Bestand, ferner die etwas andersartigen verrukös-papulösen Plaques an den Gliedmaßen. Das histologische Bild ist mit einer Acanthosis nigricans vereinbar, ebenso ist aber klinisch und histologisch eine generalisierte Verrucosis zu erwägen, etwa im Sinne der Epidermodysplasia verruciformis Lewandowsky-Lutz, und zwar der Form, die sich nicht zum Morbus Darier hin entwickelt, sondern zur Verrucosis generalisata gehört. Eine Papillomatosis cutis et mucosae generalisata in Form der Papillomatose ponctuée verruqueuse généralisée ist wohl auszuschließen. Schließlich aber ist zu erwägen, daß auch dieser Patient, obgleich die Vorgeschichte diesbezüglich leer erschien, längere Zeit möglicherweise arsenhaltigen Haustrunk genossen hat; es sind also auch Arsenkeratosen zu erwägen, wofür die warzigen Erhebungen an den Handtellern sprechen. Möglicherweise liegen also sogar zweierlei Zustände vor.

4. TH. NASEMANN, München: *Papillomatosis cutis et mucosae generalisata.* Ich möchte mich der Meinung von Professor GREITHER anschließen. Es kommt eine Verrucosis generalisata in Betracht. Die Klärung könnte leicht durch Herrn MACHER elektronenoptisch durchgeführt werden. Bei Warzen sieht man in den Ultraschnitten die typisch strukturierten Viruselemente, vor allem im Zellkern gelegen.

5. H. C. FRIEDERICH, Tübingen: Die Auffassung von Herrn Prof. GREITHER ist meines Erachtens zu unterstreichen, denn der Kranke weist auf den Handflächen Veränderungen auf, die als Arsen-Hyperkeratosen deutbar sind. Die Fußsohlen sind frei.

6. W. NIKOLOWSKI, Augsburg: Die Krankheitsbeobachtung ist geeignet, die von HEITE und HINTZ vertretene Auffassung [1] zu stützen, daß es sich bei den Formen der von GOUGEROT und CARTEAUD beschriebenen Papillomatosen um der Acanthosis nigricans benigna verwandte, wenn nicht gar damit identische Krankheitsbilder handelt. Dies gilt um so mehr, als der vorgewiesene histologische Schnitt eine recht ungewöhnliche hochgradige Acanthose erkennen läßt.

[1] Arch. klin. exp. Derm. **222**, 254 (1965).

5. W., Wilhelm, 64 Jahre

a) Acrodermatitis chronica atrophicans (Herxheimer),
b) Chronisch venöse Insuffizienz (CVI) der Unterschenkel mit Ulcera cruris.
c) Senile Elastosis (Cutis romboidalis nuchae).
d) Papillomatosis cutis carcinoides (Gottron).   Vorstellung: H.J.Heite

Seit 1938 zunehmende asthmatoide Emphysembronchitis. Seit etwa 10 Jahren abendliche Schwellung beider Beine und häufiger Ulcera. Seit 2 Jahren Ulcus cruris links, seit einigen Monaten auch rechts.

Status. Livid-rote Verfärbung des ganzen Integumentes am Stamm und Extremitäten; vielfach pityriasiforme bis grob lamellöse Schuppen, zigarettenpapierähnliche Fältelung mit vermehrt durchscheinender Venenzeichnung, besonders an Armen und Beinen. Sehr intensive livide Verfärbung der Nates. Multiple kleinere Ulcera des linken Innenknöchel. Fünfmarkstück-großer, flach erhabener, rundlicher mit Krusten und von Keratosen belegter Tumor im Bereich des linken Innenknöchels. Cutis rhomboidalis nuchae. Internistisch: Asthmatoide Emphysembronchitis.

Laborbefunde. BSG: 53/84 mm, Serum-Eisen 84 mg-$^0/_0$, in der Elektrophorese Albumine herabgesetzt und Gamma-Globuline vermehrt.

Verlauf und Therapie. 12 Mega Penicillin in 12 Tagen wegen der Acrodermatitis. Palliative Salbenverbände wegen der Papillomatosis cutis carcinoides; spätere Abtragung mit der Diathermieschlinge vorgesehen [1].

[1] HEITE, H. J., u. H. HINTZ: „Papillomatosis cutis" — eine analytische nosologische Studie. Arch. klin. exp. Derm. **222**, 254 (1965).

6. K., Guido, 75 Jahre

Lichen amyloidosus beider Unterschenkel (und der Unterarme ?).
                                        Vorstellung: F. AFFLERBACH

Seit etwa 20 Jahren. Gleichartige Veränderungen mit starkem Juckreiz vor Jahren auch an den Unterarmen.

Status. An beiden Unterschenkeln, vorwiegend dorsal und außen, zahlreiche stecknadelkopfgroße halbkugelige Papeln von harter Konsistenz, keratotischer Oberfläche und schmutziggraubrauner Farbe. Dazwischen glatt-atrophische Haut. Zahlreiche Exkoriationen. An den Unterarmen keine frischen Zeichen eines Lichen amyloidosus, jedoch zahlreiche linsengroße, grauweiße, fleckförmige Veränderungen, besonders an den Streckseiten (Zustand nach abgeheiltem Lichen amyloidosus ?). Lokale Kongorotprobe positiv.

Internistisch o. B., insbesondere keine Leber- oder Milzvergrößerung. Keine muskulären Beschwerden. Sämtliche Laboruntersuchungen o. B.

Histologie. Schollige Amyloidablagerungen. Elektronenmikroskopisch: Amyloid +.

Verlauf. Unter Folienbehandlung mit Fluocinolon-Acetonid-Creme Nachlassen des Juckreizes sowie Flacher- und Blasserwerden der Knötchen.

Aussprache. Siehe Fall 7.

7. J., Josef, 62 Jahre

Lichen amyloidosus beider Unterschenkel.   Vorstellung: F. AFFLERBACH
Seit 3—4 Jahren zeitweise stark juckend.
Status. Typischer Hautbefund.
Laborbefunde. Paraproteine negativ. Lipide im Serum normal. Gesamteiweiß an der oberen Normgrenze; Elektrophorese: Geringfügige Dysproteinämie mit leichter Albuminverminderung und leichter Gamma-Globulinerhöhung.

Histologie. Schollige Amyloidablagerungen, auch elektronenmikroskopisch Amyloid positiv.

Verlauf. Folienbehandlung mit Colcemid-Creme: nur temporärer Erfolg nach entzündlicher Reaktion.

Aussprache

1. G. Wesener, Aachen: Ich sehe solche Fälle in meiner phlebologischen Praxis relativ häufig. Ich verbinde mit Liantral-Ichthyol āā, darüber Salicyl-Diachylon-Kompresse und Folie. Bei Verbandwechsel ist die Haut maceriert. Die mazerierten Hautpartien schabe ich vorsichtig mit stumpfem Skalpell ab, danach neuer Verband. Innerlich unterstützend Steroide. Unter dieser Behandlung ist weitgehende Rückbildung erreichbar.

2. G. Niebauer, Wien: Hinweis auf die Schwierigkeiten, mit den verschiedenen klassischen Färbemethoden Amyloid nachzuweisen. Amyloid zeigt im elektronen-optischen Bild eine gerichtete submikroskopische Struktur, die mit anderen extracellulären Substanzen keine Ähnlichkeit hat. Diese komplizierte Methode des Nachweises ist allerdings für klinische Untersuchungen nicht notwendig. Denn ein selektiver Nachweis, der schon kleinste Herde erfaßt, gelingt auch bei Betrachtung Kongorot-gefärbter histologischer Schnitte im Polarisationsmikroskop zwischen gekreuzten Polars (Methode nach Missmahl). Diese Methode ermöglicht auch die Unterscheidung einer periretikulären Form von einer perikollagenen.

8. L., Wilhelm, 37 Jahre

Hyperlipämische Xanthomatose (durch Diät beeinflußbar).

Vorstellung: F. Afflerbach

Beginn vor 2 Jahren.

Status. An Gesäß und Oberschenkeln follikuläre Keratose und zahlreiche stecknadelkopfgroße, teils follikulär gebundene papulöse Xanthome. Stecknadelkopf- bis erbsgroße Xanthome an Knien und Ellenbogen sowie an den Schultern. Xanthomatöse Einlagerungen in der Conjunctiva des rechten Auges im seitlichen Viertel.

Keine interne Grundkrankheit. Bei der Leberpunktion grobtropfige Verfettung (als Folge der Hyperlipidämie gedeutet).

Laborbefunde. Serum: Starke Trübung. Beträchtliche Hyperlipidämie mit Erhöhung der Gesamtlipide auf etwa das 4- bis 5fache der Norm. Neutralfette 6—8faches der Norm. Phospholipoide und Cholesterin auf etwa das $1\,^1/_2$ bis 2fache der Norm erhöht. Elektrophorese ohne pathologische Besonderheiten.

Histologie. HE-Präparat: In einem umschriebenen Bezirk des Coriums Histiocyten und zahlreiche, teils disseminierte Schaumzellen; einzelne mehrkernige Histiocyten, die Fremdkörperriesenzellen ähneln. Sudan-III-Präparat: Teils tropfige, teils kristalline Fetteinlagerung im Bereich des Herdes, auch pericapillär und in einzelnen Papillen. Bei Polarisation deutliche Anisotropie (Cholesterinester ?, Phospholipoide ?).

Verlauf. Unter fettarmer Diät (30—50 g/die) bei gleichzeitig knapper Kalorienzahl Verminderung der Neutralfette im Serum und Abnahme der Xanthome an Zahl und Größe. Unter relativ strikter Diätvorschrift (pflanzliche Öle, Margarine, möglichst wenig tierisches Fett) weiterhin guter Zustand.

Aussprache. Siehe Fall 9.

9. B., Heinz, 39 Jahre

Hyperlipämische Xanthomatose.   Vorstellung: F. Afflerbach

Beginn 1962 an Ellbogen und Knien. Stoß-Schmerzhaftigkeit!

Status. Linsen- bis haselnußgroße, tuberöse Xanthome an Ellenbogen und Knien. Xanthelasmata. Stecknadelkopfgroße Xanthome an den Fingern. Xanthomatöse Einlagerungen in den Handinnenflächen, teils flach papulös, teils flächenhaft in den Handfurchen. Kein Anhalt für ein internes Grundleiden. Teilweise reversible Lebervergrößerung und geringgradig pathologischer Hepartest ließen an Leberverfettung denken.

Laborbefunde. Gesamtlipide im Serum anfangs 5—7faches der Norm. Cholesterin $1^1/_2$—2faches der Norm. Unter fettarmer Diät zeitweiliges Absinken des Gesamtfetts. Kein wesentlicher Rückgang des Cholesterins.

Histologie. HE-Präparat: Im mittleren und unteren Corium mehrere Herde, die sich vorwiegend aus Histiocyten und Schaumzellen zusammensetzen. Einzelne mehrkernige Histiocyten. Sudan-III-Präparat: Massive Fetteinlagerung in den einzelnen Herden, teils grob-, teils feintropfig. Bei Polarisation doppelbrechende Substanzen nicht nachzuweisen.

Verlauf. Unter fett-, kalorien- und kohlenhydratarmer Diät, die allerdings nicht regelmäßig eingehalten wurde, zeitweiliger Abfall des Gesamtlipids im Serum, dabei Rückgang der kleinpapulösen Veränderungen an Fingern und Handtellern. Behandlung mit Merell ohne Erfolg.

Aussprache

1. H. WALTHER, Pforzheim: Beim 24. Deutschen Dermatologenkongreß in Düsseldorf berichtete ich über günstige Beeinflussung dieser Knötchen durch Heparin-Verabreichungen. Unsere seinerzeitigen Beobachtungen wurden längere Zeit morphologisch, histologisch, serumanalytisch wiederholt kontrolliert. Die Lipidfraktionen wiesen eine deutliche Hyperlipidämie auf. Auch diese Werte zeigten gleichlaufend mit dem Rückgang der Hauterscheinungen eine deutliche Verminderung durch das die Blutgerinnung nicht wesentlich beeinflussende Eleparon, das wir anfangs täglich, dann dreimal wöchentlich i.m. gegeben haben. Die zuvor streng eingehaltene Diät führte zu keiner wesentlichen Beeinflussung, erst die Kombination mit Heparin.

2. C. C. SCHIRREN, München: Die von WALTHER soeben erwähnte Heparin-Therapie erübrigt sich, falls eine hyperlipämische Xanthomatose vorliegt, bei der man in der Regel mit diätetischen Maßnahmen auskommt. Wir beobachteten kürzlich einen Patienten, dessen Neutralfette im Serum 11000 mg-$^0/_0$ (sic!) betrugen, die sich innerhalb von 6 Wochen auf ausschließlich diätische Behandlung normalisierten.

10. M., Karl, 25 Jahre

Multiple Leiomyome (Haut und Knochen; Metastase, primäre Entwicklung innerhalb des Knochens oder Einwachsen in den Knochen?).

Vorstellung: W. REINHARD

(Wird andernorts ausführlich publiziert.)

Aussprache

F. NÖDL, Homburg/Saar, und W. KNOTH, Gießen: Wir glauben, die primären Veränderungen im Knochenschnitt zu sehen. Hier finden sich große Zellen mit teilweise rötlichem Protoplasma mit und ohne Mehrkernigkeit. Verfolgt man diese Elemente, so entdeckt man sie auch an totenladenartig veränderten Knochenbälkchen, die ihre normale Struktur verloren haben und von den genannten Zellen angenagt werden. Fibrös-fibromatöse, teilweise chondroide, lockere, retikuläre Anteile lassen im Verein mit den osteoklastischen Elementen an einen osteogenen Tumor denken. Wir würden vorschlagen, nach weiterer röntgenologischer Durch-

untersuchung, namentlich der langen Röhrenknochen, einen Prozeß nach Art der
Ostitis cystica fibrosa Engel-v. Recklinghausen in Erwägung zu ziehen, hier vielleicht als lokalisierte,maligne Variante im Sinne des Sarcoma osteolyticum vorlie-
gend (maligne Variante eines Osteoma cysticum fibrosum). Solche Fälle sind von
meinem Lehrer in Pathologischer Anatomie, Gg. Herzog, im Handbuch der spez.
Path. Anat. u. Hist., Band 9, 1944, beschrieben und von v. Albertini sowie von
Hellner, die Herzogsche Auffassung bestätigend, auch beobachtet worden.

11. F., Max, 47 Jahre (Abb.3)

Alopecia mucinosa.   Vorstellung: W. Reinhard

Seit etwa 1 Jahr Rötung und Schuppung im Bereich der Augen, später Übergreifen auf die Ohren. Am behaarten Kopf Auftreten markstückgroßer Herde, aus
denen die Haare büschelweise ausgefallen seien. Später auch Befall des Stammes.

Status. Im Bereich der Unterlippe retroauriculär rechts je ein plattenartiger,
rundlicher, livid-roter Herd mit leicht transparentglänzender Oberfläche. In den
Herden fehlen Haare. Ferner unregelmäßige, ähnlich aussehende Alopecieherde im
Bereich der Schamhaare. Links retroauriculär vorwiegend erythrosquamöser Alope-
cieherd. Am Stamm zahlreiche bräunlich verfärbte Herde mit atrophischer Haut.

Histologie. Es sind vorwiegend die Haarfollikel betroffen. Diese zeigen aufgetriebene Wurzelscheiden, die spongiotisch aufgelockert sind und netzige oder
seenartige Ablagerungen metachromatischer Substanzen aufweisen. Ebenfalls
schleimige Degeneration der Talgdrüsen. Perifollikuläre Rundzelleninfiltrate.

Verlauf und Therapie. Auf Vitamin A leichte Besserung der Hauterscheinungen.

12. Sch., Max, 61 Jahre (Abb.4)

Alopecia mucinosa.   Vorstellung: W. Reinhard

Seit Frühjahr 1957 Auftreten einer Verdickung und Rötung der Haut im Bereich
der linken Nasolabialfalte. Es fanden sich damals ein *derbes Infiltrat, Rötung,
mäßig erweiterte Follikel.* Die klinische *Differentialdiagnose Erythematodes/Mycosis
fungoides/Alopecia mucinosa* konnte histologisch nicht sicher geklärt werden. 1961
Auftreten flächenhaft infiltrierter Herde an der Stirn, unterhalb beider Augen, auf
der rechten Wange und auf dem Rücken.

Histologie. 1961: Auffällige Auftreibung einzelner Follikel mit intercellulärem
Ödem der Wurzelscheide, ausgeprägte perifollikuläre Infiltrate aus lymphoiden
Zellen, monohistiocytären Elementen, Neutrophilen und stellenweise reichlich
eosinophilen Segmentkernigen, Plasmazellen und Mastzellen. Das Infiltrat dringt
stellenweise in die Haarfollikel und in den Papillarkörper ein. Die Haarfollikel enthalten *kleinvacuoläre und cystische Bildungen,* die mit einer netzigen metachromatischen Substanz ausgefüllt sind.

Verlauf und Therapie. Behandlungsversuch mit Rö. (links nasolabial Grenzstrahlen 10 · 200 r: Abflachung des Infiltrates). Bestrahlungsversuche an weiteren
Herden mit 150—450 r (zur Abgrenzung gegenüber der Mycosis fungoides) führten
zu kaum nennenswerter Besserung. Eine allgemeine Besserung wurde nach 4 Wochen
langer Therapie mit 15 mg Prednison pro Tag erzielt. Seit 1962 praktisch unbehandelt. Der jetzt bestehende Tumor rechts temporal hat sich innerhalb eines
Jahres entwickelt. Übergang in Mycosis fungoides?

13. G., Karl, 57 Jahre

Alopecia mucinosa (Verlaufskontrolle über 10 Jahre!).

Vorstellung: W. Reinhard

Auf der 77. Südwestdeutschen Dermatologentagung 1955 als Alopecia areata
vorgestellt. 1943 erstmals flächige Rötung am rechten Oberarm mit exsudativen

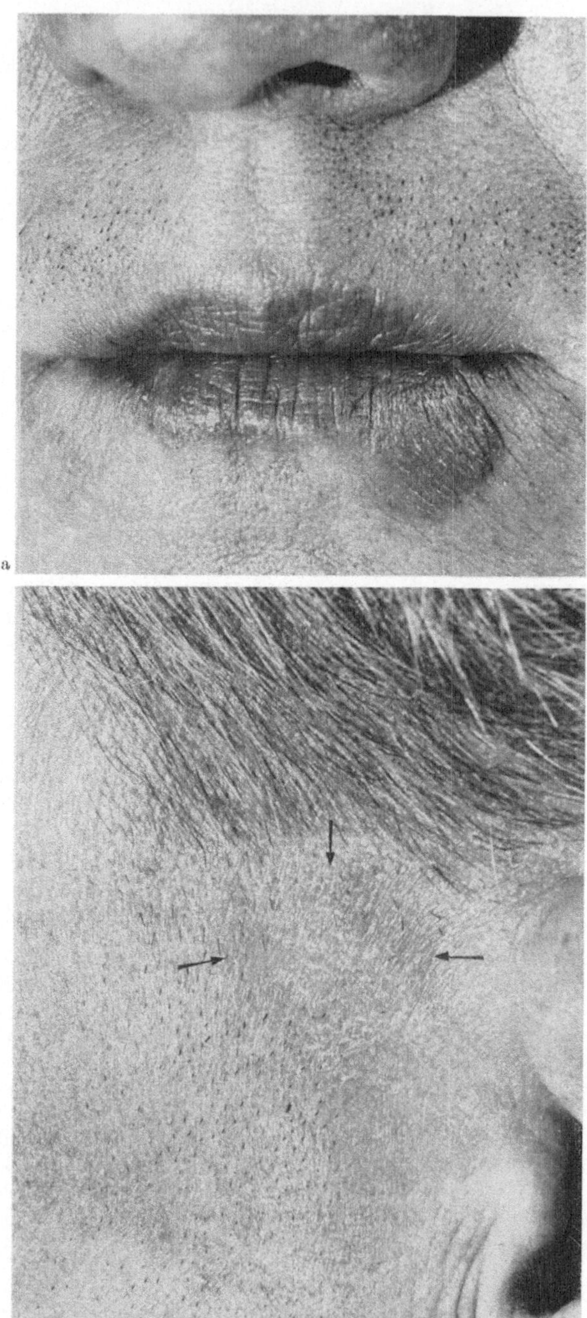

Abb. 3a u. b. Fall 11: Alopecia mucinosa. a Umschriebener Herd an der Unterlippe; b alopezischer Herd links präauriculär

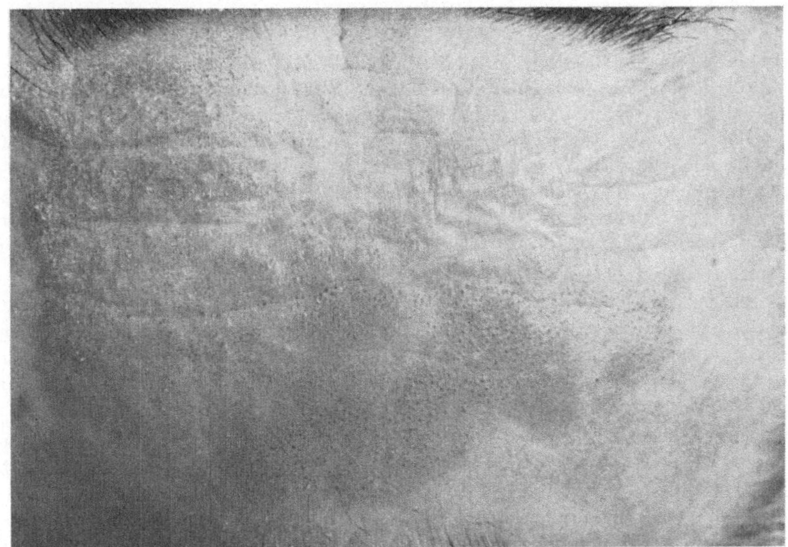

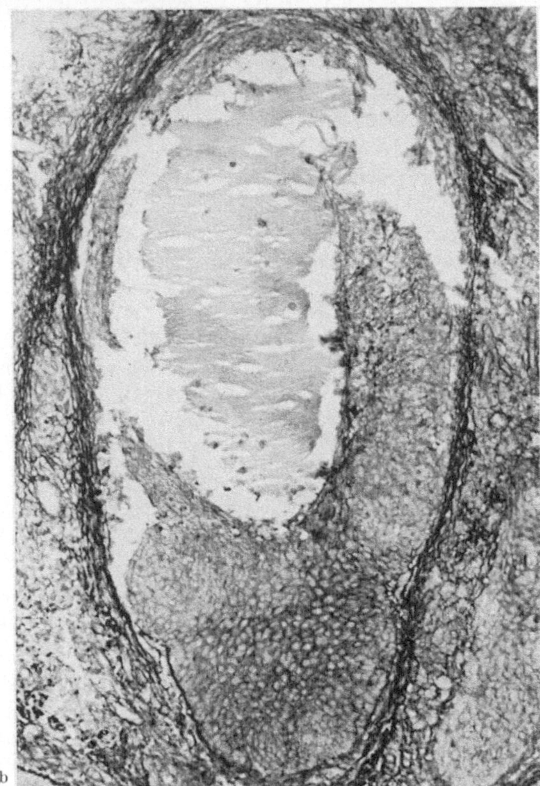

Abb.4a u. b. Fall 12: Alopecia mucinosa. a Stirnherd mit aufgetriebenen Follikeln; b typischer histologischer Befund

Erscheinungen und Juckreiz. Stamm, linker Arm, Gesicht und Beine wurden in dieser Reihenfolge später ebenfalls befallen, Haarausfall damals noch nicht bemerkt. 1944 keine exsudativen Erscheinungen mehr, nur noch wenig Juckreiz. Bester Hautzustand bei schwerer Unterernährung in russischer Kriegsgefangenschaft! Nach Rückkehr aus der Gefangenschaft und Überwindung der Dystrophie kam es unter normalen Lebensbedingungen wieder zu einer Verschlimmerung der Hautveränderungen. 1950 erstmals Haarausfall. Bis 1963 weitgehend stationärer Hautzustand. Dann wieder verstärkter Juckreiz und vermehrt exsudative Erscheinungen.

Status. Latenter Diabetes, kompensierbar durch Diabetes-Diät. Haut: Bevorzugt befallen Gesicht, obere Brustpartie und Oberarme. Livid-rote, plattenartige, scharf begrenzte Herde, teils rund, teils unregelmäßig bogenförmig begrenzt. Eine leichte Transparenz und erweiterte Follikel verleihen der Haut apfelsinenschalenartiges Aussehen. Im Bereich der Herde keine Haare. Die Augenbrauen fehlen fast völlig. Nackenhaargrenze wie ausgefranst.

Histologie. Orthokeratose mit eingestreuten parakeratotischen Bezirken. Akanthotische Verbreiterung der Epidermis mit Verdickung der Reteleisten. Follikelostien vielfach erweitert und hyperkeratotisch mit Haarfragmenten. Perifollikulär dichtes Infiltrat aus Lymphocyten, Granulocyten, Plasmazellen und Histiocyten. Die Zellen dringen in die Follikelwand und in die Talgdrüsen ein, die vielfach fast völlig zerstört sind. In Follikelepithel und Talgdrüsen findet sich teilweise netzförmig, teils seenartig metachromatisches Material. In der Umgebung der Follikel erweiterte Blutgefäße mit Wandschwellung und chronisch-entzündlichen perivasculären Infiltraten.

Labor. Leberfunktionsproben, Kreatinstoffwechsel, Radiojodtest, Cholesterin usw. zeigen Normalwerte.

Therapie. Corticosteroid-Salben, intrafokale Injektion von Corticosteroiden und Kinetin, zum Teil kombiniert.

Verlauf. Die intensive Lokalbehandlung führt zur Abflachung der Herde und zum Verschwinden des Juckreizes. Ein Dauererfolg ist jedoch nicht zu erzielen.

Aussprache

1. W. NIKOLOWSKI, Augsburg: Das Erscheinungsbild erinnert an eine Granulomatosis eosinophilica atrophicans [1], worunter sich im allgemeinen (sehr) chronisch verlaufende Mycosis-fungoides-Formen verbergen dürften, Formen, die makroskopisch-klinisch immer wieder reibeisenartig sich anfühlende bzw. lichenspinulosus-artig besetzte Plaques aufweisen [2] und feingeweblich offenbar bevorzugt mit einer (symptomatischen) Alopecia mucinosa einhergehen.

[1] GOTTRON, H.: Arch. Derm. Syph. (Berl.) **172**, 147 (1953).

[2] BERGGREEN, P.: Arch. Derm. Syph. (Berl.) **178**, 501 (1939); — GOTTRON, H.: Derm. Wschr. **133**, 219 (1956).

2. C. G. SCHIRREN, München: Dieser Fall demonstriert die Richtigkeit der schon von PINKUS gemachten Beobachtung, nach der die Mucinosis follicularis gelegentlich ein prämycosider Zustand ist. Im vorliegenden Fall dürfte die Umwandlung in eine Mycosis fungoides nach dem klinischen Bild bereits erfolgt sein.

3. O. BRAUN-FALCO, Marburg: Zur Nomenklatur ist zu sagen, daß die Bezeichnung Alopecia mucinosa von PINKUS eigentlich nur bei Sitz der Veränderungen am Capillitium treffend ist, da nur dann die Alopecia klinisch augenfällig wird. Durch die seinerzeit von mir vorgeschlagene Bezeichnung Mucophanerosis intrafollicularis et seboglandularis sollte das feingewebliche Substrat der Veränderungen und die mögliche Pathogenese herausgestellt werden. Wegen ihrer Kürze am meisten durch-

gesetzt hat sich die Bezeichnung Mucinosis follicularis von Jablonska, bei der man am besten bleiben sollte.

Die von uns zuerst anläßlich des XI. Internationalen Dermatologen-Kongresses in Stockholm vertretenen Auffassung [1], daß diese Veränderungen in einer idiopathischen und symptomatischen Form vorkommen, wurde weithin bestätigt. Die symptomatische Form bei Mycosis fungoides, Retikulosen, Lymphosarkom u.a.m. ist häufiger, als man früher glaubte. Daher ist in jedem Falle eine sorgfältige Kontrolle der Betroffenen notwendig, um derartige Entwicklungen frühzeitig zu erkennen. Warum wurde in den hier vorgestellten Fällen Vitamin A gegeben, und wie sind die Erfolge? Durch Vitamin A gelingt es nämlich, verhornendes Epithel in verschleimendes umzuwandeln.

[1] Derm. Wschr. *136*, 1289 (1957).

4. G. Klingmüller, Würzburg: Die Prozesse gehen über die Alopecia mucinosa hinaus und ähneln mit dem Augenbrauenverlust sehr an eine lepromatöse Lepra. Allerdings sind dann wohl meist die Ohrmuscheln mitbefallen.

14. P., Bruno, 35 Jahre (Abb. 5)

Papulo-nekrotisches Tuberculid, Erythema indurativum Bazin, Arthritis (?), INH Unverträglichkeit.   Vorstellung: W. Reinhard

Seit dem 14. Lebensjahr *jahreszeitlich gebundenes Auftreten von Knötchen und Pusteln* an Stamm und Extremitäten. Erstes Auftreten der Erscheinungen meist Ende Februar/Anfang März. Ab Juli/August allmähliche, spontane Abheilung. Seit 1957 auch öfters *Schwellung der großen Gelenke,* meist auf dem Höhepunkt der Hauterscheinungen.

Status. An Stamm und Extremitäten, vereinzelt auch im Gesicht sowie an der *Glans penis* stecknadelkopf- bis 1 cm im Durchmesser große Papeln von lividroter Farbe. Vielfach zeigen die Herde zentrale Nekrosen. An der *Streckseite des linken Unterschenkels* einige bis 2×3 cm große, *flach erhabene lividrote Herde* mit grob lamellöser Schuppung. Hinter dem linken Innenknöchel flacher, intracutaner, indolenter Knoten von fester Konsistenz.

Labor: Blutbild unauffällig. BSG 16/37, ASR 250 E., RF +. *Tuberkulin-Reizschwelle:* Stärke 0,1 ++, Stärke 1 stark exsudative Reaktion. 0,01 Ø. *Trichophytin* +++.

Histologie. Vorwiegend an die Blutgefäße gebundener Prozeß. Teils ausgedehnte proliferative Gefäßveränderungen, teils fibrinoide Gefäßwandnekrosen mit Erythrocytenextravasaten und Nekrosen des Corium, sowie Proliferation epitheloider Zellen. Am Unterschenkel Fettgewebsnekrosen und Proliferation epitheloider Zellen, auch in der Subcutis (Vasculitis allergica).

Therapie. Kombinationsbehandlung mit INH und Corticosteroiden.

Verlauf. Zunächst 450 mg INH und 1 mg Dexamethason pro die. Nach 14 Tagen Hautzustand sehr gebessert, aber plötzlich auftretende schwere Urticaria mit heftigen Magenschmerzen. Unter Erhöhung des Dexamethason Rückgang der Urticaria und Weiterbehandlung mit ganz niedrigen Dosen INH (100 bzw. 50 mg) und 10 mg Prednison. 1964 nur geringe Erscheinungen, die sich auf die gleiche Behandlungsweise wieder zurückbildeten. Im Frühjahr 1965 neuer Schub. Auf INH jetzt heftiger Juckreiz. Weiterbehandlung nur mit Corticosteroiden.

Aussprache

1. H. Röckl, Würzburg: Interessanter Casus im Hinblick auf die klinischen Erscheinungen, die einen papulo-nekrotischen Tuberkulid entsprechen und die Histologie, die einer Periarteriitis nodosa cutanea gleicht. Gerade diese Fälle machen

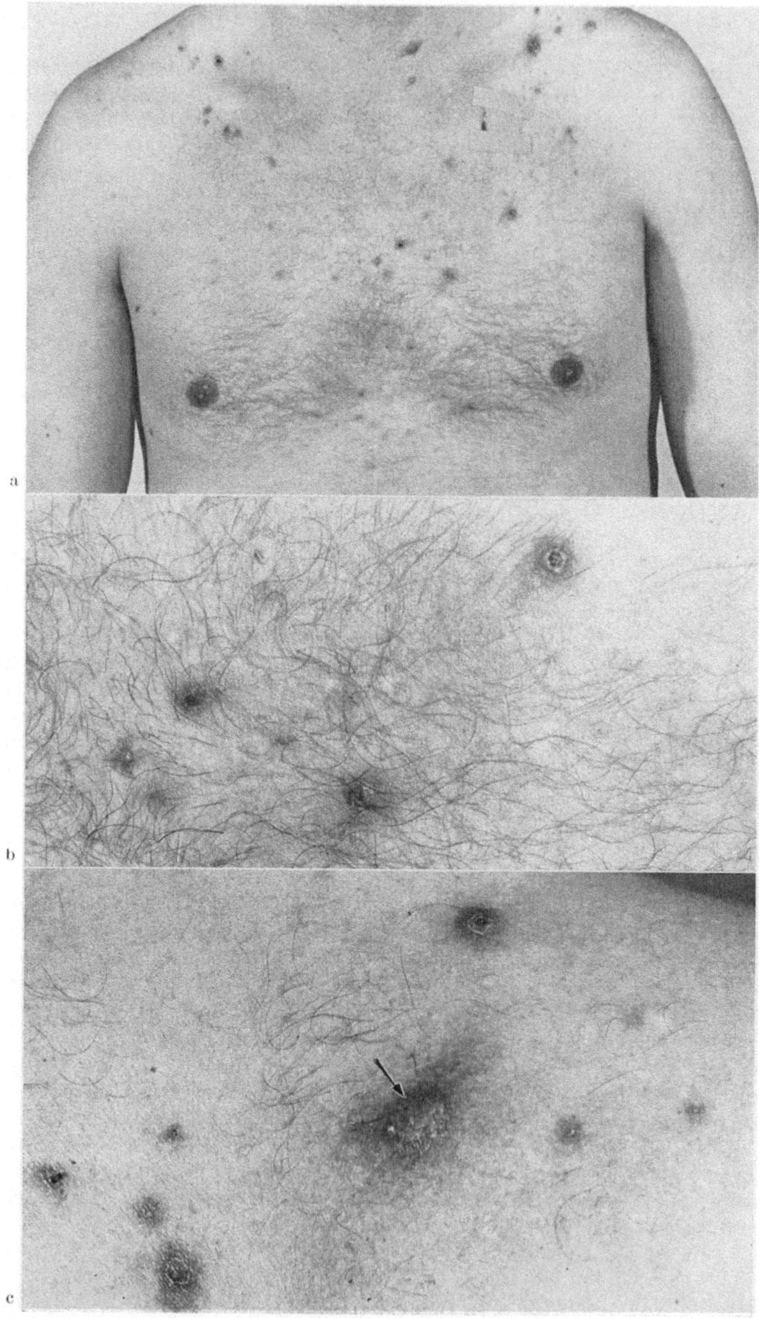

Abb.5a—c. Fall 14: Papulo-nekrotisches Tuberculid (Hist.: Vasculitis allergica). a Nekrotische Papeln am Thorax; b Nahaufnahme; c stark positive Tuberculin-Reaktion am Rücken

die von SPIER u. RÖCKL [1] diskutierte Möglichkeit des Vorkommens „tiefer Arteriolitiden" („periarteriitisches Tuberkulid") immer wahrscheinlicher.

[1] Fortschritte der prakt. Dermatologie und Venerologie, 3. Bd. Berlin, Göttingen, Heidelberg: Springer 1960.

2. O. BRAUN-FALCO, Marburg: Möchte Vasculitis allergica (Ruiter) vom papulonekrotischen Typ diagnostizieren.

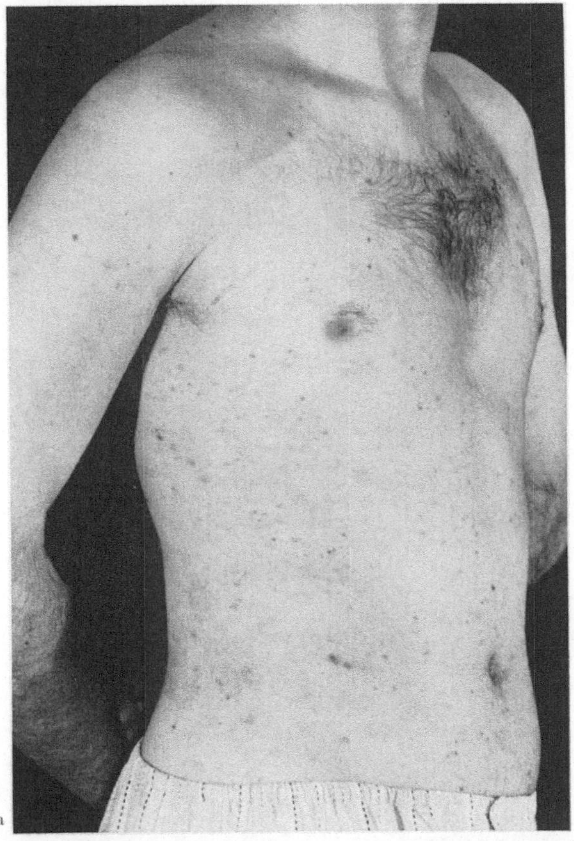

Abb. 6 a u. b. Fall 15: Pityriasis lichenoides, partim varioliformis. a Übersicht der Verteilung; b histologisch nekrobiotische Epidermis, fibrinoide Gefäßwandnekrosen mit perivasculären Infiltraten und Erythrocyten-Extravasaten im mittleren Corium

15. G., Horst, 26 Jahre (Abb. 6)

Pityriasis lichenoides chronica partim varioliformis.

Vorstellung: W. REINHARD

Beginn vor 11 Jahren. Erst in letzter Zeit Auftreten einzelner kleiner Nekrosen.

Status. An Stamm und Extremitäten zahlreiche Knötchen in verschiedenen Entwicklungsstadien: Hellrote, etwa buntstecknadelkopfgroße Knötchen, linsengroße, flache erhabene rotbraune Efflorescenzen, teilweise mit mattglänzender, sich

am Rand ablösender Schuppe. Daneben einzelne Herde von gruppiert stehenden
kleinen Knötchen mit Ekzemcharakter. Einzelne Knötchen zentral nekrotisch.

Labor: ASR 320 E/ml.

Histologie. Knötchen mit zentraler Nekrose: Nekrobiose der oberen zwei
Drittel der Epidermis. Seitlich davon Orthohyperkeratose und Acanthose der
Epidermis. Ausgeprägte Spongiose mit Einwanderung von leukocytären Elementen.
Im Papillarkörper und oberen Corium ödematöse Auflockerung des Bindegewebes.
Weite Gefäße mit Endothelschwellung. Im mittleren Corium stellenweise fibrinoide

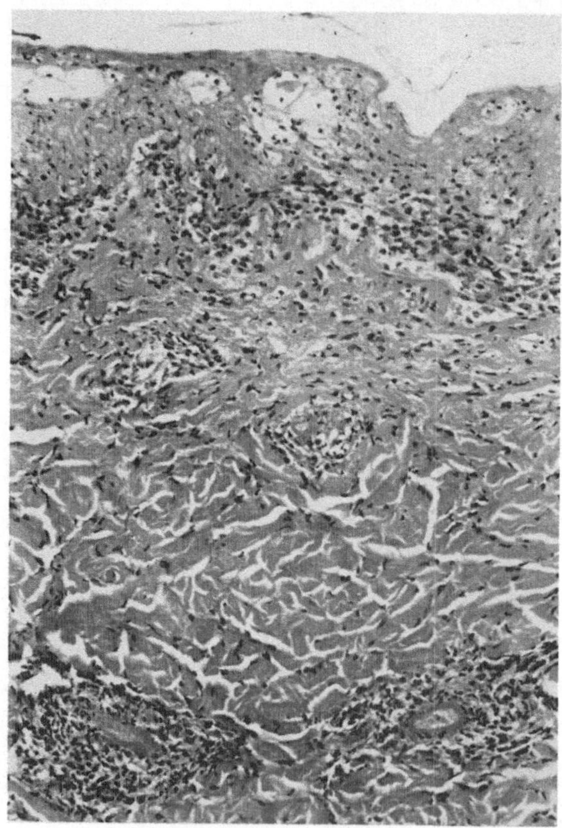

[Abb. 6b. (Legende siehe S. 881)

Degeneration der Gefäßwände. Zahlreiche Erythrocyten-Extravasate. Perivasculär
entzündliche Infiltrate, die aus polymorphkernigen Leukocyten, Lymphocyten und
Histiocyten bestehen (Vasculitis allergica).

Verlauf und Therapie. Unter Behandlung mit Cignolin-Vaseline in ansteigender
Konzentration Abheilung nach knapp 4 Wochen. Während dieser Zeit innerlich
2 Tabletten Resochin. Auch unter der Behandlung Auftreten einzelner Herde. Nach
2 Monaten Rezidiv. Zu Hause nahm der Patient häufig Sonnenbäder. Sobald die
Haut gebräunt war, heilten die Erscheinungen ab. Sie blieben aber unter unbelich-
teten Körperpartien (Badehose) bestehen.

16. H., Emil, 63 Jahre

Morbus Darier (Zustand nach Grenzstrahlentherapie vor 20—40 Jahren).
Knochencysten.   Vorstellung: W. Born

Laborbefunde. Hyperproteinämie und Dysproteinämie (γ-Globuline mit $36^0/_0$ stark vermehrt); BSG 77/96 mm.

Röntgenologisch: Knochencysten. Plasmocytom ausschließbar.

Therapie. Nachhaltige Beseitigung der Efflorescenzen durch Grenzstrahlen nur im Bereich der stärksten Strahlenbelastung mit Atrophie-Folge.

(Ausführliche Veröffentlichung gemeinsam mit weiteren ähnlichen Fällen in Vorbereitung.)

17. B., Walter, 22 Jahre

Morbus Darier (Überlegenheit der Thorium X-Behandlung im vergleichenden Test mit Röntgen, Grenzstrahlen, Betastrahlen).   Vorstellung: W. Born

(Wird ausführlich veröffentlicht; vgl. Fall 16).

Aussprache

1. C. G. Schirren, München: Die von Born gemachten Beobachtungen einer Überlegenheit der Thorium X-Therapie gegenüber Betastrahlen sollten auf keinen Fall Anlaß zu einem Wiederaufleben der von uns bereits vor einigen Jahren wegen unvermeidbarer Gammastrahlenbelastung der Gonaden abgelehnten Thorium X-Anwendung sein. Die in diesem Zusammenhang interessante Frage, ob der Strahleneffekt des Thorium X als Alpha- oder Beta-Strahlenwirkung aufzufassen ist, wurde kürzlich von mir gemeinsam mit Dogramadjiew und Gruber in Anlehnung an die Lomholtschen Untersuchungen überprüft, wobei unsere Ergebnisse im Sinne einer fast ausschließlichen Alpha-Strahlenwirkung bei dem zu erzielenden klinischen Abheilungseffekt zu deuten waren. (Ausführliche Publikation im „Hautarzt".)

2. W. Nikolowski, Augsburg: Es ist die Frage aufzuwerfen, ob nach dem derzeitigen Stand des Wissens und bei den gegebenen Rechtsverhältnissen eine Therapie mit Thorium X außerhalb von Universitäts-Instituten, d. h. also insbesondere in einer Allgemein- bzw. Fachpraxis oder auch in einem kommunalen Krankenhaus überhaupt noch vertreten werden kann [1].

[1] Schirren, C. G.: Hautarzt **12**, 65 (1961).

3. W. Born, Freiburg (Nachtrag): Da die Gonadenbelastung bei der äußerlichen Thorium X-Therapie eine nach Art, Größe und Auswirkung inzwischen hinreichend bekannte Gefahrenkomponente (auch für den Therapeuten selbst) ist, läßt sie sich bei der Indikationsstellung kalkulieren. Wo bei gewissenhafter Abwägung in Einzelfällen (z.B., wenn der ohnehin seltene M. Darier sich als besonders therapieresistent erweist) der Nutzen des Thorium X überwiegt, ist seine generelle Ablehnung nicht gerechtfertigt. Wo anstelle des Thorium X — gegebenenfalls sogar nur, um dieses zu vermeiden — mit weitaus bedenklicheren Begleiterscheinungen verknüpfte Therapiemaßnahmen vorgezogen werden (vgl. auch Fall 16), erkennt man leicht die sachliche Überlegenheit einer subtileren individuellen Beurteilung gegenüber der Beschränkung lediglich auf die Faustregel.

18. K., Karl, 59 Jahre (Abb. 7)

Myxoedema tuberosum praetibiale bei primärer Hypothyreose (Jodfehlverwertung).

Vorstellung: W. Reinhard (Univ. Hautklinik, Freiburg), G. Sieberth und
D. P. Mertz (Med. Univ.-Poliklinik, Freiburg)

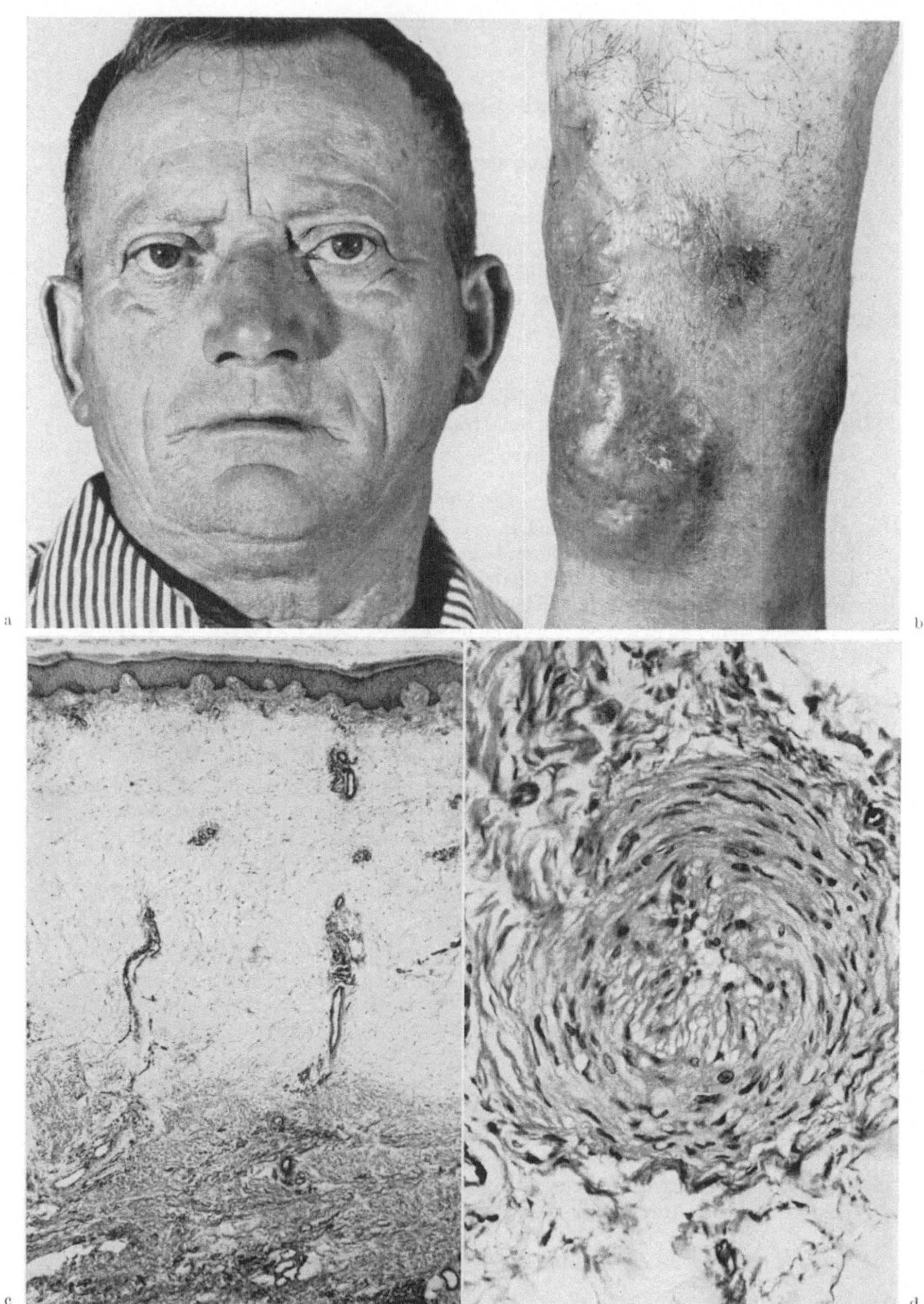

Abb. 7a—d. Fall 18: Myxoedema tuberosum praetibiale bei primärer Hypothyreose (Jodfehlverwertung).
a Protusio bulbi; b Unterschenkelprozeß; c myxoedematöse Umwandlung des Coriums; d ausgedehnte
Intimaproliferation einer mittleren Arterie an der Cutis-Subcutis-Grenze

Von Kindheit an Schwerhörigkeit und Dysartrie. *Zwischen 15. und 20. Lebens-jahr im Bereich der Schienbeinkanten Auftreten glasiger, unregelmäßig roter Knoten,* die nur geringe Schmerzen verursachten.

Status. Prätibial umschriebene, unregelmäßige, rötliche, glasig-transparente Knoten; etwas druckschmerzhaft. Keine Dellen eindrückbar. *Hypothyreoter Habitus.* Trockene, schilfrige Haut, struppiges Haar, *deutliche Protrusio bulbi.* Hände und Füße klobig. Palpatorisch keine Vergrößerung der Schilddrüse.

Laborbefunde. Grundumsatz mehrmals negativ bis -20%.

Radiojodtest. Normale J-131-Aktivität bei deutlich beschleunigtem, intrathyreoi-dalem J-131-Umsatz. Relative Schilddrüsenunterfunktion.

Nach Substitutionsbehandlung mit Thyreoidin *Anstieg der Pulsfrequenz von 44/min auf 92/min und Anstieg des Grundumsatzes auf $+35\%$: spricht für Jodfehl-verwertung. Exophthalmogene* Aktivität des Serums nicht erhöht (wegen der langen Dauer der Erkrankung wahrscheinlich nicht mehr nachweisbar).

Röntgen. Hypophyse: Keine Veränderungen. Skelet: Handgelenk links, Unter-schenkel und Sprunggelenke sowie Thorax unauffällig.

Histologie. Myxoedematöse Umwandlung des Bindegewebes. An der Corium-Subcutisgrenze Sperrarterien nachweisbar.

Verlauf und Therapie. Unter Kompressionsverbänden und lokaler Injektion von Hyaluronidase und Hydrocortisonacetat als Kristallsuspension flachten die Herde fast bis zur Hautebene ab. Nach Aussetzen der Behandlung Rezidiv.

Aussprache

1. O. Hornstein, Düsseldorf: Der Fall zeigt eindrucksvoll, daß für die Existenz eines Myxoedema tuberosum praetibiale eine *Hyper*thyreose keine unbedingte Vor-aussetzung ist. Wesentlich ist vielmehr das vermehrte Auftreten des sogenannten exophthalmic factor im Serum, weshalb bei solchen Patienten — wie auch im vorliegenden Falle — fast immer ein beidseitiger Exophthalmus besteht.

2. O. Braun-Falco, Marburg: Die klinischen Erscheinungen (Protrusio bul-borum, Myxodermia circumscripta praetibialis, Auftreibungen der Fingerendglieder mit angedeuteten Uhrglasnägeln) lassen an Diamond-Syndrom denken, das aller-dings gewöhnlich bei Hyperthyreose vorkommt.

19. J., Otto, 51 Jahre

Psoriasis pustulosa, Typ von Zumbusch.   Vorstellung: H.-J. Heite
(Wird andernorts ausführlich publiziert.)

Aussprache

1. H. W. Siemens, Leiden (Holland): Ich habe den Fall, der Zumbusch zur Aufstellung seiner Psoriasis pustulosa veranlaßt hat, noch gesehen, da er monate-lang auf dem Saal lag, in dem meine Ausbildung als Dermatologe begann. Der Fall sah aber ganz anders aus: Er war nicht lokalisiert, mit großen Herden hauptsäch-lich an den Füßen, die Efflorescenzen waren gut linsengroße, zirkelrunde, im Haut-niveau liegende Pusteln, aber keine stecknadelkopfgroßen erhabenen Eiterbläs-chen wie hier. Psoriasis pustulosa kann man den vorgestellten Fall vielleicht nennen, aber nicht Typ „von Zumbusch".

2. F. Nödl, Homburg/Saar: Hinweis auf einen eigenen Fall mit Keratosen an Handtellern und Fußsohlen (wie sie von englischen Autoren als Zufallsbefund bei mit Mykosen behafteten Psoriatikern im Rahmen der Griseofulvin-Therapie beobachtet wurden), der ebenfalls auf Griseofulvin deutlich ansprach.

3. A. Greither, Düsseldorf: Ich war lange skeptisch, ob es eine echte Psoriasis der Mundschleimhaut und vor allem der Zunge gibt. Die gewöhnlichen Formen der Psoriasis machen sicher keine Schleimhauterscheinungen, möglicherweise aber die Psoriasis pustulosa Zumbusch, bei der übrigens die pustulösen Erscheinungen diskret sein können, wenn sie nicht, wie im Freiburger Fall, durch die bisher durchgeführte Behandlung im klinischen Bild zurücktreten. Der hier vorgestellte Fall legt auch klinisch das Befallensein der Zunge im Sinne einer Psoriasis pustulosa nahe; es ist also die Frage, ob der auf der Zunge nachgewiesene Soor die Erscheinungen erklärt oder nur als zufälliger Begleitbefund zu werten ist. Ich bin mit Herrn Heite der Meinung, daß eine histologische Untersuchung einer Zungenefflorescenz nicht weiterführen würde. Wie ich bereits in meinem Lehrbuch „Dermatologie der Mundhöhle und der Mundumgebung" betont habe, ist die histologische Diagnose der Psoriasis an der Mundschleimhaut wegen des Fehlens der Körnerschicht und des Vorhandenseins einer parakeratotischen Hornschicht sehr schwer. In unserem Düsseldorfer Fall, den wir im Mai vorigen Jahres vorgestellt haben, und der gleichzeitig eine Lingua geographica hatte, fielen die Herde, die als Psoriasis anzusehen waren, durch ihre gegenüber der Exfoliatio linguae bemerkenswerte Konstanz auf und legten neben dem nicht sicher verwertbaren histologischen Bild eine psoriatische Beteiligung der Zunge nahe.

21. Dr. V., Theo, 36 Jahre

Morbus Reiter mit Veränderungen der Wirbelsäule.

Vorstellung: L. Illig

Seit April 1964 *nacheinander* rezidivierende, eitrige Urethritis, rezidivierende Balanitis circinata und leichte Conjunctivitis. Seit 1965 teigige Schwellung der 4. Zehe rechts, außerdem heftige rezidivierende Rückenschmerzen.

Status. Haut-Organ erscheinungsfrei. Allgemeinzustand zunächst unauffällig.

Laborbefunde. Seit März 1965 stark erhöhte Blutsenkung (bis 69/111 mm) Blutbild unauffällig. In mehreren Harnröhrenabstrichen Mischflora, keine Pilze, keine Gonokokken. Lues-Serologie negativ. Rheuma-Serologie unauffällig. Geringe Dysproteinämie.

Verlauf und Therapie. Am 10. 6. 1965 auffällige Verschlechterung des Allgemeinzustandes, Senkung steigt auf 82/106 mm, sehr starke Rückenschmerzen und Gelenkbeschwerden. Polsterartige Schwellung des rechten Sprunggelenkes, Serum-Eisen 25 Gamma, Serum-Kupfer 235 Gamma, an der BWS Zeichen einer „Scheuermannschen Erkrankung" [1].

Enddiagnose. Morbus Reiter mit Beteiligung der Brustwirbelsäule. Rückbildung aller Krankheitserscheinungen nach Indocid und Prednison (zuerst 30, später 20 mg täglich). Seit August 1965 bis jetzt vollkommen beschwerdefrei.

[1] Vgl. hierzu Good: Involvement of the back in Reiter's Syndrom. Ann. intern. Med. **57**, 44 (1962).

Aussprache

1. J. J. Herzberg, Hamburg: Fragt an, ob etwa im Sinne der Entfachung einer Diskussion die beiden Morbus Reiter-Fälle hinter einer Psoriasis pustulosa (Fall 19) aufgebaut würden und verweist dabei auf die Arbeit von

H. O. Perry und J. G. Mayne [1]. Zwei eigene klinische Beobachtungen mit ausgedehnten psoriasiformen bzw. einer Psoriasis pustulosa ähnlichen Hauterscheinungen, nach Ablauf der typischen „Keratosis blenorrhagica" der Fußsohle, berechtigen, unserer Meinung nach, durchaus zu der Frage nach den Beziehungen zwischen dem Reiter-Syndrom und der Psoriasis.

[1] Psoriasis and Reiter's Syndrome. Arch. Derm. Syph. (Chic.) **92**, 129—137 (1965).

2. H. Röckl, Würzburg: Zur Diskussionsbemerkung von H. Walther, Pforzheim: Trichomonas vaginalis befällt nur den Urogenitaltrakt des Menschen. In anderen Organen ist Tr. vaginalis noch niemals nachgewiesen worden, weshalb das Vorkommen einer trichomonadenbedingten Arthritis sehr fragwürdig ist.

22. K., Manfred, 25 Jahre

Angiokeratoma corporis diffusum (Fabry).   Vorstellung: K. Schröder
In der Familie zwei weibliche Erkrankungsfälle *ohne* Hauterscheinungen.
(Wird andernorts ausführlich publiziert.)

24. V., Wilhelm, 46 Jahre

Carcinom auf Strahlenschaden durch Radiumkompresse.
                                         Vorstellung: W. Born
Bildung inoperabler Metastasen.
Vgl. W. Born:
a) Therapeutische Anwendung von Radioisotopen in der Dermatologie [1].
b) Bedeutung und Prophylaxe von Strahlenschäden. Vortr. 6. Weltkongr. f. prophylakt. Medizin u. Sozialhygiene 1963 Bad Aussee, Österreich.
c) Strahlenschäden durch Radiumkompressen [2].
d) Schwere lebensbedrohende Schäden durch in Haushalten vergessenes Radium [3].

[1] Vortr. 12. Internat. Kongr. Dermat. Washington D.C. 1962; Excerpta Med. Congr. Ser. Vol. I, 662 (1963).
[2] Z. Haut- u. Geschl.-Kr. **39**, 57 (1965).
[3] Dtsch. Ärztebl. **63**, 857 (1966).

Aussprache

1. W. Braun, Heidelberg: Hinweis auf eine entsprechende Beobachtung an der Universitäts-Hautklinik, Heidelberg.

2. H. C. Friederich, Tübingen: Ein gleichartiger Fall wurde an der Universitäts-Hautklinik Tübingen behandelt. Im Bereich der Kreuzbeingegend wurde 7 Jahre lang eine Radiumkompresse getragen. Die feingewebliche Untersuchung des Excisionsstückes ergab ein Bowen-Carcinom.

25. M., Edwin, 69 Jahre

Retikulose.   Vorstellung: E. Macher
Mai 1964 roter Fleck am linken Unterschenkel, später weitere Herde im Gesicht und am Stamm, anfangs fleckig, später knotig. Kein Juckreiz, keine Schmerzen, kein Gewichtsverlust.
Status. Zirka 12 münzgroße, scharf begrenzte, flach erhabene dunkelrote Knoten, zum Teil mit apfelsinenschalenartiger Oberfläche, am Stamm und an beiden Beinen. Keine Lymphknotenvergrößerung. Adipöser Ernährungszustand. Lebervergrößerung.
Laborbefunde. BSG 7/15 mm, Leukocytose von 10900, Eosinophilie von $9^0/_0$, im Sternalpunktat keine Besonderheiten. Transaminasen an der oberen Normgrenze; Bromsulf.-Test: 0,84 mg-$^0/_0$. Elektrophorese normal.

Histologie. Dichte Infiltration der oberen Coriumhälfte von kleinen bis mittelgroßen Reticulumzellen, oberflächlich oft recht polymorph, im übrigen jedoch auffallend monomorph. Dazwischen stellenweise lymphoide Zellen. Zahlreiche Mitosen mit regelrechten Teilungsfiguren. Infiltrat von der Epidermis meist durch schmalen Bindegewebsstreifen getrennt; nach der Tiefe einzelne Ausläufer bis zur Cutis-Subcutisgrenze. Mäßig dichtes Gitterfasernetz.

Verlauf und Therapie. Excision der meisten Herde. Einzelne belassene Herde sprachen gut auf Rö. an. Seit Entlassung März 1965 Entwicklung neuer Efflorescenzen. Hühnereigroßer Leistenlymphknoten links, mit der Haut verbacken. Schwellung aller übrigen regionären Lymphknotengruppen. Weiterhin guter Allgemeinzustand. Klinisch und histologisch Ähnlichkeit mit Lymphadenosis cutis benigna.

Aussprache

1. K. MACH, Wien: Das klinische Bild und die scharf lokalisierten massiven Knoten sprechen für ein Reticulosarkom. Hiermit ist auch das gezeigte histologische Bild in Einklang zu bringen. Im übrigen siehe Fall 3.

2. W. KNOTH, Gießen: Diese interessante Beobachtung erinnert mit ihren uhrglasartig gewölbten Tumoren und den tumorhaft vergrößerten und verbackenen Leistenlymphknoten an eine Reticulosarkomatose, die als blastomatöse Form zu den systemischen Erkrankungen des reticulo-histiocytären Systems der Haut, gleich wie auch die Retikulose, gehört. Zur Unterschiedung dieser beiden Formen zeichnet sich ein Weg ab, den wir gemeinsam mit SANDRITTER, W. [1] in Kürze veröffentlichen. Es scheint so zu sein, daß Retikulosezellen nach cytophotometrischer Untersuchung einen diploiden, dagegen die Zellen der Reticulosarkomatose einen tetraploiden DNS-Gehalt mit oktoploiden Verdoppelungswerten besitzen.

[1] KNOTH, W., u. W. SANDRITTER: Arch. klin. exp. Derm. **223**, 217 (1965).

28. E., KLAUS, 13 Jahre

Favusähnliche, aphlegmasische Trichophytia superficialis (Trich. ment.).

Vorstellung: K. SCHRÖDER

Erste Hauterscheinung im 7. Lebensjahr an den Füßen, Kopf und an den Armen. Gleichzeitig erkrankte eine Kuh im elterlichen Stall an Haarausfall mit Hauterscheinungen. Fachärztliche Behandlung wenig erfolgreich; nur während der etwa zweijährigen Fulcin-S-Behandlung Besserung. Nach Absetzen Verschlechterung. Zunehmender Haarausfall, Fortschreiten der Hauterscheinungen.

Status. Asbestartige Schuppung des behaarten Kopfes. Zahlreiche, teils follikulär angeordnete, fest haftende, gelbliche scutulaähnliche Krüstchen. Nach Ablösen atrophische Grübchen. Narbige Alopecie, zahlreiche einzelstehende Haarbüschel. Am gesamten Hautorgan teils großflächige, teils serpiginöse und ringförmige, schuppende, randständig etwas erhabene und gerötete Herde. Stecknadelkopfgroße, teils rotbräunliche Papeln und Pusteln. Subcutane, überlinsengroße, derbe Knötchen. Fingernagel II und III links: wolkige, gelb-weiße Aufhellungen, freier Nagelrand wie abgebrochen.

Laborbefunde. Mykologisch-kulturell: Schuppenkrusten am Kopf, Kopfhaare, Körperherde, Gesicht: Trich. ment., im Gesicht zusätzlich Cand. alb. Nägel: Cand. alb. Reinkultur. Fluorescenz (Woodlampe): Körperherde: zart weiß-rosa, Schuppenkrusten am Kopf: zart gelb-grün.

Histologie (subcutanes Knötchen). Im Stratum corneum, in Haaren und Schweißdrüsenausführungsgängen septierte Pilzfäden. Ausgedehnte entzündliche Infiltrate intraepidermal und im Corium.

Verlauf und Therapie. Unter Farbstoffbehandlung, Teerpasten, Teerbädern und Griseofulvin klinische Abheilung. In den ersten Tagen der Griseofulvin-Therapie passagere Größenzunahme der subcutanen Knötchen.

30. R., Wolfgang, 29 Jahre

Lichen ruber plano-pilaris des Stammes und Kopfes. (Graham Little-Syndrom).

Vorstellung: L. ILLIG

Seit Januar 1964.

Status. Am Stamm 3 dunkel-pigmentierte, anuläre bzw. serpiginös figurierte Herde, die aus flachen, glänzenden, teils halbkugeligen, teils runzelig gefälteten, ziemlich weichen, dicht zusammengerückten Papeln bestehen. Alle Herde sind von einem bis 3 cm breiten Halo aus kleinen, follikulären, nahezu hautfarbenen Papelchen umgeben. Am Kopf zwei scharf begrenzte, etwa pfenniggroße, haarlose Bezirke mit glänzender, etwas hyperkeratotischer Oberfläche und leichter Betonung der Haarfollikel. Der eine von beiden ist deutlich entzündlich gerötet.

Histologie. Brust- und Kopfherde zeigen neben dem klassischen Bild des Lichen ruber ausgesprochen follikulär angeordnete lympho-histiocytäre Infiltrate mit Eindringen in das Follikelepithel und allen Stadien des Follikel-Unterganges, zum Teil unter Bildung von Fremdkörpergranulomen. Pigment-Inkontinenz. Talgdrüsen sind in keiner Schnittserie mehr nachweisbar; die Schweißdrüsen sind stellenweise ebenfalls von einem dichten lympho-histiocytären Infiltrat umgeben. An mehreren Stellen finden sich Reste untergegangener Haarfollikel.

Verlauf und Therapie. Spontane Rückbildung ohne Behandlung mit Pigmentierung der Stammherde.

31. N., Walter, 54 Jahre (Abb. 8)

Einseitig stärkere Purpura senilis in einseitig stärkerer Altersatrophie der Haut.

Vorstellung: K. SCHRÖDER

Seit 2 Jahren.

Status. An linker Unterarmstreckseite handtellergroßer, verschieden stark braun, pigmentierter Fleck mit frischeren petechialen Blutungen. Atrophie der Haut. An rechter Unterarmstreckseite dieselben Erscheinungen, nur weniger ausgeprägt. An beiden Unterarmen strich- und herdförmige, zarte Narben. Durch Kneifen lassen sich pfenniggroße Suffusionen auslösen. Keine Gerinnungsstörungen nachweisbar.

Aussprache

1. H. IPPEN, Düsseldorf: Der Patient hat nach eigenen Angaben und wegen der noch vorhandenen „postbullösen Cysten" Blasen an den Unterarmen gehabt. Dies und die jetzt erkennbare Vernarbung zusammen mit der „(senilen") Purpura läßt in erster Linie an die extrem seltene coproporphyrinämische Lichtdermatose denken (je ein Fall bei Prof. HEILMEYER und bei mir gemeinsam mit G. STÜTTGEN). Diese kann durch entsprechende Blutuntersuchungen (Bestimmung nach R. CLOTTEN und Hämolyse-Probe nach Prof. KALKOFF) bewiesen oder ausgeschlossen werden. Daneben sollte aber auch eine Porphyria cutanea tarda oder eine Purpura porphyrica (IPPEN; GOERZ; BRÜSTER) durch Porphyrinbestimmungen im Urin ausgeschlossen werden.

2. J. KATZENELLENBOGEN, Tel-Aviv: Es handelt sich um eine Purpura solaris, wie sie bereits vor 35 Jahren aus Palästina beschrieben wurde. Patient war bis vor 2 Jahren am Bau beschäftigt, und die Streckseiten beider Unterarme waren unbedeckt.

3. K. HALTER, Berlin: Mir scheint die Symptomatologie der Porphyria cutanea tarda vorzuliegen: Befallensein der lichtexponierten Anteile, herdförmige Atrophien, in der Anamnese Blasenbildung, Alkoholabusus.

K. SCHRÖDER (Nachtrag): Bei mehrfacher Nachuntersuchung Porphyrine im Harn und im Blut negativ. Lichthämolyse nach BUCK u. KALKOFF ebenfalls negativ. Es besteht unseres Erachtens kein Zweifel an der Diagnose einer Purpura senilis bzw. „solaris".

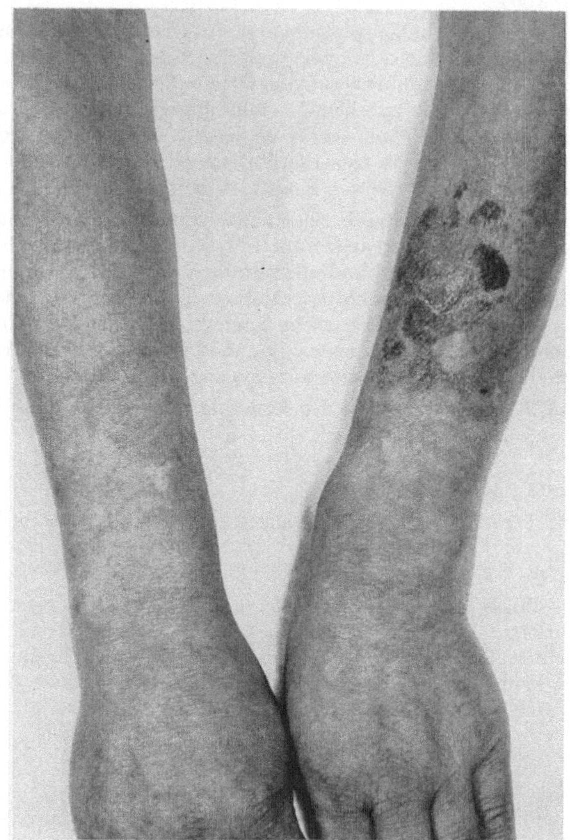

Abb. 8. Fall 31: Einseitig stärkere Purpura senilis

32. Z., Albert, 66 Jahre

Erythema annulare centrifugum (als Candidid ?).

Vorstellung: F. AFFLERBACH

Seit Herbst 1964 rezidivierend an Brust, Rücken und Armen geringfügig juckende Papeln, aus denen sich scheibenförmige münzengroße Herde entwickeln. Abheilung und Braunverfärbung im Zentrum und peripheres Wachstum mit stark infiltriertem, schuppendem Rand.

Status. Doppelhandflächengroßer, blaßbraunverfärbter Hautbezirk an der Brust; mehrere gleichartige Veränderungen am Rücken. Daneben an Rücken und

Oberarmen mehrere münzen- bis handtellergroße, teils scheibenförmige, teils ringförmige, teils gyrierte frische Herde mit rotem, infiltriertem, erhabenem, schuppendem Randsaum. Mehrere fingerkuppengroße, blaßbräunlich-rote Granuloma-annulare-ähnliche Herde an beiden Handrücken.

Laborbefunde. Sämtliche Blut- und Urinuntersuchungen o. B. Mykologisch: Schuppenmaterial von Stamm und Armen ohne Pilzelemente. In Zungenabstrich und Stuhl reichlich Candida albicans. Candidin-Cytolyse +, Candidin-Reaktion an der Haut bei 1/1000 +, Trichophytinreaktion bei 1/1000 +.

Histologie. Hochgradiges Papillarkörperödem mit massiver Infiltration lymphoider Zellen. Hydropische Degeneration der Basalzellschicht mit Auflockerung der Basalmembran und Pigmentinkontinenz.

Verlauf. Erscheinungsfreiheit unter vierwöchiger Moronalbehandlung. Nach Absetzen Rezidiv. Erneut Moronal, 4 · 1 Dragée täglich.

Aussprache

1. F. Nödl, Homburg/Saar: Hinweis auf das klinisch und histologisch variable Bild des Erythema anulare centrifugum, das vielfältiger Genese ist.

2. W. Thies, Berlin: Hinweis auf die Möglichkeit, daß Foci oder Neoplasmen für die Entwicklung eines E.a.c. bedeutungsvoll sein können.

33. B., Gustav, 72 Jahre

Sekundäre, postekzematöse Erythrodermie mit Eosinophilie. (Hypereosinophilie-Syndrom bei Erythrodermie?)   Vorstellung: K. Schröder

Mit 30 Jahren erstmals schuppende Hautentzündung an Händen, Unterarmen und Stirn. Damals Tätigkeit in pharmazeutisch-chemischer Firma mit „gelbem" Salz etwa 6 Jahre lang. Danach 30 Jahre Tätigkeit in Sodafabrik unter ständigem Kontakt mit Soda. Hauterscheinungen seien nur im Frühjahr aufgetreten und im Sommer wieder abgeklungen. — Seit März-April 1965 Erythrodermie der gesamten Haut.

Status. Gesamtes Hautorgan diffus gerötet und infiltriert. Feinlamellöse Schuppung. Starker Juckreiz. — Axillär und inguinal Lymphknotenschwellungen. Keine Hepato-Splenomegalie.

Laborbefunde. Blut: $23^0/_0$ reife Eosinophile bei 10100 Leukocyten/mm^3. Leichte Linksverschiebung der neutrophilen Granulocyten. Sternalmark: Normal zellreich, Eosinophilie, fleckförmige Vermehrung von Lymphoiden und Plasmazellen, sowie von Gewebsbasophilen. Insgesamt reaktive Veränderungen. Stuhl auf Wurmeier negativ.

Histologie. Haut: Epidermis plump akanthotisch, stellenweise geringfügig spongiotisch. Papillen klobig verbreitert durch ausgedehnte lymphohistiocytäre Infiltrate, die herdförmig bis in das untere Corium hinabreichen. Den Infiltraten beigemischt in unterschiedlicher Zahl Eosinophile. Pigmentinkontinenz. Lymphknoten: lymphadenoide Struktur weitgehend durch Reticulumzellenwucherungen ersetzt, reichlich Melaninspeicherung. Zahlreiche Eosinophile.

Therapie und Verlauf. Unter äußerer Behandlung mit Corticosteroiden und Teeren nur langsamer Rückgang der Hauterscheinungen. Bei innerlicher Gabe von Corticosteroiden rasche Besserung, Rückgang der Lymphknotenschwellungen, Abfall der Eosinophilen auf normale Werte. Nach Absetzen der Corticosteroide leichte Verschlechterung des Hautzustandes und Ansteigen der Eosinophilen $(13^0/_0)$.

Aussprache

1. K. Mach, Wien: Dieser Fall entspricht offensichtlich der *Reticulohistiocytosis cutanea cum melanodermia*, die erstmalig von Baccaredda beschrieben wurde.

Wie man heute weiß, ist dies ein reaktiver Zustand, der postekzematös, oder auch nach vielen anderen chronisch-entzündlichen Prozessen auftreten kann und reversibel ist.

2. N. Belsan, Prag: An der Prager Hautklinik haben wir auch einen solchen Patienten gehabt. Unter der Mitarbeit von Dermatologen und Internisten haben wir die Diagnose Erythrodermia lipomelanotica Pautrier-Woringer festgestellt. Wir haben einen guten therapeutischen Erfolg mit der Kombination von Triamcinolon, Endoxan und Vitamin A in hohen Dosen gehabt.

34. K., Ludwig, 45 Jahre

Fistula auris congenita (branchiogene Fistel).   Vorstellung: K. Schröder

Seit 25 Jahren rezidivierende Entzündung am Ansatz des re. Helix. Gelegentliche Entleerung von gelblich-weißer Masse aus stecknadelkopfgroßer Öffnung.

Status. Am Ansatz des rechten Helix entzündlich verfärbte, lymphocytomähnliche, druckschmerzhafte Schwellung, aus stecknadelkopfgroßer Öffnung in der alten Op.-Narbe etwas Eiter entleerend. Am Ansatz des li. Helix kleines, unauffälliges, epithelisiertes Grübchen.

Histologie. Im Corium schräg in die Tiefe verlaufender Gang, dessen Wand von verhornender Epidermis gebildet wird. Papillarkörper chronisch-entzündlich infiltriert (vorwiegend lymphoide und retikuläre Zellen).

35. Sch., Peter, 40 Jahre (Abb. 9)

Folliculitis sycosiformis atrophicans barbae (E. Hoffmann).

Vorstellung: F. Afflerbach

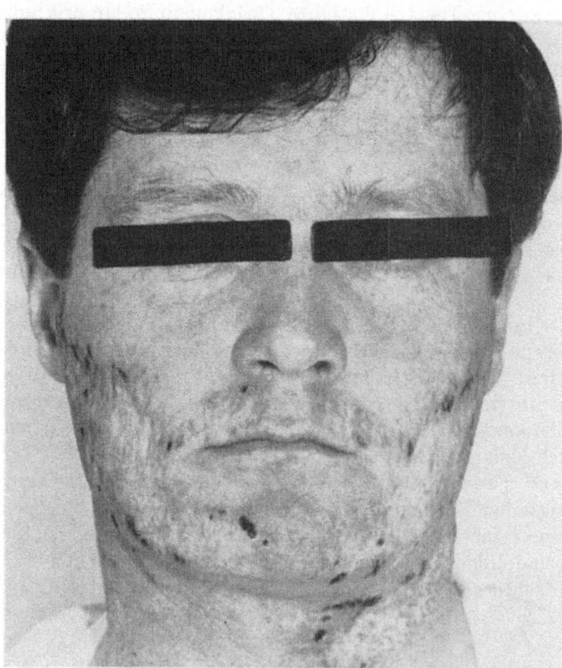

Abb. 9. Fall 35: Folliculitis sycosiformis atrophicans barbae

Seit 1944 rezidivierend „Bartflechte". Seit 1959 wesentliche Verschlechterung. Therapieresistenz.

Status. An beiden Wangen je eine knapp handtellergroße, unregelmäßig begrenzte, durch Stufenbildung deutlich unter dem übrigen Hautniveau gelegene Narbenplatte mit blaßroter, feinhöckeriger Oberfläche. 1—2 cm breiter, geröteter, infiltrierter Rand mit zahlreichen flachen entzündlichen Knötchen, zum Teil aufgekratzt und verkrustet. Kleinere Narben mit entzündlichem Rand am Hals, Kinn und Oberlippe. Keine Pili incarnati. Internistisch o. B. Kein Anhalt für bakteriellen Focus.

Laborbefunde. Kultur: Staphylococcus aureus.

Histologie. Bis ins untere Corium reichendes lympho-retikuläres Infiltrat, in den oberen Anteilen reichlich von Granulocyten durchgesetzt. Einzelne Riesenzellen.

Verlauf. Besserung, jedoch keine Abheilung, unter Antibiotica, Schwefel, Betanaphthol-Schälpaste, Abschleifen der Ränder mit der Fräse. Versuch einer hochdosierten „bactericiden" Penicillin-Therapie mit 16 Mega Penicillin G/die i.m.

Aussprache

1. G. KLINGMÜLLER, Würzburg: Jetzt Diagnose schwierig. Kann eine „Dermatothlassie" (SCHUERMANN) vorliegen?

2. H. RÖCKL, Würzburg: Nach derzeitigem Hautstatus ist gestellte Diagnose unwahrscheinlich (keine Pusteln, nur verkrustete Erosionen bzw. kleine Ulcera, zu ausgeprägte narbige Atrophie). Vermutung: Artefakt wie bei Pat. Nr. 36.

36. S., Josef, 73 Jahre (Abb.10)

Gesichtsentstellung durch artifiziell bedingte Narben. Pili incarnati? Hypochondrischer Alterswahn?   Vorstellung: F. AFFLERBACH

Seit 1959 ausgedehnte Narbenbildungen im Gesicht und am Hals, durch Verletzung mit Nadeln, Pinzetten und Scheren, angeblich um eingewachsene Haare zu entfernen. Seit einem halben Jahr auch Verletzungen an den Handrücken.

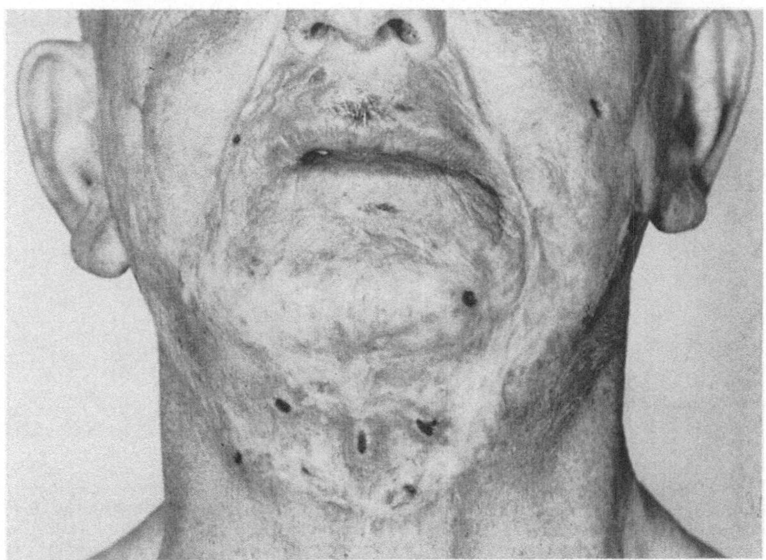

Abb.10. Fall 36: Gesichtsentstellung durch artifiziell bedingte Narben. Pili incarnati?

Status. An Wangen und Hals mehrere auffällige Narbenzüge sowie in Abheilung befindliche frische Verletzungen. Am Kinn ein linsengroßes entzündliches Knötchen. Sonst für Pili incarnati keine Anhaltspunkte. Im weiteren Verlauf wiederum Verletzungen an den Handrücken. Internistisch o. B.

Psychiatrisch. Altersstarrsinn auf dem Boden einer fortgeschrittenen Cerebralsklerose bei einer von Haus aus sehr eigenwilligen Persönlichkeit. Hypochondrischer Alterswahn ?

Histologie. Granulationsgewebe mit ausgeprägter Fibrose und frischen Hämorrhagien. Fremdkörperriesenzellen mit doppelbrechenden Einschlüssen (Haarschaftmaterial ?).

Verlauf. Versuch einer Röntgenepilation. Aber schon bald wieder intensive Manipulationen. Zunahme der Narben und Verletzungen. Unauffälliger Gesamteindruck des Patienten, der hartnäckig auf der „Notwendigkeit" instrumenteller Manipulationen besteht. Dabei auffälliges Mißverhältnis zwischen den relativ geringfügigen Beschwerden und der drastischen Selbstbehandlung.

37. A., Johann, 37 Jahre (Abb.11)

Melkersson-Rosenthal-Syndrom mit erythematodes-artigen Erscheinungen. Verkäsende Lymphdrüsen-Tuberkulose.   Vorstellung: L. ILLIG

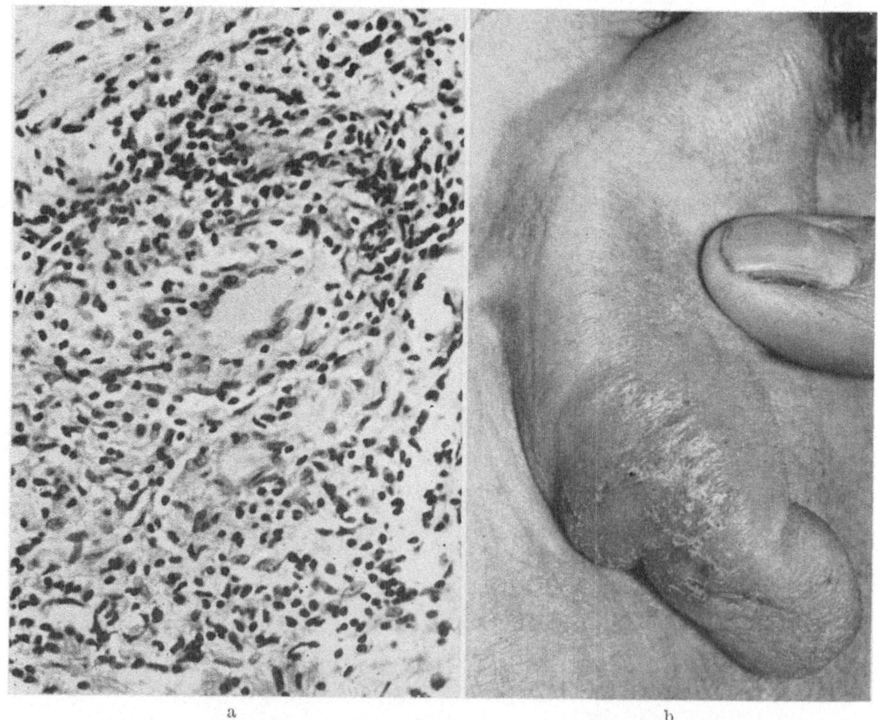

a   b

Abb.11a—d. Fall 37. Melkersson-Rosenthal-Syndrom. a Tuberculoide Strukturen aus der Unterlippe; b deutlich abgegrenztes entzündliches Infiltrat der re. Ohrmuschel; c re. Ohrläppchen, Follikel-Keratose, Atrophie der Epidermis, durch das Corium bis an die Subcutis-Grenze reichende, stellenweise periadnexiell lokalisierte Lymphocyteninfiltrate. Erythematodes?; d re. Ohrläppchen. Ödem des oberen Coriums. Scharfe Grenze der massiven Infiltrate mit freiem Grenzstreifen. Lacunenartig erweiterte Blut- und Lymphgefäße. Lymphadenosis cutis ?

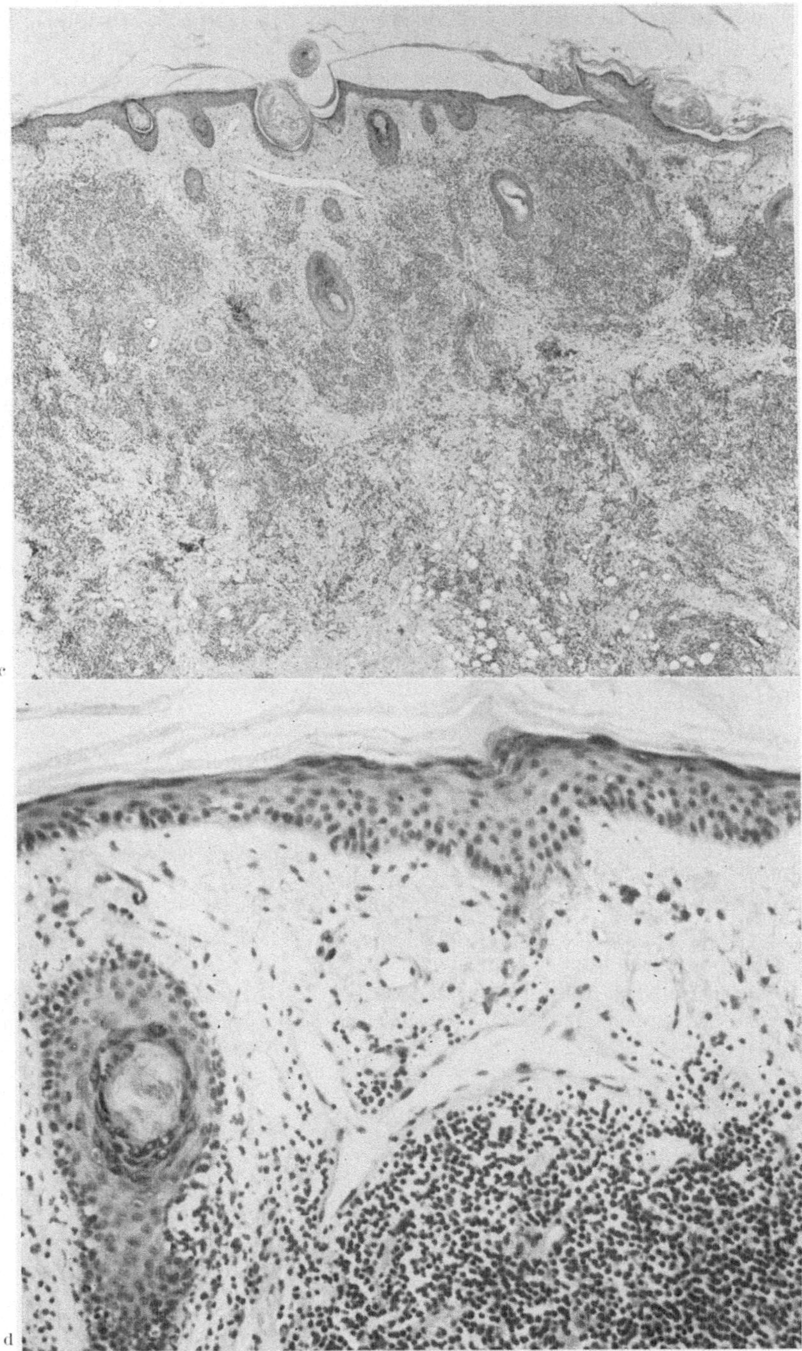

Abb. 11 c und d (Legende siehe S. 894)

Seit Sommer 1960 etwa alle 4 Wochen Schwellungen von Nase, Oberlippe, re. Auge, Kinn oder Halspartie mit „brennendem Gefühl"; Dauer 3—4 Tage.

Status. 1. Rüsselförmige Auftreibung der Oberlippe, 2. Schwellung und Infiltration der Nase, 3. Erythematöse Infiltration der Ohrmuscheln, besonders rechts. Vergröberung des Gesichtes, haselnußgroße Lymphknoten in der li. Achsel. Zunge weicht etwas nach links ab. Keine ausgeprägte Lingua plicata, aber Makroglossie. Blutsenkung nicht über 23/42 mm. Dysproteinämie mit Vermehrung der Alphaglobuline. Serumtransaminasen erhöht.

Histologie. Lippenschleimhaut: tuberculoide Granulome. Achsellymphknoten li.: verkäsende Tuberkulose. Rechtes Ohrläppchen: keine tuberculoiden Strukturen. Dichte perivasculär und perifollikulär gelegene lymphocytäre und monohistiocytäre Infiltratmäntel bis tief ins Corium. Atrophie der Epidermis. Vacuolisierung der Basalzellschicht. Neubildung von Gefäßen.

Verlauf und Therapie. Langsamer Rückgang der Gesichtsschwellungen unter Prednison und Quensyl. Ausheilung der Lymphdrüsen-Tuberkulose nach Ausräumung und Streptomycin bzw. Neotebengaben. Dagegen Verschlechterung des entzündlichen Prozesses am rechten Ohrläppchen im Verlaufe von 2 Jahren; dann plötzliche Abheilung (post oder propter hoc?) unter peroraler Penicillin-Therapie mit Atrophie. Seither nahezu erscheinungsfrei. September 1965: Neurologischer Befund normal.

Differentialdiagnose. Echter Erythematodes des re. Ohrläppchens? Lymphadenosis cutis? [1].

[1] PINKUS, H.: Arch. Derm. **90**, 111 (1964). — SCHIMPF, A.: Derm. Wschr. **147**, 103 (1963). — MACH, K.: Arch. klin. exp. Derm. **222**, 325 (1965).

38. H., Helmut, 38 Jahre

Tuberkuloider Morbus Hansen (6 Jahre als Sarkoidose aufgefaßt!).

Vorstellung: H. BERGER

Eine Infektionsquelle war trotz intensiver Nachforschung nicht zu eruieren[1].

[1] Ausführliche Veröffentlichung in Dtsch. med. Wschr. **89**, 1067 (1964).

39. K., Friedrich, 78 Jahre

Unterlippenplastik nach Excision eines pflaumengroßen Keratoakanthoms.

Vorstellung: J. PETRES

40. R., Karl, 75 Jahre

Rotationslappenplastik wegen rezidivierender Ulcera (zur Zeit der Behandlung abgeheilt) im Bereich einer alten Phosphorverbrennungsnarbe an der rechten Wange.

Vorstellung: J. PETRES

41. W., August, 57 Jahre

Schwenklappenplastik nach Excision eines längsovalen basaliomatösen Hautprozesses hinter dem rechten Ohr.

Vorstellung: J. PETRES

42. P., Gottlieb, 78 Jahre

Unterlippenplastik nach Excision eines Stachelzell-Carcinoms.

Vorstellung: J. PETRES

43. Pf., Albert, 67 Jahre

Schwenklappenplastik nach Excision eines Röntgenulcus am linken Nasenflügel.

Vorstellung: J. PETRES

44. Sch., Otto, 75 Jahre

Rotationslappenplastik nach Excision eines walnußgroßen Basalioms unterhalb des rechten Auges.   Vorstellung: J. PETRES

45. Y., Abdulrahman, 36 Jahre

Rotationslappenplastik nach Excision eines 5-Mark-Stück-großen Basalioms an der rechten Schläfe.   Vorstellung: J. PETRES

46. S., Reinhold, 62 Jahre

Unterlippenplastik nach Excision eines Stachelzell-Carcinoms.

Vorstellung: J. PETRES

46a. R., Waldemar, 30 Jahre

Metastasierendes malignes Melanom.   Vorstellung: K. SCHRÖDER

Februar 63 Wachstum eines schon vorher bestehenden braunen Flecks an re. Knie-Innenseite. Excision des Herdes mit dem elektrischen Messer durch Facharzt nach Vorbestrahlung mit 13 000 R und unmittelbarer Nachbestrahlung mit 2000 R. Dezember 63 Knoten in der re. Leistenbeuge. Operationswunde zentral noch nicht verheilt.

Status. Innenseite re. Knie (bestrahlter und excidierter Primärherd): Ulcus umgeben von einem narbigen Ring und einer unscharf begrenzten, rundlichen Rötung. Am gesamten Hautorgan sehr reichlich tiefschwarze, teils rundliche, teils ovale, vereinzelt gesprenkelte Naevuszellnaevi. Inguinal re.: subcutan drei derbe Knoten. Röntgenologisch: Lunge und Knochen o. B.

Laborbefunde. Urin (Thormälensche Probe): Melanin negativ.

Histologie. Op.-Wunde des Primärherdes: Im oberen und mittleren Corium stellenweise große spindelige, teils blasige, fischzugähnlich oder wirbelig angeordnete Zellen, vielfach mit mehreren Nucleolen, die als bestrahlte Melanomzellen angesehen werden. Lymphknoten re.: Mehrere rundliche Melanommetastasen; deutliche Pigmentierung.

Therapie und Verlauf. Januar 1964 1. Nachexcision des bestrahlten und excidierten Primärherdes einschließlich der zentralen Ulceration. 2. Excision der inguinalen Metastasen. 3. Postoperative Röntgenbestrahlung inguinal re. und zwei weiterer Felder parailiacal und retroperitoneal mit Herddosen von je 3500—4000 R, obwohl lymphographisch kein sicherer Anhalt für weitere Lymphknotenmetastasen. Dezember 1964 Verdacht auf Lungenmetastase, die sich 2 Monate später vergrößert hatte. Jetzt Melaninnachweis im Urin positiv. Lymphographisch und laparoskopisch kein sicherer Anhalt für Lymphknoten- oder Lebermetastasen. März 1965 Lobektomie links, nachdem sorgfältige Untersuchungen keinen Anhalt für weitere Metastasen ergeben hatten. Histologisch: zwei unpigmentierte Lungenmetastasen eines malignen Melanoblastoms. Urinkontrollen auf Melanin jetzt wieder negativ. Juli 1965 Knochenmetastase im Bereich des re. Schultergelenks und neue Lungenmetastasen. Röntgenbestrahlung. Urin auf Melanin weiter negativ.

46b. W., Ludwig, 31 Jahre

XX-Chromosomenkonstitution bei männlicher Determination („Scrotalhoden" ohne Tubuli, ovarielles Gewebe bisher nicht nachweisbar).

Vorstellung: L. v. MULERT

(Ausführliche Veröffentlichung in der Deutschen Medizinischen Wochenschrift vorgesehen.)

47. F., Elisabeth, 31 Jahre

Tuberculoider Morbus Hansen.   Vorstellung: H. BERGER u. M. HUNDEIKER
[Ausführliche Veröffentlichung in Dtsch. med. Wschr. **89**, 1057 (1964)].

48. N., Clara, 36 Jahre

Lupus erythematodes integumentalis chronicus (Traumatisch ausgelöster Herd unter dem Uhrarmband).   Vorstellung: L. v. MULERT
(Ausführliche Publikation in Z. Berufs-Dermatosen vorgesehen.)

49. B., Berta, 75 Jahre (Abb. 12)

Malignes Melanom am linken Unterarm mit Metastasenbildung. Zustand nach Excision und Bestrahlung.   Vorstellung: U. KAYMA

Seit Kindheit kleinfingernagelgroßer, hellbrauner, angeblich unveränderter Pigmentfleck am linken Unterarm. 1962 pflaumengroßer Knoten 3 cm daneben.

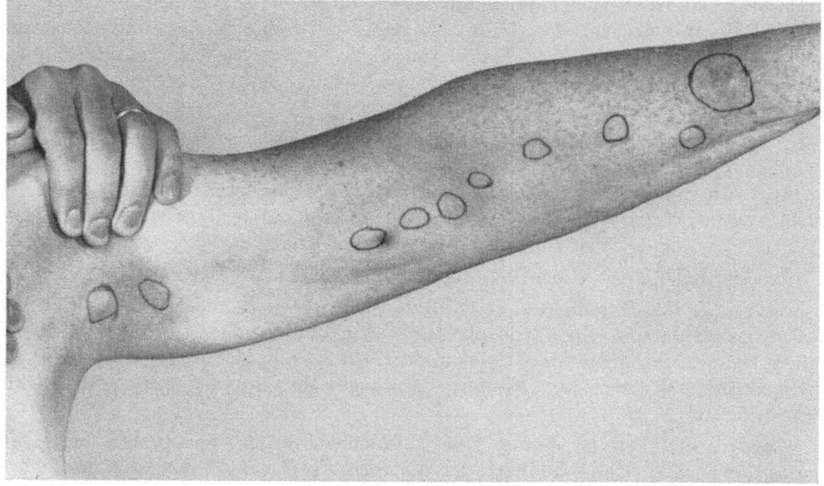

Abb. 12. Fall 49: Perlschnurartig angeordnete Lymphbahnmetastasen, die Achseldrüsen nicht überschreitend

1963 Exstirpation dieses Knotens auswärts. Histologisch: „Dermatofibrom". Rezidiv und Auftreten weiterer Knoten perlschnurartig entlang der Lymphbahn an Unter- und Oberarm. Der Pigmentfleck blieb offenbar unbeachtet.

Status. (Juni 1963): 1. An der Streckseite des linken Unterarmes etwa fünfpfennigstückgroßer hellbrauner, mäßig erhabener Tumor mit zentraler, warziger Hyperkeratose und zungenförmigen Ausläufern am Rande. Radial daneben kleinfingernagelgroßer depigmentierter atrophischer Fleck mit zentraler, stecknadelkopfgroßer Pigmentierung. 2. An Unterarm-Beugeseite, Ellenbeuge und Oberarm-Sulcus zahlreiche linsen- bis erbsengroße subcutane Knoten. Axillarlymphknoten nicht tastbar. Ausreichender AZ. Myodegerneratio cordis. Urin auf Melanin mehrfach negativ. Positive Befunde erwiesen sich als „falsch positiv" durch Vitamin C-Gabe.

Histologie. 1. Primär-Tumor: Malignes Melanom vom globo-alveolären Typ mit geringer Pigmentierung. 2. Subcutaner Knoten: Frei in der Cutis liegende amelanotische Absiedlung von Melanomzellen. 3. Später excidierte subcutane Knoten: Befund wie unter 2., jedoch aufgelockerte, vielfach spindelige Melanomzellen, zum Teil stark mit Bindegewebsbündeln durchmischt.

Verlauf und Therapie. Armamputation abgelehnt. Excision: Primärherd und alle Knoten am Unterarm. Rö.-Bestrahlung: Knoten am Oberarm. Januar 1964 Bestrahlung und Excision dreier neuer Knoten in der Nähe der linken Achselhöhle. Juli 1965 Nachexcision und Nachbestrahlung weiterer neuer Knoten entlang der alten Excisionsnarbe am Unterarm. Axillarlymphknoten bis April 1966 weiterhin nicht tastbar. Kein Anhalt für Lungen oder Lebermetastasen. Urin auf Melanin negativ.

50. R., Relindis, 17 Jahre
Systematisierte Pigmentnaevi bei M. Klippel-Trénaunay.

Vorstellung: W. Born

Fleckförmige Hautveränderungen von Geburt an. Sie vergrößerten sich seither in den ursprünglichen Grenzen mit dem Körperwachstum.

Status. Großflächige, scharf begrenzte, milchkaffeefarbene segmental angeordnete Hautfelder an der linken Kopf-, Hals-, Nacken- und oberen Rückenseite, in den rechten mittleren Rücken- und Bauchpartien sowie lumbosacral und am rechten Knie. Innerhalb dieser Felder unzählige flache, ephelidengroße dicht gestreute dunkle Naevuszellnaevi. — Naevus flammeus der linken unteren Extremität, links lumbal, thorakal, und in kleineren Bezirken im Gesicht. Varicen an der linken Ober- und Unterschenkelinnenseite. — Allgemein: Länge und Umfang des linken Beines vermehrt; Schiefstellung des Beckens. Aneurysma der Conjunctivalgefäße links. Großer Pigmentfleck der Iris rechts. Geringe Weichteilvermehrung des linken Oberlids.

Sind derartige systematisierte Pigmentnaevi in das Syndrom Klippel-Trénaunay einzubeziehen ?

51. E., Luise, 59 Jahre
Morbus Darier mit Blasen.					Vorstellung: K. Schröder

Die Mutter, drei Schwestern, eine Tochter und ein Sohn zeigen dieselbe Hautveränderung mit derselben Lokalisation. Beginn mit 6 Jahren. Kleine Verletzungen an den Händen führen oft zu Blutungen bzw. „schwarzen Flecken". Blasen an den Füßen treten vor allem nach Gehen in Straßenschuhen auf.

Status. Teils stecknadelkopf- bis kleinfingernagelgroße, zottigwarzige, teils flächige, glatte Hyperkeratosen am behaarten Kopf, im Bereich der Cilien, an Händen und Füßen. An den Handrücken zusätzliche zahlreiche, tiefschwarze Flecken (Blutungen), an den Füßen blutig tingierte Blasen und Blasenreste. Locker haftende, manschettenartige Krusten an den Zehen. Leichte Conjunctivitis.

Laborbefunde. Mykologisch-kulturell: Zehenzwischenräume Scopulariopsis.

Histologie. Hyperkeratose (Vola manus!). Suprabasale Lacunen, darin vereinzelt Corps ronds. Oberhalb des Stratum granulosum einzelne Grains. Proliferation der Retezapfen. Geringfügiges, chronisch-entzündliches Infiltrat im Corium.

52. B., Hortensia, 77 Jahre
Epithelioma calcificans Malherbe (Zustand nach Strahlen-Therapie).

Vorstellung: W. Born

Ungewöhnlich großes E.c.M. (6 cm $\varnothing$), welches sich zudem als strahlensensibel erwies [1].

[1] Born, W., u. C. Parra: Zur Strahlenempfindlichkeit des verkalkenden Epithelioms Malherbe. Derm. Wschr. **150**, 408 (1964).

53. H., Paula, 57 Jahre
Pityriasis rubra pilaris.					Vorstellung: U. Kayma

Seit 1962 schubweises Auftreten von rötlichen, schuppenden Papeln und follikulären Hyperkeratosen an Extremitäten, Stamm und Gesicht.

Status. An Hals, Brust, Rücken, Oberarmen und Oberschenkeln netzförmige Anordnung von rosafarbener, atrophisch-gefältelter, zart schuppender Haut mit fleckförmigen Aussparungen gesunder Hautbezirke. An Unterarmstreckseiten follikulär angeordnete, stecknadelkopfgroße, spitzkegelige Papeln.

Histologie. Follikuläre Hyperkeratose und umschriebene Parakeratose, unregelmäßige Acanthose. Leiche Spongiose und hydrophische Degeneration einzelner Basalzellen. Ödem des Papillarkörpers mit chronisch-entzündlichen Infiltraten, vorwiegend perivasculär. Pigmentinkontinenz.

Verlauf und Therapie. Zunächst Fehldiagnose ,,seborrhoische Form einer Psoriasis vulgaris". Rückbildung auf lokale Corticosteroidbehandlung, anschließend Rezidiv. Unter interner Vitamin A-Therapie (300000 E/die) völlige Erscheinungsfreiheit, die nach Absetzen mehrere Monate anhielt. Seit August 1965 langsames Rezidivieren.

54. R., Bertha, 46 Jahre

Morbus Bourneville-Pringle (tuberöse Sklerose).

Vorstellung: R. ODY (Medizin. Klinik) und H. BERGER [1]

[1] Ausführliche Publikation: ODY, R., u. H. BERGER: Bourneville-Pringlesche Phakomatose mit Situs inversus, Doppelniere beiderseits und rezidivierendem Spontanpneumothorax. Dtsch. med. Wschr. **91**, 488 (1966).

57. St., Paula, 64 Jahre

Psoriasis vulgaris und röntgeninduzierte Rumpfhautbasaliome.

Vorstellung: U. KAYMA

Seit 1917 Schuppenflechte, deswegen in den folgenden zwei Jahrzehnten häufig Röntgenbestrahlung. Eine Arsenkur erinnerlich. 1948 Röntgenulcus im unteren LWS-Bereich. 1960 und 1962 operative Entfernung einiger Tumoren am Rücken. Bis 1965 Entwicklung weiterer Tumoren in früher bestrahlten Hautpartien.

Status. 1. An Bauch, Rücken und rechtem Oberschenkel großflächige Atrophie und Pigmentverschiebung. 2. Auf derartig veränderter Haut etwa 15 linsen- bis fünfmarkstückgroße, braunrote, mitunter gesprenkelt pigmentierte Tumoren, die gering über dem Hautniveau liegen und selten einen betonten Randwall zeigen. 3. Asbestartige Schuppung am behaarten Kopf.

Histologie. Superficielle Basaliome aller Entwicklungsstadien, zum Teil cum pigmentatione. Bei den größeren Tumoren bereits Invasion ins Corium.

Verlauf und Therapie. Beginnende Basaliome schwierig von Psoriasis-Efflorescenzen zu unterscheiden. Bisher kein Stachelzell-Carcinom beobachtet. Excision der Tumoren.

Aussprache

M. HONDA (Tokio, zur Zeit Münster/Hornheide): 105 Kranke mit röntgeninduzierten Basaliomen fanden sich unter 2000 Basaliomkranken der Fachklinik Haus Hornheide und der Univ.-Hautklinik Münster. Der Zusammenhang zwischen Bestrahlung und Tumor wurde dadurch deutlich, daß derartige Kranke im Durchschnitt früher und mit mehr Tumoren erkrankten als sonstige Patienten.

58. G., Margarethe, 38 Jahre

Morbus Behçet. Vorstellung: H.-J. HEITE

(Ausführliche Publikation andernorts vorgesehen.)

59. K., Margarethe, 50 Jahre

Sarkoidose mit intrathorakaler- und Haut-Manifestation (lupoide, kleinknotige und circinäre Herde).

Vorstellung: M. NOWAK, Kuranstalt St. Georg, Höchenschwand, und H.-J.
HEITE, Freiburg

Seit 1953 unbestimmte Thoraxschmerzen. Erstmalig Feststellung von Lungen-veränderungen anläßlich Röntgenreihenuntersuchung 1957. Damals bereits Haut-veränderungen an Kopf und Unterarmen.

Status. Lupoider Herd am Nasenrücken; circinäre Herde im rechten Scheitel-bereich und hinter dem linken Ohr; knotige Herde an beiden Oberarmen, kleinere Herde am linken Unterarm. Thorax-Röntgen: Erhebliche hiläre Lymphknoten-schwellungen beiderseits; beträchtliche netzförmige und streifige Strukturenver-mehrung in beiden Lungen; basale Zipfelbildung rechts, sonst internistisch unauf-fällig. Blutbild o. B. Blutsenkung 10/26 mm. Tuberkulin-Reizschwelle bei 10^{-3} positiv, also keine klassische Tuberkulin-Anergie.

Histologie. Typische im mittleren Corium gelegene Epitheloidzell-Granulome.

Verlauf. Deutlicher Rückgang der Infiltration der Hautherde unter Olocortina und tuberkulostatischer Schutz-Therapie mit INH (0,6/die).

60. P., Antonie, 51 Jahre

Pustulöses Candidid bei massiver Candida-albicans-Besiedlung des Magen-Darm-Traktes.   Vorstellung: H.-J. HEITE

Seit 1960 immer wieder Schübe von Papulopusteln, vorwiegend an Hand-flächen und Fußsohlen, gelegentlich auch auf Arme, Beine und Gesäß übergreifend.

Status. Zur Zeit vorwiegend stecknadelkopfgroße Schuppen-Krägelchen an Stellen abgeheilter Pusteln. Cholecystopathie. Kein Anhalt für Lebererkrankung oder latenten Diabetes. Blutbild, Senkung, Elektrophorese und Rheumateste normal.

Laborbefunde. Reinkultur von Candida albicans aus dem Zungenabstrich und aus dem Stuhl bei vielfacher Kontrolle. Aus Schuppenmaterial von Händen und Füßen nur gelegentlich Candida albicans-Wachstum. Relativer Candidistatischer Serumtiter (nach HEITE): stark erniedrigt (unter $0,4^0/_{00}$; Normalwert etwa $2,2^0/_{00}$). Leukocytolysetest in Anwesenheit von Candidin nach KALKOFF, BUCK und BICK-HARDT: Granulocytendifferenz nach 6 Std zwischen 15 und $33^0/_0$ schwankend, meist bei $25-30^0/_0$ (stark erhöhte Cytolyse! Normalwerte zwischen 6 und 8, maximal bis $13^0/_0$).

Histologie. Subkorneale Pusteln mit Granulocyten und einzelnen Eosinophilen.

Verlauf und Therapie. Trotz intensiver lokaler fungizider Therapie und inner-licher Behandlung mit Moronal, Bluttransfusionen, Omnadin-Eigenblut, Echinacin bisher keine Abheilung. Keine erkennbare Grundkrankheit. Idiopathische Candida-Mykose?

61. Z., Frieda, 63 Jahre

Sarcoma idiopathicum multiplex haemorrhagicum Kaposi.
                                                Vorstellung: H.-J. HEITE

Erstes Auftreten eines bläulichen Knotens 1957 an der Wade: Entfernung mit dem Thermokauter. Weitere ähnliche Herde traten August 1961, Juli 1962, Ok-tober 1962, August 1963, Juni 1964, Mai 1965 auf, und zwar an Fußrand, Unter-schenkel, Hand, Oberarm. Die Herde wurden teilweise a. a. O. röntgenbestrahlt oder excidiert. Nebenbefund: Bakterielles Unterschenkelekzem und (iatrogenes) Kontaktekzem. Jetzt seit etwa 3 Wochen neuer Knoten an der rechten Wade.

Status. An der rechten Wade findet sich ein erbsgroßer, bläulicher, wenig er-habener Knoten. Internistisch und neurologisch keine Besonderheiten.

Labor. BSG 9/19 mm; Blutbild unauffällig, Antistreptolysin-Titer 300 E/ml, Fermente im Serum normal.

Histologie. Typisch für Sarcoma idiopathicum multiplex haemorrhagium Kaposi·

Therapie und Verlauf. Excision. Laufende Überwachung in der Tumorberatungs-stelle; sofortige Excision aller etwaig neu auftretenden Knoten.

62. W., Luise, 83 Jahre

a) Acrodermatitis chronica atrophicans Herxheimer.

b) Chronisch venöse Insuffizienz (CVI) der Unterschenkel mit torpiden Ulcera.

Vorstellung: H.-J. HEITE

Seit 15—20 Jahren rezidivierende Geschwüre an beiden Unterschenkeln und Füßen. Seit 4—5 Jahren keine Abheilung mehr, auch nicht vorübergehend.

Status. An beiden Füßen große Ulcera, Zweidrittel des Fußrückens einnehmend und über den lateralen und medialen Malleolus reichend. Deutlicher prätibialer Druckschmerz. Starke Atrophie beider Unter- und Oberschenkel, bis zu den Darmbeinkämmen heraufreichend, mit livid-roter Verfärbung der Haut und vermehrt durchscheinender Venenzeichnung.

Labor. Seitengleich ergiebiges Oscillogramm. Blutsenkung 41/59 mm. Blutbild 14400 Leukocyten. Leichte Dysproteinämie.

Histologie. Kein Anhalt für bösartige Epithelwucherung.

Verlauf und Therapie. 12 Mega Penicillin intramuskulär, anschließend mehrere Wochen Baycillin. Daraufhin geringes Abblassen der Verfärbung an den Beinen. Die Ulcerationen werden nur langsam kleiner bei gleichzeitiger örtlicher antibiotischer Salbenbehandlung.

63. W., Uta, 30 Jahre (Abb. 13)

Retikulose (makulo-papulöse, diffuse, exanthematische Form).

Vorstellung: L. v. MULERT

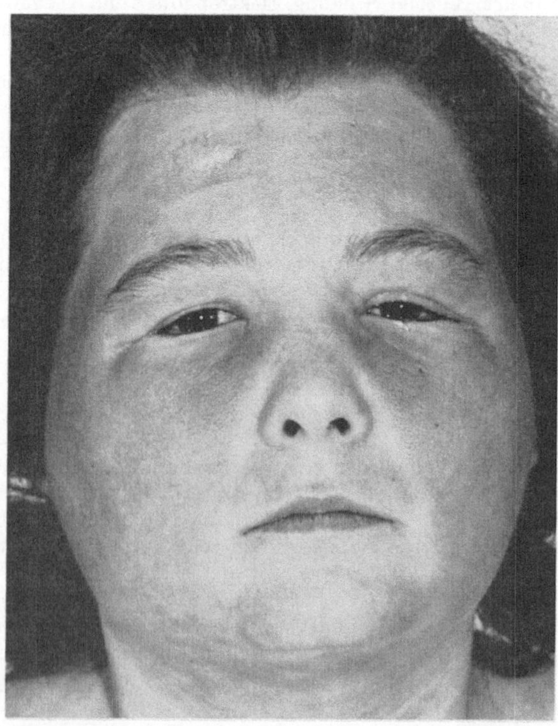

Abb. 13a—d. Fall 63: Retikulose. a Schwellung und Erythem des Gesichts; b massive, ziemlich monomorphe Infiltrate der Haut; c Haut; d Lymphknoten. Sehr ähnliches Zellbild mit zahlreichen Mitosen

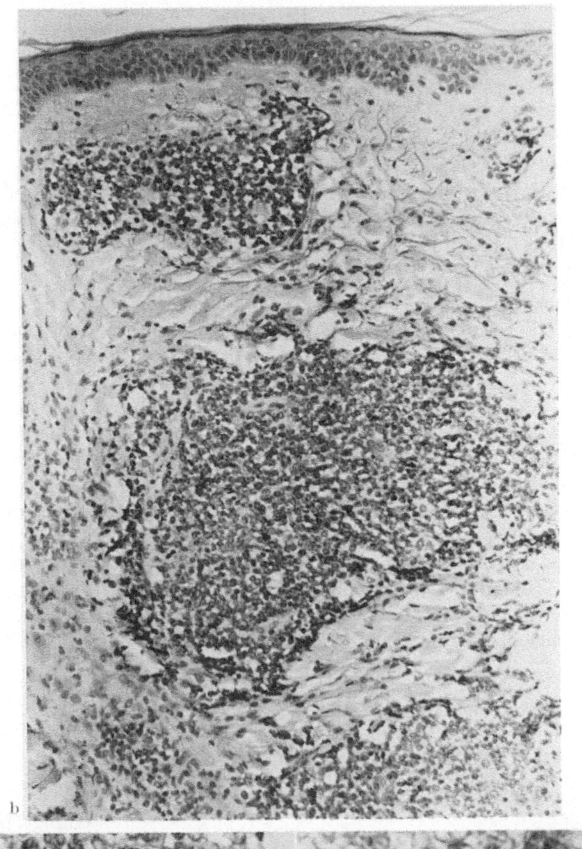

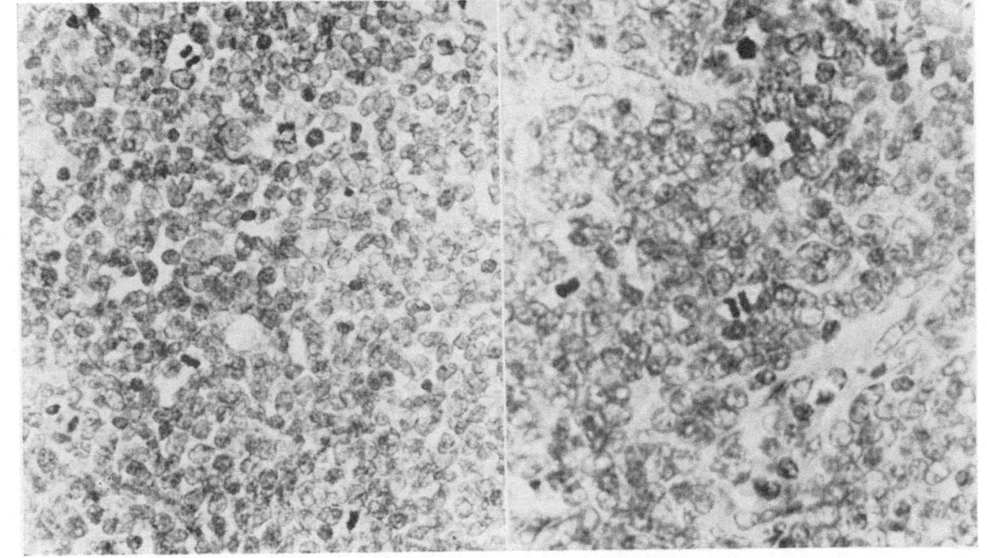

c   Abb. 13 b—d. (Legende siehe S. 902)   d

Februar 1965 Beginn mit Lymphknotenschwellung. Bald darauf kleinmakulöses, zeitweilig papulöses Exanthem und starke Gesichtsschwellung. Während der Behandlung zeitweilig bedrohliche Leukopenie (300—400 Leuko/cmm). Medikamentös bedingte Agranulocytose ?

Status. An Stamm und Extremitäten kleinfleckiges, zeitweilig flachpapulöses, heliotropfarbenes Exanthem. Gesichtshaut stark geschwollen und flächenhaft gerötet, Oberlippe und Kinnpartie unbeteiligt. Bis kirschgroß geschwollene Hals- und Nackenlymphknoten.

Laborbefunde. 73% Hb, 3,69 Mill. Ery. Weißes Blutbild o. B. BSG 15/35 mm, Serum-Eisen 101 γ-%, Serum-Kupfer 183 γ-%. Dysproteinämie mit Vermehrung der Alpha- und Beta-Globuline bei verminderten Gamma-Globulinen. Knochenmark histologisch o. B.

Histologie. An der Haut ausgedehnt herdförmige Infiltrate in Corium und Subcutis aus vorwiegend mittelgroßen Reticulumzellen. Zahlreiche Mitosen, zum Teil atypisch. Schütteres Gitterfasernetz. Am Lymphknoten Zerstörung der Struktur durch Wucherung von Reticulumzellen, die morphologisch denjenigen im Hautexcidat entsprechen. Zahlreiche, meistens atypische Mitosen. Dichteres Gitterfasernetz.

Verlauf und Therapie. Während mehrwöchiger Beobachtung im wesentlichen unveränderter Zustand. Unter Endoxan blaßt das Exanthem ab, die Lymphknotenschwellung geht allmählich zurück. Erneute Leukopenie erzwingt Therapiepause. Plötzlicher Exitus nach mehrmonatiger letztlich effektarmer Therapie.

Aussprache

K. MACH, Wien: Siehe Fall 3.

64. Sch., Maria, 42 Jahre

Papulöse, erythrodermische (proliferative) Retikulose ?

Vorstellung: U. KAYMA

Beginn 1957, 8 Wochen nach Partus. Chronisches Ekzem. Starker Juckreiz. Erfolglos mehrere Jahre behandelt. 1963 Lymphknotenschwellungen, Haarausfall, starke Schweißausbrüche. Stationär unter dem Bilde einer Erythrodermie (auf dem Boden einer Neurodermitis ?).

Status. (September 1965): Die gesamte Haut zeigt gerötete, flache erhabene Infiltrationen, die sich zum Teil flächenhaft ausdehnen, zum Teil in Form von erbs- bis bohnengroßen Knötchen angeordnet sind mit Aussparungen gesunder Hautbezirke. Lichenifikation an Unterarmen und Nacken, steinpflasterartige Hautoberfläche an Hals und Schläfen. Schütteres Kopfhaar, Schläfen und Achselhöhlen haarlos, geringe Schambehaarung. Kirschgroße Lymphknoten an beiden Oberschenkeln. Handinnenflächen hyperkeratotisch mit Rhagadenbildung. Zehenzwischenräume teilweise maceriert. Keine Rubriment-Reaktion. Viriler Habitus. Lungeninfiltrate Dezember 1963 bis Juni 1964 und Sommer 1965. Sonst innere Organe unauffällig.

Laborbefund. BSG maximal 20/45 mm n.W., sonst normal oder gering erhöht. Leukocyten maximal 17200, sonst zwischen 8000 und 13000. Eosinophile maximal 41%, sonst 16 bis 30%, minimal 1%. 1964 Ascaridiasis mit Nachweis von Wurmeiern im Stuhl. Häufiger Nachweis von Candida albicans Reinkultur in Zungenabstrich, Vaginalabstrich, Stuhl und Schuppenmaterial. Sternalmark und Beckenkamm-Mark: Eosinophile ohne sonstige Besonderheiten.

Histologie. In zahlreichen Schnitten aus den vergangenen 2 Jahren umschriebene Zellinfiltrate im Subpapillarkörper, die in ihrer Massivität fortschreitend zugenommen haben. (Größere histiocytäre und kleinere lymphoide Zellen und Eosinophile.) Die lymphoretikulären Zellen sind stark polymorph, teils hyperchromatisch. Sie besitzen große, mitunter multiple Nucleolen und werden häufig in Mitose angetroffen. In der Regel bleibt die Epidermis unberührt; gelegentlich ist jedoch der Einbruch des Infiltrates unter dem Bild Pautrierscher Mikroabscesse erkennbar. Lymphknoten: Die Struktur des Lymphknotens ist durch eine diffuse Reticulumzellwucherung ersetzt. Zahlreiche Mitosen, teils atypisch. Reichlich Eosinophile.

Verlauf und Therapie. Keine wesentliche Änderung unter antiekzematöser Lokal- und interner Corticosteroidbehandlung in mittlerer Dosierung. Unter monatelanger hochdosierter Prednison-Therapie (100 mg/die) allmähliche Besserung, keine Erscheinungsfreiheit; Cushing-Syndrom. Akute Verschlechterung unter niedrigerer Corticosteroiddauertherapie. Auf Betamethason (2 mg/die) relativ gutes Ansprechen mit kurzfristigen Verschlechterungen, keine Erscheinungsfreiheit. Behandlung mit Endoxan ohne sichtbare Wirkung.

65. L., Hulda, 73 Jahre

Poikilodermie bei maligner lymphoretikulärer Systemerkrankung unter dem histologischen Bild eines Morbus Hodgkin der Haut. Mykosis fungoides klinisch am wahrscheinlichsten. Außerdem Morbus Parkinson.

Vorstellung: U. Kayma

Seit etwa 3 Jahren Hautveränderungen ähnlich einer „Parapsoriasis en plaques". Seit Mai 1965 rasch ulcerierende Knoten mit Juckreiz.

Status. 1. Altersatrophische und zart schuppende Haut. 2. Besonders an Stamm und Beinen klein- bis großflächige, unregelmäßig begrenzte, hellbraune Pigmentierungen; an Oberschenkeln zartes pigmentiertes Netzwerk mit depigmentierten Aussparungen. 3. An Hals, Stamm und Oberschenkeln bis handflächengroße Gruppen von hellroten kleinsten Flecken. 4. Am Rücken re. bohnengroßer geröteter, im Zentrum gelblich verfärbter Knoten. 5. An Stamm und Oberschenkeln bis münzgroße, scharf begrenzte, narbige Depigmentierungen, teilweise mit hyperpigmentiertem Randsaum. 6. Punktförmige Blutungen an den unteren Extremitäten. Neurologisch: Typischer Morbus Parkinson. Lymphknoten und Milz nicht vergrößert.

Laborbefunde. Blutsenkung maximal 60/95 mm. Vorübergehende Eosinophilie des Blutes von 22%.

Histologie. Unter exulcerierter Epidermis finden sich ausgedehnte herdförmige Infiltrate, die bis zu den Schweißdrüsenendstücken hinabreichen. Polymorphes Bild (zahlreiche Reticulumzellen mit großen, lockeren Kernen, die teils unrund sind und große Nucleoli besitzen. Zahlreiche mehrkernige Zellen, teils vom Spiegelbildtyp, teils vom Sternbergtyp. Reichlich Mitosen; atypische Teilungsfiguren. Lymphoide Zellen und Eosinophile).

Differentialdiagnose. Morbus Hodgkin; Mykosis fungoides.

66. W., Inge, 24 Jahre

Periarteriitis nodosa (Typ Kussmaul-Maier).			Vorstellung: L. Illig

Trotz schwersten Verlaufes unter Dauerbehandlung mit Penicillin allmählich ausgeheilt. Seit 1963 berufsfähig, 1966 Graviditas.

(Ausführliche Publikation in der Dermatologischen Wochenschrift vorgesehen.)

Aussprache

H. Ippen, Düsseldorf: Besonders von englischen Autoren wird neuerdings die Frage des Zusammenhanges zwischen der Periarteriitis nodosa und Sulfonamid-Therapie diskutiert.

Bei dieser Patientin stand eine „Bronchitis" am Anfang der Krankheit. Eine Sulfonamid-Therapie erscheint damals (Berlin 1945) durchaus denkbar.

Auf jeden Fall gibt die Patientin auch für die spätere Zeit einen zeitlichen Zusammenhang zwischen den Schüben ihres Leidens und verschiedenen Infekten an. Diese wurden wenigstens teilweise mit Sulfonamid-haltigen Präparaten (Palliopen) behandelt.

Ein solcher Zusammenhang — etwa im Sinne des Milianischen Biotropismus beim Erythema nodosum — läßt eine Meidung von Sulfonamiden bei dieser Patientin geraten erscheinen.

67. Kr., Katharina, 65 Jahre

a) Chronische Dermatomyositis.

b) Endogene Depression. Vorstellung: L. Illig

Seit 1952 rezidivierende Depression, seit September 1961 großflächiger, juckender Hautausschlag.

Status. Reduzierter AZ, Lippencyanose, depressive Stimmungslage. Diffuses, unscharf begrenztes, zinnoberrotes entzündliches Erythem des Gesichtes. Großflächige Poikilodermie mit lividem Erythem, Hyperpigmentierung, Teleangiektasien, Atrophie und feinlamellöser Schuppung an Gesicht, Halsausschnitt, Armen, Bauch, Gesäß und Oberschenkeln. Sehr diskrete, zum Teil netzförmig angeordnete, glänzende, flache Papeln. An den Nagelwällen Teleangiektasien und Hyperkeratose. Blutsenkung stets normal. Starke Dysproteinämie. Kreatinin im Harn erhöht. Kreatinin im Serum 0,65 mg-% (erniedrigt).

Histologie. Haut (mehrfache Probeexcisionen) = unspezifische Entzündung. Erste, ungezielte Muskelbiopsie = ohne wesentlichen Befund. Zweite, gezielte Muskelbiopsie = typische Myositis mit interstitiellem Ödem und auch degenerativen Faserveränderungen.

Verlauf und Therapie. Unter Ultracorten (30 mg/die) und Terramycin (500 mg/die) keine entscheidende Besserung. Beurteilung durch erneuten depressiven Schub erschwert. 1964 Verschlechterung des Zustandes der Haut. Beginnende Muskelschwäche. Das Elektromyogramm zeigt eindeutig pathologischen Befund über dem Musculus deltoideus und biceps brachii im Sinne einer Myositis. Ein Tumor kann nicht nachgewiesen werden. 1965 Verschlechterung des Hautzustandes in Richtung auf eine Erythrodermie. 1966 partielle Abheilung der Hauterscheinungen mit vitiligo-ähnlichen Pigmentverschiebungen unter Terramycin-Corticosteroid-Dauerbehandlung.

68. Sch., Manfred, 10 Jahre

Porokeratosis Mibelli. Vorstellung: B. Moll

Familienanamnese o. B. Ein Jahr präoperativ kleine „Warze" über der Außenkante der rechten Hand, welche trotz Ätzung ständig an Ausdehnung zunahm.

Status. Scharf und vielbogig begrenzter Herd mit zentraler, schuppender Atrophie und verrukös-hyperkeratotischem Randwall, der nach innen steil und nach außen sanft abfällt (deichartig). Schleimhaut o. B.

Histologie. Hyperkeratose, unregelmäßige Acanthose sowie Papillomatose. Im Wall beiderseits eine tiefe Furche, ausgefüllt von der Cornoidlamelle mit zentraler parakeratotischer Säule. Chronisch entzündliches Infiltrat im Corium. Erweiterung der Schweißdrüsenausführungsgänge.

Verlauf. Operation am 12. 8. 1964. Bei ambulanter Kontrolle am 14. 10. 1964 kleiner verruköser Tumor am Mittelfinger, mit dem scharfen Löffel entfernt. Klinisch Verruca vulgaris, histologisch Porokeratosis Mibelli nicht auszuschließen. Bei Vorstellung nach 1 Jahr rezidivfrei.

69. W., Hildegard, 15 Jahre

Anonychia congenita mit Störung der Haarkeratinisation.

Vorstellung: B. Moll

Seit dem 8. Lebensjahr Veränderung der Fußnägel. Längere Zeit ohne Erfolg antimykotisch behandelt.

Status. Nagelbetten der Zehen I bis IV rechts und IV links zwar angelegt, jedoch durch eine undurchsichtige Hornschicht bedeckt. An Großzehennägeln rechts nur narbenartig eingezogenes Nagelbett, links dünnes Häutchen an Stelle der Nagelplatte. Kopfhaar klinisch unauffällig.

Laborbefunde. Haarwurzelstatus vom 29. 10. 1964: Vermehrung der querabgebrochenen Haare, die im Kaliber deutlich dünner sind als die normalen anagenen Haare. Leichte Haarwuchsstörung. Bei Kontrolle am 17. 8. 1965 ganz ähnlicher Befund. Es liegt also neben den Nagelveränderungen eine Störung der Haarkeratinisation vor.

70. Sch., Michael, 8 Jahre

Ulerythema ophryogenes (Tänzer-Unna).   Vorstellung: H. H. Berres

Seit der Geburt bestehend. Umschriebene Rötung der Haut an der lateralen Augenbraue und vor den Ohren mit kleinsten Knötchen und follikulären Keratosen sowie geringer Schuppung. Lateral fehlen die Augenbrauen. An den Streckseiten der Oberarme leicht erhabene, follikuläre Hornpfröpfe (Keratosis follicularis Morrow-Brooke).

Histologie. Fehlen bzw. Untergang der Talgdrüsen mit Deformierung und Untergang der Haaranlagen, wechselnde hyperkeratotische Hornpfropfbildung. Wechselnde zellige Infiltrate aus Rundzellen und Bindegewebselementen, teils perifollikulär angeordnet.

71. F., Andreas, 8 Jahre

Ulerythema ophryogenes (Tänzer-Unna).   Vorstellung: H. H. Berres

Beginn im 6. Monat oberhalb der Nasenwurzel und an der rechten Augenbraue mit Rötung.

Status. Rechts über der Nasenwurzel und im medialen Teil der rechten Augenbraue zwei gerötete Herde mit zahlreichen feinen grau-weißlichen Papeln. Geringe zarte Schuppung. Juli 1963: Operative Entfernung des Stirnherdes. März 1964: In der Umgebung der Op.-Narbe neue Papeln. August 1965: Gleicher Befund.

Histologie. Netzartige Orthohyperkeratose, besonders im Bereich der Follikelöffnungen mit wechselnden Hornpfropfbildungen im oberen Drittel der Haarschäfte. Die Talgdrüsen fehlen bzw. sind deformiert. Untergang der Haaranlagen. Wechselnde, teils perifollikuläre Zellinfiltrate, aus Rundzellen und Bindegewebselementen.

72. J., Stefan, 11 Jahre

Subcorneale pustulöse Dermatose (Sneddon-Wilkinson, 1956).

Vorstellung: H.-J. Heite

Massive Candida-albicans-Besiedlung des Magen-Darm-Kanals und promptes Ansprechen einzelner Schübe auf Lederkyn.

(Wird andernorts ausführlich publiziert.)

73. Br., Karl Josef, 7 Jahre

Porphyria erythropoetica congenita (Günther).

Vorstellung: H. Berger und M. Hundeiker

Keine klinisch erfaßbare Spontanhämolyse. In vitro unter Einwirkung sichtbaren Lichtes stark erhöhte Erythrocytenhämolyse [1].

Klinisch gesunde Merkmalsträger in der Familie mit wechselnder Erhöhung der Erythrocyten-, Uro-, Copro- und -Protoporphyrine.

[Ausführlich veröffentlicht durch HEILMEYER, CLOTTEN, KERP, MERKER, PARRA (Univ.-Haut-Klinik) u. WETZEL: Porphyria erythropoetica Günther. Dtsch. med. Wschr. 88, 2449 (1963).]

[1] KALKOFF, K. W.: Internationales Symposion, Med. Klinik Freiburg 1964. — Grundlagenforschung in ihrer Bedeutung für die klinische Medizin. Stuttgart: Schattauer 1965.

74. K., Elvira, Neugeborenes

Incontinentia pigmenti (Bloch-Sulzberger).

Vorstellung: R. NITSCHKE (Univ.-Kinderklinik) u. H. H. BERRES

Großmutter väterlicherseits und älterer Bruder haben Klumpfüße. Schon bei der Geburt Hauterscheinungen, deswegen Einweisung in die Kinderklinik.

Status. An den Beugeseiten der Extremitäten und am Thorax lateral zahlreiche einzelne bis linsengroße und gruppierte Bläschen mit leicht gerötetem Hof und getrübtem leicht gelblichem Inhalt auf fleckförmig umschriebener, flächenhaft geröteter und geschwollener Haut, manchmal streifig angeordnet. Keine Mißbildungen. Im Rachenabstrich hämolysierende Staphylokokken und coagulase-positive Coli. Im Blutbild 45000 Leukocyten, davon 58% Eosinophile.

Histologie. Intraepidermale unterschiedlich große Bläschen mit reichlich eosinophilen Leukocyten. Stärkeres Ödem und wechselnde Infiltrate im Papillarkörper in der Umgebung der veränderten Epidermis und im oberen Corium aus Lymphocyten, eosinophilen Leukocyten, Neutrophilen und Bindegewebselementen. Bei Pigmentversilberung einzelne Melanocyten. Basalzellen pigmentfrei; noch keine Melanophoren nachweisbar.

Verlauf und Therapie. Während fünfwöchiger Klinikbeobachtung schubweiser Verlauf mit Ausdehnung auf andere Stellen. Auffallend rascher Wechsel der Efflorescenzen. Zwischenzeitlich allgemeine Verschlechterung mit Gewichtsabnahme, Leukocytose und Eosinophilie. Behandlung mit Penicillin, Colistin, Stapenor und Leucomycin-Saft.

75. L., Wolfgang, 7 Jahre (Abb. 14)

a) Chronische Candidamykose der Haut und der Schleimhäute, teilweise als Granuloma candidamyceticum.

b) Chronische Hepatitis ungeklärter Genese.   Vorstellung: B. MOLL

Familie o. B. Bis 5. Lebensmonat normale Entwicklung, seither generalisierte Candidamykose, im Gesicht zeitweise klinisch und histologisch als Granuloma candidamyceticum. Sichere Beteiligung des Intestinums, wahrscheinliche des Respirationstraktes. Die ersten 2 Jahre immer wieder septische Temperaturen.

Status. Im Gesicht und über dem behaarten Kopf krustenbedeckte Erosionen und Infiltrationen. Zehennägel und Nägel der rechten Hand aufgetrieben. Nagel-

Abb. 14a—d. Fall 75: Chronische Candidamykose mit Granulombildung. a Zustand 1959; b ausgeprägte Zungen-Beteiligung. c Zustand am 19. 4. 1966, vor Amphotericin-Behandlung. Schwere, therapeutisch unbeeinflußbare Granulombildung mit Ödem und starker Krustenbildung. d Zustand am 30. 6. 1966 nach insgesamt 26,5 mg Amphotericin-B. Verblüffende Besserung des klinischen Zustandsbildes. Bei den dunklen Flecken an den Wangen handelt es sich nicht um Resterscheinungen der Candidamykose, sondern um eine steroid-bedingte Purpura „senilis" (mit Hautatrophie)

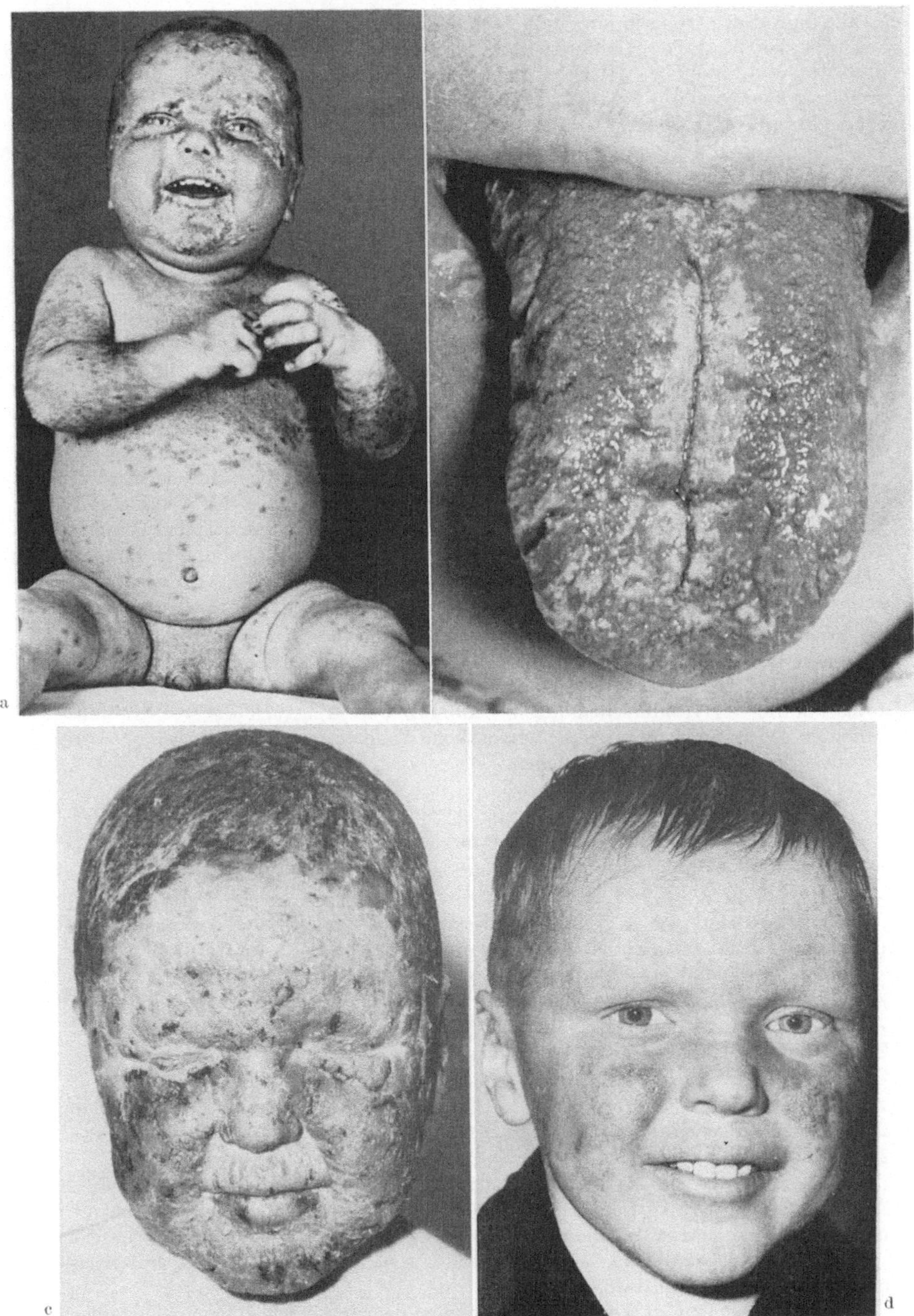

Abb. 14 a—d. Fall 75. (Legende siehe S. 908)

wälle zum Teil chronisch entzündlich infiltriert. An der rechten Handinnenfläche
und beiden Vorfüßen ziemlich scharf begrenzte Infiltrationen mit Rhagaden,
Krusten und bräunlich verfärbten polycyclischen Rändern. An Rumpf und Extremitäten kleinpapulöse Mykid, zum Teil mit Schuppung. Mundhöhle: Zeitweise
typischer „Soor". Mäßiger Allgemeinzustand.

Laborbefunde. Eiweißlabilitätsproben seit 1959 im Sinne eines Leberschadens
pathologisch verändert. Seit 1960 langsam ansteigende Transaminasen. BSG erhöht, starke Gamma-Globulin-Vermehrung. Mykologisch: regelmäßig Candida
Albicans in Reinkultur oder in Mischkulturen mit Bakterien. Pilzkulturen gegen
Moronal und Amphotericin B empfindlich. Leberpunktat: Kulturell kein Pilzwachstum.

Histologie. a) Haut: Dichter Pilzbefall der Hornschicht (Fäden und Sporen).
Herdförmige Spongiose der akanthotischen Epidermis mit lymphocytärer Infiltra-
tion. Dichtes lympho-plasmacelluläres Infiltrat des Papillarkörpers, in welchem
keine Pilze nachweisbar sind. b) Nagelplatte: von Pilzen durchwachsen. c) Leber:
Chronische Hepatitis mit starker retikulärer Infiltration der periportalen Felder,
Pilze nicht nachweisbar.

Therapie und Verlauf. Trotz intensiver oraler und inhalativer Moronaltherapie,
lokaler antiekzematöser und antimykotischer Behandlung nie Erscheinungsfreiheit. Eindrucksvolle vorübergehende Besserungen auf Bluttransfusionen. Gamma-
Globuline und Humanserum ohne Effekt. Externe Moronalbehandlung trotz nach-
geprüfter Empfindlichkeit (N. RIETH, Hamburg) nur beschränkt wirksam. Von
interner Amphotericin B-Therapie bisher bewußt Abstand genommen.

Nachtrag. Wegen zunehmender Verschlechterung des Krankheitsbildes wurde
inzwischen doch eine Amphotericin-Behandlung eingeleitet. Schon nach einer Gesamtdosis von 26,5 mg kam es zu einer verblüffenden Besserung der vorher völlig
unbeeinflußbaren Hauterscheinungen (Abb. 14c und d). Auch die vorher stark
erhöhten Transaminasen zeigten eine deutliche Tendenz zur Normalisierung. (Ausführliche Veröffentlichung vorgesehen.)

76. Th., Renate, 2 Jahre

Poikiloderma congenitum mit konstant erhöhter Ausscheidung einiger Indolkörper und inkonstant erhöhter Ausscheidung einiger Aminosäuren im Urin.

Vorstellung: B. MOLL

Familienanamnese o. B. Seit dem 7. Lebensmonat zuerst im Gesicht, dann über
den Armen, den Beinen und zuletzt über dem Gesäß.

Status. Gesichtshaut flächenhaft, zum Teil netzförmig pigmentiert, leichte
Atrophie und Teleangiektasien, geringe fein-lamellöse Schuppung. Über den
Armen, den Handrücken und Beinen ähnlich, nur weniger Teleangiektasien.
Zwischen den befallenen Bezirken klinisch gesunde Haut. Über dem Gesäß diskretere
bräunliche Pigmentierungen. Guter Allgemeinzustand. Ophthalmologisch o. B.

Laborbefunde. Im Urin konstante Erhöhung einiger Indolkörper, einzelne
Aminosäuren inkonstant erhöht (CLOTTEN). Chromosomenuntersuchung ohne Besonderheiten. Porphyrine in Erythrocyten und Urin nicht eindeutig erhöht.

Histologie. Geringe Hyperkeratose, zum Teil auch follikulär, hochgradige
Atrophie der Epidermis. Deutliche Vermehrung der Melanocyten. Basalzellschicht
umschrieben verstärkt pigmentiert. Im PAS-Präparat Basalmembran aufge-
splittert, herdförmige, blaßrötlich angefärbte schollige Ablagerungen. Spärliche
lymphohistiocytäre Infiltrate.

Therapie und Verlauf. Langsames Zunehmen der Hauterscheinungen. Therapie-
versuch mit Vitamin B_2 und B_6; Erfolg klinisch noch nicht beurteilbar.

77. H., Jörg, 8 Jahre (Abb. 15)

Dermatomyositis mit nachfolgender Calcinosis.

Vorstellung: R. Beckmann (Univ.-Kinderklinik) u. L. Illig

Beginn Oktober 1962 mit Schmerzen in den Kniegelenken. Fehldiagnose: „Progressive Muskeldystrophie". Später schwerer Krankheitszustand mit Fieber, Dysphagie, kloßiger Sprache, Bettlägerigkeit, Schwäche der Atemmuskulatur, der Hals- und Nackenmuskulatur und nachfolgender Atrophie der Becken- und Schultergürtel-Muskulatur. Zunächst nur zarte Rötung und ödematöse Schwellung der Augenlider sowie flüchtige Erytheme der Haut über den Extremitäten. Sehr gute Besserung auf Antibiotica, Gamma-Globulin, Corticosteroide und anabole Steroide innerhalb weniger Wochen. Ab Mitte 1963 auffallender Verlaufswandel des Krankheitsbildes (von chronisch-pseudomuskeldystrophischem Beginn über eine akute

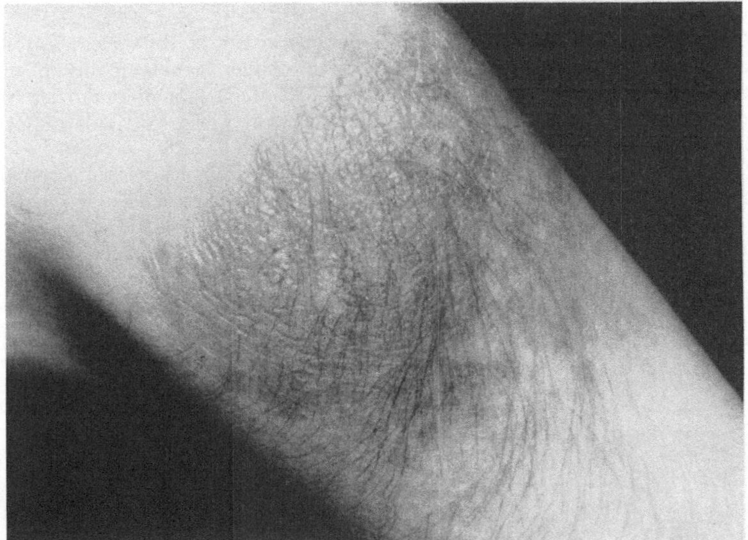

Abb.15. Fall 77: Dermatomyositis. Auffallende Hypertrichosis in einem entzündlich-atrophischen Herd

lebensbedrohliche Polymyositis mit geringfügigen Hautveränderungen) zu *nachfolgenden*, in die muskuläre Heilphase hineinfallenden *klassischen* Hautveränderungen: weinrote, entzündliche Erytheme mit leichter Schwellung, Atrophie und Schuppung, an Wangen, Nacken, Ellbogen, Handrücken und Oberarmen. Capillarmikroskopisch an diesen Stellen bizarre Ektasien von Capillaren und Venolen. Flächige Atrophie mit livedo-artiger Rötung über den Schultern. Beteiligung der Nagelwälle! In der Folgezeit langsame Rückbildung unter Pigmentierung und zum Teil mit ausgeprägter Atrophie. Ab 1964 Ausgang in schwere Calcinose (an den Stellen schwerster Muskelentzündungen multiple, teils flächige, teils kleinknotige, in der Tiefe der Muskulatur tastbare oder subcutan gelegene, die Haut vorwölbende Verhärtungen, besonders an der rechten Halsseite. Röntgenologisch an diesen Stellen kalkdichte Verschattungen. Auffallende Hypertrichosis der Extremitätenstreckseiten, vor allem an den erkrankten Hautbezirken. Verlauf und Therapie bis 1963 sind von Beckmann u. Mitarb. niedergelegt [1].

[1] Arch. Kinderheilk. **170**, 76 (1964).

78. M., Andreas, 19 Monate

Normolipidämische Xanthomatose mit Café-au-lait-Flecken und Entwicklungs-rückstand. (Abortiver Hand-Schüller-Christian ? Naevoxanthoendotheliome ?)

Vorstellung: B. Moll

Familie o. B. Geburt normal. Wegen Ernährungsstörung vom 3.—7. Lebens-monat in einer Kinderklinik. Nach Entlassung zunehmend gelblich-rötliche flache Tumoren und graubräunliche Flecken.

Status. Über dem Kopf, dem Oberkörper, geringer auch über dem Unter-körper multiple leicht erhabene, gelblichrote Tumoren mit glatter Oberfläche. Über dem Unterkörper und der unteren Extremität multiple Café-au-lait-Flecken. Ent-wicklungsrückstand: 1. Motorisch etwa 8 Monate; 2. Nach dem Bühler-Hetzer-Entwicklungstest etwa 3 Monate! Röntgenologisch: Kein sicher pathologischer Knochenbefund (Schädel, Becken, Oberschenkel, Fußwurzeln beiderseits). EEG: nicht sicher pathologisch.

Laborbefunde. Cholesterin (freies und gesamtes) im Normbereich. Veresterte Fettsäuren nicht erhöht. Lipoidelektrophorese: Alpha-Lipoide gering über der Norm, Beta-Lipoide an der oberen Normgrenze, Gamma-Lipoide unter der Norm. Knochenmarkpunktionen: Auffallende Vermehrung großer retikulärer Zellen; Fettspeicherung nicht nachweisbar.

Histologie. a) Tumoren vom Kopf: Corium und Subcutis werden von dicht gelagerten großen Histiocyten durchsetzt, die im HE-Präparat ein helles schaumiges Cytoplasma aufweisen. Massive Fetteinlagerung im Sudan-III-Präparat. Bei Polarisation Doppelbrechung. b) Café-au-lait-Fleck: Vermehrt Melanin in der Basal-zellschicht. Corium unauffällig.

Therapie und Verlauf. Keine Therapie, bisher keine wesentliche Änderung.

79. H., Sabine, Neugeborenes (Abb. 16)

Hypertrichosis universalis congenita.

Vorstellung: R. Nitschke (Univ.-Kinderklinik) u. H. H. Berres

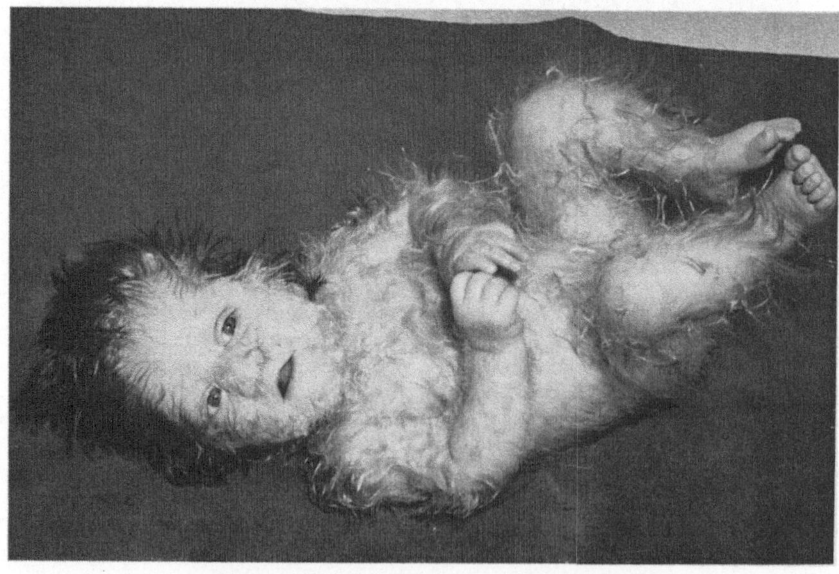

Abb. 16. Fall 79: Hypertrichosis universalis congenita

Vater soll bei Geburt vermehrte Behaarung an Wangen und Rücken gehabt haben, die nach etwa 6 Wochen wieder ausfiel.

Status. Dichtstehende, lange, dunkelblonde, weiche Kopfhaare. Am ganzen Körper und im Gesicht weiche, seidige, weißlichgraue Haare. Hände und Füße frei. Besonders buschige Behaarung um Nasenlöcher, Ohren und Genitale. Haarlänge Januar 1965: Gesicht = 2—3 cm, Stamm = 2—2,5 cm, Bein = 3—4 cm.

Histologie. Regelrechte Kopfhaut mit zahlreichen typischen Haaren und gut entwickelten Talg- und Schweißdrüsen. Rückenhaut mit gut entwickelten Haaren, deren Papillen zum Teil bis in das subcutane Fettgewebe reichen. Die Talgdrüsen sind im Vergleich zu den kräftig entwickelten Haaren klein. Schweißdrüsengewebe regelrecht. Wechselndes Ödem in Epidermis und Papillarkörper.

Verlauf und Therapie. Gutes Gedeihen. Das Kind fixiert richtig und reagiert direkt. Äußerliche Hormonbehandlung (Univ.-Hautklinik Basel, Prof. SCHUPPLI) in der Annahme einer Hypertrichosis lanuginosa.

Aus der Fachklinik „Haus Hornheide" des Westfälischen Vereins für Krebs- und Lupusbekämpfung, Handorf b. Münster/Westf.

(Ärztlicher Direktor: Prof. Dr. P. JORDAN)

23. L., Josef, 56 Jahre (Abb. 17).

Carcinoma basocellulare terebrans.

Vorstellung: H. DREPPER u. F. EHRING, Haus Hornheide

Zustand nach Radikaloperation und 60 Co Kurzdistanzbestrahlung (Cobaltron II). Wiederherstellung mit Epithese.

Beginn 1958 im rechten inneren Augenwinkel. Rezidive trotz mehrfacher Bestrahlungen und Operation.

Status. Defekt im rechten inneren Augenwinkel, der Teile der rechten Orbita, der Nase und der Ethmoidalzellen freilegt. Die Umgebung des Defektes ist weit von Tumor infiltriert. Röntgenologisch: Diffuse Verschattung sämtlicher rechtsseitigen Nebenhöhlen; Knochendefekte und Knochenarrosionen im Stirnbein, Oberkiefer und besonders in der medialen rechten Orbitawand. Linksseitiger Unterkiefer-Kontinuitätsdefekt nach Osteomyelitis. Linkes Auge voll sehfähig.

Verlauf und Therapie. I. In ITN Entfernung der äußeren Nase und Wange, Exenteration der Orbita, Resektion des Kiefers bis auf den Alveolarfortsatz und die Gaumenschleimhaut, Abtragen der medialen und oberen Orbitawand mit den Siebbeinzellen bis zur Dura mater (Teilresektion des Stirn- und Jochbeins); Abdeckung der Dura mater durch einen an der Art. temporal. superficialis gestielten Stirn-Schläfenlappen. Der Tumor wird — abgesehen von der Grenze der Hirnhaut — klinisch und histologisch (Schnellschnittkontrolle während der Operation) weit im Gesunden ausgeräumt.

II. Nachbestrahlung der medialen Defektwand und der Grenze zur vorderen Schädelgrube mit dem Cobaltron II (60 Co Kurzdistanzstrahler) mit $10 \cdot 500$ r GHWT 3,9 cm).

III. Deckung des Defektes durch Epithese aus Paladon-Palapont mit Kunstauge.

Bisher rezidivfrei seit 5 Monaten.

Aussprache

1. F. EHRING, Münster/Haus Hornheide: Notwendig ist bei dieser Krankheit: Radikale Operation mit histologischer Schnellschnittkontrolle des Tumorbettes. Gezielte Nachbestrahlung mit ultraharten Strahlen (hier Cobaltron II) dort, wo der

Tumor histologisch nicht im Gesunden zu entfernen war; Wiederherstellung nur mit Spalthaut und Epithese bis der Tumor 4—5 Jahre rezidivfrei. Dann gegebenenfalls plastische Deckung.

2. G. EHLERS, Gießen: Wir haben cytophotometrische Untersuchungen an Basalzellepitheliomen verschiedener klinischer und histologischer Ausgestaltung vorgenommen, im UV-Licht und im sichtbaren Licht nach Feuglen-Färbung.

Solide und adenomatöse Basalzellepitheliome zeigen eine diploide Tumorstammlinie. Die Streuung reicht einerseits in den hypodiploiden, andererseits in den

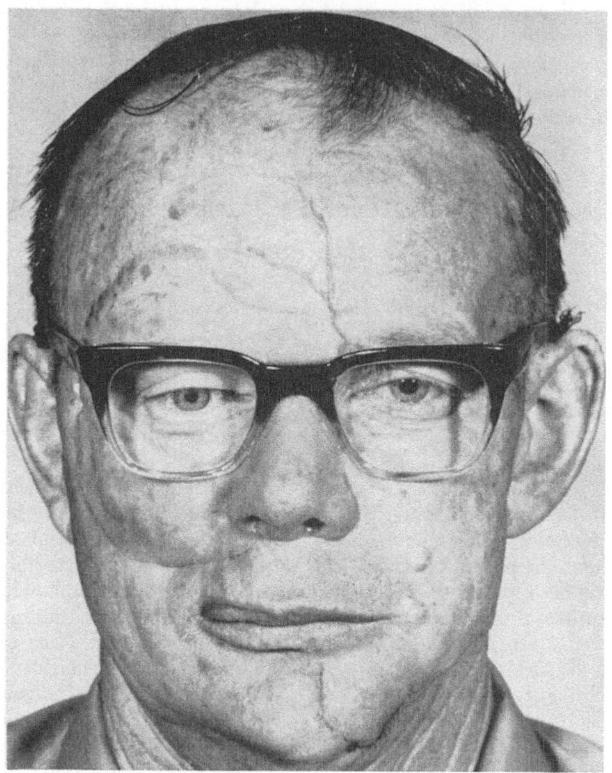

Abb. 17. Fall 23: Versorgung des Wangen-Nasen-Orbita-Defektes mit Epithese und Kunstauge

interdiploid-tetraploiden Raum mit nicht immer nachweisbarem tetraploiden Verdoppelungsgipfel. Basalepitheliome vom Typ des Ulcus terebans, die histologisch den Aufbau eines Epithéliome métatypique mixte oder Epithéliome métatypique intermédiaire aufweisen können, zeigen ein anderes DNS-Verteilungsmuster. Eine diploide Tumorstammlinie wird vermißt. DNS-Gruppierungen kommen im interdiploid-tetraploiden Raum vor. Die Streuung ist groß und bis in den hyperoktoploiden Raum zu verfolgen. Die DNS-Verteilung kommt derjenigen von Plattenepithelcarcinomen nahe. Die von soliden und adenomatösen Basalzellepitheliomen deutlich abweichende DNS-Ausstattung könnte das infiltrierende und destruierende Wachstum des Basalzellepithelioms vom Typ des Ulcus terebans erklären.

Aus der Klinik für Hautkrankheiten, Med. Fakultät der Universität Straßburg

(Direktor: Prof. Dr. A. Basset)

29. H., Aimé, 66 Jahre (Abb. 18)
Alopecia mucinosa.

Vorstellung: A. Basset, E. Grosshans u. J. F. Leonforte, Straßburg

Seit 1 Jahr Paraesthesien in den Armen, unerträglicher Juckreiz am Stamm und schuppende Herde am Kopf.

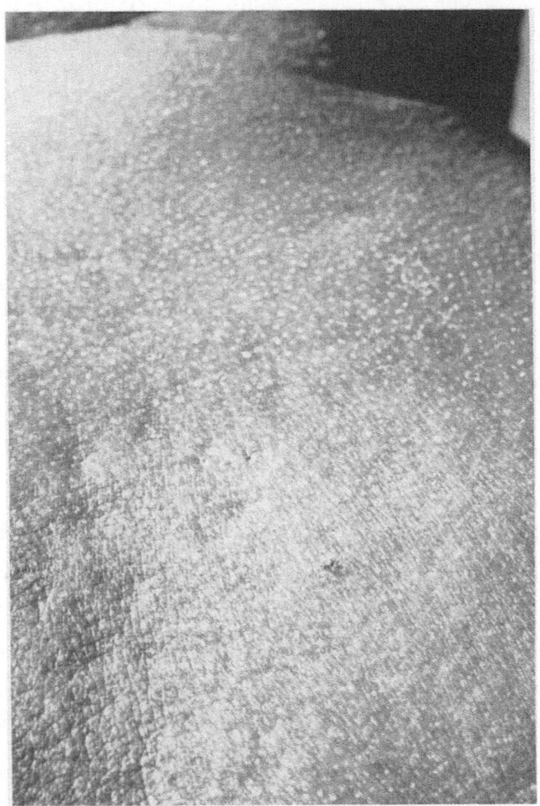

Abb. 18. Fall 29: Mucinosis follicularis. Zahlreiche follikuläre Papeln und eigenartige flache Einziehungen der Haut am Rücken

Status. Pityriasiforme Schuppung des Kopfes, vorwiegend perifollikulär und adhaerent. Suboccipital 2 alopezische Herde mit follikulärer Hyperkeratose. Stirnhaut entzündlich ödematös und schuppend. Am Nasenrücken erweiterte Follikelöffnungen, aus denen sich nach Entfernung der Follikelhyperkeratosen eine klebrige Flüssigkeit entleert. An seitlichen Halspartien und Nacken papulöse Efflorescenzen mit spitzen Hornpfröpfen. Rückenhaut rot, sehr verdickt, hart und haarlos. Subcutis stellenweise mit der tiefen Aponeurose verwachsen. Kleine Einziehungen der

58*

Haut. Brust- und Bauch-Haut warm und ödematös. Blepharitis ciliaris, ekzematöse Veränderungen der äußeren Gehörgänge. ZNS, Milz, Leber und Lymphknoten o. B., Hydrocele.

Histologie. Vacuolige Degeneration der Follikel; Sklerodermie, Sklerödema adultorum waren auszuschließen.

Verlauf. Fieber, Abmagerung, rasche Ausdehnung der Hauterscheinungen.

Differentialdiagnose. Reticulo-mucinosis Duperrat-Mascaro.

Aussprache

1. W. NIKOLOWSKI, Augsburg: Das klinische Erscheinungsbild entspricht (weitgehend) einem Skleromyxödem Arndt-Gottron [1], dessen Prognose quoad vitam keineswegs als uneingeschränkt günstig anzusehen ist [2].

[1] GOTTRON, H.: Arch. Derm. Syph. (Berl.) **199**, 71 (1964); des weiteren z.B. DUPERRAT, MASCARO et PAYENNEVILLE: Bull. Soc. franç. Derm. Syph. **67**, 229 (1960).

[2] KORTING, G.: Arch. klin. exp. Derm. **219**, 972 (1964).

2. A. BASSET, Straßburg: Die histochemischen Färbungen geben uns keinen Anhalt für eine Myxodermie wie Scleromyxoedema Arndt-Gottron. Die Haarfollikel sind ausschließlich betroffen. Die Lymphknoten weisen monomorphe Proliferation der Reticulumzellen auf; auch im Blut (Leukocyten-Ausstrich) kann man abartige mononucleäre Zellen feststellen. Es besteht also mehr Anhalt für eine Retikulose im Sinn einer allgemeinen Erkrankung bösartiger Entwicklung, als für eine reaktionelle benigne dermopathische Lymphadenie.

3. A. GREITHER, Düsseldorf: An der Diagnose mucinosis follicularis kann wohl kein Zweifel sein, doch liegt möglicherweise gleichzeitig eine Porphyria cutanea tarda vor. Der Patient ist Weinbauer und hat sicher jahrelang arsenhaltigen Weintrunk (Eigenbauwein) getrunken. Frage: sind die Porphyrine im Urin bestimmt worden?

Aus der Hautabteilung des Städtischen Krankenhauses Pforzheim
(Leitender Dermatologe: Dr. med. H. WALTHER)

80. S., Hagen, 4 Jahre

Morbus Pfeifer-Weber-Christian.　　　　　　　　　　Vorstellung: H. WALTHER

Januar 1965 erstmals etwa nußgroße schmerzhafte Rötung und Schwellung am rechten Großzehenballen. Wenig später neue Herde im Bereich der Zehen und am rechten Unterschenkel. Auf Penicillin kurzfristige Rückbildung der Herde. Dann unter Temperaturen bis 39,5° C weitere münzgroße Schwellungen an den Waden. Verdachtsdiagnose zunächst Erythema nodosum.

Status. Adipöser, etwas blasser Junge. Schmerzhafte, etwa nußgroße Rötung der Haut zwischen 1. und 2. Zehe rechts. Blaurote Erhabenheit am unteren Drittel des rechten Unterschenkels. An der rechten Wade 2 kirschgroße Knoten, die sich zu blaurötlichen Erhebungen entwickeln. Alle Herde erscheinen schmerzhaft, das Gehen fällt schwer.

Histologie. (Univ.-Hautklinik Tübingen.) Entzündliche Infiltration des Fettgewebes, welches von breiten fibrösen Bändern und Zügen durchsetzt ist. Die Septen sind ödematös gequollen und verdickt und rundzellig bzw. histiocytär infiltriert. An verschiedenen Stellen Ausbildung eines lipophagen Granulationsgewebes mit Riesen- und Schaumzellenbildung.

Laboratoriumsbefunde. Blutsenkung 31/65, Vermehrung der γ-Globuline und Verminderung der Albumine. Antistaphylolysintiter im Normbereich. Tuberkulinproben bis 1:10 negativ.

Verlauf und Therapie. Unter feuchten Kompressen und peroralen Gaben von Paraxin und Erycin zunächst Rückgang der Knoten und Temperaturen. Unter erneutem Fieberanstieg Rezidiv; teilweise nahmen die Knoten Mandarinengröße an. Nach Decortin und Terramycinbehandlung Abheilung einzelner Herde mit Atrophie, aber neue Knoten an anderer Stelle unter Fieberanstieg, sobald das Corticosteroid fortgelassen wurde. Unter Erhaltungsdosis von 2 mg Decortilen täglich keine Temperaturen und Schmerzen mehr, jedoch geringe neue Hauterscheinungen.

Aussprache

H. IPPEN, Düsseldorf: Trotz des höheren Alters des Kindes erinnern die panniculitischen Veränderungen an den Typ Rothman-Makai, so daß wenigstens ein Versuch mit Tanderil, Butazolidin oder Irgapyrin gemacht werden sollte.

Aus der Hautabteilung des Kreiskrankenhauses Rottweil/Neckar
(Chefarzt Prof. Dr. W. ENGELHARDT)

26. K., 69 Jahre
Casus pro diagnosi (Prurigo nodularis Hyde ?).

Vorstellung: A. ENGELHARDT

Februar 1964 an den Streckseiten der Beine und Arme, weniger am Rücken, stark juckende, derbe Knötchen. Vergrößerung zu halbkugeligen bis haselnußgroßen harten Knoten.

Status. Befallen sind die Streckseiten der Beine, weniger der Arme, Unterschenkelbeugen und Rücken-Lenden-Region. In unveränderter Haut runde und unregelmäßig ovale linsen- bis kirschgroße, sehr harte, einzelstehende Knoten, deren Oberfläche mehr oder weniger zerklüftet-hyperkeratotisch oder durch Kratzen erodiert ist. Linsengroße, weißliche Närbchen. Mundschleimhaut o. B.

Histologie. (Univ. Hautklinik Freiburg.) Acanthose der Epidermis mit pseudoepitheliomatöser Hyperplasie. Orthohyperkeratose mit einzelnen Kernen und zahlreichen Bakterienhaufen. Im Corium wechselnd starke unspezifische, entzündliche Infiltrate aus Rundzellen, Bindegewebselementen und reichlich eosinophilen Granulocyten. Keine Nervenfaser-Hyperplasie. Prurigo nodularis ?

Therapie und Verlauf. Rückbildung einzelner Knoten unter Infiltration mit Scheroson-Kristall-Suspension (zum Teil in Lokalanaesthesie). Prednison (15—30 mg täglich), Resochin und Repeltin forte über 9 Monate lang ohne Erfolg. Auch Röntgentherapie bleibt ohne Einfluß.

Aussprache

1. A. KANSKY, Ljubljana (zur Zeit Univ.-Hautklinik Mainz): Es wäre eine weitere diagnostische Möglichkeit in Erwägung zu ziehen: Der Patient hat angeblich 6 Monate lang vor dem Ausbruch der Krankheit Schlaftabletten eingenommen. Klinisches Bild und epitheliale Wucherung im histologischen Schnitt wären mit der Diagnose Bromderma tuberosum vereinbar.

2. W. NIKOLOWSKI, Augsburg: In makroskopisch-klinischer Hinsicht sprechen die stark exsudative Note und der rötlich-bräunliche Farbton gegen eine Prurigo nodularis Hyde und für ein Halogenoderm, insbesondere für ein Bromoderma tuberosum —, in mikroskopisch-klinischer Hinsicht einerseits (mit einer gewissen Zu-

rückhaltung) das Fehlen einer neutralen Hyperplasie, andererseits der sehr ungewöhnliche und auffällige Befund knäuelartiger Capillarhyperplasien im mittleren Corium.

27. D., J., 58 Jahre

Epidermolysis bullosa dystrophica multiformis. Herpes Zoster.

Vorstellung: A. ENGELHARDT

Familie o. B. Seit frühester Jugend Nagelplatten verändert. Mit 13 Jahren Erfrierung der Hände und Füße, anschließend auf geringe mechanische Traumen Blasenbildung an Händen und Füßen, aber auch an Knien und Ellbogen. Öfters Ausfall der Nägel mit verkrüppeltem Nachwachsen. Im 38. Lebensjahr nochmals Erfrierung an Händen und Füßen, danach totaler Nagelausfall; Rentenbegehren.

Status. Ektropium an beiden Augen, rechts mehr als links, sowie stecknadelkopfgroße, weiße Hornhautverdickungen links stärker als rechts. Livid-blaue Gesichtsfarbe. An der atrophischen Zunge, der Wangen- und Lippenschleimhaut linsengroße und flächenhafte, fest haftende, weißliche Epithelverdickungen. Blaurote, zigarettenpapierartig zerknitterte und verdünnte Haut an Ellenbogen und Knien, Handgelenk, Hand-Fingerrücken, Fußrücken, weniger auch an Gesäß-Oberschenkel. Oberflächliche Narbenbildungen. Knieregion: linsengroße, depigmentierte Hautbezirke. Beiderseits Klauenhandbildung mit Hohlhandhyperkeratose, kolbenförmiger Zuspitzung der Fingerendglieder und fehlender Hautfelderung. Totale Anonychie. An der Dorsalseite des rechten Oberschenkels Herpes-Zoster-Efflorescenzen in Abheilung.

Therapie und Verlauf. Unter Prednison-Resochin-Megacillin-Behandlung gute Rückbildung des Ectropiums. Nach 4 Injektionen Megacillin hochgradige allergische Erscheinungen; nach 2 Dragees Chloramsaar ebenfalls. 33 Tage lang Prednison + Resochin. Nach eigenmächtigem Abbrechen der Behandlung wegen Appetitlosigkeit bildete sich das Ectropium erneut aus.

56. D., H., 45 Jahre

Melanodermitis toxica.   Vorstellung: A. ENGELHARDT

Seit Jahren Hautpflege mit Nivea- und Kamill-Glycerin-Creme. 1952 während der Schwangerschaft langsames Dunklerwerden der Haut an Stirne und den seitlichen Gesichtspartien. 1954—1963 dauernd, dann nur zeitweise Bohrölkontakt („Zubora 21" wasserlöslich: Mineralöl und zwar Spindelölraffinat, eine Kombination von Petroleumsulfaten und $0,2^0/_0$ Pentrachlorphenolnatrium). Seit 1954 zunehmende „Bräunung" am Hals, Brustausschnitt und Unterarmen-Streckseiten.

Status. An belichteten Partien (Gesicht, Hals und Brustausschnitt, Unterarme) großflächig oder fein-streifenförmig angeordnete, schmutzig-braune, geringgradig ins blau-livide hineinspielende Hautverfärbung mit stellenweise vergröberter Hautfelderung. Überall, insbesondere an den seitlichen Halspartien und an den Unterarmen, kleinste, glatte, glänzende, vielfach einzelstehende braune polygonale zum Teil an Follikel gebundene Papeln. Eisenmangelanämie. Kein Anhalt für Endokrinopathie, Tbc., Hodgkin, Lebercirrhose.

Histologie. (Univ.-Hautklinik Freiburg.) Im oberen Corium und im Papillarkörper außerordentlich reichlich braun-schwarzes, größtenteils intracellulär, teilweise auch extracellulär abgelagertes Pigment. Im oberen Corium geringe perivasculäre, chronisch-entzündliche Infiltrate. Tieferes Corium unauffällig. Mit der Diagnose Melanodermitis toxica vereinbar; kein Anhalt für Lichen ruber.

Therapie und Verlauf. Nach Anwendung von Depigman forte, Salicyl-Resorcin-Vaseline(!), Zeozon-Strahlenfilter und roter Kopfbedeckung Abblassung der Pigmentierungen. Seit 10 Tagen zusätzlich Prednison und Resochin.

Demonstrationen von Hautkrankheiten anhand von Diapositiven

R. Schuppli, Basel: Ausgewählte Krankheitsfälle
A. Basset, Straßburg: Lepra
H. J. Heite, Freiburg: Morbus Behçet, insbesondere die Stichkanalentzündung
und ihre Histologie.

Wissenschaftliche Ausstellungen

A. Sarkoidose

Private Kuranstalten Höchenschwand im Schwarzwald (Prof. K. Wurm)
Universitäts-Hautklinik Helsinki (Prof. T. Putkonen)
I. Universitäts-Hautklinik Wien (Prof. J. Tappeiner)
Medizinische Universitäts-Klinik Freiburg (Prof. L. Heilmeyer)
Universitäts-Hautklinik Freiburg (Prof. K. W. Kalkoff).

B. Vitalhistologie

F. Ehring u. J. Schumann, Heilstätte Hornheide-Münster
L. Illig, Universitäts-Hautklinik Freiburg.

C. Physikalische Allergie

L. Illig, Universitäts-Hautklinik Freiburg.

D. Dokumentation und Statistik bösartiger Hauttumoren

H. J. Heite, Universitäts-Hautklinik Freiburg.

E. Spitz-Tumor (sogenanntes juveniles Melanom)

H. J. Heite, Universitäts-Hautklinik Freiburg.

Autorenverzeichnis

zum Bericht über die 27. Tagung
der Deutschen Dermatologischen Gesellschaft

Abkürzungen: V = Vortrag, D = Demonstration, A = Aussprache

ADAM, W. (Tübingen): Der gegenwärtige Stand der Griseofulvintherapie der Tinea pedis (V) 608

AFFLERBACH, F. (Freiburg i. Br.): (D) 872; 873; 890; 892; 893

ALBERTI, CH., s. OBERSTE-LEHN, H. (V) 342

ALTE, W. (Rheinhausen): (A) 701

ANDREASSI, L. (Siena): Die Untersuchung der Schilddrüsenfunktion mit J^{131} bei der Alopecia areata (V) 535

APLAS, V. (Erlangen): Mycobakterien als Bausteine des Sarkoidose-Gewebes (V) 107

APOSTOLOFF, G. (Berlin), u. N. SÖNNICHSEN (Berlin/Jena): Über den Nachweis antinucleärer Faktoren bei verschiedenen Psoriasisformen (V) 247

BANDMANN, H.-J. (München): Das sogenannte Sertoli-Zell-Syndrom (V) 688

— (A) 698; 699; 700

—, u. K. BOSSE (München): Histologie und Anatomie des Haarfollikels im Verlauf des Haarcyclus (V) 390

BASSET, A. (Straßburg): (A) 916

— E. GROSSHANS u. J. F. LEONFORTE (Straßburg): (D) 915

BECKMANN, R. (Freiburg i. Br.): Zur Begriffsbestimmung der pseudomuskeldystrophischen Polymyositis (V) 309

— (A) 322

— s. L. ILLIG (Freiburg i. Br.) (D) 911

BEHREND, H., H. DEICHER u. M. RUPEC (Marburg/L.): Kveim-Test und Sarkoidose (V) 113

— s. KESSLER, G.-FR. (Marburg/L.): (V) 118

— s. KOCH, H. (Marburg/L.): (V) 127

BELŠAN, I. (Prag): (A) 892

— s. KONOPÍK, J., F. ZÁRUBA, C. KRS, E. ZVĚREVA u. I. SPANLANGOVÁ (Prag): (V) 841

BERGER, H. (Freiburg i. Br.): (A) 865

— (D) 896

—, u. H. GRUNICKE (Freiburg i. Br.): Biochemische Befunde zur Cignolinwirkung auf Ehrlich-Ascites-Tumorzellen (V) 855

—, u. M. HUNDEIKER (Freiburg i. Br.): (D) 898; 907

— s. ODY, R. (Freiburg i. Br.): (D) 900

BERRES, H. H. (Freiburg i. Br.): (D) 907; 908

— s. NITSCHKE, R. (Freiburg i. Br.): (D) 912

BERTHÉNYI, C., s. SIMON N., u. GY. HORVÁTH: (V) 722

BEUREY, J., s. FRANQUET, R., J. M. MOUGEOLLE, G. PERCEBOIS u. P. LECTARD: (V) 575

BIEBER, PH. (Sarreguemines): (A) 534

BIEHLER, H. (Koblenz): Diskussionsbeitrag zu Symposion II (Venerologie) (V) 656

BÖNICKE, R. (Borstel): Die Bedeutung lysogener Mykobakterien für die Sarkoidose (V) 77

BOHNSTEDT, R. M. (Gießen): (A) 673

BORELLI, S. (München): Vorkommen und Häufigkeit der Tinea pedum als konditionelle Berufskrankheit (V) 583

BORN, W.: (A) 883; (D) 887; 899

— s. KALKOFF, K. W., u. E. REINHARD (V) 857

BOSSE, K. (München): Zur Biologie des Haarwachstums (V) 508

— s. BANDMANN, H.-J. (V) 390

BRAUN, H. (Leipzig): Zur Klinik und Differential-Diagnose der Tinea pedis (V) 551

BRAUN, W. (Heidelberg): (A) 887

BRAUN-FALCO, O. (Marburg/L.): (A) 295; 359; 384

— Dynamik des normalen und pathologischen Haarwachstums (V) 419

— (A) 862; 864; 878; 881

Sachverzeichnis

zum Bericht über die 27. Tagung
der Deutschen Dermatologischen Gesellschaft

Abkürzungen: V = Vortrag, D = Demonstration, A = Aussprache